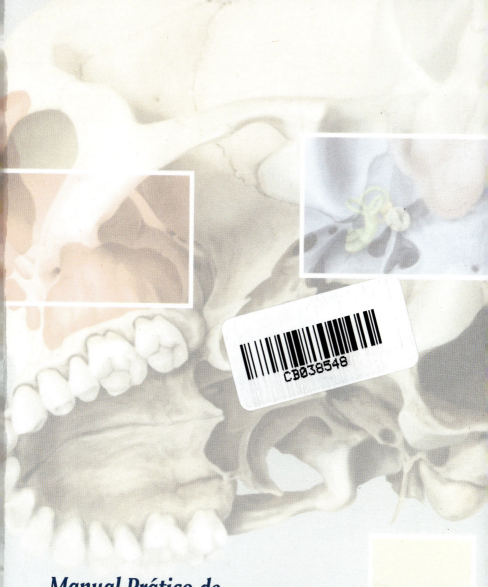

Manual Prático de
Otorrinolaringologia e Cirurgia de Cabeça e Pescoço

Manual Prático de
Otorrinolaringologia e Cirurgia de Cabeça e Pescoço

David Goldenberg, MD, FACS
Associate Professor of Surgery and Oncology
Director of Head and Neck Surgery
Division of Otolaryngology–Head and Neck Surgery
The Pennsylvania State University
Milton S. Hershey Medical Center
Hershey, Pennsylvania

Bradley J. Goldstein, MD, PhD, FACS
Maine Coast Otolaryngology–Head and Neck Surgery
Maine Coast Memorial Hospital
Ellsworth, Maine

Apresentação
Charles W. Cummings, MD, FACS
Distinguished Service Professor
Departments of Otolaryngology–Head and Neck Surgery and Oncology
The Johns Hopkins Hospital
Baltimore, Maryland

REVINTER

Manual Prático de Otorrinolaringologia e Cirurgia de Cabeça e Pescoço
Copyright © 2014 by Livraria e Editora Revinter Ltda.

ISBN 978-85-372-0515-0

Todos os direitos reservados.
É expressamente proibida a reprodução
deste livro, no seu todo ou em parte,
por quaisquer meios, sem o consentimento
por escrito da Editora.

Tradução:
NELSON GOMES DE OLIVEIRA
Médico, RJ

Revisão Técnica:
RICARDO R. FIGUEIREDO
Médico-Otorrinolaringologista
Mestrado em Cirurgia Geral-ORL pela Universidade Federal do Rio de Janeiro
Professor Adjunto e Chefe do Serviço de ORL da Faculdade de Medicina de Valença, RJ

CIP-BRASIL. CATALOGAÇÃO-NA-PUBLICAÇÃO
SINDICATO NACIONAL DOS EDITORES DE LIVROS, RJ

G566m

    Goldenberg, David
       Manual prático de otorrinolaringologia e cirurgia de cabeça e pescoço / David Goldenberg, Bradley J. Goldstein ; [tradução Nelson Gomes de Oliveira]. - 1. ed. - Rio de Janeiro : Revinter, 2014.
       il.

    Tradução de: Handbook of otoryngology - head and neck surgery
    Inclui índice
    ISBN 978-85-372-0515-0

    1. Cirurgia otorrinolaringológica. 2. Face - Cirurgia. 3. Ouvidos - Cirurgia. 4. Pescoço - Cirurgia. I. Goldstein, Bradley J. II. Título.

13-03290

CDD: 617.51059
CDU: 616.21:617

Nota: A medicina é uma ciência em constante evolução. À medida que novas pesquisas e experiências ampliam os nossos conhecimentos, são necessárias mudanças no tratamento clínico e medicamentoso. Os autores e o editor fizeram verificações junto a fontes que se acredita sejam confiáveis, em seus esforços para proporcionar informações acuradas e, em geral, de acordo com os padrões aceitos no momento da publicação. No entanto, em vista da possibilidade de erro humano ou mudanças nas ciências médicas, nem os autores e o editor nem qualquer outra parte envolvida na preparação ou publicação deste livro garantem que as instruções aqui contidas são, em todos os aspectos, precisas ou completas, e rejeitam toda a responsabilidade por qualquer erro ou omissão ou pelos resultados obtidos com o uso das prescrições aqui expressas. Incentivamos os leitores a confirmar as nossas indicações com outras fontes. Por exemplo, e em particular, recomendamos que verifiquem as bulas em cada medicamento que planejam administrar para terem a certeza de que as informações contidas nesta obra são precisas e de que não tenham sido feitas mudanças na dose recomendada ou nas contraindicações à administração. Esta recomendação é de particular importância em conjunto com medicações novas ou usadas com pouca frequência.

Título original:
Handbook of Otolaryngology – Head and Neck Surgery
Copyright © by Thieme Medical Publishers, Inc,

Livraria e Editora REVINTER Ltda.
Rua do Matoso, 170 – Tijuca
20270-135 – Rio de Janeiro – RJ
Tel.: (21) 2563-9700 – Fax: (21) 2563-9701
livraria@revinter.com.br – www.revinter.com.br

Aos meus pais, pelo seu apoio; à minha mulher, Renee Flax-Goldenberg, MD,
que tem sido uma parceira valiosa na minha vida;
e aos queridos filhos, Michael, Ellie e Dana.

– David Goldenberg, MD, FACS

À minha mulher, Liz, e aos meus filhos, Ben e Eva, pelo seu infinito
apoio, encorajamento e amor. Também agradeço ao meu sogro,
Thomas R. Van De Water, e ao meu pai, Jerome C. Goldstein,
pela orientação e aconselhamento de dois dentre os melhores.

– Bradley J. Goldstein, MD, PhD, FACS

Sumário

Apresentação xiii
Prefácio xv
Agradecimentos xvii
Colaboradores xix
Board of Review xxiii

1.	Tratamento Peroperatório e Otorrinolaringologia Geral. .	1
1.0	Abordagem ao Paciente de Otorrinolaringologia – Cirurgia de Cabeça e Pescoço.	3
1.1	Avaliação Pré-Operatória	5
1.2	Avaliação e Manejo das Vias Aéreas	7
1.3	Exames de Imagem no Diagnóstico em Cabeça e Pescoço .	22
1.4	Anestesia	29
1.4.1	Princípios de Anestesia	29
1.4.2	Técnicas de Anestesia Regional	32
1.4.3	Drogas de Anestesia	36
1.4.4	Emergências Anestésicas	47
1.5	Líquidos e Eletrólitos	48
1.6	Hematologia para o Otorrinolaringologista	50
1.7	Problemas Pós-Operatórios Comuns	58
1.8	Otorrinolaringologia Geral	65
1.8.1	Apneia Obstrutiva do Sono	65
1.8.2	Doenças Odontogênicas	69
1.8.3	Patologia Oral Benigna	71
1.8.4	Distúrbios da Articulação Temporomandibular	73
1.8.5	Otorrinolaringologia Geriátrica	77
1.8.6	*Lasers* em Otorrinolaringologia	82
1.8.7	Cirurgia de Cabeça e Pescoço	86
1.8.8	Medicina ORL Complementar e Alternativa	89
2.	Otologia	93
2.0	Embriologia e Anatomia da Orelha	95
2.1	Emergências Otológicas	102
2.1.1	Surdez Súbita	102
2.1.2	Traumatismos da Orelha e do Osso Temporal	104
2.1.3	Paresia e Paralisia Facial Aguda	109
2.1.4	Corpos Estranhos nas Orelhas	114
2.2	Otite Média	116
2.2.1	Otite Média Aguda	116

viii **Sumário**

2.2.2	Otite Média Crônica.	121
2.2.3	Complicações das Otites Médias Agudas e Crônicas	127
2.2.4	Colesteatoma	135
2.3	Otite Externa	141
2.3.1	Otite Externa Não Complicada	141
2.3.2	Otite Externa Maligna	145
2.4	Audiologia	149
2.4.1	Avaliações Audiológicas Básicas	149
2.4.2	Avaliações Audiológicas Pediátricas	155
2.4.3	Avaliações Audiológicas Objetivas/Eletrofisiológicas.	157
2.5	Perda Auditiva	159
2.5.1	Perda Auditiva Condutiva	159
2.5.2	Perda Auditiva Neurossensorial	163
2.5.3	Próteses Auditivas	168
2.5.4	Implantes Cocleares.	171
2.5.5	Outras Próteses Auditivas Implantáveis	174
2.6	Vertigem	176
2.6.1	Avaliação do Equilíbrio	176
2.6.2	Vertigem Posicional Paroxística Benigna.	179
2.6.3	Doença de Ménière	183
2.6.4	Neuronite Vestibular	186
2.6.5	Migrânea Vestibular.	189
2.7	Zumbido	193
2.8	Tumores do Ângulo Pontocerebelar	195
2.9	Síndrome da Deiscência do Canal Semicircular Superior	201
2.10	Manifestações Otológicas de Doenças Sistêmicas	204
3.	**Rinologia.**	**209**
3.0	Anatomia e Fisiologia do Nariz e dos Seios Paranasais	211
3.1	Emergências Rinológicas	215
3.1.1	Rinossinusite Fúngica Invasiva Aguda.	215
3.1.2	Complicações Orbitárias da Sinusite	219
3.1.3	Complicações Intracranianas das Sinusites.	222
3.1.4	Rinorreia Liquórica	225
3.1.5	Epistaxe.	229
3.2	Rinossinusite	233
3.2.1	Rinossinusite Aguda	233
3.2.2	Rinossinusite Crônica	237
3.3	Rinite.	243
3.3.1	Rinite Não Alérgica	243
3.3.2	Alergia.	247
3.4	Papilomas Invertidos	250
3.5	Anosmia e outros Distúrbios Olfatórios	254
3.6	Distúrbios do Paladar.	257
3.7	Manifestações Rinológicas de Doenças Sistêmicas	259

Sumário ix

4.	**Laringologia e Trato Aerodigestório Superior**	**263**
4.0	Anatomia e Fisiologia do Trato Aerodigestório Superior	265
4.1	Emergências Laríngeas e Esofágicas	272
4.1.1	Estridor	272
4.1.2	Fraturas da Laringe	275
4.1.3	Ingestão de Cáustico	278
4.1.4	Infecções da Laringe	280
4.2	Neurolaringologia	285
4.3	Doenças da Voz	291
4.3.1	Papilomatose	291
4.3.2	Cistos, Nódulos e Pólipos das Pregas Vocais	295
4.3.3	Alterações do Movimento das Pregas Vocais	297
4.3.4	Reabilitação da Voz	300
4.4	Distúrbios da Deglutição	305
4.4.1	Divertículo de Zenker	305
4.4.2	Disfagia	308
4.4.3	Aspiração	311
4.5	Distúrbios do Refluxo Ácido	317
4.6	Manifestações Laríngeas de Doenças Sistêmicas	319
5.	**Cabeça e Pescoço**	**323**
5.1	Anatomia do Pescoço	325
5.1.1	Emergências do Pescoço	328
5.1.1.1	Infecções Necrosantes dos Tecidos Moles de Cabeça e Pescoço	328
5.1.1.2	Angina de Ludwig	331
5.1.1.3	Infecções Profundas do Pescoço	333
5.1.1.4	Traumatismo do Pescoço	337
5.1.2	Abordagem de Massas do Pescoço	341
5.2	Câncer de Cabeça e Pescoço	346
5.2.1	Quimioterapia para Câncer de Cabeça e Pescoço	352
5.2.2	Radioterapia para Câncer de Cabeça e Pescoço	355
5.2.3	Câncer Nasossinusal	359
5.2.4	Câncer Nasofaríngeo	364
5.2.5	Câncer da Cavidade Oral	369
5.2.6	Câncer Orofaríngeo	378
5.2.7	Câncer Hipofaríngeo	383
5.2.8	Câncer da Laringe	388
5.2.9	Disfonia e Afonia após Laringectomia	398
5.2.10	Otalgia Referida em Doença de Cabeça e Pescoço	401
5.2.11	Esvaziamento Cervical	403
5.2.12	Câncer de Pele de Cabeça, Face e Pescoço	407
5.2.12.1	Carcinoma Basocelular	407
5.2.12.2	Carcinoma de Células Escamosas	411
5.2.12.3	Melanomas de Cabeça e Pescoço	416
5.2.13	Neoplasias Malignas da Orelha e do Osso Temporal	424
5.2.14	Linfomas de Cabeça e Pescoço	428
5.2.15	Doença Idiopática Destrutiva Mediana	434
5.2.16	Paragangliomas de Cabeça e Pescoço	437

x Sumário

5.2.17	Tumores da Bainha de Nervos Periféricos	439
5.3	Glândulas Salivares	442
5.3.1	Doença das Glândulas Salivares	442
5.3.2	Tumores Benignos das Glândulas Salivares	447
5.3.3	Tumores Malignos das Glândulas Salivares	451
5.4	Cirurgia Endócrina de Cabeça e Pescoço	458
5.4.0	Embriologia e Anatomia da Glândula Tireoide	458
5.4.1	Fisiologia da Glândula Tireoide	461
5.4.2	Avaliação da Tireoide	464
5.4.3	Nódulos e Cistos da Tireoide	467
5.4.4	Hipertireoidismo	470
5.4.5	Hipotireoidismo	474
5.4.6	Tempestade Tireóidea	478
5.4.7	Tireoidite	479
5.4.8	Câncer da Tireoide	483
5.4.9	Embriologia, Anatomia e Fisiologia das Glândulas Paratireoides	494
5.4.10	Hiperparatireoidismo	495
5.4.11	Hipoparatireoidismo	500
5.4.12	Distúrbios do Cálcio	501

6. Otorrinolaringologia Pediátrica 505

6.1	Avaliação e Manejo da Via Aérea Pediátrica	507
6.2	Laringomalacia	511
6.3	Paralisia Bilateral das Pregas Vocais	514
6.4	Fendas Laríngeas	517
6.5	Fístula Traqueoesofágica e Atresia do Esôfago	521
6.6	Anéis Vasculares	525
6.7	Estenose Subglótica	529
6.8	Sequência de Pierre Robin	533
6.9	Genética e Síndromes	537
6.10	Doenças das Adenoides e das Tonsilas Palatinas	545
6.10.1	Adenotonsilite	545
6.10.2	Hipertrofia Adenotonsilar	549
6.11	Perda Auditiva Pediátrica	553
6.12	Massas Cervicais Infecciosas em Crianças	565
6.13	Hemangiomas, Malformações Vasculares e Malformações Linfáticas de Cabeça e Pescoço	569
6.14	Cistos de Fendas Branquiais	573
6.15	Massas Congênitas Medianas no Pescoço	577
6.16	Massas Nasais Congênitas Medianas	581
6.17	Atresia de Coana	584
6.18	Fendas Labial e Palatina	587

Sumário — xi

7. Cirurgia Plástica e Reconstrutora Facial 595
7.1   Trauma Craniomaxilofacial. 597
7.1.1   Fraturas Nasais 597
7.1.2   Fraturas Naso-Orbitoetmoidais 599
7.1.3   Fraturas Zigomaticomaxilares e Orbitárias. 602
7.1.4   Fraturas do Seio Frontal. 605
7.1.5   Fraturas da Face Média 609
7.1.6   Fraturas da Mandíbula. 614
7.2   Reanimação Facial e Tratamento Ocular 620
7.3   Reconstrução Facial 626
7.3.1   Enxertos Cutâneos. 626
7.3.2   Retalhos Cutâneos Locais para Reconstrução Facial 629
7.3.3   Transferência de Tecido Livre Microvascular. 636
7.3.4   Enxertos de Osso e Cartilagem 639
7.3.5   Planejamento de Incisões e Revisão de Cicatrizes 643
7.3.6   Implantes e Preenchimentos 646
7.4   Cirurgia Cosmética 649
7.4.1   Ritidectomia 649
7.4.2   *Lifting* de Supercílios e Fronte 653
7.4.3   *Peelings* Químicos e Ressuperficialização Cutânea com *Laser* 656
7.4.4   Blefaroplastia. 660
7.4.5   Otoplastia 665
7.4.6   Rinoplastia. 668
7.4.7   Desvio do Septo e Septoplastia 672
7.4.8   Lipoaspiração da Face e do Pescoço. 675
7.4.9   Restauração Capilar 677

Apêndice A   Procedimentos e Métodos Básicos de Investigação 681
A1   Broncoscopia. 681
A2   Esofagoscopia 682
A3   Laringoscopia Microscópica Direta Rígida com ou sem Biópsia 684
A4   Tonsilectomia 685
A5   Adenoidectomia 686
A6   Traqueotomia Cirúrgica Aberta 687
A7   Cricotireoidotomia 688

Apêndice B   Os Nervos Cranianos 689

Apêndice C   Emergências Otorrinolaringológicas que Exigem Intervenção Diagnóstica e Terapêutica Imediata 695

Índice Remissivo. 697

Apresentação

A especialidade da otorrinolaringologia–cirurgia de cabeça e pescoço exige dos seus clínicos uma amplitude e profundidade de conhecimento que continua a evoluir e se expandir. O residente e o profissional na clínica possuem à sua disposição uma variedade de notáveis recursos escritos e eletrônicos, incluindo textos abrangentes, livros de revisão para provas de título e atlas cirúrgicos detalhados. Por que, então, outro livro? Durante treinamento, os editores deste manual tiveram conhecimento de um manual clínico de neurocirurgia enquanto tratavam pacientes de cirurgia da base do crânio. Este volume de bolso era escrito para fornecer ao clínico informação útil para tratamento de pacientes em um formato altamente organizado e rapidamente disponível. Ficou evidente que não existia manual algum clínico comparável de otorrinolaringologia–cirurgia de cabeça e pescoço. Este livro foi elaborado para preencher esta lacuna.

Certamente, este *Manual Prático de Otorrinolaringologia e Cirurgia de Cabeça e Pescoço* proverá acesso imediato à informação clinicamente útil e necessária, comprimindo, tanto quanto possível, o dispêndio de tempo valioso. Diminuir a quantidade de tempo em busca da informação necessária acelerará o tratamento clínico.

Com este objetivo em mente, este manual é bem organizado, obedece a um formato estabelecido, é indexado de modo completo, e em todas as áreas é focalizado em fornecer apenas a informação que tem a probabilidade de ser clinicamente mais útil. Uma discussão abrangente de cada assunto não é nem praticável nem útil em um manual clínico e o leitor deve procurar textos completos para esta finalidade.

Aprovo o conteúdo e o conceito desta contribuição clínica e aplaudo os Drs. Goldenberg e Goldstein pela sua visão.

Charles W. Cummings, MD, FACS
Distinguished Service Professor
Departments of Otolaryngology–
Head and Neck Surgery and Oncology
The Johns Hopkins Hospital
Baltimore, Maryland

Prefácio

A prática da medicina é um empreendimento que desafia e recompensa de maneira exclusiva. À medida que a nossa base de conhecimento continua a se expandir e as demandas do mundo real sobre os médicos continuam a evoluir, uma das nossa maiores dificuldades envolve o tempo. Hoje, o otorrinolaringologista-cirurgião de cabeça e pescoço especialista na clínica ou o residente podem estar confrontando pressões de tempo inauditas há não muito tempo, como formulários de PQRI (Physician Quality Reporting Initiative) ou restrições obrigatórias de horas de trabalho. Entretanto, nós obedecemos a um padrão de excelência que não pode jamais ser comprometido. Na administração de um tratamento clínico excelente, muitas vezes é desejável ou necessário voltar-se a textos ou outras referências que ajudem a dirigir a avaliação e o tratamento. Assim, em um esforço para capacitar os profissionais no nosso campo a encontrar informação clínica de maneira altamente eficiente em relação ao tempo, procuramos produzir um manual clínico verdadeiramente útil em otorrinolaringologia–cirurgia de cabeça e pescoço,

Existem excelentes tratados abrangentes da nossa especialidade. Há proeminentes livros de revisão de ciência básica. Entretanto, um manual clínico altamente detalhado, completo, bem organizado, preencherá um espaço exclusivo.

Ao planejar um manual clínico ideal para otorrinolaringologia-cirurgia de cabeça e pescoço, diversos fatores foram considerados mais importantes. Um aspecto crítico foi que ele precisa ser do tamanho de bolso, de modo que o clínico possa ter o recurso facilmente disponível em um bolso do jaleco, ao tempo e no local em que a informação for procurada. Por outro lado, deve ter suficientes detalhes para se comprovar útil em termos de tratamento de pacientes, conquanto não sendo exagerado nos assuntos banais não clínicos, ciência básica ou perguntas de revisão. Além disto, a organização deve habilitar o usuário a encontrar o que procura, de modo rápido e eficiente. Com estes objetivos em mente, preparamos este *Manual Prático de Otorrinolaringologia e Cirurgia de Cabeça e Pescoço*.

Os 160 capítulos obedecem a um plano-padrão ou modelo de tal modo que o leitor possa facilmente focalizar o assunto desejado. A maioria inclui características-chave, uma breve discussão ou visão geral e uma seção sobre epidemiologia, seguida por sintomas, sinais, diagnóstico diferencial, história, exame físico, exames por imagem, testes laboratoriais, opções de tratamento e resultado e acompanhamento. Esta organização-padrão foi escolhida para possibilitar ao usuário rever um assunto da maneira pragmática típica pela xvi **Prefácio**

qual abordamos um problema clínico. Além disto, o fato de cada breve capítulo obedecer ao mesmo delineamento deve habilitar o leitor a se sentir em conforto para achar rapidamente as matérias necessárias. Quando aplicável, tabelas também são usadas para apresentar e organizar informação-chave. O extenso índice foi criteriosamente planejado para servir como referência rápida e fácil. Confiamos em que este manual servirá bem aos clínicos.

Agradecimentos

Os autores colaboradores são reconhecidos *experts* nos tópicos em suas mãos e dedicaram grande esforço a preparar seções e capítulos excepcionais que sejam informativos, legíveis e concisos. Gostaríamos de agradecer-lhes pela sua disposição para a participação. Agradecemos, também, às pessoas que nos proporcionaram nosso treinamento – docentes, colegas residentes e pacientes. Somos gratos à junta de revisores médicos, que ajudaram a editar cuidadosamente este texto e cujo *feedback* foi valioso: Dr. J. Walter Kutz, Jr., Dra. Elizabeth A. Leon, Dra. Amber Luong, Dra. Vicki L. Owczarzak, Dr. W. Cooper Scurry, Jr. e Dra. Melissa McCarty Statham.

Colaboradores

Eelam Adil, MD, MBA
Division of Otolaryngology–Head and
  Neck Surgery
The Pennsylvania State University
Milton S. Hershey Medical Center
Hershey, Pennsylvania
5.2, 6.12

Benjamin F. Asher, MD, FACS
Asher Integrative Otolaryngology
New York, New York
1.8.8

Daniel G. Becker, MD, FACS
Clinical Associate Professor
Department of Otolaryngology
University of Pennsylvania Hospital
Sewell, New Jersey
7.4.6

Paul J. Carniol, MD
Clinical Professor
New Jersey Medical School–UMDNJ
Summit, New Jersey
1.8.6

Michele M. Carr, MD, PhD, DDS
Associate Professor
Division of Otolaryngology–Head and
  Neck Surgery
The Pennsylvania State University
Milton S. Hershey Medical Center
Hershey, Pennsylvania
Section Editor–Pediatric

Ara A. Chalian, MD
Associate Professor of
  Otorhinolaryngology–Head and Neck
  Surgery
Director, Facial Plastic Reconstruction
Hospital of the University of Pennsylvania
Philadelphia, Pennsylvania
7.3.3

Donn R. Chatham, MD
Clinical Instructor, Department of
  Otolaryngology
University of Louisville Medical College
Chatham Facial Plastic Surgery
Louisville, Kentucky
7.4.8

Gregory L. Craft, MD
Oregon Anesthesiology Group
Salem Hospital
Salem, Oregon
1.4.1–1.4.4, 1.5, 1.6

David Culang, MD
Attending Physician
Department of Otolaryngology–Head and
  Neck Surgery
Beth Israel Medical Center
New York, New York
6.13

Sharon L. Cushing, MD, MSc, FRCSC
Assistant Professor
Department of Otolaryngology–Head and
  Neck Surgery
University of Toronto
Hospital for Sick Children
Toronto, Ontario, Canada
6.9, 6.10.1, 6.10.2, 6.11, 6.18

Saima Durvesh, MD
Assistant Professor of Medicine
Division of Endocrinology, Diabetes, and
  Metabolism
The Pennsylvania State University Milton
  S. Hershey Medical Center
Hershey, Pennsylvania
Section Editor–Head and Neck

Carole Fakhry, MD, MPH
Department of Otolaryngology–
  Head and Neck Surgery
The John Hopkins University
The John Hopkins Hospital
Baltimore, Maryland
6.2, 6.4

xx   Colaboradores

Fred G. Fedok, MD, FACS
Professor and Chief
Section of Facial Plastic and
  Reconstructive Surgery
Division of Otolaryngology–Head and
  Neck Surgery
The Pennsylvania State University
Milton S. Hershey Medical Center
Hershey, Pennsylvania
Section Editor–Facial Plastic

John L. Frodel, Jr., MD
Director, Facial Plastic Surgery
Department of Otolaryngology–Head and
  Neck Surgery
Geisinger Medical Center
Danville, Pennsylvania
Atlanta Medical Day Spa and Surgicenter
Atlanta and Marietta, Georgia
7.3.4

Richard D. Gentile, MD, MBA
Associate Professor
Northeastern Ohio Universities College of
  Medicine
Medical Director
Facial Plastic and Aesthetic Center
Youngstown, Ohio
7.4.5

David Goldenberg, MD, FACS
Associate Professor of Surgery and
  Oncology
Director of Head and Neck Surgery
Division of Otolaryngology–Head and
  Neck Surgery
The Pennsylvania State University
Milton S. Hershey Medical Center
Hershey, Pennsylvania
Editor

Bradley J. Goldstein, MD, PhD, FACS
Maine Coast Otolaryngology–Head and
  Neck Surgery
Maine Coast Memorial Hospital
Ellsworth, Maine
Editor

Jerome C. Goldstein, MD, FACS, FRCSEd
Past Chair, Otolaryngology
Albany Medical College
Albany, New York
Past Executive Vice President
American Academy of
  Otolaryngology–Head and Neck Surgery
Wellington, Florida
1.8.5

Colin Huntley, BS
Penn State College of Medicine
Hershey, Pennsylvania
6.14, 6.15

Jon E. Isaacson, MD
Associated Otolaryngologist of
  Pennsylvania
Camp Hill, Pennsylvania
Section Editor–Otology

Robert M. Kellman, MD, FACS
Professor and Chair
Department of Otolaryngology and
  Communication Services
SUNY Upstate Medical University
Syracuse, New York
7.1.6

Ayesha N. Khalid, MD
Instructor
Harvard Medical School
Cambridge, Massachusetts
Assistant Surgeon
Department of Otolaryngology
Massachusetts Eye and Ear Infirmary
Boston, Massachusetts
7.4.4

Christopher K. Kolstad, MD
Department of Otolaryngology
University of California, Davis Medical Center
Sacramento, California
6.18, 7.4.2

Melissa Krempasky, MS, CCC-ALP
Division of Otolaryngology–Head and Neck
  Surgery
The Pennsylvania State University
Milton S. Hershey Medical Center
Hershey, Pennsylvania
4.3.4, 5.2.9

J. David Kriet, MD, FACS
Associate Professor
W.S. and E.C. Jones Chair in Craniofacial
  Reconstruction
Department of Otolaryngology–Head and
  Neck Surgery
University of Kansas School of Medicine
Kansas City, Kansas
7.1.5

Devyani Lal, MD
Instructor
Department of Otolaryngology–Head and
  Neck Surgery
Stanford University School of Medicine
Stanford, California
3.3.1

Colaboradores   xxi

Samuel M. Lam, MD, FACS
Lam Facial Plastics
Plano, Texas
7.3.6

Phillip R. Langsdon, MD, FACS
Professor
University of Tennessee
Memphis, Tennessee
Chief of Facial Plastic Surgery and Director
The Langsdon Clinic
Germantown, Tennessee
7.4.3

Gregory T. Lesnik, MD
William W. Backus Hospital
Yale-New Haven Medical Center
Madison, Connecticut
2.6.4

Adam J. LeVay, MD
Head and Neck Cosmetic Surgeon Associates, LLC
The Advanced Center for Specialty Care
Chicago, Illinois
2.6.5, 2.10

Heath B. Mackley, MD
Assistant Professor of Radiology and Medicine
Division of Radiation Oncology
Penn State Hershey Cancer Institute
The Pennsylvania State University
Milton S. Hershey Medical Center
Hershey, Pennsylvania
5.2.1, 5.2.2

E. Gaylon McCollough, MD
McCollough Plastic Surgery Clinic
Founder, McCollough Institute for Appearance and Health
Gulf Shores, Alabama
7.4.1

Johnathan D. McGinn, MD
Associate Professor of Surgery
Division of Otolaryngology–Head and Neck Surgery
The Pennsylvania State University
Milton S. Hershey Medical Center
Hershey, Pennsylvania
Section Editor–Laryngology

Elias M. Michaelides, MD
Director, Yale Hearing and Balance Center
Assistant Professor of Surgery–Otolaryngology
Yale School of Medicine
New Haven, Connecticut
2.5.1, 2.5.2, 2.5.4, 2.6.2-2.6.5, 2.7-2.10

Ron Mitzner, MD
Chief Resident
Division of Otolaryngology–Head and Neck Surgery
The Pennsylvania State University
Milton S. Hershey Medical Center
Hershey, Pennsylvania
1.7

Marcus W. Moody, MD
Director of Division of Rhinology
Assistant Professor
Department of Otolaryngology/Head and Neck Surgery
University of Arkansas for Medical Sciences
Little Rock, Arkansas
7.4.9

Michael P. Ondik, MD
Division of Otolaryngology–Head and Neck Surgery
The Pennsylvania State University
Milton S. Hershey Medical Center
Hershey, Pennsylvania
6.17, 7.1.1

Stuart A. Ort, MD
Neurotology/Skull-Based Surgery
California Ear Institute
East Palo Alto, California
2.1.2, 2.1.3, 2.2.3

Stephen S. Park, MD
Professor and Vice-Chair
Department of Otolaryngology–Head and Neck Surgery
Director, Division of Facial Plastic Surgery
University of Virginia
Charlottesville, Virginia
7.3.2

Sarah E. Pesek, MD
Department of Surgery
University of Vermont College of Medicine/Fletcher Allen Health Care
Burlington, Vermont
6.5, 6.6

xxii **Colaboradores**

Daniel I. Plosky, MD
Ear, Nose, and Throat Surgeons of
    Western New England, LLC
Springfield, Massachusetts
2.7

Rafael Antonio Portela, MD
Division of Otolaryngology–Head and
    Neck Surgery
The Pennsylvania State University
Milton S. Hershey Medical Center
Hershey, Pennsylvania
1.7

Julie A. Rhoades, AuD
Audiologist
Impulse Monitoring
Hershey, Pennsylvania
2.4.1–2.4.3, 2.5.3, 2.6.1

Daniel E. Rousso, MD, FACS
Rousso Facial Plastic Surgery Clinic and
    Aesthetic Medical Spa
Birmingham, Alabama
7.4.9

Francis P. Ruggiero, MD
Assistant Professor
Department of Otolaryngology–Head and
    Neck Surgery
Loyola University Medical Center
Maywood, Illinois
5.2.16, 5.2.17, 7.3.1

Barry M. Schaitkin, MD
Professor and Program Director
Department of Otolaryngology
University of Pittsburgh School of Medicine
The Eye and Ear Institute
Pittsburgh, Pennsylvania
7.2

John M. Schweinfurth, MD
Professor of Otolaryngology
University of Mississippi Medical Center
Jackson, Mississippi
7.3.5

James J. Sciubba, DMD, PhD
Professor (Ret.)
Departments of Pathology, Dermatology,
    and Otolaryngology–Head and Neck
    Surgery
The Johns Hopkins School of Medicine
Consultant, The Milton J. Dance Head and
    Neck Cancer Center
The Greater Baltimore Medical Center
Baltimore, Maryland
1.8.2–1.8.4

Dhave Setabutr, MD
Division of Otolaryngology–Head and
    Neck Surgery
The Pennsylvania State University
Milton S. Hershey Medical Center
Hershey, Pennsylvania
7.1.4

Sohrab Sohrabi, MD
Division of Otolaryngology–Head and
    Neck Surgery
The Pennsylvania State University
Milton S. Hershey Medical Center
Hershey, Pennsylvania
5.2.12.1–5.2.12.3, 6.1

Scott J. Stephan, MD
Chief Resident
University of Virginia
Department of Otolaryngology–Head and
    Neck Surgery
Charlottesville, Virginia
7.3.2

Jonathan M. Sykes, MD, FACS
Professor of Otolaryngology
Director of Facial Plastic Surgery
University of California, Davis Medical
    Center
Sacramento, California
6.18, 7.4.2

Travis T. Tollefson, MD, FACS
Assistant Professor
Facial Plastic and Reconstructive Surgery
Department of Otolaryngology–Head and
    Neck Surgery
University of California, Davis School of
    Medicine
Sacramento, California
7.1.3

Jeremy Watkins, MD
Fort Worth ENT
Fort Worth, Texas
7.4.3

Board of Review

J. Walter Kutz, Jr., MD
Assistant Professor
Department of Otolaryngology
University of Texas Southwestern Medical Center
Dallas, Texas

Elizabeth A. Leon, MD
Assistant Professor
Department of Otolaryngology
University of Florida College of Medicine
Gainesville, Florida

Amber Luong, MD, PhD
Assistant Professor of Otorhinolaryngology–Head and Neck Surgery
The University of Texas Medical School at Houston
Assistant Professor of Immunology
The University of Texas M.D. Anderson Cancer Center
Houston, Texas

Vicki L. Owczarzak, MD
Assistant Professor
Department of Otolaryngology
Baylor College of Medicine
Department of Pediatric Otolaryngology
Texas Children's Hospital
Houston, Texas

W. Cooper Scurry, Jr., MD
Winston-Salem, North Carolina

Melissa McCarty Statham, MD
Assistant Professor
Department of Otolaryngology
Emory University School of Medicine
The Emory Voice Center
Emory Midtown Hospital
Division of Pediatric Otolaryngology
Children's Hospital of Atlanta
Atlanta, Georgia

1. Tratamento Peroperatório e Otorrinolaringologia Geral

Editor da Seção
Bradley J. Goldstein

Colaboradores
Benjamin F. Asher
Paul J. Carniol
Gregory L. Craft
David Goldenberg
Jerome C. Goldstein
Ron Mitzner
Rafael Antonio Portela
James J. Sciubba

1.0 Abordagem ao Paciente de Otorrinolaringologia – Cirurgia de Cabeça e Pescoço

Este livro é organizado em capítulos curtos, analisando entidades clínicas específicas. Os capítulos obedecem, de modo geral, a um formato padrão que permite aos leitores enfocarem rapidamente as suas necessidades de informação. O modelo inclui: características-chave; epidemiologia; sinais e sintomas; diagnóstico diferencial; avaliação, incluindo história, exame, exames de imagem e outros testes; opções de tratamento, incluindo tratamentos clínicos e cirúrgicos; e acompanhamento. A maioria dos capítulos também inclui sugestões para leitura adicional. Neste primeiro capítulo, revemos em detalhe a abordagem para história e exame físicos otorrinolaringológicos eficientes e efetivos, os quais devem ser especialmente úteis àqueles que são iniciantes no tratamento desses pacientes.

◆ História

A organização geralmente aceita da história e do exame físico de um novo paciente está delineada na **Tabela 1.1**.

A História da Doença Atual é a narrativa subjetiva a respeito do problema atual. Deve-se incluir um resumo focado na queixa, incluindo localização, hora de início, qualidade, gravidade, duração, problemas associados e testes anteriores ou tratamento.

Tabela 1-1 Organização da História e do Exame Físico para um Novo Paciente

Queixa principal
História da doença atual
História patológica pregressa
História cirúrgica pregressa
Medicações atuais
Alergias à medicação
História social
História familiar
Revisão dos sistemas
Exame físico
Impressão
Conduta

◆ Exame Físico

O exame físico em otorrinolaringologia é tipicamente um exame completo de cabeça e pescoço. Isto deve incluir a seguinte avaliação:

A aparência geral do paciente (*i. e.*, bom ou mau aspecto geral, sofrimento agudo).

4 1. Tratamento Peroperatório e Otorrinolaringologia Geral

- Estridor, esforço respiratório anormal.
- Função dos nervos cranianos.
- Orelhas, condutos auditivos, membranas timpânicas, incluindo mobilidade.
- Teste com diapasão de 512 Hz (Weber, Rinne).
- Descrição de quaisquer lesões cutâneas da cabeça e pescoço.
- Deformidades nasais externas.
- Rinoscopia anterior, observando edema, massas, muco, secreção purulentas, desvios do septo, perfuração.
- Cavidade oral e faringe, observando quaisquer massas, lesões da mucosa, assimetrias, condição da dentição.
- Exame com espelho da nasofaringe, hipofaringe e laringe.
- O exame laríngeo deve observar não somente a mobilidade das pregas vocais, lesões mucosas e massas, mas também avaliar a base da língua, valéculas, epiglote, pregas vocais e seios piriformes.
- Presença de rouquidão ou anormalidade fonatória.
- Inspeção e palpação das glândulas parótidas e submandibulares.
- Inspeção e palpação do pescoço quanto à adenopatia ou massas.
- Inspeção e palpação da glândula tireoide quanto ao aumento ou às massas.

Outros aspectos mais especializados de um exame são discutidos nas várias seções que se seguem, como avaliação de vertigem ou endoscopia nasal.

◆ Exame Endoscópico

Se o exame especular não fornecer uma avaliação adequada da nasofaringe, hipofaringe ou laringe, efetua-se uma nasolaringoscopia com fibroscópio flexível. Geralmente, descongestiona-se o nariz com *spray* de oximetazolina ou feniletrina. *Spray* de tetracaína tópica pode ser acrescentado para anestesia. Geleia Surgilube (E. Fougera & Co., Melville, NY) é útil para reduzir a irritação. Antifog é aplicado na extremidade do laringoscópio flexível. É melhor examinar o paciente sentado. A extremidade do endoscópio é inserida na narina e sob visão direta, avançando inferiormente ao longo do assoalho do nariz para o interior da nasofaringe. Se houver esporão septal ou outras deformidades intranasais, pode-se utilizar a outra narina. Avalia-se a nasofaringe quanto a massas ou assimetria, hipertrofia de adenoides e infecção. Pode-se comentar a presença de colapso anteroposterior (AP) ou lateral no paciente com apneia de sono. O endoscópio é, a seguir, guiado inferiormente para examinar a base da língua, valéculas, epiglote, seios piriformes, aritenoides e pregas vocais. Outra vez, lesões da mucosa, massas, assimetrias, mobilidade são notadas. Pedir ao paciente para tossir e falar revelará anormalidades no movimento das pregas vocais.

◆ Outros Testes

Muitas vezes, estudos laboratoriais, audiogramas ou estudos de imagem são revistos. Estes são resumidos no relatório após a seção de exame físico. Sempre que possível, imagens de radiologia (TCs, RMs) devem ser revisadas para confirmar que há concordância com os laudos.

◆ Impressão e Plano

Na documentação da visita do paciente, conclui-se a nota com uma impressão e um plano. Em geral, é apresentado um diagnóstico diferencial conciso, listando as entidades que são consideradas mais relevantes. Um plano é discutido a seguir, incluindo testes adicionais para confirmar ou excluir diagnósticos possíveis, bem como tratamentos clínicos ou cirúrgicos que serão instituídos ou considerados. O agendamento de uma visita de retorno ou acompanhamento, se necessário, é anotado.

Uma cópia da própria nota, ou uma carta separada, deve sempre ser enviada aos médicos encaminhadores.

1.1 Avaliação Pré-Operatória

Os objetivos da Avaliação Pré-Operatória são estratificação de risco e identificação de condições clínicas e suas gravidades (**Tabela 1.2**). Um objetivo adicional é assegurar que o tratamento clínico seja otimizado pré-operatoriamente. Uma revisão das medicações, alergias, condição de dieta zero (diretrizes estão sumariadas na **Tabela 1.3**) e experiências prévias com anestesia deve ser obtida. Testes e triagens laboratoriais e fisiológicos podem ser pedidos e revistos antes da cirurgia. A classificação de risco cirúrgico da American Society of Anesthesiologists (ASA) (**Tabela 1.4**) estratifica o risco do paciente associado à anestesia geral com base no estado físico e nos diagnósticos existentes (não é diferenciado pelo tipo de cirurgia ou pela idade do paciente).

6 1. Tratamento Peroperatório e Otorrinolaringologia Geral

Tabela 1-2 Avaliação Pré-Operatória

Sistema	Avaliação
Cardíaco	O paciente tem hipertensão, insuficiência cardíaca congestiva ou doença das artérias coronárias?
	Quais medicações está utilizando atualmente?
	O estado do paciente o impede de realizar 5 METS (subir um lance de escadas) sem dispneia?
	Revisão de ECG recente (último mês) dos pacientes com mais de 45 ou daqueles com sintomas?
	Revisão de anotações e testes cardíacos
Respiratório	O paciente tem asma, DPOC, SAOS ou doença reativa das vias aéreas?
	O paciente está em uso das medicações, oxigênio domiciliar, ou aparelho de CPAP?
	O paciente é fumante?
	O paciente tem dispneia relacionada com condições pulmonares?
	Revisão de TFPs, estudos de sono e anotações pulmonares
Metabólico	O paciente tem diabetes melito ou doença da tireoide?
	Estas condições estão controladas?
	Que medicações o paciente está tomando atualmente?
Condição dieta zero	O paciente obedeceu às diretrizes de dieta zero da ASA? (ver também Tabela 1.3)
Abuso de álcool/ substância	O paciente tem problemas de abuso de substâncias que interagirão com a farmacologia de um anestésico?
	O tratamento da dor pós-operatória será complicado pela existência de abuso de opioide?
	Abuso de álcool ou droga contribuiu para disfunção de órgão?

ASA, American Society of Anesthesiologists; CPAP, pressão positiva contínua nas vias aéreas; DPOC, doença pulmonar obstrutiva crônica; ECG, eletrocardiograma; METS, equivalentes metabólicos (de consumo de oxigênio); SAOS, síndrome da apneia obstrutiva de sono; TFP, teste de função pulmonar.

Tabela 1-3 Diretrizes para Dieta Zero da American Society of Anesthesiologists

Item	Intervalo de Tempo
Líquidos claros	2 horas
Fórmula de lactente	6 horas
Refeição leve	6 horas
Leite da mama	4 horas
Leite não humano	6 horas
Medicações	Tomar com < 30 mL de água > 1 hora antes da cirurgia

1. Tratamento Peroperatório e Otorrinolaringologia Geral   7

Tabela 1-4 Sistema de Classificação de Risco Cirúrgico da American Society of Anesthesiologists

Classe ASA	Definição
1	Paciente não tem nenhum distúrbio orgânico, fisiológico, bioquímico ou psiquiátrico O processo patológico para o qual o procedimento será realizado é localizado e não acarreta perturbação sistêmica
2	Perturbação sistêmica branda a moderada causada pela condição a ser tratada cirurgicamente ou por outros processos patológicos
3	Perturbação ou doença sistêmica grave; grau variável de incapacidade
4	Doenças sistêmicas graves que podem ameaçar a vida, nem sempre corrigíveis por operação
5	Paciente seriamente doente que tem pouca probabilidade de sobrevida, mas é submetido à operação em situação de desespero
6	Paciente que preencheu critérios de morte cerebral e está sendo submetido à retirada de órgãos

1.2 Avaliação e Manejo das Vias Aéreas

Todas as formas de cirurgia na região da cabeça e pescoço exigem considerações quanto ao manejo da via aérea, manutenção da ventilação com uma forma adequada de anestesia, e prevenção quanto ao oxigênio concentrado no campo operatório na presença de cautério ou *laser*. Várias formas de manejo das vias aéreas são discutidas adiante, considerando-se anatomia, inervação, indicações, instrumentação e equipamento e contexto clínico. A situação específica da via aérea difícil é discutida a seguir.

◆ Anatomia das Vias Aéreas

Há dois pontos de entrada fisiológicos para as vias aéreas: o nariz e a boca. A epiglote, localizada na base da língua, separa a orofaringe da hipofaringe. A laringe é constituída por uma estrutura cartilaginosa suportada por músculos e ligamentos.

Inervação

A inervação sensitiva acima da epiglote é provida pelo nervo trigêmeo (nervo craniano V [NC V]) e pelo nervo glossofaríngeo (NC IX); abaixo da epiglote, pelos ramos laríngeos superior e recorrente do nervo vago (NC X). Para mais informação sobre os nervos cranianos, ver Apêndice B.

- Mucosa nasal: pelos ramos do gânglio esfenopalatino da divisão média do nervo trigêmeo.

8 *1. Tratamento Peroperatório e Otorrinolaringologia Geral*

- Faringe posterior (incluindo úvula e tonsilas): pelos ramos continuados do gânglio esfenopalatino.
- Orofaringe e área supraglótica: pelo nervo glossofaríngeo; ramos deste nervo incluem os nervos lingual, faríngeo e tonsilar.
- Traqueia: pelo nervo laríngeo recorrente.
- Laringe: inervações sensitiva e motora a partir do nervo vago:
  - Sensitiva: acima das pregas vocais, a inervação é suprida pelo ramo interno do nervo laríngeo superior; abaixo das pregas vocais, pelo nervo laríngeo recorrente.
  - Motora: todos os músculos são supridos pelo nervo laríngeo recorrente, exceto o músculo cricotireóideo, que é suprido pelo ramo externo do nervo laríngeo superior.

◆ Equipamento de Via Aérea

Tubos Orais e Nasais

Em pacientes anestesiados, a perda de tônus das vias aéreas permite que a língua e a epiglote façam contato com o tecido faríngeo posterior, levando à obstrução. Aparelhos de via aérea artificial podem ser colocados no nariz ou na boca para fornecer uma passagem de ar. Tubos nasais se associam a risco de epistaxe e devem ser evitados em pacientes anticoagulados. Estes equipamentos também devem ser evitados em pacientes com fratura da base do crânio, para evitar penetração intracraniana do tubo. Se um tubo for indicado em um paciente anestesiado superficialmente, a via nasal geralmente é mais bem tolerada.

Máscaras Faciais

A máscara facial é desenhada conforme o contorno e para se adaptar a uma variedade de feições faciais com a intenção de criar uma vedação hermética ao ar capaz de fornecer os gases a partir do equipamento de anestesia.

Laringoscópios

Os laringoscópios de entubação mais comumente usados pela equipe de anestesiologia possuem lâminas curvas (Macintosh) ou retas (Miller) e um desenho de lâmina aberta. Videolaringoscópios rígidos com fibra óptica mais recentes são úteis, como o GlideScope (Diagnostic Ultrasound Corporation, Bothell, WA). Há uma variedade de laringoscópios operatórios que podem ser úteis para entubação, como o laringoscópio de Holinger ou de Dedo.

◆ Avaliação da Via Aérea

Um exame completo da via aérea analisa vários aspectos. Entretanto, a prioridade é identificar pacientes que podem ser difíceis de ventilar ou entubar. Isto é criticamente importante: a indução de anestesia geral com a incapacidade subsequente de ventilar adequadamente o paciente constitui uma emergência agudamente ameaçadora à vida. Assim a identificação de um paciente com uma via aérea potencialmente difícil antes da indução capacitará as equipes operatória e anestésica a instituir um plano apropriado, planos de reserva e montagem e testagem do equipamento de via aérea antecipadamente.

- **Classificação de Mallampati:** utilizada para predizer a facilidade de entubação pelo exame da anatomia da cavidade oral, enquanto o paciente está sentado em posição neutra (**Fig. 1.1**).
- **Distância tireomentual:** medida desde a margem superior da cartilagem tireoide até o mento com a cabeça em extensão completa. Uma distância tireomentual curta (< 6 cm) equivale a uma posição laríngea anterior (superior) em um ângulo mais agudo, o que torna a laringe difícil de visualizar pela laringoscopia direta. É um teste relativamente pouco confiável, a não ser quando combinado a outros testes.
- **Abertura da boca:** menos de dois dedos de largura de abertura da boca (trismo) sugere dificuldades na entubação.
- **Movimentos da coluna cervical:** a mobilidade das articulações atlanto-occipital e atlantoaxial pode ser avaliada, pedindo-se ao paciente para estender a cabeça, enquanto o pescoço está em flexão. Extensão da cabeça com imobilidade da articulação atlantoaxial resulta em maior convexidade da coluna cervical, o que empurra a laringe anteriormente e prejudica a vista laringoscópica.
- **Mobilidade da articulação temporomandibular (ATM):** avaliada, pedindo-se ao paciente para fazer protrusão do queixo, enquanto sentado na posição neutra. Mobilidade diminuída sugere maior dificuldade na entubação.
    - Grau A – incisivos inferiores na frente dos incisivos superiores (boa mobilidade).
    - Grau B – incisivos inferiores fazendo contato com os incisivos superiores.
    - Grau C – incisivos inferiores não podem ser protraídos para tocar os incisivos superiores (má mobilidade).

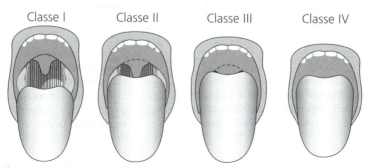

Fig. 1.1 Classificação de Mallampati da abertura oral. Classe 1: visualização do palato mole, palato duro, úvula e pilares tonsilares. Classe 2: visualização do palato mole, palato duro e parte da úvula. Classe 3: visualização do palato mole, palato duro e base da úvula. Classe 4: visualização do palato duro somente. (De: Goldenberg D, ed. Acute surgical management of the airway. Oper Tech Otolaryngol Head Neck Surg 2007;18(2):73. Reimpressa com permissão.)

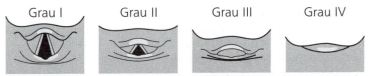

Fig. 1.2 Classificação de Cormack & Lehane. Grau I: visualização de toda a abertura laríngea. Grau II: visualização da parte posterior da abertura laríngea. Grau III: visualização da epiglote, somente. Grau IV: nem mesmo a epiglote é visível. (De: Goldenberg D, ed. Acute surgical management of the airway. Oper Tech Otolaryngol Head Neck Surg 2007;18(2):73. Reimpressa com permissão.)

- **Classificação de Cormack e Lehane:** utilizada para classificar a visão em laringoscopia direta. Documentação prévia da laringoscopia deve incluir o grau de visualização glótica (**Fig. 1.2**).

♦ **Medicação Pré-Operatória**

Medicações são frequentemente administradas pré-operatoriamente para reduzir a ansiedade, para prover analgesia ou como profilaxia contra aspiração (**Tabela 1.5**).

♦ **Manejo da Via Aérea**

Entubação Endotraqueal

Indicações da Entubação Endotraqueal

- Proteção contra aspiração.
- Nível alterado de consciência (escore na Escala de Coma de Glasgow [ECG] < 8).
- Angústia respiratória.
- Insuficiência pulmonar grave ou de múltiplos órgãos.
- Facilitação da ventilação com pressão positiva.
- Posição operatória outra que não supina.
- Campo cirúrgico comprometendo a via aérea superior.
- Doença comprometendo a via aérea superior.
- Ventilação unipulmonar.

Tabela 1-5 Medicações Pré-Operatórias Comuns

Ansiólise	Analgesia	Profilaxia de Aspiração
Diazepam	Narcóticos: fentanil, morfina, meperidina	AC. cítrico/sais cítricos
Midazolam		Metoclopramida
Lorazepam	Drogas anti-inflamatórias não esteroidais	Famotidina
	Inibidores da COX II	
	Acetaminofeno	
	Gabapentina	

1. Tratamento Peroperatório e Otorrinolaringologia Geral   11

Confirmação da Entubação Endotraqueal

- Visualização direta do tubo endotraqueal passando através das pregas vocais.
- Dióxido de carbono presente nos gases exalados em, pelo menos, quatro respirações consecutivas (CO_2 corrente final positiva).
- Ruídos respiratórios bilaterais.
- Ausência de entrada de ar durante auscultação epigástrica.
- Condensação de vapor d'água no tubo endotraqueal (TET) durante a exalação.
- Manutenção da oxigenação arterial.
- Radiografia de tórax com a ponta do TET entre a carina e a entrada torácica.

Recomendações de Tamanho de Tubo Endotraqueal

- Tamanho do tubo endotraqueal (mm): Idade/4 + 4 para pacientes > 2 anos de idade.
- Extensão da inserção: 12 + Idade/2. Somar 2 a 3 cm para entubação nasal.
- Pediatria: TETs sem *CUFF* são geralmente utilizados em pacientes < 8 anos de idade.

Tipos de Tubo Endotraqueal

- Tubos Endotraqueais de Ring-Adair-Elwyn. Os tubos endotraqueais de Ring-Adair-Elwyn (RAE) são pré-formados para se encaixar no nariz ou na boca e são comumente usados em cirurgia oral ou faríngea, particularmente adenoidectomia ou tonsilectomia. A forma evita obstrução do campo cirúrgico e se adapta a afastadores cirúrgicos, como o afastador de Crow- Davis.
- Tubos Endotraqueais com Armadura. Estes tubos são comumente utilizados em cirurgia de cabeça e pescoço. Eles evitam dobra do tubo, quando a cabeça é manipulada. Este tubo funciona bem por meio de traqueotomia, uma vez que ele pode ser curvado inferiormente fora do campo cirúrgico sem se dobrar e suturado no lugar temporariamente.
- Tubos Endotraqueais Resistentes a *Laser*. Tubos endotraqueais resistentes a *laser* são utilizados em cirurgia a *laser*, particularmente de lesões laríngeas. Ao impedirem uma interação do oxigênio inalado e o *laser*, estes tubos ajudam na prevenção de combustão na via aérea.
- Tubos Endotraqueais de Monitoramento Neural. Para cirurgias da tireoide, um tubo com eletrodos eletromiográficos de contato, posicionados no nível das pregas vocais, permite monitoramento intraoperatório da integridade do nervo laríngeo recorrente.

Procedimento de Entubação Endotraqueal

- Avaliação pré-operatória ajudará a determinar a via (oral *vs.* nasal) e o método (acordada *vs.* anestesiada) da entubação traqueal.
- Equipamento: laringoscópio com iluminação, tubos endotraqueais de tamanho apropriado, suprimento de oxigênio, catéter de aspiração funcionante, linha intravenosa (IV) funcionando e medicações anestésicas.
- Pressão na cricoide: o polegar e o indicador de um assistente tracionam a cartilagem cricoide para baixo, comprimindo o esôfago contra o corpo vertebral subjacente. Isto evita extravasamento de conteúdo gástrico para

dentro da faringe durante o período de tempo, desde a indução até a inconsciência, para introdução do tubo endotraqueal na traqueia.
- Indução da anestesia pode ser realizada utilizando-se agentes IV ou inalatórios.

Complicações da Entubação Endotraqueal

Durante a entubação, complicações possíveis incluem aspiração, lesão dentária, laceração dos lábios/gengiva/palato, lesão laríngea, entubação do esôfago, entubação endobrônquica, broncospasmo e ativação do sistema nervoso simpático (frequência cardíaca [FC] e da pressão arterial [PA] elevadas).

Após a entubação, complicações possíveis incluem aspiração, laringospasmo, disfunção transitória das pregas vocais, faringite ou traqueíte.

Entubação Orotraqueal (Fig 1.3)

Se não houver história de instabilidade da coluna cervical, a cabeça do paciente é estendida para uma posição *sniffing*. Esta posição alinha os eixos oral, faríngeo e laríngeo de modo que o trajeto dos lábios à abertura glótica torna-se uma linha reta. A altura da mesa da sala de operações (SO) deve ser ajustada, de modo que a cabeça do paciente fique ao nível do apêndice xifoide do médico.

O laringoscópio é introduzido pelo lado direito da boca. Avançando a lâmina posteriormente e na direção da linha mediana, a língua é desviada para a esquerda. Assegurar que o lábio inferior não seja pinçado entre a lâmina e os incisivos. O posicionamento da lâmina depende do tipo selecionado:

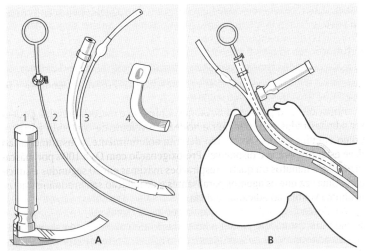

Fig. 1.3 Entubação. (**A**) Instrumentos necessários. 1. Laringoscópio de Mcintosh. 2. Guia; 3. Tubo com cuff; 4. Sonda de Guedel. (**B**) Introdução do tubo. (De: Becker W, Naumann HH, Pfaltz CR. *Ear, nose, and throat diseases: a pocket reference.* 2nd ed. Stuttgart/New York: Thieme, 1994. p. 450.)

1. Tratamento Peroperatório e Otorrinolaringologia Geral 13

- Lâmina Macintosh (curva): a extremidade da lâmina é avançada até que a ponta entre na valécula (o espaço entre a epiglote e a base da língua).
- Lâmina Miller (reta): a extremidade da lâmina é passada por baixo da superfície laríngea da epiglote, a qual a seguir é levantada para expor as pregas vocais.

Independentemente da lâmina selecionada, o laringoscópio é tracionado para cima e para frente na direção do eixo longo do cabo. Os incisivos superiores *não* devem ser utilizados como apoio para alavanca, uma vez que isto pode danificar os dentes.

As pregas vocais devem ser visualizadas antes de se avançar o tubo endotraqueal. Passando o tubo endotraqueal pela direita, pouca resistência deve ser encontrada. O *CUFF* do tubo endotraqueal deve ultrapassar as pregas vocais em 1 a 2 cm. Uma vez que a posição correta do tubo endotraqueal seja confirmada, o mesmo deve ser fixado na posição.

Entubação Nasotraqueal

Antes da instrumentação, um vasoconstritor (*i. e.,* oximetazolina) deve ser aplicado na mucosa nasal. Após a indução da anestesia e o estabelecimento da ventilação por máscara, o tubo endotraqueal pode ser introduzido.

A narina e o tubo endotraqueal devem ser generosamente lubrificados. O tubo pode ser amolecido, colocando-o em água morna antes da indução. O tubo é introduzido no nariz paralelamente ao palato, inferiormente direcionado para se evitarem lesões da base do crânio, até que uma perda de resistência seja encontrada, compatível com a entrada na faringe.

Introdução sob visualização direta pode ser efetuada, usando-se um laringoscópio e pinça de McGill para dirigir o tubo endotraqueal até a abertura glótica. Alternativamente, um broncoscópio de fibra óptica pode ser introduzido pelo tubo e dirigido até as pregas vocais.

Entubação em Sequência Rápida

As indicações incluem risco de aspiração (estômago cheio, história de doença de refluxo gastroesofágico [DRGE], gravidez, trauma) em um paciente que não aparenta uma entubação difícil ao exame físico.

Antiácidos não particulados, bloqueadores H2 e metoclopramida podem ser administrados para diminuir a acidez e o volume de conteúdo gástrico. Como em uma entubação padrão descrita anteriormente, a instrumentação deve estar preparada e disponível. Pré-oxigenação com O_2 a 100% por máscara por 3 a 5 minutos ou quatro respirações máximas em 30 segundos é suficiente. Uma vez que os agentes paralisantes e de indução sejam administrados, nenhuma ventilação adicional é dada.

A indução é realizada com qualquer agente de indução, e o procedimento é seguido imediatamente com a administração de um agente paralisante. Enquanto as medicações estão sendo aplicadas, tração na cricoide deve ser aplicada. Succinilcolina (1-1,5 mg/kg), dada a sua velocidade de início, é a droga de escolha para indução em sequência rápida. Tão logo o relaxamento da mandíbula esteja presente, a entubação deve ser efetuada. A tração na cricoide deve continuar até que a introdução traqueal do tubo endotraqueal seja verificada.

14   1. Tratamento Peroperatório e Otorrinolaringologia Geral

Entubação Consciente

As indicações incluem história de entubação difícil, processo infeccioso/infla-matório agudo que possa comprometer a via aérea, fraturas mandibulares ou outras deformidades faciais, obesidade mórbida e certos neoplasmas, com-prometendo o trato aerodigestório superior.

As indicações e o planejamento devem ser discutidos com o paciente. Co-mo no caso de uma entubação padrão, todo o equipamento necessário deve estar disponível e checado antes da indução. Um plano de reserva deve ser formulado para o caso de a entubação ser difícil, como a criação de uma via aérea cirúrgica.

Preparar a via aérea, diminuindo as secreções com um antissialogogo (glico-pirrolato 0,2 mg, 30 minutos antes da entubação), ajudará na visualização. Se a via nasal for desejada, administrar quatro gotas de Fenilefrina a 0,25% em cada narina para reduzir o sangramento. Depois de instalados os monitores padrão, sedação com fentanil, midazolam ou dexmedetomidina deve ser considerada.

Anestesia tópica pode ser utilizada com agentes tópicos ou bloqueadores neurais. Agentes tópicos incluem lidocaína gel, lidocaína nebulizada, cocaína nasal[1] ou Cetacaine[2] (Cetylite Industries, Pennshauken, NJ) *spray*. Anestesia regional, isoladamente ou em combinação com agentes tópicos, é útil em entubações acordadas. Cada nervo principal deve ser abordado conforme des crito anteriormente.

Entubação Traqueal Assistida com Fibroscópio

As indicações para uma entubação traqueal fibroscópio-assistida incluem obs-trução da via aérea superior, massa mediastinal, edema subglótico, anormali-dades congênitas das vias aéreas superiores, vértebras cervicais imóveis e confirmação da colocação adequada de TET de luz dupla.

Técnica Nasal

Depois de vasocontrair e anestesiar a via aérea (ver anteriormente), o TET é avançado pela narina até a nasofaringe. O broncoscópio é, então, inserido no TET até que a epiglote e a abertura glótica sejam visualizadas. O endoscópio é, então, passado pela abertura, até que a carina esteja à vista. Enquanto é mantida a carina à vista, o TET é passado sobre o endoscópio.

Técnica Oral

Um protetor bucal deve ser inserido para proteger o fibroscópio após a anes-tesia da via aérea (ver anteriormente). O tubo traqueal é inserido até a orofa-ringe (8-10 cm), e o broncoscópio é inserido pelo TET. A epiglote e a abertura glótica devem ficar à vista. O TET é avançado sobre o endoscópio, enquanto a carina é mantida sob controle visual.

---

[1]N. do T.: a cocaína não está disponível para uso medicinal no Brasil.
[2]Preparação composta por Benzocaína, Aminobenzoato e Tetracaína.

Ventilação Transtraqueal

Ventilação transtraqueal serve como medida temporária se a ventilação por máscara e a oxigenação se tornarem inadequadas ou impossíveis. Um catéter (calibre 12 ou 14) é introduzido na traqueia pela membrana cricotireóidea e conectado a um ventilador tipo *jet* capaz de fornecer gás a uma pressão de 50 psi. O gás é a seguir aplicado, usando-se o ventilador a *jet* de mão. A ventilação é mais bem avaliada, observando-se a elevação e a descida do tórax. Aconselha-se que seja utilizada uma relação inspiração: expiração (I:E) de 1:4.

Complicações incluem desvio do catéter (causado por alta pressão), pneumotórax e pneumomediastino.

Via Aérea por Máscara Laríngea (ML)

Indicações da ML

- Pode ser utilizada no lugar de uma máscara facial ou TET.
- Pode ser usada no lugar de um TET para ventilação controlada, contanto que a pressão máxima não exceda 30 cm H_2O.
- Pode ajudar no manejo de vias aéreas difíceis, fornecendo ventilação ou como guia para entubação fibroscópica.

Contraindicações à ML

- Não protege contra regurgitação gástrica e aspiração, porque não oferece uma vedação hermética da via aérea.

Inserção da ML

- A face dorsal da ML deve ser lubrificada com um lubrificante hidrossolúvel.
- Inconsciência é induzida com um agente de escolha. Tipicamente, propofol em doses de 2 a 3 mg/kg produz relaxamento confiável da mandíbula e faringe.
- Com a ML segura como um lápis, ela é posicionada na linha mediana da boca com pressão contra o palato duro, enquanto ela desliza para a hipofaringe. Quando o esfíncter esofágico superior é encontrado, sente-se resistência. A ML, então, é inflada.
- Quando adequadamente colocada, a linha vertical preta no dorso da ML dá face para trás na direção da cabeça do paciente.
- ML é removida, quando o paciente ao acordar for capaz de obedecer a comandos.

Complicações da ML

- Possível regurgitação/aspiração.
- Edema pulmonar por pressão negativa pode resultar quando posicionada inadequadamente em um paciente respirando espontaneamente.
- Mau funcionamento da ML em pacientes com doença faríngea ou esofágica.
- A introdução exige extensão cervical, que muitas vezes é contraindicada com doença da coluna cervical.

16 *1. Tratamento Peroperatório e Otorrinolaringologia Geral*

O GlideScope

O GlideScope é um videolaringoscópio que pode ser uma alternativa útil ao endoscópio de fibra óptica para introdução de um tubo endotraqueal, se for esperada uma via aérea difícil. A lâmina é curva como a lâmina Macintosh com uma curvatura de 60° para se adequar ao alinhamento anatômico. O GlideScope tem uma câmera digital incorporada à lâmina, que exibe uma visão das pregas vocais em um monitor. Sob visualização no monitor, um tubo endotraqueal é passado entre as pregas vocais.

Laringoscópios Cirúrgicos

Laringoscópios rígidos estilo cilindro fechado com guias luminosas de fibra óptica intensas, como o Dedo ou o Holinger, são usados pelo otorrinolaringologista e têm vantagens que permitem visualização da glote e entubação.

◆ A Via Aérea Difícil

Entre os pacientes de otorrinolaringologia-cirurgia de cabeça e pescoço, uma alta porcentagem se apresenta com uma via aérea difícil (**Tabela 1.6**). Por defi-

Tabela 1-6 Condições Associadas à Via Aérea e Entubação Difíceis

Condição	Exemplos
Tumores	Higroma cístico Hemangiomas Hematoma
Infecções	Abscesso submandibular Abscesso peritonsilar Epiglotite
Anomalias congênitas	Síndrome de Pierre Robin Síndrome de Treacher Collins Atresia laríngea Síndrome de Goldenhar Distocias craniofaciais
Trauma	Fratura da laringe Fratura da mandíbula/maxila Queimadura por inalação Lesão da coluna cervical
Extensão inadequada do pescoço	Artrite reumatoide Espondilite anquilosante Tração com halo
Variações anatômicas	Micrognatia Prognatismo Macroglossia Palato ogival Pescoço curto Incisivos superiores proeminentes
Obesidade	
Corpo estranho nas vias aéreas	

1. Tratamento Peroperatório e Otorrinolaringologia Geral 17

nição, um paciente com uma via aérea difícil potencialmente impõe dificuldade para ventilação ou introdução de tubo endotraqueal. O objetivo da revisão da história, do exame físico e do prontuário consiste em identificar pacientes com via aérea difícil antes que eles cheguem à SO. Avaliação pelo otorrinolaringologista e revisão de estudos diagnósticos podem fornecer informação valiosa ao anestesiologista, quando for suspeitada uma via aérea difícil. As condições associadas à via aérea difícil são discutidas a seguir.

A indução da anestesia em pacientes de otorrinolaringologia não deve ser iniciada, até que um plano seja formulado entre as equipes cirúrgica e anestésica. Conforme delineado no Algoritmo de Via Aérea Difícil da American Society of Anesthesiologists (**Fig. 1.**4), o plano deve analisar escolhas básicas de manejo: acesso cirúrgico *versus* não cirúrgico, acordado *versus* dormindo, e ventilação espontânea *versus* não espontânea. A discussão deve examinar planos de reserva para o caso de falhar a tentativa inicial de apanhar a via aérea ou suceder incapacidade de ventilar. Uma via aérea cirúrgica está indicada quando a ventilação tornar-se inadequada apesar da utilização de um aparelho de ventilação não cirúrgica das vias aéreas (ventilação *jet*, ML, Combitube [Tyco-Kendall, Mansfield, MA]) em um paciente sob anestesia geral.

Se uma via aérea difícil for suspeitada, instrumentação e planos para uma possível via aérea cirúrgica devem estar disponíveis. Cricotireoidotomia é o método preferido em adultos. Resumidamente, o pescoço é estendido, e a membrana cricotireóidea é palpada e incisa com um bisturi. A via aérea é penetrada, e um tubo endotraqueal ou de traqueotomia é colocado para ventilar o paciente. Detalhes da cricotireoidotomia são descritos a seguir.

As situações clínicas que envolvem um paciente com uma via aérea difícil podem ser divididas em duas categorias. A primeira é o problema agudo ou urgente, e a segunda, uma situação eletiva com uma via aérea difícil suspeitada ou conhecida. Ambos cenários devem ser manejados diferentemente. Uma abordagem lógica, estrita, pode evitar um resultado desastroso naquela que frequentemente é uma situação estressante. O otorrinolaringologista-cirurgião de cabeça e pescoço deve ter particular experiência em assegurar uma via aérea adequada e deve estar familiarizado com o uso de laringoscopia, broncoscopia e acessos cirúrgicos à via aérea.

As técnicas específicas a serem aqui discutidas incluem a cricotireoidotomia e a traqueotomia acordada.

Cricotireoidotomia

Em um paciente com obstrução iminente ou completa, estabelecimento rápido de uma via aérea é necessário – a SO é o lugar mais seguro para este controle da via aérea, embora isto nem sempre seja possível. Se a situação exigir estabelecimento de uma via aérea cirúrgica de emergência, uma cricotireoidotomia é geralmente o procedimento preferido (**Fig. 1.**5). Isto é porque ela é mais simples e mais rápida do que uma traqueotomia e tem uma taxa mais baixa de complicação, especialmente em mãos menos experientes. Se for impossível ventilar por máscara, entubar, ou controlar a via aérea por qualquer outra técnica, como uma máscara laríngea ou ventilação a jato, ou se estas não forem facilmente disponíveis, cricotireoidotomia deve ser efetuada pelo médico mais treinado e habilitado presente.

18 1. Tratamento Peroperatório e Otorrinolaringologia Geral

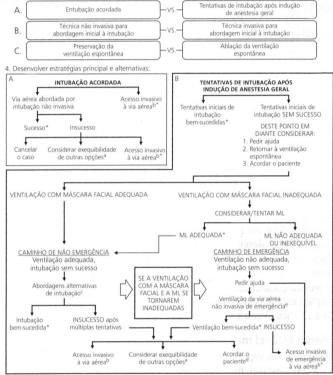

Fig. 1.4 Algoritmo da Via Aérea Difícil da American Society of Anesthesiologists. (De: Practice Guidelines for management of the difficult airway: na updated report by the American Society of Anesthesiologists Task Force on Management of the Difficult Airway. Anesthesiology 2003;98:1273. Reimpressa com permissão.)

1. Tratamento Peroperatório e Otorrinolaringologia Geral

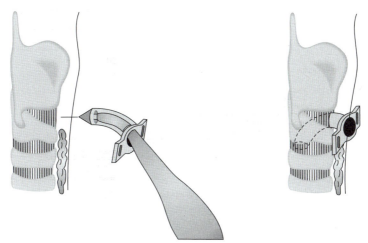

Fig. 1.5 Cricotireoidotomia. A via aérea é penetrada por uma incisão da membrana cricotireóidea. Nesta ilustração, um trocarte através de um tubo de traqueotomia é utilizado; uma lâmina nº 15 também será suficiente. (De: Probst R, Grevers G, Iro H. Basic Otorhinolaryngology: A Step-by-Step Learning Guide. Stuttgart/New York: Thieme; 2006:379.)

As contraindicações à cricotireoidotomia incluem estenose ou massa subglótica, trauma laríngeo, com uma incapacidade de identificar marcos anatômicos; em geral, ela deve ser evitada na população pediátrica. Uma cricotireoidotomia deve ser revisada para uma traqueotomia na SO dentro de 24 horas, para evitar desenvolvimento subsequente de estenose subglótica.

Para cricotireoidotomia de agulha, um catéter é colocado sobre uma agulha que penetra a membrana cricotireóidea, possibilitando ventilação por uma corrente pressurizada de oxigênio. Cricotireoidotomia de agulha é o método preferido para estabelecer uma via aérea de emergência em crianças com menos de 10 a 12 anos. (Ver a seção Cricotireoidotomia, A7, no Apêndice A.)

Via Aérea Estável mas Comprometida

Um paciente com supraglotite, angioedema ou uma massa laríngea pode ter uma via aérea estável, mas comprometida. Estes pacientes mantêm sua saturação de oxigênio e não exigem uma via aérea de emergência; contudo, a estabilidade da situação exige julgamento clínico. Em alguns casos, o paciente pode ser tratado com tratamento clínico e monitoramento estreito. Em outros casos, pode ser prudente firmar a via aérea.

Traqueotomia é um procedimento cirúrgico em que a via aérea traqueocutânea é criada pelo pescoço anterior e a traqueia. Ela pode ser reversível (**Tabela 1.7**). (Para detalhes sobre uma traqueotomia cirúrgica aberta, ver A6 no Apêndice A.)

Traqueotomia Acordada

No paciente instável, precariamente ventilado, uma via aérea deve ser garantida. Se entubação for julgada impraticável ou perigosa, uma traqueotomia

20   1. Tratamento Peroperatório e Otorrinolaringologia Geral

Tabela 1-7 Indicações para Traqueotomia

Obstrução da via aérea superior com qualquer um dos sinais à direita	Falta de ar, estridor, retrações, apneia obstrutiva do sono, paralisia bilateral das pregas vocais, cirurgia prévia ou trauma da garganta, irradiação prévia do pescoço, entubação prolongada realizada ou prevista
Limpeza pulmonar	Incapacidade do paciente de manejar secreções, incluindo o seguinte: aspirações e excessivas secreções broncopulmonares
Suporte ventilatório	Quando há previsão de ventilação prolongada ou problemas ventilatórios

acordada pode ser efetuada. É importante assinalar que isto é feito melhor em um ambiente controlado, na SO ou na unidade de terapia intensiva (UTI) com anestesia local e um paciente que é capaz de manter ventilação espontânea adequada. Comunicação clara entre otorrinolaringologista-cirurgião de cabeça e pescoço, anestesista, enfermeiras e técnicos é vital. É importante observar que uma emergência ameaçadora à vida pode originar-se e isto exigirá colaboração estrita. Todos os equipamentos devem estar abertos e prontos.

Para a traqueotomia acordada, o paciente deve ser colocado na posição semi-Fowler, possibilitando ao anestesista fácil acesso à via aérea. Todo o esforço deve ser feito no sentido de manter o paciente confortável e a atmosfera geral o mais calma possível. O paciente tipicamente é sedado minimamente e não deve ser paralisado, mantendo ventilação adequada espontânea.

Observar que na traqueotomia eletiva (não urgente) o paciente é entubado antes do começo da cirurgia.

• Técnica da Traqueotomia Acordada. Marcos anatômicos cirúrgicos são palpados, e uma incisão cutânea horizontal ou vertical é feita entre a cricoide e a incisura supraesternal. Tecido subcutâneo é separado rombamente. A seguir, afastamento lateral da musculatura em fita é efetuado. O istmo tireóideo é encontrado e afastado caudalmente, cefalicamente ou seccionado, utilizando-se um cautério monopolar. Uma vez que a traqueia seja visualizada, um gancho traqueal pode ser usado para afastamento superior no anel cricóideo; em seguida a traqueia é penetrada, geralmente abaixo do segundo anel, e uma janela ou retalho de base inferior (Bjork) é criado.

Um tubo de traqueotomia apropriado é, em seguida, introduzido, enquanto o anestesiologista retira o tubo endotraqueal sob visualização direta. Após o posicionamento do tubo de traqueotomia, o *CUFF* é inflado, o paciente é ventilado, e o retorno de CO_2 e a elevação apropriada na oxigenação são confirmados. Então, o tubo de traqueotomia é suturado nos quatro cantos com sutura, e um laço de traqueotomia deve ser colocado para prender o tubo de traqueotomia em torno do pescoço.

Complicações da traqueotomia incluem sangramento, infecção, formação de crostas ou tampões mucosos, pneumotórax e desalojamento acidental do tubo de traqueotomia. Complicações pós-operatórias tardias incluem fístula traqueoesofágica, estenose traqueal, fístula traqueocutânea e estenose da via aérea. Uma complicação rara, porém mortal, é uma fístula da traqueia à artéria braquiocefálica.

1. Tratamento Peroperatório e Otorrinolaringologia Geral   21

Traqueotomia de Dilatação Percutânea

Uma traqueotomia de dilatação percutânea *não* deve ser utilizada em uma situação de emergência das vias aéreas: este procedimento é *unicamente* para ser realizado em pacientes que já estão entubados. Traqueotomia de dilatação percutânea à beira do leito tornou-se uma alternativa segura à traqueotomia aberta eletiva em muitas UTIs. Existem várias técnicas diferentes, todas amplamente fundamentadas na técnica de Seldinger (agulha e catéter sobre fio-guia). As indicações para uma traqueotomia de dilatação percutânea (TDP) são idênticas às utilizadas para traqueotomia operatória aberta de rotina. A indicação mais comum é entubação prolongada, ventilação mecânica. Entretanto, atenção particular deve ser dada às contraindicações potenciais. Algumas contraindicações absolutas à execução de uma TDP são a necessidade de traqueotomia de emergência (*i. e.*, uma via aérea de emergência), ou em uma população de lactentes e crianças. Contraindicações relativas incluem deficiência de marcos anatômicos no pescoço, obesidade mórbida, cirurgia cervical prévia, extensão limitada do pescoço e coagulopatia grave não corrigível. Outras contraindicações anestésicas relativas incluem alta pressão positiva expiratória final (PEEP > 18 cm), alta pressão nas vias aéreas (> 45 cm), necessidade de alta FiO_2 (> 80%), mandíbula retrognática com visão limitada da laringe e incapacidade de reentubação.

Um *kit* apropriado de traqueotomia percutânea (*i. e.*, kig Ciaglia ou Griggs) e um videobroncoscópio são necessários para executar este procedimento. Pelos menos dois profissionais são necessários: um para realizar a traqueotomia e outro para o manejo do tubo endotraqueal e do videobroncoscópio.

- **Técnica da Traqueotomia de Dilatação Percutânea.** Um coxim é posicionado abaixo dos ombros do paciente, e um broncoscopista deve efetuar broncoscopia simultânea através do tubo endotraqueal durante o procedimento. Uma incisão é feita horizontal ou verticalmente entre a cricoide e a incisura supraesternal, e uma agulha introdutora é introduzida na traqueia por volta do segundo anel; isto é confirmado com borbulhamento de ar e com videobroncoscopia simultâneos. Além disso, transiluminação pela luz do broncoscópio pode ser utilizada para ajudar a demarcar o melhor local para a agulha introdutora. A agulha é retirada, e a cânula plástica sobrejacente é deixada no local. Um fio-guia com extremidade em J é, então, introduzido sob visualização direta pelo catéter para o interior da traqueia. Novamente, cada passo deve ser visualizado broncoscopicamente no monitor de vídeo durante o procedimento. A dilatação é, então, executada utilizando o dilatador fornecido sobre o fio-guia. Isto é removido, e, uma vez a dilatação da parede traqueal anterior tenha sido efetuada, um aparelho de traqueotomia percutânea é colocado sobre o fio-guia e posicionado na via aérea. Em seguida, o broncoscópio deve ser retirado do tubo endotraqueal e introduzido pelo tubo de traqueotomia para confirmar a colocação na via aérea. A colocação é confirmada pela visualização da carina. O tubo de traqueotomia é conectado ao circuito de anestesia para confirmar sons respiratórios bilaterais e CO_2 corrente final. Ele é a seguir fixado, usando-se quatro suturas em todos os cantos do flange, e um laço de traqueotomia também é usado para fixar o aparelho em torno do pescoço. Só então o tubo orotraqueal pode ser completamente removido.

22   1. Tratamento Peroperatório e Otorrinolaringologia Geral

Para traqueotomia percutânea, a primeira troca de tubo de traqueotomia *não* deve ser realizada antes de 10 dias pós-operatoriamente, para possibilitar a formação de um trato seguro.

Critérios para Extubação

- Frequência respiratória (FR) < 30 por minuto.
- Volume corrente (VC) > 5 mL/kg.
- Capacidade vital (CV) >10 mL/kg.
- Força negativa inspiratória (FNI) > -20 cm H_2O.
- Volume corrente/frequência respiratória (VC/FR) > 10.
- PaO_2 > 70 mmHg (40% fração de oxigênio inspirada [FiO]).
- $PaCO_2$ < 50 mmHg.
- Nível de consciência (NC) estável ou melhorando.
- Ventilação, relação espaço morto/volume corrente (Vd/Vt) < 0,6.

Leitura Adicional

Caplan RA, Benumof JL, Berry FA *et al*. Practice guidelines for management of the difficult airway. A report by the American Society of Anesthesiologists Task Force on Management of the Difficult Airway. Anesthesiology 1993;78(3):597-602

Fowler RA, Adhikari NKJ, Scales DC, Lee WL, Rubenfeld GD. Update in critical care 2008. Am J Respir Crit Care Med 2009;179(9):743-758

Goldenberg D, ed. Acute surgical management of the airway. Oper Tech Otolaryngol Head Neck Surg 2007;18(2):71-160

Hsiao J, Pacheco-Fowler V. Videos in clinical medicine: cricothyroidotomy. N Engl J Med 2008;358(22):e25

1.3 Exames de Imagem no Diagnóstico em Cabeça e Pescoço

Muitas das estruturas de cabeça e pescoço são profundas e inacessíveis à visualização direta, palpação ou inspeção. Por essa razão, informações valiosas podem ser obtidas pelo uso de várias técnicas radiográficas. Os avanços tecnológicos substituíram os procedimentos de raios X simples pela tomografia computadorizada (TC), ressonância magnética (RM), ultrassonografia e tomografia de emissão positrônica (PET). Outras modalidades de imagem, como angiografia, são utilizadas para condições específicas, como lesões vasculares.

◆ Tomografia Computadorizada

Um escaneamento de TC intensificado com contraste constitui tipicamente a primeira técnica de imagem utilizada para avaliar muitas patologias da orelha, nariz, garganta e cabeça e pescoço. A imagem de TC é um método excelente para estadiamento de tumores e identificação de linfadenopatias. Um escaneamento com TC de alta resolução pode ser utilizado em casos de trauma da cabeça, pescoço, estruturas laríngeas, ossos faciais e osso temporal. A TC do osso temporal é usada para avaliar doença da orelha média e da mastoide; a

TC dos seios paranasais constitui o teste padrão de excelência para avaliação da presença e da extensão de rinossinusite. Um escaneamento com TC é superior à RM para avaliar erosão do córtex ósseo por tumor. Um escaneamento de TC também é largamente usado para vigilância pós-tratamento de pacientes de câncer da cabeça e pescoço.

Princípio Funcional da TC

Na TC, o tubo de raios X gira continuamente em torno do eixo craniocaudal do paciente. Um feixe de raios X passa através do corpo e atinge um anel de detectores. A radiação que chega é continuamente registrada, e o sinal é digitalizado, alimentando uma matriz de dados que leva em conta as variadas angulações do feixe. A matriz de dados pode, a seguir, ser transformada em uma imagem de saída *(output)* (**Fig. 1.6**).

Avanços recentes melhoraram a qualidade da imagem por TC. Escaneadores com multidetectores possuem várias fileiras de fotorreceptores, permitindo a aquisição simultânea de vários cortes. As técnicas helicoidais permitem que os pacientes se movam continuamente pelo *scanner* em vez de parar para cada corte. Estes progressos diminuíram significativamente os tempos de escaneamento e a exposição à radiação ao mesmo tempo em que melhoraram a resolução espacial. Os mais recentes escâneres de feixe cônico e placa plana de consultório são capazes de rapidamente adquirir imagens de espessura de corte de 1 mm do seio e do osso temporal com muito baixa exposição à radiação.

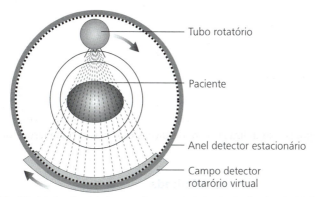

Fig. 1.6 Princípio funcional da tomografia computadorizada. O tubo de raios X gira continuamente em torno do eixo longitudinal do paciente. Um detector curvo rotatório em oposição ao tubo registra o feixe em forma de leque atenuado depois que ele passou através do paciente. Levando em consideração a posição do tubo em cada ponto momentâneo de medição, os valores resultantes de atenuação são introduzidos em uma matriz de dados e computados adicionalmente para criar uma imagem. (De: Eastman GW, Wald C, Crossin J. Getting Started in Clinical Radiology: From Image to Diagnosis. Stuttgart/New York: Thieme; 2006:9. Reimpressa com permissão.)

24 1. Tratamento Peroperatório e Otorrinolaringologia Geral

Tabela 1-8 Atenuação de Diferentes Componentes do Corpo

Componente do Corpo	Unidades Hounsfield (UH)
Osso	1.000-2.000
Trombo	60-100
Fígado	50-70
Baço	40-50
Rim	25-45
Substância branca cerebral	20-35
Substância cinzenta cerebral	35-45
Água	−5 a 5
Gordura	−100 a -25
Pulmão	-1.000 a -400

Fonte: Eastman GW, Wald C, Crossin J. Getting Started in Clinical Radiology: From Image to Diagnosis. Stuttgart/New York: Thieme; 2006:9. Reimpressa com permissão.

Meios de Contraste

Os meios de contraste são usados em TC para visualizar os vasos e a vascularização de diferentes sistemas de órgão (Tabela 1.8). O material de contraste contém iodo ou bário, o que atenua a radiação do escaneamento.

Navegação Cirúrgica Assistida por Computador

Os dados de escaneamento de TC podem ser utilizados para navegação cirúrgica assistida por computador. Há diversos sistemas em uso. Os dados de imagem de TC axial, adquiridos à espessura de corte de 1 mm ou menos, são carregados para dentro do sistema de direcionamento de imagem na sala de operações. A máquina usa um sistema, como uma câmera infravermelha, para detectar as feições faciais ou marcos anatômicos do paciente, e também pode ser registrada para detectar vários instrumentos cirúrgicos. A localização da extremidade de um instrumento é, então, exibida nas imagens de TC prévias em três planos. Mais frequentemente, isto é utilizado em cirurgia dos seios.

◆ Imagem por Ressonância Magnética

A RM oferece ao médico imagens com alta definição dos tecidos moles sem expor o paciente à radiação ionizante. A RM é útil para tumores da mucosa, invasão neoplásica da medula óssea e, às vezes, invasão perineural de grandes nervos. A RM é valiosa na avaliação da extensão intracraniana de tumores da cabeça e pescoço. A RM contrastada com gadolínio do cérebro com atenção ao conduto auditivo interno constitui o teste padrão ouro para diagnóstico de *schwannoma*, vestibulares ou meningiomas, facilmente identificáveis em imagens pós-contraste ponderadas para T1. As desvantagens da RM incluem definição limitada do detalhe ósseo e custo. A angiorressonância magnética (ARM) é uma modalidade útil para imagens da anatomia vascular ou patologi-

1. Tratamento Peroperatório e Otorrinolaringologia Geral 25

Tabela 1-9 Definições de Termos Usados em Imagem por Ressonância Magnética

Tempo de repetição	TR
Tempo de eco	TE
Tempo de inversão	Ti
Tempo de magnetização (recrescimento); também conhecido como tempo de relaxamento da malha de *spin*	T1
Tempo de desmagnetização (DK); também conhecido como tempo de relaxamento de *spin*	T2

as vasculares sem a infusão intravascular de meio de contraste iodado, o qual é utilizado na angiografia tradicional com fluoroscopia de raios X.

Princípio Funcional da RM

A RM é uma técnica que produz imagens de corte transversal em qualquer plano sem utilização de radiação ionizante. As imagens de RM são obtidas pela interação de núcleos de hidrogênio (prótons), altos campos magnéticos e pulsos de radiofrequência. Isto é feito colocando-se o paciente dentro de um forte campo magnético, o qual inicialmente alinha os núcleos de hidrogênio em direções semelhantes. A intensidade do sinal de RM que é convertida em dados de imagens depende da densidade de núcleos de hidrogênio no tecido examinado (*i. e.*, mucosa, gordura, osso) e de dois tempos de relaxamento magnéticos (**Tabela 1.9**).

Contraindicações à RM

- Estimuladores neurais implantados, implantes cocleares e marca-passos cardíacos (a RM pode causar mau funcionamento temporário ou permanente).
- Clipes de aneurisma ferromagnéticos, corpos estranhos com um grande componente de ferro ou cobalto que possam mover-se ou aquecer no escâner de RM.
- Fragmentos metálicos no interior do olho.
- Colocação de um *stent,* espiral ou filtro vascular nas últimas 6 semanas
- Estilhaços ferromagnéticos.
- Contraindicações relativas incluem pacientes claustrofóbicos, pacientes criticamente doentes, pacientes obesos mórbidos que possam não caber fisicamente no escâner de RM, implantes de metal na região de interesse.

◆ Ultrassom

Ultrassom ou ultrassonografia é um método barato e seguro de obter imagens em tempo real de estruturas da cabeça e pescoço. Massas no pescoço podem ser avaliadas quanto ao tamanho, características morfológicas (*i. e.*, sólida, cística ou combinada sólida e cística, também conhecida como complexa), e quanto à associação a estruturas adjacentes. O ultrassom de alta resolução é utilizado para anomalias da cabeça e pescoço como cistos de ducto tireoglosso, cisto de fenda branquial, higromas císticos, massas das glândulas salivares, abscessos, tumores de corpo carotídeo e vasculares e massas tireóideas.

Ultrassom combinado a punções de aspiração com agulha fina (PAAF) e citologia é útil para fornecer uma descrição visual bem como um recurso para colher amostra de uma massa para avaliação citológica. Até recentemente, ultrassons eram efetuados principalmente por radiologistas. Entretanto, muitos otorrinolaringologistas agora estão efetuando seus próprios ultrassons e PAAFs guiados por ultrassom no consultório.

Princípio Funcional do Ultrassom

Uma corrente elétrica alternada é enviada por cristais piezoelétricos; eles vibram com a frequência da corrente, produzindo ondas sonoras dessa frequência. Nos ultrassons médicos, as frequências típicas variam entre 1 e 15 MHz. O gel para ultrassom acopla acusticamente o transdutor de ultrassom ao corpo, onde as ondas de ultrassom podem, a seguir, espalhar-se. Dentro do corpo o som é absorvido, dispersado ou refletido. Estruturas cheias de líquido (císticas) aparecem escuras e mostram intensificação acústica atrás delas. Osso e ar aparecem brilhantes, porque absorvem e refletem o som, mostrando uma "sombra acústica" atrás deles (**Fig. 1.7**). Transdutores lineares com uma largura de 7,5 a 9 cm e frequências de 10 a 13 MHz são tipicamente usados para avaliação do pescoço e tireoide.

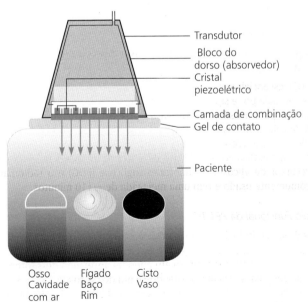

Fig. 1.7 Princípio operacional da ultrassonografia. (De: Eastman GW, Wald C, Crossin J. Getting Started in Clinical Radiology: From Image to Diagnosis. Stuttgart/New York: Thieme; 2006:11. Reimpressa com permissão.)

1. Tratamento Peroperatório e Otorrinolaringologia Geral 27

◆ Esofagograma com Bário

Um esofagograma (também conhecido como esofagografia contrastada com bário) se destina a avaliar as mucosas faríngea e esofágica; ele é distinto de uma esofagografia com bário modificada (EBM), a qual avalia a aspiração laringotraqueal e é geralmente efetuada em conjunto com um foniatra. Estas técnicas são realizadas, utilizando-se fluoroscopia. A fluoroscopia com contraste intraluminal é valiosa para estudar a dinâmica funcional da faringe e do esôfago.

Uma EBM avalia a coordenação do reflexo da deglutição. Ela é mais frequentemente utilizada para determinar a etiologia e a gravidade da aspiração nas vias aéreas. Um foniatra, com frequência, está presente e administra suspensões de bário de variada espessura (líquido fino, líquido grosso, néctar, pasta e sólido), enquanto o radiologista observa fluoroscopicamente na projeção lateral. Também pode-se avaliar a motilidade/dismotilidade esofágica, divertículos de Zenker, estenoses, massas, hérnias hiatais ou refluxo livre óbvio.

Meios de Contraste

A suspensão de bário é o agente de contraste fluoroscópico mais comumente utilizado. Se uma perfuração da hipofaringe ou esôfago for suspeitada, há um risco de extravasamento de bário para tecidos moles do pescoço e/ou tórax. Por essa razão, nestes casos, são utilizados agentes de contraste hidrossolúveis (como Gastrografin, Bracco Diagnostics, Inc., Princeton, NJ). É importante assinalar que estes agentes podem causar uma pneumonite química ou edema pulmonar grave, se aspirados para via aérea.

◆ Exames de Imagem em Medicina Nuclear

Tomografia de Emissão Positrônica com Tomografia Computadorizada

A PET-TC é essencialmente um escaneamento de tomografia de emissão positrônica efetuada por e superposta a um *scan* de tomografia computadorizada simultâneo, para possibilitar correlação precisa entre a função aumentada (atividade celular intensificada) e a avaliação anatômica fornecida pela TC. A parte de escaneamento PET é uma técnica de imagem funcional que mede a atividade metabólica através do uso de isótopos nucleares marcados, como um precursor da glicose. ^{18}F-fluorodesoxiglicose (FDG) é o radiomarcador mais comumente usado e tem uma meia-vida de ~110 minutos.

Princípio Funcional da PET-TC

Depois de ser emitido do átomo, o pósitron viaja no tecido por uma curta distância até que encontra um elétron e forma um positrônio, que imediatamente se aniquila (converte sua massa em energia), formando dois fótons. Estes fótons de aniquilação viajam, afastando-se um do outro em 180° e são captados pelos detectores posicionados em torno do paciente. A detecção simultânea destes fótons relaciona-os com o mesmo evento de aniquilação e permite localização espacial. A detecção de aniquilação é realizada por escâneres de PET dedicados, que fornecem resolução e sensibilidade espaciais. A resolução

28 1. Tratamento Peroperatório e Otorrinolaringologia Geral

espacial das imagens reconstruídas finais é limitada pelo número de eventos coletados.

A FDG é captada por transportadores de glicose. Normalmente, a glicose entra em uma célula, é fosforilada por hexocinase e, a seguir, entra diretamente na via glicolítica ou a glicogênica. A FDG, um análogo da glicose, subsequentemente é incapaz de continuar para as vias metabólicas usuais da glicose (graças à presença do flúor) e essencialmente é apreendida na célula sob a forma de FDG-fosfato. Uma vez que as células neoplásicas têm taxas mais altas de glicólise e captação de glicose, áreas localizadas de atividade intracelular em um PET *scan* podem representar doença neoplásica.

O ^{18}F é produzido em cíclotron e tem uma meia-vida de 110 minutos. A concentração de FDG no tumor geralmente chega ao máximo em 30 minutos, permanece constante por 60 minutos e, a seguir, declina.

Observe que a FDG também pode acumular-se inespecificamente em outras células que têm glicólise ativa como áreas de inflamação ativa e infecção. Isto pode levar a um *scan* falso-positivo de PET-TC. Outras atividades que podem causar achados falso-positivos incluem atividade muscular, corpos estranhos e granulomas. Falso-negativos em *scans* de PET-TC podem ocorrer quando o limiar tumoral é pequeno demais (< 0,5 cm de diâmetro). No escaneamento PET, a quantificação da intensidade de captação de FDG é geralmente expressada em uma escala arbitrária em valores-padrão de captação (SUVs).

Cintigrafia Tireóidea

A cintigrafia tireóidea apresenta, em um ponto no tempo, informação sobre o estado funcional global e regional da tireoide. Ela é independente do observador e reprodutível com baixa exposição inerente à radiação. A imagem cintigráfica da tireoide ajuda a determinar se nódulos solitários ou múltiplos são funcionais quando comparados ao tecido tireóideo circundante. Os achados de um nódulo podem ser funcionalmente normais (mornos), hiperfuncionais (quentes) ou hipofuncionais (frios). A cintigrafia também pode ajudar a determinar se as massas cervicais contêm tecido tireoidiano, e pode demonstrar se as metástases de câncer de tireoide bem diferenciado concentram iodo para a finalidade de terapia com radioiodo. Para cintigrafia tireóidea estão em uso os seguintes radionuclídeos: tecnécio-99 m ($^{99\,m}Tc$), ioflupano (^{123}I) e iodo-131(^{131}I).

Princípio Funcional da Cintigrafia Tireóidea

A técnica da cintigrafia da tireoide é com base no princípio de que as células tireóideas ativas funcionais incorporam iodo.

Cintigrafia Paratireóidea

Diversos radiomarcadores são disponíveis para cintigrafia paratireóidea. Presentemente, o radiomarcador de escolha é o $^{99\,m}Tc$-sestamibi (também chamado sestamibi, metoxiisobutilisonitrila ou MIBI). $^{99\,m}Tc$-sestamibi é um cátion lipofílico que é captado nas mitocôndrias das células. Digno de nota é que este radiomarcador pode ser utilizado com uma larga variedade de técnicas de imagem, incluindo MIBI planar, tomografia computadorizada de emissão de fótons isolados (SPECT) e SPECT-TC fundidas.

Princípio Funcional da Cintigrafia Paratireóidea

O sestamibi se acumula nos tecidos da tireoide e paratireoides dentro de minutos após administração IV, mas tem uma velocidade de remoção diferente entre estes dois tecidos. Ele é liberado mais rapidamente da tireoide que da paratireoide. A presença de grande número de células ricas em mitocôndrias nos adenomas paratireóideos é considerada responsável pela sua liberação mais lenta do $^{99\,m}$Tc-sestamibi do tecido paratireóideo hiperfuncionante *versus* o tecido tireóideo adjacente. Assim, em imagens após 2 a 3 horas de remoção *(washout)*, depois que a captação tireóidea se dissipou, a presença de uma área retida de atividade permite identificar e localizar um adenoma paratireóideo. Globalmente, a cintigrafia paratireóidea com 99mTc-sestamibi tem boa sensibilidade para a detecção e localização de um adenoma isolado em pacientes com hiperparatireoidismo primário. Correlação com achados de ultrassonografia também pode ser útil.

Tomografia Computadorizada de Emissão de Prótons Isolados

O escaneamento com SPECT para doença paratireóidea possibilita precisão aumentada do escaneamento de rotina com sestamibi por ~2 a 3%. Escaneamento SPECT pode ser realizado dentro das primeiras horas depois que um paciente é injetado com o sestamibi. Durante o escaneamento, múltiplas imagens são tiradas da cabeça e do pescoço do paciente. Estas imagens são assimiladas para fornecer uma figura tridimensional. Escaneamento SPECT é tipicamente usado, quando *scans* com sestamibi planares ordinários são inconclusivos.

Leitura Adicional

Eastman GW, Wald C, Crossin J. Getting Started in Clinical Radiology: From Image to Diagnosis. Stuttgart/New York: Thieme; 2006

Mafee MF, Valvassori GE, Becker M. Imaging of the Head and Neck. 2nd ed. Stuttgart/New York: Thieme; 2005

Moedder U, Cohnen M, Andersen K, Engelbrecht V, Fritz B. Head and Neck: Direct Diagnosis in Radiology. Stuttgart/New York: Thieme; 2008

1.4 Anestesia

1.4.1 Princípios de Anestesia

◆ Tipos de Anestesia

- **Anestesia geral:** caracterizada por perda total de consciência com reflexos protetores das vias aéreas superiores amortecidos (ou ausentes) e utilização de um tubo endotraqueal ou aparelho supraglótico (p. ex., máscara laríngea).
- **Sedação:** visa manter reflexos protetores das vias aéreas superiores em pacientes com níveis de consciência iatronicamente alterados. Oxigênio suplementar é frequentemente necessário (p. ex., tubo nasal), com ou sem a assistência de um tubo oral/nasofaríngeo. Pode variar desde mínima (*i. e.,*

30 1. Tratamento Peroperatório e Otorrinolaringologia Geral

o paciente responde a comandos verbais) até profunda (*i. e.*, ausência de resposta à estimulação pelo procedimento).

- **Anestesia regional:** envolve o uso de anestésicos locais em conjunção com sedação ou anestesia geral para melhorar a analgesia, acelerar a recuperação e reduzir as necessidades globais de anestésico IV/inalado. Pode ser utilizado como anestésico único para procedimentos menores ou superficiais.

◆ Fatores da Anestesia

Um anestésico ideal atinge um equilíbrio entre os seguintes quatro fatores essenciais, os quais por sua vez são influenciados por fatores de risco do paciente independentes, necessidades cirúrgicas únicas e circunstâncias sob as quais a recuperação deverá ocorrer.

- **Amnésia/ansiólise:** tratamento da ansiedade pré-operatória e controle da percepção intraoperatória é uma pedra angular do tratamento anestésico. Vários agentes orais, IV e/ou inalacionais, podem ser utilizados, dependendo do efeito desejado.
- **Analgesia:** a terapia multimodal é o método preferido de se obter controle intra e pós-operatório da dor com uma combinação de narcóticos, drogas anti-inflamatórias não esteroides (DAINEs), anestésicos locais e/ou auxiliares (p. ex., gabapentina, quetamina e clonidina).
- **Relaxamento muscular:** relaxantes musculares despolarizantes e/ou não despolarizantes facilitam condições ideais das vias aéreas para laringoscopia e manipulação cirúrgica.
- **Antieméticos:** náuseas e vômitos pós-operatórios (NVPO) são complicações fortemente indesejáveis em pacientes após cirurgia da cabeça e pescoço. Procedimentos de alto risco incluem cirurgia otológica, adenotonsilectomia, tireoidectomia, bem como cirurgia de câncer da cabeça e pescoço. As NVPO influenciam a satisfação do paciente, duração da internação, recuperação e resultado cirúrgico. A terapia multimodal e profilática melhora os resultados. A êmese pode predispor ao desenvolvimento de hematomas na ferida, o que pode tornar-se uma emergência da via aérea na presença de uma ferida no pescoço.

◆ Fases da Anestesia

- **Pré-indução:** começa na área pré-operatória e continua até o ponto em que o paciente é posicionado sobre a mesa da sala de operações com monitores-padrão (eletrocardiograma [ECG], pressão arterial não invasiva, oximetria de pulso, capnografia), tendo sido adequadamente pré-oxigenado.
- **Indução:** a anestesia geral em pacientes com acesso IV estabelecido é iniciada com drogas parenterais de ação rápida para facilitar o controle da via aérea. Caso contrário, anestésicos inalatórios são administrados por máscara facial; uma vez que uma profundidade adequada de anestesia seja alcançada, o acesso IV é estabelecido, seguido pela introdução de um tubo endotraqueal ou aparelho supraglótico (a não ser que um procedimento muito breve seja planejado). Para casos de sedação, agentes IV são titulados até o efeito, enquanto é mantida ventilação espontânea. Para situações difíceis da via aérea, entubação nasotraqueal fibroscópica acordada

1. Tratamento Peroperatório e Otorrinolaringologia Geral 31

Tabela 1-10 Áreas-Chave em Cada Fase da Anestesia

Pré-Indução	Indução	Manutenção	Recuperação
Avaliação da via aérea	Profundidade adequada da anestesia (para prevenir percepção ou laringospasmo)	Manutenção da perfusão dos órgãos finais	Extubação após satisfação dos critérios
Acesso intravenoso		Administração adequada de líquidos	(ventilação espontânea, reversão de bloqueio neuromuscular, aspiração da via aérea)
Ansiólise	Precauções quanto à aspiração (pressão na cricoide, indução em sequência rápida)	Normotermia	
Precauções quanto à aspiração		Profundidade anestésica apropriada	
Posicionamento para segurança e conforto do paciente	Posicionamento para visualização ideal da via aérea por laringoscopia direta	Analgesia para o procedimento	
Sinais vitais básicos	Acessar a via aérea (confirmado por auscultação, inspeção e capnografia)	Facilitação de campo cirúrgico ideal (p. ex., hipotensão controlada)	
Pré-oxigenação			

ou traqueotomia acordada pode estar indicada para obtenção da via aérea, antes da indução de anestesia geral.

- **Manutenção:** a amnésia global é mantida durante a cirurgia com agentes inalatórios e/ou infusões de drogas parenterais. A analgesia cirúrgica é mantida com um bloqueio regional bem estabelecido, infiltração generosa de anestésico local, bolos intermitentes de opioides e/ou infusão IV de narcóticos. A duração da paralisia muscular necessária depende de vários fatores e pode ser apenas suficientemente longa para facilitar a introdução do tubo endotraqueal. Em alguns casos (p. ex., casos envolvendo neuromonitoramento extenso), a anestesia pode ser mantida pelo uso predominante ou exclusivo de infusões parenterais (anestesia intravenosa total [AIVT]). A AIVT, às vezes, é útil para reduzir a vasodilatação e o sangramento, p. ex., em cirurgia sinusal endoscópica.
- **Recuperação:** extubação após satisfação dos critérios.

A **Tabela 1.10** apresenta uma visão geral dos aspectos-chave de cada fase da anestesia.

◆ Fases da Anestesia

- **Fase 1:** o período entre a aplicação inicial de agentes de indução e a perda da consciência. Os pacientes experimentam analgesia sem amnésia e são capazes, muitas vezes, de manter uma conversa durante este tempo.
- **Fase 2:** mais comumente conhecida como "fase de excitação", segue-se à perda de consciência e é caracterizada por atividade delirante, desinibida e, muitas vezes, espástica. Os padrões cardiovasculares e respiratórios são

32   1. Tratamento Peroperatório e Otorrinolaringologia Geral

erráticos. Há também um risco aumentado de aspiração. O objetivo de qualquer indução anestésica é, assim, minimizar o tempo passado nesta fase.

- **Fase 3**: também conhecida como "plano cirúrgico", em que a estimulação causa mínimas, se alguma, alterações cardiovasculares e/ou respiratórias.

- **Fase 4**: superdose maciça de anestésico que causa depressão grave da atividade do tronco cerebral, levando ao colapso respiratório e/ou cardiovascular. Esta fase nunca deve ser atingida, uma vez que ela possa ser letal mesmo com suporte apropriado cardiovascular e/ou respiratório.

Leitura Adicional

Barash PG, Cullen BF, Stoelting RK *et al*. Clinical Anesthesia. 6th ed. Philadelphia, PA: Lippincott Williams & Wilkins; 2009
Morgan GE, Mikhail MS, Murray MJ. Clinical Anesthesiology. 4th ed. New York: McGraw-Hill Medical; 2005

1.4.2 Técnicas de Anestesia Regional

◆ Benefícios da Anestesia Regional

Quando combinados a anestésico geral, os bloqueios nervosos regionais reduzem as necessidades de narcóticos e seus efeitos colaterais subsequentes, como náuseas, vômitos, sonolência e depressão respiratória. O tempo para alta é reduzido.

◆ Contraindicações à Anestesia Regional

As contraindicações à anestesia regional incluem falta de consentimento do paciente e interferência com o campo/técnica cirúrgicos. Contraindicações relativas incluem coagulopatia, infecção no local da pele e presença de doença neurológica.

◆ Complicações Comuns a Todos os Bloqueios Nervosos

As complicações comuns a todos os bloqueios nervosos incluem complicações anestésicas locais (injeção intravascular, superdose e reação alérgica), lesão nervosa (trauma de agulha, injeção intraneural) e hematoma.

◆ Bloqueios do Escalpo e da Face

Nervo Supraorbitário e Supratroclear

Indicações: fechamento de lacerações, procedimentos na fronte e orelha.

A fronte e o escalpo anterior podem ser tornados insensíveis pelo bloqueio dos ramos supraorbitário e supratroclear da divisão oftálmica do nervo trigêmeo no ponto em que emergem dos seus respectivos forames ao longo da linha do supercílio.

Uma pápula na pele é colocada sobre a glabela. Uma agulha calibre 25, curvada para ajudar no posicionamento superficial, é inserida pela pápula de anestésico e avançada lateralmente ao longo do supercílio. Um total de 8 mL de anestésico local é aplicado desde a glabela até o extremo lateral de cada supercílio.

Nervos Occipital Maior e Menor

Indicações: fechamento de lacerações.

Bloqueando-se os nervos occipitais maior e menor, o escalpo posterior pode ser anestesiado. Realizando-se um trajeto de anestésico local desde o processo mastoide até o ínion (*i. e.*, protuberância occipital externa) ao longo da linha nucal superior de cada lado, ambos os nervos occipitais maior e menor receberão uma dose de anestésico local, e o escalpo posterior será anestesiado.

Uma grande pápula na pele é criada sobre o processo mastóideo de cada lado, utilizando-se uma agulha calibre 27. Então através desta pápula, outra pápula é criada do processo mastóideo ao ínion, utilizando-se uma agulha calibre 25 Quincke, que é dobrada para facilitar uma injeção superficial.

Nervo Infraorbitário

Indicações: fechamento de lacerações, cirurgia facial.

A divisão maxilar do nervo trigêmeo inerva a hemiface, da porção inferior da órbita à mandíbula. Esta área inclui a área sobrejacente ao zigoma, a maxila e a maior parte do nariz, bem como o filtro e os palatos duro e mole.

O forame infraorbitário é palpável 2 a 3 mm abaixo do rebordo orbitário, imediatamente medial ao equador da órbita. Uma agulha de pequeno calibre é utilizada para injetar anestesia local na periferia do forame. Evitar injeção no interior do forame, uma vez que o nervo se localize em um espaço confinado.

Uma pequena quantidade (2-4 mL) de anestésico local é suficiente e deve ser injetada baseando-se em que área será anestesiada, *i. e.*, enfatizar *acima* do forame para trabalho na pálpebra inferior, *medial* ao forame para trabalho nasal lateral e *inferomedial* ao forame para trabalho no filtro.

◆ Bloqueios do Pescoço

Plexo Cervical Superficial

O plexo cervical é composto de quatro raízes nervosas, C_1–C_4, e termina em quatro ramos: nervos occipital menor, grande auricular, cervical transverso e supraclavicular. Os ramos terminais emergem superficialmente na borda posterior do músculo esternocleidomastóideo (ECM) ao longo da porção média do músculo.

Este é um bloqueio nervoso puramente cutâneo; não há nenhum bloqueio motor com o bloqueio do plexo cervical superficial. O neuromonitoramento e a estimulação do nervo laríngeo recorrente não são comprometidos, quando se utiliza este bloqueio.

O paciente é posicionado sentado. Uma linha conectando a inserção do ECM no ponto médio da clavícula ao processo mastoide ao longo da borda posterior do músculo designa o trajeto em que o anestésico local subcutâneo deve ser injetado. Inicialmente, 3 a 5 mL de anestésico local são injetados no ponto médio do ECM, utilizando uma agulha calibre 27. Com uma agulha espinhal pontiaguda de Quincke calibre 25, injeções subcutâneas são a seguir

34   1. Tratamento Peroperatório e Otorrinolaringologia Geral

efetuadas a partir deste local de injeção inicial em direções caudal e cefálica ao longo da margem posterior do ECM. Infiltração ao longo destes trajetos deve exigir 6 a 8 mL de anestésico em cada direção. Aspiração antes da injeção é importante para evitar injeção intravascular.

Plexo Cervical Profundo

O plexo cervical profundo (PCF) é a coleção das raízes nervosas C_2–C_4 ao saírem da "calha" formada pelos processos transversos das respectivas vértebras. Injetando antes da divisão das raízes cervicais em nervos espinhais dorsal e ventral, um bloqueio mais completo do pescoço ipsolateral é obtido – incluindo ambos os elementos sensitivos e motores. Isto não é comumente utilizado para procedimentos de otorrinolaringologia.

O paciente é posicionado sentado ereto em uma posição de Fowler alta com uma toalha pequena atrás dos ombros. A linha supramencionada é traçada entre o processo mastoide e o tubérculo anterior de C_6, que é palpável na vasta maioria dos pacientes. Uma linha paralela a esta é traçada 1,5 cm posterior à primeira, e o tubérculo posterior é palpado em C_2, C_3 e C_4. A palpação profunda pode ser desconfortável, estando indicado um toque leve. Depois de se realizar uma pequena pápula com uma agulha calibre 27, uma agulha romba curta (2,5 cm) é avançada até o processo posterior de cada uma das três vértebras e em seguida "dirigida" lateralmente e anterior ao tubérculo posterior. Um avanço de 1 mm além do tubérculo ósseo será suficiente. Não é incomum o paciente descrever uma parestesia leve no dermátomo da raiz que está sendo bloqueada. Depois de aspiração cuidadosa, 4 a 5 cc de anestésico local (com epinefrina) são injetados em cada um dos três níveis (C_2, C_3, C_4). A proximidade da coluna vertebral e estruturas vasculares importantes aumentam o risco de injeção intratecal ou intravascular.

Bloqueios Específicos para a Via Aérea Superior

Divisão Maxilar do Nervo Trigêmeo (Gânglio Esfenopalatino)

- A via de acesso tópica transnasal ao gânglio esfenopalatino envolve aplicação de anestésico local na mucosa que circunda o gânglio.

- Posicionar o paciente supino com extensão do pescoço. Um anestésico local (tipicamente 80 mg de cocaína[1] a 4%) é aplicado em cada narina. Aplicadores com ponta de algodão embebidos em cocaína[2] a 4% são delicadamente girados e avançados para o interior das fossas nasais. Cada aplicador é avançado um pouco mais do que o precedente, e uma vez colocado o aplicador é deixado ali, à medida que sucessivos aplicadores são introduzidos. Cada fossa nasal deve receber de quatro a sete aplicadores, conforme a abertura permita. Os aplicadores devem permanecer nas narinas durante pelo menos 20 minutos, permitindo que o anestésico local se difunda pela mucosa sobrejacente ao gânglio.

---

[1]N. do T.: a cocaína não está disponível para uso médico no Brasil.
[2]Idem.

- O gânglio esfenopalatino também pode ser acessado pelo forame palatino maior localizado na porção posterior do palato duro. Neste acesso, o paciente é posicionado em supino com o pescoço estendido. Os forames podem ser palpados mediais à linha gengival do terceiro molar. Uma agulha de pequeno calibre é avançada < 2,5 cm pelo forame em uma direção superior e ligeiramente posterior. A fim de evitar uma injeção intravascular, aspirar antes da injeção.

Nervo Glossofaríngeo

- O nervo glossofaríngeo (NC IX) emerge do crânio pelo forame jugular, passando entre a veia jugular interna e a artéria carótida interna. Desce imediatamente dorsal ao processo estiloide antes de se curvar para frente e anteriormente para inervar a tonsila palatina, a mucosa das fauces e a base da língua. Este nervo tem componentes motores, sensitivos e autonômicos e supre neurônios motores inferiores para estilofaríngeo e inervação parassimpática da parótida e glândulas mucosas.

Ramo Laríngeo Superior do Nervo Vago

- O nervo laríngeo superior pode ser bloqueado quando ele penetra a membrana tireóidea inferiormente ao corno maior do osso hioide e superiormente ao corno maior da cartilagem tireoide. Este bloqueio fornecerá anestesia à glote acima das pregas vocais.
- Com o paciente sentado (posição de Fowler alta) com um coxim colocado transversalmente atrás dos ombros, a cartilagem tireoide é palpada. Pode ser útil desviar ligeiramente a cartilagem tireoide para o lado do bloqueio. Utilizando uma agulha de pequeno calibre, 2 a 3 mL de anestésico local são injetados próximo ao corno maior cartilaginoso. A aspiração antes da injeção confirmará que a agulha não penetrou a coluna aérea supraglótica. Este procedimento é, então, repetido no outro lado.

Anestesia Tópica da Via Aérea Subglótica

- O ramo laríngeo recorrente do nervo vago perfura a traqueia subglótica para inervar todos os músculos laríngeos exceto o músculo cricotireóideo e também para fornecer inervação sensitiva à mucosa subglótica.
- O paciente é posicionado em posição de Fowler alta com um coxim colocado transversalmente atrás dos ombros. Moderada extensão do pescoço é útil. Após a desinfecção da pele, a cartilagem tireoide é identificada. A cartilagem palpável seguinte inferiormente é a cartilagem cricoide. O intervalo palpável entre estas duas estruturas é sobrejacente à membrana cricotireóidea. Uma agulha calibre 22 contendo anestésico local (2 a 4 mL de cloroprocaína ou 2 a 4 mL de lidocaína) é avançada perpendicularmente à pele, enquanto aspiração delicada é aplicada ao êmbolo da seringa. Ar será aspirado livremente, quando a agulha penetrar a membrana cricotireóidea, entrando na traqueia. O paciente deve ser alertado de que a injeção induzirá tosse. O anestésico local deve ser administrado rapidamente, e a agulha, retirada. O paciente tossirá e deve ser encorajado a fazê-lo várias vezes para intensificar a difusão do anestésico.

36 1. Tratamento Peroperatório e Otorrinolaringologia Geral

Leitura Adicional

Barash PG, Cullen BF, Stoelting RK et al. Clinical Anesthesia. 6th ed. Philadelphia, PA: Lippincott Williams & Wilkins; 2009

Morgan GE, Mikhail MS, Murray MJ. Clinical Anesthesiology. 4th ed. New York: McGraw-Hill Medical; 2005

1.4.3 Drogas de Anestesia

◆ Opioides

Os opioides funcionam ligando-se a receptores específicos localizados em todo o sistema nervoso central (SNC) e outros tecidos (Tabela 1.11). O efeito farmacodinâmico do opiáceo administrado depende de que receptor recebe a ligação, a afinidade da ligação, e se o receptor é ativado ou inibido. Existem quatro receptores opioides: mu, delta, capa e sigma (Tabela 1.12).

Morfina

Como a morfina é um composto hidrofílico, ela tem um início de ação mais lento com um efeito clínico mais longo. A morfina pode levar à hipotensão, secundária à vasodilatação induzida por histamina, bem como à resolução do tônus simpático. A morfina é metabolizada no fígado para morfina 3-glicuronídeo e morfina 6-glicuronídeo, metabólitos que são excretados pelos rins. Os pacientes com insuficiência renal podem ter duração prolongada de ação, dado que entre 5 e 10% da morfina são excretados inalterados na urina. A morfina 6-glicuronídeo pode levar à depressão respiratória e narcose.

Posologia: pré-operatoriamente, pós-operatoriamente 5-15 mg intramuscular (IM)/IV; 0,05-0,2 mg/kg IV.

Fentanil

O fentanil é um composto sintético com uma solubilidade lipídica mais alta; o fentanil tem início rápido e curta duração de ação. Em virtude da alta solubilidade lipídica do fentanil, ele pode acumular-se no tecido adiposo, criando um "reservatório". Depressão respiratória prolongada é observada após grandes doses ou infusões prolongadas de fentanil.

Posologia: 0,5-1 µg/kg IV, 1-5 µg/kg por hora por infusão. Doses maiores podem ser utilizadas durante anestesia geral.

Remifentanil

O remifentanil é um narcótico de ação ultrarrápida com uma meia-vida de eliminação de menos de 10 minutos. A estrutura de éster desta droga a torna suscetível ao metabolismo por esterases de plasma e tecidos. O remifentanil é metabolizado tão eficientemente que durante longos tempos de infusão a droga não se acumula no tecido adiposo ou outros tecidos. A extensão do tempo de infusão, portanto não tem nenhum efeito sobre o tempo do despertar. Uma vez que a biotransformação do remifentanil seja extra-hepática, a toxicidade de narcótico pode ser evitada em pacientes com disfunção hepática.

Posologia: 0,025-0,2 µg/kg por minuto por infusão.

1. Tratamento Peroperatório e Otorrinolaringologia Geral 37

Tabela 1-11 Efeitos dos Opioides nos Sistemas de Órgãos

Sistema de Órgãos	Resposta Fisiológica
Cardiovascular	Em geral, os opioides não prejudicam a função cardiovascular Em altas doses os opioides podem levar à bradicardia Meperidina, estruturalmente similar à atropina, pode causar taquicardia A hipotensão pelo uso de opioides é secundária à bradicardia, e no caso da morfina e meperidina, vasodilatação induzida por histamina
Respiratório	Os opioides deprimem a ventilação, particularmente a frequência respiratória O estímulo hipóxico, a resposta do corpo ao CO_2, é reduzido O resultado é um aumento na $PaCO_2$ e frequência respiratória diminuída O limiar apneico, a mais alta $PaCO_2$ com a qual um paciente permanecerá apneico, é aumentado Em pacientes suscetíveis à doença reativa das vias aéreas induzida por histamina, morfina e meperidina podem levar ao broncospasmo Rigidez da parede torácica, suficientemente grave para impedir a ventilação adequada, pode ser observada com fentanil e remifentanil
Sistema nervoso central	Os opioides reduzem consumo de oxigênio cerebral, fluxo sanguíneo cerebral e pressão intracraniana Alterações mínimas são observadas no EEG, exceto com a meperidina, que pode causar um aumento na frequência do EEG Mesmo em altas doses os opioides não produzem amnésia confiável As altas doses necessárias para estabelecer inconsciência podem levar à dependência física
Gastrointestinal	Os opioides retardam a peristalse, resultando em esvaziamento gástrico reduzido e constipação Contração do esfíncter biliar levando à cólica biliar também é comum
Endócrino	Os opiáceos bloqueiam a liberação de catecolaminas, HAD e cortisol associada ao estresse cirúrgico
Interações de drogas	Combinados aos opiáceos, os barbitúricos, benzodiazepinas e outros depressores do SNC têm um efeito sinergístico no nível de sedação e depressão respiratória

HAD, hormônio antidiurético; SNC, sistema nervoso central; EEG, eletrencefalograma.

Meperidina

A meperidina é *N*-desmetilada no fígado para normeperidina, um metabólito ativo que é associado à mioclonia e convulsões. Pacientes com doença renal são particularmente suscetíveis, à medida que este metabólito é removido pelos rins. A meperidina é útil no contexto da unidade de recuperação pós-

38 1. Tratamento Peroperatório e Otorrinolaringologia Geral

Tabela 1-12 Receptores aos Opioides

Receptor	Características Fisiológicas
Mu	$\mu 1$ é responsável pela produção de analgesia, miose, náusea/vômito, retenção urinária e prurido O estímulo endógeno para os receptores $\mu 1$ são as encefalinas A ativação dos receptores $\mu 2$ leva à euforia, depressão respiratória, sedação, bradicardia, íleo e dependência física
Delta	A ativação leva à analgesia e contribui para dependência física Estes receptores são altamente seletivos para encefalinas endógenas
Capa	A ativação leva à analgesia, sedação, disforia e efeitos psicotomiméticos Agonistas capa puros não levam à depressão respiratória A estimulação leva à liberação de vasopressina e diurese subsequente
Sigma	A ativação leva à disforia, alucinações, taquipneia e midríase

anestésica (RPA) no tratamento do tremor. Observar que uso/prescrição de meperidina oral pós-operatória é desaconselhado graças aos efeitos colaterais adversos.

Posologia: pré-operatoriamente; pós-operatoriamente 50-150 mg IM/IV.

◆ Reversão dos Opioides

Naloxona

A naloxona é um antagonista competitivo nos receptores opioides, particularmente da classe mu. Não há atividade agonista importante. A naloxona é indicada em casos de superdose de narcótico. Depressão respiratória secundária à superdosagem de narcótico é rapidamente revertida com naloxona (1-2 minutos). Cuidados devem ser tomados para titular baixas doses, uma vez que a reversão abrupta da analgesia pode resultar em estimulação simpática abrupta e sintomas agudos de abstinência naqueles que são dependentes de opioide. A naloxona tem uma curta duração de ação (30-40 minutos), e readministração geralmente é necessária quando se está revertendo opioides de ação longa.

Posologia: 0,5-1 µg/kg cada 5-10 minutos; dose total máxima de 10 mg.

◆ Benzodiazepinas

As benzodiazepinas interagem com receptores específicos no SNC que aumentam a ação de neurotransmissores específicos (Tabela 1.13). Em particular, a ação da gabapentina (GABA), um neurotransmissor inibitório, é aumentada. Como resultado, as benzodiazepinas produzem amnésia, ansiólise, sedação e evitam convulsões. Benzodiazepinas não têm propriedades analgésicas diretas. Como os barbitúricos, as benzodiazepinas são altamente ligadas a proteínas e dependem de redistribuição para o fim da sua ação. A biotransformação das benzodiazepinas ocorre no fígado, e os metabólitos são excretados principalmente na urina. A duração de ação pode ser prolongada em pacientes com insuficiência renal, uma vez que os metabólitos sejam farmacologicamente ativos.

1. Tratamento Peroperatório e Otorrinolaringologia Geral   39

Tabela 1-13   Efeitos das Benzodiazepinas sobre Sistemas de Órgãos

Sistema de Órgãos	Resposta Fisiológica
Cardiovascular	Depressão mínima do sistema cardiovascular mesmo com altas doses Leve redução da pressão arterial, débito cardíaco e resistência vascular periférica muitas vezes são observados O midazolam reduz a pressão arterial e a resistência vascular periférica em maior intensidade do que lorazepam ou diazepam A variabilidade na frequência cardíaca durante administração sugere que o midazolam possui propriedades vagolíticas
Respiratório	A resposta ventilatória ao CO_2 é reduzida com administração de benzodiazepínicos. Esta resposta é particularmente pronunciada quando administrados com outros depressores respiratórios, como os opioides
Neurológico	Os benzodiazepínicos são muito efetivos na profilaxia de convulsões. O consumo cerebral de oxigênio e o fluxo sanguíneo cerebral são reduzidos
Interações com drogas	Quando administrados com opiáceos, os benzodiazepínicos operam sinergisticamente, deprimindo a ventilação Quando administrado com heparina, o diazepam é deslocado dos seus locais de ligação a proteínas, levando a concentração aumentada de droga livre A CAM dos anestésicos voláteis é reduzida em até 30% Depressores do SNC, como álcool e barbitúricos, potencializam os efeitos sedativos das benzodiazepinas

SNC, sistema nervoso central; CAM, concentração alveolar mínima.

Diazepam

O diazepam é insolúvel em água e necessita de propilenoglicol, o que pode causar irritação venosa. O diazepam tem uma longa duração de ação secundária à metabolização hepática lenta e um grande volume de distribuição. A meia-vida de eliminação é de, aproximadamente, 30 horas.

Posologia: 5-20 mg por via oral (VO), 2-10 mg IV.

Midazolam

Em baixo pH, o midazolam é hidrossolúvel. Em pH fisiológico, o midazolam torna-se mais lipossolúvel, resultando em início mais rápido de ação. O midazolam tem a mais curta meia-vida de eliminação (2 horas) em virtude da alta razão de metabolização hepática. A alta potência e a curva muito inclinada de dose-resposta exigem titulação cuidadosa e monitoramento estreito da respiração, uma vez que mesmo pequenas doses possam levar à apneia.

Posologia: adulta 3-5 mg IM, 0,5-5 mg IV; pediátrica 0,025-0,1 mg/kg IV; 0,25-0,5 mg/kg VO 30 minutos antes do procedimento.

40 **1. Tratamento Peroperatório e Otorrinolaringologia Geral**

Lorazepam

Como o diazepam, o lorazepam é insolúvel em água e exige propilenoglicol, o que pode causar irritação venosa, quando administrado. Em virtude da sua moderada solubilidade lipídica, o lorazepam tem um início mais lento de ação secundário à captação cerebral mais lenta. A solubilidade lipídica mais baixa do lorazepam limita seu volume de distribuição e diminui sua meia-vida de eliminação (15 horas) apesar da mesma razão de extração hepática do diazepam.

Posologia: adulta 1-4 mg VO/IM/IV; pediátrica 0,05 mg/kg VO/IM/IV préoperatoriamente.

◆ Reversão de Benzodiazepinas

Flumazenil

O flumazenil é um antagonista específico dos receptores benzodiazepínicos que reverte a maioria dos efeitos das benzodiazepinas. O início é rápido (<1 minuto) para os efeitos hipnóticos das benzodiazepinas. O efeito amnéstico é revertido menos confiavelmente. Este agente é um inibidor competitivo dos receptores benzodiazepínicos. Pacientes idosos, em particular, são propensos à ressedação e devem ser observados quanto à depressão respiratória após administração de flumazenil.

Posologia: 0,2 mg (titular a cada minuto até que o grau desejado de reversão da sedação seja observado). Reversão de sedação tipicamente requer 0,6-1,0 mg. Infusões a 0,5 mg/h são indicadas para superdoses de benzodiazepinas de ação longa.

◆ Agonistas Alfa-2

Dexmedetomidina

A dexmedetomidina é um agonista α2 com 8 a 10 vezes mais afinidade pelo receptor do que a clonidina. Ela tem propriedades simpaticolíticas, analgésicas e sedativas. O efeito sobre o sistema cardiovascular é redução da frequência cardíaca e da pressão arterial, amortecendo a resposta cirúrgica típica. Os agonistas α2 provocam mínima depressão respiratória. Os cirurgiões de cabeça e pescoço acharão esta droga útil para casos de sedação consciente, estudos de sono aumentados e entubações fibroscópicas e realização de traqueotomia. Também de interesse para o otorrinolaringologista que emprega cocaína[1] tópica intraoperatoriamente, é o fato de que uma pesquisa recente sugeriu que a dexmedetomidina é um tratamento efetivo para os sintomas cardiovasculares perigosos da intoxicação pela cocaína.[2]

Posologia: dose de carga de 1 µg/kg ao longo de 10 minutos seguida por infusão IV a 0,2-0,7 µg/kg por hora.

◆ Medicações de Indução de Anestesia

Propofol

O propofol é um agente de indução de ação rápida, que produz inconsciência dentro de 30 segundos da aplicação e cujos efeitos duram entre 2 e 8 minutos

---

[1]N. do T.: a cocaína não está disponível para uso médico no Brasil.
[2]Idem.

1. Tratamento Peroperatório e Otorrinolaringologia Geral 41

Tabela 1-14 Efeitos do Propofol sobre Sistemas de Órgãos

Sistema de Órgãos	Resposta Fisiológica
Cardiovascular	Vasodilatação periférica aumentada, contratilidade cardíaca reduzida e pré-carga reduzida combinam-se para causar hipotensão A resposta vagal normal à hipotensão também é prejudicada A hipotensão com propofol é maior do que a produzida por barbitúricos
Respiratório	Depressão respiratória
Sistema nervoso central	Pressão intracraniana reduzida pela redução do fluxo sanguíneo cerebral

(**Tabela 1.14**). O propofol aumenta a ação inibidora do GABA. O propofol é metabolizado no fígado; entretanto, a cessação da ação resulta da redistribuição, que é rápida secundariamente à alta solubilidade lipídica. Em comparação a outros agentes de indução, o propofol fornece uma recuperação mais rápida com menor "ressaca" do que barbitúricos ou etomidato. Adicionalmente, este agente tem propriedades antieméticas, antipruritiginosas e anticonvulsivantes. Em baixas doses (sub-hipnóticas) (10-15 mg) o propofol pode reduzir náuseas e vômitos. O propofol não provê analgesia, mas intensifica os efeitos analgésicos dos narcóticos. Titulação cuidadosa é aconselhada na hipovolemia ou doença vascular coronariana, uma vez que propofol pode levar a uma redução profunda da pressão arterial secundariamente à redução da resistência vascular sistêmica. Irritação venosa com a administração pode ser evitada com administração concomitante de lidocaína (20-80 mg). Uma vez que propofol seja uma emulsão, ele deve ser evitado em pacientes com distúrbios do metabolismo lipídico.

Posologia: indução 2-2,5 mg/kg IV (posologia pediátrica: 2,5-3,5 mg/kg); infusão 100-200 µg/kg por minuto; sedação 25-75 µg/kg por minuto.

Etomidato

O etomidato deprime o sistema reticular de ativação ligando-se aos receptores GABA e aumentando os efeitos inibidores deste neurotransmissor (**Tabela 1.15**). Etomidato é dissolvido em propilenoglicol levando à dor com injeção. Isto pode ser reduzido, injetando-se lidocaína antes da indução. Movimentos mioclônicos são comuns após indução pelo etomidato. O etomidato é caracterizado por um início rápido secundário à alta solubilidade lipídica em pH fisiológico. O etomidato é metabolizado para produtos finais inativos por enzimas microssômicas hepáticas e esterases plasmáticas. Os metabólitos são excretados na urina. O etomidato possui muito pouco efeito sobre o sistema cardiovascular e constitui, portanto, o agente de indução de escolha em doença cardiovascular e hipovolemia grave.

Posologia: indução 0,2-0,6 mg/kg.

42   1. Tratamento Peroperatório e Otorrinolaringologia Geral

Tabela 1-15 Efeitos do Etomidato sobre os Sistemas de Órgãos

Sistema de Órgãos	Resposta Fisiológica
Cardiovascular	Uma ligeira redução na resistência vascular periférica leva à leve redução na pressão arterial Contratilidade miocárdica e débito cardíaco ficam inalterados
Respiratório	A ventilação é reduzida em menor intensidade do que com outros agentes de indução Mesmo com doses de indução, a apneia geralmente não ocorre a não ser que opioides também sejam administrados
Sistema nervoso central	Taxa metabólica cerebral, fluxo sanguíneo cerebral e pressão intracraniana são reduzidos Graças à estabilidade cardiovascular, a pressão de perfusão cerebral é mantida O etomidato não possui propriedades analgésicas
Endócrino	Inibição transitória de enzimas responsáveis pela síntese de cortisol e aldosterona ocorre com as doses de entubação Infusões a longo prazo levam à supressão corticossuprarrenal

Quetamina

A quetamina tem múltiplos efeitos no SNC e foi demonstrado que é um antagonista do N-metil-D-aspartato (NMDA) (**Tabela 1.16**). Efetivamente "desconectando" o tálamo do sistema límbico resulta um estado de "anestesia dissociativa". Neste estado o paciente parece consciente, mas é incapaz de processar ou responder à estimulação sensorial. A quetamina é um análogo estrutural da fenciclidina (PCP), e como no caso da PCP, alucinações podem ocorrer mesmo com baixas doses. A quetamina é metabolizada no fígado, resultando em metabólitos farmacologicamente ativos (norcetamina). Produtos do metabolismo hepático são excretados pelos rins.

Posologia: 1-2 mg/kg IV; 3-5 mg/kg IM.

Tabela 1-16 Efeito da Quetamina sobre os Sistemas de Órgãos

Sistema de Órgãos	Resposta Fisiológica
Cardiovascular	Débito cardíaco, frequência cardíaca e pressão arterial aumentados secundariamente à estimulação simpática aumentada
Respiratório	Afeta minimamente a estimulação ventilatória A quetamina é um broncodilatador potente e tem benefícios para os pacientes com asma Salivação aumentada pode ser resolvida pelo pré-tratamento com medicações anticolinérgicas
Sistema nervoso central	Fluxo sanguíneo cerebral, consumo cerebral de oxigênio e pressão intracraniana aumentados Alucinações, delírio e sonhos perturbadores são reduzidos em crianças e naqueles que recebem benzodiazepínicos antes da quetamina A quetamina produz analgesia, amnésia e inconsciência

Barbitúricos

Os barbitúricos têm diversos locais de ação, o que resulta na supressão dos neurotransmissores excitatórios e ativação dos efeitos inibitórios do GABA. O resultado é inibição do sistema reticular de ativação. Metoexital e tiopental são os barbitúricos comumente usados para indução. À medida que agentes de indução mais tituláveis entraram em uso, os barbitúricos foram desfavorecidos. Os barbitúricos não possuem propriedades analgésicas e causam depressão, relacionada com a dose dos sistemas respiratório, cardíaco e nervoso central. Tiopental tem uma curta duração de ação secundária a uma alta taxa de redistribuição a partir do cérebro para tecidos inativos, que é secundária a alta solubilidade lipídica. Os barbitúricos são contraindicados em pacientes com porfiria intermitente. Os efeitos colaterais incluem irritação venosa, mioclonia e soluços.

Posologia: tiopental 3-6 mg/kg IV; metoexital 1-2 mg/kg IV.

◆ Anestésicos Inalatórios

Na SO, a anestesia geral é comumente mantida com anestésicos inalatórios. Estes agentes também proveem alguma analgesia, amnésia e relaxamento muscular. Em pacientes pediátricos em que não há acesso IV, a anestesia pode ser induzida por inalação. Todos os anestésicos inalados, com a exceção do óxido nitroso, são broncodilatadores e podem ser úteis naqueles com vias aéreas reativas. A maioria dos agentes inalados reduz a pressão arterial. O início da indução anestésica, bem como a reversão da anestesia, são fundamentados nas características de solubilidade lipídica do anestésico inalado: quanto mais insolúvel o agente anestésico, mais rápida a indução da anestesia. Os agentes com alta solubilidade lipídica prolongam a reversão da anestesia.

A concentração alveolar mínima (CAM) é definida como a concentração alveolar com a qual 50% dos sujeitos de teste não responderão a estímulo cirúrgico. A posologia dos agentes inalados é com base na CAM de cada agente particular. A CAM dos agentes inalados depende das propriedades gasosas individuais de cada agente. A CAM é aditiva, de tal modo que 1/2 CAM de isoflurano combinada com 1/2 CAM de óxido nitroso é equivalente a uma CAM de sevoflurano.

Isoflurano

Em comparação a outros anestésicos inalados (sevoflurano, desflurano), o isoflurano tem uma solubilidade lipídica relativamente alta, levando a tempo de indução e reversão aumentados. O isoflurano causa mínima depressão cardíaca e pressão arterial deprimida, secundária à resistência vascular sistêmica diminuída. Como outros anestésicos voláteis, o isoflurano causa depressão respiratória com uma diminuição na ventilação-minuto (**Tabela 1.17**). Apesar da sua capacidade de causar irritação das vias aéreas, o isoflurano induz broncodilatação.

44 1. Tratamento Peroperatório e Otorrinolaringologia Geral

Tabela 1-17 Efeitos Fisiológicos do Isoflurano

Sistema de Órgãos	Resposta Fisiológica
Cardiovascular	A resistência vascular sistêmica reduzída leva à pressão arterial mais baixa
Respiratório	Pode causar irritação das vias aéreas e causar broncodilatação Depressão respiratória
Neurológico	Com altas concentrações podem-se desenvolver fluxo sanguíneo cerebral e pressão intracraniana aumentados Necessidades de oxigênio metabólicas cerebrais diminuídas podem proporcionar proteção cerebral
Neuromuscular	O fluxo sanguíneo muscular esquelético é aumentado
Renal	Reduz o fluxo sanguíneo renal, taxa de filtração glomerular e débito urinário

Desflurano

A não ser pela substituição de um átomo de cloreto, por um átomo de fluoreto, a estrutura do desflurano é muito semelhante à do isoflurano. Esta composição torna o desflurano altamente insolúvel. Em virtude de sua baixa solubilidade lipídica, a indução e a reversão da anestesia são rápidas. O tempo requerido para os pacientes acordarem tem, aproximadamente, a metade da duração observada após administração de isoflurano. O desflurano tem efeitos cardiovasculares e cerebrais similares aos do isoflurano. Como o isoflurano, este agente é irritante para a via aérea, tornando difícil a indução com o gás.

Sevoflurano

O sevoflurano é o principal agente anestésico inalado usado em indução de anestesia quando uma indução IV não pode ser efetuada, como em pacientes pediátricos. A ausência de pungência e o aumento rápido na concentração anestésica alveolar fazem dele uma excelente escolha, quando é necessário indução por inalação. A solubilidade sanguínea do sevoflurano é ligeiramente maior que a do desflurano. O sevoflurano deprime brandamente a contratilidade miocárdica e a resistência vascular sistêmica. A pressão arterial declina ligeiramente menos que com isoflurano ou desflurano. Como o isoflurano e o desflurano, o sevoflurano causa ligeiros aumentos no fluxo sanguíneo cerebral e na pressão intracraniana.

Óxido Nitroso

A captação e a eliminação do óxido nitroso são relativamente rápidas em comparação a outros anestésicos inalados. Isto é resultado de seu baixo coeficiente de partição sangue-gás. O óxido nitroso produz analgesia, amnésia, branda depressão miocárdica e branda estimulação do sistema nervoso simpático. Ele não afeta significativamente a frequência cardíaca ou a pressão arterial. O óxido nitroso é um depressor respiratório brando, embora menos intenso do que os anestésicos voláteis. A eliminação do óxido nitroso é por exalação.

1. Tratamento Peroperatório e Otorrinolaringologia Geral   45

◆ Relaxamento Muscular

Os agentes bloqueadores neuromusculares são usados mais comumente para facilitação da entubação endotraqueal e quando movimento do paciente é prejudicial ao procedimento cirúrgico. Antes da administração, ventilação deve ser assegurada pelo anestesiologista. A ventilação pode ser obtida com uma máscara até que o tubo endotraqueal seja introduzido na traqueia. Bloqueadores neuromusculares não possuem propriedades sedativas ou analgésicas intrínsecas e devem ser usados em conjunto a agentes anestésicos. Sedação inadequada e hipnose, enquanto utilizando bloqueadores neuromusculares, podem produzir lembranças pelos pacientes, causando efeitos colaterais a longo prazo. Há duas classificações de agentes bloqueadores neuromusculares: despolarizantes e não despolarizantes.

Relaxantes Musculares Despolarizantes

Os agentes despolarizantes têm uma estrutura química semelhante à da acetilcolina. Eles induzem paralisia ligando-se a receptores da acetilcolina na junção neuromuscular do músculo esquelético, causando despolarização. Paralisia segue-se, porque estes agentes têm uma afinidade mais alta pelo receptor pós-sináptico, impedindo o restabelecimento do seu gradiente iônico. Clinicamente, são observadas fasciculações antes do relaxamento que se segue à aplicação. A única medicação nesta classe que ainda está em uso hoje em dia é a succinilcolina (**Tabela 1.18**).

Tabela 1-18   Relaxante Muscular Despolarizante

Agente	Dose de Entubação, Início, Duração	Considerações Clínicas
Succinilcolina	Dose: 1-1,5 mg/kg Início: 30-60 s Duração: < 10 min Dose total máxima: 150 mg	A succinilcolina é contraindicada para entubação de rotina em pacientes pediátricos por causa do risco de parada cardíaca no caso de hiperpotassemia naqueles com miopatias não diagnosticadas Agente de escolha para indução em sequência rápida Bradicardia pode seguir-se à aplicação, particularmente em pacientes pediátricos Fasciculações com ativação dos receptores ocorrem tipicamente e podem resultar em mialgias pós-operatórias A liberação de potássio com despolarização induzida pela succinilcolina pode aumentar 0,5 mEq/dL. Evitar em pacientes hiperpotassêmicos Aumento transitório nas pressões intracraniana e intraocular Evitar em pacientes com uma história de hipertermia maligna Metabolizada pela pseudocolinesterase

46 1. Tratamento Peroperatório e Otorrinolaringologia Geral

Tabela 1-19. Relaxantes Musculares Não Despolarizantes Comumente Usados

Agente	Dose de Entubação, Início, Duração	Considerações Clínicas
Rocurônio	Dose: 0,5-0,9 mg/kg IV Início: 1-2 min Duração: 40-90 min	Em doses de 0,9-1,2, o rocurônio pode ter início rápido (60-90 s) e substituir a succinilcolina para indução em sequência rápida O rocurônio não sofre metabolismo e é eliminado na bile e, em menores quantidades, pelos rins Insuficiência hepática grave e gravidez podem prolongar a duração de ação
Vecurônio	Dose: 0,1 mg/kg IV Início: 2-3 min Duração: 25-30 min	O vecurônio tem uma curta duração de ação Metabolismo hepático com excreção renal Desprovido de efeitos colaterais hemodinâmicos Pode ser administrado como infusão (1-2 µg/kg/min)
Cisatracúrio	Dose: 0,2 mg/kg IV Início: 1-2 min Duração: 50-60 min	O cisatracúrio sofre degradação de Hoffmann orgâno-independente com pH e temperatura fisiológicos Pode ser administrado com segurança a pacientes com insuficiência renal ou hepática Desprovido de efeitos colaterais hemodinâmicos
Pancurônio	Dose: 0,1 mg/kg IV Início: 5 min Duração: 60-100 min	Possui longa duração de ação Eliminação renal Tem efeitos vagolíticos, levando à taquicardia, particularmente após administração em bolo

Relaxantes Musculares Não Despolarizantes

Os relaxantes musculares não despolarizantes induzem paralisia, ligando-se ao receptor pós-sináptico na junção neuromuscular do músculo esquelético. Essencialmente, estas medicações competem com a acetilcolina pelos locais de ligação no receptor. Diversamente do bloqueamento despolarizante, os receptores pós-sinápticos não são ativados, e fasciculações não ocorrem. Bloqueios não despolarizantes podem ser revertidos, aumentando-se a concentração de acetilcolina na junção neuromuscular. Isto é realizado pela administração de medicações, como neostigmina, que impedem a degradação da acetilcolina. Os agentes não despolarizantes comumente usados encontram-se resumidos na **Tabela 1.19.**

Leitura Adicional

Barash PG, Cullen BF, Stoelting RK, eds. Clinical Anesthesia. 6th ed. Philadelphia, PA: Lippincott Williams & Wilkins; 2009

Morgan GE, Mikhail MS, Murray MJ. Clinical Anesthesiology. 4th ed. New York: McGraw-Hill Medical; 2005

1.4.4 Emergências Anestésicas

Emergências anestésicas potenciais são numerosas. As emergências relacionadas com o manejo da via aérea encontram-se descritas nos Capítulos 1.2 e 6.1. A importância da prevenção, o reconhecimento precoce e o pronto tratamento apropriado são comuns a todas as potenciais emergências anestésicas. Em particular, a combustão na via aérea e a hipertermia maligna são condições com potencial de alta morbidade ou mortalidade e assim são revistos aqui.

◆ Combustão nas Vias Aéreas

A prevenção da combustão na via aérea é crucial. Baixar a concentração de oxigênio para 21 a 40% FiO_2 conforme tolerado, quando utilizando cautério intraoralmente (*i. e.,* tonsilectomia) ou *laser*. Precauções do *laser*, como o uso de um tubo endotraqueal à prova de *laser* e tamponamento e cobertura do campo com gaze ou compressas úmidas devem ser padrão. Certificar-se de que não há um vazamento do *CUFF* de tubo endotraqueal. Fechar o oxigênio temporariamente quando utilizar cautério durante procedimentos faciais exigindo sedação e tubo nasal. A comunicação entre o anestesista e o cirurgião é crucial. Se houver fogo, desligar o oxigênio e o óxido nitroso, remover imediatamente o tubo endotraqueal, extinguir e remover qualquer material em combustão e reentubar o paciente.

◆ Hipertermia Maligna

A hipertermia maligna (HM) é uma crise hiperdinâmica causada por um aumento descontrolado no metabolismo do músculo esquelético (**Tabela 1.20**). A fisiopatologia subjacente é uma incapacidade de o retículo sarcoplasmático controlar o cálcio intracelular, causando ativação prolongada das unidades contráteis do músculo. Isto resulta na produção de calor, consumo de oxigênio e acidose. A HM é uma miopatia autossômica dominante que é desencadeada por anestésicos inalacionais e relaxantes musculares despolarizantes (p. ex., succinilcolina). Os "gatilhos" devem ser evitados naqueles que têm uma história de HM ou uma história de família da doença. Os pacientes com uma história de HM podem ser anestesiados com segurança com um "anestésico não desencadeante", o que inclui agentes IV (AIVT) e agentes não despolarizantes. As complicações da HM são graves: elas incluem parada cardíaca,

Tabela 1-20 Sinais de Hipertermia Maligna

Taquicardia, taquipneia e/ou rigidez inexplicadas
Dióxido de carbono corrente final aumentado
Hipertermia
Hipóxia/cianose
Arritmias
Hiperpotassemia

48   *1. Tratamento Peroperatório e Otorrinolaringologia Geral*

Tabela 1-21   Tratamento da Hipertermia Maligna

1. Interromper anestesia e cirurgia
2. Hiperventilar com oxigênio 100%
3. Administrar dantroleno 2 mg/kg cada 5 min a 10 mg/kg
4. Tratar hipertermia: instituir medidas de resfriamento
5. Tratar hiperpotassemia: insulina (10 unidades) com glicose (50 mL a 50%)
6. Tratar acidose: bicarbonato 2-4 mEq/kg por *push* intravenoso lento
7. Tratar arritmias
8. Monitoramento invasivo: catéter de Foley, acesso, catéter venoso central
9. Administrar altos volumes de cristaloides, conforme tolerado

edema cerebral ou pulmonar, insuficiência renal, coagulação intravascular disseminada (CID) e morte. O tratamento encontra-se delineado na **Tabela 1.21**.

Leitura Adicional

Barash PG, Cullen BF, Stoelting RK *et al.* Clinical Anesthesia. 6th ed. Philadelphia, PA: Lippincott Williams & Wilkins; 2009

Morgan GE, Mikhail MS, Murray MJ. Clinical Anesthesiology. 4th ed. New York: McGraw-Hill Medical; 2005

1.5 Líquidos e Eletrólitos

◆ Características-Chave

- Um equilíbrio hídrico apropriado peroperatoriamente pode ser estimado a partir de fórmulas estabelecidas.
- A atenção aos líquidos e eletrólitos é especialmente importante no paciente que não é capaz de manter ingestão oral normal.

Os pacientes cirúrgicos, especialmente pacientes com câncer de cabeça e pescoço, podem ser incapazes de ingestão oral adequada. Muitas vezes, líquidos IV são necessários por um curto período, antes que a ingestão oral possa ser retomada. Em outros casos, é necessária uma condição de dieta zero por um prazo mais longo, como quando um fechamento faríngeo precisa cicatrizar, ou uma fístula está se resolvendo. Uma regra importante é que se o tubo digestório estiver disponível e funcional, ele deve ser utilizado, *i. e.*, se a deglutição oral não for funcional, deve-se prover a ingestão por um tubo nasogástrico (NG) ou tubo de gastrostomia endoscópica percutânea (GEP) em vez de por nutrição parenteral total (NPT) ou nutrientes IV periféricos. Adiante, oferece-se um sumário de considerações importantes para tratamento hídrico.

1. Tratamento Peroperatório e Otorrinolaringologia Geral   49

◆ Compartimentos Funcionais

Água Corporal Total (ACT)

Sessenta por cento (homens adultos), 50% (mulheres adultas) do peso corporal ideal (PCI).

Líquido Intracelular (LIC)

Compreende 35% do PCI ou 60% do PCT.
Este é o principal espaço que contém potássio.

Líquido Extracelular (LEC)

Vinte e cinco por cento do PCI ou 40% da ACT; subdividido em líquido intersticial (LI) e volume sanguíneo (VS é ~8% do peso do volume total).
Este é o principal espaço que contém sódio.

◆ Necessidades Diárias de Eletrólitos

Sódio: 2-3 mEq/kg por dia.
Potássio: 1-2 mEq/kg por dia.
Cloreto: 2-3 mEq/kg por dia.
Ver **Tabela 1.22**.

◆ Hidratação Peroperatória

Intraoperatoriamente, há quatro aspectos do tratamento hídrico que devem ser considerados: necessidade para manutenção, déficit de líquido, perda em terceiro espaço e perda sanguínea.

Necessidade de Manutenção

(Estimativa aproximada, com base no peso)

- Primeiros 10 kg: 4 mL/kg por hora.
- Segundos 10 kg: acrescentar 2 mL/kg por hora.
- Acima de 20 kg: acrescentar 1 mL/kg/hora. (Observação: para pacientes acima de 20 kg, acrescentar 40 ao peso para obter a taxa de manutenção em mL/kg por hora).

Tabela 1-22 Composição Eletrolítica de Líquidos Peroperatórios Comumente Utilizados

Líquido	Gli	Na	Cl	K	Ca	HCO₃	Kcal/L
SG (soro glicosado, glicose 5% em água)	50						170
Soro fisiológico (SF)		154	154				
SG 1/4 SF (solução glicosada 5% em 1/4 de solução fisiológica)	50	38,5	38,5				170
Ringer Lactato		130	110	4	3	27	< 10

50 1. Tratamento Peroperatório e Otorrinolaringologia Geral

Déficit de Líquido

Substitui o déficit da dieta zero: taxa de manutenção por hora × número de horas em dieta zero.

Administrar metade do déficit durante a primeira hora intraoperatoriamente e a outra metade durante as 2 horas seguintes.

Terceiro Espaço (Perda por Redistribuição)

Constituída por perdas para terceiro espaço (redistribuição) e evaporativas; quantidade com base no trauma tecidual.

- Mínima: 0-2 mL/kg por hora.
- Moderada: 2-4 mL/kg por hora.
- Grave: 4-8 mL/kg por hora.

Perda Sanguínea (Ver também Capítulo 1.6)

Repor cada mililitro de perda sanguínea com 3 mL de cristaloide, 1 mL de solução coloide, ou 1 mL de papa de hemácias (PH). Transfusão de eritrócitos (ERIs), conforme necessário para manter hematócrito (Ht) desejado.

◆ Distúrbios do Cálcio

- A concentração plasmática normal é de 8,5-10 mg/dL com 50% ionizado livre e 40% ligado a proteínas.
- A concentração normal ionizada livre é de 4,5-5 mg/dL.
- Cálcio corrigido = cálcio medido/[0,6 + (proteína total)/ 8,5].
- Cálcio ionizado aumenta 0,16 mg/dL para cada decréscimo de 0,1 unidade no pH plasmático.

Leitura Adicional

Silbernagl S, Despopoulos A. Color Atlas of Physiology, 6th ed. Stuttgart/New York: Thieme; 2009

Sircar S. Principles of Medical Physiology. Stuttgart/New York: Thieme; 2008

1.6 Hematologia para o Otorrinolaringologista

◆ Característica-Chave

- Triagem e correção de distúrbios hematológicos podem ser necessárias nos pacientes de cirurgia de cabeça e pescoço.

Uma visão geral dos componentes sanguíneos, distúrbios e complicações da transfusão é apresentada neste capítulo.

1. Tratamento Peroperatório e Otorrinolaringologia Geral 51

◆ Tratamento da Perda Sanguínea

Volume Sanguíneo Estimado (VSE)

- 95-100 mL/kg no lactente prematuro.
- 85-90 mL/kg no lactente de termo.
- 80 mL/kg nos lactentes até 12 meses.
- 70-75 mL/kg nos homens adultos.
- 65-70 mL/kg nas mulheres adultas.

Perda sanguínea permissível = [VSE × (Ht − Ht alvo)]/Ht.

Repor cada 1 mL de perda sanguínea com 3 mL de cristaloide, 1 mL de coloide ou 1 mL de PH.

Diretrizes de Transfusão com PH

- Uma unidade de PH aumenta o Ht ~ 3% e a hemoglobina (Hb) ~1 g/dL em adultos.
- 10 mL/kg PH aumenta o Ht ~ 10%.

Testagem de Compatibilidade

- **Tipo específica**: tipagem ABO-Rh somente; 99,80% compatível.
- **Tipagem e triagem**: ABO-Rh e triagem; 99,94% compatível.
- **Tipagem e prova cruzada**: ABO-Rh e triagem e prova cruzada; 99,95% compatível. Prova cruzada confirma tipagem ABO-Rh, detecta anticorpos aos outros sistemas de grupos sanguíneos e detecta anticorpos em baixos títulos sanguíneos.
- **Triagem de doador de sangue**: hematócrito é determinado; se normal, o sangue é tipado, triado quanto a anticorpos, e testado para vírus de hepatites B e C, sífilis, vírus de imunodeficiência humana-1 (HIV-1), HIV-2 e vírus linfotrópicos para células T humanos 1 e 2.

Terapia com Componentes de Sangue

O antigo axioma peroperatório de transfundir os pacientes para manter Hb de 10 e um hematócrito de 30 caiu em desuso. Embora estas ainda sejam diretrizes seguras de fato para pacientes com doença de artéria coronária, as transfusões são atualmente dirigidas pela hemodinâmica, perda sanguínea intraoperatória e valores laboratoriais, como gases no sangue arterial.

- **Sangue total**: hematócrito 40%; utilizado principalmente em choque hemorrágico.
- **PH**: cada unidade tem um volume de 250-300 mL com um hematócrito de 70-85%.
- **Plaquetas**: uma contagem normal de plaquetas é de 150.000-400.000/mm^3. Trombocitopenia é definida como <150.000/mm^3. Sangramento intraoperatório aumenta com contagens entre 40.000 e 70.000/mm^3, e sangramento espontâneo pode ocorrer com contagens < 20.000/mm^3.

Durante a maioria das cirurgias, transfusões de plaquetas provavelmente não serão necessárias a não ser que a contagem seja menor que 50.000/mm^3.

52 1. Tratamento Peroperatório e Otorrinolaringologia Geral

Uma unidade de plaquetas aumentará a contagem de plaquetas em 5.000-10.000/mm³. A dose usual é 1 unidade de plaquetas por 10 kg de peso corporal.

Plaquetas são armazenadas à temperatura ambiente; compatibilidade ABO não é necessária.

- **Plasma fresco congelado (PCF)**: reversão aguda de varfarina exige 5-8 mL/kg de PFC. Compatibilidade ABO é obrigatória. Uma bolsa de 250 mL contém todos os fatores da coagulação, exceto plaquetas. Os 10-15 mL/kg aumentarão os fatores plasmáticos da coagulação para 30% do normal. Níveis de fibrinogênio aumentarão 1 mg/mL de plasma transfundido.
- **Crioprecipitado**: indicações incluem hipofibrinogenemia, doença de von Willebrand e hemofilia A. Compatibilidade ABO não é necessária. Cada 10-20 mL/bolsa contém 100 unidades de fator VIII-C, 100 unidades de fator de von Willebrand (vWF), 60 unidades de fator XIII e 250 mg de fibrinogênio.

◆ Transfusões Maciças

Uma transfusão maciça é definida como a substituição do volume sanguíneo total de um paciente em menos de 24 horas. Também se aplica à administração aguda de mais que a metade do volume sanguíneo estimado do paciente por hora.

◆ Sangue Doador Universal

Sangue Grupo O, Rh-negativo deve ser reservado para pacientes próximos à exsanguinação. Se o tempo permitir, deve ser administrado sangue tipo-específico com prova cruzada ou sem prova cruzada. Sangue grupo O, Rh-negativo não deve ser dado como sangue total. O soro contém altos títulos anti-A e anti-B, o que pode causar hemólise do sangue receptor.

Se mais de quatro unidades de sangue total grupo O, Rh-negativo forem administradas, sangue tipo-específico não deve ser dado subsequentemente, porque os títulos potencialmente altos anti-A e anti-B poderiam causar hemólise do sangue doador.

Pacientes que receberam administração de até 10 unidades de PH grupo O, Rh-negativa, devem ser trocados para sangue tipo-específico, uma vez que haja um risco insignificante de hemólise a partir do pequeno volume de administração de plasma com a PH.

◆ Complicações das Transfusões

Reações Imunes (Hemolíticas *versus* Não Hemolíticas)

Reações Hemolíticas

- Reação Hemolítica Aguda. Uma reação hemolítica aguda ocorre quando é transfundido sangue ABO-incompatível, resultando em hemólise intravascular aguda; a gravidade de uma reação muitas vezes depende de quantidade de sangue incompatível administrada. Sintomas incluem febre, calafrios, dor torácica,

1. Tratamento Peroperatório e Otorrinolaringologia Geral 53

ansiedade, dor nas costas, dispneia; em pacientes anestesiados, a reação pode-se apresentar com febre, taquicardia, hipotensão, hemoglobinúria e sangramento difuso no campo cirúrgico. Hb livre no plasma ou urina constitui evidência de uma reação hemolítica.

Risco de uma reação transfusional hemolítica fatal: 1:600.000 unidades.

- Reação Hemolítica Retardada. Tipicamente, esta reação é retardada de 2 a 21 dias depois da transfusão. Os sintomas geralmente são brandos e podem incluir mal-estar, icterícia e febre; o tratamento é suportivo. Uma reação hemolítica retardada é causada por incompatibilidade de antígenos secundários (p. ex., Kidd, Duffy, Kell etc.), causando hemólise.

Reações Não Hemolíticas

- Reação Febril. Uma reação febril é a mais comum reação não hemolítica (0,5-1,0% das transfusões de ERIs e até 30% das transfusões de plaquetas). A reação é o resultado da ação de anticorpos do receptor contra antígenos dos doadores presentes nos leucócitos e plaquetas; o tratamento inclui interromper ou retardar a infusão e antipiréticos.

- Reação Urticariforme. Uma reação urticariforme ocorre em 1% das transfusões; ela é considerada como devida à sensibilização do paciente a proteínas plasmáticas transfundidas. É caracterizada por eritema, placas de urticária e prurido sem febre. Tratar com drogas anti-histamínicas.

- Reação Anafilática. Reações anafiláticas são raras (1:500.000). Pacientes com deficiência de IgA podem estar em risco aumentado em virtude da reação da IgA transfundida com anticorpos anti-igA.

Lesão Pulmonar Relacionada com a Transfusão

A lesão pulmonar relacionada com a transfusão (LPRAT) é devida a transfusão de anticorpos contra o antígeno leucocitário de histocompatibilidade (HLA) que interagem e causam agregação dos leucócitos do paciente na circulação pulmonar. Risco: 1:6.000. O tratamento é suportivo, utilizando com terapia semelhante à utilizada para tratamento de síndrome da angústia respiratória aguda (SARA).

Doença Enxerto-*Versus*-Hospedeiro

A doença enxerto-*versus*-hospedeiro é vista mais comumente em pacientes imunocomprometidos. Produtos sanguíneos celulares contêm linfócitos capazes de desencadear uma resposta imune contra o hospedeiro comprometido.

Púrpura Pós-Transfusional

Causada por desenvolvimento de aloanticorpos contra as plaquetas; a contagem de plaquetas tipicamente cai drasticamente uma semana após a transfusão.

Imunossupressão

A transfusão de produtos de sangue contendo leucócitos parece ser imunossupressora. Transfusões de sangue podem aumentar a incidência de infecções

54 1. Tratamento Peroperatório e Otorrinolaringologia Geral

sérias em seguida à cirurgia ou ao trauma. Transfusões de sangue podem piorar a recorrência tumoral e a taxa de mortalidade após ressecções de múltiplos tumores.

Complicações Infecciosas

Infecções Virais

- **Hepatite:** risco de vírus hepatite B (HBV) é de 1:137.000; risco de vírus hepatite C (HCV) é de 1:1.000.000.
- **HIV/síndrome de imunodeficiência adquirida (AIDS):** risco de HIV é de 1:1.900.000.
- **Citomegalovírus (CMV) e vírus de Epstein-Barr:** comum e geralmente causam enfermidade assintomática ou sistêmica branda.

Infecções Bacterianas

Contaminação do sangue por bactérias Gram-positivas e Gram-negativas é rara. Reações bacterianas específicas transmitidas pelo sangue incluem sífilis, brucelose, salmonelose, yersiniose e várias rickettsioses.

Infecções Parasitárias

Malária, toxoplasmose e doença de Chagas são muito raras.

◆ **Outras Complicações Relacionadas com a Transfusão de Sangue**

Anormalidades Metabólicas

- O pH diminuído secundariamente à produção aumentada de íon hidrogênio.
- Potássio aumentado: em razão da lise celular (aumenta com a duração do armazenamento).
- 2,3 DPG diminuído: consumidos pelos ERIs; P50 retorna a 18 mmHg após 1 semana e 15 mmHg após 3 semanas.
- Toxicidade de citrato: metabolismo do citrato para bicarbonato pode contribuir para alcalose metabólica; ligação de cálcio pelo citrato poderia resultar em hipocalcemia e menor capacidade do fígado de metabolizar citrato para bicarbonato.

Microagregados

Microagregados que consistem em plaquetas e leucócitos formam-se durante o armazenamento do sangue total. Filtros microporosos podem ajudar a remover estas partículas.

Hipotermia

O uso de aquecedores de sangue (exceto para plaquetas) diminui grandemente a probabilidade de hipotermia relacionada com transfusão.

Coagulopatias

Coagulopatias ocorrem após transfusões maciças (> 10 unidades).

Trombocitopenia Dilucional

A trombocitopenia dilucional é uma causa comum de sangramento anormal no contexto de transfusão maciça. Ela tipicamente responde rapidamente à transfusão de plaquetas.

Depleção de Fatores

Fatores V e VII são muito lábeis no sangue armazenado e podem diminuir a níveis tão baixos quanto 15 a 20% do normal (isto geralmente é suficiente para a hemostasia).

Coagulação Intravascular Disseminada

Coagulação intravascular disseminada (CID) é um estado hipercoagulável causado pela ativação do sistema da coagulação, levando à deposição de fibrina na microvasculatura, causando fibrinólise secundária, levando ao consumo de plaquetas e fatores.

◆ Tratamento das Reações Transfusionais Hemolíticas

1. Interromper transfusão.
2. Verificar erros na identificação do paciente ou do doador.
3. Enviar unidade doadora e amostra de sangue recém-obtida para o banco, a fim de refazer a prova cruzada.
4. Tratar a hipotensão com líquidos e pressóricos, conforme necessário.
5. Se transfusão for necessária, usar PH tipo O-negativo e PFC tipo AB.
6. Manter o débito urinário em um mínimo de 75 a 100 mL/h administrando generosamente líquidos IV; considerar manitol, 12,5 a 50 g ou furosemida 20-40 mg.
7. Monitorar quanto a sinais de CID clinicamente ou com testes laboratoriais.
8. Enviar amostra de sangue do paciente para teste de antiglobulina direta (Coombs), Hb livre, haptoglobina; enviar urina para Hb.

◆ Estudos da Coagulação

Tempo de Tromboplastina Parcial (TTP)

- Adicionando material particulado a uma amostra de sangue, o que ativa o sistema intrínseco da coagulação, o TTP pode ser determinado.
- O TTP mede a capacidade coaguladora de todos os fatores nas vias intrínseca e extrínseca, exceto fator XIII.
- O TTP está anormal (prolongado) se houver quantidades diminuídas de fatores da coagulação, o paciente estiver recebendo heparina, ou se houver um anticoagulante circulante presente.
- Valores normais são entre 25 e 37 segundos.

56   1. *Tratamento Peroperatório e Otorrinolaringologia Geral*

Tempo de Protrombina (TP)

- Efetuado medindo-se o tempo necessário para formar um coágulo, quando cálcio e um extrato tecidual são acrescentados ao plasma.

- O TP avalia a atividade de fibrinogênio, a protrombina e os fatores V, VII e X; o sistema intrínseco da coagulação e fatores dependentes da vitamina K.

- O TP normal é de 10-12 segundos (dependendo do controle).

Razão Normalizada Internacional (RNI)

A RNI é um meio de padronizar os valores do TP: ele é a razão do TP do paciente para um valor controle do TP. Valores de RNI são comumente usados como guia para terapia com varfarina.

Tempo de Coagulação Ativada (TCA)

O TCA é um teste simples que fornece uma medida global do ativador da função hemostática e é medido depois que o sangue total é exposto a um ativador específico da coagulação. O tempo para formação de coágulo depois que o sangue total é exposto à Celite (terra diatomácea) é definido como o TCA.

Há uma relação linear entre o TCA e a dose de heparina; proporciona um método conveniente de medir a resposta à anticoagulação com heparina. Valores normais são 90 a 120 segundos. O TCA não tem sensibilidade para anormalidades da coagulação.

Função das Plaquetas

A avaliação detalhada de possíveis distúrbios da agregação das plaquetas exige testagem complexa de hematologia. Entretanto, um teste de triagem da função das plaquetas (pelo uso do analisador PFA-100) está disponível e é capaz de rapidamente triar quanto a anormalidades da função das plaquetas, sem identificar causa específica (p. ex., uso recente de aspirina, doença de von Willebrand). Assim, teste anormal com PFA-100 deve ser seguido por uma análise detalhada, enquanto um teste normal é tranquilizador no contexto de cirurgia eletiva planejada, como tonsilectomia.

◆ Distúrbios Hematológicos

Anemia Falciforme

A anemia falciforme é uma anemia hemolítica hereditária que resulta da formação de uma Hb anormal (HbS); Hb falciforme tem menos afinidade pelo oxigênio e solubilidade diminuída. Os pacientes tipicamente são assintomáticos. Atividade física vigorosa, alta altitude, viagem aérea em aviões não pressurizados e anestesia são potencialmente perigosos.

As características clínicas incluem sinais e sintomas de anemia (níveis de Hb 6,5-10 g/dL), icterícia obstrutiva ou hemolítica, linfadenopatia, hematúria, epistaxe, priapismo, baqueteamento digital e deformidades esqueléticas.

1. Tratamento Peroperatório e Otorrinolaringologia Geral   57

A doença se manifesta sob a forma de exagero periódico de sintomas ou como crises falcêmicas. Há quatro tipos de crises:

- Crise vaso-oclusiva: causada por células falciformes, bloqueando a microvasculatura; caracterizada por dor súbita, frequentemente sem um evento precipitante.
- Crise hemolítica: vista em pacientes com doença falciforme e deficiência de G6PD; manifesta-se como hemólise súbita.
- Crise de sequestro: eritrócitos são sequestrados no fígado e no baço, levando à hepatosplenomegalia e queda aguda no hematócrito. Isto pode progredir para colapso circulatório.
- Crise aplástica: caracterizada por episódios transitórios de depressão da medula óssea; muitas vezes ocorre depois de doença viral.

◆ Tratamento da Anemia Falciforme

A prática de transfusão até um ponto final de 70% de HbA e menos de 30% de HbS pré-operatoriamente é controversa. Os pacientes devem ser bem oxigenados e hidratados intraoperatoriamente para diminuir a probabilidade de afoiçamento. Acidose e hipotermia também podem desencadear uma crise e devem ser evitadas.

Deficiências de Fatores

Deficiência de Fator VIII (Hemofilia A)

A meia-vida do fator VIII é de 8 a 12 horas. O tratamento inclui fator VIII liofilizado, crioprecipitado ou desmopressina. Infusão de 1 unidade de fator VIII por kg aumentará a atividade de fator VIII em 2%. Níveis de 20 a 40% são desejáveis antes da cirurgia.

Deficiência de Fator IX (Hemofilia B; doença de Christmas)

A meia-vida do fator IX é de 24 horas. A terapia consiste em concentrados de PFC com fator IX. Para assegurar hemostasia cirúrgica, são necessários níveis de atividade de 50 a 80%. Infusão de 1 unidade de fator IX por kg amentará o nível de fator IX em 1%.

Doença de Von Willebrand (DvW)

A DvW é o mais comum de todos os distúrbios hemorrágicos hereditários. Ela ocorre em ~1 de 100 a 1.000 pessoas. A DvW afeta homens e mulheres, com três formas. O fator de von Willebrand (vWF) está envolvido na aderência das plaquetas e no transporte de fator VIII.

- DvW tipo 1: mais comum, geralmente branda; vWF baixo, possivelmente baixo fator VIII.
- DvW tipo 2: função anormal do vWF; várias formas.
- DvW tipo 3: rara, grave. Geralmente nenhum vWF e baixo fator VIII.

58 1. Tratamento Peroperatório e Otorrinolaringologia Geral

A testagem para DvW inclui ensaio da função das plaquetas, concentrações de vWF, ensaio de cofator ristocetina para avaliar a função do vWF, níveis de fator VIII, multímeros do vWF.

Tratamento da Doença de Von Willebrand

O objetivo da terapia é corrigir o defeito na adesividade das plaquetas (aumentando o nível de vWF efetivo) e o defeito na coagulação sanguínea (elevando o nível de fator VIII). A desmopressina (1-diamino-8-D-arginina vasopressina, DDAVP) é utilizada para aumentar a liberação de vWF/fator VIII. A maior experiência de tratamento de indivíduos com DvW é com infusão intravenosa, com a qual a resposta é rápida (*i. e.,* níveis máximos de vWF dentro de ~45-90 minutos da infusão). As doses podem ser repetidas a intervalos de 12 a 24 horas para sangramento continuado ou para uso pós-operatório. Posologia pediátrica é de 0,3 μg/kg IV.

Infusão de vWF/fator VIII pode ser realizada nos casos mais graves. Concentrados de fator VIII derivado do plasma que contêm vWF em alto peso molecular podem ser utilizados, e o crioprecipitado contém vWF multimérico. Humate-P (centeon, L.L.C., King of Prussia, PA) e Alphanate (Grifols, S.A., Barcelona, Espanha) são outras formas de fator VIII/vWF. O ácido aminocaproico (Amicar, Pfizer Pharmaceuticals, New York, NY) inibe a fibrinólise pela inibição de substâncias ativadoras do plasminogênio e, em menor grau, por meio da atividade antiplasmina. Amicar (posologia pediátrica 100 mg/kg/dose VO cada 4-6 horas) pode ser útil em casos de sangramento de mucosa.

Leitura Adicional

Theml H, Diem H, Haferlach T. Color Atlas of Hematology: Practical Microscopic and Clinical Diagnosis. 2nd ed. Stuttgart/New York: Thieme; 2004

1.7 Problemas Pós-Operatórios Comuns

Um desvio da recuperação prevista exige avaliação pronta e apropriada. Esses desvios podem apresentar-se como uma alteração nos achados de exames, uma queixa subjetiva do paciente, ou com anomalias de testes de laboratório ou sinais vitais. Problemas pós-operatórios comuns encontrados são revistos aqui.

◆ Febre

Em geral, uma temperatura elevada ≥ 38,5°C exige estudo. A cronologia é importante, uma vez que febre pós-operatória dentro das primeiras 24 horas sugere atelectasia, possivelmente uma infecção inicial da ferida, ou uma infecção do trato urinário. Outras considerações quanto a febres, especialmente depois de 24 horas pós-operatoriamente, incluem reações a drogas, abscesso de ferida, sepse, pneumonia, ou uma infecção de cateter IV ou acesso venoso central. Além disso, possível reação transfusional, trombose venosa profunda ou úlcera de decúbito infectada devem ser consideradas.

Estudo

Um exame à beira do leito inclui aferição dos sinais vitais com oximetria de pulso e verificação da ferida quanto a eritema, edema, flutuação, drenagem e calor. Deve-se auscultar quanto a estertores ou redução do murmúrio vesicular, examinar pontos IV quanto a rubor e verificar as panturrilhas do paciente quanto a dor à palpação. Se o paciente estiver traqueotomizado, procurar por expectoração aumentada e com coloração alterada. Considerar possível sepse, se o paciente apresentar taquipneia, taquicardia ou hipotensão. Considerar solicitação de radiografia de tórax, hemoculturas, culturas de escarro e/ou exame de urina com culturas. Na atelectasia/pneumonia, tratamento empírico pode incluir exame físico do tórax, oxigênio suplementar e terapia respiratória com espirometria de incentivo, mucolíticos, broncodilatadores nebulizados e antibióticos empíricos (determinados depois de recebidos os resultados dos espécimes de cultura). Para o tratamento de pneumonia, cefalosporina e clindamicina são recomendadas, e para uma suspeita de infecção do trato urinário (ITU), tratar o paciente com sulfa ou fluoroquinolona. Ajustar antibióticos baseando-se nos resultados das culturas. Hidratação IV delicada pode ser útil. Tratar com um antipirético como paracetamol, na dose de 650 mg para adultos (15 mg/kg/dose para crianças). Um abscesso da ferida exigirá abertura da ferida, sua drenagem, iniciar uma coloração de Gram com cultura e trocar o curativo ou tamponamento. Se outros sinais vitais forem anormais, pode ser necessário transferir o paciente para um leito monitorado, com oximetria de pulso e avaliação contínua dos gases sanguíneos.

◆ Confusão (Alteração do Estado Mental)

Este é um dos chamados mais comuns em otorrinolaringologia-cirurgia de cabeça e pescoço em pacientes pós-operatórios. Embora as causas possíveis para uma alteração do estado mental sejam muitas, é prudente considerar que a causa é hipóxia até prova em contrário.

Resistir à prescrição de benzodiazepínicos "para acalmar um pouco"; em vez disso instruir a enfermeira a obter um conjunto completo de sinais vitais, incluindo oximetria de pulso. Visitar pessoalmente o paciente.

O diagnóstico diferencial inclui hipóxia (pode ser ocasionada por oclusão de traqueostoma, tamponamento mucoso, doença pulmonar obstrutiva crônica [DPOC] grave subjacente – comum em fumantes inveterados – atelectasia, pneumonia, aspiração, excesso de narcóticos, pneumotórax, embolia pulmonar ou edema pulmonar pós-operatório agudo), arritmia cardíaca, abstinência de álcool, delírio por medicações, AVE, meningite, hipoglicemia ou grave hiperglicemia, sepse, ansiedade ou psicose.

Estudo

O exame à beira do leito deve incluir tirar conjunto completo de sinais vitais com oximetria de pulso; auscultação; um exame do traqueostoma, se presente; e um exame neurológico rápido procurando déficits focais e a orientação do paciente quanto à pessoa, tempo e lugar. Para testes complementares, começar com gases no sangue arterial (GSAs), um ECG de 12 derivações, um teste de glicose de digitopuntura e uma radiografia portátil. Insuficiência res-

60   1. Tratamento Peroperatório e Otorrinolaringologia Geral

piratória aguda no paciente de cabeça e pescoço frequentemente se apresenta com uma baixa PaO_2 e PCO_2 elevada; entretanto, uma PCO_2 abaixo de 40 pode ser vista com hiperventilação compensadora. Tipicamente, o paciente tem uma pneumopatia crônica subjacente e apresenta toalete traqueopulmonar inadequada, levando a acúmulo de secreções e tamponamento mucoso. Assim, tratar com oxigênio suplementar umidificado e aspiração agressiva. Se houver uma resposta inadequada e outros testes forem normais, considerar testar o paciente quanto à embolia pulmonar (EP).

Embolia Pulmonar

No caso de uma possível EP, atualmente uma TC helicoidal comumente é realizada, embora cintigrafias de ventilação/perfusão $(\dot{V}/\dot{Q})$ possam ser realizadas e testagem laboratorial para D-dímero possa ser útil. Pacientes com EP comprovada e sob os demais aspectos, em estado cardiovascular estável, são frequentemente tratados com oxigênio suplementar e anticoagulação, utilizando um bolo de heparina IV de 10.000 unidades, com um *drip* a 800 a 1.200 unidades por hora, mantendo um tempo de tromboplastina parcial ativada (TTPa) de 1,5 a 2 vezes o normal. O paciente é transferido para a UTI com monitoramento contínuo; se o paciente tornar-se instável com cianose, baixa PaO_2, arritmia cardíaca, hipotensão e baixo débito urinário, considerar entubação com suporte ventilatório e bem como prescrição de um agente inotrópico.

Edema Pulmonar Pós-Obstrutivo Agudo

Edema pulmonar pós-obstrutivo agudo (EPPOA) deve ser suspeitado em pacientes com insuficiência respiratória aguda pós-operatória. O desenvolvimento de hipóxia, bradicardia e expectoração espumosa rósea é característico em pacientes com EPPOA. EPPOA tipo I ocorre com comprometimento agudo da via aérea geralmente após extubação. Isto se desenvolve a partir de inspiração contra uma glote fechada em decorrência de laringospasmo ou outra obstrução. EPPOA tipo II desenvolve-se após alívio de obstrução crônica da via aérea superior. Isto pode ocorrer em crianças ou adultos após cirurgia para corrigir apneia de sono obstrutiva grave. Em ambos os casos, uma diminuição súbita na pressão intratorácica leva a retorno venoso pulmonar aumentado e transudação do leito capilar para o interstício.

O tratamento do EPPOA inclui monitoramento de terapia intensiva e um baixo limiar para reentubação imediata. Pressão positiva expiratória final pode ser necessária para ventilação adequada. Diuréticos e esteroides podem ser considerados. Em pacientes que estão estáveis, tratamento clínico com suplementação de oxigênio, diuréticos e observação estreita podem ser apropriados. Restrição cuidadosa de cristaloides intravenosos também pode ser uma opção.

Outras Causas de Alteração do Estado Mental

Se o estudo de hipóxia for normal, outra testagem pode revelar uma causa óbvia. O ECG deve excluir a possibilidade de arritmia cardíaca, alterações de ST ou sinais de isquemia cardíaca ou infarto. Se o ECG for positivo, a transferência do paciente para a UTI e a assessoria da cardiologia é obrigatória. O teste de glicemia pela digitopuntura é um modo rápido de excluir uma causa comum de alteração do estado mental, especialmente em diabéticos conheci-

1. Tratamento Peroperatório e Otorrinolaringologia Geral   61

dos. Glicose inferior a 40 deve ser tratada com uma ampola de glicose 50% IV e repetida. Se o exame neurológico sugerir déficit focal, uma TC cerebral para AVE deve ser considerada, embora uma RM seja muito mais sensível. Em alterações do estado mental em um paciente com febre alta deve-se considerar a possibilidade de meningite, especialmente se o paciente tiver sido submetido à cirurgia da base do crânio ou otológica. O estudo inclui uma punção lombar, a seguir tratamento com antibióticos empíricos seguido pela transferência do paciente para um contexto de UTI (ver Capítulo 2.2.3 para detalhes adicionais a respeito de meningite).

Abstinência de Álcool

Muitos pacientes de cabeça e pescoço têm uma história de abuso de álcool, muitas vezes insuficientemente relatado. Assim, na ausência de outras causas óbvias para alteração do estado mental, tentar obter uma história honesta do uso de álcool é importante. *Delirium tremens* não reconhecido pode ter uma mortalidade de até 8%. Assim, o paciente alcoólico pós-operatório precisa ser manejado adequadamente. Tipicamente, pode ser necessário diazepam 5 a 10 mg a cada 4 horas. Líquidos IV podem conter glicose 10%, em vez dos 5% típicos, e também devem ser suplementados com 10 mL de uma solução multivitamínica por bolsa. O paciente deve, também, receber tiamina diariamente. Checar concentrações séricas de magnésio, que tipicamente estão baixas, e repor.

Distúrbios Psiquiátricos

Ansiedade grave, delírio ou psicose podem ser observados no paciente pós-operatório. Há muitos fatores predisponentes, como privação de sono, paciente idoso, permanência na UTI, dependência de drogas, ou alterações metabólicas. É importante excluir hipóxia ou outras causas clínicas óbvias de alteração do estado mental ou agitação. Consultoria psiquiátrica, se disponível, pode ser útil. Haloperidol 5 mg IV, conforme necessário, é uma droga razoavelmente segura para utilização a curto prazo, uma vez que reduzirá a agitação com pouca ou nenhuma influência sobre a condição cardiovascular.

◆ Problemas da Ferida

Uma variedade de problemas da ferida pode surgir após cirurgia da cabeça e pescoço, incluindo hematoma, seroma, infecção, deiscência, desenvolvimento de uma fístula faringocutânea, exposição da artéria carótida levando à ruptura ou "estouro da carótida", vazamento de quilo, ou complicações de retalhos reconstrutivos, como edema venoso ou isquemia arterial. Como na maioria das situações, a prevenção é útil: avaliação pré-operatória adequada, controle de fatores de risco identificados, como desnutrição ou coagulopatia, e técnica cirúrgica meticulosa. Radioterapia pré-operatória constitui um problema comum que aumenta muito o risco de problemas de cicatrização.

Avaliação e Tratamento de Problemas da Ferida

Hematoma e Seroma

Em casos de hematoma e seroma, a ferida estará abaulada, geralmente com flutuação, mas possivelmente tensa ou com alterações da coloração. Uma coleção líquida pode levar à infecção, deiscência ou viabilidade diminuída de retalho

62   1. Tratamento Peroperatório e Otorrinolaringologia Geral

cutâneo. Uma coleção líquida pequena pode ser reabsorvida, ou pode simplesmente ser aspirada. No caso de uma coleção líquida, expandindo-se rapidamente ou de grande volume, o paciente deve ser levado para a SO, a ferida deve ser aberta, irrigada e explorada para hemostasia. **Um hematoma subsequente à cirurgia da tireoide é uma emergência.** Mais comumente, isto é visto no dia da cirurgia e se apresenta com uma massa em expansão e desconforto, que pode progredir para dispneia, estridor e comprometimento grave da via aérea. Isto é graças à retropressão venosa, causando desenvolvimento rápido de edema da laringe. A ferida é aberta imediatamente à beira do leito, e o paciente é, a seguir, levado para a SO para irrigar a ferida e estabelecer hemostasia. A entubação pode ser difícil, mas a abertura da ferida deve facilitar a entubação. Se permanecer difícil, uma traqueotomia deve ser de simples realização, uma vez que a tireoidectomia expôs a traqueia subglótica.

Infecção da Ferida

Uma ferida cervical infectada está tipicamente morna, vermelha, abaulada e dolorosa à palpação; pode apresentar-se com drenagem purulenta, coleção flutuante ou formação de abscesso. Complicações podem levar à fístula, necrose de retalho ou exposição da carótida. O tratamento inclui abertura da ferida, cultura da drenagem, antibióticos apropriados e troca de curativo ou tamponamento. A cobertura antibiótica empírica deve ser de amplo espectro, como sultamicilina, cefuroxima e clindamicina. Trocas de gaze umidecidas com soro 2 vezes por dia podem ser suficientes. Tamponamento com clorpactin (oxixlorosmo tópico) ou ácido acético tem propriedades antimicrobianas e promove formação de tecido de granulação. Entretanto, se houver exposição da carótida, é prudente efetuar cirurgia para cobrir a carótida com tecido vascularizado, como um retalho de peitoral.

Fístula Faringocutânea

Drenagem salivar aumentando em drenosa de sucção ou drenando por uma incisão indica desenvolvimento de uma fístula. Pode-se testar a drenagem para amilase para confirmação. Mais comumente, a má cicatrização da ferida leva a fístula após cirurgia de salvamento em um paciente com doença persistente ou recorrente após radioterapia. Novamente, isto é tratado com trocas de compressas, antibióticos e consideração de cirurgia para trazer tecido vascularizado, caso a cicatrização falhe. Devem-se checar os níveis de pré-albumina e hormônio tireoestimulante (TSH) para avaliar desnutrição e hipotireoidismo e corrigir. Utilizar o tubo digestório, quando funcional, constitui um princípio sensato, de forma que o paciente que precisa ser mantido com dieta zero para reduzir o débito da fístula deve ser alimentado por sonda NG ou por gastrostomia percutânea. Apenas caso isto não possa ser realizado, se utilizar NPT.

Fístula Quilosa

A incidência de fístula quilosa após dissecção de pescoço é descrita entre 1 e 5,8%. Fístula quilosa resulta de lesão do ducto torácico, que é encontrado ao nível 4 à esquerda. Entretanto, 25% dos extravasamentos de quilo ocorrem à direita. Esta complicação é mais bem tratada, se reconhecida intraoperatoria-

1. Tratamento Peroperatório e Otorrinolaringologia Geral   63

mente com sutura-ligadura ou cobertura com retalhos musculares locais. A fístula quilosa é suspeitada pós-operatoriamente em face de vazões aumentadas dos drenos. A qualidade do débito pode variar de serossanguínea a uma consistência mais leitosa/turva. Isto pode ocorrer com o início da ingestão VO. Perda de quilo em alto débito pode levar a perturbações eletrolíticas, hipovolemia, hipoalbuminemia, imunossupressão, quilotórax, edema periférico e necrose local de pele. Se houver dúvida sobre o diagnóstico de uma fístula quilosa, obter uma análise do débito do dreno para triglicerídeos e quilomícrons. O tratamento de primeira linha envolve tratamento conservador. Este visa reduzir o fluxo de quilo. Pode ser iniciada uma dieta de ácidos graxos de cadeia média. Se não houver melhora, uma experiência de dieta zero com NPT deve ser considerada. Curativo de pressão local deve ser colocado. O tratamento cirúrgico está indicado, se a drenagem quilosa for acima de 600 mL por dia, se houver drenagem de baixo débito persistente durante um período prolongado de tempo e distúrbios eletrolíticos. O tratamento envolve reexploração da ferida e da ligadura dos canais linfáticos. Alternativamente, ligadura toracoscópica ou embolização percutânea dirigida por linfangiografia do ducto torácico pode ser útil.

◆ *Blowout* da Artéria Carótida

Um *blowout* de artéria carótida é uma complicação devastadora, e os esforços visam a sua prevenção. Se problemas da ferida pós-operatória resultarem em exposição da carótida, ela pode ser rapidamente dissecada e romper-se externamente ou para o interior da traqueia, dependendo da situação da ferida. Manter tecido vascularizado sadio entre a carótida e o ambiente externo pode, geralmente, prevenir o problema. Pré-operatoriamente, corrigir desnutrição, hipotireoidismo e cessar o uso de tabaco são importantes, especialmente no pescoço previamente irradiado. Cirurgicamente, se o músculo esternocleidomastóideo puder ser preservado, sem comprometimento oncológico, isto ajudará a cobrir e proteger a carótida. Evitar a realização de uma incisão de trifurcação sobre a carótida é melhor. Se houver deiscência pós-operatória da ferida que possa ameaçar a carótida, pronto tratamento com tamponamento e prevenção da dissecção é crítico. É prudente considerar "precauções de carótida": manter acesso IV de grosso calibre, ter um pedido de tipagem e prova cruzada acertado com o banco de sangue e manter um *kit* de instrumentos de emergência no quarto. Além disso, se parecer haver alguma evidência de exposição da carótida, deve-se proceder à cirurgia para trazer cobertura de tecido vascularizado, em vez de esperar por uma cura. Um retalho de peitoral é ideal; um retalho livre microvascular é outra opção.

Se um *blowout* de carótida ocorrer, isto pode apresentar-se primeiro com um sangramento sentinela relativamente pequeno, o qual para. Novamente, deve-se prosseguir com cobertura de retalho, se tiver havido um sangramento sentinela. Se houver um *blowout* verdadeiro, haverá hemorragia profusa. Deve-se estabelecer pressão firme direta, tratar com líquidos IV em bolo e prosseguir diretamente para a SO para hemostasia. Isto envolverá estabelecimento de controles proximal e distal do vaso, com riscos de AVE. Uma transfusão provavelmente será necessária, e se o paciente puder ser salvo, a cobertura da ferida

64 1. Tratamento Peroperatório e Otorrinolaringologia Geral

deve ser efetuada. Se o *blowout* ocorrer para o interior de um estoma de traqueotomia em um laringectomizado, pode-se utilizar um tubo endotraqueal para entubar um brônquio principal distal ao local da ruptura, inflar e apertar o *CUFF* e, a seguir, tamponar firmemente a abertura do estoma para obter tamponamento, ao mesmo tempo em que se ventila um dos pulmões a caminho da SO.

◆ Problemas Gastrointestinais e Geniturinário

Insuficiência Renal

Baixo débito urinário é um problema pós-operatório comum. O problema pode ser considerado como pré-renal, renal ou pós-renal. Baixo débito de urina é geralmente definido como menos de 30 mL por hora no paciente de 70 kg. Um problema pré-renal significa que o rim está subperfundido. Geralmente, isto ocorre por hipotensão e/ou hipovolemia. Deve-se tratar com hidratação IV. Se não houver insuficiência cardíaca, administrar 500 mL de soro fisiológico em bolo IV. Se existir insuficiência cardíaca, esta precisa ser tratada para corrigir a perfusão renal. Diuréticos devem ser utilizados cuidadosamente. Insuficiência renal aguda de causa parenquimatosa pode ser devida à glomerulonefrite, nefrotoxicidades ou necrose tubular aguda. A urina pode mostrar cilindros; a osmolaridade da urina é idêntica à do plasma; e o sódio urinário está elevado. Deve-se acompanhar cuidadosamente a ingestão e a eliminação diárias de fluidos e acompanhar os resultados de laboratório estreitamente. Eletrólitos e creatinina guiarão a necessidade de diálise. Problemas pós-renais referem-se à uropatia obstrutiva. Deve-se identificar e corrigir a fonte da obstrução. A colocação de uma sonda de Foley pode ser suficiente; ou estudos de imagem, como uma pielografia IV, podem estar indicados. Em qualquer paciente com baixo débito de urina ou possível insuficiência renal, deve-se ser cauteloso ao administrar potássio. Se existir hiperpotassemia, vigiar alterações ECG. Potássio > 6 deve ser reduzido. Um enema de 15 g de polistireno sódico pode ser realizado, glicose IV também pode ser administrada, juntamente com 10 unidades de insulina regular para reduzir rapidamente o potássio plasmático.

Diarreia

A principal preocupação em pacientes hospitalizados com diarreia é a possibilidade de colite por *Clostridium difficile,* também conhecida como colite pseudomembranosa. Esta é uma bactéria anaeróbica formadora de esporos que é altamente transmissível, especialmente por profissionais de saúde com lavagem precária das mãos. Amostras tríplices de fezes devem ser enviadas para o ensaio de toxina de *C. difficile.* Tipicamente, a flora colônica foi reduzida pelo uso de antibióticos, levando à infecção por *C. difficile.* Assim, é importante cessar os antibióticos, sempre que possível, e utilizá-los apropriadamente. Os pacientes com *C. difficile* são tratados com metronidazol, 500 mg VO ou IV 3 vezes ao dia. Há cepas resistentes, as quais podem exigir o uso de vancomicina oral. Lavagem adequada das mãos é crítica. Novas cepas altamente virulentas de *C. difficile* resultaram em infecções fatais, e outros casos foram tratados com colectomia; este é um problema a ser considerado seriamente.

Eletrólitos

Hipocalcemia pode ser vista no serviço de cabeça e pescoço, seguindo-se a cirurgia da tireoide ou paratireoides. A função inadequada das glândulas paratireoides resulta rapidamente em baixo cálcio sérico. Pode-se acompanhar o cálcio sérico total, correlacionado com o nível de albumina, ou pode-se acompanhar o cálcio ionizado. À medida que o cálcio total cai abaixo de ~7,5 a 8,0, o paciente pode tornar-se sintomático com formigamentos nas mãos ou abalos musculares; com hipocalcemia grave, pode suceder tetania. Sinal de Chvostek é contração do canto da boca em resposta à percussão sobre o tronco do nervo facial, e tende a correlacionar-se com nível de cálcio mais baixo que ~ 8,0. Na hipocalcemia branda, o paciente pode ser tratado com carbonato de cálcio oral, 1 g 3 v/dia, juntamente com calcitriol 0,25 mcg VO diariamente. Em pacientes mais sintomáticos, a correção IV é necessária, utilizando-se gliconato de cálcio 10% dado 20 mL IV durante 15 a 30 minutos. Para hipocalcemia grave, uma condição rara, tratar com hidratação IV massiva.

Para informação sobre hipercalcemia e hipocalcemia, ver Capítulo 5.4.12.

Leitura Adicional

Edelstein DR, ed. Revision Surgery in Otolaryngology. Stuttgart/New York: Thieme; 2009
Gregor RT. Management of chyle fistulization in association with neck dissection. Otolaryngol Head Neck Surg 2000;122(3):434-439
Guffin TN, Har-el G, Sanders A, Lucente FE, Nash M. Acute postobstructive pulmonary edema. Otolaryngol Head Neck Surg 1995;112(2):235-237
Mehta VM, Har-El G, Goldstein NA. Postobstructive pulmonary edema after laryngospasm in the otolaryngology patient. Laryngoscope 2006;116(9):1693-1696

1.8 Otorrinolaringologia Geral

1.8.1 Apneia Obstrutiva do Sono

◆ **Características-Chave**

- Uma cessação da respiração durante o sono.
- A apneia do sono pode ser central, obstrutiva ou mista.
- Apneia de sono obstrutiva: causada por colapso e estreitamento das vias aéreas superiores.
- Sintomas cardinais: ronco violento, apneias testemunhadas, sonolência diurna.

66 1. Tratamento Peroperatório e Otorrinolaringologia Geral

A síndrome da apneia obstrutiva do sono (SAOS) é caracterizada por episódios repetidos de obstrução completa (apneia) ou parcial (hipopneia) das vias aéreas superiores, ocorrendo durante o sono. Apneia é uma cessação da respiração durante, pelo menos, 10 segundos. Hipopneia é uma redução transitória da respiração por 10 segundos. Hipopneias devem ser associadas à dessaturação de oxigênio de, pelo menos, 4%, enquanto para os eventos apneicos não se requer que sejam associados a diminuição na saturação de oxigênio.

◆ Epidemiologia

A prevalência de respiração transtornada pelo sono é estimada em 2 a 4% das mulheres de meia-idade e 49% dos homens de meia-idade. A prevalência aumenta com a idade e pode permanecer não diagnosticada na maioria dos pacientes.

◆ Clínica

Sinais e Sintomas

Os sinais e os sintomas da apneia de sono incluem eventos de apneia noturna presenciados, ronco, sonolência diurna, cefaleias, depressão e libido diminuída.

Diagnóstico Diferencial

O diagnóstico inclui laringospasmo relacionado com a DRFL e a dispneia secundária a edema pulmonar ou doença cardíaca. A apneia de sono também pode ser causada por hipoventilação alveolar não obstrutiva, asma, doença pulmonar obstrutiva crônica, insuficiência cardíaca congestiva, narcolepsia, distúrbio de movimento periódico dos membros, privação de sono e uso de medicações, drogas e álcool.

◆ Avaliação

História

A história colhida do paciente ou seu parceiro de cama incluirá relatos de ronco, apneias testemunhadas ou eventos de arquejos à noite, sonolência diurna, libido diminuída ou disfunção sexual e acidentes de veículos a motor ou ocupacionais.

Exame Físico

- Compleição corporal (peso, índice de massa corporal [IMC]).
- Anormalidades craniofaciais congênitas.
- Exame oral: base da língua alargada, palato mole alongado, úvula aumentada, entrada orofaríngea estreita.
- Exame nasal: septo desviado, conchas hipertróficas, polipose nasal.
- Hipertensão.

Imagem

Considerar uma radiografia de tórax para excluir insuficiência cardíaca direita.

Laboratório

Exames de laboratório não são necessários.

Outros Testes

Polissonografia noturna (PSG): o padrão ouro para diagnosticar apneia de sono obstrutiva; múltiplos parâmetros fisiológicos são medidos, enquanto o paciente dorme em um laboratório. Os dados são coletados na presença de um técnico qualificado. Parâmetros típicos em um estudo de sono incluem observações dos movimentos oculares (para detectar sono de movimentos rápidos dos olhos [REM]), eletrencefalografia (EEG; para determinar despertares do sono), monitores de parede torácica, medidas de fluxo de ar nasal e oral, um ECG, um eletromiograma (para procurar por movimentos dos membros que causam despertares) e oximetria.

Índice de apneia-hipopneia (IAH): medida do relatório mais comumente utilizado para descrever perturbações respiratórias durante o sono. O IAH é o número total de episódios de apneia e hipopneia durante o sono dividido pelas horas de tempo de sono. Valores do IAH podem ser computados para diferentes fases do sono. Um IAH > 5 é necessário para o diagnóstico de SAOS; valores > 15 e > 30 indicam níveis moderados e graves de apneia de sono, respectivamente.

Índice de distúrbio respiratório (IDR): uma medida similar ao IAH, que se refere ao número de vezes por hora, que a saturação de O_2 do sangue cai > 3%.

Índice de despertares (ID): com um EEG, um ID pode ser computado, o qual é o número de despertares por hora de sono. O ID pode ser correlacionado com o IAH ou como o IDR, mas ~ 20% das apneias e episódios de dessaturação não são acompanhados por despertares, ou outras causas de despertares estão presentes.

Alguns serviços utilizam monitores portáteis que medem apenas a frequência cardíaca, a oximetria de pulso e o fluxo aéreo nasal para o diagnóstico da SAOS.

◆ Opções de Tratamento

Clínico

A SAOS leve pode ser tratada conservadoramente por perda de peso ou evitação de álcool e certas medicações. Perda de peso é o tratamento mais simples para apneia do sono obstrutiva em pacientes obesos. Mesmo uma perda de peso modesta em torno de 10% pode eliminar os episódios apneicos ao reduzir a massa da via aérea posterior.

O tratamento com pressão positiva contínua (CPAP) nas vias aéreas é utilizado na maioria dos pacientes que têm apneia de sono. O CPAP promove a desobstrução das vias aéreas superiores e aplicação de pressão positiva nas vias aéreas superiores colabadas. As pressões efetivas tipicamente variam de 3 a 15 cm H_2O. O problema mais comum com CPAP é a falta de aderência. Falha do CPAP pode ser causada pelo desconforto percebido, claustrofobia e ataques de pânico.

68 1. Tratamento Peroperatório e Otorrinolaringologia Geral

Aparelhos orais podem ser úteis – eles se destinam a avançar a mandíbula ou, no mínimo, evitar a retrusão da mandíbula com o sono.

Cirúrgico

Há uma variedade de procedimentos que podem melhorar a SAOS em pacientes apropriadamente selecionados. O desafio é identificar o local anatômico provável de obstrução a ser corrigido. Muitos cirurgiões advogam uma abordagem escalonada para tratamento de pontos adicionais, caso a melhora não seja obtida com o procedimento inicial. Os locais de obstrução podem incluir a via aérea nasal (septo, conchas, válvula nasal), as tonsilas palatinas e o palato mole/úvula, a base da língua/tonsilas linguais e a mandíbula. Procedimentos comuns incluem:

- Septoplastia com ou sem redução das conchas inferiores pode melhorar a respiração nasal e reduzir a respiração oral. Pode permitir que o CPAP seja utilizado com uma pressão mais baixa e com um aparelho unicamente nasal.
- Uvulopalatofaringoplastina (UPFP) envolve a remoção de parte do palato mole, da úvula e dos tecidos perifaríngeos redundantes e das tonsilas.
- Uvulopalatoplastia assistida com *laser* (UPAL) pode ser efetuada em um tratamento ambulatorial em série. Sua efetividade ainda não foi claramente definida.
- Procedimentos de redução da base da língua incluem uma glossectomia mediana, tonsilectomia lingual, tratamento com radiofrequência da base da língua (*i. e.,* coblação).
- Avanço da mandíbula ou suspensão da base da língua envolve avanço mandibulomaxilar ou suspensão hióidea.
- Traqueotomia é a mais eficaz manobra terapêutica para apneia obstrutiva, mas é um procedimento de último recurso. Ele desvia o fluxo aéreo do local de obstrução durante o sono. Está indicado em pacientes mais gravemente afetados pela SAOS e hipopneia obstrutiva de sono.

◆ Resultado e Acompanhamento

O prognóstico é excelente com tratamento adequado. A polissonografia é repetida ~ 3 meses após o tratamento cirúrgico, ou após perda de peso. É importante assinalar que o sucesso cirúrgico é frequentemente definido por uma redução de, pelo menos, 50% no IAH. Isto pode não ser uma cura, e pode ser necessária retitulação do CPAP ou tratamento estadiado adicional.

A SAOS frequentemente não é diagnosticada e tratada, podendo ocorrer sequelas a longo prazo, incluindo hipertensão mal controlada e insuficiência cardíaca. Os efeitos adversos da hipersonolência podem incluir perda do emprego, acidentes com veículos a motor e disfunção sexual.

◆ Códigos na CID-10

647.30   Apneia de sono, independentemente do tipo.
647.30   Se estiver presente hipersonia, designar o código.
647.30   Apneia de sono com hipossonia ou insônia é classificada conforme o código.

1. Tratamento Peroperatório e Otorrinolaringologia Geral 69

Leitura Adicional

Couch ME, Senior B. Nonsurgical and surgical treatments for sleep apnea. Anesthesiol Clin North Am 2005;23(3):525-534

Fairbanks DN, Mickelson SA, Woodson BT, eds. Snoring and Obstructive Sleep Apnea. 3rd ed. Philadelphia, PA: Lippincott Williams & Wilkins; 2003

Goode RL. Success and failure in treatment of sleep apnea patients. Otolaryngol Clin North Am 2007;40(4):891-901

Rodriguez HP, Berggren DV. Biology and treatment of sleep apnea. In: Van de Water TR, Staecker H, eds. Otolaryngology: Basic Science and Clinical Review. Stuttgart/ New York:Thieme; 2006:71-82

1.8.2 Doenças Odontogênicas

◆ Características-Chave

- Dor na mandíbula localizada ou regional.
- Radiolucência periapical.
- Sensibilidade dolorosa à percussão.
- Possível formação de fístula na superfície gengival.

O granuloma periapical forma-se como resultado de necrose pulpar, que pode resultar de cárie dentária invadindo a polpa dentária ou de lesão física ou química da polpa. Subsequentemente à inflamação e necrose pulpares, um processo inflamatório é estabelecido que progride para uma zona localizada de destruição óssea e desconforto associado que se manifesta radiograficamente como uma radiolucência em radiografias dentárias de rotina.

◆ Epidemiologia

Granuloma periapical ou periodontite apical é uma forma muito comum de patologia dentária e é responsável por 3/4 de todos os cistos dentários e extrações dentárias no jovem. A maioria ocorre no segmento anterior da maxila e representa a lesão precursora do cisto dentário mais comum, o cisto radicular. O revestimento epitelial deste último origina-se de restos epiteliais no interior da porção periapical do ligamento periodontal.

◆ Clínica

Sinais e Sintomas

Os sintomas geralmente são mínimos e muitas vezes são notados incidentalmente. Radiograficamente uma área radiolucente localizada no ápice de um dente desvitalizado contíguo ao ligamento periodontal e à lâmina dura está presente. O tamanho varia de poucos milímetros a 1,5 cm na maioria dos casos. Ocasionalmente, um grau leve de expansão óssea alveolar labial ou bucal pode ser notado, além da reabsorção do ápice da raiz.

70   1. Tratamento Peroperatório e Otorrinolaringologia Geral

Diagnóstico Diferencial

O diagnóstico diferencial é feito entre o cisto periapical e o cisto radicular, enquanto raramente pode haver semelhança com um tumor odontogênico, outras formas de cisto odontogênico, doença óssea primária, lesão de células gigantes e doença metastática. Todas estas últimas considerações apresentam-se com dentes vitalizados.

◆ Avaliação

A avaliação histológica do granuloma periapical revela um infiltrado de células inflamatórias misto crônico a subagudo dentro de um estroma de tecido conectivo frouxo e altamente vascular, que também tende a conter macrófagos espumosos. O cisto radicular ou periapical é revestido por epitélio escamoso estratificado, não queratinizado, dentro de um estroma de suporte variavelmente inflamatório com eritrócitos espalhados, hemossiderina, células plasmáticas e corpos de Russell.

Os exames clínico e radiográfico revelam a presença de dente desvitalizado e radiolucência periapical característica. Expansões de osso alveolar podem estar presentes, mas não invariavelmente.

◆ Opções de Tratamento

O tratamento varia desde a extração dentária até a curetagem da região periapical. A preservação do dente exige tratamento endodôntico. Em caso de um problema crônico ou persistente que não responde ao tratamento endodôntico de rotina, pode ser necessário um procedimento de curetagem apical (apicectomia).

◆ Complicações

Em casos em que a curetagem apical foi inadequada ou não executada, o risco de recorrência está presente na forma de um cisto residual ou da patologia inicial, um granuloma periapical. Nesses casos, destruição continuada do osso alveolar pode seguir-se com lesões maiores comprometendo resistência e integridade da mandíbula ou maxila.

◆ Resultado e Acompanhamento

O sucesso a longo prazo é medido pelo preenchimento ósseo do interior da região periapical e pelo restabelecimento da função secundariamente à substituição dentária por ponte móvel ou fixa ou pela colocação de implante dentário e restauração.

Leitura Adicional

Laskaris G. Color Atlas of Oral Diseases. 3rd ed. Stuttgart/New York: Thieme; 2003
    Laskaris G. Treatment of Oral Diseases: A Concise Textbook. Stuttgart/New York: Thieme; 2005

Regezi JA. Odontogenic cysts, odontogenic tumors, fibroosseous, and giant cell lesions of the jaws. Mod Pathol 2002;15(3):331-341 PubMed

1.8.3 Patologia Oral Benigna

◆ Características-Chave

- A hiperplasia epitelial focal apresenta-se como lesões brancas rosadas individualizadas, bem definidas, indolores, minimamente elevadas da mucosa oral. É associada a ampla incidência étnica.
- As lesões exibem comportamento benigno, podem ser muito numerosas e são transmissíveis.
- O papiloma escamoso é a mais comum lesão papilar da mucosa oral (2,5% de todas as lesões orais).
- Uma etiologia viral está presente em muitos, mas não necessariamente todos, papilomas escamosos.

A hiperplasia epitelial focal (doença de Heck) geralmente se origina na infância, com uma grande porcentagem de crianças afetadas em algumas populações; em indivíduos imunossuprimidos a incidência é aumentada. Estas lesões bem circunscritas são de natureza séssil e se localizam predominantemente nas mucosas bucal e labial.

Papiloma escamoso (verruga oral) é um termo amplo, denotando crescimentos epiteliais verrucosos e papilares com uma quantidade mínima de tecido conectivo de sustentação.

◆ Etiologia

Uma origem viral da hiperplasia epitelial focal foi demonstrada, particularmente em papilomavírus humano (HPV) 13 e 32, utilizando técnicas de hibrização *in situ*. Sugestões precedentes de que esta era uma lesão em que fatores genéticos estavam relacionados foram refutadas.

A maioria, se não todos, dos papilomas escamosos é decorrente da infecção por HPV-2, 6, 11 e 57.

◆ Clínica

Sinais e Sintomas

Na hiperplasia epitelial focal, lesões amplamente distribuídas na língua, mucosas bucal e labial e gengiva alveolar são características, da mesma forma que uma periferia bem definida com uma superfície finamente granular. As lesões são assintomáticas e muitas vezes são descobertas acidentalmente. Elas podem ser aglomeradas em áreas ou disseminadas em distribuição.

No papiloma escamoso, uma predileção foi notada pelos palatos duro e mole e pela úvula, mas lesões podem ser observadas em qualquer local, desde o vermelhão dos lábios até qualquer outro local intraoral. O tamanho da lesão varia de alguns milímetros a 1 cm de diâmetro com um contorno exofítico e

72 1. Tratamento Peroperatório e Otorrinolaringologia Geral

em forma de couve-flor, geralmente de cor branca à rósea. As lesões são assintomáticas e geralmente solitárias, embora no paciente imunossuprimido elas possam ser múltiplas.

Diagnóstico Diferencial

Papilomas escamosos múltiplos e verruga vulgar são as lesões com maior probabilidade de mostrar similaridade à hiperplasia epitelial focal, embora as lesões da doença de Cowden, pioestomatite vegetante e doença de Crohn também possam ser consideradas.

As lesões solitárias devem incluir o xantoma verruciforme, hiperplasia papilar e condiloma acuminado.

◆ Avaliação

A apresentação clínica é característica; entretanto, a histopatologia de uma lesão representativa excisada confirmará o diagnóstico.

Na hiperplasia epitelial focal, acantose da superfície e paraceratose estão presentes em associação ao baqueteamento proeminente e fusão das cristas epiteliais. Característica é a presença de células epiteliais aumentadas em balão no interior das camadas mais superficiais, com uma alteração coilocítica no interior das células da superfície. Áreas claras no interior dos núcleos da superfície em associação à picnose são típicas, como o é a presença de alterações citoplasmáticas granulares e fragmentação nuclear.

Nos papilomas escamosos, um crescimento pronunciado de epitélio escamoso normal cobre um componente estromal de tecido conectivo bem vascularizado que se projeta da superfície mucosa. Camadas de células superficiais muitas vezes contêm células coilocíticas em que os núcleos são picnóticos ou crenados e rodeados por uma zona oticamente transparente.

◆ Opções de Tratamento

Em geral, nenhum tratamento é indicado para hiperplasia epitelial focal, uma vez que muitos casos se resolvem espontaneamente. Se poucas lesões estiverem presentes ou se considerações estéticas forem importantes, excisão conservadora ou crioablação podem ser executadas. Casos avançados podem ser tratados com uma combinação de terapia com *laser* e interferon-α-2b.

O tratamento de escolha para um papiloma escamoso é excisão cirúrgica ou ablação com *laser*, com recorrência observada apenas raramente. Nos portadores ou pacientes com AIDS, o risco de recorrência não é incomum.

◆ Resultado e Acompanhamento

Não são esperadas complicações, embora recorrência possa ser observada. Transformação maligna não deve ser uma preocupação.

1. Tratamento Peroperatório e Otorrinolaringologia Geral 73

◆ Código na CID-10

A69   Doenças dos tecidos moles orais, excluindo lesões específicas da gengiva e língua.

Leitura Adicional

Akyol A, Anadolu RT, Anadolu Y, Ekmekci P, Gürgey E, Akay N. Multifocal papillomavirus epithelial hyperplasia: successful treatment with CO2 laser therapy combined with interferon alpha-2b. Int J Dermatol 2003;42(9):733-735

Eversole LR. Papillary lesions of the oral cavity: relationship to human papillomaviruses. J Calif Dent Assoc 2000;28(12):922-927

Laskaris G. Color Atlas of Oral Diseases. 3rd ed. Stuttgart/New York: Thieme; 2003
Laskaris G. Treatment of Oral Diseases: A Concise Textbook. Stuttgart/New York: Thieme; 2005

Padayachee A, van Wyk CW. Human papillomavirus (HPV) DNA in focal epithelialhyperplasia by in situ hybridization. J Oral Pathol Med 1991;20(5):210-214

1.8.4 Distúrbios da Articulação Temporomandibular

◆ Características-Chave

- Após a odontalgia, os distúrbios da articulação temporomandibular (ATM) são a causa mais comum de dor facial.
- A maioria dos pacientes responde ao tratamento conservador.
- Tratamentos cirúrgicos podem reparar ou substituir lesões graves.

A doença da ATM é frequentemente classificada como miogênica ou artrogênica, envolvendo um problema principal de tensão muscular *versus* anatomia da articulação. Os pacientes apresentam-se com dor, cefaleia, desconforto com a mastigação e estalos da articulação temporomandibular.

◆ Anatomia e Fisiologia

A ATM conecta a mandíbula ao crânio, no côndilo da mandíbula e na porção escamosa do osso temporal. A superfície articular do osso temporal é formada pela eminência articular anteriormente e uma fossa articular côncava posteriormente. A superfície articular da mandíbula consiste no topo do côndilo. As superfícies são separadas por um disco articular, o menisco. O menisco articular é constituído por fibrocartilagem e é importante para função suave da articulação. O menisco possui bandas anterior e posterior espessas e zona intermediária delgada; alterações patológicas podem contribuir para distúrbios da ATM.

74   1. Tratamento Peroperatório e Otorrinolaringologia Geral

◆ Epidemiologia

A doença da ATM é mais comum em mulheres, com uma proporção de homens para mulheres de 1:4. A maior incidência é em adultos jovens, com idades entre 20 e 40 anos. O transtorno é visto mais frequentemente em caucasianos do que em pessoas de descendência africana.

◆ Clínica

Sinais e Sintomas

Estes incluem dor na ATM, estalos, crepitação, dor à palpação e espasmo dos músculos da mastigação. Cefaleia, dor no pescoço e sensibilidade dentária são comuns. História de sono ruim e outros transtornos do sono são comuns. Muitos pacientes podem receber um diagnóstico incorreto de enxaqueca.

Diagnóstico Diferencial

Em pacientes apresentando-se com queixas na região da ATM, as considerações importantes, além de distúrbios da ATM, incluem doenças comprometendo a orelha, como otite externa ou otite média, e fontes de otalgia referida, como malignidade da laringe ou faringe. Distúrbios da ATM podem ser relacionados com artrite reumatoide, artropatia degenerativa, ancilose, luxações, infecções, anomalias congênitas e neoplasias. Maloclusão dentária, dentes cerrados, bruxismo, distúrbios da personalidade, sensibilidade dolorosa aumentada e estresse e ansiedade devem ser considerados.

◆ Avaliação

História

Como em outras áreas, uma história cuidadosa é importante para dirigir a avaliação clínica. A atenção particular a problemas dentários precedentes, procedimentos dentários e lesões da cabeça e pescoço é importante. Diagnóstico prévio de distúrbios psicológicos, dor crônica, enxaqueca, ou outros distúrbios cefálicos devem ser anotados. Uma lista acurada detalhada das medicações em uso é necessária, com atenção para uso de medicações para dor crônica ou ansiedade.

Exame Físico

Um exame completo da cabeça e pescoço é realizado. Deve-se avaliar quanto à evidência de doença otológica ativa, que poderia ser uma fonte de dor. Por outro lado, é importante visualizar a faringe e a laringe para excluir uma lesão óbvia que possa ser uma fonte de dor referida. Avaliar quanto à maloclusão dentária, desgaste dentário anormal, dentes ausentes, visível contração intensa ou espasmo dos músculos cervicais ipsolaterais. Avaliar o movimento da mandíbula, que pode estar reduzido na doença da ATM. A amplitude normal de movimento na abertura é de 5 cm. A articulação deve ser palpada, inferior ao arco zigomático 1 a 2 cm anterior ao trago, em ambas as posições aberta e

1. Tratamento Peroperatório e Otorrinolaringologia Geral 75

fechada. O examinador deve sentir por palpação o espasmo muscular, dor à palpação do músculo ou da articulação e crepitação da articulação.

Imagem

A TC e a RM podem fornecer evidências detalhadas de desarranjos dos tecidos ósseos e moles. Exames de imagem são recomendados antes da consideração de cirurgia.

Patologia

Existem duas categorias de doença de ATM:

1. Doença temporomandibular miogênica: hiperatividade e disfunção musculares graças a maloclusão dentária. Fatores psicológicos muitas vezes contribuem, como ansiedade levando ao cerramento habitual da mandíbula. Fatores que contribuem para espasmo muscular incluem maloclusão, cerramento da mandíbula, bruxismo, sensibilidade aumentada à dor, transtornos da personalidade, estresse e ansiedade e uma história de trauma.

2. Doença da articulação temporomandibular: disfunção da articulação relacionada com (a) desvio do disco do menisco, ou (b) doenças que causam alterações degenerativas da anatomia articular. O desvio do menisco é a causa mais comum. O desvio anterior anormal da banda posterior entre o côndilo e a eminência leva aos sinais e sintomas. A hiperatividade muscular/espasmo nesta situação é secundária. Condições que causam alterações degenerativas da anatomia da articulação incluem artrite reumatoide, artropatia degenerativa, ancilose, luxações, infecções, trauma, anomalias congênitas e neoplasias.

◆ Opções de Tratamento

Clínico

Na maioria dos pacientes pode ser utilizado um tratamento conservador, envolvendo repouso articular, anti-inflamatórios, relaxantes musculares, imobilizações/protetores noturnos oclusais dentários. O repouso articular é obtido com o uso de uma dieta branda e a evitação de mascar chicletes. Placas de proteção noturna podem ser moldadas, utilizando impressões dentárias e provavelmente reduzirão o bruxismo noturno e a tensão nos músculos mastigadores.

O principal objetivo da fisioterapia é estabilizar a articulação e restaurar a mobilidade, resistência e função. As modalidades incluem treinamento de relaxamento, massagem de fricção e tratamento ultrassônico.

Farmacologia Relevante

- Medicação anti-inflamatória por 4 semanas, reduzir, então, gradativamente:
  - Ibuprofeno 200-400 mg VO a cada 4-6 horas; não exceder 3,2 g/d.
  - Naproxeno 500 mg VO, seguido por 250 mg a cada 6-8 horas; não exceder 1,25 g/d.

76   1. Tratamento Peroperatório e Otorrinolaringologia Geral

- Relaxantes musculares:
  - Ciclobenzaprina 20-40 mg/d VO divididos em 2 ou 4 doses; não exceder 60 mg/d.
  - Diazepam – espasmos brandos: 5-10 mg VO cada 4-6 horas, conforme necessário.
  - Efeitos adversos incluem sedação, depressão e dependência.
- Outros:
  - Toxina botulínica para reduzir espasmo muscular.

Cirúrgico

Indicações absolutas: tumor, ancilose grave.
Indicações relativas: falha do tratamento conservador.

Artrocentese

Artrocentese é um procedimento minimamente invasivo, geralmente efetuado sob sedação IV ou anestesia geral. Uma agulha calibre 22 é inserida no espaço articular superior, e uma pequena quantidade de soro fisiológico é injetada para distender o espaço articular, depois que o líquido é retirado e avaliado. Por reinjeção, a articulação é, então, lavada; esteroides e/ou anestésicos locais podem ser injetados no interior do espaço articular.

Cirurgia Artroscópica

As indicações incluem desarranjos internos, aderências, fibrose e alterações discais degenerativas.

Lise e lavagem artroscópicas podem ser uma alternativa minimamente invasiva aos procedimentos abertos.

Artroplastia

Artroplastia designa cirurgia aberta da ATM, incluindo reposicionamento do disco, discectomia e substituição da articulação. O reposicionamento do disco é utilizado, quando o menisco se tornou desviado. Sob anestesia geral, uma incisão é feita para acessar a articulação, e o disco desviado é reposicionado com ou sem plicatura. Pode ser necessário reparo dos ligamentos circundantes.

A discectomia está indicada para transtornos internos da ATM, envolvendo posição e integridade discais; ela tipicamente é feita como um procedimento aberto sob anestesia geral.

Em casos de desarranjo da eminência anatômica, um procedimento para reduzir e regularizar a eminência articular, modelando a eminência articular, pode estar indicado.

Se o dano à ATM não puder ser reparado, o paciente pode ser candidato à remoção e substituição de parte ou de todos os componentes da ATM. Condições que exigem cirurgia podem incluir doença degenerativa grave, ATMs congenitamente deformadas e artrite reumatoide avançada. As opções para uma substituição articular parcial são (a) substituição da fossa articular, e (b) substituição do côndilo mandibular por osso autólogo, como uma costela, ou utilizando uma prótese metálica. Em um procedimento articular total, tanto o côndilo quanto a fossa são substituídos por componentes protéticos.

1. Tratamento Peroperatório e Otorrinolaringologia Geral   77

◆ Complicações

Uma luxação da mandíbula pode ocorrer iatrogenicamente – durante entubação ou endoscopia. Tipicamente, a mandíbula pode ser reposicionada conforme descrito. Suportar a cabeça. Se o paciente estiver acordado, administrar diazepam e considerar morfina. Colocar os polegares atrás do último molar em cada lado da mandíbula e segurar a superfície inferior da mandíbula com os dedos das mãos em cada lado. Exercer tração inferior sobre os molares inferiores para liberar o côndilo da sua posição aprisionada anterior à eminência articular. Soltar a mandíbula posteriormente para retornar à sua posição anatômica. Os dentes devem fechar rapidamente.

◆ Resultado e Acompanhamento

Na maioria dos casos o prognóstico é bom, e os pacientes respondem ao tratamento conservador. Resultados cirúrgicos tendem a ser favoráveis em casos apropriadamente selecionados.

◆ Código na CID-10

MZ6.60   Doenças da articulação temporamandibular.

Leitura Adicional

Ault J, Berman S. Temporomandibular Disorders. eMedicine 2009. Available at: emedicine. medscape.com
Bumann A, Lotzmann U. TMJ Disorders and Orofacial Pain. Stuttgart/New York: Thieme; 2003
Goddard G. Controversies in TMD. J Calif Dent Assoc 1998;26(11):827-832
Isberg A. Temporomandibular Joint Dysfunction: A Practitioner's Guide. London: Martin Dunitz; 2001

1.8.5 Otorrinolaringologia Geriátrica

◆ Características-Chave

- A população idosa está se expandindo rapidamente.
- Os idosos muitas vezes se apresentam com múltiplas comorbidades.
- A apresentação de doença no idoso pode ser atípica.
- Para a realização segura de cirurgias no idoso, é importante tratamento pré-operatório completo.

78   1. Tratamento Peroperatório e Otorrinolaringologia Geral

Tabela 1-23   Abordagem Geral do Paciente Idoso

História da doença atual: o paciente pode ser um mau historiador; obter registros de tratamento primários, se possível
Medicações: obter lista acurada de medicações atuais; considerar questões de múltiplas medicações
Social: condição NR; desejos de cuidados do fim da vida, diretivas prévias; uso de fumo e álcool; estado funcional; abandono e abuso
Pré-operatório: consideração cuidadosa dos fatores de risco. Testagem incluindo HC, TP, TTP, PMB, radiografia de tórax, ECG de 12 derivações. Considerar ecocardíaco ou teste de esforço, se houver fatores de risco
Anestesia: considerar local, local com sedação IV, *versus* geral
Exame: testagem complementar a considerar: audiologia, estudo VNG, videoestroboscopia, RX contrastado com bário

NR, não ressuscitar; HC, hemograma completo; TP, tempo de protrombina; TTP, tempo de tromboplastina parcial; PMB, painel metabólico básico; ECG, eletrocardiograma; IV, intravenoso; VNG, videonistagmográfico.

A proporção da população dos EUA com idade igual ou superior a 65 anos está prevista para se expandir de 12,4% em 2000 para 19,6% em 2030, ou 71 milhões de pessoas. Além disso, o grupo etário acima de 80 anos está previsto para se expandir de 9,3 milhões de pessoas para 19,5 milhões em 2030. Doenças afetando o idoso frequentemente exigem cuidado otorrinolaringológico. Comorbidades, como doença cardiovascular, doença renal e múltiplas medicações, tornam complexo o cuidado clínico destes pacientes e a administração segura de tratamento cirúrgico.

A abordagem clínica ao paciente geriátrico de otorrinolaringologia deve seguir a mesma organização geral que é utilizada para outros pacientes. Entretanto, certas áreas da avaliação exigem atenção específica (**Tabela 1.23**).

◆ História

Obter uma boa história de um paciente idoso, debilitado, cronicamente enfermo ou um paciente sofrendo de demência pode ser difícil. Se possível, pode ser útil a colaboração de um parente próximo ou um amigo. Além disso, devem ser obtidos os registros de atenção básica à saúde e/ou do asilo. Por exemplo, o paciente pode ser incapaz de declarar durante quanto tempo uma tumoração esteve presente, mas o conhecimento da duração ou velocidade de crescimento de uma massa terá influência direta sobre como a massa será ou não avaliada. Tratamentos clínicos ou cirúrgicos prévios do problema atual poderiam ser desconhecidos para o paciente, mas são de grande relevância. O mesmo é verdadeiro sobre exames ou avaliação precedentes, como exames de laboratório ou imagem. A história clínica e cirúrgica pregressa geral deve ser procurada; outra vez, registros de atenção básica devem ser buscados. Não é incomum que o paciente idoso se esqueça de mencionar fatos importantes, como a presença de um marca-passo, que são cruciais a considerar se for planejada cirurgia ou uma RM.

História de Medicações

A importância de se obter uma lista exata da medicação atual não pode ser exagerada. A conciliação das medicações, ou assegurar que as listas de prétratamento, tratamento atual e pós-tratamento são exatas tornou-se uma questão de grande importância para organizações regulatórias, como a Joint Commission, em virtude do aparecimento de dados a respeito das consequências e frequência de erros de medicação. Felizmente, o uso crescente de registros médicos eletrônicos está tornando a disponibilidade de listas de medicação legíveis e detalhadas mais rapidamente disponível. No idoso, o uso de múltiplas medicações é um problema disseminado. Queixas, como desequilíbrio, xerostomia, disfagia, dispepsia e parosmia, podem ser uma consequência de efeitos colaterais de medicações. Isto deve ser considerado durante a avaliação do idoso. Também, quando terapia cirúrgica está sendo considerada, a lista precisa de medicação é crítica. O uso de medicações cardíacas, como β-bloqueadores, precisa ser considerado peroperatoriamente em conformidade com as atuais (e evoluindo rapidamente) diretrizes. Medicações, como cumadina, aspirina ou clopidogrel, devem ser consideradas com relação a riscos potenciais associados à restrição de medicações pré-operatoriamente. Ervas, suplementos nutricionais e quaisquer tratamentos de medicina complementar e alternativa não devem ser desprezados.

◆ História Social

Um fator-chave a considerar no tratamento de pacientes idosos envolve uma consideração dos desejos de tratamento no fim da vida. Muitas vezes, o otorrinolaringologista não é diretamente envolvido nestas conversas demoradas e emocionais, as quais podem envolver múltiplos membros da família, amigos próximos e membros do clero. Idealmente, a atenção básica de saúde pode e deve lidar com estas questões, com documentação escrita claramente. Ao considerar intervenção cirúrgica no idoso, deve-se ter certeza de que diretivas antecipadas foram discutidas.

◆ Exame Físico

O exame da cabeça e pescoço no paciente idoso em geral não é diferente. Há algumas generalizações a considerar. A incidência de presbiacusia ou outras formas de perda auditiva é tal que a maioria dos pacientes geriátricos deve ser considerada para avaliação audiológica de triagem. A incidência de hiposmia no grupo geriátrico, especialmente no grupo acima de 80 anos, é extremamente alta. O uso de videoestroboscopia no paciente geriátrico com queixas da voz pode ser de grande valor para elucidar rigidez, alterações atróficas ou outras alterações sutis das pregas vocais, facilitando assim escolhas apropriadas de fonoterapia. Embora o otorrinolaringologista geralmente não focalize o exame físico além da cabeça e pescoço, a capacidade de examinar rapidamente quanto a sinais óbvios de insuficiência cardíaca congestiva, como edema periférico ou distensão venosa jugular (DVJ), pode induzir a avaliação préoperatória apropriada.

80   **1. Tratamento Peroperatório e Otorrinolaringologia Geral**

Tabela 1-24 Condições Usadas para Identificar Pacientes em Risco de Morbidade e Mortalidade Peroperatórias Aumentadas

Cardiovasculares: doença de artéria coronária, insuficiência cardíaca congestiva, presença de arritmias, doença vascular periférica, hipertensão grave, IM recente
Respiratórias: história de tabagismo > 20 maços/ano, obesidade mórbida, doença pulmonar preexistente, PO_2 < 60 ou PCO_2 > 50
Renais: insuficiência renal (ureia > 50, creatinina > 3,0)
Hepáticas: cirrose, hepatite
Endócrinas: diabetes melito, hipertireoidismo ou hipotireoidismo, esteroidoterapia crônica
Hematológicas: coagulopatia, anemia, trombocitopenia
Gerais: idade > 70, restrito ao leito/debilitado, desnutrição, cirurgia de emergência

IM, infarto do miocárdio.

◆ Revisão dos Sistemas

Isto é especialmente importante para estratificar o risco pré-operatório. Angina, dispneia de esforço, doença renal crônica, insuficiência hepática ou DPOC grave precisam todos ser levados em conta ao considerar cirurgia. Os cirurgiões tradicionalmente têm usado classificações, como os critérios de Goldman, para considerar os fatores de importância no risco cirúrgico (**Tabela 1.24**).

◆ Doenças

Diversos aspectos da otorrinolaringologia-cirurgia de cabeça e pescoço sofrem impacto direto da idade. Alterações relacionadas com a idade podem afetar audição, equilíbrio, neoplasias da cabeça e pescoço, voz, deglutição, nutrição, disfunção olfatória, distúrbios do sono e interesses cosméticos. Uma consideração de algumas condições comuns, por área, vem a seguir.

Otologia

- Rolha de cerúmen.
- Otite serosa.
- Presbiacusia.
- Zumbido.
- Disfunção do equilíbrio:
  - o Vertigem posicional paroxística benigna (VPPB).
  - o Doença de Ménière.
  - o Efeitos colaterais de medicações.
  - o Tonteiras não vestibulares.

1. Tratamento Peroperatório e Otorrinolaringologia Geral 81

Rinologia
- Presbiosmia.
- Rinite.
- Epistaxe.
- Sinusite.

Laringologia e Orofaríngeas
- Presbilaringe.
- Distúrbios neurolaríngeos.
- Xerostomia.
- Disfagia.
- Aspiração.
- Refluxo.

Endócrinos
- Hiperparatireoidismo com osteopenia.
- Doenças ou malignidade tireóidea.

Cabeça e Pescoço
- Malignidade do trato aerodigestório superior.
- Neoplasia parotídea.
- Malignidades cutâneas da cabeça e pescoço.

Foi afirmado que "não há nada como uma cirurgia ou um traumatismo para trazer um paciente à sua idade cronológica". O paciente idoso com reserva potencialmente limitada, função orgânica prejudicada e/ou uso de múltiplas medicações exige atenção particular, especialmente ao se considerar intervenção cirúrgica. Indicamos ao leitor os recursos da recentemente formada American Society of Geriatric Otolaryngology (ASGO); para saber da missão, congressos, titulação e outras informações sobre a ASGO, consultar www.geriatricotology.com. Também, consultar o *e-book on-line* da American Academy of Otolaryngology-Head and Neck Surgery Foundation, *Geriatric Care Otolaryngology* em www.entnet.org. À medida que a população em envelhecimento se expande e evoluem as questões econômicas e da mão de obra médica, provavelmente, haverá cada vez maior necessidade de otorrinolaringologistas na clínica para prover tratamentos geriátricos apropriado e eficiente.

Leitura Adicional
American Academy of Otolaryngology – Head and Neck Surgery Foundation. Geriatric Care Otolaryngology. Available at: www.entnet.org

Calhoun KH, Eibling DE. Geriatric Otolaryngology. New York: Taylor and Francis; 2006

82 1. Tratamento Peroperatório e Otorrinolaringologia Geral

1.8.6 *Lasers* em Otorrinolaringologia

◆ Características-Chave

- O *laser* de dióxido de carbono (CO_2) é o *laser* mais comumente usado em otorrinolaringologia-cirurgia de cabeça e pescoço e cirurgia plástica facial.
- Complicações da cirurgia a *laser* incluem lesão ocular, combustão na via aérea e infecção por meio da pluma de fumaça.

O tratamento cirúrgico de cabeça e pescoço tem alguns aspectos típicos. O acesso a áreas específicas pode ser restrito e altamente vascularizado. Os *lasers* são muito adaptáveis a certos procedimentos cirúrgicos. A energia no feixe de *laser* existe sob a forma de radiação, calor e fotoacústica ou mecânica; calor é o meio comumente usado para cirurgia (para vaporização, corte e coagulação).

◆ Biofísica do *Laser*

A palavra *laser* era originalmente um acrônimo de amplificação da luz por emissão estimulada de radiação. Os *lasers* fornecem um feixe espacialmente coerente de luz a um comprimento de onda (frequência) uniforme. Como tal, eles fornecem uma fonte de energia relativamente uniforme com efeitos previsíveis. Quando aplicados aos tecidos, os *lasers* exercem certos efeitos, os quais dependem de diversas variáveis que incluem cromóforo específico alvejado, cromóforos competidores, duração de pulso, frequência de pulso, padrão de pulso, diâmetro do feixe, fluência e profundidade de penetração. Além disso, as técnicas de resfriamento do tecido também podem alterar os efeitos do *laser*.

Um cromóforo é uma substância que absorve um comprimento específico de onda de luz. Alguns dos cromóforos diretamente alvejados pela atual tecnologia de *laser* incluem água, melanina, oxiemoglobina e desoxiemoglobina. Os *lasers* podem afetar um cromóforo selecionado, mas também podem afetar um cromóforo competidor (algo que não está servindo de alvo, mas também absorve aquele comprimento de onda particular). Dependendo dos objetivos do tratamento, isto pode gerar um benefício adicional ou pode ser indesejável.

Ao utilizar *lasers* é importante considerar quão longe o *laser* viaja dentro dos tecidos tratados. Este efeito de profundidade é importante a considerar, porque um *laser* poderia potencialmente não atingir seu alvo, ou alcançar bem além do seu alvo. A profundidade real da penetração do *laser* depende de múltiplos fatores que incluem, mas não se limitam, o comprimento de onda do *laser*, o diâmetro do feixe e a quantidade de dispersão. Dispersão relativa também pode variar, dependendo do diâmetro do feixe do *laser*.

Em adição à profundidade de penetração, com extensão das interações com tecidos associados também é relacionada com efeitos térmicos adjacentes. Os efeitos térmicos adjacentes podem alterar os efeitos do tratamento com *laser*, beneficamente (p. ex., estimulando produção de neocolágeno nos tecidos aquecidos) ou não. Estes efeitos podem estender-se lateralmente

1. Tratamento Peroperatório e Otorrinolaringologia Geral   83

dentro do plano horizontal dos tecidos tratados, bem como mais profundamente a estes tecidos. Os efeitos térmicos adjacentes podem variar, dependendo da duração do pulso, do número de pulsos, da taxa de absorção de energia, sequenciação, diâmetro do feixe, quaisquer técnicas associadas de resfriamento, e se o feixe está passando através de tecidos previamente tratados, como tecido carbonizado residual. Com alguns *lasers*, o tecido carbonizado residual pode atuar como um ralo de calor, aumentando as alterações adjacentes.

A fluência é a medida da energia do *laser* por unidade de área (geralmente informada em joules por centímetro quadrado). Esta é uma medida importante para uso em medicina. Tipicamente, há uma certa quantidade de fluência que é necessária para obter um dado efeito. Para alguns procedimentos, fluência subliminar pode não fornecer nenhum benefício. Entretanto, em outras oportunidades, *lasers* "de baixa energia" podem ser benéficos. Alternativamente, fluência excessiva pode resultar em efeitos térmicos excessivos indesejáveis.

◆ Aplicações do *Laser*

As aplicações específicas do *laser* em otorrinolaringologia-cirurgia da cabeça e pescoço incluem:

- **Otorrinolaringologia geral:** tratamento de lesões orais benignas, medicina do sono.
- **Otologia:** cirurgia da orelha média, estapedotomia.
- **Rinologia:** tratamento de polipose nasal, redução de hipertrofia de concha, tratamento de sangramento do plexo de Kiesselbach na epistaxe recorrente.
- **Laringologia:** tratamento de lesões exsudativas do espaço de Reinke, cistos mucosos intracordais ou epidérmicos, sulco vocal, membranas, tratamento de papiloma respiratório recorrente, tratamento de estenose e alguns cânceres laríngeos.
- **Cirurgia plástica facial:** tratamento de anomalias vasculares da pele, rejuvenescimento da pele facial, remoção de pelos.

A seleção do *laser* para uma aplicação específica variará, dependendo dos efeitos desejados e das características do *laser*. A seleção ideal do aparelho para uma aplicação pode ser difícil, porque os *lasers* são uma tecnologia em evolução. Como em todos os procedimentos na medicina, as razões risco/benefício devem ser consideradas. Somente estudos bem construídos podem determinar se existe um aparelho ideal para um dado procedimento.

◆ Tipos de *Laser*

Os tipos de *lasers* comumente utilizados em otorrinolaringologia-cirurgia de cabeça e pescoço e cirurgia plástica facial estão descritos a seguir.

Laser de Dióxido de Carbono

O *laser* de CO_2 é o *laser* mais comumente usado; ele emite a 10,6 μm, na região infravermelha média (invisível). Um *laser* vermelho visível de hélio-neônio (HeNe) é acuradamente superposto à trajetória do feixe de CO_2 e atua como feixe de pontaria. O *laser* de CO_2 possui excelentes propriedades de corte com

84   1. Tratamento Peroperatório e Otorrinolaringologia Geral

muito pouco dano tecidual lateral. O *laser* de CO_2 se integra bem aos microscópios cirúrgicos; entretanto, ele não pode ser propagado por um cabo de fibra óptica tradicional. Existem algumas fibras novas, como omniguide, que podem ser utilizadas para aplicar um *laser* de CO_2 em uma modalidade flexível.

Laser de Hólmio: Ítrio-Alumínio-Granada (Ho: YAG)

O *laser* de Ho-YAG é um *laser* infravermelho pulsado com emissão a 2,1 μm (2.100 nm). Seu meio de *lasing* é um cristal de ítrio-alumínio-granada com traços (dopado) de hólmio. O *laser* é excitado por uma lâmpada de *flash* de arco de xenônio. Ele é utilizado em cirurgia nasal e tonsilectomia. O *laser* de Ho: YAG pode ser propagado por um cabo de fibra óptica.

Laser de Neodímio: Ítrio-Alumínio-Granada (Nd: YAG)

O *laser* de Nd: YAG emite no infravermelho próximo, a 1.064 nm; ele é capaz de vaporizar grandes volumes de tecido e é bem adaptado à hemostasia por coagulação. O Nd: YAG pode ser propagado por um cabo fibroscópico.

Laser de Potássio Titanil Fosfato (KTP)

Um *laser* de potássio titanil fosfato (KTP) é um *laser* de Nd: YAG que é duplicado em frequência, passando-se o feixe por um cristal de potássio titanil fosfato (KTP). A duplicação da frequência divide ao meio o comprimento de onda (de 1.064 nm para 532 nm). A luz verde visível parece ser contínua, mas de fato ela é rapidamente pulsada. Um *laser* de KTP se integra bem com um microscópio cirúrgico. Um *laser* de KTP pode ser propagado por um cabo de fibra óptica.

Laser de Érbio: Ítrio-Alumínio-Granada (Er: YAG)

O meio de *lasing* do *laser* de Er: YAG é um cristal de ítrio-alumínio-granada com traços (dopado) de érbio; ele emite a 2.940 nm (um comprimento de onda que é fortemente absorvido por água). É usado para rejuvenescimento da pele facial.

Laser de Érbio, Cromo: Ítrio-Escândio-Gálio-Granada (Er, Cr: YSGG)

O *laser* de Er, Cr: YSGG emite a 2.791 nm.

Laser de Diodo

O *laser* de diodo é um aparelho eletrônico semicondutor que produz luz de *laser* por estimulação elétrica de arranjos de diodos de *laser*. Uma emissão no infravermelho distante a 810 μm é a que mais se adequa a aplicações otorrinolaringológicas. Ele pode ser usado em modo de quase contato e de contato (efeito térmico).

Laser de Argônio

O *laser* de argônio produz um feixe verde-azul de luz (454,6-528,7 nm) que é absorvido seletivamente por pigmento vermelho. Esta característica da luz do *laser* de argônio foi aplicada com sucesso no tratamento de anomalias vasculares da pele, particularmente manchas em vinho do Porto. Os *lasers* de argônio

1. Tratamento Peroperatório e Otorrinolaringologia Geral 85

poupam tecido epitelial e fotocoagulam tecido vascular subepitelial com pouca ou nenhuma formação de cicatriz.

Laser de Corante

Um *laser* de corante é um *laser* que emprega um corante orgânico como meio de *lasing*, geralmente na forma líquida (em comparação aos gases ou sólidos usados como meios nos outros *lasers* anteriores), de modo que ele pode emitir uma ampla faixa de comprimentos de onda adequados. Ele pode ser utilizado para terapia fotodinâmica (TFD) de pequenos cânceres e condições pré-malignas; ele ativa um derivado de hematoporfirina que é retido seletivamente por tecidos malignos, causando destruição das células malignas sem nenhum dano para os tecidos normais circundantes.

◆ Considerações sobre Segurança do *Laser*

As complicações especiais da cirurgia com *laser* incluem exposição ocular direta ou indireta à radiação *laser*, incêndio, explosão ou choque elétrico e transmissão de infecção por meio da pluma de fumaça ou salpicos teciduais. Outras complicações incluem formações cicatriciais ou sinéquias rodeando danos teciduais.

Sempre que utilizar um *laser*, é importante obedecer às precauções adequadas de segurança. De acordo com a U.S. Food and Drug Administration (FDA), os mais comuns incidentes relacionados com *lasers* são as lesões oculares. Em geral, os *lasers* entre os comprimentos de onda de 380 e 1.400 nm (visíveis próximo ao infravermelho) passam através da córnea e causam lesões da retina. *Lasers* de comprimentos de onda maiores que 1.400 nm geralmente causam lesão da córnea. Para evitar lesões oculares, é importante utilizar proteção ocular adequada ao comprimento de onda que está sendo utilizado. Uma proteção ocular que protege para um comprimento de onda pode não prover proteção para outro comprimento de onda. Todo o equipamento ocular para *laser* deve ser claramente rotulado quanto aos comprimentos de onda para os quais ele oferece proteção. É importante que todos aqueles na sala de *laser*, incluindo o paciente, o médico e quaisquer observadores, utilizem proteção ocular apropriada. Feixes de *laser*, tanto diretos quanto refletidos, podem ser perigosos. Muitos *lasers*, como o *laser* de CO_2, não emitem no espectro da luz visível, todavia ainda são capazes de causar lesão ocular.

Os *lasers* também apresentam riscos de fogo e para a pele, os quais exigem precauções específicas. Dependendo do *laser* que está sendo utilizado e da área que está sendo tratada, estas podem incluir, mas não se limitam, limitar os materiais ou substâncias potencialmente inflamáveis próximos ao *laser*, umidificar curativos cirúrgicos, utilizar tubos endotraqueais aprovados para uso com *laser* e ter disponível um extintor de incêndio apropriado. Em termos da inflamabilidade potencial das substâncias de escovação cirúrgica, soluções de preparo e pomadas tópicas, é melhor rever as bulas de informação dos produtos e, se necessário, conferir com o fabricante quanto à segurança para *laser*. Agentes voláteis, como álcool e acetona, não devem ser utilizados para limpar a pele para injeções ou preparar a pele antes de utilizar um *laser*.

Se um *laser* produzir uma pluma significativa, então é importante proteger contra biocontaminantes potenciais. Atualmente, a proteção contra biocontaminantes transportados pelo ar inclui o uso de um evacuador de fuma-

86   1. Tratamento Peroperatório e Otorrinolaringologia Geral

ça e máscaras cirúrgicas. É importante manter o evacuador de fumaça dentro de 2 cm da fonte da pluma do *laser*. As máscaras devem ter filtros antivirais de 0,3 mícrons.

Leitura Adicional

Carniol PJ, Sadick NS, eds. Clinical Procedures in Cosmetic Laser Surgery. London: Taylor and Francis; 2007

Huettenbrink KB, ed. Lasers in Otorhinolaryngology. Stuttgart/New York: Thieme, 2005

Kuriloff DB. Basic principles and current applications of lasers in head and neck surgery. In: Van de Water TR, Staecker H, eds. Otolaryngology: Basic Science and Clinical Review. Stuttgart/New York: Thieme; 2006:178-191

Oswal V, Remade M. The Principles and Practice of Lasers in Otorhinolaryngology and Head and Neck Surgery. The Hague: Kugler; 2002

1.8.7 Cirurgia de Cabeça e Pescoço

Assistida por Robô

◆ Características-Chave

- Sistemas robóticos permitem excelente visualização, estabilidade e amplitude aumentada de movimento em cirurgias de cabeça e pescoço.
- A tecnologia possibilita técnicas minimamente invasivas na região da cabeça e pescoço.
- As aplicações clínicas atuais em otorrinolaringologia incluem tireoidectomias transaxilares e ressecção transoral de tumores orais, orofaríngeos e supraglóticos; prevê-se que se sigam aplicações adicionais.

A cirurgia assistida por robô é uma estimulante tecnologia que vem surgindo. Sua aplicação em otorrinolaringologia tem sido difícil em razão das limitações espaciais e técnicas da região da cabeça e pescoço, mas o valor dos robôs para cirurgia de cabeça e pescoço foi demonstrado recentemente e está crescendo. A palavra *robot* vem do checo "robota" que significa trabalho forçado e foi cunhada para a peça de *science-fiction* de 1921 *R.U.R. (Rossum's Universal Robots)*. Afinal foram construídos robôs reais, e a era dos robôs em cirurgia começou em 1994, quando o primeiro protótipo de robô AESOP (porta-câmera controlado pela voz) foi utilizado clinicamente.

◆ Sistema Cirúrgico da Vinci

O Sistema Cirúrgico robótico da Vinci (dVSS; Intuitive Surgical, Inc., Sunnyvale, CA) está em uso em campos, como cirurgia geral, urologia, ginecologia, cirurgia cardiotorácica e recentemente otorrinolaringologia-cirurgia de cabeça e pescoço. O dVSS oferece diversas vantagens sobre a laparoscopia convencional, como visão tridimensional (3D), escala de movimentos, movimentos intuitivos, imersão visual e filtragem de tremor. O dVSS é composto do seguinte:

1. Tratamento Peroperatório e Otorrinolaringologia Geral   87

- **Quatro mãos robóticas:** chamados instrumentos EndoWrist, eles funcionam como mãos. São capazes de agarrar objetos, torcer e girar. As mãos robóticas são relativamente pequenas e permitem ao cirurgião fazer movimentos muito precisos.
- **Câmera 3D:** esta é uma câmera de alta definição que dá ao cirurgião uma imagem 3D do campo cirúrgico. A câmera inclui amplificação, capacitando o cirurgião a dar *zoom* no campo operatório, conforme necessário.
- **Console:** o cirurgião senta-se ao console, no qual controla as quatro mãos robóticas e vê imagens a partir da câmera 3D.

As quatro mãos robóticas e a câmera 3D são inseridas por incisão(ões) ou por um orifício natural, dependendo do procedimento específico. Os dois pontos de acesso mais utilizados até agora para o dVSS são o acesso transoral para tumores da base da língua, tonsila, supraglóticos, parafaríngeos e da base do crânio, bem como cirurgia de apneia de sono obstrutiva; e acesso transaxilar para tireoidectomia sem cicatriz. Uma terceira opção, acesso transcervical para tumores do pescoço, está atualmente em investigação.

◆ Cirurgia Assistida por Robô Transoral

Uma câmera e instrumentos cirúrgicos são passados pela boca aberta do paciente e controlados pelo cirurgião sentado ao console adjacente. O cirurgião dirige os pegadores e cautério ou *laser* para a localização tumoral e resseca sob visualização direta. A cirurgia assistida por robô transoral (TORS) pode evitar a necessidade de mandibulotomia e traqueotomia e permitir ressecção completa de tumores sob visualização direta.

McLeod descreveu um caso utilizando o dVSS para marsupializar de forma bem-sucedida um cisto de valécula em um paciente que apresentava disfagia. Weinstein *et al.* documentaram estudos de exequibilidade, utilizando o dVSS em modelos animais e cadáver humano antes de aplicar de forma bem-sucedida a tecnologia robótica à excisão de muitas malignidades supraglóticas, da base da língua e tonsilares. Weinstein, O'Malley e Genden publicaram, todos, relatos do seu uso bem-sucedido na excisão robótica transoral de tumores orofaríngeos e laríngeos. Uma investigação está sendo realizada, utilizando o robô para ressecção transoral de tumores do espaço parafaríngeo.

◆ Tireoidectomia Transaxilar

A tireoidectomia endoscópica transaxilar foi descrita inicialmente em 2001. Os objetivos da cirurgia tireóidea minimamente invasiva são manter um nível aceitável de segurança, melhorando, ao mesmo tempo, a parte cosmética. O paciente é colocado em posição supina sob anestesia geral. O braço do lado da lesão é elevado e fixado para oferecer a distância mais curta da axila ao pescoço anterior. Uma incisão cutânea é realizada na prega axilar anterior. Um plano subplatismal é desenvolvido imediatamente superficial ao peitoral maior e clavícula. Uma vez que o plano subplatismal seja suficientemente grande, afastadores são colocados, e os braços robóticos do dVSS são montados. Uma segunda incisão cutânea é realizada no lado medial da parede ante-

88 1. Tratamento Peroperatório e Otorrinolaringologia Geral

rior do tórax para inserção do quarto braço do robô. A cirurgia, então, prossegue de modo similar a uma tireoidectomia aberta.

◆ Outras Aplicações Robóticas em Otorrinolaringologia-Cirurgia de Cabeça e Pescoço

A cirurgia assistida por robô foi aplicada à neurotologia, embora apenas experimentalmente até então. O robô RX-130 (Staubli Unimation, Faverges, France) foi programado com sucesso para perfurar cavidades para implante coclear em espécimes de osso temporal de cadáver. O emprego de cirurgia assistida por robô em procedimentos transnasais e otológicos é atualmente limitado pelo tamanho dos instrumentos. Entretanto, com o desenvolvimento de instrumentos menores e ferramentas mais flexíveis, seu uso pode ser ainda mais avançado nos campos da cirurgia transnasal e otológica.

◆ Vantagens da Cirurgia Assistida por Robô

- A cirurgia assistida por robô permite técnicas minimamente invasivas com pequenas incisões, menor perda sanguínea e tempo reduzido de recuperação.
- Permite acesso a áreas tipicamente inacessíveis com técnicas laparoscópicas convencionais.
- Aumenta a destreza do cirurgião ao mesmo tempo, minimizando tremor.
- Oferece excelente óptica e visualização melhorada (visão 3D com percepção de profundidade).

◆ Desvantagens da Cirurgia Assistida por Robô

- É uma tecnologia nova, cujos usos e eficácia ainda estão sendo estabelecidos.
- Tem alto custo.
- O tamanho do sistema atrapalha: os sistemas robóticos têm área ocupada relativamente grande e braços robóticos inconvenientes.
- Há falta de instrumentos e equipamento compatíveis.
- O cirurgião não tem *feedback* tátil ("sensação do tecido").
- Não foram estabelecidos códigos de cobrança conforme o CID-9 para cirurgia assistida por robô.

Leitura Adicional

Genden EM, Desai S, Sung CK. Transoral robotic surgery for the management of head and neck cancer: a preliminary experience. Head Neck 2009;31(3):283-289

Kang SW, Lee SC, Lee SH et al. Robotic thyroid surgery using a gasless, transaxillary approach and the da Vinci S system: the operative outcomes of 338 consecutive patients. Surgery 2009;146(6)1048-1055

Lewis CM, Chung WY, Holsinger FC. Feasibility and surgical approach of transaxillary robotic thyroidectomy without CO_2 insufflation. Head Neck 2010;32(1):121-126

McLeod IK, Mair EA, Melder PC. Potential applications of the da Vinci minimally invasive surgical robotic system in otolaryngology. Ear Nose Throat J 2005;84(8):483-487

O'Malley BW Jr, Weinstein GS. Robotic anterior and midline skull base surgery: preclinical investigations. Int J Radiat Oncol Biol Phys 2007;69(2, Suppl)S125-S128
O'Malley BW Jr, Weinstein GS, Snyder W, Hockstein NG. Transoral robotic surgery (TORS) for base of tongue neoplasms. Laryngoscope 2006;116(8):1465-1472
Terris DJ, Haus BM, Gourin CG, Lilagan PE. Endo-robotic resection of the submandibular gland in a cadaver model. Head Neck 2005;27(11):946-951 PubMed
Weinstein GS, O'Malley BW Jr, Snyder W, Hockstein NG. Transoral robotic surgery: supraglottic partial laryngectomy. Ann Otol Rhinol Laryngol 2007;116(1):19-23
Weinstein GS, O'Malley BW Jr, Snyder W, Sherman E, Quon H. Transoral robotic surgery: radical tonsillectomy. Arch Otolaryngol Head Neck Surg 2007;133(12):1220-1226

1.8.8 Medicina ORL Complementar e Alternativa

◆ Características-Chave

- Os pacientes muitas vezes utilizam medicina complementar e alternativa (MCA); é importante perguntar sobre o uso.

- Há evidência de que alguns tratamentos de MCA podem ser efetivos para alergias, sinusite e bronquite em certos casos.

- Suplementos nutricionais e fitoterápicos devem ser evitados 2 semanas antes de cirurgia eletiva.

- Os dois editores deste livro não endossam o uso da MCA, mas fornecem esta informação como um recurso, porque muitos pacientes e médicos utilizam estes tratamentos.

O uso de modalidades terapêuticas de MCA é comum nos EUA e outras regiões. À medida que o seu uso se torna cada vez mais prevalente, mais pesquisas sobre elas estão sendo realizadas. As condições otorrinolaringológicas para as quais os pacientes podem procurar produtos de MCA incluem rinite alérgica sazonal e perene, rinossinusite aguda e crônica, infecções respiratórias superiores, zumbido e vertigem. Os pacientes podem ser levados a utilizar complementos e alternativas a terapias clínicas convencionais por várias razões, incluindo (1) falha da terapia médica convencional em tratar uma condição médica crônica; (2) ausência de efeitos colaterais potenciais de uma modalidade de MCA; (3) apreciação, pelo paciente, da filosofia do clínico alternativo a respeito do seu paradigma de tratamento. Usos possíveis de terapias de MCA são aqui discutidos, organizados pela condição otorrinolaringológica para a qual elas foram advogadas. À medida que seja feita mais pesquisa de alta qualidade, pode haver mais recomendações com base em evidência em favor de novas terapias fundamentadas em práticas de MCA.

90   *1. Tratamento Peroperatório e Otorrinolaringologia Geral*

◆ MCA em Rinite Alérgica, Sinusite Aguda e Asma

A erva *butterbur* (*Petasites* spp.) contém o ingrediente ativo petasina. Este parece atuar sobre leucotrienos. O suplemento, padronizado com 7,5 mg de petasina, demonstrou ser tão efetivo quanto cloridrato de cetirizina para rinite alérgica.

O uso de probióticos (bactérias que são ingeridas na forma de um suplemento nutricional para restaurar a flora normal do trato gastrointestinal) demonstrou efetividade na prevenção de sintomas de rinite alérgica sazonal.

Uma combinação de ervas da medicina chinesa tradicional (Reishi, Sophora arbustiva e alcaçuz chinês) foi advogada para terapia de asma em um esforço para evitar esteroides sistêmicos. Foi relatado que a combinação herbácea e a prednisona melhoram VEF_1 e diminuem citocinas inflamatórias Th2; a combinação herbácea aumenta os níveis de cortisol e interferon gama, enquanto a prednisona tem o efeito oposto.

A erva africana *Pelargonium sidoides* foi revista positivamente pela Cochrane Database para uso em sinusite aguda e bronquite bacteriana aguda. O relatório comenta sobre "... oito experiências clínicas randomizadas com metodologias aceitáveis. Duas experiências mostraram que *P. sidoides* foi eficaz em aliviar todos os sintomas, e em particular a produção de expectoração em adultos com bronquite aguda.... Similarmente, *P. sidoides* foi efetiva em resolver sintomas de bronquite aguda em dois dos três estudos pediátricos. Na sinusite aguda e resfriado comum *P. sidoides* foi efetivo em resolver todos os sintomas, inclusive cefaleias e rinorreia nasal em adultos, quando administrado durante um período prolongado de tempo".

◆ MCA para Infecções Respiratórias Superiores

Em várias experiências duplo-cegas controladas com placebo, ginseng norte-americano *(Panax quinquefolius)* foi considerado eficaz para prevenção de gripe e resfriado comum.

O Imu-Max (Ortho Molecular Products, Woodstock, IL), uma mistura registrada de própolis, equinácea *(E. angustifolia* e *E. purpurea)* e vitamina C, é descrito como efetivo para prevenção de resfriado em crianças. Por outro lado, o uso de leite enriquecido com probióticos revelou reduzir a incidência de infecções respiratórias superiores em crianças.

Entretanto, a Cochrane Database reviu o uso de equinácea e vitamina C para prevenção e tratamento de resfriado e concluiu serem ambas ineficazes.

◆ MCA para Zumbido e Vertigem

Suplementação de coenzima Q_{10} em indivíduos com deficiência de coenzima Q_{10} e zumbido foi descrita como resultando em uma melhora no zumbido. Ginkgo biloba e acupuntura são ineficazes em todos os estudos para tratamento de zumbido. *Biofeedback* é útil em alguns pacientes.

Um medicamento homeopático, Vertigoheel (Heel, Inc., Albuquerquer, NM), é sugerido como sendo tão efetivo quanto cloridrato de betaistidina para vertigem moderada.

◆ Acupuntura

Como toda a medicina chinesa tradicional, a acupuntura tem sido praticada por milhares de anos. Sua eficácia foi estabelecida para múltiplas condições médicas. A publicação sobre a posição dos National Institutes of Health sobre acupuntura suporta sua eficácia e uso para rinite alérgica sazonal e asma.

◆ Suplementos Herbáceos e Nutricionais e Cirurgia

Muitos suplementos herbáceos e nutricionais interagem com anestésicos gerais e com o sistema da coagulação; por essas razões, todos os suplementos e ervas devem ser evitados 2 semanas pré-operatoriamente.

A *arnica montana* homeopática não foi constatada efetiva para prevenção de hematomas pós-operatórios.

◆ Práticas Perigosas da MCA

A aplicação de vela acesa é inefetiva para remoção de cerúmen e pode causar queimaduras graves. Éfedra (da planta *Ephedra sinica,* conhecida na medicina chinesa tradicional como "ma huang") pode causar arritmias e foi removida do mercado pela FDA em 2004. Altas doses de alcaçuz podem elevar a pressão arterial e causar depleção de potássio (o alcaçuz desglicerinizado, ou DGL, não possui estes efeitos colaterais).

Leitura Adicional

Aung SKH, Chen WPD. Clinical Introduction to Medical Acupuncture. Stuttgart/New York: Thieme; 2007

Björkstén B. Evidence of probiotics in prevention of allergy and asthma. Curr Drug Targets Inflam Allergy 2005;4(5):599-604

Cohen HA, Varsano I, Kahan E, Sarrell EM, Uziel Y. Effectiveness of an herbal preparation containing echinacea, propolis, and vitamin C in preventing respiratory tract infections in children: a randomized, double-blind, placebo-controlled, multicenter study. Arch Pediatr Adolesc Med 2004;158(3):217-221

Higdon J. An Evidence-Based Approach to Dietary Phytochemicals. Stuttgart/New York: Thieme; 2007

Khan M, Gross J, Haupt H *et al.* A pilot clinical trial of the effects of coenzyme Q10 on chronic tinnitus aurium. Otolaryngol Head Neck Surg 2007;136(1):72-77

McElhaney JE, Gravenstein S, Cole SK *et al.* A placebo-controlled trial of a proprietary extract of North American ginseng (CVT-E002) to prevent acute respiratory illness in institutionalized older adults. J Am Geriatr Soc 2004;52(1):13-19

Predy GN, Goel V, Lovlin R, Donner A, Stitt L, Basu TK. Efficacy of an extract of North American ginseng containing poly-furanosyl-pyranosyl-saccharides for preventing upper respiratory tract infections: a randomized controlled trial. CMAJ 2005;173(9):1043-1048

Quirico PE. Teaching Atlas of Acupuncture, Vols. 1 and 2. Stuttgart/New York: Thieme; 2007, 2008

Ramelet AA, Buchheim G, Lorenz P, Imfeld M. Homeopathic Arnica in postoperative haematomas: a double-blind study. Dermatology 2000;201(4):347-348

Schapowal A; Petasites Study Group. Butterbur Ze339 for the treatment of intermittent allergic rhinitis: dose-dependent efficacy in a prospective, randomized, double-blind, placebo-controlled study. Arch Otolaryngol Head Neck Surg 2004;130(12):1381-1386

92 1. Tratamento Peroperatório e Otorrinolaringologia Geral

Schram S. Traditional Chinese medicine: its approach to facial beauty. In: Bosniak S, Cantisano-Zilkha M, eds. Minimally Invasive Techniques of Oculofacial Rejuvenation. Stuttgart/New York: Thieme; 2005:158-164

Smit A, O'Byrne A, Van Brandt B, Bianchi I, Kuestermann K. Introduction to Bioregulatory Medicine. Stuttgart/New York: Thieme; 2010

Weiser M, Strösser W, Klein P. Homeopathic vs conventional treatment of vertigo: a randomized double-blind controlled clinical study. Arch Otolaryngol Head Neck Surg 1998;124(8):879-885

Wen MC, Wei CH, Hu ZQ et al. Efficacy and tolerability of anti-asthma herbal medicine intervention in adult patients with moderate-severe allergic asthma. J Allergy Clin Immunol 2005;116(3):517-524

2. Otologia

Editor da Seção
Jon E. Isaacson

Colaboradores
David Goldenberg
Bradley J. Goldstein
Gregory T. Lesnik
Adam J. LeVay
Elias M. Michaelides
Stuart A. Ort
Daniel I. Plosky
Julie A. Rhoades

2.0 Embriologia e Anatomia da Orelha

◆ Embriologia

Orelha

Semana 6: Os Tubérculos de His formam-se a partir de condensações do primeiro e segundo arcos branquiais. Os primeiros três tubérculos são atribuídos ao primeiro arco, e os segundos três montículos são atribuídos ao segundo arco (**Tabela 2.1**).
Semana 20: Configuração adulta é alcançada.

Conduto Auditivo Externo

Semana 8: O ectoderma do primeiro sulco (fenda) faríngeo se invagina. Células epiteliais crescem a seguir como um centro sólido na direção da orelha média. O cordão se dissolve na 20ª a 21ª semanas, e está completo na 28ª semana. O epitélio medial forma a superfície lateral da cavidade timpânica; o epitélio lateral forma a pele do conduto auditivo externo (CAE) ósseo. O CAE pode não atingir o tamanho e a forma adultos finais até o começo da adolescência.

Orelha Média

Semana 3: O endoderma da primeira bolsa faríngea forma o recesso tubotimpânico, que dará origem à orelha média e à tuba auditiva. A pneumatização inicia-se na 10ª semana. A membrana timpânica (MT) se forma depois da canalização do CAE. A camada externa é o ectoderma do primeiro sulco, a camada fibrosa é o mesoderma do primeiro arco, e a camada mucosa mais interior é o endoderma da primeira bolsa.

Semana 4: O mesênquima do primeiro e segundo arcos branquiais se funde e começa a formar o martelo e a bigorna. O primeiro arco é chamado cartilagem de Meckel, e o segundo arco é denominado cartilagem de Reichert. Os ossículos cartilaginosos apresentam tamanho e forma adultos na semana 16. A seguir eles se ossificam por formação óssea endocondral (**Tabela 2.2**). A cartilagem de Reichert também passa a formar o blastema do estribo entre as

---

Tabela 2-1 Embriologia da Orelha

Tubérculo	Arco	Estrutura Auricular
1	1	Trago
2	1	Crura da hélice
3	1	Hélice
4	2	Crura da anti-hélice
5	2	Anti-hélice
6	2	Antítrago e lóbulo

Observação: Permanece alguma controvérsia a respeito das contribuições finais dos tubérculos 4, 5 e 6.

Tabela 2-2.

Cartilagem	Arco	Estrutura Ossicular
Meckel	1	Cabeça e colo do martelo, corpo e processo curto da bigorna
Reichert	2	Manúbrio do martelo, processo longo da bigorna, supraestrutura do estribo

Observação: O manúbrio do martelo nunca se ossifica completamente.

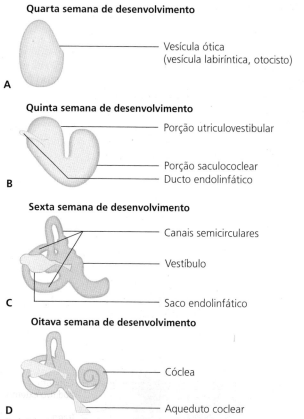

Fig. 2.1 Embriologia da orelha interna. O otocisto forma-se a partir de um espessamento epitelial entre o ectoderma cutâneo e o sulco neural na 3ª e 4ª semanas de desenvolvimento embrionário. (**A**) Este espessamento se invagina e se fecha para formar uma vesícula separada. (**B**) Na 5ª semana, o otocisto se dobra, formando a porção utriculovestibular superior e a porção saculococlear inferior. (**C**) Na 6ª semana, os três canais semicirculares se formam a partir da porção utriculovestibular. (**D**) Entre a 7ª a 9ª semanas, o ducto coclear se forma como uma extensão tubular da porção saculococlear e se torna espiralado. (De: Probst R, Grevers G, Iro H. Basic Otorhinolaryngology: A Step-by-Step Learning Guide. Stuttgart/New York: Thieme; 2006:158.)

semanas 4 e 5, o que dá origem à supraestrutura do estribo. A platina tem origem na cápsula ótica.

Orelha Interna

Semana 3: O placoide ótico forma-se a partir do ectoderma do primeiro sulco faríngeo. Ele se invagina e é completamente circundado por mesoderma e chamado otocisto na semana 4. A *pars* superior (canais semicirculares e utrículo) desenvolve-se antes da *pars* inferior (sáculo e cóclea). O labirinto membranoso está completo na 15ª ou 16ª semana. A ossificação ocorre entre as semanas 20 e 25 (Fig. 2.1).

◆ Anatomia

Pavilhão Auricular

O pavilhão auricular formado juntamente como conduto auditivo externo. A orelha externa é constituída por cartilagem elástica com pericôndrio e pele firmemente aderidos anteriormente e frouxamente aderidos posteriormente (Fig. 2.2). Ela é fixada à cabeça pela extensão da cartilagem para o interior do conduto auditivo, por ligamentos anterior, superior e posterior, e por músculos anterior, condutos superior e posterior.

Conduto Auditivo Externo

O CAE possui 1/3 cartilaginoso lateralmente e 2/3 ósseos medialmente. A cartilagem é fibrosa e não elástica. A pele que reveste o terço lateral é espessa

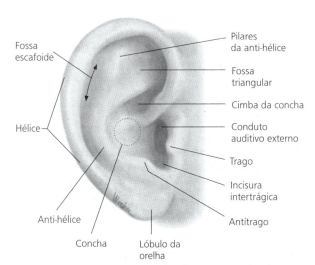

Fig. 2.2 Anatomia da orelha. (De: THIEME Atlas of Anatomy, Head and Neuroanatomy, © Thieme 2007, ilustração por Karl Wesker.)

98   2. Otologia

com folículos pilosos, glândulas sebáceas e ceruminosas. A pele medial é delgada sem quaisquer anexos ou tecido subcutâneo. É o único local no corpo que possui pele diretamente aposta ao periósteo, sendo extremamente sensível à dor. O conduto é inervado por ramos do nervo trigêmeo (nervo craniano [NC] V, ramo auriculotemporal), do plexo cervical (C3, nervo auricular maior), do nervo vago (NC X, nervo de Arnold) e do nervo facial (NC VIII). C2 e C3 também formam o nervo occipital menor, que ajuda a inervar a superfície antero e posteroinferior da orelha, mas não o canal.

O reflexo de Arnold manifesta-se por tosse durante manipulação do conduto auditivo, sendo transmitido pelo nervo de Arnold, e o sinal de Hitselberger é a redução na sensibilidade da porção posterior do conduto externo, secundário a um tumor no ângulo pontocerebelar, afetando a função do nervo facial.

Orelha Média

A membrana timpânica é formada por três camadas. De lateral a medial: epitélio escamoso, uma camada fibrosa radiada e circular, uma camada mucosa interna. Ela tem ~10 mm de altura e 9 mm de largura. Circunferencialmente, o anel fibroso se assenta no anel ósseo, mas é descontínuo superiormente na incisura de Rivinus. Inferiormente à incisura de Rivinus, a MT tem uma camada média fibrosa bem organizada, sendo conhecida como *pars* tensa. No nível da incisura de Rivinus e acima, a camada fibrosa média é menos organizada, sendo conhecida como *pars* flácida. O espaço de Prussak se encontra no nível da *pars* flácida, limitado lateralmente pela MT e medialmente pelo colo do martelo. É um local frequente de retrações e formação de colesteatoma.

Os limites do espaço da orelha média são os seguintes:

- Lateral: membrana timpânica.
- Superior: tégmen.
- Inferior: domo da jugular.
- Anterior: canal carotídeo, tuba (de Eustáquio) auditiva.
- Posterior: mastoide, via recesso do facial ou células retrofaciais.
- Medial: promontório coclear e paredes labirínticas.

Ossículos (*Fig. 2.3*)

O martelo consiste em um manúbrio (cabo), processos anterior e lateral, colo e cabeça. Ele é incorporado à MT do processo lateral até a extremidade do cabo (umbo). O tendão do tensor corre do processo cocleariforme da orelha média até a superfície medial do colo e cabo do martelo.

A bigorna é o maior dos ossículos e se articula com a cabeça do martelo no epitímpano. Ela possui um corpo e processos curto, longo e lenticular. O processo curto é mantido em posição pelo ligamento incudal posterior.

O estribo é o menor dos ossículos e se articula com a bigorna pelo processo lenticular. Ele tem um capítulo, cruras anterior e posterior e uma platina (base). O tendão estapédio corre da eminência piramidal até a superfície posterior do capítulo, ou a crura posterior. Ambas as articulações incudomaleolar

2. Otologia

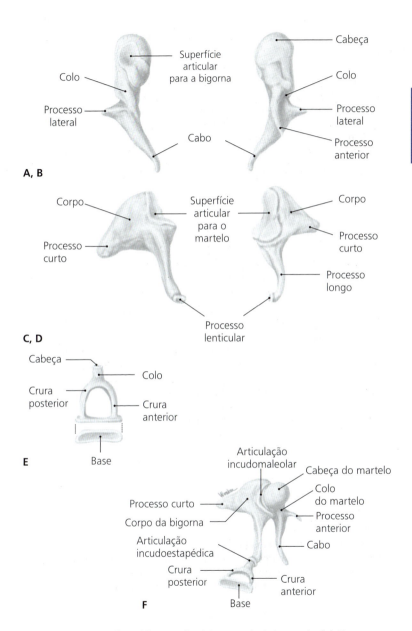

Fig. 2.3 Ossículos da orelha média. Martelo, visões posterior (**A**) e anterior (**B**). Bigorna, visões medial (**C**) e anterolateral (**D**). Estribo (**E**), visões superior e medial. (**F**) Visão medial da cadeia ossicular. (De: THIEME Atlas of Anatomy, Head and Neuroanatomy, © Thieme 2007, ilustração por Karl Wesker.)

100　2. Otologia

e incudoestapédica, são articulações diartrodiais sinoviais. A platina é mantida em posição pelo ligamento anular.

Tuba Auditiva

Ela mede ~18 mm ao nascimento, e 35 mm no adulto. Possui 1/3 ósseo lateralmente no mesotímpano anterior, sendo revestida por epitélio cuboide ciliado. Dois terços da tuba auditiva são cartilaginosos quando ela se projeta medialmente para terminar no tórus tubário da nasofaringe, sendo esta porção revestida por epitélio da colunar pseudoestratificado. Ela tem como funções ventilar, remover secreções e proteger a orelha média. Em repouso está fechada, e seu dilatador principal é o músculo tensor do véu palatino (NC V).

Orelha Interna

Labirinto Ósseo

O vestíbulo é a câmara central. Sua parede medial possui duas depressões. Posterossuperiormente fica o recesso elíptico para a mácula do utrículo, e anteroinferiormente o recesso esférico para a mácula do sáculo. O aqueduto vestibular contém o ducto endolinfático, com entrada posterioinferior.

A cóclea situa-se anteriormente. Trata-se de um canal de 32 mm que perfaz 2 1/2 voltas em torno de um modíolo ósseo. O aqueduto coclear contém o ducto periótico.

Os canais semicirculares localizam-se posteriormente. Eles se situam em ângulo de 90° entre si, e se conectam ao vestíbulo por terminação ampulada e uma não ampulada. Existem três canais: horizontal (ou lateral), o superior (ou anterior) e o posterior. Todas as extremidades ampuladas penetram no vestíbulo separadamente, mas os canais posterior e superior se fundem nas suas extremidades não ampuladas para se unir ao vestíbulo conjuntamente pela *crus commune*. A síndrome da deiscência do canal semicircular superior é uma entidade bem reconhecida que consiste em sintomas de desequilíbrio ao movimento, exacerbados por sons intensos, com evidências em tomografia computadorizada (TC) de uma deiscência óssea.

Labirinto Membranoso

O labirinto membranoso é uma câmara preenchida por fluidos no interior do labirinto ósseo; ele é rodeado por perilinfa, similar ao líquido extracelular (rico em sódio, pobre em potássio), e preenchido por endolinfa, similar ao líquido intracelular (rico em potássio, pobre em sódio).

O vestíbulo é preenchido por perilinfa e contém o sáculo e o utrículo. Ambos contêm membranas gelatinosas revestidas por otocônias. Eles possuem sensibilidade à aceleração linear e à gravidade.

O ducto coclear reproduz a cóclea óssea em tamanho e forma (**Fig. 2.4**). Também é conhecido como rampa média, sendo preenchido por endolinfa e contendo o órgão de Corti. Superiormente está a rampa vestibular, e inferiormente situa-se a rampa timpânica, ambas preenchidas por perilinfa e conectadas no helicotrema do ápice coclear.

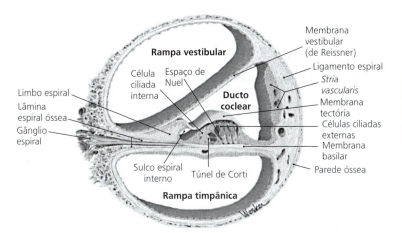

Fig. 2.4 O ducto coclear. (De: THIEME Atlas of Anatomy, Head and Neuroanatomy, © Thieme 2007, ilustração por Karl Wesker.)

Ductos Semicirculares

Os ductos semicirculares estão situados no interior dos canais semicirculares. Cada um possui uma extremidade ampulada com uma crista pela qual se projetam células ciliadas para o interior de uma cúpula gelatinosa com sensibilidade para acelerações angulares. O canal horizontal situa-se a 30° com relação ao plano horizontal verdadeiro.

O ducto endolinfático situa-se medial *anticrus commune* e se abre no interior do vestíbulo. Ele se une ao saco endolinfático, localizado no interior da dura-máter na fossa posterior adjacente ao osso temporal.

O aqueduto coclear corre do giro basal da cóclea ao espaço subaracnóideo.

Conduto Auditivo Interno

O conduto auditivo interno é o canal ósseo originado na fossa posterior que abriga o nervo facial, o nervo coclear e os nervos vestibulares. Ele se inicia medialmente no poro acústico, e corre lateralmente para terminar no *fundus*. No *fundus*, é dividido horizontalmente pela crista falciforme ou transversa. A porção superior do canal acima da crista falciforme é outra vez dividida em compartimentos anterior e posterior pela crista vertical ou barra de Bill.

Leitura Adicional

Gulya AJ. Anatomy and embryology of the ear. In: Hughes GB, Pensak ML, eds. Clinical Otology. 3rd ed. Stuttgart/New York: Thieme; 2007:3-34

Schuenke M, Schulte E, Schumacher U. Thieme Atlas of Anatomy: Head and Neuroanatomy. Stuttgart/New York: Thieme; 2007

Van de Water TR, Staecker H. Embryology of the outer, middle, and inner ear. In: Van de Water TR, Staecker H, eds. Otolaryngology: Basic Science and Clinical Review. Stuttgart/New York: Thieme; 2006:251-258

102   2. Otologia

2.1 Emergências Otológicas

2.1.1 Surdez Súbita

◆ Características-Chave

- Há uma instalação rápida de perda auditiva sem nenhuma explicação óbvia.
- Audiograma e testes para excluir causas identificáveis são essenciais.
- O tratamento (esteroides) precisa ser instituído o mais rápido possível, preferivelmente dentro de 2 a 3 semanas.

A surdez súbita (SS) representa uma emergência otológica verdadeira. As causas subjacentes prováveis consideradas incluem infecções virais ou um evento oclusivo microvascular, traumático, autoimune, ou outro. O padrão atual de tratamento é instituir esteroidoterapia sistêmica com altas doses o mais precocemente possível. As taxas de resposta ao tratamento parecem cair consideravelmente se não administrado dentro de 2 a 3 semanas a partir do início do quadro.

◆ Epidemiologia

A incidência é, muitas vezes, estimada em 1 em 15.000. Isto provavelmente é uma subestimativa, uma vez que muitos pacientes não procuram tratamento médico ou são diagnosticados erroneamente pelos prestadores de atenção primária. Homens e mulheres são igualmente afetados; a idade média de início é a meia-idade.

◆ Clínica

Sinais e Sintomas

Os pacientes podem apresentar-se com uma queixa de audição severamente reduzida de início rápido em uma ou, mais raramente, ambas as orelhas. Ocasionalmente, uma enfermidade ou infecção respiratória superior pode preceder o início. Alguns pacientes também experimentam desequilíbrio, plenitude aural ou zumbido.

Diagnóstico Diferencial

Causas identificáveis de perda auditiva devem ser excluídas para o diagnóstico de SS. Estas incluem schwannoma vestibular, doenças autoimunes e causas infecciosas, como a sífilis. Ocasionalmente, um paciente com SS moderada preexistente se apresentará com perda mais grave súbita em virtude de uma efusão aguda na orelha média, por exemplo, após infecção respiratória superior. Por outro lado, uma história de exposição recente a drogas ototóxicas (como aminoglicosídeos ou medicações quimioterápicas) deve ser pesquisada; se presente, os esquemas posológicos e possíveis níveis séricos devem ser obtidos. Uma história de doença de Ménière deve ser considerada.

◆ Avaliação

Exame Físico

O exame deve incluir um exame completo da cabeça e pescoço, dedicando especial atenção aos nervos cranianos. Uma avaliação neurológica para excluir sinais de transtorno central ou sistêmico é importante. Na otoscopia, é importante não deixar de detectar uma possível doença aguda da orelha média como causa subjacente de perda auditiva. Também um teste de fístula deve ser realizado.

Exame de Imagem

Uma ressonância magnética (RM) do cérebro com e sem contraste por gadolínio é obtida para excluir um schwannoma vestibular ou outro processo intracraniano.

Laboratório

VDRL ou FTA-ABS para exclusão de sífilis, velocidade de hemossedimentação (VHS), fator reumatoide, anticorpo antinuclear e sorologia para Lyme se em uma área endêmica ou com fatores de risco estiverem presentes. O anticorpo de 68 kD é recomendado por alguns autores, embora muitos não o tenham achado útil. Outros recomendam dosar o anticorpo citoplasmático antineutrofílico (c-ANCA; avaliação quanto à doença de Wegener), hemograma completo (HC), bioquímica sanguínea e testes funcionais da tireoide.

Outros Testes

A avaliação audiológica é obrigatória. Uma definição aceita é pelo menos uma perda neurossensorial de 30 dB em três frequências contíguas, comumente ocorrendo dentro de um período de 12 horas. Um baixo índice de reconhecimento da fala, desproporcional aos limiares de tons puros, deve suscitar suspeita de uma lesão retrococlear.

◆ Opções de Tratamento

Aproximadamente 85% dos casos são considerados idiopáticos. O atual padrão de tratamento da SS idiopática inclui esteroides sistêmicos em altas doses. A maioria dos autores recomenda prednisona (1-2 mg/kg via oral diminuindo ao longo de 2 semanas). O tratamento deve começar sem demora. Neste momento, está em andamento uma experiência clínica multicêntrica para avaliar a eficácia de esteroides intratimpânicos. Embora faltem dados, muitos autores recomendam tratamento antiviral concomitante, como aciclovir (800 mg por via oral 5 vezes ao dia durante 1 semana).

104 2. Otologia

◆ Resultados e Acompanhamento

Audiogramas de acompanhamento para avaliar a recuperação são obtidos, geralmente após 2 a 3 semanas em seguida ao início do tratamento. A história natural da SS idiopática é de recuperação sem tratamento de 2/3 dos pacientes, muitas vezes dentro de 2 semanas. Perda inicial menos grave, duração mais curta da perda e tratamento precoce associam-se à melhor recuperação. A presença de vertigem associa-se a pior prognóstico. Reabilitação auditiva em pacientes que deixam de se recuperar é importante, especialmente em crianças.

◆ Código na CID-10

491.23 Perda auditiva súbita, não especificada.

Leitura Adicional

Gulya AJ. Sudden sensorineural hearing loss: an otologic emergency. Compr Ther 1996;22(4):217-221

2.1.2 Traumatismos da Orelha e do Osso Temporal

◆ Características-Chave

- Trauma de tecidos moles ou ósseo.
- Trauma pode comprometer a audição, o equilíbrio e a função do nervo facial.

Uma ampla variedade de lesões agudas pode comprometer a orelha e o osso temporal. Estas variam desde lesões do pavilhão auditivo externo, da membrana timpânica, dos ossículos, da orelha interna e do nervo facial. Fraturas comprometendo o osso petroso associam-se a traumatismos cranioencefálicos graves.

◆ Epidemiologia

Globalmente, entre 14 e 22% das fraturas do crânio comprometem o osso temporal. Estas são frequentemente associadas a outras lesões sérias. Foi estimado que perfurações traumáticas da membrana timpânica ocorram em uma incidência anual de 1,4 por 100.000 pessoas. Lacerações, avulsões, hematomas e lesões térmicas do pavilhão são comuns.

2. Otologia   105

◆ Clínica

Sinais e Sintomas

Sintomas e sinais dependem do tipo e da extensão da lesão.

Lesão Auricular
Uma lesão não cortante pode resultar em dor e entumescimento locais com hematoma do pavilhão. Lacerações e avulsões se apresentarão com achados locais. Queimaduras do pavilhão podem parecer brandas ou de espessura total; a viabilidade de cartilagem subjacente constitui a preocupação crítica. O pavilhão é um local comum de lesões por geladura, que podem apresentar-se com um espectro de sintomas durante várias semanas – desde vesiculações transparentes, bolhas hemorrágicas, feridas secas sem sensibilidade, até a demarcação tecidual enegrecida.

Traumatismo Penetrante ou Perfurações
Corpo estranho, instrumentação, lesão não cortante, trauma acústico e barotrauma podem todos causar ruptura da membrana timpânica, bem como danos à orelha média ou interna. Os pacientes podem apresentar-se com dor, perda auditiva, tonteiras ou paresia facial.

Fraturas do Osso Temporal
Associam-se a traumatismos cranioencefálicos graves, e o paciente se apresentará como tal, necessitando ressuscitação, estabilização e tratamento por equipe multidisciplinar. As vítimas podem apresentar-se com sinal de Battle (equimose mastóidea), olhos de guaxinim (equimose periorbitária), otorreia, perda auditiva, nistagmo e outras neuropatias cranianas. As fraturas são classificadas por avaliação da TC em referência ao eixo longo da pirâmide petrosa: uma fratura transversa atravessa este eixo (10-20% das fraturas); uma fratura longitudinal é orientada ao longo deste eixo; as fraturas mais comumente são mistas (**Fig. 2.5**).

Diagnóstico Diferencial

O diagnóstico diferencial pode incluir lesão de tecidos moles, um hematoma de pavilhão, uma lesão da cartilagem, uma perfuração da membrana timpânica, uma disjunção ossicular, uma fístula perilinfática, uma lesão da orelha interna, uma fratura do osso temporal e uma lesão do nervo facial.

◆ Avaliação

Exame Físico

O exame deve incluir um exame completo de cabeça e pescoço, com especial atenção aos nervos cranianos. Em um paciente com traumatismo cranioencefálico grave ou lesões multissistêmicas, é realizado o protocolo padrão de trauma e ressuscitação. Lesões ameaçando a vida (trauma da coluna cervical, lesão intracraniana etc.) precisam ser estabilizadas antes da avaliação de uma lesão de osso temporal. No caso de lesões graves exigindo entubação e outros tratamentos, uma avaliação inicial da função do nervo facial é importante. A

2. Otologia

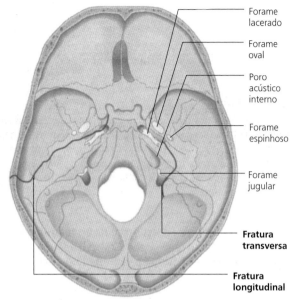

Fig. 2.5 Fraturas do osso temporal: uma fratura longitudinal típica do osso temporal (à esquerda) e fratura transversa do osso temporal (à direita). (De: Probst R, Grevers G, Iro H. Basic Otorhinolaryngology: A Step-by-Step Learning Guide. Stuttgart/New York: Thieme; 2006:303.)

limpeza e o exame da orelha permitem a avaliação das lesões. Inicialmente, a audição pode ser apreciada com diapasão de 512 Hz. Presença e tipo de nistagmo devem ser notados. Quando estável, uma TC do osso temporal deve ser realizada.

No paciente com lesão mais limitada, um exame mais focalizado é exequível. Lesões por corpo estranho ou penetrantes devem ser avaliadas com o otomicroscópio. Em crianças que não cooperam, deve haver um limiar baixo para exame sob anestesia. Lesões do conduto auditivo podem ser limpas e cobertas com *stents* circunferenciais. Perfurações traumáticas podem requerer exploração cirúrgica, caso localizadas no quadrante posterossuperior e associadas à vertigem grave. Entretanto, a maioria das perfurações são anteroinferiores e podem ser acompanhadas (conduta expectante). Evitar otoscopia pneumática.

Lesões isoladas de tecidos moles no pavilhão são tratadas com exame focalizado e tratamento de emergência. Exposições da cartilagem e hematomas devem ser reconhecidos e prontamente tratados.

Exames de Imagem

A TC de alta resolução do osso temporal constitui o mais útil estudo de imageamento para traumas do osso temporal. A angiografia é indicada em lesões por projétil de arma de fogo (PAF) a fim de excluir lesões vasculares.

2. *Otologia* 107

Outros Testes

Realizar avaliação audiológica tão logo seja possível. A avaliação eletrofisiológica do nervo facial no contexto de paralisia traumática pode ser útil para predizer a recuperação e orientar decisões de tratamento.

◆ Opções de Tratamento

Lesões de Tecidos Moles

Lacerações do pavilhão devem ser completamente limpas. A cartilagem pode ser reaproximada. Quando possível, os tecidos moles devem ser fechados sobre a cartilagem exposta. Se houver tecido desvitalizado, pode ser realizado um curativo seco-úmido e reconstrução cirúrgica planejada em um tempo posterior. Antibióticos são prescritos, e cobertura contra *Pseudomonas* é necessária.

Hematomas do pavilhão devem ser drenados para prevenção de uma deformidade em couve-flor. Para evitar reacumulação, um reforço de pressão é aplicado. *Dental roles* ou xeroform (Kendall Company, Mansfield, MA) são colocados sobre as superfícies anterior e posterior da orelha e fixados no *mononylon* 2-0 em um ponto de colchoeiro de lado a lado por 5 dias. Antibióticos são prescritos.

Queimaduras do pavilhão são tratadas topicamente com mafenide. Esta pode penetrar pela escara e ajudar a evitar perda de cartilagem. A cartilagem infectada é desbridada. No caso de uma lesão por geladura, evitar descongelamento, e recongelamento é crítico. Áreas lesadas são reaquecidas rapidamente, e os pacientes podem beneficiar-se com ibuprofeno. O cuidado local continuado da ferida é necessário à medida que a ferida apresente demarcação.

Tentativas de refixação cirúrgica de avulsões devem ser realizadas. Há uma alta incidência de falhas, exigindo desbridamento posterior e discussão das opções de reconstrução. A maioria das mordeduras de animais é completamente irrigada, fechada e tratada com antibióticos orais. O tratamento de mordeduras humanas permanece controverso. Desbridamento, irrigação, antibióticos intravenosos (IV) por 48 horas e reparo em segundo tempo são defendidos por alguns; outros tratam feridas de mordedura de pavilhão humana com irrigação, fechamento imediato e antibióticos orais.

Trauma Penetrante/Perfurações

Lacerações do conduto auditivo devem ser aspiradas e limpas sob o microscópio. Caso circunferenciais, a colocação de *stents,* como o Oto-Wick (Medtronic Xomed, Inc., Jacksonville, FL) ou Gelfoam (Pfizer Pharmaceuticals, New York, NY) por 10 dias pode ser necessária para prevenção de estenose. Gotas com antibióticos e esteroides são prescritas.

Perfurações traumáticas no quadrante posterossuperior com vertigem sintomática devem ser submetidas à timpanotomia exploradora graças à possível luxação do estribo. Na cirurgia, fragmentos ósseos instáveis são removidos, e a janela oval é fechada com enxertos; a colocação de próteses é controversa.

Perfurações traumáticas em outras localizações podem ser tratadas conservadoramente. Gotas com os antibióticos esteroides são prescritas, precauções para manter a orelha seca são observadas, orienta-se a evitar assoar o nariz, e

108 2. Otologia

planejam-se avaliações de acompanhamento. Os sintomas vestibulares são tratados com antieméticos e repouso. Aproximadamente 90% das perfurações pequenas curam-se espontaneamente. Perfurações grandes ou com infecção secundária podem complicar a cura e, eventualmente, exigem reparo cirúrgico.

Fratura do Osso Temporal

Se não houver lesão do nervo facial, de um ponto de vista otológico a fratura pode ser manejada conservadoramente. Cuidados locais da ferida e audiogramas de acompanhamento são necessários. Entretanto, os pacientes frequentemente necessitam de intervenção neurocirúrgica para outras lesões. Se houver paralisia completa do nervo facial, isto pode exigir exploração cirúrgica, dependendo da natureza do ferimento. Feridas por PAF podem levar a lesões disseminadas, com alta incidência de lesões vasculares graves e alta taxa de mortalidade. Otorreia ou otoliquorreia podem requerer reparo cirúrgico por via de acesso neurocirúrgica ou mastóidea. Lesões otoliquorreica não exigindo reparação neurocirúrgica podem ser observadas com medidas conservadoras; uma alta porcentagem cessa espontaneamente. A profilaxia antibiótica é controversa. Uma audiometria deve ser efetuada após 3 meses para acompanhamento das perdas auditivas condutivas. Perda condutiva persistente pode exigir timpanotomia exploradora. A disfunção vestibular é tratada com repouso e antieméticos; avaliações vestibulares de acompanhamento são realizadas.

◆ Resultado e Acompanhamento

Em lesões do osso temporal envolvendo perda auditiva, audiogramas de acompanhamento são necessários, conforme discutido anteriormente. A maioria das perfurações traumáticas se cura espontaneamente, mas deve ser reavaliada após 3 meses. A vertigem periférica paroxística benigna é comum após lesões do osso temporal, sendo tratada com exercícios de reposicionamento dos otólitos. Em pacientes sem recuperação da audição, opções de reabilitação auditiva devem ser oferecidas, variando desde uma prótese auditiva convencional, ou um BAHA *(bone-anchored hearing aid)* até um possível implante coclear.

◆ Código na CID-10

S021   Fratura da base do crânio.

Leitura Adicional

Chang CYJ. Auricular trauma. In: Stewart MG. Head, Face, and Neck Trauma: Comprehensive Management. Stuttgart/New York: Thieme; 2005:164-168

Dinces EA, Kim HH, Wiet RJ. Evaluating blunt temporal bone trauma. In: Wiet RJ, ed. Ear and Temporal Bone Surgery: Minimizing Risks and Complications. Stuttgart/New York: Thieme; 2006:71-80

Huang MY, Lambert PR. Temporal bone trauma. In: Hughes GB, Pensak ML, eds. Clinical Otology. 3rd ed. Stuttgart/New York: Thieme; 2007:273-288

Oghalai JS. Temporal bone trauma. In: Stewart MG. Head, Face, and Neck Trauma: Comprehensive Management. Stuttgart/New York: Thieme; 2005:169-179 Swartz JD, Loevner LA. Imaging of the Temporal Bone. 4th ed. Stuttgart/New York: Thieme; 2009

Wang TD. Auricular reconstruction. In: Papel ID, ed. Facial Plastic and Reconstructive Surgery. 3rd ed. Stuttgart/New York: Thieme; 2009:821-840

2.1.3 Paresia e Paralisia Facial Aguda

◆ Características-Chave

- O início da paralisia de Bell é rápido, dentro de 24 a 48 horas.
- O tratamento consiste em altas doses de prednisona associada a antiviral.
- Os cuidados oculares são essenciais, não devendo ser negligenciados.
- A recuperação espontânea com função normal ou aproximadamente normal é de quase 85%.

A paralisia de Bell, ou paralisia idiopática aguda do nervo facial, responsabiliza-se por 60 a 75% de todas as paralisias faciais agudas. Ela é caracterizada pela instalação rápida (24 a 48 horas) e pode ou não progredir para paralisia total. Uma fraqueza facial que progride lentamente durante semanas a meses é suspeita de ser causada por uma neoplasia. O tratamento de paralisia de Bell consiste em uma série crescente de prednisona (começando com 1 mg/kg) associada a antiviral durante, pelo menos, uma semana. A terapia cirúrgica é controversa para pacientes que preenchem critérios muito específicos. Os cuidados oculares são obrigatórios, caso o fechamento ocular esteja comprometido (ver também Capítulo 7.2). Se houver pouca ou nenhuma recuperação após 2 a 3 meses, exames de imagens são recomendados para excluir uma neoplasia.

◆ Epidemiologia

A incidência de paralisia de Bell é de 20 a 30 casos por 100.000 pessoas por ano. Ela responde por quase 75% de todas as paralisias faciais unilaterais; 40.000 casos ocorrem nos Estados Unidos a cada ano. A idade média de início é de 40 anos, mas a incidência é mais alta acima dos 70 anos. Homens e mulheres e lados direito e esquerdo são afetados igualmente. Mulheres grávidas e pacientes com diabetes e hipertensão estão em risco aumentado.

◆ Clínica

Sinais e Sintomas

Os pacientes em geral se apresentam com fraqueza do nervo facial de instalação rápida (24-48 horas) que pode progredir para paralisia completa. Os pacientes muitas vezes relatam dor e plenitude auricular, hiperacusia e disgeusia; 70% dos pacientes terão tido uma enfermidade viral precedente.

Diagnóstico Diferencial

A paralisia idiopática do nervo facial é um diagnóstico de exclusão (**Fig. 2.6**). O herpes-zóster *oticus* (Ramsay-Hunt) é caracterizado por otalgia severa e lesões vesiculares comprometendo a orelha, respondendo por 10 a 15% das paralisias faciais agudas. A síndrome de Melkersson-Rosenthal consiste em episódios recorrentes de paralisia facial unilateral associados a edema e língua fis-

2. Otologia

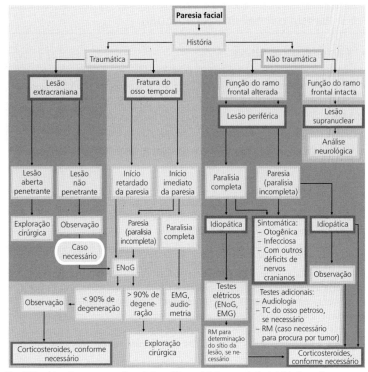

Fig. 2.6 Algoritmo para o diagnóstico diferencial da paresia facial. Muitos advogam a descompressão cirúrgica apenas em casos de paralisia completa, e, embora não especificamente indicado neste algoritmo, a descompressão do nervo facial pode ser útil em casos de paralisia não traumática. (De: Probst R, Grevers G, Iro H. Basic Otorhinolaryngology: A Step-by-Step Learning Guide. Stuttgart/New York: Thieme; 2006:293.)

surada. A paralisia facial ocorre em 11% dos pacientes com doença de Lyme, e pode ser bilateral. Otite média aguda e crônica com ou sem colesteatoma também pode causar paralisia facial aguda, como também o pode otite externa necrosante ou maligna. Neoplasias devem ser excluídas caso não haja melhora sintomática após 2 a 3 meses ou caso a paralisia se caracterize pelo início lento ou recidiva.

◆ Avaliação

História

A informação mais importante é a história. Momento de início e história de episódios prévios são capitais. Perda auditiva e vertigem também são importantes. Pacientes com herpes-zóster *oticus* têm probabilidade de sofrer comprometimento do oitavo nervo craniano (NC VIII).

2. Otologia   111

Tabela 2-3   Escala de Graduação do Nervo Facial de House–Brackmann

Grau	Achados no Nervo Facial
I. Normal	Normais
II. Disfunção leve	Ligeira fraqueza à inspeção detalhada
III. Disfunção moderada	Parece normal em repouso; fraqueza com esforço, mas ainda com fechamento ocular completo
IV. Disfunção moderadamente grave	Fraqueza visível em repouso; fechamento ocular incompleto
V. Disfunção grave	Movimento escassamente perceptível
VI. Paralisia total	Paralisia completa

Exame Físico

É necessário um exame completo da cabeça e pescoço. Determina-se se a função do nervo fácil está reduzida ou completamente ausente. A escala de House-Brackmam é muitas vezes utilizada para registro gráfico e para comunicação médica (**Tabela 2.3**). Se o andar superior da face for poupado, uma etiologia central é suspeitada. A membrana timpânica é cuidadosamente inspecionada para excluir doença aguda ou crônica da orelha média, colesteatoma, ou neoplasia do osso temporal, seja benigna ou maligna. A pele é avaliada quanto a sinais de lesões vesiculares. Elas podem ser periauriculares, auriculares, no conduto auditivo, ou mesmo no palato, e com sensibilidade dolorosa e presentes em várias fases de cura. A palpação do pescoço e da glândula parótida é crucial para se excluir um processo extratemporal. Os nervos cranianos restantes também são examinados, procurando-se por evidências de polineuropatia. Um audiograma é recomendado a fim de avaliar quanto a um processo da base do crânio, comprometendo o conduto auditivo interno (CAI).

Exames de Imagem

Não são realizados rotineiramente, se a história for compatível com paralisia idiopática. Se a história for suspeita por qualquer razão, uma ressonância magnética (RM) da cabeça com contraste por gadolínio é realizada para visualizar todo o trajeto do nervo facial. Se houver algum contraste ao longo do trajeto intratemporal do nervo, uma TC do osso temporal com cortes finos ajudará a delinear o canal de Falópio, procurando por dilatações ou erosões do canal. Se a paralisia não mostrar sinais de melhora dentro de 3 meses, muitos médicos solicitarão exames de imagem apropriados, conforme descrito. Alguns clínicos não solicitam exames de imagens inicialmente em pacientes com paresia, mas os solicitam, caso a paresia progrida para paralisia completa.

Laboratório

Esses exames não são solicitados rotineiramente. Caso o quadro clínico não sugira uma paralisia idiopática, ou caso haja fatores de risco para outras doenças, então testes laboratoriais são pedidos, conforme indicado. Possíveis doenças sistêmicas a investigar incluem síndromes autoimunes, doença de Wegener, sarcoidose, doença de Lyme ou sífilis.

112 2. Otologia

Exames Eletrofisiológicos

Os exames eletrofisiológicos continuam sendo controversos. Se um paciente for avaliado dentro das primeiras 2 semanas do início, uma eletroneuronografia (ENoG) é realizada. Ela só pode ser realizada 3 dias após a paralisia total, e caso a face contralateral esteja normal. Um eletrodo de superfície estimulador é colocado no forame estilomastóideo, e um eletrodo de superfície registrador é colocado na prega nasolabial. Um potencial de ação muscular composto é, então, registrado e comparado àquele registrado do lado não afetado. Alterações em amplitude são calculadas e interpretadas sob a forma de uma porcentagem de disfunção de fibras nervosas. Se ENoGs seriadas forem efetuadas começando após o dia 3, e a amplitude no lado afetado indicar > 90% de perda de função, a descompressão cirúrgica pode ser, então, uma opção. A eletromiografia (EMG) também é recomendada nesta circunstância, e espera-se que os candidatos cirúrgicos demonstrem ausência de potenciais de ação voluntários dentro de 2 semanas de paralisia.

Patologia

Similarmente à SS, a paralisia de nervo facial idiopática como um sintoma é provavelmente secundária a múltiplas agressões. As teorias focalizam inflamação mediada por vírus seguida por isquemia, bloqueios e degenerações neurais. A inflamação leva à compressão física, quando o nervo facial entra no *fundus* do osso temporal e forma o segmento labiríntico. Esta região é conhecida como forame meatal e é a porção mais estreita do canal do nervo facial, formando gargalo. Estudos de condução nervosa em pacientes submetidos à cirurgia de descompressão para paralisia de Bell demonstraram respostas elétricas diminuídas distalmente ao forame meatal. Estudos histopatológicos obtidos de necropsia de pacientes que morreram pouco tempo depois do início de paralisia de Bell foram descritos. Os achados são semelhantes apesar de não uniformes. Neurite inflamatória compatível com uma infecção viral é mais frequentemente descrita, mas congestão vascular e hemorragia intraneurais também foram identificadas.

Estudos virológicos mostraram evidências, implicando o herpes-vírus simplex (HSV) como agente ofensor. O herpes-vírus foi colhido de secreções nasais e orais de pacientes com paralisia facial aguda. Modelos animais também foram utilizados para demonstrar paralisia facial aguda após inoculação intraoral e periauricular com HSV.

Todos estes estudos são persuasivos, mas, até agora, não conclusivos.

◆ Opções de Tratamento

Clínico

O tratamento de paralisia de Bell consiste em esteroides orais em altas doses (prednisona 1 mg/kg dose inicial) com doses decrescentes dentro de 2 a 3 semanas, um antiviral oral (p. ex., valaciclovir 500 mg oralmente 3 vezes diariamente) de uma semana a 10 dias. A história natural da doença sugere que quase 85% dos pacientes recuperarão a função normal ou quase normal sem tratamento, mas não há exame para determinar os resultados no momento da apresentação. Por essas razões, todos os pacientes são tratados com o esquema clínico anterior.

Os pacientes devem, também, ser avaliados quanto à necessidade de tratamento ocular. Se a paralisia for completa, e o tônus facial for precário, haverá exposição contínua das córneas diurna e noturna. Os pacientes recebem doses horárias de lágrimas artificiais para esse olho e utilizam um lubrificante noturno para proteger a córnea enquanto dormem. Eles também utilizam uma câmara de umidade transparente sobre o olho, pelo menos à noite.

Cirúrgico
A cirurgia para estes pacientes permanece controversa. Centros que atendem grandes quantidades destes pacientes desenvolveram algoritmos que incluem avaliações seriadas por ENoG em conjunto com EMG. Caso os pacientes se apresentem dentro de 2 semanas do início da paralisia e apresentem > 90% de degeneração do nervo facial sem evidência de potenciais de ação na EMG, oferece-lhes a descompressão do nervo facial na fossa média. A via pela fossa média habilita a descompressão completa da porção labiríntica do nervo facial, incluindo o forame meatal, sem sacrifício da audição. Pequenas séries mostraram que os pacientes que escolheram descompressão têm uma chance de 91% de boa recuperação (House-Brackmann I ou II). Os pacientes que recusam a cirurgia têm uma probabilidade de 58% de má recuperação (House-Brackmann III ou IV).

Os pacientes que apresentam má recuperação muitas vezes necessitam de procedimentos de intensificação ou reanimação do facial. É vitalmente importante continuar os cuidados oculares nestes pacientes, e recomendar tratamento cirúrgico do olho, incluindo tarsorrafia, mola, ou peso de ouro, caso abrasões corneanas ocorram apesar de tratamento clínico conservador. Consultar o Capítulo 7.2 para mais detalhes. A toxina botulínica tem sido utilizada para ajudar no blefarospasmo perturbador graças a sincinesias.

◆ Resultado e Acompanhamento
Os pacientes são acompanhados longitudinalmente para avaliar a recuperação final. A recuperação final de uma lesão de nervo facial pode não ocorrer até 18 a 24 meses após a lesão. De acordo com o artigo de Peiterson descrevendo a história natural da paralisia de Bell não tratada, 71% dos pacientes se recuperarão completamente, e adicionais 13% alcançarão recuperação quase normal (HB I ou II). Qualquer um com má recuperação ou em risco de abrasão da córnea deve ser considerado para reanimação ou tratamento cirúrgico do olho paralisado. Pacientes com herpes-zóster *oticus* apresentam risco muito maior (quase 50%) de apresentar má recuperação (HB III ou pior). Pacientes que se recuperam, mas então apresentam uma recorrência dos sintomas, devem ser avaliados quanto à neoplasia, síndrome de Melkersson-Rosenthal, ou condições inflamatórias/autoimunes.

◆ Código na CID-10
651.0   Paralisia de Bell.

Leitura Adicional
Gantz BJ, Rubinstein JT, Gidley P, Woodworth GG. Surgical management of Bell's palsy. Laryngoscope 1999;109(8):1177-1188

Peitersen E. The natural history of Bell's palsy. Am J Otol 1982;4(2):107-111

114   2. Otologia

2.1.4 Corpos Estranhos nas Orelhas

◆ Características-Chave

- Corpos estranhos nas orelhas são comumente encontrados em crianças pequenas.
- A lesão pode ser aguda ou crônica, com infecção associada.
- Corpos estranhos frequentemente consistem em insetos, pequenas baterias, fragmentos de alimentos, contas, borrachas de lápis e outros objetos inertes.
- Lesão da membrana timpânica, ossículos, nervo facial ou orelha interna devem ser consideradas.

Corpos estranhos no conduto auditivo externo são um problema comum, especialmente em pacientes pediátricos. Com crianças, deve-se ter um limiar baixo para remoção sob anestesia na sala de operações.

◆ Epidemiologia

Um corpo estranho auricular é visto mais comumente em crianças com menos de 12 anos de idade.

◆ Clínica

Sinais e Sintomas

Um corpo estranho agudo pode causar otalgia em razão da pressão sobre a pele delgada do conduto auditivo medial. Insetos são extremamente perturbadores, quando vivos. A obstrução pode causar perda auditiva condutiva. Corpos estranhos crônicos, especialmente material orgânico, como alimentos, podem apresentar-se com otorreia ou secreções fétidas. Perda auditiva pronunciada, vertigem ou fraqueza facial sugerem lesões da orelha média (ver Capítulo 2.1.2).

Diagnóstico Diferencial

O diagnóstico diferencial inclui um corpo estranho, otite externa, otite média, trauma da orelha média ou um tumor.

◆ Avaliação

História

Ao tomar a história do paciente, deve-se indagar quanto à evolução cronológica e possível natureza do corpo estranho, se não clara. O nível prévio de audição é importante, do mesmo modo que uma história de perfuração conhecida da membrana timpânica. Lesão comprometendo uma única orelha com audição obriga a tratamento cuidadoso e experiente.

Exame Físico

O exame deve incluir um exame completo da cabeça e pescoço. Excluir outros corpos estranhos. Documentar função do nervo facial e fazer um exame com diapasão de 512 Hz, caso o paciente tenha idade suficiente e seja capaz de cooperar. A orelha deve ser examinada com o otomicroscópio. Qualquer secreção é aspirada com ponta de aspiração #3 ou #5 para possibilitar a visualização do corpo estranho, pele do conduto e membrana timpânica, caso possível.

Exames de Imagem

A TC de alta resolução do osso temporal é o estudo mais útil de imagem, caso haja preocupações com uma lesão da orelha média ou interna.

Outros Testes

Realizar uma avaliação audiológica, caso haja alguma preocupação com uma possível lesão da orelha média.

◆ Opções de Tratamento

A maioria dos corpos estranhos não constitui uma emergência e pode ser removida dentro de um período de tempo razoável (*i. e.*, dias). Exceções exigindo tratamento pronto incluem baterias (que causam necrose graças a vazamento alcalino ou ácido), insetos, ou objetos associados a trauma adicional da orelha média ou osso temporal. No adulto ou na criança que coopera, pode-se conseguir facilmente remover um corpo estranho no consultório. Se uma criança for completamente não cooperativa, é preferível proceder à remoção sob anestesia na sala de operações quando conveniente, no dia seguinte aproximadamente. Insetos vivos são inicialmente tratados pela instilação de lidocaína 1% no conduto, o que prontamente afoga/paralisa o inseto e anestesia a pele do conduto. O instrumento mais útil é um gancho otológico de ângulo reto rombo, que pode ser posicionado medialmente ao corpo estranho, possibilitando a remoção. Isto é especialmente útil para objetos lisos, como contas. Um objeto que possa ser apreendido e esteja intacto pode ser removido com pinça jacaré. Material orgânico em decomposição de longa duração associado à infecção exige aspiração. Pequenas pedras ou areia com membrana timpânica intacta são mais bem removidas com irrigação. Em seguida à remoção de um corpo estranho, a inspeção cuidadosa da pele do conduto e da membrana timpânica é importante. Gotas antibióticas e esteroides tópicos durante alguns dias muitas vezes são úteis para tratar ou prevenir infecção local. Antibióticos orais acrescentados no caso de celulite, condrite e otite média, bem como no paciente diabético ou imunossuprimido.

A presença de edema da pele do conduto pode exigir a colocação de um Oto-Wick. Tecido necrótico secundário a vazamento ácido ou alcalino de bateria, ou queimaduras térmicas por escórias de soldagem são manejados com desbridamento seriado e gotas antibióticas esteroides; mechas ou *stents* são necessários para uma lesão circunferencial do conduto. O tratamento de lesões da membrana timpânica e da orelha média, bem como trauma penetrante do osso temporal, é discutido no Capítulo 2.1.2.

116   2. Otologia

◆ Resultado e Acompanhamento

A remoção não complicada de um corpo estranho geralmente não exige acompanhamento. Se houver qualquer infecção associada, acompanhamento dentro de algumas semanas para documentar resolução após terapia tópica é rotina.

◆ Código na CID-10

T-16   Corpo estranho na orelha.

Leitura Adicional

McWhorter AJ, Limb CJ, Niparko JK. In Eisele DW, McQuone SJ, eds. Emergencies of the Head and Neck. St. Louis, MO: Mosby; 2000:367-369

2.2 Otite Média

2.2.1 Otite Média Aguda

◆ Características-Chave

- A presença de líquido na orelha média, com abaulamento da membrana timpânica inflamada e dor são características da otite média aguda.
- Também pode ser acompanhada por perda auditiva, náusea, vômito ou otorreia.
- É uma das doenças mais comuns da infância, contribuindo grandemente para os custos de manutenção da saúde.

A otite média aguda (OMA) é muito comum na infância, afetando pelo menos 60% das crianças até a idade de um ano, e 80% das crianças até a idade de 3 anos. É clinicamente definida como uma membrana timpânica inflamada ou abaulada dolorosa com secreção purulenta na orelha média e febre, muitas vezes acompanhada por um ou mais sintomas adicionais. Neste contexto, é vista principalmente como uma infecção bacteriana e necessita ser diferenciada de OM viral, bem como da otite média com efusão (OME) e da otite média crônica. O fundamento do tratamento permanece sendo a antibioticoterapia, mas algumas crianças com OMA recorrente necessitarão de tratamento cirúrgico com tubos de ventilação. Ocasionalmente, crianças também necessitarão tratamento cirúrgico de uma complicação de OMA.

2. Otologia   117

◆ Epidemiologia

A OMA é comum em crianças: 60% de todas as crianças até 1 ano sofrerão pelo menos um ataque, e essa porcentagem aumenta para 80% na idade de 3 anos. Ela pode responder por até 20% de todas as consultas de pacientes pediátricos com 10 anos de idade ou menos. Fatores de risco específicos além da idade incluem sexo masculino, frequência a creches, exposição a fumaça de cigarro, e história de infecção prévia. Também parece haver uma flutuação sazonal, com maior número de casos ocorrendo no outono ou no inverno.

◆ Cínica

Sinais

Sinais específicos incluem uma membrana timpânica (MT) opaca, abaulada e eritematosa, demonstrando pouca mobilidade. Se mastoidite for suspeitada, a região pós-auricular também pode estar eritematosa e edematosa.

Sintomas

A Agency of Healthcare Research and Quality (Rockville, MD) define otite média aguda como a presença de uma efusão na orelha média ou a presença de secreção no conduto auditivo como resultado de uma MT perfurada com ou sem opacificação, eritema e abaulamento da MT, e perda auditiva, e o início rápido de um ou mais dos seguintes sintomas: otalgia, otorreia, irritabilidade, e febre com ou sem anorexia, náusea ou vômito.

Diagnóstico Diferencial

O diagnóstico diferencial da OMA é, na realidade, um diagnóstico diferencial de dor de ouvido. Doença da articulação temporomandibular provavelmente é a causa mais comum de dor de ouvido que pacientes adultos inicialmente consideram ser uma infecção da orelha. Outra condição que pode simular OMA em adultos é herpes-zóster *oticus*. Nesse caso a dor é consequência da reativação do herpes-vírus, e vesículas serão observadas no conduto e/ou na região periauricular. O otorrinolaringologista deve sempre considerar a possibilidade de uma lesão maligna oculta do trato aerodigestório superior, particularmente da laringe, como uma fonte de otalgia referida, especialmente em um paciente adulto com exame normal da orelha e uma história de abuso de tabaco. Otite média unilateral no adulto (mais comumente efusão serosa crônica) pode originar-se secundariamente a uma neoplasia nasofaríngea, causando obstrução do orifício da tuba auditiva (de Eustáquio).

A causa mais provável de dor de ouvido em crianças é OMA, quer bacteriana, quer viral. Outras causas de dor de ouvido são otite externa, trauma do conduto externo e um corpo estranho no conduto externo. A otite externa pode disseminar-se do conduto auditivo para o pavilhão auricular sob a forma de uma celulite. A orelha pode, então, projetar-se do crânio com um ângulo auriculocefálico aumentado, e assemelhar-se estreitamente à OMA que progrediu para mastoidite coalescente aguda. A OMA deve também ser distinguida de OME, que pode ser diagnosticada como fluido na orelha média com ou sem perda auditiva, mas sem evidência de infecção aguda.

118   2. Otologia

◆ Avaliação

Exame Físico

A parte mais importante do exame físico é inspecionar a MT. O pavilhão e o conduto externo permanecem normais em aparência e não são sensíveis à palpação. A aparência da MT mudará conforme o processo da doença siga seu curso usual. Inicialmente, a MT está ingurgitada e hiperêmica. A hiperemia é mais proeminente ao longo do cabo do martelo e na periferia do tímpano. A MT é de reação lenta à otoscopia pneumática, mas todos os marcos topográficos normais são visíveis. À medida que a infecção progride, e a orelha média se enche de pus, a MT se espessa, abaula e perde suas referências anatômicas normais. Pode haver eritema, dor à palpação e edema na região pós-auricular, especialmente em crianças pequenas.

Se a infecção progredir sem tratamento, a MT perfura na *pars tensa*, e o paciente experimenta uma resolução da dor e febre. Caso secreção purulenta seja observada no conduto externo, então culturas devem ser obtidas. Se a perfuração fechar, e pus reacumular-se sem que haja tratamento, a infecção pode disseminar-se pelo antro para dentro da mastoide, e as trabéculas mastóideas podem começar a descalcificar-se, levando à mastoidite coalescente juntamente a outras complicações. Nesta fase, a orelha se torna mais proeminente do crânio, à medida que o edema pós-auricular aumenta. É importante diferenciar isto de otite externa grave com celulite dolorosa e edema do pavilhão.

Exames de Imagem

Geralmente não estão indicados a não ser que seja suspeitada mastoidite coalescente ou outra complicação da otite média. Se esse complicação for suspeitada, está indicada uma TC de cortes finos com contraste do osso temporal. Se o paciente for adulto com uma otite média unilateral persistente, e o exame nasofaríngeo for duvidoso, uma RM da cabeça com atenção à nasofaringe pode ser considerada a fim de avaliar quanto a uma possível massa obstruindo a tuba auditiva.

Laboratório

Testes laboratoriais raramente são necessários no tratamento de rotina da OMA. Seria esperada uma leucocitose no HC. Culturas de rotina podem ser obtidas, caso haja otorreia, e são indicadas de modo absoluto em um lactente de menos de 6 semanas de idade. A timpanocentese raramente é indicada para obter culturas, a menos que a suspeita seja alta quanto a um patógeno resistente, e terapia empírica poderia não estar indicada. Timpanocentese pode ser útil no paciente imunocomprometido, especialmente no paciente com neutropenia por quimioterapia ou síndrome de imunodeficiência adquirida (AIDS).

Outros Testes

Um audiograma não é necessário na fase aguda, mas pode ser útil na avaliação de crianças com OMA recorrente, especialmente à luz de outros retardos cognitivos. Em casos em que a presença de uma efusão é duvidosa, timpanogramas podem ser úteis. Ocasionalmente, a combinação de um bom exame pneumático e um timpanograma preciso é necessária para determinar a presença de uma efusão, mesmo para um otologista experiente.

Patologia

Mais comumente, as bactérias que causam OMA ganharão entrada para a fenda da orelha média pela via da tuba auditiva. As tubas auditivas dos lactentes são curtas e horizontalizadas. Os lactentes também tendem a alimentar-se em posição deitada. Estes fatores os colocam em alto risco de penetração de secreções nasofaríngeas para o interior das orelhas médias pela via das tubas auditivas.

Com o crescimento, estas crianças continuam a sofrer múltiplas infecções respiratórias superiores a cada ano, e cada surto de congestão da mucosa nasofaríngea pode ocluir a tuba auditiva, levando à pressão negativa retrotimpânica, formação de exsudatos e infecções, uma vez que o exsudato torne-se contaminado. Uma alergia também pode levar à OMA secundária à disfunção da tuba auditiva.

A OMA em adultos, especialmente se unilateral, pode ser ameaçadora. A nasofaringe tem que ser completamente avaliada para identificar a causa do bloqueio ou disfunção da tuba auditiva. Uma massa nasofaríngea deve ser excluída antes de se atribuir a causa a uma infecção respiratória superior ou um voo recente de avião. Uma alergia também pode contribuir para OMA em adultos.

Historicamente, os patógenos relacionados com a OMA mais comuns são o *Streptococcus pneumoniae* (40-50%), *Haemophilus influenzae* não tipável (20-30%) e *Moraxella catarrhalis* (10-15%). Com o tempo, cepas de Pneumococcus se tornaram penicilinorresistentes graças a uma alteração no sítio de ligação da penicilina, e cepas de *H. influenzae* se tornaram β-lactamase positivas. Por outro lado, recentemente, crianças vacinadas com uma vacina pneumocócica heptavalente podem ter apresentado taxas reduzidas de *S. pneumoniae* e um aumento subsequente no *H. influenzae*.

Histologicamente, as orelhas médias exibem sinais de inflamação e edema. A MT e a mucosa da orelha média estão espessadas e ingurgitadas com um infiltrado inflamatório. Frequentemente há pus franco no espaço da orelha média.

◆ Opções de Tratamento

Clínico

Tem havido uma tendência a tratar crianças com OMA não complicada sintomaticamente com controle da dor e nenhum antibiótico durante as primeiras 24 a 48 horas, mas isto deve ser feito apenas em crianças em que acompanhamento estreito possa ser efetuado. Caso contrário, a OMA não complicada é uma doença clínica, e se persistir mais de 24 a 48 horas exige terapia antibiótica. Terapia empírica tradicional tem sido realizada com amoxicilina em posologia apropriada como antibiótico de primeira linha, uma vez que ela é eficaz, bem tolerada e barata. Com a resistência emergindo, a dose de amoxicilina foi duplicada para 80 a 90 mg/kg/dia. Caso o paciente não melhore em 48 a 72 horas, pode-se iniciar a amoxicilina-clavulanato em alta dose. Caso o paciente seja alérgico à penicilina, cefalosporinas de segunda ou terceira geração, macrolídeos ou clindamicina são opções.

120 2. Otologia

Cirúrgico

A OMA não é uma doença cirúrgica. Em pacientes que deixam de responder à terapia empírica, uma timpanocentese diagnóstica pode ser realizada para cultura. A remoção do fluido da orelha média também pode aliviar a dor. Os pacientes avaliados quanto à OMA recorrente podem ser candidatos a tubos de ventilação. Critérios-padrão para colocação de tubo incluem mais de três episódios de OMA nos 6 meses precedentes ou mais de quatro episódios de OMA nos 12 meses precedentes.

◆ Complicações

Ver Capítulo 2.2.3 quanto às complicações da OMA. As complicações da colocação de tubo incluem otorreia, tubos retidos e perfurações pós-extrusão. Otorreia pode ocorrer em mais de 10%, e é tratada com gotas otológicas tópicas apropriadas, atualmente fluoroquinolonas uma vez vez que não são ototóxicas. Os tubos são acompanhados anualmente, e caso não sejam extrusados após 3 anos, muitos otorrinolaringologistas planejam sua remoção sob anestesia geral. Perfurações pós-operatórias ocorrem em 3 a 5% dos casos e são acompanhadas conservadoramente. Caso persistam ou levem à perda auditiva considerável, uma timpanoplastia pode ser recomendada.

◆ Resultado e Acompanhamento

Crianças com tubos de ventilação requerem pouco tratamento pós-operatório, e a preferência do médico é, em geral, a força impulsora que determina as recomendações pós-operatórias. Muitos otorrinolaringologistas advogam o uso por 5 dias de gotas tópicas de antibiótico 2 vezes ao dia (p. ex., Ciprofloxacina + Dexametasona ou Ofloxacina) pós-operatoriamente apenas para crianças com efusões mucoides ou purulentas encontradas no momento da colocação do tubo. Muitos otorrinolaringologistas também recomendam tampões auriculares para crianças que nadam em água doce, e não durante banho de chuveiro.

As crianças, ao contrário, são acompanhadas com um audiograma pós-operatório e visitas em intervalos de 6 a 12 meses até que os tubos sejam extrusados.

◆ Código na CID-10

65.0   Otite média aguda.

Leitura Adicional

American Academy of Pediatrics Subcommittee on Management of Acute Otitis Media. Diagnosis and management of acute otitis media. Pediatrics 2004;113(5):1451-1465

Brunton S, Pichichero ME. Acute otitis media: influence of the PCV-7 vaccine on changes in the disease and its management. J Fam Pract 2005;54(11):961-968

Rothman R, Owens T, Simel DL. Does this child have acute otitis media? JAMA 2003;290(12):1633-1640

Sautter N, Hirose K. Otitis media. In: Hughes GB, Pensak ML, eds. Clinical Otology. 3rd ed. Stuttgart/New York: Thieme; 2007:223-235

2.2.2 Otite Média Crônica

◆ Características-Chave

- É observada otorreia crônica ou cronicamente recorrente da orelha média por uma membrana timpânica (MT) perfurada.
- A otite média crônica é associada a perda auditiva de condução ou mista.
- Pode ocorrer com ou sem colesteatoma.

A otite média crônica (OMC), também denominada otite média supurativa crônica com ou sem colesteatoma, é caracterizada por otorreia contínua ou intermitente por uma perfuração da MT de longa duração. (Esta condição deve ser distinguida da efusão serosa persistente da orelha média, às vezes chamada otite média crônica com efusão, porém mais bem chamado "otite serosa crônica".) Se a drenagem tiver cessado, mas a perfuração persistir, a condição é considerada inativa. Uma perda auditiva condutiva associada pode estar presente, e pólipos sobre a MT ou na orelha média levantam a suspeita de colesteatoma concomitante. O tratamento é inicialmente clínico, mas pode tornar-se cirúrgico para os casos recalcitrantes ou aqueles com perda auditiva importante ou colesteatoma.

◆ Epidemiologia

A epidemiologia da OMC não está bem definida. Isto é graças ao fato de ela fazer parte do complexo da otite média. Ela não apresenta preferência por sexo, mas mostra uma preferência por certas populações – índios americanos, esquimós americanos e aborígenes australianos.

◆ Clínica

Sinais

Os sinais incluem membrana timpânica perfurada com ou sem granulações polipoides na orelha média ou conduto auditivo externo. Alterações polipoides, bolsas de retração ou *debris* descamativos podem indicar colesteatoma. Febre, rigidez cervical e qualquer alteração no estado mental podem ser sinais de uma complicação intracraniana.

Sintomas

Os sintomas geralmente consistem em otorreia indolor crônica ou intermitente. Dor pode indicar uma otite externa coincidente, ou uma complicação iminente intratemporal ou intracraniana. Perda auditiva muitas vezes está presente. Um colesteatoma erosivo pode romper a cápsula ótica, resultando em SS, zumbido, vertigem e desequilíbrio. Paresia ou paralisia facial é vista raramente, mas pode estar presente com ou sem colesteatoma.

122   2. Otologia

Diagnóstico Diferencial

Além da OMC, uma otorreia indolor com perfuração da MT pode resultar de carcinoma da MT ou orelha média e pode originar-se de orelhas com uma história de OMC. Qualquer material polipoide removido deve ser enviado para avaliação histopatológica. A granulomatose de Wegener pode apresentar-se como OMC em um adulto com perda auditiva flutuante e paralisia de nervos cranianos sem uma história prévia de OM. OM tuberculosa deve ser considerada em uma orelha com otorreia que não melhora apesar de máximo tratamento clínico e cirúrgico. A descrição clássica da OM tuberculosa é otorreia indolor com múltiplas perfurações da MT.

◆ Avaliação

Exame Físico

O exame físico focaliza-se na orelha com otorreia e, especificamente, na visualização adequada da MT. Muitas vezes a inflamação, especialmente da pele do conduto auditivo, precisa ser controlada primeiro. Isto pode exigir tratamento com antibióticos tópicos ou orais. Uma vez que o edema do conduto tenha se resolvido, a MT é meticulosamente limpa com auxílio de um microscópio operatório. Todos os *debris* e tecido de granulação são limpos, especialmente aqueles que cobrem o quadrante posterossuperior da MT, e quaisquer amostras de tecido são enviadas para o laboratório de patologia. Limpeza frequente e medicação ototópica em casa com uma irrigação ácida (ácido acético) podem ser necessárias para secar com sucesso a orelha.

Exames de Imagem

A realização de TCs antes do tratamento cirúrgico é controversa e depende da preferência e treinamento do cirurgião. Alguns cirurgiões não escaneiam quaisquer pacientes, alguns escanearão apenas aqueles com colesteatoma, e alguns obtêm *scans* de TC de todo o paciente que está sendo avaliado com OMC. A maioria dos cirurgiões concorda em que qualquer um sofrendo de uma suspeita de complicação intratemporal ou intracraniana de OMC deve realizar uma TC de alta resolução dos ossos temporais com e sem contraste. Também qualquer um submetendo-se à cirurgia de revisão deve fazê-la. As imagens de TC fornecem informações a respeito da doença e da anatomia local que melhoram o processo do consentimento informado e colocam os pacientes e especialmente os pais em situação mais confortável a respeito da decisão de concordar com a cirurgia.

Laboratório

A secreção, especialmente se recalcitrante à terapia empírica, deve ser colhida. Culturas para aeróbios e fungos são solicitadas rotineiramente. Hematologia adicional raramente está indicada. Se o início dos sintomas for bilateral, recente e acompanhado por perda auditiva flutuante, ou paralisia de nervo craniano, então c-ANCA é solicitado para excluir granulomatose de Wegener.

Outros Testes

Um audiograma é realizado com a orelha seca antes de qualquer intervenção cirúrgica. Uma perda auditiva de condução é esperada, e uma perda mista não é incomum. Alguns autores acham que a OMC pode levar à SS com o tempo. Qualquer granulação recuperada da orelha é enviada à patologia para excluir carcinoma.

Patologia

Os patógenos mais comuns que levam à OMC são *Pseudomonas aeruginosa* e *Staphylococcus aureus*. Eles ganham acesso à orelha média através da MT perfurada. A seguir se disseminam da orelha média para a mastoide. Estes mesmos patógenos também podem colonizar os *debris* avasculares que se coletam no interior de um colesteatoma. Um problema recente é o aparecimento de OMC por *S. aureus* resistente à meticilina (SARM).

A mucosa da orelha média torna-se espessa, fibrótica e infiltrada por células inflamatórias. O edema da mucosa leva à formação de pólipos e granulações. Canais vasculares ósseos sofrem embolização secundária à inflamação crônica, levando à erosão do osso, comprometendo particularmente a cadeia ossicular. O colesteatoma pode erodir o osso por resposta inflamatória local adicional e enzimas osteolíticas.

◆ Opções de Tratamento

Os objetivos do tratamento são a eliminação da infecção e a restauração da função.

Clínico

Em muitos casos, terapia clínica é empregada para secar a doença pré-operatoriamente, permitir melhor avaliação no consultório, ou tratar o paciente que tem comorbidades que contraindicam cirurgia. A OMC pode inicialmente ser tratada com gotas antibióticas otológicas empíricas. O conhecimento das ototoxicidades tornou as gotas de fluoroquinolona o método preferido de tratamento. Gotas ototópicas atingem a orelha média em tão altas concentrações, que resistência raramente é um problema. Ver **Tabela 2.4** para opções de tratamento tópico. Se a otorreia não diminuir, então culturas estão indicadas para excluir raras cepas resistentes, como SARM ou uma infecção fúngica. Irrigações com vinagre ou gotas de ácido acético 2% podem ser efetivas. Há diversos pós-tópicos que também podem ser periodicamente aplicados, se gotas não funcionarem. Uma mistura dessas inclui ciprofloxacina, ácido bórico, dexametasona e fluconazol. Antibióticos IV a longo prazo apropriados também podem ser indicados, se uma osteíte for suspeitada. Outra preparação de pó tópico efetiva para ajudar a secar a orelha com secreção crônica que não responde às gotas é cloranfenicol 50 mg, *p*-aminobenzenossulfonamida 50 mg e anfotericina 5 mg, com ou sem hidrocortisona 1 mg; isto é misturado e aplicado com 1 ou 2 baforadas por meio de um insuflador de pó (p. ex., OTOMED, Lake Havasu City, AZ) 2 vezes ao dia. Outra opção para tratamento no consultório é a violeta de genciana aquosa, a qual tem propriedades antifúngicas, e pode ser "pincelada" sobre as áreas inflamadas com auxílio do otomicroscópio.

124   2. *Otologia*

Tabela 2-4   Terapia Tópica para Otite Média Crônica

Agente Tópico	Esquema Típico de Posologia
Ácido acético 2%	5 gotas 2-3 vezes ao dia
Ácido acético 2%/solução de hidrocortisona 1%	5 gotas 2-3 vezes ao dia
Ofloxacino otológico	10 gotas 2 vezes ao dia
Ciprofloxacino/dexametasona ou hidrocortisona otológico	5 gotas 2 vezes ao dia
Neomicina/polimixina, hidrocortisona otológico	5 gotas 3 vezes ao dia
CSF pó (cloranfenicol 50 mg, p-aminobenzenossulfonamida 50 mg e anfotericina 5 mg, com ou sem hidrocortisona 1 mg)	2 baforadas 2 vezes ao dia
Violeta de genciana (aquosa)	O médico aplica topicamente sob microscopia no consultório, conforme necessário

Cirúrgico

Há múltiplas razões para se operar uma OMC. A infecção e a otorreia podem ser erradicadas, a MT pode ser reparada, a audição pode ser melhorada, e no caso de colesteatoma, a doença pode ser removida, e a orelha, tornada segura. É melhor secar a orelha antes da intervenção cirúrgica, mas às vezes não é possível. Em casos de otorreia presente no momento da cirurgia, manter antibióticos dirigidos por cultura nos períodos pré e pós-operatórios.

Algoritmos cirúrgicos variam conforme preferência, treinamento e experiência. A seguir uma lista geral de opções (não exaustiva) com as definições.

1. Timpanoplastia sem mastoidectomia: erradicação da doença limitada à orelha média, quer enxerto da MT seja ou não necessário. A otorreia pode ser controlada, A MT reparada, colesteatomas da orelha média removidos, e a audição melhorada ou estabilizada. O material de enxerto na MT inclui tecido areolar frouxo, fáscia temporal, pericôndrio, veia ou cartilagem. O enxerto pode ser posicionado medial ou lateralmente à MT.

2. Aticotomia: durante a timpanoplastia, mas sem realização de uma mastoidectomia, remoção do anel ósseo posterior e do *scutum* pode melhorar a visualização do mesotímpano, hipotímpano e ático. A cadeia ossicular inteira pode ser visualizada e limpa, do mesmo modo que a porção timpânica do nervo facial. Isto pode facilitar a remoção de granulações, retrações e pequenos colesteatomas, especialmente com doença lateral aos ossículos. Isto é ideal para colesteatomia da *pars flaccida* que for lateral à cadeia ossicular. Cartilagem é utilizada para reconstruir o osso a fim de evitar retrações repetidas, e uma mastoidectomia pode ser evitada em certos casos.

3. Timpanomastoidectomia com parede do conduto intacta: abertura da mastoide com desbridamento e reconstrução da orelha média pode melhorar resultados em pacientes selecionados. Pacientes com timpanoplastia prévia malsucedida ou otorreia de longa duração podem apresen-

tar granulações e infecções na mastoide. Colesteatomas estendendo-se para o interior do antro exigirão esta abordagem.

Técnicas microcirúrgicas são necessárias para exenterar todos os tratos de célula aéreas comprometidos. Com rebaixamento apropriado do conduto auditivo posterior e do tégmen, o epitímpano pode muitas vezes ser completamente exposto. Quando a anatomia do paciente torna isto impossível, uma aticotomia transcanal parcial pode ser realizada concomitantemente. O recesso facial pode ser aberto para melhorar acesso e a aeração da orelha média. Remoção da cabeça do martelo muitas vezes é necessária para doença que se estende medialmente a ele ou para o interior do recesso supratubário. Uma operação de *second look* muitas vezes é planejada em casos de colesteatoma, a fim de avaliar quanto à doença recorrente e/ou executar reconstrução ossicular.

4. Timpanomastoidectomia com remoção da parede do conduto: esta técnica é empregada para tratar OMC com colesteatoma extenso, e raramente em OMC não complicada sem colesteatoma. Esta técnica é indicada em doença não ressecável de outro modo, pacientes pouco cooperativos, única orelha com audição ou orelhas já anacúsicas e pacientes com mastoides pequenas ou retraídas/escleróticas antes da cirurgia. A remoção da parede posterior do conduto melhora a visualização do epitímpano anterior, do mesotímpano posterior, e dá acesso para remoção mais efetiva no seio timpânico. Cavidades mastóideas podem fracassar, abrigar colesteatoma, ou drenar cronicamente, caso se deixe uma crista facial alta, uma ponta da mastoide pendente resulte o enxerto da MT seja malsucedido, ou a meatoplastia for inadequada. Cirurgiões devem prestar atenção cuidadosamente a estes detalhes delicados para assegurar sucesso.

◆ Complicações

As complicações da OMC são divididas em intratemporais e intracranianas e são descritas no Capítulo 2.2.3. Complicações da cirurgia para OMC são descritas aqui. Complicações pós-operatórias são raras, se a cirurgia for efetuada meticulosamente. O melhor tratamento para complicações pós-operatórias otológicas é prevenção. A dor pós-operatória geralmente é branda, e todos os pacientes que apresentem dor severa devem ser avaliados. Infecções de feridas são tratadas com antibióticos orientados por culturas. *Pseudomonas* é o organismo ofensor mais provável, e fluoroquinolonas tendem a ser o agente mais efetivo a ser utilizado. Hematomas pós-operatórios no local da colheita do enxerto são raros, mas devem ser drenados quando encontrados.

Lesões do nervo facial são raras. O uso de monitoramento do nervo facial durante cirurgia otológica, mesmo de rotina, está se tornando amplamente aceito. Lesões intraoperatórias devem ser tratadas imediatamente, com apropriada exploração, descompressão e enxerto neural, caso indicados. Obter o assessoramento de um auxiliar ou um cirurgião otológico mais experiente pode ser útil nestes casos. A função facial que é normal inicialmente e a seguir piora com o tempo geralmente é resultado de edema, e é tratada de modo expectante com antibióticos e esteroides orais. Quando um paciente acorda de um procedimento mastóideo com uma fraqueza facial inesperada, é pru-

126 2. Otologia

dente observar o paciente durante algumas horas para permitir a reversão dos efeitos de qualquer anestésico local utilizado durante o procedimento antes da reexploração.

Otoliquorreia pode ser encontrada intraoperatoriamente, e também deve ser controlada imediatamente com uso apropriado de fáscia, cartilagem ou cimento ósseo. Raramente, uma consulta neurocirúrgica com colocação de dreno lombar é necessária.

Vertigem branda é comum após qualquer procedimento na orelha média, mas lesões labirínticas intraoperatórias resultam em vertigem pós-operatória grave (e possível anacusia). Tratar o defeito imediatamente com cera de osso ou fáscia é útil, mas os pacientes ainda sofrerão vertigem grave, exigindo alguns dias de hospitalização. Neste contexto, são administrados supressores vestibulares orais ou parenterais pós-operatórios, e exercícios vestibulares aceleram a recuperação.

Granulações e sinéquias no conduto auditivo ou na cavidade resultante da remoção da parede do conduto são removidas quando encontradas, e ocasionalmente meatoplastias exigem revisão.

◆ Resultado e Acompanhamento

O uso peroperatório de antibiótico varia amplamente entre os cirurgiões. Muitos cirurgiões advogam o uso de antibióticos sistêmicos pré e pós-operatórios, apenas se a orelha não puder ser tornada seca antes da cirurgia. A cirurgia é principalmente ambulatorial, com os pacientes retornando para consulta em 1 ou 2 semanas. Nessa consulta a maior parte do tamponamento alcançável é removida, e gotas ototópicas à noite são prescritas. Cavidades resultantes da remoção da parede do conduto são preenchidas com pomada de antibiótico/esteroide, e o paciente inicia gotas ototópicas 2 vezes ao dia. Os pacientes são a seguir avaliados com intervalos de 4 a 6 semanas para inspecionar o enxerto e limpar quaisquer granulações. Água é mantida fora das orelhas até que ocorra epitelização completa. Audiometria de rotina geralmente é efetuada com 8 a 12 semanas.

A literatura cita taxas de sucesso do tratamento cirúrgico da OMC como algo entre 78 e 90%. A técnica cirúrgica e a gravidade da doença ambas influem nos resultados. As taxas de recorrência de colesteatoma citadas na literatura também variam de 3 a 50%. Com estas porcentagens em mente, os pacientes geralmente são acompanhados por vários anos.

◆ Códigos na CID-10

466.1, 466.3, 466.9 Otite média crônica.
466-2 Colesteatoma.

Leitura Adicional

Cruz OLM, Kasse CA, Leonhart FD. Efficacy of surgical treatment of chronic otitis media. Otolaryngol Head Neck Surg 2003;128(2):263-266

Haynes DS, Harley DH. Surgical management of chronic otitis media: beyond tympanotomy tubes. Otolaryngol Clin North Am 2002;35(4):827-839

Slattery WH. Pathology and clinical course of inflammatory diseases of the middle ear. In: Glasscock ME, Gulya AJ, eds. Surgery of the Ear. Toronto, ON: BC Decker; 2003:422-433

Weber PC. Chronic otitis media. In: Hughes GB, Pensak ML. Clinical Otology. 3rd ed. Stuttgart/New York: Thieme; 2007:236-249

2.2.3 Complicações das Otites Médias Agudas e Crônicas

◆ Características-Chave

- O uso de antibióticos produziu um declínio global na frequência de complicações de otite média.

- As complicações de otite média aguda e crônica podem ser intra e extracranianas.

- A complicação extracraniana mais comum é o abscesso pós-auricular; a complicação intracraniana mais comum é a meningite.

A otite média aguda é um dos diagnósticos mais comuns em pacientes que procuram por assistência médica. Aproximadamente 85% de todas as crianças terão, pelo menos, um episódio. Uma fração dos pacientes vem a sofrer complicações devidas à progressão de processos infecciosos e inflamatórios. Mais de 60% dos pacientes que sofrem complicações sofrem-nas dentro das primeiras 2 décadas de vida. As complicações são subdivididas por local (extra e intratemporais e intracranianas).

◆ Complicações Extratemporais

Abscesso Subperiosteal

A mastoidite causa erosão direta do osso da parede lateral da mastoide ou atravessa veias emissárias mastóideas para o interior do espaço subperiosteal adjacente à mastoide.

Sinais e Sintomas

Febre, mal-estar e dor são associados a abscesso subperióstico.

Exame Físico

No exame físico o paciente pode apresentar-se com otalgia, otorreia, pavilhão auricular desviado anterior e lateralmente e coleção líquida pós-auricular flutuante, eritematosa.

Exames de Imagem

A TC é a modalidade preferida de imagem.

Opções de Tratamento

O tratamento recomendado tipicamente inclui miringotomia com ou sem tubo, incisão e drenagem do abscesso, e antibióticos IV. Mastoidectomia cortical é frequentemente recomendada, particularmente na presença de colesteatoma.

128   2. Otologia

Abscesso de Bezold

A mastoidite leva à erosão da extremidade do osso mastóideo profundamente à crista digástrica. O material purulento é dirigido para o pescoço, profundamente ao músculo esternocleidomastóideo (ECM).

Sinais e Sintomas

Febre, mal-estar e dor no pescoço são associados a um abscesso de Bezold.

Exame Físico

O paciente pode apresentar-se com otalgia, otorreia e uma massa cervical superior dolorosa à palpação.

Exames de Imagem

A TC com contraste confirmará a presença de um abscesso cervical, contrastando-se em sua orla em combinação à mastoidite.

Opções de Tratamento

Tratamento recomendado inclui antibióticos IV, miringotomia com ou sem tubo, mastoidectomia cortical e incisão e drenagem do abscesso no pescoço.

◆ Complicações Intratemporais

Fístula Labiríntica

Uma fístula labiríntica é causada por uma erosão do osso da cápsula ótica e exposição do labirinto membranoso. A incidência é de 7% dos pacientes com colesteatoma. Noventa por cento das fístulas ocorrem no canal semicircular horizontal.

Sinais e Sintomas

Um número importante de pacientes serão assintomáticos, e fístulas só serão descobertas durante mastoidectomia. Sessenta e dois por cento dos pacientes queixam-se de vertigem ou desequilíbrio periódicos. Pacientes podem experimentar o fenômeno de Tullio (vertigem induzida por sons fortes). PANS também pode estar presente, mas não é nem sensível nem específica.

Exame Físico

Testes de fístula (nistagmo e pneumatoscopia) são positivos em ~ 50% dos pacientes.

Exames de Imagem

A TC de cortes finos do osso temporal é preferida; entretanto, fístulas pequenas podem ainda passar despercebidas.

Opções de Tratamento

O tratamento é controverso, uma vez que a violação do labirinto pode resultar em uma orelha morta. Muitos autores recomendam mastoidectomia com remoção da parede do conduto, mantendo matriz de colesteatoma sobrejacente à fístula para formar o revestimento da cavidade mastóidea exteriorizada. Em casos de pequenas fístulas que não violaram o labirinto membranoso, alguns autores recomendam a remoção completa da matriz e recobertura do canal semicircular com pasta de osso, fáscia ou uma vedação similar. Outros recomendam manter a matriz no local, mantendo a parede do conduto intacta, e removendo a matriz com recobertura do labirinto em um segundo tempo.

Mastoidite Coalescente

A progressão supurativa de OM aguda não tratada ou incompletamente tratada resulta em erosão do osso trabecular da cavidade mastoide. A evolução cronológica da progressão é tipicamente em 2 a 4 semanas.

Sinais e Sintomas

Sintomas incluem febre, mal-estar e otalgia.

Exame Físico

No exame físico, otorreia purulenta ou uma MT abaulada, eritema pós-auricular, dor à palpação e edema desviando o pavilhão auricular anterior e inferiormente são constatados.

Exames de Imagem

Uma TC confirma a opacificação da mastoide e orelha média com erosão do osso trabecular da cavidade mastoide. Frequentemente, a erosão ocorre principalmente adjacente ao seio sigmoide

Opções de Tratamento

O tratamento recomendado inclui miringotomia com ou sem tubo, antibióticos IV e mastoidectomia cortical. Outros advogam miringotomia isolada e antibióticos IV por 3 a 6 semanas com confirmação por TC seriada da resolução da opacificação da mastoide e da orelha média.

Petrosite

A petrosite é uma rara complicação que resulta da disseminação da infecção para o interior de células aéreas em um ápice petroso pneumatizado (a prevalência da pneumatização é de 30%).

Sinais e Sintomas

A tríade clássica da dor retro-orbitária profunda, da otorreia purulenta e da paralisia do abducente ipsolateral (síndrome de Gradenigo) é observada. Disfunção dos NC VII e VIII também pode ocorrer.

Exames de Imagem

A TC mostrará opacificação de um ápice petroso pneumatizado.

Outros Testes

RM e punção lombar (PL) são úteis para avaliar processos intracranianos concomitantes.

130   2. Otologia

Opções de Tratamento

A terapia de primeira linha é antibióticos IV de longo prazo em virtude da dificuldade de acesso cirúrgico ao ápice petroso. Abscesso, osso necrótico ou falha da terapia clínica requerem drenagem cirúrgica. O estado da audição determina a escolha da via de acesso. A preservação da audição pode ser tentada com acessos infracoclear, infralabiríntico, retrolabiríntico, subarqueado e pela fossa média. Acessos translabirínticos ou transcocleares podem ser usados para orelhas sem audição.

Paralisia Facial

A paralisia facial resulta da inflamação de segmentos deiscentes do nervo facial secundariamente à infecção.

Exames de Imagem

A TC para paralisia incompleta associada à OMA pode não ser necessária, mas pode ajudar no planejamento operatório no contexto de colesteatoma ou paralisia completa.

Patologia

No contexto de crianças com OMA, um segmento timpânico congenitamente deiscente do nervo facial é suspeitado. A paralisia geralmente é incompleta e se resolve dentro de 3 semanas. Em pacientes com OMC e colesteatoma, a deiscência tipicamente é devida à erosão do canal de Falópio secundária à doença. O início pode ser lento e progressivo. O prognóstico é pior, e a recuperação, mais lenta.

Opções de Tratamento

A paralisia devida à OMA é tratada com antibióticos IV e miringotomia. A paralisia associada a colesteatoma exige mastoidectomia, descompressão nervosa proximal e distal ao segmento afetado e desbridamento do tecido inflamatório.

Labirintite Supurativa Aguda

A labiritinte supurativa aguda resulta da invasão bacteriana direta do labirinto, resultando em perdas auditiva e vestibular totais. A labirintite supurativa aguda pode levar à meningite e vice-versa.

Sinais e Sintomas

Surdez neurossensorial total de início agudo e vertigem grave são sinais de labirintite supurativa aguda.

Patologia

Fatores predisponentes incluem malformações congênitas da orelha interna e erosão da cápsula ótica secundária a colesteatoma.

2. Otologia 131

Opções de Tratamento

A perda funcional do labirinto é inevitável, mas os pacientes devem ser tratados com antibióticos para prevenir a progressão para meningite. A vertigem é tratada sintomaticamente, e tipicamente melhora à medida que os pacientes se compensam.

◆ Complicações Intracranianas

Meningite

A meningite é a complicação intracraniana mais comum da OM.

Sinais e Sintomas

Febre, cefaleia, náusea, vômito, fotofobia e rigidez de nuca são sintomas de meningite. Convulsões, ataxia e outros sinais neurológicos focais são achados com mau prognóstico.

Exames de Imagem

A TC ou RM é essencial para excluir outros processos intracranianos e estabelecer a segurança da PL.

Outros Testes

A PL é diagnóstica (achados sugestivos do liquor: pressão aumentada, proteína aumentada, glicose diminuída, células inflamatórias ou bactérias presentes).

Patologia

As vias potenciais de disseminação bacteriana a partir da orelha para o liquor incluem semeadura hematogênica, erosão óssea com disseminação direta e canais ósseos (labirintite supurativa, fissuras de Hyrtl, defeitos congênitos e defeitos traumáticos).

Opções de Tratamento

Uma vez que meningite seja a complicação mais comum da OM, diretrizes antibióticas detalhadas estão listadas na **Tabela 2.5**. A terapia de primeira linha inclui antibióticos IV, miringotomia e esteroides (diminuem sequelas auditivas e neurológicas). Na presença de colesteatoma, mastoidite coalescente ou falha da terapia clínica é indicada mastoidectomia.

Abscesso Cerebral

A complicação mais frequentemente letal da OM é o abscesso cerebral.

Sinais e Sintomas

A evolução clínica é multifásica, iniciando com febre, mal-estar, náuseas, vômitos, cefaleia, alterações do estado mental e convulsões. Isto pode ser seguido por uma fase quiescente com melhora clínica moderada. A terceira fase, considerada como representativa do crescimento do abscesso e, afinal, ruptura, é um retorno rápido e fulminante dos sintomas com declínio clínico súbito.

132   2. Otologia

Tabela 2-5   Tratamento Antibiótico Intravenoso para Meningite*[†]

Recém-nascido (< 1 mês)

• Ampicilina + gentamicina; ou ampicilina + cefalosporina de terceira geração

Recém-nascido (1-3 meses)

• Primeira escolha: ampicilina + (cefotaxima ou ceftriaxona) + dexametasona (0,15 mg/kg cada 6 h × 4 d)
• Alternativa: cloranfenicol + gentamicina

Lactente ou criança (> 3 meses)

• Primeira escolha: (cefotaxima ou ceftriaxona) + dexametasona
• Alternativa: ampicilina

Criança maior ou adulto

• (Cefotaxima 2 g IV cada 6 h ou ceftriaxona 2 g IV cada 12 h) + ampicilina 2 g IV cada 4 h + dexametasona 0,4 mg/kg cada 12 h × 2 d + vancomicina (criança 15 a 22,5 mg/kg IV cada 6 h; adulto 1 g IV cada 12 h)
• Com suspeita de *Pseudomonas:* cefepima 2 g IV cada 8 h em vez de cefotaxima ou ceftriaxona
• Para um paciente alérgico à penicilina em que uma cefalosporina não possa ser utilizada: vancomicina 15-22,5 mg/kg IV cada 12 h + trimetoprim/sulfametoxazol 15 a 20 mg/kg/dia IV dividido cada 6 h
  ou
• Vancomicina 15 a 22,5 mg/kg IV cada 12 h + cloranfenicol 1 g IV cada 6 h ± rifampicina 600 mg 1 vez ao dia

*Outros esquemas podem ser indicados para certas situações, como um paciente alcoólatra, um paciente com uma fístula liquórica ou uma condição debilitante, como síndrome de imunodeficiência adquirida, ou um paciente pós-neurocirúrgico.
[†]A duração do tratamento é geralmente de 14 dias.
Dados de Johns Hopkins Online Antibiotic Guide, http://hopkins-abxguide.org; e Greenberg MS. Handbook of Neurosurgery. 7th ed. Stuttgart/New York: Thieme, 2010.

Exames de Imagem

A TC e/ou RM podem ajudar planejamento cirúrgico.

Patologia

A infecção se dissemina por tromboflebite de seios venosos desde a mastoide até o parênquima cerebral. O lobo temporal e o cerebelo são os locais mais comuns de formação de abscessos.

Opções de Tratamento

Antibioticoterapia endovenosa IV e drenagem cirúrgica urgente quando o paciente está clinicamente estável. Esteroides IV podem reduzir o edema cerebral. Anticonvulsivos são administrados, caso necessário. A cirurgia consiste em craniotomia com drenagem do abscesso. A mastoidectomia é tipicamente recomendada no mesmo tempo, mas pode ser retardada, caso o paciente esteja clinicamente instável.

Trombose do Seio Lateral

O osso sobrejacente ao sigmoide é erodido por infecção, e a inflamação perissinusal leva à necrose da parede vascular e formação de um trombo mural. O trombo pode propagar-se proximalmente para a confluência dos seios e seio sagital superior, resultando em hidrocefalia com risco de morte. O coágulo também pode propagar-se distalmente para a veia jugular interna, gerando um possível êmbolo pulmonar. Adicionalmente, o trombo infectado pode emitir vários êmbolos, levando à septicemia ou infecções intracranianas mais profundas.

Sinais

O teste de Tobey-Ayer ou Queckendestd (ausência de elevação da pressão do liquor com oclusão da veia jugular interna ipsolateral à trombose) é sugestivo.

Sintomas

Cefaleia, mal-estar e padrão febril em "cerca de estacas" com picos diurnos. Dor no pescoço pode significar propagação distal do coágulo, enquanto obnubilação e papiledema podem significar hidrocefalia.

Exames de Imagem

A TC contrastada pode apresentar o "sinal delta" resultante do contraste da parede sinusal com um defeito central de preenchimento. A RM com venografia (VRM) é muito sensível.

Opções de Tratamento

Antibióticos IV e mastoidectomia são as opções de tratamento. O tratamento do seio dural é controverso. A maioria dos autores advoga a exposição completa do sigmoide com remoção de tecido de granulação. Alguns advogam a abertura do seio e remoção do coágulo infectado. A ligadura da JI pode ser efetuada em face de importante propagação distal e resultante infecção cervical. Anticoagulação é tipicamente reservada para comprometimento do seio cavernoso e propagação distal do coágulo.

Abscesso Epidural

Tecido de granulação e abscesso formam-se entre o osso da base do crânio e a dura sobrejacente.

Sinais e Sintomas

Não há sintomas específicos. A maioria dos pacientes refere dor mastóidea profunda. O abscesso epidural pode ser encontrado incidentalmente no momento da mastoidectomia.

Exames de Imagem

A RM ou TC tipicamente é diagnóstica.

Opções de Tratamento

Antibióticos IV e mastoidectomia com remoção de tecido de granulação e desbridamento amplo do osso sobrejacente até que dura normal seja encontrada.

Empiema Subdural

Um empiema subdural é uma infecção bacteriana rapidamente progressiva, fulminante, entre as camadas da dura e aracnoide. A infecção se expande rapidamente, resultando em importante edema cerebral, herniação e morte.

Epidemiologia

Um empiema subdural mais frequentemente resulta de fontes outras que não OM/mastoidite.

Sinais e Sintomas

Os sintomas iniciais são similares à meningite, com progressão para alteração do estado mental diminuído, convulsões e sinais neurológicos focais.

Exames de Imagem

TC ou RM é diagnóstica.

Outros Testes

A PL é contraindicada, uma vez que o edema coloca os pacientes em alto risco de herniação.

Opções de Tratamento

Antibioticoterapia endovenosa e drenagem neurocirúrgica urgente. Caso o paciente esteja estável, uma mastoidectomia pode ser realizada após a craniotomia.

Hidrocefalia Ótica

A hidrocefalia ótica é uma condição de pressão intracraniana aumentada associada a infecção do osso temporal.

Sinais e Sintomas

Os sintomas incluem cefaleia, náuseas, vômitos, alterações visuais, diplopia e letargia.

Exame Físico

Papiledema ou paralisia do abducente podem ser observados.

Exames de Imagem

RM ou VRM detectará uma trombose dural, excluirá outras causas e confirmará a segurança da PL. Diferentemente da hidrocefalia típica, os ventrículos não estão dilatados.

Patologia

A condição é considerada secundária à trombose do seio lateral com propagação proximal do coágulo, resultando em bloqueio do fluxo de liquor através dos vilos aracnóideos do seio sagital superior.

Opções de Tratamento

O tratamento de trombose do seio lateral coincidente é como descrito anteriormente. A hidrocefalia ótica é tratada clinicamente com acetazolamida, restrição de líquidos, esteroides. Caso o tratamento clínico falhe, deve ser considerada a drenagem lombar ou derivação ventriculoperitoneal a longo prazo.

Leitura Adicional

Greenberg MS. Handbook of Neurosurgery. 7th ed. Stuttgart/New York: Thieme; 2010

Harker LA, Shelton C. Complications of temporal bone infections. In: Cummings CW, ed. Cummings Otolaryngology Head and Neck Surgery. 4th ed. Philadelphia, PA: Elsevier Mosby; 2005:3013-3039

Lin JW, Prasad M, Selesnick SH. Complications of Otitis Media. In: Hughes GB, Pensak ML, eds. Clinical Otology. 3rd ed. Stuttgart/New York: Thieme; 2007:250-257

Neely JG. Facial nerve and intracranial complications of otitis media. In: Jackler RK, Brackmann DE eds. Neurotology. 2nd ed. Philadelphia, PA: Elsevier Mosby; 2005:912-925

Smith JA, Danner CJ. Complications of chronic otitis media and cholesteatoma. Otolaryngol Clin North Am 2006;39(6):1237-1255

2.2.4 Colesteatoma

◆ Características-Chave

- Um colesteatoma é uma lesão destrutiva de crescimento lento da orelha média e mastoide.
- Consiste em queratina descamada retida e frequentemente infectada.
- Um colesteatoma exige tratamento cirúrgico definitivo para evitar complicações.

Um colesteatoma é uma lesão cística e destrutiva que aumenta lentamente composta por queratina descamada. Ele é denominado com precisão um queratoma. Há dois tipos: adquirido e congênito. O adquirido origina-se principalmente superior ou posteriormente na orelha média e se estende com o tempo para a mastoide, mas também pode ser encontrado em qualquer local intratemporalmente (p. ex., ápice petroso). Um colesteatoma congênito origina-se principalmente na porção anterossuperior da orelha média. Os colesteatomas aumentam lentamente e levam a complicações, caso não sejam adequadamente tratados. Não existe nenhuma terapia clínica eficaz, e cirurgia está indicada em todos os pacientes suficientemente sadios para se submeterem ao procedimento.

Em um colesteatoma ativo, importante proliferação escamosa está ocorrendo, provavelmente associada à infecção e inflamação locais. Esta inflamação faz com que os fibroblastos e leucócitos liberem enzimas que erodem o osso diretamente. Citocinas inflamatórias também atuam como fatores ativadores osteoclásticos, e os osteoclastos, então, erodem o osso. A compressão persistente por um colesteatoma em expansão também pode erodir o osso.

136 2. Otologia

◆ Epidemiologia

A epidemiologia de um colesteatoma não é clara. Ele provavelmente é um resultado de disfunção da tuba auditiva, e foi descrito em 1 a 3% das crianças com orelhas drenando cronicamente. Dados a respeito da prevalência ou incidência de colesteatoma adquirido na população em geral não são claros. A incidência de colesteatoma congênito é de 0,12 por 100.000.

◆ Clínica

Sinais

Sinais de um colesteatoma congênito incluem perda auditiva condutiva e uma pérola branca no quadrante anterossuperior da orelha média por trás de uma MT intacta. Sinais de um colesteatoma adquirido incluem perda auditiva condutiva, uma bolsa de retração posterossuperior, com crostas ceratinosas ou *debris* descamativos, ou ainda um pólipo aural. Também pode haver erosão visível da parede posterior do conduto auditivo externo.

Sintomas

Os sintomas do colesteatoma são similares aos da OMC. Os sintomas de apresentação mais comuns são otorreia crônica indolor e perda auditiva. A otorreia pode ser sanguinolenta. Os pacientes também se apresentam com complicações do colesteatoma, incluindo tonteiras secundárias a uma fístula labiríntica, paralisia do nervo facial, ou febre, mal-estar e estado mental alterado, sugerindo um processo intracraniano.

Diagnóstico Diferencial

O colesteatoma frequentemente se apresenta em conjunto a uma OMC, mas nem todos os pacientes com OMC abrigam colesteatoma. Os sintomas e as complicações de ambas as doenças são essencialmente as mesmas, e a diferenciação final entre as duas só pode ser feita na SO.

◆ Avaliação

Exame Físico

Um exame geral da cabeça e pescoço é efetuado, avaliando a função dos nervos cranianos. A atenção é focalizada na avaliação meticulosa da MT sob microscópia. Frequentemente é encontrada uma grande retração no ático ou na MT posterior com *debris* de queratina. A retração pode estar coberta por uma crosta, a qual precisa ser removida para se realizar o exame. Ocasionalmente, um pólipo pode ser encontrado cobrindo a retração e os *debris*. O pólipo deve ser manipulado com um aspirador para visualização em torno dele ou desbaste do seu tamanho. Pólipos não devem ser agressivamente removidos com pinça de saca-bocado, porque pode resultar uma lesão ossicular. Um colesteatoma congênito crescerá lentamente indetectado, mas pode ser visto como uma pérola branca anterossuperiormente por trás de uma MT intacta. A otoscopia pneumática pode ser útil para detectar uma fístula do canal lateral.

Exames de Imagem

A TC é a melhor maneira de se adquirir imagens de colesteatoma. Alguns cirurgiões só realizam em pacientes com SS ou tonteira, indicativas de uma complicação. Entretanto, é útil realizar rotineiramente a TC em todos os colesteatomas para inspecionar a extensão da doença e a anatomia local. Uma TC de cortes finos de 1 mm com cortes axiais verdadeiros e coronais verdadeiros é mais adequada. O colesteatoma aparece como uma densidade homogênea de tecidos moles que frequentemente é de difícil diferenciação do edema de tecidos moles ou líquidos. Por essa razão, é imperativo utilizar o exame físico e a TC em conjunto, e não apenas confiar em uma TC para o diagnóstico do colesteatoma.

Alterações a se notar em imagens coronais:

1. Erosão do *scutum*.
2. Erosão ossicular.
3. Violação do tégmen.
4. Fístula do canal semicircular lateral.
5. Condição do nervo facial.

Alterações a se notar em imagens axiais:

1. Erosão ossicular.
2. Condição do antro e outras células aéreas.
3. Fístula do canal semicircular lateral.
4. Condição do nervo facial.

Outros Testes

Um audiograma é essencial. A maioria dos pacientes demonstrará algum grau de perda auditiva de condução, indicando comprometimento da MT ou ossicular. Eles devem ser avisados de que a perda auditiva condutiva pode permanecer apesar da remoção cirúrgica da doença, especialmente se for realizado um acesso seriado de SS (com reconstrução ossicular em uma data posterior).

A SS pode indicar invasão da cóclea, e os pacientes devem ser avisados de que a audição pode ser a mesma ou pior depois da cirurgia.

O pólipo ou *debris* óbvios podem ser removidos no consultório e enviados à patologia para excluir um carcinoma.

Patologia

A fisiopatologia do colesteatoma congênito e adquirido permanece controversa. As seguintes são as teorias atuais.

Patologia do Colesteatoma Congênito

O colesteatoma congênito é inicialmente definido como uma massa perolada por trás de uma MT intacta na ausência de OM. A ausência de OM foi deletada

138   2. Otologia

da definição em virtude da alta prevalência de OM em crianças. Duas teorias competitivas a respeito da formação:

1. Restos epiteliais: há um resto epitelial localizado que foi identificado em ossos temporais fetais na parede lateral da tuba auditiva no quadrante anterossuperior da orelha média que desaparece às 33 semanas de gestação. A persistência deste resto na infância pode ser a causa do colesteatoma congênito.

2. Inclusão adquirida: a especulação é que uma microlesão e retração ocorrem na MT pediátrica, permitindo que pequenos focos de tecido epitelial invadam a orelha média e proliferem imediatamente anteriormente ao cabo do martelo.

Patologia do Colesteatoma Adquirido

Quatro teorias:

1. Retração da MT (adquirida primária): há retração da MT secundária à pressão negativa por disfunção da tuba auditiva. Isto mais comumente compromete a *pars flaccida,* retraindo-a na direção do ático, acumulando *debris* queratínicos e formando um colesteatoma.

2. Migração epitelial (adquirida secundária): migração de epitélio do conduto e MT através de uma perfuração na MT. Isto ocorre mais comumente com uma perfuração marginal. O epitélio, então, prolifera no interior da orelha média.

3. Implantação (adquirida secundária): similar à migração, exceto pelo fato de o epitélio ser ativamente implantado no interior da orelha média secundariamente a trauma ou cirurgia.

4. Metaplasia (teoria histórica): admite-se que OM crônicas desencadeiam transformação metaplástica da mucosa da orelha média de células cuboides para escamosas queratinizadas.

◆ Opções de Tratamento

Clínico

Não há terapia clínica para colesteatomas; entretanto, pré-cirurgicamente, os pacientes devem ter sua orelha cuidadosamente limpa e tratada com uma preparação ototópica com antibiótico/esteroide apropriada. Isto secará a orelha e reduzirá as bactérias e granulações antes da cirurgia.

Cirúrgico

Os objetivos da cirurgia são remover a doença, obter uma orelha segura e restaurar a audição. Os cirurgiões diferirão nos seus métodos para atingir os objetivos anteriores. Alguns cirurgiões preferem um método por tempos com reconstrução ossicular em uma fase mais tardia; outros preferem realizar tudo em um tempo, e só reexplorar orelhas com sinais de doença persistente ou recorrente. De todo modo, há três opções cirúrgicas principais:

1. Timpanoplastia isolada com aticotomia: indicada para colesteatomas pequenos principalmente da orelha média sem nenhuma evidência de comprometimento da mastoide. Isto é aplicável à maioria dos colesteatomas congênitos. Também é aplicável a pequenos colesteatomas de retração que não se estenderam posteriormente profundamente para o interior do antro.

2. Timpanomastoidectomia com parede do canal preservada *(wall up)*: indicada para colesteatomas que se estendem pelo antro para o interior das células aéreas mastóideas. Isto permite a remoção total da doença com inspeção completa de todas as áreas vitais conquanto preservando a configuração do conduto auditivo. Ela pode ser realizada por uma via de acesso pelo recesso facial para melhorar a exposição e aeração da orelha média. Os ossículos afetados são removidos durante a cirurgia e reconstruídos ao mesmo tempo, ou em um procedimento posterior. O paciente necessita de acompanhamento para monitorar a recorrência da doença, mas não necessita de manutenção de longo prazo da cavidade mastóidea.

3. Timpanomastoidectomia com parede do canal derrubada *(wall down)*: indicada para grandes colesteatomas, colesteatomas com complicações pré-operatórias importantes (*i. e.*, grandes fístulas do canal semicircular ou tégmen), pacientes com mastoide pequena, doença erodindo um segmento importante do conduto auditivo externo, matriz de colesteatoma aderente a um nervo facial deiscente, ou pacientes com doença em uma orelha única com audição. A preferência do cirurgião, grau de doença e fatores do paciente desempenham, todos, um papel na decisão de quando executar a cirurgia *wall down*. Uma vez que o nervo facial seja identificado, a parede posterior do conduto auditivo é derrubada até o nível da crista facial. Todas as células aéreas são removidas, todas as margens são removidas em fragmentos, a ponta da mastoide pode ser amputada, a MT recebe um enxerto, reconstrução ossicular pode ser efetuada, e uma meatoplastia é necessária. Parte do espaço morto da cavidade mastoide pode ser obliterada com tecidos moles da região pós-auricular. As taxas de recorrência de colesteatoma são mais baixas com procedimentos *wall down*, mas os pacientes requerem cuidado da cavidade mastóidea por toda a vida. Há controvérsias a respeito do acesso melhorado aos espaços da orelha média que a técnica *wall down* proporciona. Historicamente, os cirurgiões realizavam uma mastoidectomia radical, que consistia em remover a MT e todo o conteúdo da orelha média, derrubando a parede posterior do conduto auditivo, e obliterando a tuba auditiva para torná-la não funcional.

◆ Complicações

As complicações de colesteatoma e OMC são consideradas em um capítulo separado. A melhor maneira de lidar com complicações intraoperatórias em cirurgia otológica é técnica cuidadosa com evitação de qualquer infortúnio operatório. Ver Capítulo 2.2.3 para uma discussão completa do tratamento das complicações intraoperatórias.

140 2. Otologia

◆ Resultado e Acompanhamento

O uso peroperatório de antibiótico varia amplamente entre os cirurgiões. Antibióticos peroperatórios são prescritos somente se a orelha não puder ser seca antes da cirurgia. A cirurgia é principalmente *day clinic*; entretanto, pacientes com suspeitas de fístulas labirínticas ou cocleares permanecem de um dia para outro para monitoramento quanto à tonteira. Os pacientes retornam para uma consulta com 1 ou 2 semanas. Nessa consulta, a maior parte do tamponamento alcançável é removida, e o paciente passa a utilizar gotas otológicas noturnamente. Cavidades radicais são preenchidas com uma pomada de antibióticos/esteroides, e iniciam-se gotas otológicas 2 vezes ao dia.

Os pacientes são a seguir vistos a intervalos de 4 a 6 semanas para inspecionar o enxerto e limpar quaisquer granulações. Água é mantida fora das orelhas até que ocorra epitelização completa. Pacientes da técnica *wall up* podem retornar às atividades pré-operatórias completas uma vez curadas. Pacientes da técnica *wall down* podem praticar atividades relacionadas com a água com cautela, sabendo que eles estão em risco de infecção secundária à umidade retida, e tonteira por exposição à água fria.

Para os cirurgiões que preferem uma técnica de *wall up* seriada, os pacientes são submetidos à cirurgia de *second look* dentro de 6 a 12 meses para excluir e tratar doença recorrente ou residual, e reconstruir a cadeia ossicular, caso indicado. Se doença moderada for encontrada, então uma terceira inspeção pode ser indicada, e caso doença extensa seja encontrada, um procedimento *wall down* pode ser executado.

Pacientes com colesteatoma são seguidos indefinidamente para monitorar recorrências. Isto envolve visitas anuais ou 2 vezes ao ano para inspeção e limpeza de cavidade mastoide, caso necessário.

◆ Códigos na CID-10

66.1, 66.3, 66.9   Otite média crônica.
66.2   Colesteatoma.

Leitura Adicional

Fayad JN, Parisier SC. Philosophy of cholesteatoma management. In: Wiet RJ, ed. Ear and Temporal Bone Surgery: Minimizing Risks and Complications. Stuttgart/New York: Thieme; 2006:175-181

Haynes DS, Harley DH. Surgical management of chronic otitis media: beyond tympanotomy tubes. Otolaryngol Clin North Am 2002;35(4):827-839

Miller AJ, Amedee RG. Treatment of the uncomplicated aural cholesteatoma: A self-instructional package. Alexandria, VA: American Academy of Otolaryngology-Head and Neck Surgery Foundation; 1999

Semaan MT, Megerian CA. The pathophysiology of cholesteatoma. Otolaryngol Clin North Am 2006;39(6):1143-1159

2.3 Otite Externa

2.3.1 Otite Externa Não Complicada

◆ Características-Chave

- Otite externa (OE) é um processo infeccioso agudo ou crônico do conduto auditivo externo.
- Os patógenos mais comuns são *Pseudomonas aeruginosa* e *Staphylococcus aureus*.
- A otomicose é menos comum, sendo causada por *Aspergillus* e *Candida*.
- O tratamento envolve limpeza meticulosa e preparações tópicas.
- A terapia sistêmica é necessária, caso a infecção se dissemine para fora dos limites do conduto, ou o paciente seja imunocomprometido ou o diabético mal controlado.

A otite externa é uma infecção localizada da pele do conduto auditivo externo (CAE). O CAE contém quantidades variadas de cerúmen e pele descamada. A OE aguda, chamada "ouvido de nadador", é mais comum após exposição à água, mas pode seguir-se a trauma do CAE. A umidade retida alcalinizará o canal, tornando-o propenso à infecção bacteriana. Contanto que a infecção fique limitada ao conduto auditivo, limpeza local e gotas tópicas serão curativas. Caso a infecção se estenda para fora dos limites do conduto, tornando-se uma celulite periauricular ou caso o paciente apresente um fator complicador que reduza a eficácia dos antibióticos tópicos, então antibióticos orais e ocasionalmente IV são necessários.

◆ Epidemiologia

A otite externa aguda afeta de 1:100 a 1:250 da população em geral. A incidência durante toda a vida pode ser tão alta quanto 10%. O distúrbio é mais comum em climas quentes com alta umidade e exposição aumentada à água.

◆ Clínica

Sinais

Otorreia, perda auditiva de condução e edema do CAE são todos comuns. A compressão do trago ou a tração da orelha pode produzir dor importante. Sinais de otomicose incluem prurido e hifas visíveis à inspeção. Caso a infecção tenha evoluído para uma celulite, então a orelha pode estar deslocada com um ângulo auriculocefálico aumentado, similar ao observado com mastoidite aguda.

Sintomas

Geralmente 48 a 72 horas de dor progressiva, prurido, otorreia e plenitude aural. Os pacientes também podem queixar-se de dor na mandíbula. À medida

142   2. Otologia

que a pele do CAE encha, o periósteo é irritado e torna-se muito doloroso. Caso o conduto auditivo seja preenchido por *debris* ou se edemacie completamente, uma perda auditiva também ocorrerá. A orelha e os tecidos periauriculares também podem tornar-se edematosos e dolorosos à palpação, caso a condição evolua para uma celulite periauricular.

Diagnóstico Diferencial

Corpo estranho do CAE, otite média, OE maligna ou necrosante em um diabético, mastoidite coalescente, doença maligna, OE crônica ou outra lesão inflamatória (p. ex., granuloma eosinofílico). Condições dermatológicas (eczema, dermatite de contato) devem ser excluídas; bem como reações alérgicas a gotas auriculares; e herpes-zóster *oticus*, que pode apresentar-se com vesículas dolorosas no CAE. Um furúnculo localizado também pode simular OE do mesmo modo como o pode OMC ou OMA supurada. A presença de inflamação da membrana timpânica com formação de bolhas e dor grave indica miringite bolhosa. Isto é raro, pode ser associado à gripe, e pode ser superinfectado por bactérias. A miringite frequentemente é tratada com um antibiótico macrolídeo.

◆ Avaliação

Exame Físico

Inspeção pode revelar eczema, secreções, pele edemaciada do conduto, eritema, cerúmen úmido, *debris* ou hifas. Um achado clássico é dor à palpação ou manipulação da orelha ou do trago. Caso visível, a MT pode parecer inflamada. Ela deve, no entanto, estar móvel, diferenciando-a da OMA. Frequentemente, a pele está tão edemaciada que a MT não pode ser visualizada. A pele do pavilhão e a região periauricular também podem estar comprometidas.

Exames de Imagem

Raramente são necessários. Uma situação em que um exame de imagem pode ser útil é quando a orelha se desloca em uma criança jovem com sinais de uma infecção grave. A TC pode diferenciar mastoidite coalescente da OE grave com celulite retroauricular.

Laboratório

Exames de laboratório raramente estão indicados. A principal exceção é verificar a glicemia no paciente diabético. Em diabéticos, níveis significativamente elevados de glicemia e uma alta velocidade de hemossedimentação podem ser úteis no diagnóstico da OE necrosante. Em pacientes com sinais de celulite, ou enfermidades sistêmicas, um leucograma (LG) pode ser útil.

Outros Testes

A cultura dos *debris* é útil, especialmente em pacientes com insucesso da terapia empírica. Os *debris* devem ser enviados para cultura e testes de sensibilidade, bem como testes para fungos. Qualquer tecido de aspecto anormal ou pólipo deve ser biopsiado para histopatologia a fim de excluir neoplasia.

Patologia

A infecção geralmente se inicia com o acúmulo de umidade no CAE. As propriedades ácidas e hidrofóbicas do cerúmen o tornam bacteriostático. Um CAE morno, úmido, com cerúmen reduzido favorece o crescimento bacteriano excessivo. As bactérias facilmente invadirão a pele. Embora > 90% sejam bacterianas, um ambiente alcalino também favorece o crescimento fúngico. *Pseudomonas aeruginosa* e *Staphylococcus aureus* são as bactérias mais comuns, e *Aspergillus* e *Candida* são os fungos mais comuns.

◆ Opções de Tratamento

Clínico

A orelha deve ser meticulosamente limpa sob microscopia com remoção completa dos *debris*. Isto pode ter de ser repetido em alguns dias. Uma vez que a orelha esteja limpa, gotas otológicas devem ser instiladas. Atualmente há muitas preparações disponíveis, incluindo preparações sem antibióticos, com antibiótico isolado, antibiótico mais esteroide, e todas elas mostram eficácia semelhante (**Tabela 2.6**). Elas podem ser utilizadas 2 ou 3 vezes ao dia durante 7 a 14 dias.

A introdução de uma mecha (p. ex., uma compressa fina de Merocel; Medtronic XOMED, Inc., Jacksonville, FL) para conduzir as gotas medialmente pode ser necessária, especialmente em condutos tão edemaciados em que a MT não é facilmente visível. Ter em mente que a introdução de uma mecha pode ser uma experiência muito desconfortável para o paciente. Analgésicos, mesmo aqueles com narcóticos, podem ser necessários para controlar a dor. À medida que o edema regride, a mecha geralmente será extrusada ou poderá ser removida. A OE causada por um corpo estranho não se resolverá sem a remoção do corpo estranho.

Tabela 2-6 Preparações Tópicas Úteis para Tratamento da Otite Externa

Agente Tópico	Esquema Posológico Típico
Agentes antibacterianos	
Ácido acético 2%	5 gotas 2-3 vezes ao dia
Solução de ácido acético 2%/hidrocortisona 1%	5 gotas 2-3 vezes ao dia
Ofloxacino otológico	10 gotas 2 vezes ao dia
Ciprofloxacino/dexametasona ou hidrocortisona (neomicina/polimixina/hidrocortisona)	5 gotas 2 vezes ao dia 3-5 gotas 3 vezes ao dia
Agentes antifúngicos	
Clorimazol creme	Aplicar 2 vezes ao dia
Violeta de genciana (aquosa)	Médico aplica topicamente sob visão microscópica no consultório, conforme necessário

Observação: Utilizar em combinação com desbridamento seriado; pode ser necessária a introdução de Oto-Wick, caso o conduto esteja severamente edemaciado.

144 **2.** *Otologia*

Farmacologia Relevante

Preparações tópicas são superiores a medicações sistêmicas em custo e uma taxa inferior de efeitos colaterais. A aplicação da droga é importante, e os pacientes precisam ser educados, a toalete aural efetuada, e mechas utilizadas, caso indicadas. A concentração local de medicação é muito superior com os tópicos que com os os sistêmicos.

Gotas antibióticas ototópicas: Neomicina/polimixina/hidrocortisona, ofloxacina ou ciprofloxacina. Soluções acidificadoras (ácido acético 2%); (ácido acético 2% e propilenoglicol) tratarão *Pseudomonas* e otomicose. Há uma taxa de sensibilização de 10 a 15% com produtos contendo neomicina. Atualmente as preparações aprovadas pela U.S. Food and Drug Administration (FDA) para possível exposição da orelha média são ofloxacina e ciprofloxacina/dexametasona.

Cirúrgico

Não há papel específico para cirurgia na OEA. Os pacientes podem ocasionalmente necessitar de uma anestesia geral para realizar a limpeza do conduto e introdução da mecha, caso a orelha seja demasiado sensível ao instrumento no consultório. Caso um corpo estranho seja suspeitado, especialmente em uma criança, então uma anestesia geral pode ser necessária para removê-lo.

A OE crônica surge depois que fibrose torna espessa a pele do CAE, às vezes a ponto de obliterar completamente o conduto. Em alguns destes casos uma meatoplastia com enxerto de pele pode ser necessária.

◆ Resultado e Acompanhamento

A maioria dos casos se resolve dentro de 7 a 10 dias de tratamento. Fatores causais, como eczema, natação, ou uso de hastes flexíveis de algodão, devem ser avaliados para promover a resolução e prevenir recorrências. Os pacientes podem necessitar de consultas seriadas para limpezas repetidas até que a infecção se resolva. Os pacientes devem manter as orelhas secas por 7 a 10 dias. Nadadores podem retornar à água com tampões em 3 dias, e próteses auditivas podem ser recolocadas depois que a dor e otorreia se resolvam.

◆ Código na CID-10

60   Otite externa.

Leitura Adicional

Linstrom CJ, Lucente FE, Joseph EM. Infections of the external ear. In: Bailey BJ, Kalhoun, KH, Healy GB, Pillsbury HC, Johnson JT, Jackler RK, Tardy ME, eds. Head and Neck Surgery-Otolaryngology. Philadelphia, PA: Lippincott Williams & Wilkins; 2001:1711-1724

Rosenfeld RM, Brown L, Cannon CR *et al.*, for the American Academy of Otolaryngology-Head and Neck Surgery Foundation. Clinical practice guideline: acute otitis externa. Otolaryngol Head Neck Surg 2006;134(4, Suppl)S4-S23

2.3.2 Otite Externa Maligna

◆ Características-Chave

- A otite externa maligna (OEM) é mais frequentemente causada pela *Pseudomonas aeruginosa*.
- Os pacientes são imunocomprometidos, mais frequentemente diabéticos.
- É caracterizada por dor de ouvido profunda grave, especialmente à noite.
- O nervo facial é o nervo craniano mais comumente comprometido.

A OEM é uma forma grave, séria, de OE causada por *Pseudomonas* que, caso não seja diagnosticada e tratada precocemente, progride para osteomielite da base do crânio, paralisias de nervos cranianos e potencialmente morte. O tratamento cirúrgico é limitado ao desbridamento local do conduto auditivo, e o tratamento clínico utiliza antibióticos antipseudômonas. O diagnóstico é feito clinicamente e corroborado com exames de imagem e de medicina nuclear.

◆ Epidemiologia

Noventa por cento dos pacientes são diabéticos, e a maioria tem mais de 60 anos de idade. Outros fatores predisponentes incluem uso de prótese auditiva, história de OM, leucemia, alcoolismo e natação. Imagens para remoção de cerúmen com água da torneira não estéril também podem ser um fator de risco.

◆ Clínica

Sinais

Ao exame físico, os pacientes apresentam edema e dor à palpação do conduto externo e tecido periauricular. A MT pode estar normal ou inflamada com efusão na orelha média. Há tecido de granulação ao longo do assoalho do conduto na junção osteocartilaginosa. Paralisia dos NCs VII, IX e XII pode estar presente.

Sintomas

A dor de ouvido e a otorreia não respondem às medidas usuais. A dor muitas vezes é grave à noite e pode acordar os pacientes do seu sono. Além disso, cefaleia e dor na articulação temporomandibular (ATM) são comuns. Os sintomas tipicamente persistem por mais de 1 semana. À medida que a doença progride, os pacientes podem queixar-se de letargia, náuseas, visão turva e confusão mental.

Diagnóstico Diferencial

A OEM deve ser diferenciada de OE simples ou OMA com mastoidite. A OEM fúngica também deve ser considerada. O tecido de granulação deve ser biopsiado para excluir doenças malignas.

146　2. Otologia

◆ Avaliação

História

A história deve focalizar a elucidação de fatores predisponentes, como diabetes, imunossupressão, leucemia, alcoolismo e natação. Caso o paciente seja diabético, informação sobre glicemias recentes e hemoglobina glicosilada é útil.

Exame Físico

Incluir um exame otológico com microscópio com limpeza completa do conduto auditivo e colocação de um tubo de ventilação, caso necessário. Isto pode exigir anestesia geral, se a dor for grave. Um exame completo da cabeça e pescoço com atenção aos nervos cranianos também é necessário. Palpação da parótida e avaliação da mobilidade da ATM são realizadas. Ver **Tabela 2.7** para uma consideração dos testes diagnósticos.

Exames de Imagem

A TC do osso temporal é frequentemente o estudo inicial. Líquido muitas vezes é observado na mastoide e orelha média. Mais importante, edema dos tecidos moles pode ser observado no conduto auditivo e tecidos periauriculares, bem como nos espaços parafaríngeo, infratemporal e subtemporal. Erosão óssea pode ou não ser detectável, dependendo da sua extensão. A TC não é especialmente útil como critério de cura.

A RM da base do crânio é útil para detectar a progressão da doença. Estudos contrastados com gadolínio com supressão da gordura demonstrarão comprometimento da dura e outros tecidos moles da base do crânio.

A cintilografia com tecnécio-99m (^{99m}Tc) realça as áreas de atividade osteoblástica observadas na osteomielite. A captação aumentada, indicadora de

---

Tabela 2-7 Consideração dos Testes Diagnósticos-Chave para Otite Externa Maligna

Laboratório

HC com diferencial (acompanhar neutrófilos, caso neutropênico), nível de glicemia (seriadamente), Hb glicosilada, VHS (seriadamente)

Patologia

Exame histopatológico do tecido de granulação para exclusão de neoplasia

Microbiologia

Culturas e testes de sensibilidades para bactérias e fungos dos *debris* do conduto auditivo

Imagem

TC do osso temporal para avaliar extensão da doença, erosão óssea

RM com gadolínio pode ser útil para avaliar comprometimento da dura-máter, tecidos moles

Cintigrafia radionuclídica: escaneamento com tecnécio-99m para avaliar quanto à osteomielite da base do crânio; cintigrafia radionuclídica com citrato de gálio-67 preferida para acompanhamento e avaliação da resolução da doença

---

Hb glicosilada, hemoglobina glicosilada; HC, hemograma completo; TC, tomografia computadorizada; VHS, velocidade de hemossedimentação; RM, ressonância magnética.

2. Otologia   147

osteomielite da base do crânio, é observada entre 4 e 24 horas após administração de ^{99m}Tc. Esta modalidade pode ser positiva antes das alterações ósseas observadas na TC, mas não pode ser utilizada como critério de cura, uma vez que ela pode permanecer positiva durante meses a anos como um sinal de reparação do osso. Ela é muito útil para confirmar um diagnóstico precoce. A cintilografia com citrato de gálio-67 (^{67}Ga) realça áreas inflamatórias por sua ligação aos leucócitos. Também reverte ao normal uma vez a resposta inflamatória tenha se resolvido, de modo que é útil como critério de cura. Pode ser repetida várias vezes durante o tratamento para monitorar a resposta.

Laboratório
Testes laboratoriais de rotina demonstrarão uma contagem aumentada de leucócitos, uma VHS aumentada e glicemia elevada. Níveis seriados da VHS podem ser utilizados para monitorar a resposta ao tratamento.

Outros Testes
Devem-se colher um *swab* do conduto auditivo para cultura e testes de sensibilidade. O tecido de granulação necessita ser enviado para a patologia. Um audiograma é útil como medida básica.

Patologia
Mais frequentemente a *Pseudomonas aeruginosa* é a bactéria causadora. Isto deve ser confirmado com uma cultura. A infecção se inicia na pele do CAE e se dissemina via canais venosos e planos fasciais. A infecção também pode estender-se à base do crânio pelas fissuras de Santorini e linha de sutura timpanomastóidea. Os nervos cranianos tornam-se envolvidos na resposta inflamatória dos tecidos moles no forame estilomastóideo e forame jugular.

Os pacientes são imunocomprometidos, mais comumente secundariamente a diabetes melito. Seu cerúmen é de pH neutro, não ácido, e muitos têm seus condutos auditivos irrigados com água da torneira não estéril 2 a 3 semanas antes do início dos sintomas. Os pacientes com vírus de imunodeficiência humana (HIV) ou doenças malignas hematológicas são propensos à OE fúngica, principalmente secundária a *Aspergillus*.

◆ Opções de Tratamento
Clínico
A terapia clínica é o sustentáculo, uma vez o conduto auditivo esteja limpo e toda granulação tenha sido desbridada. Um tubo de ventilação pode ser necessário, caso haja líquido na orelha média. Uma vez que se tenha o resultado das culturas e testes de sensibilidades, podem ser utilizados antibióticos orientados pelas culturas a longo prazo (**Tabela 2.8**). A terapia tradicional tem sido a associação de antibiótico antipseudomonas e um aminoglicosídeo IV. Nefrotoxicidade em diabéticos recebendo aminoglicosídeos é uma preocupação, de modo que a ceftazidima foi proposta como monoterapia. A resistência a drogas, no entanto, é uma preocupação com a monoterapia.

Fluoroquinolonas, principalmente a ciprofloxacina, podem ser administradas oralmente com excelentes taxas de cura, mas, novamente, preocupações de resistência a drogas surgiram. Contanto que resistência não se desen-

148 2. Otologia

Tabela 2-8 Terapia Antibiótica para Otite Externa Maligna

Terapia intravenosa

Fluoroquinolona ou cefalosporina de $3^a/4^a$ geração + aminoglicosídeo

Ceftazidima como monoterapia é considerada caso os aminoglicosídeos forem contraindicados decorrente de nefrotoxicidade/nefropatia diabética

Terapia oral

Possível uso de fluoroquinolona (*i. e.*, ciprofloxacina), apenas se for confirmado *Pseudomonas* não resistente à droga.

Observação: A terapia deve ser dirigida por cultura sempre que possível. Duração de 6 ou mais semanas é típica, obedecendo à velocidade de hemossedimentação.

volva, fluoroquinolonas orais podem ser utilizadas, e a duração média de tratamento é de 4 a 6 semanas. Um catéter central inserido perifericamente (CCIP) ou cateter venoso central tipicamente é necessário. Caso se desenvolva resistência, então é necessário tratamento IV a longo prazo. O ponto final da terapia é individualizado pela cintilografia com gálio, e séries de tratamento foram documentadas durando vários meses.

Cirúrgico

O tratamento cirúrgico é limitado ao desbridamento inicial do conduto e colocação de tubo de ventilação, caso necessário.

◆ Complicações

A OEM progressiva se torna uma osteomielite da base do crânio. Com a disseminação da infecção, os NCs VII, IX, X e XI podem ser comprometidos. As consequências incluem aspiração, com dificuldades na fala e deglutição. Os NCs III, V e VI podem também ser comprometidos. Meningite, trombose do seio lateral, abscesso cerebral e morte podem ocorrer.

◆ Resultado e Acompanhamento

Com adequado diagnóstico e tratamento, as taxas de cura são superiores a 80%. O acompanhamento do paciente é ditado pelos sintomas. O tratamento está completo, quando a MT e o conduto auditivo retornam a uma aparência normal, a dor desaparece, o VHS retorna ao normal, e as imagens da cintilografia com gálio retornam ao normal.

◆ Código na CID-10

60.2   Otite externa maligna.

Leitura Adicional

Hirsch BE. Otogenic skull base osteomyelitis. In: Brackmann DE, Jackler RK, eds. Neurotology. 2nd ed. Philadelphia, PA: Elsevier Mosby; 2005:1096-1106

Sreepada GS, Kwartler JA. Skull base osteomyelitis secondary to malignant otitis externa. Curr Opin Otolaryngol Head Neck Surg 2003;11(5):316-323

2.4 Audiologia

2.4.1 Avaliações Audiológicas Básicas

◆ Características-Chave

- Avaliação dos tons puros – limiares de conduções aérea e óssea.
- Avaliação de fala – limiar de percepção da fala – LPF (*Speech Reception Threshold – SRT*) e índice de reconhecimento da fala (IRF).
- Imitanciometria – timpanometria, limiares do reflexo acústico, *decay* do reflexo acústico, avaliação da função da tuba auditiva.

A avaliação de conduções aérea e óssea dos tons puros determina o tipo, o grau e a configuração da perda auditiva. Os limiares representam o som mais baixo audível em pelo menos 50% das vezes medido em decibéis. O SRT serve para verificar os limiares de tons puros. O IRF representa a capacidade de um indivíduo para discriminar a fala. A imitanciometria avalia as condições da orelha média e vias reflexas acústicas.

◆ Epidemiologia

Cerca de 28 milhões de americanos têm perda auditiva. Aproximadamente, 314 entre 1.000 pessoas com mais de 65 anos têm perda de audição, assim como 40 a 50% das pessoas com mais de 75 anos.

◆ Clínica

Sinais e Sintomas

Pessoas com perda auditiva frequentemente relatam dificuldade para ouvir com ruídos de fundo. Elas acham erradamente que as pessoas em volta estão resmungando. Muitas vezes necessitam de um volume de televisão mais alto do que é confortável para os outros e pedem que as coisas sejam repetidas. Muitos quexam-se de zumbido.

Diagnóstico Diferencial

Os resultados de avaliação audiométrica tipicamente são plotados em um audiograma (**Fig. 2.7**). Um audiograma é um gráfico com a frequência (em Hz) plotada no eixo dos x, e a intensidade (em decibéis) plotada no eixos dos y. É necessário empregar mascaramento (um tipo estático de ruído) em certas situações para evitar que a orelha não em teste detecte o sinal de teste.

Os resultados do audiograma e timpanograma (**Fig. 2.8**) podem sugerir várias formas de doença otológica. Bandeiras vermelhas devem provocar o encaminhamento a um otorrinolaringologista (discutido adiante). As doenças otológicas podem ser classificadas como perda auditiva de condução (condutiva), perda neurossensorial ou perda auditiva mista. Em uma perda condutiva, há uma

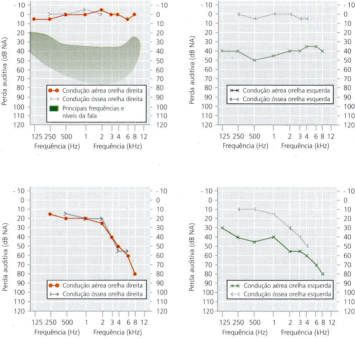

Fig. 2.7 Audiometria de limiares de tons puros. (**A**) Audiograma de tons puros normal. (**B**) Audiograma mostrando perda auditiva condutiva. (**C**) Audiograma mostrando perda auditiva neurossensorial. (**D**) Audiograma mostrando perda auditiva mista. (De: Probst R, Grevers G, Iro H. Basic Otorhinolaryngology: A Step-by-Step Learning Guide. Stuttgart/New York: Thieme; 2006:179.)

diferença aérea-óssea no audiograma, com melhores limiares de condução óssea, com mascaramento apropriado. A perda pode ser decorrente de disfunções, comprometendo o conduto externo, membrana timpânica ou cadeia ossicular, ou líquido na orelha média. Em uma perda neurossensorial, os limiares de condução óssea tipicamente se igualam à condução aérea, e a perda pode ser devida a disfunções no nível da cóclea, NC VIII ou vias centrais. Um baixo IRF, especialmente quando desproporcional aos limiares de tons puros, sugere possível patologia retrococlear, como um tumor do acústico.

Padrões de perda neurossensorial podem ser sugestivos de certas etiologias, tomados juntos com história e exame clínico. Por exemplo, trauma acústico (perda induzida por ruído) frequentemente resulta em uma perda centrada em torno de 4 kHz com recuperação em frequências mais altas, *i. e.*, uma incisura em 4 Hz; a presbiacusia muitas vezes envolve perda descendente simétrica pior nas frequências mais altas; uma perda de baixas frequências flutuante é muitas vezes sugestiva de doença de Ménière.

O sistema de Jerger é comumente utilizado para classificar os resultados timpanométricos:

2. Otologia

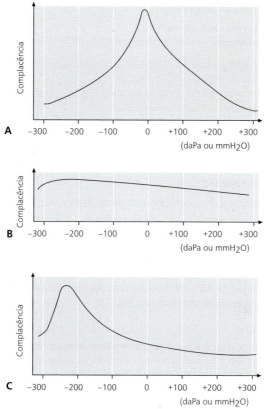

Fig. 2.8 Padrões de timpanogramas normal e anormal. (**A**) O timpanograma normal tem um pico proeminente, agudo, entre +100 e –100 daPA. (**B**) O timpanograma tipo B é plano ou tem um pico muito baixo, arredondado. Isto indica imobilidade da membrana timpânica, o que pode ser graças a líquido na orelha média ou atelectasia timpânica. Um timpanograma tipo B com grande volume é visto no caso de perfuração.
(**C**) O timpanograma tipo C tem um pico na região de pressão negativa abaixo de –100 daPa, compatível com ventilação prejudicada da orelha média. (De: Probst R, Grevers G, Iro H. Basic Otorhinolaryngology: A Step-by-Step Learning Guide. Stuttgart/New York: Thieme; 2006:185.)

- Tipo A – Normal
  - Pico de pressão +100 a –100 daPa
  - 0,3 a 1,7 mL
- Tipo As – Raso *(Shallow)*
  - Pico de pressão +100 a –100 daPa
  - < 0,3 mL
- Tipo Ad – Profundo *(Deep)*
  - Pico de pressão +100 a –100 daPa
  - > 1,7 mL

152 2. *Otologia*

- Tipo C – Pressão negativa
  - Pico de pressão ≤100 daPa
  - normal ou rasa
- Tipo B – Plano
  - Ausência de pico ou imitância.
  - Volume pequeno do conduto auditivo sugere oclusão do mesmo.
  - Volume normal sugere otite média.
  - Volume aumentado do conduto auditivo sugere tuba patente ou perfuração timpânica.

◆ Avaliação

Testes com Diapasão

O objetivo destes testes, incluindo o teste de Weber (**Fig. 2.9**), é diferenciar entre perda auditiva condutiva e neurossensorial. Os diapasões vibram entre 256 a 1.024 Hz. Para testar a condução óssea, o diapasão é colocado firmemente sobre o osso craniano. Tipicamente, é utilizado um diapasão de 512 Hz.

Teste de Weber

O teste de Weber lateralizará a orelha com perda condutiva, caso a audição por via neurossensorial seja igual (ver **Fig. 2.9**).

Teste de Rinne

O teste de Rinne (**Fig. 2.10**) compara a condução aérea e a condução óssea na mesma orelha. Em uma orelha normal, a condução aérea é melhor. Geralmente é necessária uma perda condutiva cerca de 30 dB para mudar a resposta ao diapasão, para condução óssea melhor do que a aérea.

Exame Físico

Os resultados de teste são mais bem obtidos em uma cabine com isolamento acústico. Fones de ouvido (audiofones) de inserção colocados no conduto auditivo são o transdutor de escolha para avaliar limiares de condução aérea, em virtude do controle de infecção, maior atenuação interaural e prevenção do colabamento dos condutos auditivos. Audiofones supra e circum-aurais são opções, também, em certas situações. A condução óssea é avaliada colocando-se um vibrador sobre a mastoide. A colocação na fronte é uma opção em situações especiais.

A Audiometria comportamental convencional é realizada fazendo-se uma pessoa responder a tons puros (p. ex., levantando uma das mãos, apertando um botão). O SRT é obtido pela repetição de espondeus (palavras de duas sílabas). O índice de reconhecimento da fala é avaliado, repetindo-se listas foneticamente balanceadas de palavras monossilábicas de intensidade supraliminar. Na timpanometria, o pico máximo de complacência é determinado apresentando-se um tom explorador (tipicamente 1.000 Hz em lactentes até 6 meses de idade, 226 Hz em todos os outros) no conduto auditivo vedado enquanto é variada a pressão de ar (+200 a -400 daPa). Complacência máxima ocorre, quando as pressões de ar na orelha média e externa são iguais.

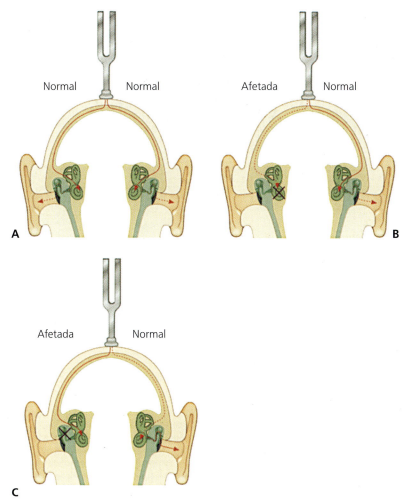

Fig. 2.9 O teste de Weber. Um diapasão vibrando é posicionado na linha média do crânio. (**A**) Quando a audição é normal, o som é percebido com igual intensidade ou entre ambas as orelhas. (**B**) Com perda auditiva neurossensorial unilateral, o som é lateralizado para a melhor orelha. (**C**) Com perda auditiva condutiva unilateral, o som é lateralizado para o lado afetado. (De: Probst R, Grevers G, Iro H. Basic Otorhinolaryngology: A Step-by-Step Learning Guide. Stuttgart/New York: Thieme; 2006:168.)

Outros Testes

Limiares de reflexo acústico e *decay* do reflexo acústico podem ser medidos tanto ipsolateral quanto contralateralmente em diferentes frequências. Um tom explorador é apresentado em qualquer das orelhas, enquanto uma alteração na imitância é monitorada. Isto avalia as vias acústicas medindo a contração do músculo estapédio em resposta à estimulação acústica. A avaliação

2. Otologia

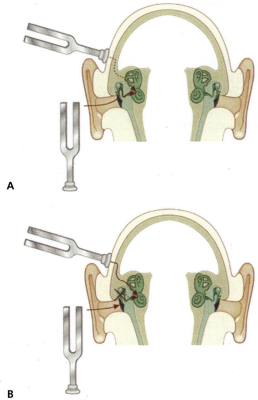

Fig. 2.10 O teste de Rinne. As conduções aérea e óssea são comparadas na mesma orelha para determinar o limiar auditivo para o diapasão e/ou sua intensidade. (**A**) Na ausência de perda auditiva condutiva, a condução aérea é percebida como sendo mais intensa e/ou de mais longa duração do que a condução óssea. (**B**) Quando está presente perda auditiva condutiva, a condução óssea é percebida como sendo mais intensa e/ou mais prolongada do que a condução aérea. (De: Probst R, Grevers G, Iro H. Basic Otorhinolaryngology: A Step-by-Step Learning Guide. Stuttgart/New York: Thieme; 2006:69.)

da função da tuba auditiva revela a eficácia de equalização da pressão na orelha média. A avaliação ocorre da mesma maneira que na avaliação timpanométrica básica, orientando-se o paciente a deglutir entre alterações artificiais na pressão no conduto auditivo.

Patologia

A perda auditiva pode ser congênita, decorrente de fontes exógenas como infecção perinatal, ou de uma causa genética (hereditária). A perda hereditária pode ser sindrômica ou não sindrômica. A perda auditiva também pode, evidentemente, ser adquirida. A perda auditiva adquirida é frequentemente relacionada com o envelhecimento do sistema auditivo (presbiacusia). Ela tam-

2. Otologia 155

bém pode ocorrer por trauma, doença, exposição excessiva a ruído e uso de medicações ototóxicas. A perda auditiva pode permanecer estável ao longo do tempo ou ser progressiva.

◆ Opções de Tratamento

Pacientes com perdas auditivas unilaterais ou condutivas devem ser encaminhados para avaliação médica. Outras bandeiras vermelhas devem provocar encaminhamento à otorrinolaringologia, como evidência de uma perda auditiva súbita, perda neurossensorial rapidamente progressiva ou flutuante, índice de reconhecimento da fala pior do que o esperado com base nos limiares de tons puros, assimetria dos índices de reconhecimento da fala superior a 10%, evidência de disfunção da orelha média, bem como evidência de otorreia, ou alguma perda auditiva em uma criança.

◆ Resultado e Acompanhamento

Seguindo a prescrição médica, uma variedade de próteses auditivas está disponível, sendo apropriada para a maioria das pessoas com perda auditiva.

Leitura Adicional

Audiology Awareness Campaign. Hearing Information and Resources. Available at: http://www.audiologyawareness.com/hearinfo.asp

WebMD. Otolaryngology and facial plastic surgery articles. Available at: http://www.emedicine.com/ent/index.shtml

National Institute on Deafness and Other Communication Disorders. Statistics about hearing disorders, ear infections, and deafness. Available at: http://www.nidcd.nih.gov/health/statistics/hearing.asp

---

2.4.2 Avaliações Audiológicas Pediátricas

◆ Características-Chave

- A meta da triagem auditiva universal nos recém-nascidos é que todos os bebês tenham sido triados até cerca de 1 mês, com avaliação diagnóstica quando necessária aos 3 meses, e reabilitação aos 6 meses.

- Os limiares auditivos de audição normal são mais rigorosos em pacientes pediátricos: perda auditiva de 15 a 20 dB, em oposição à perda auditiva de 25 dB em adultos.

- Protocolos de avaliação devem ser modificados para obter a mesma informação audiológica facilmente adquirida em adultos cooperantes.

Antes da implementação das triagens auditivas de recém-nascidos, as crianças com perda auditiva branda muitas vezes não eram identificadas, até que dificuldades de fala/linguagem já estivessem ocorrendo ou ao entrar para a escola. Crianças com otite média crônica/recorrente também podem experimentar dificuldades em razão da perda auditiva flutuante.

156   2. Otologia

◆ Epidemiologia

Cerca de 2 a 3 de cada 1.000 crianças nos EUA nascem com perda auditiva. A maioria destes bebês é sadio sob os demais aspectos e não tem história familiar de perda auditiva.

◆ Clínica
Sinais e Sintomas

Mesmo branda, a perda auditiva não tratada em lactentes e crianças pequenas pode influenciar significativamente a sua fala, linguagem e desenvolvimento de aprendizado. As crianças não têm a experiência para preencher as dicas acústicas que estão perdendo. Qualquer preocupação expressada pelas pessoas que cuidam delas deve ser avaliada formalmente. Avaliações informais não são adequadas para avaliar a audição de uma criança.

◆ Avaliação
Exame Físico

Dependendo da idade de desenvolvimento da criança, a audiometria de observação comportamental, audiometria de reforço visual e audiometria de lúdica são utilizadas para obter limiares de tons puros. Com qualquer um destes testes, os resultados são mais confiáveis, quando a avaliação é realizada por duas pessoas (*i. e.*, uma pessoa executando o protocolo de teste e uma pessoa na cabine para redirigir a criança – tipicamente não é vantajoso utilizar um dos pais da criança para este papel). A avaliação com fones de inserção é preferida, de tal modo que informação específica sobre cada orelha possa ser obtida (fones supra-aurais podem também ser utilizados em alguns casos, mas é necessária cautela para evitar o colabamento dos condutos auditivos ainda jovens). A avaliação também pode ser realizada em campo livre; entretanto, informação específica sobre cada orelha não será conhecida. Tons *warble* e *narrow* são frequentemente usados na testagem de crianças em adição a tons puros.

Na audiometria de observação comportamental, os examinadores procuram por alterações físicas em uma criança em resposta ao som (*i. e.*, piscar ou outro movimento ocular, cessação de sucção). Na audiometria de reforço visual, as crianças são recompensadas (*i. e.*, uma caixa iluminada com uma figura animada) ao virarem sua cabeça em resposta ao som. Na audiometria lúdica, as crianças são condicionadas a desempenhar uma tarefa (*i. e.*, deixar cair blocos em uma cesta, encaixar pinos em uma prancha) em resposta a tons puros. Limiares de percepção da fala podem ser obtidos em lugar de limiares de recepção da fala (SRT). Pranchas com figuras também ajudam a obter informação da fala. A avaliação com sonda em tons de alta frequência (1.000 Hz) é necessária em timpanometria a fim de avaliar apropriadamente a função da orelha média em crianças de 6 meses de idade ou menos. Em algumas crianças, a informação comportamental deve ser confirmada por avaliação objetiva/eletrofisiológica. Se a criança apresentar comprometimento cognitivo grave ou for de outro modo incapaz ou jovem demais para cooperar com a avaliação comportamental, uma avaliação objetiva deverá ser obtida, bem como avaliação dos potenciais auditivos (PEA) de tronco encefálico.

2. Otologia   157

◆ Opções de Tratamento

A prioridade em crianças é obter reabilitação auditiva apropriada tão logo o problema seja identificado. Uma vez que a plasticidade do córtex auditivo seja finita e diminua dramaticamente após os primeiros anos, uma deficiência de estimulação auditiva dentro deste período crítico resultará em surdez cortical, *i. e.*, uma incapacidade do cérebro de processar adequadamente o estímulo auditivo posteriormente, mesmo quando protetizado ou implantado. Assim, caso a perda auditiva não possa ser corrigida, tratando-se as causas óbvias, como efusões na orelha média, amplificação deve ser realizada. Se não houver benefício com amplificação apropriada, uma avaliação para implante coclear (IC) deve ser realizada tão logo seja possível. Há muitas modificações disponíveis para ajudar na adaptação de próteses auditivas mesmo em lactentes muito jovens e crianças. Para acomodar o crescimento da orelha, as crianças recebem próteses retroauriculares, e os moldes devem ser substituídos frequentemente. Além das próteses, as crianças podem beneficiar-se dos sistemas de FM nas salas de aula para melhorar a relação sinal-ruído. Os sistemas de FM proveem um microfone manual para os professores, o qual transmite o som da voz da professora diretamente para a prótese da criança.

◆ Resultado e Acompanhamento

As crianças diagnosticadas com PANS devem passar por uma consulta ORL, uma avaliação oftalmológica, possivelmente aconselhamento genético, e monitoramento de rotina da sua audição. Dependendo da origem da perda auditiva, os irmãos das crianças diagnosticadas também podem ter a sua audição avaliada. As crianças com fatores de risco para perda auditiva devem também ser submetidas a reavaliações periódicas.

Leitura Adicional

American Academy of Pediatrics, Joint Committee on Infant Hearing. Year 2007 position statement: principles and guidelines for early hearing detection and intervention programs. Pediatrics 2007;120(4):898-921

Madell JR, Flexer C, eds. Pediatric Audiology: Diagnosis, Technology, and Management. Stuttgart/New York: Thieme; 2008

2.4.3 Avaliações Audiológicas Objetivas/Eletrofisiológicas

◆ Características-Chave

- Otoemissões acústicas (OEAs).
- Potenciais evocados auditivos de tronco encefálico (PEATF).
- Respostas auditivas de *steady state* (RASS).
- Eletrococleografia (ECoG).
- Eletroneuronografia (ENoG).

158   2. Otologia

As OEAs são um reflexo da condição das células ciliadas externas na cóclea. As medidas do PEATF, RASS e ECG refletem as funções do nervo auditivo e tronco encefálico. A ENoG reflete o funcionamento do nervo facial distal.

◆ Epidemiologia

As OEAs transientes e por produtos de distorção estão presentes em >99% das pessoas com audição normal. As normas do PEATF variam com a idade em crianças com menos de 2 anos. A sensibilidade da ECG é de apenas 60-65%. A avaliação por ENoG não deve ser realizada antes de 48 a 72 horas após a lesão, mas tem pouco valor depois de 21 dias após a lesão.

◆ Clínica

As OEAs podem ser influenciadas pelo estado da orelha média e perda auditiva. OEAs por produto de distorção e transientes são as mais frequentemente empregadas. As OEAs espontâneas e de frequência sustentada não têm significado clínico.

As medidas do PEATE, RASS e ECoG podem ser influenciadas por perda auditiva, parâmetros de teste (frequência e intensidade do estímulo), fatores do paciente (movimento, temperatura corporal) e fatores ambientais (ruído ambiental, interferência elétrica).

As medidas da ENoG podem ser influenciadas por medicações que induzem paralisia química dos músculos.

◆ Avaliação

As OEAs são avaliadas apresentando-se um estímulo no conduto auditivo por uma sonda. A resposta da orelha é, então, medida na mesma sonda.

Os PEATEs e RASS são avaliados, e a ECoG efetuada, apresentando-se um estímulo no conduto auditivo. Potenciais elétricos são, então, registrados por eletrodos nas mastoides, lóbulos das orelhas, fronte e/ou membranas timpânicas.

ENoG é realizado apresentando-se um estímulo próximo à orelha e ao osso malar. Os potenciais elétricos são, então, registrados por eletrodos na base do nariz e no canto da boca.

◆ Usos

As OEAs são valiosas em triagens auditivas de recém-nascidos, pacientes de difícil avaliação, avaliação de neuropatia auditiva e em monitoramento de quimioterapia.

O PEATE e RACC são utilizados nas estimativas de limiar de audição. PEATEs também são utilizados em triagem auditiva de recém-nascidos, neurodiagnóstico (*i. e.*, schwannoma vestibular, neuropatia/dessincronia) e monitoramento intraoperatório.

As cinco ondas principais do PEATE representam: I. porção distal ao tronco encefálico do nervo auditivo; II. porção proximal ao tronco encefálico do nervo auditivo; III. núcleos cocleares; IV. complexo olivar superior; V. lemnisco lateral.

2. Otologia   159

A ECoG é utilizada na avaliação da hidropisia endolinfática e em monitoramento intraoperatório. Uma demonstração de uma relação SP/AP (potencial de somação coclear/potencial de ação do nervo auditivo) elevada pode ajudar a confirmar o diagnóstico de doença de Ménière no contexto clínico apropriado. A ENoG é usada para avaliar a função residual no nervo facial ou possível recuperação. A presença de apenas potenciais de fibrilação sugere denervação.

Leitura Adicional

Hall JW III. Handbook of Auditory Evoked Responses. Needham Heights, MA: Allyn & Bacon; 1992

Hall JW III. Handbook of Otoacoustic Emissions. San Diego, CA: Singular Publishing Group; 2000

Robinette MS, Glattke TJ. Otoacoustic Emissions: Clinical Applications. 3rd ed. Stuttgart/NewYork: Thieme: 2007

2.5 Perda Auditiva

2.5.1 Perda Auditiva Condutiva

◆ **Características-Chave**

- A perda auditiva de condução (PAC) ocorre quando o som não é adequadamente transferido do meio externo para uma cóclea funcionante.
- A PAC pode ocorrer graças a disfunções no conduto auditivo externo (CAE), da membrana timpânica ou dos ossículos.
- A maioria dos casos de PAC pode ser corrigida cirurgicamente.

As causas de perda auditiva condutiva são extremamente variadas. Entretanto, as causas podem ser classificadas pela localização:

- Orelha externa: a oclusão do CAE por cerúmen impactado ou corpos estranhos pode levar a uma PAC de até 40 dB. Atresia congênita do conduto, estenose inflamatória com atresia adquirida ou exostoses ósseas também podem diminuir a condução do som para a orelha média.
- Membrana timpânica: qualquer mecanismo que impeça a vibração adequada da membrana timpânica levará à PAC. Perfurações de qualquer tamanho podem interferir com a recepção do som. Espessamento do tímpano por cicatrização, timpanosclerose, pressão negativa na orelha média, atelectasia e efusão na orelha média também podem impedir vibração adequada do tímpano. Controvérsia existe a respeito de como o tamanho e a posição de uma perfuração contribuem para o grau de perda de condução.

160   2. Otologia

- Ossículos: interrupção da continuidade ou da mobilidade da cadeia ossicular leva à PAC. Causas comuns de mobilidade ossicular reduzida são fixação do martelo, aderências da orelha média, timpanosclerose e otosclerose. Erosão da bigorna ou luxação ossicular traumática com uma MT intacta podem levar a uma PAC máxima de 60 dB.

◆ Avaliação

Exame Físico

A avaliação com microscópio binocular do CAE e tímpano é extremamente útil para identificar patologias com PAC, as quais podem passar despercebidas pela otoscopia. A otoscopia pneumática pode ajudar a identificar questões de mobilidade da membrana timpânica e deve sempre ser documentada. A remoção completa do cerúmen melhora a visualização.

Exames de Imagem

Exames de imagem tipicamente não são necessários em casos de PAC. O uso seletivo de TC de alta resolução dos ossos temporais pode detectar massas na orelha média, focos otoscleróticos na cápsula ótica, mas geralmente não tem resolução adequada para detectar anormalidades ossiculares sutis.

Outros Testes

Uma audiometria completa, com avaliação tanto da condução aérea quanto condução óssea, deve ser realizada para determinação da diferença aero-óssea, que representa a quantidade de perda auditiva atribuída ao mecanismo condutivo. A timpanometria pode ser realizada para determinar a mobilidade da membrana, a detectar perfurações e efusões na orelha média. Os reflexos estapedianos devem estar ausentes. Caso os reflexos estapedianos estejam presentes em um paciente com uma perda auditiva de condução, deve ser suspeitada deiscência do canal semicircular superior. Neste caso, avaliação de potencial miogênico vestibular cervical (VEMP) pode ser útil, uma vez que os pacientes com síndrome de deiscência de canal semicircular superior tipicamente demonstram amplitudes maiores e limiares mais baixos na avaliação do VEMP em 500 Hz. A avaliação com diapasão de 512 Hz, especificamente com o teste de Rinne para comparação da condução aérea e condução óssea, frequentemente é um adjunto útil, especialmente para a indicação cirúrgica.

◆ Opções de Tratamento

Clínico

Protetização e observação podem sempre ser inicialmente oferecidos aos pacientes, a não ser que sua PAC seja causada por uma doença tratável, progressiva ou uma neoplasia. A intervenção cirúrgica mais frequentemente resultará em melhora da audição nos pacientes com diferenças aero-ósseas importantes.

Cirúrgico

Orelha Externa

- Remoção de cerúmen.
- Remoção de corpo estranho.
- Canaloplastia com ou sem enxerto de pele (para exostose ou estenose).
- Meatoplastia.

Membrana Timpânica

- Miringotomia com ou sem colocação de um tubo de ventilação para efusão na orelha média.
- *Stent* de papel ou miringoplastia com gordura para perfurações pequenas (muitas vezes procedimentos de consultório).
- Timpanoplastia.

Orelha Média

- Reconstrução da cadeia ossicular com bigorna remodelada ou prótese sintética.
- Estapedectomia/estapedotomia.
- Timpanoplastia exploradora com possível:
  - Lise de aderências na orelha média (timpanosclerose).
  - Reparo da fixação do martelo.
  - Remoção de colesteatoma ou neoplasia.

◆ Quadros Clínicos Típicos

Otosclerose

A otosclerose é um processo em que o estribo perde mobilidade em virtude do excessivo crescimento ósseo na janela oval. Ela tipicamente causa uma PAC com um rebaixamento característico nos níveis neurossensoriais em 2 kHz, conhecido como entalhe de Carhart. Os pacientes podem apresentar zumbidos, perda auditiva progressiva em uma ou ambas as orelhas. A otosclerose possui distribuição etária bimodal: ela geralmente se apresenta no início dos 20 anos ou aos 50. A otosclerose inicial pode ser tratada com suplementação de fluoreto, porém muitas vezes a PAC progredirá, e os pacientes precisarão considerar protetização ou cirurgia do estribo. A estapedectomia ou estapedotomia envolve remoção da supraestrutura do estribo, e penetração na orelha interna, seja através de fenestração na base (estapedotomia) ou remoção parcial desta (estapedectomia). Uma prótese sintética é, então, posicionada na janela oval e fixada à bigorna para restabelecer a transmissão ossicular das ondas sonoras.

Doença Ossicular

Colesteatoma, infecções crônicas da orelha e trauma podem todos causar erosão ou ruptura da cadeia ossicular. Após o tratamento apropriado das causas citadas, podem-se avaliar as estruturas restantes da orelha média para determinar o reparo cirúrgico apropriado. Uma vez que a situação ossicular real

162 **2. Otologia**

(integridade anatômica e funcional de cada ossículo) seja determinada, a prótese apropriada pode ser selecionada. Existem próteses para quase todas as situações de doença ossicular. As próteses comuns incluem uma prótese de reconstrução ossicular parcial (substitui bigorna e martelo), *struts* de bigorna (substituem apenas bigorna) e prótese de reconstrução ossicular total (substitui todos os ossículos).

◆ Complicações

Cirurgia de revisão pode ser necessária após a reconstrução da cadeia ossicular, caso a prótese se desloque e não mais conduza efetivamente o som. Geralmente 6 meses é considerado o ponto cronológico em que uma cirurgia de revisão deve ser considerada. Perda auditiva progressiva 10 a 14 dias depois de cirurgia do estribo pode indicar granuloma de reparação, devendo ser considerada a exploração da orelha média.

◆ Resultado e Acompanhamento

Precauções contra água devem ser observadas no período pós-operatório. Caso a MT receba um enxerto ou uma estapedotomia seja realizada, precauções quanto a avião devem ser consideradas no período pós-operatório imediato a fim de se evitarem movimentos da MT. A cessação tabágica deve ser incentivada.

Uma repetição do audiograma para determinar o nível de restauração da audição deve ser efetuada 6 a 8 semanas após o procedimento (tempo adequado para que o tamponamento de Gelfoam na orelha média seja absorvido).

◆ Códigos na CID-10

90, 90.0, 90.1, 90.2   Perda auditiva de condução.

Leitura Adicional

De Souza C, Glasscock ME. Otosclerosis and Stapedectomy. Stuttgart/New York: Thieme; 2004

Tos M. Surgical Solutions for Conductive Hearing Loss. Stuttgart/New York: Thieme; 2000

2.5.2 Perda Auditiva Neurossensorial

◆ Características-Chave

- A perda auditiva é causada pela disfunção dos componentes sensoriais (cóclea) ou neurais do sistema auditivo.
- Perda auditiva assimétrica exige RM ou PEATE para exclusão de patologia retrococlear.
- A protetização é a melhor opção para presbiacusia ou perda auditiva familial.

Perda auditiva é um dos problemas médicos mais comuns, sendo muitas vezes subdiagnosticada e subtratada. A perda auditiva pode geralmente ser agrupada em perdas simétricas e assimétricas. A assimetria é muitas vezes descrita como uma diferença de 10 dB em três frequências consecutivas de tons puros, uma diferença de 15 dB em duas frequências consecutivas e/ou uma diferença pontual ≥12% no reconhecimento da fala.

◆ Clínica

Sinais e Sintomas

Os pacientes tipicamente observam dificuldade em multidões ou com ruído de fundo. Vozes de frequência alta pode ser mais difíceis de compreender. Muitos pacientes não perceberão que têm perda auditiva até que ela tenha progredido significativamente, uma vez que a perda auditiva é geralmente muito gradual. Frequentemente, zumbidos são associados à perda auditiva, podendo ser o sintoma de apresentação.

Diagnóstico Diferencial da Perda Auditiva Simétrica

Presbiacusia

Perda auditiva bilateral lentamente progressiva na população mais idosa (presbiacusia) é amplamente prevalente e é a forma mais comum de PANS. Ela frequentemente é uma condição familial. Entretanto, uma história otológica detalhada pode encontrar outros fatores que podem contribuir para PANS.

Perda Auditiva Induzida por Níveis de Pressão Sonora Elevada (PAINPSE)

A exposição a ruído intenso pode levar a alterações permanentes dos limiares. Isto pode acontecer imediatamente nos casos de exposição extrema (explosão ou tiro próximo), mas mais comumente ocorre lentamente com o passar do tempo com exposição repetida a ruído industrial ou ambiental. Os pacientes muitas vezes têm uma depressão típica em 4 kHz nos seus audiogramas. Os pacientes devem ser aconselhados a evitar dano adicional por meio do uso de proteção auditiva apropriada.

Tabela 2-9 Drogas Ototóxicas Comuns

Antibióticos aminoglicosídeos
Quimioterapia à base de platina (especialmente cisplatina)
Diuréticos de alça
Alcaloides da pervinca (especialmente vincristina)
Quinina
Salicilatos

Ototoxicidade

A exposição a uma variedade de medicações pode induzir perda auditiva permanente (**Tabela 2.9**). Esta perda auditiva tipicamente é notada primeiramente nas frequências mais altas, e a seguir progride para tonalidades mais baixas. Agentes comuns incluem antibióticos aminoglicosídeos, alcaloides da pervinca e agentes quimioterápicos com base em platina. O monitoramento cuidadoso por audiogramas durante a terapia possibilita a identificação precoce da perda auditiva. O uso prolongado de altas doses de diuréticos de alça (p. ex., furosemida) também pode levar à perda auditiva. Digno de nota é que muitas drogas ototóxicas são também nefrotóxicas, portanto estudos da função renal também devem ser realizados.

Perda Auditiva Congênita

Ver **Fig. 2.11** para uma visão geral classificando a perda auditiva congênita. Cerca de 50% dos casos não são hereditários, ou seja, são devidos à prematuridade, sepse ou infecções TORCHES (toxoplasmose, rubéola, citomegalovírus, encefalite por herpes simples e otossífilis). Dos 50% que são congênitos hereditários, estes podem ser sindrômicos (1/3 dos casos) ou não sindrômicos (2/3 dos casos); ver **Tabela 2.10**. Dos casos não sindrômicos, ~ 80% são autossômicos recessivos.

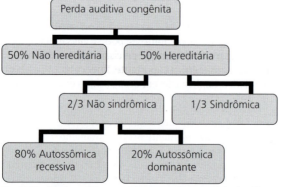

Fig. 2.11 Perda auditiva congênita: uma visão geral da classificação.

2. Otologia 165

Tabela 2-10 Perda Auditiva Sindrômica Hereditária

Autossômica Dominante	Autossômica Recessiva	Ligada ao Sexo
Treacher-Collins	Usher	Alport
Goldenhar	Pendred	
Waardenberg	Jervell-Lange-Nielson	
Branquio-otorrenal		
Stickler		

A perda auditiva pode estar presente ao nascimento em razão de defeitos congênitos na estrutura ou na fisiologia da orelha interna. Malformações cocleares (p. ex., malformação de Mondini) podem ser associadas a várias síndromes. Muitos casos de perda auditiva congênita não sindrômica foram atribuídos a defeitos cromossômicos na proteína das células ciliadas conexina 26 (Cx 26). A maioria dos casos congênitos atualmente detectada precocemente graças aos programas de triagem universal dos recém-nascidos. Entretanto, certos tipos, p. ex., síndrome de aqueduto vestibular alargado, podem não se manifestar até mais tarde.

Metabólica

Uma perda auditiva bilateral simétrica rapidamente progressiva pode ser causada por uma variedade de doenças sistêmicas, inclusive doenças autoimunes.

Outras

Otosclerose coclear, doença autoimune primária da orelha interna, barotrauma, fístula perilinfática, migrânea, insuficiência vertebrobasilar e variedade de doenças autoimunes podem todas ser associadas à PANS.

Diagnóstico Diferencial da Perda Auditiva Assimétrica

Tumores

Neoplasias do ângulo pontocerebelar (APC) e/ou conduto auditivo interno, como schwannomas e meningiomas vestibulares, podem causar perda auditiva unilateral, e são as principais patologias que precisam ser excluídas quando encontramos perda auditiva assimétrica importante. Doença metastática e tumores do saco endolinfático também devem ser considerados. Doenças do osso temporal, como displasia fibrosa e doença de Paget, podem causar perda auditiva através da destruição da cápsula ótica.

Doença de Ménière

A doença de Ménière ativa tipicamente causa uma perda auditiva flutuante em baixas frequências. À medida que a doença progride, frequências mais altas são afetadas e podem progredir para níveis severos.

166 2. Otologia

Infecciosas

Uma meningite pode levar à disseminação de bactérias para a orelha interna através do aqueduto coclear, o que pode levar à fibrose e ossificação da cóclea. Infecções TORCHES são causas congênitas e de início precoce de PANS. Causas infecciosas podem levar a perdas simétricas ou assimétricas.

Traumáticas

Fraturas do osso temporal comprometendo a cápsula ótica geralmente levam à perda auditiva profunda. O extravasamento de perilinfa a partir das janelas oval ou redonda pode causar perda auditiva progressiva e tonteira. Uma manobra valsalva forte durante levantamento de peso, traumatismo cranioencefálico ou barotrauma podem levar a estas fístulas perilinfáticas.

Doença Neurológica

A esclerose múltipla é bem conhecida por causar uma miríade de sintomas neurológicos, incluindo perda auditiva. O PEATE pode ser útil no diagnóstico, mas a RM é mais definitiva. Doenças vasculares cerebrais, levando a AVEs do tronco cerebral, também podem causar perda auditiva, mas geralmente múltiplos outros sintomas neurológicos também estarão presentes.

◆ Avaliação

História

A história pertinente inclui a cronologia do início, se abrupta, gradual, ou flutuante. A gravidade percebida e possível lateralidade são importantes. Sintomas e sinais associados podem ser importantes, especialmente vertigem, perturbações visuais, zumbidos, plenitude aural, otalgia ou otorreia. A história otológica passada, como infecções ou cirurgias, uma história familiar de perda auditiva, e exposições prévias a ruído ou agentes ototóxicos são pertinentes. Uma revisão dos sistemas quanto à doença neurológica ou reumatológica associada é procurada.

Exame Físico

Um exame completo da cabeça e pescoço deve ser efetuado. A orelha deve ser examinada quanto a qualquer causa potencial de PAC, como cerúmen, perfuração timpânica ou efusões na orelha média. Testes com diapasão podem ser realizados para documentar lateralidade e natureza da perda auditiva.

Exames de Imagem

A TC do osso temporal é o teste isolado mais útil em crianças; especificamente para avaliar a cóclea bem como o aqueduto vestibular (a síndrome de aqueduto vestibular alargado é definida como > 1,5 mm de diâmetro anteroposterior [AP]). Para avaliar quanto à patologia retrococlear, a RM de crânio com cortes finos através dos condutos auditivos internos deve ser executada com e sem meio de contraste. Schwannoma vestibular e esclerose múltipla são diagnósticos típicos para os quais devem ser feitos estudos de imagem.

Laboratório

Há controvérsias a respeito de testes laboratoriais. Para perda auditiva pediátrica, pode-se considerar exame de urina (para síndrome de Alport e braquiootorrenal), ECG (para Jervell-Lange-Nielson), VDRL ou FTA-ABS, toxoplasmose, testes relacionados com citomegalovírus, testagem da função tireóidea, VHS, testes de anticorpo antinuclear, fator reumatoide, testes funcionais hepáticos, HC, encaminhamento para exame oftalmológico, caso se suspeite de retinite pigmentar, testes do gene de Cx 26. (A TC do osso temporal é o teste isolado mais útil em crianças.)

Na perda auditiva progressiva ou flutuante em adultos, considerar testes de anticorpo 68 kD, VHS, sorologia para Lyme e RPR.

Outros Testes

A audiometria de tons puros é a documentação padrão de perda auditiva. Testes de fala devem também ser efetuados. Os pacientes podem também ser triados com OEAs e PEATE. A perda auditiva pode ser classificada pela sua gravidade:

- Leve (15-30 dB).
- Moderada (30-50 dB).
- Moderada a severa (50-70 dB).
- Severa (70-90 dB).
- Profunda (> 90 dB).

◆ Opções de Tratamento

Clínico

Formas comuns de perda auditiva (presbiacusia, perda auditiva induzida pelo ruído) podem ser tratadas com protetização apropriada. Novas tecnologias de próteses auditivas incluem microfones direcionais, a capacidade de filtrar sons de fundo, e muitos outros aspectos programáveis. Para perda auditiva simétrica, próteses bilaterais são melhores. Um aparelho CROS (contralateral *routing of sound*) pode ser utilizado na perda unilateral grave para reduzir o efeito de sombra da cabeça.

A perda auditiva associada à doença de Ménière pode responder à terapia clínica com diuréticos (Hidroclorotiazida ou Acetazolamida) ou esteroides (orais ou possivelmente intratimpânicos).

Estratégias de tratamento otoprotetor estão em estudo para uso concomitante durante tratamentos com drogas ototóxicas.

Cirúrgico

Pacientes com perda bilateral profunda que não se beneficiam com as próteses auditivas podem ser candidatos ao implante coclear (ver Capítulo 2.5.4). Pacientes com perda unilateral profunda podem ser candidatos a aparelhos do tipo *bone anchored haring aids* (BAHAs; ver Capítulo 2.5.5).

168 2. Otologia

◆ Resultado e Acompanhamento

Frequentes ajustes e limpeza das próteses auditivas assegurarão melhor conformidade e satisfação do paciente. Audiogramas anuais devem ser efetuados em pacientes com PANS identificada a fim de monitorar quanto à progressão.

◆ Código na CID-10
90.3   Perda auditiva neurossensorial.

Leitura Adicional
Cummings CW, Haughey B, Thomas JR *et al.*, eds.ds. Cummings Otolaryngology-Head and Neck Surgery. 4th ed. Philadelphia, PA: Elsevier Mosby; 2005:3535-3561

2.5.3 Próteses Auditivas

◆ Características-Chave

- Uma pessoa com qualquer grau de perda auditiva tem o potencial de se beneficiar com a protetização.
- Atualmente todas as próteses auditivas devem ser digitais e programáveis.
- Uma variedade de opções existe disponível para muitas perdas auditivas diferentes.

A tecnologia das próteses auditivas transformou-se drasticamente nos últimos anos. Embora nenhuma prótese auditiva restaure a audição à capacidade normal, a maioria dos pacientes com deficiência auditiva pode beneficiar-se com uma prótese apropriada.

◆ Epidemiologia
Cerca de 5 milhões de pessoas nos EUA usam próteses auditivas. Entretanto, só uma em cada cinco pessoas que poderiam beneficiar-se com uma prótese auditiva na realidade utiliza uma. Sete anos é o tempo médio que leva alguém com perda auditiva para procurar auxílio.

◆ Clínica
Sinais e Sintomas
Caso não tratada, a perda auditiva pode ter numerosos efeitos negativos, incluindo:

- Raiva, estresse, depressão e ansiedade.
- Contatos interpessoais diminuídos e comprometimento da comunicação.
- Isolamento social e mal-entendidos profissionais.
- Interpretação errada de demência.
- Importantes retardos de fala, linguagem e aprendizado em crianças.

2. Otologia   169

◆ Avaliação

Exame Físico

Uma avaliação audiológica é realizada para determinar tipo, grau e configuração da perda auditiva, para selecionar as próteses auditivas mais apropriadas para um indivíduo. Conforme discutido no Capítulo 2.4.1, certas bandeiras vermelhas (**Tabela 2.11**) devem levar a um encaminhamento ao otorrinolaringologista. De fato, a maioria dos audiologistas tem uma relação estreita com o otorrinolaringologista e como questão de rotina obter "liberação médica" antes de adaptar próteses auditivas. Bandeiras vermelhas para encaminhamento incluem perda condutiva, perda assimétrica ou unilateral, evidência de uma perda auditiva súbita, perda neurossensorial rapidamente progressiva ou flutuante, índice de reconhecimento de palavras pior do que o previsto com base nos limiares de tons puros, assimetria superior a 10% no índice de reconhecimento de palavras, evidências de disfunção da orelha média, bem como evidência de otorreia, ou qualquer perda auditiva em uma criança. Em crianças e outras populações especiais a avaliação pode necessitar de avaliação eletrofisiológica adicionalmente à audiometria comportamental. Outros fatores, como custo, estilo de vida, necessidades de audição, destreza, cognição e estrutura física das orelhas, podem ter que ser levadas também em consideração.

Outros Testes

Os parâmetros das próteses auditivas são estabelecidos com base em algoritmos prescritivos, utilizando a informação do teste audiológico. Entretanto, estes podem necessitar de ajustes com base em preferências subjetivas dos pacientes. A função da prótese auditiva é avaliada utilizando-se análise eletroacústica em um acoplador de 2 cc. Medições reais nas orelhas também são valiosas para determinar diferenças individuais nas orelhas, como no caso dos volumes crescentes do conduto auditivo das crianças.

Tabela 2-11 Indicações para Exame Otorrinolaringológico Previamente à Adaptação de Prótese Auditiva*

Qualquer perda auditiva em uma criança
Perda condutiva
Otorreia
Evidência de disfunção da orelha média
Perda assimétrica ou unilateral
Evidência de uma perda auditiva súbita
Assimetria do índice de reconhecimento da fala > 10%
Índice de reconhecimento da fala pior que o previsto com base nos limiares de tons puros
Perda neurossensorial rapidamente progressiva ou flutuante

*Deve evitar-se simplesmente adaptar uma prótese em uma orelha com condição médica subjacente importante.
N. do T.: no Brasil, segundo recomendações da ABORL-CCF, todos os candidatos à protetização auditiva devem ser avaliados por um otorrinolaringologista.

170 2. Otologia

◆ Opções de Tratamento

Clínico

O custo das próteses auditivas pediátricas é coberto por seguro. Entretanto, isto não se verifica para a maioria dos adultos. As próteses auditivas podem ser divididas em diversos tamanhos ou estilos, como intra ou retroauriculares. Em geral, quanto maior o grau de perda auditiva, maior deve ser a prótese para fornecer amplificação adequada. Dependendo da tecnologia da prótese auditiva e do fabricante individual, pode estar disponível uma ampla variedade de características. Isto pode incluir, mas não se limita a, microfones direcionais, programas múltiplos, telebobinas, supressão de *feedback*, *autoswitching* (mudança automática) e controle de ruído.

Há também disponíveis próteses especiais. Uma prótese CROS ou BiCROS (contralateral *routing of sound*) possibilita que o som seja enviado a partir do lado de uma orelha não utilizável para a outra orelha com melhor audição. Próteses auditivas com transposição mudam o som de frequências mais altas em que a audição não é mais utilizável para frequências mais baixas com audição residual.

Sistemas de FM utilizados em conjunto com próteses auditivas podem ser valiosos em situações adversas de audição ao melhorarem a relação sinal-ruído.

Cirúrgico

Para pessoas que não mais se beneficiam das próteses auditivas graças à gravidade dos seus limiares e/ou capacidade reduzida de discriminação, implantes cocleares podem ser uma opção. Para pessoas com perda auditiva condutiva que têm dificuldade para utilizar próteses auditivas tradicionais, ou na surdez neurossensorial unilateral, um BAHA pode ser uma opção.

◆ Resultado e Acompanhamento

As próteses auditivas necessitam de manutenção de rotina para os manter secos e limpos e funcionando otimamente. Em alguns tipos de próteses, filtros de cerúmen e moldes tubulares na orelha podem ter de ser trocados periodicamente. A vida da bateria é prevista para ser de alguns dias a 2 semanas, dependendo do tamanho da bateria, do tipo da prótese e do grau de perda auditiva. A duração de vida média de uma prótese auditiva é de 5 a 7 anos, dependendo da qualidade dos cuidados que ele recebe. As próteses auditivas devem ajustar-se confortavelmente para uso por todo o dia e não devem originar *feedback* a não ser que sejam de alguma maneira cobertas. As próteses auditivas não tendem a melhorar significativamente a má discriminação da fala, entretanto elas ainda podem ser benéficas para percepção de som e para ajudar na leitura labial. As próteses auditivas devem ser utilizadas rotineiramente pelo usuário, para que ele receba o maior benefício. Uma pesquisa mostrou que as pessoas com perda auditiva bilateral desempenham melhor, quando protetizadas binauralmente. Leva tempo para que as orelhas e o cérebro reaprendam a utilizar os sons que não estavam mais percebendo. Há numerosos outros aparelhos assistentes disponíveis para pessoas que necessitam de ajuda para sua perda auditiva, além das próteses auditivas (p. ex., relógios despertadores vibratórios, campainhas de porta conectadas à luz).

2. Otologia   171

◆ Códigos na CID-9

90.1   Perda auditiva de condução.
90.3   Perda auditiva neurossensorial.

Leitura Adicional

National Institute on Deafness and Other Communication Disorders. Statistics about hearing disorders, ear infections, and deafness. Available at: http://www.nidcd.nih.gov/health/statistics/hearing.asp

Schaub A. Digital Hearing Aids. Stuttgart/New York: Thieme; 2009

Valente M. Hearing Aids: Standards, Options, and Limitations, 2nd ed. Stuttgart/New York: Thieme; 2002

2.5.4 Implantes Cocleares

◆ Características-Chave

- O implante coclear pode restaurar a percepção do som em pacientes com perda auditiva profunda.
- Os implantes podem ser efetuados em pacientes com até 12 meses de idade.
- Uma avaliação pré-operatória cuidadosa é vital para a seleção apropriada dos pacientes.
- Os implantes têm mais sucesso em pacientes mais jovens e naqueles com surdez pós-lingual.

Os ICs possuem dois componentes principais: um eletrodo interno coclear com receptor e um processador da fala e transmissor externo. Eles permitem a estimulação elétrica do nervo coclear em pacientes com perda auditiva profunda. O processador externo recebe o som e o converte em impulsos elétricos. Estes impulsos são enviados transcutaneamente para o receptor, de onde são encaminhados para múltiplos eletrodos no interior da cóclea. Os sinais elétricos que atingem a cóclea, despolarizam, então, as fibras nervosas cocleares, iniciando a percepção do som. Os ICs devem ser compreendidos como um esforço de equipe entre cirurgiões, audiologistas e fonoaudiólogos para assegurar um tratamento abrangente e maximizar o benefício para o paciente.

◆ Clínica

Critérios de elegibilidade pediátrica para IC incluem:

- Idade fisiológica ≥12 meses.
- PANS bilateral severa à profunda.
- Benefício esperado maior que o de uma prótese auditiva apropriada.
- Liberação médica para anestesia geral.
- Suporte da família, motivação adequada e expectativas realistas.
- Reabilitação/suporte educacional para fala e linguagem.

172 2. Otologia

Os pacientes devem estar clinicamente estáveis para a cirurgia e ter realizado uma avaliação audiológica. Aconselhamento quanto a expectativas apropriadas deve sempre ser realizado. Há alguma variação entre os cirurgiões a respeito da candidatura. As recomendações da FDA 2005 para adultos incluem um LRF (limiar de reconhecimento da fala, *SRT*) > 70 dB com uma discriminação de palavras < 50% com HINT *(hearing in noise test*, em ruído), bem como discriminação < 40% no audiograma mais bem protetizado. Outros resumem que os pacientes audiologicamente adultos devem ter perda auditiva severa à profunda, com mau desempenho com próteses auditivas apropriadas. Os pacientes pediátricos podem ser avaliados por DEATES e questionários comportamentais preenchidos pelos pais. Os pacientes têm melhor desempenho com ICs quando apresentam surdez pós-lingual.

◆ Avaliação

História

É importante determinar se a surdez do paciente se desenvolveu pré ou póslingualmente, em termos de resultado esperado. Deve-se inquirir sobre uma história pregressa de meningite, uma vez que isto pode levar à ossificação da cóclea, o que pode tornar a inserção do eletrodo impossível.

Exame Físico

Examinar a membrana timpânica quanto a perfurações, retrações ou outros sinais de OM. Determinar se houve mastoidectomia prévia *wall down*. É mais difícil efetuar ICs em pacientes com doença otológica crônica, mas isto não constitui uma contraindicação. Entretanto, caso haja doença ativa da orelha média precisa ser erradicada. Se necessário, uma obliteração da mastoide e orelha média com procedimento de fechamento do conduto auditivo pode ser executada inicialmente para erradicar a doença da orelha média; o implante, então, é inserido em uma data posterior.

Exames de Imagem

Uma TC de alta resolução do osso temporal deve ser realizada antes de todos os ICs. Anatomia a ser avaliada por TC: morfologia da orelha interna, desobstrução coclear, posição do nervo facial, tamanho do recesso facial, altura do bulbo jugular e espessura do osso parietal (especialmente em crianças pequenas).

Para inserção de arranjo de eletrodo completo, forma e giros normais devem ser observadas na cóclea. Malformações cocleares congênitas devem ser cuidadosamente identificadas por imagem. A malformação de Mondini pode não permitir uma inserção completa de eletrodos, mas isto não é uma contraindicação absoluta para o implante. Uma história pregressa de meningite pode indicar possível fibrose e ossificação coclear, tornando a inserção do eletrodo de difícil a impossível. A RM pode desempenhar um papel na avaliação dos candidatos, especialmente crianças, quanto à desobstrução coclear após meningite, ou quanto à aplasia do nervo coclear. Exames de imagem também são utilizados para avaliar quanto a um diâmetro normal do CAI.

Outros Testes

Audiogramas devem ser realizados com e sem as próteses auditivas atuais e mais bem adaptadas. A avaliação de implante coclear completa deve ser efetuada por um audiologista qualificado.

◆ Opções de Tratamento

O tratamento da surdez profunda com implante coclear constitui uma excelente opção para pacientes com expectativas apropriadas. Entretanto, treinamento em leitura labial e linguagem de sinais são opções para pacientes que não são candidatos por razões médicas ou sociais.
Tipicamente, a implantação é executada por via de acesso aproximadamente transmastóidea. Uma mastoidectomia simples é efetuada, e o nervo facial vertical é identificado. O recesso facial é, então, aberto, permitindo uma boa visualização do nicho da janela redonda. Uma cocleostomia é efetuada próxima à janela redonda, e o eletrodo é, então, inserido por esta abertura. O estimulador-receptor tipicamente é fixado a uma escavação rasa bem desenvolvida no osso posterior à orelha, e a ferida é fechada. Depois de algumas semanas de cicatrização, o magneto externo pode ser colocado, ativado e ajustado. Aproximadamente 40 horas de terapia é o que se deve esperar.

◆ Complicações

- A taxa de complicação da incisão e retalho é de ~ 2–3% e constitui o problema mais comum.
- O risco de paralisia facial pós-operatória é de 0,4%. Os eletrodos são delicados e podem ser danificados intraoperatoriamente; a incidência de eletrodos danificados ou equivocadamente posicionados é de 1,2%.
- Em caso de extrusão do implante, retalhos locais para cobrir o implante podem ser empregados. A explantação com recolocação pode ser necessária, caso os eletrodos cocleares migrem para fora da cocleostomia.
- Em caso de falha do implante, explantar e efetuar uma reimplantação.
- Zumbidos e tonteiras tipicamente regridem lentamente após a implantação.
- Retalhos de couro cabeludo têm que ser adelgaçados para assegurar bom contato com o ímã em pacientes obesos.
- Se houver desenvolvimento de meningite, o pronto tratamento com antibióticos IV é necessário. Caso a meningite recorra, considerar remoção do aparelho. (Um aparelho mais antigo associado a risco aumentado de meningite – *Advanced Bionics Clarion with Positioner* – foi removido do mercado.)

◆ Resultado e Acompanhamento

Uma radiografia PA do crânio pode ser realizada pós-operatoriamente para assegurar o posicionamento apropriado dos eletrodos no interior da cóclea, embora isto não seja tipicamente necessário. O curativo mastóideo deve ser mantido por 24 horas. Uma inspeção da ferida deve ser realizada para excluir formação de hematoma. A função do nervo facial deve ser documentada. Uma vez implantado, os pacientes não podem receber uso de eletrocautério monopolar durante quaisquer cirurgias subsequentes. Cuidados devem ser to-

174 2. Otologia

mados ao considerar RM, uma vez que pode ser necessária a remoção dos magnetos internos dos receptores.

Vacinação contra *Pneumococcus aureus* e *Haemophilus influenzae* é necessária, para prevenção de meningite. Pós-operatoriamente, o tratamento antibiótico agressivo de OM e outras infecções ajudará a reduzir o risco de meningite.

O mapeamento e a programação dos eletrodos pode ser iniciado tão precocemente quanto na 2ª semana de pós-operatório, porém mais comumente programação é iniciada 4 a 5 semanas após a cirurgia para assegurar cura adequada da ferida. O processador externo pode ser atualizado, quando a tecnologia se tornar disponível. Pacientes mais jovens podem desenvolver excelente discriminação da fala, entretanto, os adultos com surdez pré-lingual podem apenas adquirir percepção de som e limitada capacidade de fala. Atualmente, estão se acumulando dados a respeito dos resultados do implante bilateral, tanto simultâneos, quanto sequenciais. Os resultados são muito promissores.

◆ **Código na CID-10**

90.3   Perda auditiva neurossensorial.

Leitura Adicional

Cummings CW, Haughey B, Thomas JR *et al.*, eds.ds. Cummings Otolaryngology-Head and Neck Surgery. 4th ed. Philadelphia, PA: Elsevier Mosby; 2005:4637-3649

Møller AR. History of cochlear implants and auditory brainstem implants. Adv Otorhinolaryngol 2006;64:1-10

Postelmans JT, Cleffken B, Stokroos RJ. Post-operative complications of cochlear implantation in adults and children: five years' experience in Maastricht. J Laryngol Otol 2007;121(4):318-323

Sismanis A, Hasenstab MS. Cochlear implants. In: Hamid M, Sismanis A, eds. Medical Otology and Neurotology: A Clinical Guide to Auditory and Vestibular Disorders. Stuttgart/New York: Thieme; 2006:147-155

Waltzman SB, Roland JT. Cochlear Implants. 2nd ed. Stuttgart/New York: Thieme; 2007

2.5.5 Outras Próteses Auditivas Implantáveis

◆ **Características-Chave**

- Implante de tronco encefálico (ABI) – *Auditory brainstem implant.*
- Prótese auditiva ancorada em osso (BAHA) – *Bone anchored hearing aid.*
- Implante na orelha média (MEI) – *Middle ear implant.*

Nos pacientes com perda auditiva que não podem beneficiar-se dos ICs, há outras próteses implantáveis, incluindo o ABI, o BAHA e o MEI.

2. Otologia 175

◆ Epidemiologia

Várias centenas de pessoas em todo o mundo possuem ABIs. Mais de 30.000 pessoas em todo o mundo utilizam o sistema BAHA. Alguns aparelhos MEI receberam aprovação da FDA nos EUA em 2000 a 2002; entretanto, seu uso não se tornou amplamente difundido.

◆ Clínica

Os ABIs estão indicados nos pacientes que não podem beneficiar-se de um IC graças a lesões de ambos os nervos auditivos (p. ex., neurofibromatose tipo II [NF2]). BAHAs são utilizados em casos de perda auditiva condutiva ou mista, quando a adaptação de próteses auditivas tradicionais não é possível (p. ex., atresia, otorreia crônica) e em surdez unilateral.

◆ Opções de Tratamento

Nos ABIs os eletrodos são implantados nos núcleos cocleares na base do cérebro. Isto fornece estimulação para a via auditiva além da cóclea e do nervo auditivo lesado.

A prótese BAHA é fixada na mastoide por um parafuso de titânio osteointegrado. Isto permite à prótese transmitir o som diretamente à cóclea através do crânio, contornando as orelhas externas e/ou médias lesadas. No caso de surdez bilateral, a transmissão por condução óssea transmite o som para a cóclea contralateral para obter percepção sonora no lado surdo.

Os MEIs são fixados aos ossículos da orelha média, movendo-os diretamente, ao contrário de enviar ondas sonoras pelo conduto auditivo para a membrana timpânica.

Todos estes implantes exigem o uso de equipamento externo para transmitir a informação sonora à prótese implantada. O implante *Envoy Esteem* foi aprovado pela FDA em março de 2010 e não exige um aparelho externo.

◆ Complicações

Para ABIs, há algumas limitações à RM uma vez a prótese esteja implantando. Nos traumatismos cranianos é possível que qualquer uma destas próteses possa ser danificada. Embora rara, também é possível haver uma falha do aparelho interno, geralmente graças à perda de uma vedação hermética dos componentes internos.

◆ Resultado e Acompanhamento

Para os ABIs um tempo de cicatrização de 4 a 6 semanas geralmente é necessário, antes que o equipamento externo seja utilizado, e a prótese seja ativada. Os ABIs fornecem percepção aumentada do som. Embora isto apresente uma melhora na qualidade da sua vida, poucos usuários são capazes de compreender a fala sem leitura labial.

Em adultos, a osteointegração dos BAHAs leva ~ 3 meses e em crianças 6 meses antes que o equipamento externo seja utilizado. Limpeza de rotina do local da cirurgia é necessária para prevenir infecção. Os usuários de BAHA tipicamente relatam mais conforto do que outras formas tradicionais de protetização. Ele também provê percepção do som em surdez unilateral.

176 2. Otologia

Leitura Adicional

Della Santina CC, Carpenter RM, Tucci DL, Niparko JK. Implantable hearing devices. In: Hughes GB, Pensak ML, eds. Clinical Otology. 3rd ed. Stuttgart/New York: Thieme; 2007:414-441

House Ear Institute. House Ear Institute fact sheets. Available at: http://www.hei.org/news/facts/facts.htm

National Institute on Deafness and Other Communication Disorders. Cochlear implants. Available at: http://www.nidcd.nih.gov/health/hearing/coch.htm

St. Clair EG, Golfinos JG, Roland JT. Auditory brainstem implants. In: Waltzman SB, Roland JT, eds. Cochlear Implants. 2nd ed. Stuttgart/New York: Thieme; 2007:222-229

2.6 Vertigem

2.6.1 Avaliação do Equilíbrio

◆ Características-Chave

- Eletronistagmografia (ENG).
- Cadeira rotatória.
- Posturografia dinâmica.
- Potenciais miogênicos evocados vestibulares.

O equilíbrio envolve três componentes: estimulação sensitiva a partir dos sistemas visual, vestibular e proprioceptivo; integração no sistema nervoso central destes sinais sensitivos, com a geração subsequente de comandos motores apropriados; e capacidades musculoesqueléticas adequadas para executar as tarefas motoras. A avaliação adequada de problemas de equilíbrio/vertigem envolve investigação de todos os três componentes.

◆ Epidemiologia

A tonteira é um sintoma comum em ~ 30% das pessoas acima da idade de 65 anos. Aproximadamente 615.000 pessoas nos EUA foram diagnosticadas com doença de Ménière. Entre 10 e 64 pessoas por 100.000 são afetadas por vertigem posicional paroxística benigna (VPPB) a cada ano. Centenas de milhares de dias de internação hospitalar ocorrem a cada ano nos EUA graças a sintomas vertiginosos.

◆ Clínica

Sinais e Sintomas

Pessoas com distúrbios vestibulares relatam uma variedade de sintomas. Eles incluem, mas não se limitam à vertigem (*i. e.,* sensação rotatória), desequilíbrio (*i. e.*, sensação subjetiva de queda), instabilidade (p. ex., falta de firmeza observável), "cabeça leve" (*lightheadedness, i. e.*, sensação de desmaio), oscilopsia (*i. e.*, instabilidade da visão com movimento da cabeça), náuseas e vômitos, perda auditiva, zumbido e sensibilidade ao som.

◆ Avaliação

Exame Físico

Um exame completo de cabeça e pescoço é realizado. Incluir testes de impulsos rápidos da cabeça no plano horizontal para avaliar sacadas de correção *(catch-up)*, teste de Hallpike, provas cerebelares, avaliação da marcha, teste de Romberg e avaliação completa dos nervos cranianos.

Testes Básicos do Equilíbrio

A ENG é um reflexo dos sistemas vestibulares central e periférico; especificamente, do canal semicircular horizontal e da porção superior do nervo vestibular. A ENG é realizada fixando-se eletrodos acima e abaixo de um olho, no canto externo de cada olho e na fronte. Potenciais elétricos relacionados com o nistagmo são registrados, enquanto a pessoa executa uma série de atividades, incluindo atividades oculomotoras *(i. e.*, rastreio pendular, rastreio das sacadas, fixação ocular, nistagmo espontâneo e estimulação optocinética), nistagmo de posicionamento *(i. e.,* manobra de Dix-Hallpike), nistagmo posicional *(i. e.,* supino, cabeça para esquerda e direita, corpo para esquerda e direita e inclinação a 30°), e irrigações calóricas *(i. e.,* água ou ar morno e frio). Na videonistagmografia (VNG) é realizada uma videoanálise do movimento ocular. A VNG mede os movimentos dos olhos diretamente através de câmeras infravermelhas e pode ser mais precisa, mais constante e mais confortável para o paciente do que a ENG tradicional.

As provas rotacionais expandem a avaliação do sistema vestibular periférico para além das limitações de frequência e intensidade da avaliação pela ENG. A fase, o ganho e a simetria do reflexo oculovestibular são avaliados pelos registros coletados de eletrodos posicionados de forma similar à ENG. O paciente é, então, submetido a várias rotações por testes de aceleração harmônica senoidal e testes em degraus *(step tests)* com a cabeça restringida a uma cadeira com um motor controlado por computador em um ambiente escurecido. A rotação fora de eixo fornece informação orelha específica e testa o utrículo e a função do nervo vestibular superior. A cadeira rotacional padrão testa a função do canal semicircular horizontal e estimula os otólitos. A função utricular pode ser especificamente avaliada por testes visual subjetiva vertical ou horizontal. O paciente tenta colocar uma luz iluminada na vertical ou horizontal verdadeira na ausência de uma referência visual e luz ambiente.

A posturografia dinâmica avalia o uso funcional relativo de pistas visuais, vestibulares e somatossensoriais. A organização sensitiva é avaliada medindo-se a capacidade de um paciente de manter equilíbrio, enquanto recebe estimulações "conflitantes" somatossensitiva e/ou visual. O paciente é exposto a seis condições, utilizando uma combinação de normal, olhos fechados e a inclinação da superfície de suporte e/ou da sua ambiência *(surround)* visual.

Potenciais Miogênicos Evocados Vestibulares

Os VEMPs são registrados por eletrodos colocados sobre o músculo esternocleidomastóideo em resposta a estímulos de cliques apresentados à orelha

178   2. Otologia

ipsolateral. Isto avalia a função sacular e a integridade da divisão inferior da porção vestibular do NC VIII. Alterações nas respostas dos VEMPs podem ajudar a confirmar o diagnóstico de síndrome de deiscência do canal superior.

Outros Testes

Uma avaliação audiológica deve ser realizada quando houver suspeitas da origem vestibular do distúrbio do equilíbrio.

Patologia

Os distúrbios do equilíbrio podem ser causados por alterações do sistema vestibular periférico, sistema vestibular central, alterações sistêmicas em outras partes do corpo que não a cabeça e o cérebro e distúrbios vasculares. Distúrbios do sistema vestibular periférico podem ser causados por doença de Ménière, labirintite, VPPB, fístula perilinfática, neurite vestibular (NV), ototoxicidade, schwannomas, deiscência do canal semicircular superior (DCSS), doenças autoimunes e outros distúrbios. Distúrbios do sistema vestibular central podem ser causados por tumores cerebrais, esclerose múltipla, doença vascular encefálica, incluindo ataque isquêmico transitório ou AVE, estresse, tensão, fadiga, perturbações visuais e outros distúrbios. Distúrbios sistêmicos podem incluir neuropatias periféricas, hiperventilação e desidratação. Distúrbios vasculares podem incluir hipotensão ortostática, arterosclerose e síndrome vasovagal.

◆ Opções de Tratamento

Em casos de VPPB, o reposicionamento dos otólitos é altamente efetivo. A terapia vestibular e a reabilitação pode ser útil para alguns distúrbios do equilíbrio. A ablação do órgão vestibular através de injeções vestibulotóxicas ou cirurgia pode ser apropriada em certas situações para possibilitar redução dos sintomas através de compensação. Em casos de DCSS ou fístula perilinfática, a cirurgia para reparação do defeito pode aliviar os sintomas do paciente.

◆ Complicações

Distúrbios visuais e limitações na mobilidade física podem influenciar a capacidade de realizar com precisão alguns componentes da ENG/VNG, provas rotatórias e posturografia. Os resultados também podem ser influenciados por uma variedade de medicações e álcool. Os VEMPs não são influenciados pela perda auditiva. Entretanto, podem sofrer influência do grau de contração muscular.

Leitura Adicional

National Institute on Deafness and Other Communication Disorders. Statistics about hearing disorders, ear infections, and deafness. Available at: http://www.nidcd.nih.gov/health/statistics/hearing.asp

Vestibular Disorders Association. Vestibular disorders. Available at: http://www.vestibular.org/vestibular-disorders.php

Walters J. Vestibular balance examination and case studies in the practical management of vestibular disorders. Paper presented at: the 14th Annual Convention of the Pennsylvania Academy of Audiology; September 27-29, 2007, Harrisburg, PA

Weber PC, ed. Vertigo and Disequilibrium: A Practical Guide to Diagnosis and Management. Stuttgart/New York: Thieme; 2008

2.6.2 Vertigem Posicional Paroxística Benigna

◆ Características-Chave

- A vertigem transitória, episódica, induzida por alterações na posição da cabeça.
- A manobra de Dix-Hallpike provoca nistagmo rotatório geotrópico que fatiga o paciente.
- A vertigem posicional paroxística benigna (VPPB) é mais comumente causada por otólitos deslocados para o canal semicircular posterior.
- A VPPB é tratada com a manobra de reposicionamento de Epley, ou outros tipos de fisioterapia vestibular.

A VPPB é a forma mais comum de vertigem descrita pelos centros multidisciplinares de equilíbrio. Os otólitos deslocados depositam-se na porção mais inferior da orelha interna, o canal semicircular posterior. O movimento da cabeça move estas massas cristalinas, estimulando o neuroepitélio do canal semicircular posterior. Isto faz o paciente sentir uma vertigem de curta duração. A vertigem com nistagmo rotatório geotrópico provocado pela manobra de Dix-Hallpike é diagnóstica, e a maioria dos casos é tratada com sucesso com a manobra de reposicionamento de Epley.

◆ Epidemiologia

A VPPB é a forma mais comum de tonteira. Tipicamente, ela ocorre espontaneamente em pacientes idosos; em pacientes mais jovens, a VPPB muitas vezes se apresenta após trauma da cabeça ou labirintite viral. Os sintomas podem regredir sem tratamento.

◆ Clínica

Sinais

Um nistagmo rotatório geotrópico é observado, quando um paciente é colocado na posição de Dix-Hallpike. Pode haver uma curta latência (retardo) no início do nistagmo, e manobras repetidas induzem menos sintomas e menos nistagmo (fadiga).

Sintomas

O paciente experimenta uma sensação de rotação que dura menos de 1 minuto, associada a movimentos da cabeça, mais frequentemente ao se inclinar para a frente, olhar para cima, ou deitar-se e rolar de um lado para outro. Os pacientes também podem ter um desequilíbrio generalizado brando.

Diagnóstico Diferencial

A maioria dos diagnósticos que causam vertigem não recorrente ou persistente pode ser eliminada com base na história somente. Processos que causam vertigem súbita e recorrente podem ser diferenciados em termos amplos pela duração dos sintomas: minutos *versus* horas. Condições associadas a longa duração dos sintomas incluem doença de Ménière, doença autoimune da orelha interna e neurite vestibular (NV). Condições associadas a curta duração dos sintomas incluem VPPB, fístula perilinfática, síndrome de deiscência do canal superior, fístula labiríntica e migrânea vestibular.

◆ Avaliação

Exame Físico

Um exame neurológico completo deve ser efetuado. Um teste de fístula e a manobra de Dix-Hallpike devem ser realizados. O nistagmo rotatório geotrópico é provocado com a manobra de Dix-Hallpike e apresenta fadiga: isto implica a orelha que está virada para baixo como o lado afetado.

Exames de Imagem

Pacientes com teste de Dix-Hallpike positivo tipicamente não necessitam de exames de imagem.

Laboratório

A avaliação laboratorial não é útil no diagnóstico de VPPB.

Outros Testes

Casos atípicos de vertigem podem ser avaliados com ENG/VNG e RM com gadolínio para excluir outras patologias vestibulares. Testes audiológicos também devem ser realizados, caso uma condição distinta da VPPB seja considerada possível.

Patologia

Dissecções de osso temporal de cadáver e cirurgias labirínticas efetuadas em pacientes com sintomas de VPPB demonstraram a presença de pequenos cristais de cálcio (considerados como sendo otólitos deslocados do sáculo ou utrículo) no interior do canal semicircular posterior. Mudar a posição da cabeça causa o movimento dos otólitos dentro do canal, induzindo movimento da cúpula. Houve também especulações de que a cupulolitíase (cristais otolíticos retidos na cúpula) desempenharia um papel em alguns casos.

◆ Opções de Tratamento

Clínico

Medidas conservadoras incluem evitar manobras rápidas da cabeça e outros movimentos agravantes, p. ex., olhar para cima enquanto virando, deitado na posição horizontal. A manobra de reposicionamento de Epley é a pedra angular do tratamento com taxas de sucesso, excedendo 90% (**Fig. 2.12**). Esta manobra inclui a execução de uma manobra de Dix-Hallpike para provocar a vertigem. Em seguida à cessação da vertigem, a cabeça do paciente é rodada 90° para o lado não afetado. Depois de 45 a 60 segundos, a cabeça é, então, girada mais 90°, fazendo-se o paciente ficar deitado sobre seu lado, de tal

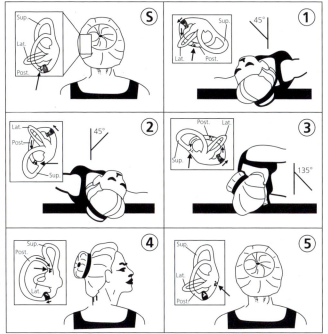

Fig. 2.12 A manobra de reposicionamento de Epley. Sequência de posicionamento para canal semicircular posterior, conforme visto pelo operador (atrás do paciente). As caixas em detalhe mostram a visão exposta do labirinto, com migração de partículas (setas grandes). S. Início, paciente sentado. 1. Posicionar a cabeça na beira da mesa, 45° para a esquerda. 2. Mantendo a cabeça inclinada para baixo, girar 45° para a direita. 3. Girar a cabeça e o corpo até dar face para baixo a 135° da posição supina. 4. Mantendo a cabeça rodada para a direita, trazer o paciente à posição sentada. 5. Girar a cabeça para a frente, queixo para baixo em 20°. Pausar em cada posição até que o nistagmo induzido se aproxime do fim, ou durante T (latência + duração) segundos, se não houver nenhum nistagmo. Manter repetindo série inteira (1 a 5) até que não haja nenhum nistagmo em qualquer posição. (De: Epley JM. Particle repositioning for benign paroxysmal positional vertigo. Otolaryngol Clin North Am 1996;29:327. Reimpressa com permissão.)

182 2. Otologia

modo que a face esteja virada para a direção do chão. O paciente é, então, trazido de volta para a posição ereta com o mento em contato com o tórax. Cada uma destas posições pode ser mantida por, aproximadamente, 1 minuto. Os otólitos, em última análise, são reposicionados no vestíbulo, longe do epitélio sensitivo. Este procedimento pode ser repetido, conforme necessário para incidências ou casos refratários. Após a manobra de Epley, os pacientes são instruídos para não deitar na posição horizontal ou assumir qualquer posição provocadora durante a semana seguinte. A reabilitação vestibular pode ajudar em casos de desequilíbrio de duração mais longa. Os exercícios de Brandt-Daroff oferecem uma alternativa domiciliar nos casos de recidiva, ou para pacientes que não conseguem tolerar uma manobra de Epley no consultório.

Cirúrgico

Dois procedimentos cirúrgicos podem ser efetuados em casos refratários de VPPB: neurectomia singular e oclusão do canal posterior. A neurectomia singular consiste no seccionamento do nervo singular no seu trajeto desde a ampola do canal posterior até unir-se ao nervo utricular para formar o nervo vestibular inferior. Este procedimento é tecnicamente difícil, com um alto risco de PANS pós-operatória, e não é feito frequentemente. A oclusão do canal posterior consiste na identificação do canal posterior através de uma via de acesso transmastóidea e tamponamento do canal para criar uma barreira que impeça o fluxo de endolinfa e estimulação do neuroepitélio.

◆ Resultado e Acompanhamento

Após a manobra de Epley, os pacientes são instruídos para não permanecer deitados horizontalmente ou assumir qualquer posição provocadora durante a semana seguinte, para permitir que os otólitos se depositem. Pacientes com sintomas persistentes podem repetir a manobra de Epley, ou podem beneficiar-se dos exercícios de Brandt-Daroff ou tratamento com um fisioterapeuta vestibular experiente.

◆ Código na CID-10

81   Vertigem posicional paroxística benigna.

Leitura Adicional

Battista RA. Surgery for benign paroxysmal positional vertigo. In: Wiet RJ, ed. Ear and Temporal Bone Surgery: Minimizing Risks and Complications. Stuttgart/New York: Thieme; 2006:113-121

Epley JM. The canalith repositioning procedure: for treatment of benign paroxysmal positional vertigo. Otolaryngol Head Neck Surg 1992;107(3):399-404

Glasscock ME, Gulya AJ, Shambaugh Jr GE. Glasscock-Shambaugh Surgery of the Ear. 5th ed. Toronto, ON: BC Decker; 2002

Weber PC, ed. Vertigo and Disequilibrium: A Practical Guide to Diagnosis and Management. Stuttgart/New York: Thieme; 2008

2. Otologia 183

2.6.3 Doença de Ménière

◆ **Características-Chave**

- Vertigem e perda auditiva episódica recorrente, que podem durar de minutos a horas.
- A doença de Ménière é causada pelo excesso de endolinfa no labirinto.
- O tratamento conservador com diuréticos e restrição de sódio frequentemente é eficaz.
- Múltiplas opções de tratamento estão disponíveis para vertigem incapacitante.

A doença de Ménière, ou hidropisia endolinfática, é uma causa comum de vertigem recorrente. Os sintomas classicamente consistem em plenitude e zumbido unilaterais na orelha afetada com vertigem associada e perda auditiva nas baixas frequências. Se ambas as orelhas forem afetadas simultaneamente, deve ser suspeitada doença autoimune da orelha interna. O diagnóstico é com base na história e confirmado com um audiograma, mostrando perda auditiva em baixas frequências e ECoG demonstrando uma relação SP/AP (potencial de somação coclear/potencial de ação do nervo auditivo) elevada. O tratamento é ajustado à gravidade da doença e ao nível de perda auditiva, o espectro variando desde modificações conservadoras da dieta até procedimentos cirúrgicos destrutivos.

◆ **Epidemiologia**

A doença de Ménière tem uma leve predominância pelo sexo feminino. A idade de início geralmente é em torno de 40 anos.

◆ **Clínica**

Sinais e Sintomas

A tríade clássica da doença de Ménière inclui zumbido unilateral, perda auditiva flutuante e vertigem. Muitos pacientes também notam uma sensação de plenitude na orelha afetada, a qual pode piorar imediatamente antes de um ataque. Os ataques de vertigem podem ser variáveis em sua frequência e tipicamente durarão várias horas. Muitas vezes eles são associados a náuseas e vômitos, e podem ser seguidos por fadiga severa.

Diagnóstico Diferencial

O diagnóstico diferencial deve incluir todos os processos que causam vertigem episódica recorrente: VPPB, síndrome de deiscência do canal semicircular superior (DCSS), fístula perilinfática, doença autoimune da orelha interna, schwannoma vestibular, neoplasia do saco endolinfático, outras neoplasias intracranianas, migrânea vestibular e ataques isquêmicos transitórios.

A American Academy of Otolaryngology-Head and Neck Surgery publicou diretrizes diagnósticas, sumariadas na **Tabela 2.12**.

184 2. Otologia

Tabela 2-12 Diretrizes Diagnósticas para Doença de Ménière da American Academy of Otolaryngology–Head and Neck Foundation

Possível doença de Ménière
Vertigem episódica do tipo Ménière sem perda auditiva documentada, ou perda auditiva neurossensorial, flutuante ou fixa, com desequilíbrio, mas sem episódios definitivos
Outras causas devem ser excluídas

Provável doença de Ménière
Um episódio definitivo de vertigem
Perda auditiva audiometricamente documentada em, pelo menos, uma ocasião
Zumbido ou plenitude aural na orelha tratada
Outras causas devem ser excluídas

Doença de Ménière definida
Dois ou mais episódios espontâneos definitivos de vertigem de 20 minutos ou mais
Zumbido ou repleção aural na orelha tratada
Outras causas excluídas

Doença de Ménière certa
Doença de Ménière definida, mais confirmação histopatológica

Fonte: American Academy of Otolaryngology–Head and Neck Foundation, Inc. Guidelines for the diagnosis and evaluation of therapy in Ménière's disease. Otolaryngol Head Neck Surg 1995;113(3):181-185. Reimpressa com permissão.

◆ Avaliação

Exame Físico

Um exame otoneurológico completo deve ser realizado. O exame físico pode demonstrar a presença de perda auditiva de baixas frequências por meio de exame com diapasão. Nistagmo pode estar presente durante uma crise aguda. Uma manobra de Dix-Hallpike e teste de fístula devem ser efetuados para excluir VPPB, DCSS ou uma fístula labiríntica. A maioria dos pacientes com doença de Ménière terá um exame normal no momento da consulta.

Exames de Imagem

Pacientes com perda auditiva unilateral e vertigem devem fazer uma RM com contraste do cérebro, incluindo condutos auditivos para excluir schwannoma vestibular ou outra patologia retrococlear.

Laboratório

Uma sorologia autoimune pode ser considerada em pacientes que exibem sintomas de doença de Ménière bilateral.

Outros Testes

Os audiogramas são usados rotineiramente no diagnóstico e monitoramento da doença de Ménière. Os audiogramas classicamente revelam perda auditiva que é mais severa nas baixas frequências. Flutuação pode ocorrer rapidamente durante episódios agudos. A ECoG pode ser utilizada para confirmar o diagnóstico, um SP/AP maior que 0,5 sendo possivelmente patognomônico. Uma VNG pode ajudar a demonstrar uma deficiência vestibular significativa na mesma orelha com PANS. Isto é essencial antes de um tratamento ablativo.

Patologia

A doença de Ménière é hipoteticamente causada por um excesso de endolinfa, o qual causa dilatação da estria *vascularis* e resultante isquemia. A isquemia, então, leva ao enfraquecimento das paredes da rampa média, levando à ruptura e mistura da endolinfa com a perilinfa. Estudos em ossos temporais de cadáveres de pacientes com doença de Ménière demonstram estes achados.

◆ Opções de Tratamento

Clínico

Abordagens conservadoras são inicialmente tentadas no tratamento de doença de Ménière e incluem uma dieta pobre em sal (< 1.500 mg de sódio ao dia) e diuréticos poupadores de potássio (Hidroclorotiazida + Triantereno 25 mg diariamente). Esteroides sistêmicos podem ser utilizados a curto prazo para controle dos ataques agudos (Metilprednisolona).

A injeção de gentamicina intratimpânica para ablação clínica do labirinto (40 mg/cc de solução tamponada de gentamicina) é uma alternativa altamente efetiva à ablação cirúrgica em pacientes com doença de Ménière com vertigem debilitante. A gentamicina é tóxica para as células escuras, bem como para as células ciliadas da orelha interna, mas afeta preferencialmente as células vestibulares. Perda auditiva pode ocorrer em até 15% dos pacientes tratados desta maneira. Exercícios de treinamento vestibular podem ser úteis para melhorar o equilíbrio subsequentemente à labirintectomia clínica.

A perfusão intratimpânica de esteroides também foi empregada no tratamento da doença de Ménière. Como com a maioria dos tratamentos de Ménière não ablativos, dados de eficácia são difíceis de estabelecer. Embora o controle de vertigem possa não ser tão bom quanto com gentamicina, os pacientes relatam uma melhora geral nos sintomas aurais, e eles não estão em risco de perda auditiva adicional. De fato, os pacientes podem demonstrar limiares melhorados de audição após tratamento com esteroides intratimpânicos. Há pouco risco em uma administração intratimpânica de 0,5 mL de dexametasona 4 mg/mL, e alguns o fazem através de um tubo de ventilação para facilitar o tratamento. Uma série de tratamentos a cada 3 a 4 semanas, até cinco tratamentos, foi advogada, se necessário, baseando-se na resposta.

Cirúrgico

A doença de Ménière refratária pode exigir tratamentos mais invasivos, dependendo do grau de audição residual. Procedimentos cirúrgicos podem ser largamente agrupados com conservação da audição (descompressão do saco endolinfático, secção do nervo vestibular) ou com destruição da audição (labirintectomia). A cirurgia do saco endolinfático é efetuada por uma via de acesso transmastóidea em que o saco é identificado e subsequentemente descomprimido ou derivado para a cavidade mastóidea ou espaço aracnóideo. A

186   2. Otologia

seccão do nervo vestibular pode ser efetuada por uma via de acesso pela fossa craniana média, via de acesso retrossigmóidea ou retrolabiríntica. A labirintectomia pode ser executada por uma via de acesso transmastóidea, mas resulta em perda completa da audição. Digno de nota, a seção do nervo vestibular e/ou labirintectomia (clínica ou cirúrgica) não pode ser realizada bilateralmente, pois o paciente sofrerá hipofunção vestibular profunda debilitante.

◆ **Resultado e Acompanhamento**

Dados de eficácia geralmente são limitados a respeito da maioria dos tratamentos. A história natural da doença parece envolver uma resolução gradual dos sintomas ativos na maioria dos pacientes ao longo de 5 anos. Os pacientes geralmente são acompanhados clinicamente, conforme necessário. Audiometria seriada para monitorar a estabilidade da audição é útil, especialmente em pacientes com flutuação substancial, e em pacientes que foram tratados com aminoglicosídeos.

◆ **Códigos na CID-10**

81.0   Doença de Ménière.
81.9   Vertigem não especificada.

Leitura Adicional

Minor LB, Schessel DA, Carey JP. Ménièr's disease. Curr Opin Neurol 2004;17(1):9-16
Weber PC, ed. Vertigo and Disequilibrium: A Practical Guide to Diagnosis and Management. Stuttgart/New York: Thieme; 2008

Wiet RJ, Kim HH. Meniere's disease: diagnosis and management. In: Wiet RJ, ed. Ear and Temporal Bone Surgery: Minimizing Risks and Complications. Stuttgart/New York: Thieme; 2006:122-132

2.6.4 Neuronite Vestibular

◆ **Características-Chave**

- Vertigem grave que dura dias a semanas.
- A NV deve ser distinguida de patologia intracraniana aguda.
- A recuperação pode levar semanas.

A NV é uma causa bastante comum de vertigem não recorrente com início agudo. O episódio vertiginoso é frequentemente precedido por infecção viral do trato respiratório superior. A inflamação do nervo vestibular resulta em hipofunção do lado afetado e causa vertigem. A NV tipicamente não tem perda auditiva associada.

◆ Epidemiologia

A neuronite vestibular afeta principalmente pessoas de meia-idade a idosas, mas pode ocorrer em qualquer idade. Nenhuma predominância de gênero foi observada.

◆ Clínica
Sinais e Sintomas

Alguns casos de NV podem ser precedidos por sintomas de infecção respiratória superior. Graves náuseas e vômitos hospitalar com desidratação podem justificar internação. Nistagmo espontâneo geralmente está presente e pode ser mais facilmente notado com óculos de Frenzel. Os episódios geralmente duram vários dias a semanas. A compensação completa de uma perda vestibular grave pode, às vezes, levar meses. Curiosamente, não é incomum alguns pacientes desenvolverem VPPB vários meses depois da resolução dos sintomas de NV.

Diagnóstico Diferencial

O diagnóstico diferencial inclui patologias de etiologias central e periférica. Infarto cerebelar ou do tronco cerebral pode causar vertigem de instalação rápida. Causas periféricas de vertigem de instalação rápida incluem fístula perilinfática, doença de Ménière, VPPB ou lesões do ângulo pontocerebelar. Pacientes que além disso apresentam febre e perda auditiva devem suspeitar-se de uma labirintite bacteriana.

◆ Avaliação
Exame Físico

Um exame otoneurológico completo deve ser efetuado. Nistagmo geralmente está presente, em direção contrária à orelha afetada, e é fatigável. Em virtude de um labirinto hipofuncionante, os pacientes apresentarão queda para o lado afetado no teste de Romberg. Os pacientes muitas vezes se apresentam com a cabeça inclinada para um lado, o que muitas vezes diminui seus sintomas. Um teste de *head thrust* muitas vezes será anormal, indicando perda do reflexo vestíbulo-ocular.

Exames de Imagem

Exames de imagem estão justificados para excluir infartos ou hemorragias intracranianas ou outras patologias retrococleares. A RM é o estudo preferido para interpretação de infartos, mas a TC pode ser utilizada inicialmente para exclusão de hemorragias.

Laboratório

Títulos de doença de Lyme podem ser de valor, dependendo da localização geográfica.

Outros Testes

Uma VNG pode ser efetuada para confirmar a deficiência vestibular unilateral no lado afetado. Um audiograma também deve ser realizado para determinar a audição básica e avaliar quanto à PANS.

188   2. Otologia

Patologia

Não existe evidência conclusiva sobre a etiologia exata da NV. Ossos temporais de cadáveres demonstraram inflamação e degeneração principalmente do nervo vestibular superior e do gânglio de Scarpa. Herpes-vírus foi demonstrado como causador em alguns casos.

◆ Opções de Tratamento

Ver a **Tabela 2.13** a respeito de opções de tratamento. Como regra, a NV se resolve espontaneamente. A vertigem induzida pelo nervo vestibular hipofuncionante é gradualmente compensada tanto centralmente, quanto pelo nervo contralateral normofuncional. A internação causada por vertigem severa e por desidratação por vômitos persistentes é às vezes necessária para reidratação e administração de medicação IV. Corticosteroides podem ser administrados por via oral ou gota a gota IV com redução gradual (Dexametasona), e podem melhorar a recuperação a longo prazo. Aciclovir ou valaciclovir podem ser utilizados graças à associação com herpes-vírus, mas sua eficácia ainda está por ser determinada. As náuseas podem ser tratadas sintomaticamente de forma mais eficaz com supressores vestibulares: prometazina (25 mg parenteralmente-preferindo-se intramuscular ou por supositório retal; a via IV foi desaconselhada graças a reações graves por infusão intra-arterial inadvertida), meclizina (25 mg via oral [VO]), ou benzodiazepínicos, como o diazepam (5 mg VO). Os pacientes devem ser avisados sobre uso de supressores vestibulares por longos períodos, uma vez que eles podem retardar a compensação central. Os pacientes devem ser encorajados a efetuar exercícios em casa. A reabilitação vestibular pode ser útil para pacientes com compensação lenta.

Tabela 2-13   Opções de Tratamento para Neuronite Vestibular

Supressores vestibulares
Prometazina 25 mg IM, VR, VO a cada 6 horas, conforme necessário
Diazepam 2-10 mg IM, IV, VO 2 a 3 vezes ao dia, conforme necessário
Clonazepam 0,5-1 mg VO 3 vezes ao dia, conforme necessário
Hidratação IV
Solução de Ringer-lactato em bolo ou infusão de manutenção
Esteroides
Considerar esteroide em doses decrescentes, p. ex. metilprednisolona compr. 4 mg VO, iniciar com 24 mg/dia e reduzir para 4 mg ao dia ao longo de 6 dias
Considerar antivirais
Aciclovir 800 mg VO 5 × ao dia × 1 semana
Valaciclovir 1.000 mg VO 2 vezes ao dia × 1 semana
Fisioterapia vestibular

IM, intramuscular; IV, intravenoso; VR, via retal; VO, via oral.

2. Otologia 189

◆ Resultados e Acompanhamento

A maioria dos pacientes nunca tem recorrência de sintomas. Instabilidade e tonteiras podem ser experimentadas meses após um evento. Alguns pacientes podem vir a desenvolver VPPB meses mais tarde.

◆ Código na CID-10

81.2 Neurite vestibular.

Leitura Adicional

Baloh RW. Clinical practice: vestibular neuritis. N Engl J Med 2003;348(11):1027-1032

Glasscock ME, Gulya AJ, Shambaugh Jr GE. Glasscock-Shambaugh Surgery of the Ear. 5th ed. Toronto, ON: BC Decker; 2002

Weber PC, ed.. Vertigo and Disequilibrium: A Practical Guide to Diagnosis and Management. Stuttgart/New York: Thieme; 2008

2.6.5 Migrânea Vestibular

◆ Características-Chave

- Mais de 1/4 dos pacientes com migrânea relatam sintomas vestibulares.
- A fisiopatologia é precariamente compreendida.
- Muitos pacientes não experimentam cefaleia em conjunção com os ataques.
- O manejo foca o tratamento e a prevenção de ataques migranosos.

A migrânea está entre os distúrbios centrais mais comuns que produzem sintomas vestibulares, variando desde intolerância a movimentos da cabeça, até vertigem espontânea. Embora a associação entre migrânea e vertigem tenha sido bem documentada, uma relação causal não foi elucidada. O diagnóstico é fundamentado em grande parte nos critérios de migrânea estabelecidos pela International Headache Society (IHS) e critérios recentemente desenvolvidos especificamente para vertigem relacionada com a migrânea. O tratamento visa a controlar a frequência e a gravidade dos ataques migranosos.

◆ Epidemiologia

A migrânea é um distúrbio comum que afeta 18 a 29% das mulheres e 6 a 14% dos homens. Os sintomas geralmente começam na terceira à quarta década e tendem a recidivar. A maioria dos pacientes com migrânea tem uma história familiar. Mais de um quarto dos pacientes com migrânea têm ataques de vertigem, em comparação a apenas 7% dos pacientes com cefaleias tensionais.

190   2. *Otologia*

◆ Clínica

Sinais e Sintomas

A cefaleia típica da migrânea é unilateral, pulsátil, de moderada à grave, exacerbada pela atividade física e acompanhada por sensibilidade à luz e ruído. As migrâneas são classificadas como com ou sem aura. Diversos sintomas vestibulares podem acompanhar a migrânea, incluindo tonteira, intolerância a movimentos da cabeça e vertigem espontânea. Os ataques de vertigem podem durar de minutos a horas. A maioria dos pacientes não apresentam sintomas entre os ataques, que podem ocorrer várias vezes por mês. Alguns pacientes também experimentarão outros sintomas otoneurológicos, como plenitude aural. Para aproximadamente metade de todos os pacientes com migrânea vestibular, os ataques de vertigem não são associados temporalmente aos sintomas da cefaleia. Em algumas mulheres, há uma associação a menstruação, *i. e.*, migrânea perimenstrual com vertigem.

Diagnóstico Diferencial

Outras causas de vertigem devem ser consideradas em pacientes em que os sintomas vestibulares são considerados associados à migrânea. Estas incluem condições periféricas que causam vertigens episódicas, como vertigem posicional paroxística benigna e doença de Ménière. Outras causas centrais de vestibulopatia, como insuficiência vertebrobasilar, hidrocefalia e esclerose múltipla, devem também ser consideradas, bem como doenças neoplásicas e infecções.

◆ Avaliação

História

Uma história completa focando sintomas migranosos é crucial. Os critérios da IHS para migrânea são úteis para o diagnóstico. Além disso, uma história familiar de migrânea também deve ser pesquisada. Os critérios da IHS para migrânea são úteis no diagnóstico (Tabela 2.14). Os critérios propostos para migrânea vestibular, conforme discriminado a seguir, podem ser úteis para identificar pacientes.

1. Sintomas vestibulares episódicos de gravidade moderada.
2. Migrânea de acordo com critérios da IHS.
3. Pelo menos um dos seguintes sintomas migranosos durante, pelo menos, dois ataques vertiginosos: cefaleia migranosa, fotofobia, fonofobia, auras visuais ou outras.
4. Outras causas excluídas por investigação apropriada.

2. Otologia 191

Tabela 2-14 Critérios Diagnósticos para Migrânea da International Headache Society (IHS)

Cefaleias recorrentes separadas por intervalos livres de sintomas e acompanhadas por quaisquer três dos seguintes sintomas:
• Dor abdominal
• Alívio completo após o sono
• Náuseas e/ou vômitos
• Aura
• Hemicrania
• Qualidade latejante, pulsátil
• História familiar de migrânea

Dados da International Headache Society. The International Classificaton of Headache Disorders. 2nd ed. Cephalalgia 2004;24(Suppl 1).

Em mulheres, deve-se inquirir acerca da possibilidade de migrânea perimenstrual com vertigem. Até 50% das pacientes não experimentarão cefaleia durante, ou em uma relação temporal constante com, sintomas de vertigem.

Exame Físico

O exame físico em pacientes com migrânea vestibular é geralmente normal. Entretanto, exames completos de cabeça e pescoço, incluindo exames neurológico e vestibular, devem ser completados a fim de excluir outras causas de vertigem.

Outros Testes

A avaliação vestibular pode ser útil para separar causas periféricas de centrais de vertigem. Pacientes com migrânea vestibular geralmente têm traçados normais na ENG, porém podem apresentar algumas anormalidades nas provas rotatórias. Uma avaliação audiológica completa deve ser obtida.

Exames de Imagem

RM e TC do cérebro são geralmente normais em casos de migrânea vestibular, mas são úteis para excluir outras condições neurológicas sérias. Há frequentemente considerável valor em oferecer aos pacientes a tranquilização de que os resultados da RM são normais.

◆ Opções de Tratamento

O tratamento de migrânea vestibular centraliza-se no controle dos ataques migranosos por tratamento clínico profilático ou abortivo (**Tabela 2.15**). O tratamento profilático inclui evitar gatilhos dietéticos, β-bloqueadores (propranolol 40 mg 2 vezes ao dia), bloqueadores dos canais de cálcio (verapamil 80 mg 3 vezes diariamente) e antidepressivos. Triptanos (sumatriptano 25 mg VO ao início dos sintomas) e analgésicos (ibuprofeno 600 mg) podem ser utilizados para abortar ou reduzir sintomas, quando eles ocorrerem. Poucos estudos avaliaram os efeitos destas estratégias de tratamento sobre os sintomas vestibulares; entretanto, há alguma evidência de que as mesmas drogas profiláticas podem ser eficazes. Para episódios vertiginosos agudos, o sumatriptano é útil em alguns pacientes, mas

192   2. Otologia

Tabela 2-15   Estratégias de Tratamento para Migrânea Vestibular

Profilaxia	Tratamento para Abortar Ataques Agudos
Evitar gatilhos alimentares (*i. e.*, queijos envelhecidos, chocolate, cerveja, vinho tinto, cafeína excessiva, aspartame, glutamato monossódico, muito sal)	Anti-inflamatórios não esteroides: Ibuprofeno 600 mg VO ao início
Betabloqueadores: Propranolol 40 mg VO 2 vezes ao dia	Para migrânea perimenstrual com vertigem: Clonazepam 0,5-1 mg VO cada 8 h, conforme necessário
Bloqueadores dos canais de cálcio: Verapamil 80 mg 3 vezes ao dia	Triptanos: Sumatriptano 25-100 mg VO ao início dos sintomas, ou 4-6 mg SC × 1, ou 5 ou 20 mg *spray* nasal × 1 Rizatriptano 5-10 mg VO × 1 Naratriptano 1-2,5 mg VO × 1 Outros
Antidepressivos tricíclicos: Amitriptilina 25-150 mg VO ao deitar, Nortriptilina 25-150 mg VO ao deitar, Protriptilina 5-10 mg VO 3 vezes ao dia	Combinação: Sumatriptano + naproxeno sódico 1 comp. VO 1 ×

VO, via oral; SC, subcutânea.

apenas para ataques que duram mais de uma hora. Pacientes que desenvolvem desequilíbrio crônico podem também beneficiar-se da terapia de reabilitação vestibular. Pacientes com migrânea perimenstrual com vertigem frequentemente respondem bem ao clonazepam (Klonopin; Roche Pharmaceuticals, hutley, NJ) 0,5-1 mg VO cada 8 horas, conforme necessário.

◆ Resultado e Acompanhamento

Evitar gatilhos identificáveis é uma estratégia altamente bem-sucedida. Caso farmacoterapia seja necessária, a maioria dos pacientes responde favoravelmente a medicações profiláticas ou triptanos.

◆ Códigos na CID-10

643.8   Outras formas de enxaqueca.
481   Síndromes vertiginosas e outros distúrbios do sistema vestibular.

Leitura Adicional

Boyev KP. Meniere's disease or migraine? The clinical significance of fluctuating hearing loss with vertigo. Arch Otolaryngol Head Neck Surg 2005;131(5):457-459

Brantberg K, Trees N, Baloh RW. Migraine-associated vertigo. Acta Otolaryngol 2005;125(3):276-279

Neuhauser H, Leopold M, von Brevern M, Arnold G, Lempert T. The interrelations of migraine, vertigo, and migrainous vertigo. Neurology 2001;56(4):436-441

Parker W. Migraine and the vestibular system in adults. Am J Otol 1991;12(1):25-34

Weber PC, ed. Vertigo and Disequilibrium: A Practical Guide to Diagnosis and Management. Stuttgart/New York: Thieme; 2008

2.7 Zumbido

◆ Características-Chave

- Zumbido é a percepção de som sem nenhuma fonte acústica externa à cabeça.
- Patologias retrococleares no zumbido unilateral devem ser excluídas.
- Anomalias vasculares e neoplasias devem ser excluídas no zumbido pulsátil.

Zumbido é um distúrbio comum, porém pouco compreendido. Sua gravidade pode ser de insignificante à incapacitante. O zumbido é um sintoma inespecífico, caracterizado pela sensação de um som de cigarra, toque de sino, campainha, estalidos, pulsações e outros ruídos na orelha. Zumbidos objetivos, ou somatossons, referem-se a ruídos gerados no interior da orelha ou estruturas adjacentes. O termo "zumbido subjetivo" é usado, quando o som é audível apenas pelo paciente afetado.

◆ Epidemiologia

Cinquenta milhões de americanos relatam zumbido; 12 milhões procuram por atenção médica. Homens o relatam mais frequentemente que mulheres.

◆ Clínica

História

Uma história audiológica completa, incluindo infecções, cirurgia, trauma e história familiar, deve ser obtida. Uma revisão da lista atual de medicações do paciente pode revelar medicações ototóxicas ou causadoras de zumbido. A conduta nos casos de zumbido se beneficiará da determinação da qualidade de vida com relação ao sintoma (memória, sono, produtividade), lateralidade e sequência de instalação.

Diagnóstico Diferencial

Subjetivo (Não Pulsátil)

Otológico: perda auditiva, otosclerose, doença de Ménière.

Neurológico: esclerose múltipla, trauma, schwannoma vestibular.

Infeccioso: doença de Lyme, sífilis, otite, meningite.

Induzido por drogas: aspirina, drogas anti-inflamatórias não esteroides (DAINEs), aminoglicosídeos, furosemida, vincristina, platinas.

Diversos: ATM ou miofascial, dentária, depressão, idiopática.

194 2. Otologia

Objetivo (Pulsátil)
Fluxo turbulento: tumor glômico, aterosclerose carotídea, hipertensão intracraniana benigna, malformações arteriovenosas durais, aneurismas cerebrais.
Contrações musculares: mioclonia palatal – estapédica, do tensor do tímpano.
Emissões otoacústicas espontâneas.

◆ Avaliação

Exame Físico
Um exame otoneurológico deve ser efetuado. Atenção deve ser dada à orelha média e NCs V, VII e VIII. Em um exame da cavidade oral, verificar mioclonia palatal e disfunções da ATM e examinar quanto à etiologia miofascial. Auscultação do pescoço e osso temporal pode revelar sopros. Ocasionalmente, o zumbido pode ser correlacionado com o ritmo cardíaco com uma variedade de manobras.

Exames de Imagem
Uma RM deve ser efetuada em pacientes com zumbido unilateral. A TC angiografia ou ARM são úteis em zumbido pulsátil.

Laboratório
Sorologia para Lyme ou sífilis, caso a história seja sugestiva.

Outros Testes
Audiogramas para determinação de perdas auditivas associadas. A comparação ao zumbido pode ser efetuada para quantificar intensidade e frequência do zumbido. Um PEATE pode ser realizado para avaliação quanto à patologia retrococlear.

Patologia
Anormalidades causando zumbido podem ocorrer em qualquer parte do sistema auditivo. A pesquisa atual com exames de imagem neurais apoia uma teoria de que o zumbido subjetivo origina-se no sistema auditivo central, e não na cóclea.

◆ Opções de Tratamento
A estratégia de tratamento pode beneficiar-se de um foco no impacto do zumbido na qualidade de vida.

Clínico
Tranquilização, aconselhamento do paciente, precauções contra ruído no ambiente de trabalho ou recreação, protetização, mascaramento, gerador de ruído e terapia de retreinamento para zumbido frequentemente são úteis. Tratamentos de medicina complementar e alternativa, como *biofeedback,* eletroestimulação e suplementos nutricionais (zinco, vitamina B_{12}) também podem ser úteis; ver Capítulo 1.8.8.

2. Otologia 195

Antidepressivos: a amitriptilina, gabapentina e melatonina demonstraram em estudos duplos-cegos melhorar o zumbido em pacientes com dificuldade para dormir atribuídas ao zumbido. Descontinuar medicações ototóxicas (aspirina, diuréticos, quimioterápicos, quinina).

Cirúrgico

Quando apropriado, a cirurgia pode ser considerada para algumas fontes objetivas de zumbido, p. ex., para tratar a lesão subjacente.

◆ Resultados e Acompanhamento

Predefinir objetivos de tratamento em conjunto. Profissionais de saúde têm a oportunidade de ajudar os pacientes com zumbido a enfrentá-lo, manejá-lo e tratá-lo.

◆ Código na CID-10

93.1 Zumbido.

Leitura adicional

Henry JA, Dennis KC, Schechter MA. General review of tinnitus: prevalence, mechanisms, effects, and management. J Speech Lang Hear Res 2005;48(5):1204-1235
Lockwood AH, Salvi RJ, Burkard RF. Tinnitus. N Engl J Med 2002;347(12):904-910
Lockwood AH. Tinnitus. Neurol Clin 2005;23(3):893-900
Sismanis A, Vernon JA. Tinnitus: evaluation and management. In: Hamid M, Sismanis A, eds. Medical Otology and Neurotology: A Clinical Guide to Auditory and Vestibular Disorders. Stuttgart/New York: Thieme; 2006:123-139
Tyler RS. Tinnitus Treatment: Clinical Protocols. Stuttgart/New York: Thieme; 2006

2.8 Tumores do Ângulo Pontocerebelar

◆ Características-Chave

- Os tumores mais comuns são schwannomas e meningiomas vestibulares, menos comumente epidermoides.

- As opções de tratamento incluem conduta expectante, radiocirurgia estereotática e excisão cirúrgica.

- As vias de acesso cirúrgico incluem a da fossa média, retrossigmóidea e translabiríntica.

O ângulo pontocerebelar (APC) é um espaço preenchido por liquor encontrado na porção ventral da junção entre o cerebelo e a ponte. A maioria das neoplasias encontradas nesta localização é benigna, sendo tratadas similarmente, com schwannomas vestibulares (também conhecidos como neuromas do acústico) e meningiomas sendo os mais frequentes. Os sintomas de apresentação geralmente incluem PANS progressiva unilateral, zumbido de alta frequência e desequilíbrio.

196 2. Otologia

◆ Epidemiologia

Schwannomas vestibulares são as neoplasias mais comuns do APC. Eles comumente se originam da divisão vestibular superior do NC VIII. A ocorrência anual espontânea é de ~1 em 100.000; aproximadamente 2.280 novos casos anualmente nos EUA. A maioria dos tumores cresce lentamente (a média é de 1-2 mm por ano). Tumores bilaterais podem ser observados em pacientes com NF2.

◆ Clínica
Sinais e Sintomas

Os sintomas iniciais típicos são perda auditiva unilateral, zumbido unilateral ou desequilíbrio/vertigem progressivos. Os sintomas se correlacionam com o tamanho do tumor, em geral. Tumores grandes podem causar paralisia facial, paresias faciais e compressão do tronco encefálico. A compressão do quarto ventrículo pode levar à hidrocefalia, tipicamente em tumores > 4 cm. Perda auditiva súbita pode ser a apresentação em ~10% dos casos. Dificuldade para falar ao telefone é uma queixa comum. Sintomas compressivos do tronco encefálico em tumores muito grandes são ataxia, cefaleia, náuseas, vômitos, diplopia, sinais cerebelares, paralisias de nervos cranianos (*i. e.,* disfonia), depressão respiratória e coma.

Diagnóstico Diferencial

O diagnóstico diferencial pode incluir schwannoma vestibular, meningioma, epidermoide, cistos aracnóideos, schwannoma do nervo facial, schwannoma trigeminal e tumor metastático.

◆ Avaliação
Exame Físico

Um exame otoneurológico completo deve ser realizado. Um exame dos nervos cranianos deve ser efetuado. Os NCs trigêmeo, troclear e inferiores podem todos ser comprometidos nos tumores de grandes dimensões. Verificar o reflexo corneano. Um teste de *head swake* pode induzir um breve nistagmo, caso uma deficiência vestibular unilateral esteja presente.

Exames de Imagem

Uma RM de crânio com contraste, com especial atenção aos condutos auditivos internos, constitui o padrão ouro para diagnóstico. Schwannomas e meningiomas vestibulares são isointensos em T1 e T2, embora realcem com o contraste em T1. Os meningiomas são mais sésseis e podem exibir uma cauda dural. Raramente eles são centrados dentro do CAI.

Outros Testes

- Audiograma: perda unilateral de tons puros geralmente está presente. Redução na discriminação da fala é comum e geralmente maior do que o esperado com relação aos tons puros.
- PEATE: há uma sensibilidade de aproximadamente 95% para detecção de tumores compressivos. Tipicamente, uma diferença interaural aumentada da onda V é observada no schwannoma vestibular.

2. Otologia · 197

- ENG: tumores pequenos podem causar deficiência calórica isolada, tumores maiores podem causar anormalidades nas provas oculares da ENG, se houver compressão do tronco encefálico.

Patologia

Os schwannomas vestibulares demonstram duas arquiteturas histológicas típicas. Fusos alongados são predominantes em qualquer um dos padrões: o padrão Antoni A mostra ninhos densos de células, enquanto o Antoni B é entrelaçado e menos densamente agregado.

◆ Opções de Tratamento

Ver **Tabela 2.16** para opções de tratamento de um schwannoma vestibular. Tamanho do tumor, velocidade de crescimento, gravidade dos sintomas, níveis de audição, risco anestésico, idade do paciente e outros fatores devem ser avaliados para cada paciente individualmente a fim de determinar a melhor opção de tratamento. A velocidade de crescimento média de um schwannoma vestibular é de ~ 1 a 2 mm por ano, embora isto possa variar. A maioria dos tumores exibe algum crescimento ao longo de 3 anos. RMs seriadas a cada 6 a 12 meses podem monitorar a velocidade de crescimento. Radioterapia ou excisão pode ser necessária, caso o tumor progrida. Os pacientes com NF2 necessitam de avaliação e planejamento de tratamento individualizados.

Radiocirurgia estereotática com bisturi gama pode ser utilizada para irradiar o tumor com menor exposição à radiação para os tecidos circunvizinhos do que com a radiação com feixe externo. Tipicamente, a função do nervo facial é preservada; entretanto, uma perda auditiva progressiva lenta pode ser observada, em decorrência dos efeitos da radiação sobre a cóclea ou o nervo. Monitoramento continuado quanto ao crescimento é recomendado, uma vez que alguns tumores podem progredir apesar da irradiação. Em geral, os tumores mai-

Tabela 2-16 Tratamento de Schwannomas Vestibulares Tipo 2 Não Fibromatose (Neuromas do Acústico)

Tamanho do Tumor	Opções

Pequeno (≤ 2 cm diâmetro), não cístico	• Observação
	  ○ RM a cada 6-12 meses até estável, a seguir anualmente
	  ○ Audiometria anual
	  ○ Tratar se > 2 mm de crescimento no intervalo
	• Radioterapia
	• Cirurgia
	  ○ Via de acesso translabiríntica, caso não haja audição útil
	  ○ Via de acesso suboccipital ou pela fossa média, caso haja um bom IRF

Grande (> 2 cm diâmetro)	• Tratar (considerar comorbidades etárias para determinar melhor modalidade)

2. Otologia

ores que 2 a 3 cm não são candidatos à radiocirurgia estereotática, embora as indicações da radiocirurgia estereotática possam estar expandindo-se.

Existem três vias de acesso cirúrgicas típicas: fossa média, retrossigmóidea e translabiríntica (**Fig. 2.13**). A preferência e a experiência do cirurgião influirão na decisão sobre a via de acesso.

- A via de acesso pela fossa média é apropriada para tumores com menos de 1,5 cm (predominantemente intracanaliculares). A preservação da audição é possível, e o CAI pode ser acessado na sua totalidade. Mais comumente utilizada para tumores pequenos, laterais.

- A via de acesso retrossigmóidea (suboccipital) pode ser utilizada para preservação da audição em tumores com até 2 cm. Ela também pode ser utilizada para tumores grandes, sem preservação da audição, mas apenas os 2/3 mediais do CAI são expostos, e algumas porções laterais do tumor têm de ser dissecadas cegamente, para que a audição seja preservada. Partes do tumor podem, teoricamente, ser deixadas para trás.

- A via de acesso translabiríntica pode ser utilizada para tumores de qualquer tamanho, mas não tem nenhuma probabilidade de preservação da audição. Ele permite a melhor exposição do nervo facial e é a via de acesso mais comumente utilizada. Também exige muito pouco, se algum, afastamento cerebral.

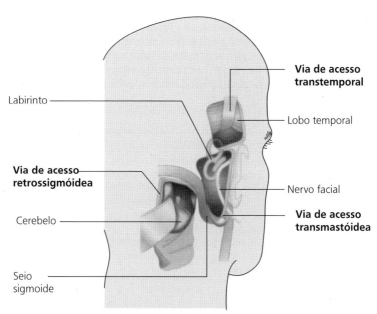

Fig. 2.13 Vias de acesso cirúrgicas à base do crânio lateral. (**A**) A via de acesso retrossigmóidea é intracraniana e intradural. (**B**) A via de acesso transtemporal é intracraniana e extradural. (**C**) A via de acesso transmastóidea é extracraniana e extradural. (De: Probst R, Grevers G, Iro H. Basic Otorhinolaryngology: A Step-by-Step Learning Guide. Stuttgart/New York: Thieme; 2006:301.)

2. Otologia 199

Os pacientes com NF2 com schwannomas bilaterais necessitam de considerações especiais e às vezes tratamento agressivo para se evitar eventual surdez bilateral. Tumores em crescimento podem prejudicar a função dos nervos facial e coclear bilateralmente. Diferentemente da maioria dos tumores acústicos esporádicos, os tumores NF2 muitas vezes infiltram as fibras nervosas, em vez de deslocá-las. O tratamento de neuropatias cranianas múltiplas pode ser difícil; o comprometimento dos nervos cranianos inferiores é comum. Meningiomas têm uma chance ligeiramente maior de preservação da audição.

Os neuromas do nervo facial frequentemente exigem uma via de acesso combinada, fossa média e transmastóidea, para serem ressecados, mas podem ser operados por via translabiríntica, se a audição não for mais aproveitável.

◆ Complicações

Ver **Tabela 2.**17 para cronologia e descrição de possíveis complicações, bem como questões sobre o tratamento.

A paralisia facial pós-operatória inicial deve ser tratada com esteroides e proteção ocular a curto prazo. Cuidados oculares apropriados são críticos para evitar ceratite de exposição, que é inteiramente evitável. Um esquema recomendado inclui gotas de lágrimas artificiais a cada hora, enquanto acordado, pomadas oculares lubrificantes com um oclusivo de plástico impermeável cobrindo o olho, enquanto dormindo ("câmara de umidade"). A pomada e a proteção também podem ser utilizadas, enquanto acordado, caso o paciente não seja obediente ao esquema de gotas. O fechamento com fita do olho deve ser evitado. Caso o olho se abra por baixo do esparadrapo, o que provavelmente acontecerá, a córnea pode ser escoriada. Além disso, no contexto de disfunção concomitante do facial e do trigêmeo, o paciente não sentirá a dor no olho ressecado ou sendo escoriado. Uma paralisia facial prolongada por justificar a colocação de um peso de ouro na pálpebra superior, bem como reanimação cirúrgica. Se nenhuma função retornar após 18 a 24 meses, então é necessária reanimação estática (ver também Capítulo 7.2).

Oliquorreia rinorreia liquórica e fístulas liquóricas incisionais podem ser resolvidas por drenagem lombar e curativos compressivos. Fístulas liquóricas incisionais tendem a responder melhor a este tipo de tratamento conservador. Fístulas liquóricas persistentes devem ser tratadas com reexploração, obliteração da orelha média e fechamento da tuba auditiva.

Perdas auditivas completas unilaterais podem ser reabilitadas com uma prótese CROS ou BAHA (ver Capítulo 2.5.5). Estas técnicas funcionam com o princípio de transferir o som da orelha surda para a orelha com audição.

◆ Resultado e Acompanhamento

Os pacientes podem apresentar vertigem importante após o tratamento cirúrgico até que uma compensação adequada ocorra ao longo de várias semanas. Isto é especialmente verdadeiro nos pacientes sem hipofunção vestibular pré-operatória que, portanto, não têm compensação prévia. Supressores vestibulares e reabilitação vestibular a curto prazo podem ajudar a melhorar os sintomas. Monitoramento cuidadoso da função do nervo facial e observação quanto a evidências de meningite ou fístulas liquóricas são críticas. As taxas de fístula liquórica variam de 10 a 15%. As taxas de preservação do nervo facial são muito dependentes da experiência do cirurgião e do tamanho tumoral. Os

Tabela 2-17 Cronologia das Possíveis Complicações Pós-Operatórias após Craniotomia e Ressecção de Tumor no Ângulo Pontocerebelar

←**ABCs**→

A *(airway):* Comprometimento de via aérea: tampão de muco, problemas de ventilação, paralisia de prega vocal por disfunção de nervo craniano inferior.

B *(bleeding):* sangramento no interior do APC a partir do campo operatório – sinais dos tratos longos contralaterais, ↑ PIC

C *(circulation):* normotensão não mantida

    ← **Hemorragia intracraniana** →

       (parenquimatosa, epidural, subdural)

    ← **Infarto** →

       (ACIA, cerebelar, cerebral)

       Edema do SNC

       ← **SIADH/DI** →

       (vigiar sódio; considerar hidrocefalia; supressão SRA; medicação)

← **Êmese seguida por alteração no estado mental** →

    (sangramento, pneumoencéfalo, fístula liquórica. Poderia ser provocado por movimento, ou desorientação no *scanner* de TC)

            ← **Febre, meningite** →

                   ← **TVP, EP** →

                   (MATEs, meias de compressão sequencial)

TEMPO: →

Dia pós-operatório nº

0	1	2	3	4	5	+
UTI	No andar	Começar alim. VO				
		Começar FT				

Comentários:

Supressão do SRA: Edema, pressão aumentada ou deslocamentos podem inibir a função do sistema reticular de ativação do tronco encefálico, levando à redução da consciência no período pós-operatório inicial. A cirurgia do APC e o afastamento do cerebelo predispõem o paciente a edema, *especialmente 24-72 horas pós-operatoriamente. Manter Na > 140; considerar esteroides.*

Pressão intracraniana aumentada: Hemiparalisia com obnubilação, uma pupila dilatada fixa e angústia respiratória são sinais típicos de PIC aumentando rapidamente com herniação peduncular. Caso o paciente não se recupere apropriadamente da anestesia ou caso haja qualquer anormalidade neurológica inesperada, suspeitar de hematoma, hidrocefalia com PIC aumentada, ou infarto cerebelar. Se a deterioração for lenta, realizar uma TC; se rápida, ir para a SO.

Meningite: Mais comum no 4º dia pós-operatório ou posterior; marcada por febre pós-operatória, cefaleia aumentada, mal-estar, fotofobia, náusea. Realizar prontamente uma PL com coloração pelo Gram, contagem celular, glicose, culturas. Tratar com antibióticos IV e monitoramento estreito.

Fístula liquórica: Incidência de 5-17%. As células aéreas da mastoide podem ser abertas intraoperatoriamente durante craniotomia ou perfuração do CAI. Se houver desenvolvimento de rinorreia liquórica, tratar com antibióticos, elevação da cabeceira da cama, ± PL intermitente *versus* dreno lombar. Caso o vazamento seja copioso, pronta mastoidectomia com obliteração com gordura está indicada.

ACIA, artéria cerebelar inferior anterior; SNC, sistema nervoso central; APC, ângulo pontocerebelar; TC, tomografia computadorizada; DI, diabetes *insípido*; TVP, trombose venosa profunda; PIC, pressão intracraniana; UTI, unidade de terapia intensiva; PL, punção lombar; EP, embolia pulmonar; FT, fisioterapia; SRA, sistema reticular de ativação; SIADH, síndrome de hormônio antidiurético inapropriado; MATEs, meias antitromboembólicas.

resultados pioram à medida que o tamanho tumoral aumenta. A preservação do nervo facial pode ser muito mais difícil ao remover tumores previamente irradiados, caso surja a necessidade.

Pacientes em conduta expectante ou radioterapia devem repetir a RM a cada 6 a 12 meses para controle do crescimento tumoral. Os pacientes cirúrgicos devem realizar RMs de acompanhamento com 1 e 5 anos pós-operatoriamente. Alguns cirurgiões acompanham seus pacientes com tumores indefinidamente.

◆ Códigos na CID-10

D33.3   Neoplasma benigno de nervos cranianos.
Q85.0   Neurofibromatose tipo 2.

Leitura Adicional

Day JD, Chen DA, Arriaga M. Translabyrinthine approach for acoustic neuroma. Neurosurgery 2004;54(2):391-395

Greenberg MS. Handbook of Neurosurgery. 7th ed. Stuttgart/New York: Thieme: 2010

Lustig LR, Jackler RK. Benign Neoplasms of the Temporal Bone. In: Hughes GB, Pensak ML. Clinical Otology. 3rd ed. Stuttgart/New York: Thieme; 2007:321-338

Wiet RJ, Ho S. Management of acoustic neuromas. In: Wiet RJ, ed. Ear and Temporal Bone Surgery: Minimizing Risks and Complications. Stuttgart/New York: Thieme; 2006:211-220

Yamakami I, Uchino Y, Kobayashi E, Yamaura A. Conservative management, gamma-knife radiosurgery, and microsurgery for acoustic neurinomas: a systematic review of outcome and risk of three therapeutic options. Neurol Res 2003;25(7):682-690

2.9 Síndrome da Deiscência do Canal Semicircular Superior

◆ Características-Chave

- O fenômeno de Tullio, autofonia e hiperacusia estão presentes.
- Uma terceira janela móvel leva à perda condutiva com reflexo estapediano preservado.
- Uma deiscência óssea sobrejacente ao canal semicircular superior pode ser observada em TC de alta resolução.
- VEMPs (potenciais miogênicos evocados vestibulares) apresentam maiores amplitudes e limiares diminuídos.
- Procedimentos de reconstituição da superfície podem ser úteis nos pacientes gravemente sintomáticos.

A síndrome de deiscência do canal semicircular superior (DCSS) foi descrita pela primeira vez por Minor, em 1998, e consiste na ausência do osso sobrejacente ao canal semicircular superior, levando a sintomas vestibulares e auditivos. Os achados com DCSS incluem uma PAC aparente com reflexos estapédicos preservados, hiperacusia condutiva, zumbido pulsátil e fenômeno de Tullio.

202 2. Otologia

◆ Epidemiologia

A incidência de DCSs é desconhecida. Entretanto, estudos do osso temporal sugerem que a incidência anatômica de deiscência do canal superior é de 0,5%.

◆ Clínica

Sinais e Sintomas

Clinicamente, os sinais e os sintomas podem variar de muito brandos a graves. Os pacientes com DCSs podem exibir alguns ou todos os seguintes:

- Fenômeno de Tullio – vertigem ou tonteira induzida por som intenso, com oscilopsia e nistagmo.
- Autofonia – a fala da própria pessoa ou outros ruídos gerados por ela mesma, como mastigação, são percebidos como inusitadamente intensos na orelha afetada.
- Tonteira, desequilíbrio ou vertigem verdadeira.
- Hiperacusia.
- Perda auditiva de condução, frequentemente na faixa de baixas frequências.
- Plenitude aural.
- Zumbido pulsátil.
- Cefaleia.

Diagnóstico Diferencial

Com uma orelha média sadia ou de aparência normal, a presença de reflexo acústico normal deve ajudar a diferenciar uma otosclerose com imobilidade do estribo de uma possível DCSs. Obviamente, é preciso excluir outras causas identificáveis de PAC, como perfuração da membrana timpânica, alterações da cadeia ossicular ou efusão na orelha média. O diagnóstico diferencial do desequilíbrio é amplo. A vertigem induzida pelo ruído levanta a suspeita de DCSs. Fístula perilinfática e um aqueduto vestibular aumentado são possíveis condições associadas a uma terceira janela móvel na orelha interna. A doença de Ménière pode ter alguns achados que se superpõem.

◆ Avaliação

História

A história deve focar as queixas descritas anteriormente, incluindo história de tonteira em ruído intenso, autofonia muito incômoda, ou plenitude aural.

Exame Físico

Um exame completo da cabeça e pescoço é realizado, incluindo o exame dos nervos cranianos. A avaliação de um paciente com suspeita de DCSs deve incluir exame de imagem, avaliação audiológica e VEMP.

Exames de Imagem

Uma TC de alta resolução (0,6 mm espessura do corte ou menos) do osso temporal é realizada e pode sugerir deiscência do osso sobrejacente ao canal semicircular superior nos cortes coronais. A deiscência pode ser mais bem apreciada, se as imagens puderem ser reformatadas no plano paralelo ao canal superior e no plano perpendicular ao canal superior.

Laboratório

Nenhuma anormalidade laboratorial específica é vista na DCSs. Entretanto, a avaliação do paciente com desequilíbrio pode, de outra forma, incluir sorologia, como, por exemplo, VDRL ou FTA-ABS para exclusão de sífilis, ou sorologia de Lyme em áreas endêmicas, ou caso fatores de risco estiverem presentes.

Outros Testes

Avaliação Audiológica

A avaliação audiológica deve incluir testes de tons puros para limiares de condução aérea de 250 a 8.000 Hz, e limiares de condução óssea de 250 a 4.000 Hz. A hiperacusia condutiva pode ser avaliada por testes de condução óssea com níveis de estímulo inferiores a 0 dB de perda auditiva (p. ex., –5 a –10 dB). A avaliação deve também incluir timpanogramas, emissões otoacústicas, e reflexos acústicos ipsolaterais.

Potencial Miogênico Evocado Vestibular (VEMP)

O VEMP pode ser utilizado para fornecer evidências de função vestibular alterada; assim, pode ajudar a determinar, se uma suspeita de deiscência do canal superior, observada na TC, for associada a alteração da fisiologia da orelha interna. Pacientes com DCSs têm amplitudes maiores, e limiares mais baixos dos VEMP são aplicados por fones de inserção, e a atividade EMG evocada é registrada do músculo esternocleidomastóideo ipsolateral.

Patologia

Um adelgaçamento do osso sobrejacente ao canal semicircular superior leva a uma terceira janela móvel na orelha interna. Isto altera a mecânica da orelha interna, levando aos achados clínicos. A causa precisa da deiscência é desconhecida.

◆ Opções de Tratamento

Clínico

Um diagnóstico preciso é importante, uma vez que uma cirurgia desnecessária do estribo (para a PAC) deve ser evitada. Caso o paciente apresente sintomas brandos, a identificação de uma origem dos sintomas pode fornecer tranquilização, e observação contínua pode ser o suficiente.

Cirúrgico

Caso o paciente apresente sintomas graves, a cirurgia para cobrir a superfície ou ocluir a deiscência pode estar justificada. O candidato cirúrgico deve apresentar correlação entre sintomas, achados de exames, VEMPs cervicais e exames de imagem. O procedimento compreende uma craniotomia da fossa média; breve afastamento do lobo temporal; localização da deiscência, frequentemente utilizando navegação cirúrgica por TC assistida por computador; e

204 2. Otologia

tamponamento da deiscência com o material preferido como pasta de osso, cola cirúrgica e/ou fáscia.

◆ Resultado e Acompanhamento

Uma avaliação audiológica seriada é recomendada. Caso os sintomas progridam, novos exames de imagem e VEMP podem ser úteis.

◆ Código na CID-9

483.1 Fístula de canal semicircular.

Leitura Adicional

Branstetter BF IV, Harrigal C, Escott EJ, Hirsch BE. Superior semicircular canal dehiscence: oblique reformatted CT images for diagnosis. Radiology 2006;238(3):938-942

Minor LB, Solomon D, Zinreich JS, Zee DS. Sound- and/or pressure-induced vertigo due to bone dehiscence of the superior semicircular canal. Arch Otolaryngol Head Neck Surg 1998;124(3):249-258

Roditi RE, Eppsteiner RW, Sauter TB, Lee DJ. Cervical vestibular evoked myogenic potentials (cVEMPs) in patients with superior canal dehiscence syndrome (SCDS). Otolaryngol Head Neck Surg 2009;141(1):24-28

2.10 Manifestações Otológicas de Doenças Sistêmicas

◆ Características-Chave

- Muitas doenças sistêmicas podem afetar o sistema cocleovestibular.
- Manifestações otológicas podem ser os sinais de apresentação de doença sistêmica.
- Um alto índice de suspeição é necessário ao avaliar queixas otológicas.

Um variado grupo de doenças sistêmicas afeta a orelha e produz queixas otológicas. Estas condições podem ser caracterizadas em termos amplos, como infecciosas/granulomatosas, autoimunes, neoplásicas, metabólicas, doenças ósseas e imunodeficiências. Manifestações otológicas podem fazer parte da progressão da doença, ou os achados iniciais podem anunciar um diagnóstico. Um alto índice de suspeição é requerido, portanto, ao investigar as queixas otológicas de um paciente.

◆ Processos Infecciosos/Granulomatosos

Tuberculose (BK)

- *Mycobacterium tuberculosis* por via hematogênica, linfática ou direta a partir da tuba auditiva.
- Otorreia crônica, perfurações da MT, granulações na orelha média, sequestros ósseos.

2. Otologia 205

- Diagnóstico: coloração acidorresistente de exsudatos, cultura (negativa em 70%), PCR.
- Tratamento: terapias antiBK padrão, cirurgia nos casos refratários.

Sífilis

- Infecção por espiroquetas, *Treponema pallidum*, formas congênita e adquirida.
- Osteíte ossicular/osso temporal na sífilis latente.
- A perda auditiva é abrupta, bilateral e progressiva na sífilis secundária/ terciária.
- Lesões granulomatosas, gomas, afetam a orelha média e causam perfurações da MT.
- Tratamento: penicilina benzatina 2,4 milhões de unidades por semana durante 6 a 12 semanas, prednisona 60 mg em dias alternados por 3 a 6 meses, reduzida gradativamente.

Doença de Lyme

- Doença espiroquetal, por *Borrelia burgdorferi*, transmitida por carrapatos.
- Paralisia facial (especialmente bilateral), zumbido, PANS, otalgia, vertigem.
- Tratamento: doxiciclina 100 mg por via oral diariamente durante 14 a 21 dias.

Caxumba

- Paramixovírus RNA.
- Perda auditiva unilateral em altas frequências, zumbido. A perda auditiva geralmente é permanente, os sintomas vestibulares resolvem-se ao longo de semanas.
- Tratamento: inespecífico; esteroides poderiam ser de algum benefício.

Sarampo

- Paramixovírus RNA.
- PANS bilateral em altas frequências ocorre agudamente com início do exantema.
- Cinquenta por cento dos pacientes apresentam melhora da perda auditiva.

Sarcoidose

- Doença multissistêmica caracterizada por granulomas não caseosos.
- PANS, disfunção vestibular, paralisia do nervo facial.
- Febre uveoparotídea (síndrome de Heerfordt): paralisia facial, parotidite, uveíte, pirexia.
- Tratamento: inespecífico, corticosteroides, agentes citotóxicos.

Granulomatose de Wegener

- Comprometimento otológico em 35% dos casos, podendo não ser o primeiro sinal de doença.
- Dor facial/pós-auricular, edema auricular eritematoso.
- Otite média, PAC, PANS, vertigem, paralisia facial (raro sinal de apresentação).

206   2. Otologia

- Diagnóstico: c-ANCA presente em 90% dos pacientes com doença ativa.
- Tratamento: corticosteroides, agentes citotóxicos.

Histiocitose de Células de Langerhans

- Distúrbios caracterizados pela proliferação de histiócitos benignos.
- Manifestações otológicas em 15 a 61% dos casos; podem ser os sintomas de apresentação.
- Otorreia, edema retroauricular, perda auditiva, vertigem, pólipos aurais, tecido de granulação no CAE, perfurações da MT.
- Predileção pela mastoide, erosão do conduto posterior, infecção secundária.
- Tratamento: corticosteroides, agentes citotóxicos.

◆ Autoimunes

Policondrite Recidivante

- Inflamação recorrente de estruturas cartilaginosas com eventual fibrose.
- Orelha dolorosa, avermelhada, edematosa, poupando o lóbulo e o conduto auditivo externo.
- Diagnóstico: principalmente clínico, a biópsia durante fase aguda é evitada.
- Tratamento: corticosteroides.

Lúpus Eritematoso Discoide Crônico

- Limitado à pele da cabeça, pescoço e tórax em 90% dos casos.
- Lesões bem circunscritas, elevadas, na orelha, as quais são pruriginosas de crescimento lento.
- Tratamento: inespecífico, corticosteroides podem ser úteis.

Poliarterite Nodosa

- Vasculite necrosante de artérias de pequeno e médio calibres.
- PAC, PANS, ocasional paralisia facial com perda auditiva.
- Tratamento: corticosteroides, ciclofosfamida.

Artrite Reumatoide

- Afeta as articulações entre os ossículos, causando PAC.
- Tratamento: AINEs, glicocorticoides, terapia imunossupressora.

◆ Neoplásicos

Mieloma Múltiplo

- Doença maligna das células plasmáticas, derivadas das células B.
- Osso temporal é frequentemente comprometido, pode ser a única manifestação (plasmocitoma).
- Lesões líticas arredondadas da abóbada craniana e osso temporal.

Leucemia

- Infiltrados leucêmicos podem afetar mastoide, orelha média, ápice petroso.
- Hemorragia pode, muitas vezes, acompanhar infiltrados nestas áreas.
- Sedimentação de células na cóclea pode levar à perda auditiva isquêmica.

Neoplasias Metastáticas

- Em frequência decrescente: mama, pulmão, próstata, pele.
- As lesões são geralmente osteolíticas, mas também podem ser osteoblásticas (p. ex., mama, próstata).
- Mais comumente comprometem o conduto auditivo interno e o ápice petroso.

◆ Doenças Metabólicas

Gota

- Depósitos de cristais de urato monossódico em articulações e estruturas cutâneas (tofos).
- Depósitos tofosos na margem da hélice são clássicos e geralmente são assintomáticos.

Ocronose

- Ausência de enzima: ácido homogentísico desidrogenase.
- Deposição de pigmentos escuros nos tecidos ricos em colágeno.
- A cartilagem da orelha é afetada: máculas azuis, castanho-mosqueadas na orelha.

Mucopolissacaridoses

- Caracterizadas por deficiência de enzimas que degradam os mucopolissacarídeos.
- PAC ou PANS (mecanismo desconhecido).
- Disfunção da tuba auditiva e hipertrofia da mucosa da orelha média são observadas.

◆ Doenças Ósseas

Doença de Paget (Osteíte Deformante)

- Alterações osteolíticas e osteoblásticas afetando o esqueleto axial em indivíduos idosos.
- Perda auditiva mista, progressiva, zumbido, disfunção vestibular.
- Nervo facial não comprometido.

Osteogênese Imperfeita

- Doença genética da síntese de colágeno manifestada por fragilidade óssea.
- PAC ou PANS.
- Ausência de correlação entre a perda auditiva e a gravidade ou frequência das fraturas.
- Pode simular otosclerose.

208 2. Otologia

Osteopetrose

- Caracterizada por uma densidade óssea aumentada.
- Afeta a camada endocondral da cápsula ótica e ossículos; mastoide pouco pneumatizada.
- OM recorrente, perda auditiva mista, paralisia de nervo facial unilateral ou bilateral.

Displasia Fibrosa

- Doença benigna crônica caracterizada pela substituição do osso por tecido fibroso.
- Comprometimento do osso temporal é mais comum na forma monostótica.
- Edema indolor nas porções mastóidea e escamosa, estreitamento do CAE, PAC.
- O tratamento é sintomático.

◆ Imunodeficiências

Primárias/Congênitas

- Resultam em OM recorrente frequentemente refratária a terapias clínicas e cirúrgicas.
- Síndrome de DiGeorge (imunodeficiência celular) associada à deformidade de Mondini.

Síndrome de Imunodeficiência Adquirida

- HIV/AIDS.
- Sarcomas de Kaposi podem afetar a orelha externa.
- *Pneumocystis carinii* pode causar doença das orelhas média e externa.
- Otossífilis, otite tuberculosa, infecções fúngicas e herpes-zóster também podem ocorrer.

Leitura Adicional

Cunningham MJ, Curtin HD, Jaffe R, Stool SE. Otologic manifestations of Langerhans' cell histiocytosis. Arch Otolaryngol Head Neck Surg 1989;115(7):807-813

Cureoglu S, Tulunay O, Ferlito A, Schachern PA, Paparella MM, Rinaldo A. Otologic manifestations of metastatic tumors to the temporal bone. Acta Otolaryngol 2004;124(10):1117-1123

Merchant SN, Nadol JB. Otologic manifestations of systemic disease. In Cummings CW, Haughey BH, Thomas JR, Harker LA, Flint PW, eds. Cummings: Otolaryngology: Head and Neck Surgery. 4th ed. Philadelphia, PA: Mosby; 2005

Shah UK, White JA, Gooey JE, Hybels RL. Otolaryngologic manifestations of sarcoidosis: presentation and diagnosis. Laryngoscope 1997;107(1):67-75

Takagi D, Nakamaru Y, Maguchi S, Furuta Y, Fukuda S. Otologic manifestations of Wegener's granulomatosis. Laryngoscope 2002;112(9):1684-1690

3. Rinologia

Editor da Seção
Bradley J. Goldstein

Colaboradores
David Goldenberg
Devyani Lal

3.0 Anatomia e Fisiologia do Nariz e dos Seios Paranasais

O nariz externo é formado pela pirâmide nasal (processo frontal da maxila) com o par de ossos nasais formando o dorso e encontrando o osso frontal superiormente na glabela. Inferiormente situam-se as cartilagens laterais superiores e cartilagens laterais inferiores (alares), que contribuem para a ponta nasal e válvulas nasais (**Fig. 3.1**).

As anatomias internas nasal e sinusal são complexas e variáveis. O septo nasal mediano é composto pela cartilagem quadrangular, pela lâmina perpendicular do osso etmoide, os ossos vômer e palatino, com uma cobertura mucosa sobrejacente. Existem quatro seios em pares: maxilares, frontal, etmoidal e esfenoidal (**Fig. 3.2**). A parede nasal lateral é formada pelas conchas inferior, média e superior. O ducto nasolacrimal se abre no meato inferior. Os seios frontais, etmoidais anteriores e maxilares drenam para o meato médio. Os etmoidais posteriores drenam para o meato superior. Os óstios esfenoidais são próximos ao nível do meato superior na parede anterior do seio esfenoidal. Clinicamente, a relação dos seios paranasais com as estruturas anatômicas adjacentes é importante, uma vez que ela determine o potencial para disseminação de infecção ou uma lesão iatrogênica. Especificamente, o teto do etmoide pode ser um osso extremamente fino ao longo da lamela lateral da lâmina cribriforme e pode variar sua altura consideravelmente; o conteúdo intracraniano localiza-se superiormente. A lâmina papirácea separa a órbita dos etmoides; a disseminação orbitária das infecções é discutida no Capítulo 3.1.2.

O seio esfenoidal é limitado pela artéria carótida interna, nervos ópticos e seio cavernoso e sela; uma célula etmoidal posterior sobreposta (de Onodi) pode colocar em risco estruturas críticas. A deiscência do osso que recobre a carótida interna no interior do esfenoide é relativamente comum e deve ser rotineiramente avaliada pela tomografia computadorizada (TC) pré-operatória. O seio frontal é limitado pela órbita e fossa anterior, e também pode ser uma fonte de disseminação de infecção rinogênica. Uma célula de Haller é uma célula

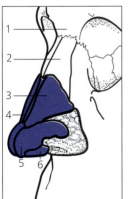

Fig. 3.1 Esqueleto nasal. 1. Glabela. 2. Osso nasal. 3. Cartilagem lateral superior. 4. Margem superior do septo nasal cartilaginoso. 5. Cartilagem lateral inferior. 6. Crura medial da cartilagem lateral inferior. (De: Becker W, Naumann HH, Pfaltz CR. Ear, Nose, and Throat Diseases: A Pocket Reference. 2nd ed. Stuttgart/New York: Thieme; 1994:170.)

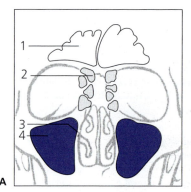
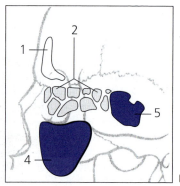

Fig. 3.2 Seios paranasais: (**A**) corte frontal, (**B**) corte sagital. 1. Seio frontal. 2. Seio etmoidal. 3. Óstio maxilar. 4. Cavidade antral. 5. Cavidade esfenoidal. (De: Becker W, Naumann HH, Pfaltz CR. Ear, Nose, and Throat Diseases: A Pocket Reference. 2nd ed. Stuttgart/New York: Thieme; 1994:175.)

etmoidal anterior que se pneumatiza lateralmente no assoalho orbitário e pode contribuir para alterações da drenagem do seio maxilar. As células do *Agger nasi* são células etmoidais anteriores que se pneumatizam superiormente e podem contribuir para alterações da drenagem do seio frontal.

◆ **Vascularização**

Há abundante suprimento pelas carótidas externa e interna (**Fig. 3.3**). O plexo de Kiesselbach (também conhecido como área de Little) do septo anterior apresenta anastomoses superficiais. Ramos da carótida externa suprem o nariz pela artéria facial externamente e pela artéria maxilar internamente, incluindo a artéria esfenopalatina. Ramos da carótida interna irrigam via artéria oftálmica para as artérias etmoidais anterior e posterior. A drenagem venosa ocorre através das veias faciais, bem como das veias oftálmicas, as quais possuem conexões intracranianas sem válvulas com o seio cavernoso e por essa razão se relacionam com a disseminação hematogênica intracraniana de infecção. A epistaxe é discutida no Capítulo 3.1.5.

◆ **Inervação**

O suprimento sensitivo geral é realizado pelas primeira e segunda divisões do nervo trigêmeo. Importante, a ponta do nariz é inervada pela V1 (a primeira divisão do nervo trigêmeo). Assim, caso possíveis lesões herpéticas afetem a ponta nasal, uma avaliação oftalmológica está indicada para excluir herpes-zóster ocular. A inervação sensitiva especial é realizada pelo nervo olfatório (primeiro par craniano). A inervação autonômica complexa chega à mucosa via gânglio pterigopalatino, regulando o tônus vasomotor e a secreção. O nervo vidiano contém fibras parassimpáticas pré-ganglionares do nervo petroso superficial

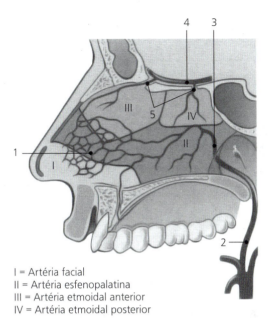

I = Artéria facial
II = Artéria esfenopalatina
III = Artéria etmoidal anterior
IV = Artéria etmoidal posterior

Fig. 3.3 Vascularização da cavidade nasal. 1. Plexo de Kiesselbach. 2. Artéria maxilar interna. 3. Artéria esfenopalatina. 4. Artéria oftálmica. 5. Artérias etmoidais anterior e posterior. I–IV: áreas supridas pelas artérias do nariz. (De: Behrbohm H et al. Ear, Nose, and Throat Diseases: With Head and Neck Surgery. 3rd ed. Stuttgart/New York: Thieme; 2009:122.)

maior (o ramo do nervo craniano [NC] VII) e fibras simpáticas a partir do nervo petroso profundo (originadas do gânglio cervical superior), fazendo sinapse no gânglio pterigopalatino antes de inervar a mucosa nasossinusal.

◆ **Fisiologia**

A Tabela 3.1 oferece um sumário de testes para a avaliação da fisiologia nasossinusal. Aquecimento e umidificação do ar inspirado, função olfatória e função imune são todos aspectos da fisiologia nasal. O nariz e os seios paranasais desempenham um papel nas defesas do hospedeiro. Em geral, a limpeza mucociliar é uma característica-chave. Fatores específicos, como imunoglobulina A (IgA) secretória, lactoferrina, lisozima, citocinas e a complexa regulação das células que mediam imunidade, são críticos para a manutenção da função sinusal normal. Uma discussão detalhada da fisiologia nasossinusal está além dos objetivos deste livro. Presença de infecção, inflamação, alergia, neoplasia, ou afecção traumática, iatrogênica ou deformidade congênita podem todas perturbar a fisiologia nasossinusal e devem ser consideradas na avaliação do paciente com queixas relacionadas com o nariz.

214 3. Rinologia

Tabela 3-1 Sumário de Testes para Fatores que Afetam a Fisiologia Nasossinusal

Teste Laboratorial	Utilidade (Exame para)
RPR (FTA-ABS)	Sífilis
c-ANCA	Doença de Wegener
ECA	Sarcoidose
FAN	Doença autoimune
VHS	Inflamação
Culturas da drenagem do seio	Organismo infeccioso específico
University of Pennsylvania Smell Identification Test (SIT)	Função olfatória
RAST (teste sanguíneo para IgE alérgeno-específica)	Alergia
Teste cutâneo (teste de picada; SET)	Alergia
Rinometria acústica Rinomanometria	Obstrução nasal; não amplamente utilizados fora de contextos de pesquisa
Frequência de batimento ciliar Microscopia eletrônica dos cílios	Avaliação da função e anatomia ciliares, *i. e.*, para síndrome de Kartagener. Tipicamente testadas em adenoides ou biópsia de mucosa

ECA, enzima conversora de angiotensina; FAN, teste de anticorpos antinuclídeo; c-ANCA, anticorpo citoplasmático antineutrofílico; VHS, velocidade de hemossedimentação; FTA-ABS, anticorpo treponêmico fluorescente–absorção; IgE, imunoglobulina E; RAST, teste de radioalergossorvente; SET, titulação de ponto-final cutâneo.

Leitura Adicional

Bolger WE. Anatomy of the paranasal sinuses. In: Kennedy DW, Bolger WE, Zinreich SJ, eds. Diseases of the Sinuses: Diagnosis and Management. Hamilton, ON: BC Decker; 2001:1-12

Lang J. Clinical Anatomy of the Nose, Nasal Cavity, and Paranasal Sinuses. Stuttgart/New York: Thieme; 1989

Mehta D, Ralph WM. Surgical anatomy of the nose and paranasal sinuses. In: Van de Water TR, Staecker H, eds. Otolaryngology: Basic Science and Clinical Review. Stuttgart/New York: Thieme; 2006:455-471

Stierna PLE. Physiology, mucociliary clearance, and neural control. In: Kennedy DW, Bolger WE, Zinreich SJ, eds. Diseases of the Sinuses: Diagnosis and Management. Hamilton, ON: BC Decker; 2001:35-45

Voigt EP, Edelstein DR. Nasal and paranasal sinus physiology. In: Van de Water TR, Staecker H, eds. Otolaryngology: Basic Science and Clinical Review. Stuttgart/New York: Thieme; 2006:472-484

3.1 Emergências Rinológicas

3.1.1 Rinossinusite Fúngica Invasiva Aguda

◆ Características-Chave

- Uma infecção fúngica nasossinusal rapidamente progressiva pode ser fatal.
- Infecções fúngicas invasivas agudas ocorrem quase exclusivamente em pacientes imunocomprometidos ou debilitados.
- O tratamento bem-sucedido exige detecção precoce, desbridamento cirúrgico amplo e correção da condição predisponente subjacente.

No paciente debilitado, certas infecções fúngicas podem tornar-se angioinvasivas com necrose tecidual, comprometimento de nervos cranianos e possível extensão orbitária ou intracraniana. Os organismos mais comuns são espécies de *Mucor* ou *Aspergillus*. Os pacientes de alto risco incluem aqueles com neutropenia de qualquer causa (p. ex., leucemia, transplante de medula óssea), outros pacientes oncológicos recebendo quimioterapia, terapia imunossupressora crônica ou uso de corticosteroides, diabetes melito e cetoacidose diabética, ou síndrome de imunodeficiência adquirida (AIDS). Rinossinusite fúngica invasiva aguda é um processo patológico distinto e rapidamente agressivo que se distingue pela sua evolução fulminante das outras formas de sinusite fúngica, como micetoma, rinossinusite fúngica alérgica, ou rinossinusite fúngica invasiva crônica (indolente).

◆ Epidemiologia

Também conhecida como mucormicose rinocerebral, a rinossinusite fúngica invasiva aguda ocorre nas populações de risco descritas anteriormente: pacientes com doenças hematológicas malignas, pacientes pós-transplante de órgãos sólidos ou medula óssea, diabéticos, aqueles sob terapia esteroide crônica, pacientes neutropênicos e pacientes com AIDS.

◆ Clínica

Sinais e Sintomas

Um alto índice de suspeição é necessário em qualquer paciente de risco, uma vez que o diagnóstico precoce melhora o prognóstico. Uma febre de origem desconhecida deve levantar suspeita, como também qualquer novo sinal ou sintoma de doença nasossinusal. Edema facial, edema periorbitário, dor ou parestesias são achados comuns. Entretanto, o paciente leucopênico pode ser incapaz de desencadear uma resposta febril. Outros achados podem incluir epistaxe, cefaleia, alteração do estado mental, ou presença de crostas/escaras nas fossas nasais que possam ser tomadas erradamente por sangue seco. Deve-se considerar neuropatia craniana unilateral, alteração visual aguda, ou motilidade ocular alterada em um paciente imunocomprometido como sendo

216   3. Rinologia

rinossinusite fúngica invasiva até prova em contrário. Uma escara nasal negra ao exame é considerada patognomônica de *mucor* invasivo.

Diagnóstico Diferencial

Uma infecção nasossinual não invasiva, como a sinusite bacteriana aguda, deve ser considerada. Uma complicação de sinusite bacteriana aguda, como celulite orbitária ou disseminação intracraniana pode apresentar-se similarmente. Processos radiograficamente semelhantes podem incluir carcinoma de células escamosas, linfoma nasossinual e granulomatose de Wegener.

◆ Avaliação

Ver **Fig. 3.4** para um algoritmo de diagnóstico e tratamento.

Exame Físico

O paciente com suspeita de rinossinusite fúngica invasiva deve ser avaliado sem demora. O exame da cabeça e pescoço deve focalizar a função dos nervos cranianos e deve incluir endoscopia nasal. Evitar *spray* de tetracaína ou outros anestésicos tópicos. Uma mucosa sem sensibilidade notada durante um exame endoscópico é compatível com infecção fúngica invasiva. Úlceras escuras ou mucosa pálida, insensível podem surgir no septo, conchas, palato ou nasofaringe. A infecção inicial pode surgir como mucosa pálida; a presença de escara escura foi considerada patognomônica. Sinais de trombose do seio cavernoso incluem oftalmoplegia, exoftalmia e respostas papilares diminuídas.

Uma biópsia das áreas suspeitas, como a concha média ou mucosa septal, é necessária para diagnóstico. É importante obter tecido real na biópsia, não somente escara ou *debris* necróticos sobrejacentes. Estes espécimes devem ser enviados frescos para análise imediata em corte de congelação, bem como coloração pela prata. Os pacientes podem apresentar-se trombocitopênicos, e embora uma baixa contagem de plaquetas possa levar ao sangramento profuso após a biópsia, este risco deve ser ponderado contra a alta mortalidade associada a um retardo no diagnóstico. Caso necessário, transfusões de plaquetas devem ser prescritas precocemente. Por via de regra, é desejável uma contagem de plaquetas de 50.000. Uma hemostasia aceitável pode geralmente ser obtida com cautério químico e Avitene, Gelfoam, ou outro tamponamento hemostático.

Exames de Imagem

Os achados da TC podem ser inespecíficos. Entretanto, a presença de erosão óssea e edema dos tecidos moles adjacentes na TC maxilofacial com contraste sugere fortemente o diagnóstico, se uma correlação clínica estiver presente. O edema unilateral da mucosa nasal também foi associado à sinusite fúngica invasiva, bem como a obliteração dos planos de gordura retroantrais. São necessárias janelas de tecido mole e óssea, bem como cortes axiais e coronais de alta resolução. A ressonância magnética (RM) é útil para avaliar a extensão intracraniana e além dos seios paranasais.

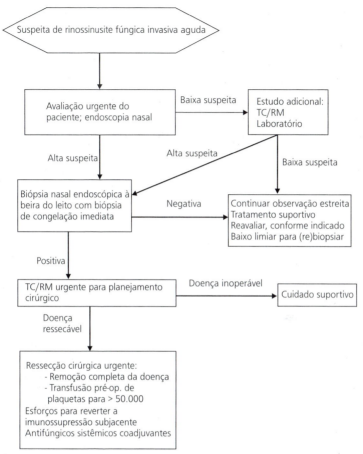

Fig. 3.4 Algoritmo de tratamento para rinossinusite fúngica invasiva aguda. Observar que deve haver um limiar muito baixo para prosseguir com biópsia, uma vez que o diagnóstico e o tratamento rápidos são críticos para a sobrevida do paciente. TC, tomografia computadorizada; RM, ressonância magnética.

Laboratório

Culturas são inadequadas e não desempenham nenhum papel no diagnóstico inicial e tratamento de uma suspeita da rinossinusite fúngica invasiva aguda. Resultados positivos de cultura mais provavelmente serão disponíveis tardiamente no curso da doença. Exames úteis para avaliar fatores de risco incluem um hemograma completo (HC), contagem absoluta de neutrófilos, bioquímica, glicemia e hemoglobina glicosilada (HbG) nos diabéticos e sorologia para vírus de imunodeficiência humana (HIV) com contagens de linfócitos CD4 e carga viral em pacientes com AIDS.

218   3. *Rinologia*

Patologia

A biópsia da concha média ou outras lesões suspeitas com imediata análise por corte de congelação é o exame padrão ouro para confirmar a presença de fungo de tecido invasivo. *Mucor* é identificável no interior da mucosa sob a forma de grandes hifas não septadas de forma irregular que se ramificam em ângulo reto. *Aspergillus* é identificável sob a forma de hifas menores que são septadas e se ramificam em ângulo de 45°. Uma coloração com metenamina prata é efetuada para confirmar o diagnóstico; entretanto, estes resultados podem não estar disponíveis por várias horas.

◆ Opções de Tratamento

Esta é uma emergência cirúrgica: a ressecção cirúrgica completa e a reversão da imunodisfunção subjacente são críticas. O paciente diabético pode ser tratado com sucesso com diagnóstico precoce, gota a gota de insulina e ressecção cirúrgica ampla. No paciente oncológico, se a neutropenia não puder ser revertida, a mortalidade é alta. O fator estimulador de colônias de granulócitos-macrófagos (GM-CSF) pode melhorar a sobrevida. O objetivo cirúrgico é a ressecção de todo o tecido comprometido. Isto pode ser realizado endoscopicamente em casos selecionados. Entretanto, uma maxilectomia total alargada com exenteração orbitária pode ser necessária na doença avançada. Antifúngicos sistêmicos bem como anfotericina nebulizada intranasal são administrados, mas deve ser considerada como terapia coadjuvante.

◆ Resultado e Acompanhamento

O prognóstico é muito ruim com comprometimento intracraniano associado. Um paciente de transplante de medula óssea com neutropenia incorrigível tem um mau prognóstico. A sobrevida global em pacientes diabéticos pode aproximar-se de 80%, se a cetoacidose for corrigida.

◆ Códigos na CID-10

B.46   Zigomicose (ficomicose ou mucormicose).
B.44   Aspergilose.
J.01   Sinusite aguda.
J.32   Sinusite crônica.

Leitura Adicional

Dhong H, Lanza DC. Fungal rhinosinusitis. In: Kennedy DW, Bolger WE, Zinreich SJ, Eds. Diseases of the Sinuses: Diagnosis and Management. Hamilton, ON: BC Decker; 2001:187-193

Gillespie MB, O'Malley BW. An algorithmic approach to the diagnosis and management of invasive fungal rhinosinusitis in the immunocompromised patient. Otolaryngol Clin North Am 2000;33(2):323-334

3.1.2 Complicações Orbitárias da Sinusite

◆ **Características-Chave**

- A sinusite é uma causa comum de infecção orbitária.
- Uma importante morbidade e mesmo mortalidade pode resultar.
- A extensão orbitária da sinusite é mais comum em pacientes pediátricos.
- É necessário tratamento combinado de otorrinolaringologia e oftalmologia.

A extensão orbitária de doença sinunasal exige atenção imediata, uma vez que progressão rápida e cegueira possam ocorrer. Anatomicamente, a órbita é limitada por todos os seios paranasais, e infecção pode disseminar-se à órbita diretamente ou por tromboflebite retrógrada. O sistema de classificação de Chandler é heuristicamente útil no estadiamento e tratamento das complicações orbitárias da sinusite (**Tabela 3.2**). Admissão hospitalar e terapia antibiótica intravenosa são necessárias para tratamento; a drenagem cirúrgica é necessária na formação de abscesso, comprometimento da visão, ausência de resposta à terapia clínica.

Tabela 3-2 Classificação de Chandler

Estádio	Descrição
I	Celulite pré-septal
II	Celulite orbitária
III	Abscesso subperiosteal
IV	Abscesso orbitário
V	Trombose séptica do seio cavernoso

◆ **Epidemiologia**

Complicações orbitárias ocorrem em ~ 3% dos casos de sinusite. Isto é mais comum em crianças, mas pode ocorrer em qualquer idade. Um abscesso subperiosteal está presente em ~ 20% dos casos de extensão orbitária de sinusite. A trombose do seio cavernoso é rara. Pacientes imunossuprimidos estão em risco aumentado e necessitam de tratamento agressivo.

◆ **Clínica**

Sinais e Sintomas

Os achados mais comuns são edema orbitário, dor, proptose e febre. A doença orbitária pode ser o primeiro sinal de sinusite em crianças. Em casos mais avançados, pode haver restrição da mirada e alteração da acuidade visual.

220   3. Rinologia

Diagnóstico Diferencial

No grupo etário pediátrico, o pseudotumor orbitário consiste em uma proptose dolorosa sem febre ou leucocitose. O rabdomiossarcoma orbitário pode apresentar-se com alterações inflamatórias em 25% dos pacientes. Uma mucocele etmoidal pode apresentar-se com proptose, e a TC revelará um seio expandido neste caso. Outras causas nasossinusais de proptose ou edema orbitário incluem rinossinusite fúngica alérgica e neoplasia, bem como lesão iatrogênica. Estado tireóideo anormal pode causar oftalmopatia.

◆ Avaliação
Exame Físico

O exame exige a avaliação combinada de um otorrinolaringologista e um oftalmologista. Em geral, o paciente apresenta uma história de sinusite precedente ou queixas atuais compatíveis com sinusite aguda. Febre geralmente está presente. O exame de cabeça e pescoço revela edema palpebral ou periorbitário, eritema e dor à palpação. Em casos de celulite pré-septal (periorbitária), o restante do exame ocular é normal. A presença de proptose, quemose, limitação dos músculos extraoculares, diplopia ou acuidade visual diminuída sugere celulite orbitária ou abscesso subperiosteal. Com trombose cavernosa ou extensão intracraniana, os achados podem incluir um globo congelado (oftalmoplegia), papiledema, amaurose, sinais meníngeos, ou déficits neurológicos secundários a abscesso cerebral ou cerebrite. A síndrome da fissura orbitária superior é um complexo sintomático que consiste em dor retro-orbitária, paralisia dos músculos extraoculares e comprometimento do primeiro ramo do trigêmeo. Isto é mais frequentemente um resultado de trauma envolvendo fratura na fissura orbitária superior, mas uma disfunção destas estruturas pode surgir secundariamente à compressão. A síndrome do ápice orbitário acrescenta comprometimento do nervo óptico.

Exames de Imagem

A TC com contraste em cortes coronais e axiais constitui o estudo de escolha se houver qualquer suspeita de comprometimento pós-septal (i. e., além de simples celulite periorbitária). Um abscesso subperiosteal é identificável como uma coleção lentiforme com orla contrastada na órbita medial com sinusite adjacente. O reto medial é desviado. Na ausência de formação de abscesso, pode haver formação de cordões na gordura orbitária, fleimão contrastado sólido, ou músculos extraoculares intumescidos e contrastados, compatíveis com celulite orbitária. Um abscesso palpebral pode estar presente menos comumente. A suspeita de trombose do seio cavernoso é mais bem avaliada com RM.

Laboratório

Um hemograma completo pode ser útil. Exames de laboratório pré-operatórios devem ser solicitados, conforme indicado.

Patologia

Em crianças menores, a microbiologia apresenta frequentemente aeróbios isolados, incluindo *Streptococcus* alfa, *Haemophilus influenzae*, ou *Staphylococcus* coagulase-positivos. Naquelas com mais de 10 anos de idade, os organismos muitas vezes são mistos e podem incluir anaeróbios.

◆ Opções de Tratamento

Clínico

Todos os pacientes devem ser internados e tratados com exames oftalmológicos seriados e antibióticos intravenosos (IV) que possuam boa penetração no liquor. Em geral, é utilizada uma cefalosporina de terceira geração. A oxacilina é muitas vezes utilizada em crianças. Os pacientes menores muitas vezes recebem dupla cobertura com clindamicina para anaeróbios. As alternativas incluem ampicilina/sulbactam, vancomicina ou aztreonam. Os antibióticos são ajustados de acordo com culturas, se possível. Esteroides sistêmicos não são recomendados. Vasoconstritores nasais tópicos são úteis (p. ex., oximetazolina).

Cirúrgico

A maioria dos pacientes com complicações orbitárias necessita de cirurgia. Esta é uma área de alguma controvérsia. Claramente, a drenagem cirúrgica é necessária urgentemente na formação de abscesso ou com acuidade visual diminuída. Se o contexto clínico possibilitar acompanhamento estreito (p. ex., avaliação oftalmológica seriada frequente), muitos farão a observação em certos casos de celulite pré ou pós-septal inicial. Se houver qualquer progressão ou falta de resolução com terapia clínica em 48 horas, a cirurgia é recomendada. A drenagem cirúrgica pode ser realizada endoscopicamente por cirurgiões experientes; entretanto, é recomendado consentimento para uma abordagem por etmoidectomia externa. Independentemente do acesso, o abscesso deve ser drenado, e a doença sinusal subjacente deve ser atacada. Na trombose cavernosa, os seios comprometidos, inclusive o esfenoidal, devem ser drenados; a anticoagulação sistêmica permanece controversa.

◆ Resultado e Acompanhamento

A história natural da doença não tratada (todos os estágios) resulta em amaurose em pelo menos 10%. A maioria dos casos de doença estágio I-IV de Chandler se recupera bem com tratamento. Permanece uma mortalidade de até 80% com comprometimento do seio cavernoso, embora novos relatos da literatura sugiram que este número seja elevado.

◆ Códigos na CID-10

L038   Celulites orbitárias.
J32   Sinusite crônica.
G08   Flebite e tromboflebite de seios venosos intracranianos.

Leitura Adicional

Chandler JR, Langenbrunner DJ, Stevens ER. The pathogenesis of orbital complications in acute sinusitis. Laryngoscope 1970;80(9):1414-1428

Choi SS, Grundfast KM. Complications in sinus disease. In: Kennedy DW, Bolger WE, Zinreich SJ, eds. Diseases of the Sinuses: Diagnosis and Management. Hamilton, ON: BC Decker; 2001:169-172

222   3. Rinologia

3.1.3 Complicações Intracranianas das Sinusites

◆ **Características-Chave**

- Complicações intracranianas decorrentes da sinusite são emergências que ameaçam a vida.
- O tratamento exige uma abordagem multidisciplinar, incluindo avaliação neurocirúrgica.
- Complicações incluem meningite, trombose de seio dural e abscesso intracraniano.

Sinusite pode resultar em disseminação de infecção para o interior do crânio. A extensão pode ocorrer via osso osteomielítico, por trauma ou via canais venosos. O seio frontal comumente é a fonte, embora sinusite etmoidal ou esfenoidal possa levar à disseminação intracraniana. As complicações incluem meningite, abscesso epidural, abscesso subdural, abscesso do parênquima cerebral e tromboflebite do seio cavernoso.

◆ **Epidemiologia**

São complicações incomuns. Desde o advento dos antibióticos, a incidência diminuiu drasticamente. Atualmente, provavelmente menos de 1% dos casos de sinusite são complicados por disseminação da infecção.

◆ **Clínica**

Sinais e Sintomas

O paciente com meningite de origem rinológica manifestará sinais e sintomas típicos de meningite bacteriana. Estes incluem febre alta, fotofobia, náuseas e êmese, alteração do estado mental e rigidez de nuca, alterações de pulso e pressão arterial. Entretanto, abscessos epidurais ou subdurais sem meningite podem ser mais sutis. Febre e cefaleia podem estar presentes, mas são inespecíficas. Geralmente sinais focais estão ausentes. Sinais meníngeos podem desenvolver-se gradualmente. Um abscesso cerebral parenquimatoso de origem rinológica (abscesso do lobo frontal) pode inicialmente apresentar poucos sinais ou sintomas. Entretanto, pode haver progressão da cefaleia para sinais de pressão intracraniana aumentada, vômitos, edema de papila, confusão, sonolência, bradicardia e coma. A tromboflebite do seio cavernoso cursa com febre em picos, calafrios, proptose, quemose, acuidade visual reduzida e amaurose e paresia de músculos extraoculares. A infecção pode rapidamente estender-se ao seio cavernoso contralateral por comunicações venosas.

Diagnóstico Diferencial

Meningites de origem não rinológica devem ser consideradas. O achado incidental de doença de seio paranasal no exame de imagem não significa haver necessariamente uma relação causal.

◆ Avaliação

A patogênese pode envolver diversos mecanismos. A extensão pode ocorrer através de osso osteomielítico. Também a ruptura traumática de osso pode permitir a comunicação do conteúdo sinusal infectado com a dura, por exemplo, após fratura da tábua posterior do seio frontal. Por outro lado, a infecção pode propagar-se por canais venosos no osso ou na circulação venosa retrógrada para o seio cavernoso. A disseminação hematogênica geral é possível, especialmente em um paciente gravemente imunocomprometido.

Exame Físico

Um exame completo da cabeça e pescoço é necessário com avaliação cuidadosa de todos os nervos cranianos. A endoscopia nasal pode revelar doença nasossinusal ativa, podendo-se obter secreção mucupurulenta para cultura e testes de sensibilidade. Um exame neurológico incluindo orientação quanto à pessoa, lugar e data revelará quaisquer déficits focais e servirá como uma linha básica útil para monitorar qualquer deterioração. A presença de achados oculares ou déficit neurológico deve levar à solicitação de avaliações oftalmológica e neurocirúrgica.

Exames de Imagem

Geralmente são realizadas TC e RM. A TC com contraste fornecerá detalhes a respeito da doença dos seios paranasais e revelará evidências de deiscências ósseas que pode ser subjacente à disseminação intracraniana de infecção. O contraste intravenoso revelará um abscesso se contrastando. A RM contrastada com gadolínio fornecerá uma avaliação mais sensível do contraste dural e da doença intracraniana, mas não fornece os detalhes ósseos necessários para planejamento da cirurgia sinusal.

Punção Lombar

Obter liquor por punção lombar (PL) no paciente com possível meningite, após a realização de uma TC. Há um risco de herniação tonsilar aguda após PL, quase sempre observada em pacientes com processos intracranianos não infecciosos, causando um efeito de massa com sinais localizadores e papiledema. Ver Tabela 3.3 para interpretação dos valores do liquor. Contagem celular (tubo 3), proteína e glicose (tubo 2) e coloração com Gram com cultura e testes de sensibilidade (tubo 1) são solicitados. As culturas com testes da sensibilidade dirigirão a antibioticoterapia.

Laboratório

Além dos estudos do liquor, outros exames úteis incluem hemoculturas, hemograma completo, bioquímica, tempo de protrombina (TP) e tempo de tromboplastina parcial (TTP).

◆ Opções de Tratamento

Clínico

Antibióticos IV em altas doses são iniciados empiricamente logo após a PL, e ajustados com base nas culturas. Agentes de amplo espectro com boa penetração no liquor são utilizados, como a ceftriaxona ou a cefepima. A vancomi-

224   3. Rinologia

Tabela 3-3   Interpretação dos Achados do Líquido Cefalorraquidiano

	Pressão de Abertura (cm H₂O)	Aspecto	Células (por mL)	Proteína (mg%)	Glicose (% soro)
Normal	7-18	Claro	0 PMNs 0 ERIs 0-5 monócitos	15-45	50
Meningite purulenta aguda	Muitas vezes elevada	Turvo	Poucas – 20.000 (LEUCOs principalmente PMNs)	100-1000	< 20
Meningite viral, encefalite	Normal	Normal	Poucas-350 LEUCOs (principalmente monócitos)	40-100	Normal

PMNs, células polimorfonucleares; ERIs, eritrócitos; LEUCOs, leucócitos.

cina muitas vezes é adicionada para dupla cobertura e para possível resistência à meticilina. Níveis de pico e cavado devem ser monitorados no caso da vancomicina. O papel da anticoagulação na tromboflebite cavernosa permanece controverso. A anticoagulação pode interferir com a capacidade de efetuar o monitoramento da pressão intracraniana ou com a craniotomia.

Cirúrgico

A infecção sinusal subjacente é drenada por via endoscópica ou aberta. Caso um abscesso intracraniano esteja presente, este é drenado pelo neurocirurgião em conjunção com a drenagem sinusal.

◆ Resultado e Acompanhamento

Observação estreita em unidade de terapia intensiva (UTI) com exames neurológicos seriados é necessária pós-operatoriamente. Pode ser necessário o monitoramento da pressão intracraniana.

◆ Códigos na CID

600   Meningite causada por bactéria não especificada.
608   Flebite e tromboflebite de seios venosos intracranianos.
606   Abscesso intracraniano.
101   Sinusite aguda não especificada.
132   Sinusite crônica.

Leitura Adicional

Greenberg MS. Handbook of Neurosurgery. 7th ed. Stuttgart/New York: Thieme; 2010

3.1.4 Rinorreia Liquórica

◆ Características-Chave

- A rinorreia liquórica pode ocorrer graças à lesão iatrogênica do teto do etmoide durante cirurgia sinusal.
- TC e RM, dosagem de β-2 transferrina, cintigrafia com pledget radioativa ou fluoresceína intratecal com endoscopia podem ser úteis para avaliação.
- A base do crânio pode ser reparada inferossuperiormente com instrumentos endoscópicos ou superoinferiormente por via de acesso neurocirúrgica.

A ruptura da base anterior do crânio pode resultar em drenagem de liquor pelo nariz. O problema subjacente pode ser resultado de trauma, lesão iatrogênica ou anomalia congênita, ou pode originar-se espontaneamente sem nenhuma causa específica. O tratamento da rinorreia liquórica relacionada com lesões da base do crânio secundárias à cirurgia sinusal endoscópica é salientado. Fístulas liquóricas do osso temporal podem apresentar-se com rinorreia pela orelha média e tuba auditiva.

◆ Epidemiologia

Trata-se de complicação incomum. Embora a incidência exata de complicações não esteja clara atualmente, as estimativas precedentes sugerem uma frequência de ~ 0,5% de lesões da base do crânio com fístula liquórica subsequente à cirurgia etmoidal.

◆ Clínica

Sinais e Sintomas

Os pacientes apresentam-se com rinorreia aquosa. Frequentemente, a drenagem pode ser provocada, inclinando-se o paciente para frente com a cabeça rebaixada. Tipicamente, a drenagem tem um gosto salgado ou metálico. Cefaleia pode ser relatada. Anosmia e congestão nasal podem acompanhar lesões iatrogênicas da base do crânio com encefalocele.

Diagnóstico Diferencial

A consideração de rinorreia aquosa ou transparente inclui várias formas de rinite *versus* drenagem de liquor. A rinite vasomotora tipicamente é desencadeada por temperaturas frias, atividade física ou outros estímulos específicos.

◆ Avaliação

História

A abordagem ao paciente inicia-se tipicamente com uma história completa. Uma fonte de danos à base do crânio pode, evidentemente, ser bastante óbvia se tiver havido uma suspeita de lesão iatrogênica durante cirurgia endoscópi-

226   3. Rinologia

ca do etmoide. Deve ser notado se a drenagem é unilateral bem como sua duração e gravidade. Queixas associadas, como cefaleia, perturbações visuais, epistaxe e anosmia, devem ser observadas. Detalhes de qualquer cirurgia sinunasal prévia, neurocirurgia, cirurgia otológica ou trauma são importantes. Quaisquer estudos prévios por imagem da cabeça devem ser obtidos, se possível. Uma história pregressa de meningite deve ser procurada. História pregressa geral, lista de medicações, história social e da família são obtidas.

Exame Físico

Um exame completo de cabeça e pescoço é realizado. Devem ser testados os NCs I a XII. Um teste padrão para função olfatória, como o Smell Identification Test (SIT; Sensonics, Inc., Haddon Heights, NJ), é recomendado, para documentar a função olfatória antes do tratamento. Uma endoscopia nasal é efetuada. Um endoscópio rígido de 4 mm de 30° é ideal. Drenagem, massas, edema, secreções purulentas e alterações por cirurgia prévia são anotadas. Se a lesão for iatrogênica, pode ser possível avaliar a localização e tamanho do defeito da base do crânio. Suspeitar de qualquer massa originando-se medialmente à concha média, uma vez que encefaloceles ou estesioneuroblastomas podem originar-se nesta localização. Solicitar que o paciente execute uma manobra de Valsalva pode resultar em aumento visível de uma meningocele ou encefalocele.

Exames de Imagem

A identificação do local da fístula pode ser simples ou não. Em uma lesão iatrogênica conhecida, a TC axial de cortes finos com cortes coronais tipicamente verificará o local da lesão ao longo do teto do etmoide. Este escaneamento deve ser feito, utilizando-se um protocolo de direcionamento por imagem, tal que navegação cirúrgica assistida por computador possa ser utilizada para o reparo endoscópico. Em outras situações, a TC é útil para estudar o detalhe ósseo da base anterior do crânio e o esfenoide. Uma deiscência óssea pode ser evidente. Em um paciente apresentando-se com uma massa de tecidos moles, a RM é o estudo de escolha para avaliar quanto à possível meningocele ou encefalocele.

Laboratório

Caso a secreção da rinorreia possa ser colhida, deve ser enviada para dosagem de β-2 transferrina. Geralmente, pelo menos 1 mL é necessário; o laboratório pode exigir refrigeração ou manipulação rápida do espécime. A presença de β-2 transferrina sugere fortemente que o líquido é de fato liquor.

Outros Testes

Ver **Tabela 3.4** para um sumário dos estudos disponíveis.

Scanning de Pledget Radioativo

Este estudo pode ser realizado para ajudar a confirmar e localizar o local da fístula. Pequenas mechas *(neuropledgets)* de cotonoides de $2,5 \times 7,5$ podem ser aparadas e inseridas na cavidade nasal em localizações definidas. Geralmente dois *pledgets* são introduzidos em cada narina, um anteriormente e um posteriormente, com o fio afixado à pele e rotulado. Traçador radioativo é, então, injetado intratecalmente, tipicamente tecnécio-99 (^{99m}Tc). Depois de um tem-

Tabela 3-4 Estudos Diagnósticos para Suspeita de Rinorreia Liquórica

Estudo	Função
Ensaio de β-2 transferrina	Confirmar que a drenagem é liquor
Scanning de pledget radioativo	Confirmar a presença de fístula liquórica, fornecer informações sobre localização
Fluoresceína intratecal	Localizar fístula durante endoscopia nasal/reparo endoscópico
TC	Avaliar detalhes ósseos da base anterior do crânio; avaliar quanto a hematoma intracraniano ou pneumoencéfalo após lesão iatrogênica
RM	Avaliar quanto à encefalocele, meningocele, neoplasma da base anterior do crânio

TC, tomografia computadorizada; RM ressonância magnética.

po conveniente, os cotonoides são removidos e dosados quanto à radioatividade. Se houver uma fístula liquórica ativa, a localização de um *pledget* "quente" pode guiar a exploração e o reparo.

Fluoresceína Intratecal

O emprego de um corante para visualizar endoscopicamente a fístula liquórica é extremamente útil, tanto para o diagnóstico endoscópico, quanto no momento do reparo. Para o procedimento, um dreno lombar é inserido, e 10 mL do liquor do paciente são colhidos, após o que 0,1 mL de fluoresceína 10% IV é diluído na amostra de liquor de 10 mL. Esta mistura é reinjetada intratecalmente lentamente ao longo de 5 minutos. A fluoresceína faz o vazamento ativo de liquor surgir esverdeado endoscopicamente. A fluoresceína intratecal pode causar convulsões em uma dosagem mais alta; entretanto, o protocolo aqui descrito é amplamente aceito como seguro.

◆ Opções de Tratamento

A ruptura da base do crânio causando rinorreia liquórica é tratada com reparo cirúrgico. O reparo de lesão iatrogênica aguda é discutido separadamente dos outros casos.

Reparo de Lesão Iatrogênica Aguda

Caso o teto etmoidal seja lesado durante cirurgia sinusal, pode ser possível reparar a lesão. Se houver lesão extensa, sangramento grave ou lesão intradural óbvia é altamente recomendado que assessoria neurocirúrgica seja obtida, se possível. Lesão concomitante da artéria etmoidal anterior pode ocorrer, de modo que a órbita deve ser avaliada quanto a edema palpebral, equimose e proptose. Se isto ocorrer, cantotomia lateral, manitol IV e esteroides IV podem ser necessários. Para reparar o defeito da base do crânio, é necessária boa visualização. A mucosa adjacente ao local da fístula é delicadamente refletida para longe. Se possível, um enxerto ósseo posicionado intracranialmente

228 3. Rinologia

é usado. Isto é recomendado, caso o defeito seja maior do que ~ 0,5 cm. Para este enxerto, uma parte de osso da concha é ideal. Depois de posicionar o osso no lado intracraniano do defeito, cola de fibrina (ou material similar) e fáscia ou outro tecido mole é posicionado em camadas no lado nasal do defeito, seguido por várias camadas de material de tamponamento absorvível, como Gelfoam. É útil se o paciente puder acordar da anestesia suavemente, sem "brigar" e fazer força, e sem a necessidade de ventilação com máscara-bolsa de alta pressão pós-extubação, a fim de reduzir ao mínimo as chances de um pneumonencéfalo. Pós-operatoriamente, uma vez estável, uma TC de crânio é recomendada, para avaliar quanto a hematoma intracraniano ou pneumoencéfalo. Caso a imagem revele hematoma ou importante pneumoencéfalo, é necessária assessoria neurocirúrgica. No restante, o tratamento pós-operatório deve incluir elevação da cabeceira do leito, repouso no leito por 2 a 3 dias e emolientes fecais. A maioria dos cirurgiões recomenda profilaxia antibiótica com cefazolina ou clindamicina. O uso de um dreno lombar é debatido. No caso de um defeito grande, a drenagem lombar por 3 dias para reduzir a pressão do liquor pode ser útil.

Reparo Eletivo de outras Fístulas Liquóricas da Base Anterior do Crânio

O tratamento é individualizado. Dependendo da experiência do cirurgião, muitas fístulas dos seios etmoidais ou esfenoidais podem ser acessadas endoscopicamente inferossuperiormente. A fluoresceína intratecal usada intraoperatoriamente é muito útil; o dreno lombar pode ser utilizado pós-operatoriamente para reduzir a pressão do liquor. Em outros casos, neurocirurgiões podem acessar o defeito da base do crânio superoinferiormente; um retalho de pericrânio pode ser usado para fechar o defeito.

◆ Resultado e Acompanhamento

Reparos de fístulas liquóricas da base anterior do crânio têm um bom índice de sucesso. As complicações podem incluir reincidência da fístula, infecção incluindo meningite ou abscesso, encefalocele, anosmia, sangramento intracraniano pós-operatório ou pneumoencéfalo.

◆ Código na CID-10

696.0   Rinorreia de líquido cefalorraquidiano.

Leitura Adicional

Bolger WE, Kennedy DW. Surgical complications and postoperative care. In: Kennedy DW, Bolger WE, Zinreich SJ, eds. Diseases of the Sinuses: Diagnosis and Management. Hamilton, ON: BC Decker; 2001

3.1.5 Epistaxe

◆ Características-Chave

- O manejo, como para outras situações de emergência, deve iniciar-se pelo ABC (via aérea [*airways*], respiração [*breathing*], circulação [*circulation*]) e obedecer aos protocolos padrão para ressuscitação e tratamento.
- Lidar com as condições predisponentes.
- A localização precisa do local do sangramento é necessária para tratamento.

A palavra "epistaxe" deriva do grego *epi,* significando sobre, e *stazo,* cair em gotas. Um sangramento nasal pode apresentar-se como anterior (sangramento pela narina), posterior (sangue presente na faringe posterior) ou ambos. A localização precisa do local do sangramento é a chave do tratamento. Estima-se que > 90% dos casos de epistaxe originam-se do septo nasal anterior no plexo de Kiesselbach, também conhecido como área de Little (**Fig. 3.3**). Entretanto, a vascularização nasal envolve os sistemas das carótidas interna e externa, e um sangramento intenso pode ter origem posteriormente. Os principais vasos incluem as artérias etmoidais anterior e posterior, esfenopalatina, palatina maior e labial superior.

◆ Epidemiologia

A maioria das epistaxes é autolimitada, não exigindo intervenção médica. Estima-se que 45 milhões de americanos sofram pelo menos uma pequena epistaxe. Em crianças quase todos os casos são anteriores, muitas vezes devidos a trauma digital. Acima dos 40 anos de idade, a incidência de sangramentos posteriores aumenta.

◆ Clínica

Sinais e Sintomas

Os pacientes relatarão sangramento por via nasal ou oral. Pode haver um antecedente óbvio relatado de trauma nasal, cirurgia ou corpo estranho. Hematêmese é comum. Ao exame, o sangue pode ser vivo ou coagulado.

Diagnóstico Diferencial

A existência de epistaxe é estabelecida pela história e exame. Uma variedade de condições subjacentes locais e sistêmicas deve ser considerada (**Tabela 3.5**). Mais importante a excluir é uma neoplasia apresentando-se com epistaxe. Considerar angiofibroma nasofaríngeo em qualquer adolescente masculino com uma massa nasossinusal unilateral e epistaxe.

230 3. Rinologia

Tabela 3-5 Causas de Epistaxe

Trauma	Fraturas maxilofaciais Corpos estranhos Trauma digitoungueal
Neoplasias	Angiofibroma nasofaríngeo juvenil Carcinoma de células escamosas Papiloma invertido Melanoma da mucosa Outros
Doenças sistêmicas	Telangiectasia hemorrágica hereditária (Rendu-Osler-Weber) Granulomatose de Wegener Sarcoidose Coagulopatias Trombocitopenia
Drogas	Cumadina, aspirina, clopidogrel, etc. Quimioterapia Uso intranasal de drogas ilícitas
Infecção	Tuberculose, sífilis, rinoscleroma, viral Outra

◆ Avaliação

História

Na maioria dos casos, o atendimento do paciente começa com uma história completa. A exceção a esta regra é o paciente com sangramento ativo grave ou instabilidade hemodinâmica que precisam ser corrigidos primeiro. Importantes informações da história devem incluir a quanto tempo as epistaxes prolongadas vêm ocorrendo, sua frequência, se o sangramento é tipicamente à esquerda ou à direita e anterior ou posterior, quanto tempo duram os episódios e se tamponamento ou cauterização alguma vez foi necessária. Inquirir sobre cirurgia prévia nasal ou sinusal. Caso cirurgia nasossinusal tenha ocorrido recentemente, obter notas operatórias pode ser útil. As informações gerais relevantes incluem uma história pregressa de equimose ou sangramento fácil; uma história familiar desses problemas ou distúrbio hemorrágico conhecido; problemas de sangramento em cirurgias ou tratamento dentário prévios; histórico de anemia, doenças malignas, leucemia, linfoma ou quimioterapia; outras doenças sistêmicas; ou trauma recente. Uma lista precisa e completa das medicações em uso é necessária. Atenção específica é dirigida para qualquer uso recente de medicações que podem promover sangramento, como aspirina, outras drogas anti-inflamatórias não esteroides (AINEs), cumadina ou clopidogrel. Também considerar vitaminas, como vitamina E e outros suplementos ou ervas, muitos dos quais podem promover sangramento. A história social é obtida. Abuso crônico de álcool pode ser relacionado com distúrbios da coagulação por função sintética hepática prejudicada bem como desnutrição e deficiências vitamínicas; uso de drogas ilícitas intranasais pode ser um fator causal. Em suma, o conhecimento e o tratamento de condições sistêmicas podem ser requeridos para obter tratamento efetivo definitivo da epistaxe.

Exame Físico

As prioridades com qualquer epistaxe grave precisam focar o ABC e a ressuscitação. A chave do tratamento eficaz é a localização da fonte do sangramento. O exame da cabeça e pescoço deve, portanto, focalizar este objetivo. São essenciais um espéculo nasal e luz frontal, aspiração com ponta Frazier, e *spray* de oximetazolina ou Fenilefrina (para descongestão e hemostasia). Pontocaína 2% tópica pode ser utilizada para anestesia intranasal, caso necessário. A disponibilidade de um telescópio nasal rígido de 4 mm e fonte de luz é ideal, especialmente para localizar um sangramento posterior. Muitas vezes, o otorrinolaringologista deverá primeiramente remover materiais de tamponamento inadequadamente inseridos ou ineficazes. A remoção de coágulos por aspiração facilitará a identificação de locais de sangramento, utilizando o equipamento descrito anteriormente.

Exames de Imagem

Um sangramento profuso em um paciente com trauma maxilofacial deve ser manejado com angiografia de emergência. Uma lesão da porção extradural da carótida interna não pode ser controlada com tamponamento nasal; a maioria destas lesões provavelmente causa exsanguinação no campo. Também, em epistaxes recorrentes ou de tratamento difícil, angiografia pode ser diagnóstica (para localizar uma fonte de sangramento e dirigir terapia definitiva, como ligadura da etmoidal) ou terapêutica (para embolizar uma sangramento da carótida externa).

A identificação de uma massa intranasal ao exame deve ser seguida por uma TC ou RM para avaliar por completo uma possível neoplasia ou doença inflamatória nasossinusal antes da terapia definitiva. Entretanto, isto não deve retardar o tratamento agudo da epistaxe ativa.

Laboratório

A hematologia deve incluir hemoglobina, hematócrito, contagem de plaquetas, TP e TTP, bem como tipo sanguíneo e triagens. Manter em mente que hemoconcentração no paciente insuficientemente ressuscitado por fornecer resultados de laboratório que inicialmente não refletem o grau de perda sanguínea. Estudos da função das plaquetas podem ser úteis, embora os resultados possam não estar rapidamente disponíveis. Disfunção plaquetária é observada com uso de AINEs e doença de von Willebrand.

◆ Opções de Tratamento

Um paciente apresentando-se no departamento de emergência com epistaxe grave ou qualquer suspeita de hipovolemia deve receber acesso IV, monitoramento cardíaco contínuo e ressuscitação hídrica agressiva.

Generalizações

A correção de distúrbios graves da coagulação facilitará a eficácia de terapia local de epistaxe (p. ex., reversão de hipercumadinização com plasma fresco congelado [PFC] ou vitamina K IV; transfusão de plaquetas no paciente oncoló-

232 3. Rinologia

gico trombocitopênico). Sangramento mucoso espontâneo tipicamente ocorre em pacientes com contagens de plaquetas < 20.000. O controle de hipertensão é essencial. Pacientes com insuficiência renal subjacente podem necessitar de DDAVP (desamino-D-arginina vasopressina) para corrigir coagulopatia de disfunção urêmica subjacente das plaquetas. Algumas formas de doença de von Willebrand também respondem à DDAVP ou desmopressina.

Específicos

Localizar a origem, como descrito anteriormente, utilizando oximetazolina *spray*, aspiração, um espéculo nasal, e/ou endoscopia nasal. Evitar tamponamento removível a não ser que outros métodos sejam inefetivos. A maioria dos sangramentos é anterior e pode ser tratado efetivamente com vasoconstritores tópicos e com pressão direta e/ou simples bastões de nitrato de prata. Um fragmento pequeno de Gelfoam ou Surgicel posicionado sobre a área cauterizada é útil. Se o sangramento não responder a estas medidas, pode ser necessário um tamponamento nasal para comprimir o local do sangramento. Gelfoam, Surgicel, com ou sem trombina tópica, ou Floseal estão entre os produtos absorvíveis disponíveis que não exigirão remoção, mas se dissolverão com administração de soro fisiológico nasal. Carne de porco salgada *(salt pork)* intranasal é um material de tamponamento altamente efetivo.

Para sangramentos refratários, é utilizado um tamponamento removível. Muitos tipos estão disponíveis, p. ex., esponjas de Merocel. Produtos Rapid Rhino (Bruxelas, Bélgica), que são cobertos com um procoagulante e contêm um balão inflável, também são eficazes. A experiência mostrou que um tamponamento removível efetivo deve ser mantido por 4 dias para possibilitar a cura antes da remoção. Qualquer paciente com tamponamento nasal deve receber antibióticos sistêmicos com boa cobertura Gram-positiva, como cefalexina ou clindamicina, para profilaxia contra choque tóxico. Na rara situação em que um tamponamento nasal apropriadamente colocado resulta em hemorragia continuada pelas narinas posteriores, um tampão-balão Epistat (Medtronic XOMED, Inc., Jacksonville, FL) é muito efetivo. Este aparelho possui um balão que é inflado na nasofaringe e um segundo balão que aplica pressão intranasalmente, e tampona efetivamente um vaso sangrante posterior.

Outras técnicas e sistemas de tamponamento posterior formal também estão disponíveis. Qualquer paciente com um tampão posterior deve ser internado com oximetria de pulso contínua. Um paciente com insucesso ou ressangramento após estas manobras geralmente é enviado para angiografia e possível embolização. Caso não esteja disponível, e/ou o cirurgião estiver seguro de que o vaso alimentador é identificável, clipagem ou cauterização da esfenopalatina pode ser efetuada endoscopicamente; a ligadura do sistema da maxilar interna pode ser realizada por uma via de acesso de Caldwell-Luc e remoção da parede posterior do seio maxilar; ou uma ligadura da artéria etmoidal anterior ou posterior pode ser efetuada por via de uma incisão externa. Lembrar a regra dos 24-12-6 mm para localizar a artéria etmoidal anterior, etmoidal posterior e nervo óptico ao longo da parede orbitária; entretanto, há variação substancial destas medidas.

3. Rinologia   233

Outros Tratamentos

A terapia do paciente com Osler-Rendu-Weber é um desafio. É preciso excluir malformações vasculares pulmonares ou intracranianas, as quais podem ameaçar a vida, com exames de imagem apropriado. Evitar tamponamentos. Tratamentos com *laser* [Nd:YAG (neodímio:ítrio-alumínio-granada), argônio, KTP (potássio titanil fosfato)] a 1024 nm foram efetivos. Septodermatoplastia permanece como uma opção em casos graves.

◆ Resultado e Acompanhamento

O tratamento continuado de doenças clínicas subjacentes pode ser preventivo. O uso de soro fisiológico nasal e umidificação é útil. Evitar AINEs.

◆ Código na CID-10

R.04.0   Epistaxe.

Leitura Adicional

Cullen MM, Leopold DA. Nasal emergencies. In: Eisele DW, McQuone SJ, eds. Emergencies of the Head and Neck. St Louis, MO: Mosby; 2000:239-245

Wormald PJ. Endoscopic Sinus Surgery: Anatomy, Three-Dimensional Reconstruction, and Surgical Technique. 2nd ed. Stuttgart/New York: Thieme; 2008

3.2 Rinossinusite

3.2.1 Rinossinusite Aguda

◆ Características-Chave

- Rinossinusite é uma condição inflamatória do nariz e dos seios.
- Por definição, os sinais e sintomas duram menos de 1 mês.
- A condição se resolve com tratamento; o tratamento inadequado pode levar à doença crônica incapacitante.

A rinossinusite bacteriana aguda é frequentemente tratada por prestadores de atenção primária. O otorrinolaringologista atende frequentemente aos pacientes que foram inadequadamente tratados ou que têm doença recorrente. Tratamento agressivo é necessário com pacientes imunocomprometidos. A colheita de secreção mucopurulenta durante a endoscopia nasal permite a obtenção de dados para antibioticoterapia dirigida por cultura. O tratamento geralmente é clínico, na ausência de complicações orbitárias ou intracranianas.

234   3. Rinologia

◆ Epidemiologia

A incidência verdadeira é difícil de estabelecer uma vez que existe de alguma superposição a outras queixas, como infecção respiratória superior ou alergia. Entretanto, a rinossinusite está entre as queixas mais comuns de saúde. A rinossinusite (todas as variedades) afeta 31 milhões de pessoas nos EUA. Estima-se que em 20 milhões de casos de rinossinusite bacteriana aguda ocorram anualmente nos EUA. Os gastos anuais dos EUA relacionados com o diagnóstico principal de sinusite totalizam aproximadamente $3,5 bilhões.

◆ Clínica
Sinais e Sintomas

Uma história de rinossinusite aguda pode ser suspeitada com base na presença de fatores maiores e menores. Os fatores maiores incluem dor facial ou sensação de pressão, congestão ou plenitude, obstrução nasal, rinorreia, secreção mucopurulenta ou rinorreia posterior com coloração alterada, hiposmia/anosmia, secreção purulenta nas fossas nasais ao exame e febre. Fatores menores incluem cefaleia, fadiga, halitose, odontalgia, tosse e otalgia ou pressão/plenitude na orelha.

A presença de dois fatores maiores, um fator maior com dois menores, ou três fatores menores sugere fortemente o diagnóstico. A febre é relativamente específica da rinossinusite aguda *versus* outras formas de doença nasossinusal. Sintomas localizadores podem sugerir comprometimento de seio paranasal específico, ou seja, bochecha ou odontalgia superior na sinusite maxilar, dor na fronte ou cefaleias frontais na sinusite frontal. Dor retro-orbitária ou occipital pode ocorrer na sinusite esfenoidal. A doença sinusal difusa pode, no entanto, permanecer oculta com sintomas inespecíficos.

Diagnóstico Diferencial

Na fase inicial da doença (primeiros 10-14 dias), a etiologia é presumidamente viral. Assim, uma infecção respiratória superior viral típica é a principal alternativa no paciente com uma história de sintomas de menos de 2 semanas de duração. Outras entidades a serem consideradas incluem agudização de rinite alérgica, rinossinusite crônica não reconhecida, ou manifestações raras de doenças sistêmicas, como granulomatose de Wegener limitada ou sarcoidose. Outras causas de sintomas localizados incluem doença periodontal grave ou migrânea recorrente, as quais podem incluir cefaleia localizada, bem como congestão nasal. No paciente imunocomprometido, um alto índice de suspeição de rinossinusite fúngica invasiva é crítico.

◆ Avaliação

O diagnóstico geralmente é realizado com base em fatores maiores e menores presentes pela história em combinação com achados objetivos de exame. Ocasionalmente, é necessária avaliação radiológica.

Exame Físico

Um exame completo de cabeça e pescoço é efetuado, incluindo um exame dos nervos cranianos. É importante excluir evidências de rinite complicada, como extensão orbitária ou intracraniana da doença. Por essas razões, é preciso observar proptose, edema periorbitário, motilidade extraocular, dor à palpação e sinais meníngeos. A endoscopia nasal deve ser realizada após descongestionante tópico. A avaliação inclui a posição do septo, presença de edema da mucosa, presença, localização e qualidade do muco ou secreção purulenta e a presença e qualidade de pólipos ou massas. Um *swab* de alginato de cálcio (calgiswab) ou coletor de aspiração pode facilmente ser usado para obter endoscopicamente uma amostra de qualquer secreção purulenta dos óstios dos seios ou do meato médio para cultura e testes de sensibilidade.

Exames de Imagem

O diagnóstico de rinossinusite aguda não complicada geralmente é realizado com a história e o exame. Caso o diagnóstico seja incerto, uma TC coronal e axial de cortes finos sem contraste dos seios paranasais constitui o estudo mais útil. A presença de opacificação com densidade de líquido ou tecido mole em um seio paranasal é diagnóstica. Espessamento mucoso sem líquido óbvio sugere doença crônica. O detalhe ósseo da base do crânio e órbitas deve ser avaliado. Erosão ou espessamento ósseo, ou presença de uma massa nasossinusal sugere outra alteração que não rinossinusite aguda, necessitando de estudos adicionais.

A utilidade dos filmes simples é muito limitada. Doenças do meato médio, infundíbulo, recesso frontal, etmoidais anteriores e cavidade nasal superior não são identificáveis. Além disso, a exposição à radiação por uma TC de triagem sinusal (*i. e.,* cortes limitados) provavelmente é comparável a uma série de radiografia simples.

Laboratório

A não ser que o paciente apresente toxemia ou seja imunossuprimido, ou caso haja suspeita de complicações da rinossinusite aguda (extensão orbitária ou intracraniana), exames laboratoriais, como um HC, são úteis.

Microbiologia

É geralmente aceito que a infecção viral predomina durante os primeiros 10 a 14 dias e a seguir leva à obstrução dos óstios dos seios. O muco espessado leva à infecção bacteriana. Os organismos mais comuns são *Streptococcus pneumoniae, H. influenzae* e *Moraxella catarrhalis,* bem como anaeróbios e outras espécies de *Streptococcus.* Resistência a drogas é um problema crescente.

◆ Opções de Tratamento

A rinossinusite aguda não complicada é tratada clinicamente. Caso os sintomas persistam mais de 7 a 10 dias, uma infecção bacteriana é provável, e antibióticos estão indicados. A duração típica da terapia é de 2 semanas, e muitas vezes são necessárias séries de 4 semanas. Sempre que possível, a antibioticoterapia deve ser guiada por cultura.

As diretrizes publicadas para terapia empírica adulta recomendam (a) amoxicilina/clavulanato (1,75-4,0 g/250 mg por dia ou 875 mg 2 vezes ao dia); (b) amoxicilina (1,5-4 g/d; ou 500 mg 3 vezes ao dia); ou (c) cefuroxima axetil (250 mg 2 vezes ao dia). Em pacientes alérgicos a β-lactâmicos, as diretrizes

236   3. Rinologia

Tabela 3-6   Antibioticoterapia Empírica Adulta para Rinossinusite Aguda

Não Alérgico	Alérgico a Betalactâmico
Amoxicilina (1,5-4 g/d)	Trimetoprim–sulfametoxazol de força dupla (2 vezes ao dia)
Amoxicilina–clavulanato (1,75-4,0 g/ 250 mg/d)	Doxicilina (100 mg 2 vezes ao dia)
Cefuroxima axetil (250 mg 2 vezes ao dia)	Terapia com macrolídeos (p. ex., claritromicina 500 mg 2 vezes ao dia)
Se não houver nenhuma melhora em 72 horas, ou caso tenha havido uso recente de antibiótico, considerar fluoroquinolonas como a moxifloxacina (400 mg/d); alternativas incluem clindamicina e ceftriaxona.	

Observação. Tratamento dirigido por cultura é altamente recomendado.

recomendam (a) trimetoprim-sulfametoxazol forte (2 vezes ao dia); (b) doxiciclina (100 mg 2 vezes ao dia); ou (c) terapia com macrolídeo (**Tabela 3.6**). Caso não haja melhora em 72 horas, ou caso um antibiótico tenha sido utilizado nas 4-6 semanas prévias, o antibiótico deve ser trocado para gatifloxacina[*] (400 mg ao dia), levofloxacina (500 mg ao dia), ou moxifloxacina (400 mg ao dia). Ceftriaxona ou clindamicina e rifampicina são opções adicionais listadas.

Em pacientes pediátricos, as diretrizes recomendam (a) amoxicilina/clavulanato (90 mg/6,4 mg/kg ao dia); (b) amoxicilina (45-90 mg/kg ao dia); ou (c) cefuroxima axetil (geralmente 30 mg/kg ao dia divididos cada 12 horas; máximo 1.000 mg ao dia). Em pacientes alérgicos a β-lactâmicos, as diretrizes recomendam trimetoprim-sulfametoxazol (6-10 mg trimetoprim por kg por dia divididos cada 12 horas), ou um macrolídeo como a claritromicina (15 mg/kg ao dia divididos cada 12 horas).

A terapia clínica adicional envolve o uso de descongestionantes orais, como pseudoefedrina (30-60 mg cada 6 horas, conforme necessário). Cuidados devem ser tomados em pacientes com hipertrofia prostática ou hipertensão mal controlada. Descongestionantes tópicos, como oximetazolina 0,05% (dois sprays em cada narina 2 vezes ao dia) podem ser utilizados durante 3-5 dias no máximo para facilitar a drenagem. O uso prolongado causará uma rinite medicamentosa. Anti-histamínicos orais são indicados apenas se os sintomas forem associados à exacerbação de alergia. Esteroides nasais tópicos foram recomendados recentemente para ajudar a reduzir a inflamação, e para desempenhar um papel profilático após a resolução dos sintomas em pacientes com doença recorrente. Soro fisiológico nasal é útil para fluidificar as secreções, do mesmo modo que a guaifenesina (600-1200 mg 2 vezes ao dia).

Ocasionalmente, uma punção maxilar é necessária para obter material para cultura e/ou para aliviar sintomas severos. Isto pode ser realizado por via do meato inferior ou pela fossa canina. Uma indicação comum para este procedimento é um paciente imunocomprometido que tenha utilizado múltiplos antibióticos recentemente com um seio ocluído.

---

[*] N. do T.: a gatifloxacina foi retirada do mercado no Brasil.

♦ Resultado e Acompanhamento

A rinossinusite aguda geralmente se resolve com o tratamento clínico apropriado. A rinossinusite subaguda progride de 4 a 12 semanas e geralmente ainda se resolve. Certos pacientes podem apresentar recidivas, chamadas rinossinusites agudas recorrentes, com sintomas novamente durando menos de 4 semanas e recidivando 4 ou mais vezes por ano. Em pacientes com doença recorrente, TC e terapia mais agressiva, incluindo esteroides sistêmicos e/ou cirurgia, podem ser indicadas.

Meningite é a complicação intracraniana mais comum da rinossinusite aguda, muitas vezes de doença esfenoidal. Ela é tratada com antibióticos IV e geralmente drenagem cirúrgica. Complicações orbitárias e intracranianas encontram-se discutidas em detalhe nos Capítulos 3.1.2 e 3.1.3.

♦ Códigos na CID-9

J01   Sinusite aguda.
J01.8   Outras sinusites agudas.
J01.9   Sinusite aguda, não especificada.

Leitura Adicional

Anon JB, Jacobs MR, Poole MD et al., for the Sinus And Allergy Health Partnership. Antimicrobial treatment guidelines for acute bacterial rhinosinusitis. Otolaryngol Head Neck Surg 2004:130(1, Suppl):1-45

Thaler ER. Management of acute rhinosinusitis. In: Kennedy DW, Bolger WE, Zinreich SJ, eds. Diseases of the Sinuses: Diagnosis and Management. Hamilton, ON: BC Decker: 2001:149-154

3.2.2 Rinossinusite Crônica

♦ Características-Chave

- Rinossinusite crônica é uma condição inflamatória do nariz e dos seios paranasais.
- Por definição, os sinais e sintomas duram 3 meses ou mais.
- Diversos subtipos existem, mas suas definições exatas permanecem controversas.

A rinossinusite crônica (RSC) é definida como um grupo de doenças caracterizadas por inflamação da mucosa do nariz e seios paranasais com duração de, pelo menos, 12 semanas consecutivas. Rinossinusite aguda foi definida como durando até 4 semanas. A rinossinusite subaguda dura de 4 a 12 semanas. A RSC ocorre secundária a sinusites agudas ou subagudas não controladas e, muitas vezes, exige intervenção cirúrgica. Fatores subjacentes, como alergias, alterações da motilidade ciliais, imunodeficiência, devem ser considerados nos pacientes refratários.

238 3. Rinologia

◆ **Epidemiologia**

Foi descrito que a rinossinusite (todas as variedades) afeta 31 milhões de pessoas nos EUA. A rinossinusite crônica responde por aproximadamente 24 milhões de consultas médicas anualmente nos EUA, 90% das quais resultam em uma prescrição. O dispêndio anual dos EUA relacionado com o diagnóstico primário de sinusite totaliza aproximadamente $3,5 bilhões.

◆ **Clínica**

Sinais e Sintomas

Conforme indicado no Capítulo 3.2.1, os fatores principais incluem dor ou sensação de pressão, congestão ou plenitude, obstrução nasal, secreção purulenta ou rinorreia posterior com coloração alterada, hiposmia/anosmia, secreção purulenta na cavidade nasal ao exame e febre. Fatores secundários incluem cefaleia, fadiga, halitose, odontalgia, tosse e otalgia ou pressão ou plenitude auricular. Dois fatores principais, um fator maior e dois menores, ou presença de secreção purulenta ao exame nasal sugere fortemente sinusite, e o tratamento deve ser iniciado. Instrumentos validados de avaliação de qualidade de vida indicaram que a RSC pode ter um grande impacto negativo sobre os pacientes.

Diagnóstico Diferencial

Neoplasia intranasal, benigna ou maligna, pode apresentar-se similarmente a doenças inflamatórias. As neoplasias incluem papilomas (invertido, cilíndrico), carcinomas de células escamosas ou adenocarcinomas, tumores salivares, sarcomas, melanoma da mucosa, schwannomas, osteomas, angiofibroma e estesioneuroblastoma. Outras entidades a serem consideradas incluem manifestações nasais de doenças sistêmicas, como granulomatose de Wegener limitada, síndrome de Churg-Strauss, sarcoidose, tuberculose, hanseníase ou sífilis. Outras causas de sintomas localizados incluem doença periodôntica grave ou migrânea recorrente, os quais podem incluir cefaleia localizada pulsátil, bem como congestão nasal (profissionais de atenção primária podem rotular cefalalgia como "cefaleias sinusais", independentemente da presença de doença nasossinusal ativa). Doenças da articulação temporomandibular (ATM) pode causar "cefaleias sinusais". A rinite medicamentosa é comum, e os pacientes nem sempre admitem o uso de descongestionantes nasais. No paciente imunocomprometido, um alto índice de suspeição de rinossinusite fúngica invasiva é crítico. Em certas situações clínicas, considerar síndrome de Churg-Strauss (vasculite, asma, eosinofilia), o espectro do granuloma eosinofílico (histiocitose de células de Langerhans), linfoma de células T (antes considerado granuloma da linha média (causado por *Klebsiella rhinoscleromatis*), ou rinosporidiose (causada por *Rhinosporidium seeberi*) endêmica na Índia e Sri Lanka.

◆ **Avaliação**

Existem controvérsias a respeito das definições e diagnósticos de todas as formas de rinossinusite. Um diagnóstico geralmente é feito com base na história em combinação com exames objetivos e avaliação radiográfica, geralmente TC (Tabela 3.7). Conforme listado anteriormente, certos fatores maiores e menores, quando presentes, podem sugerir fortemente a presença de doença.

3. Rinologia   239

Tabela 3-7 Achados de Exames na Rinossinusite Crônica

Achados de TC	Achados de Endoscopia Nasal
Espessamento da mucosa	Secreção nasal com coloração
Alterações ósseas	Pólipos nasais
Níveis hidroaéreos	Edema ou eritema, especialmente no meato médio ou bolha etmoidal

Exame Físico

Realiza-se um exame completo de cabeça e pescoço, incluindo um exame dos nervos cranianos. É importante excluir evidências de sinusite complicada, como extensão orbitária ou intracraniana. Portanto, deve-se avaliar quanto à proptose, edema periorbitário, mobilidade extraocular, dor à palpação e sinais meníngeos. A endoscopia nasal rígida deve ser realizada após descongestão tópica. A avaliação inclui posição e integridade do septo, presença de edema da mucosa, presença, localização e qualidade do muco ou secreção purulenta e a presença e qualidade de pólipos ou massas. Um *calgiswab* ou coletor de aspiração pode facilmente ser utilizado endoscopicamente para obter uma amostra de qualquer secreção purulenta nos óstios dos seios ou meato médio para cultura e testes de sensibilidade. O otorrinolaringologista possui capacitação única em endoscopia nasal, e este procedimento deve fazer parte do exame de todos os pacientes que se apresentam com queixas nasossinusais.

Considerar testes olfatórios (especialmente em pacientes que relatam hiposmia/anosmia), como o *Smell Identification Test* (Sensonics, Inc., Haddon Heights, NJ), antes chamado UPSIT.

Exames de Imagem

A TC coronal e axial de cortes finos sem contraste dos seios paranasais constitui o estudo mais útil. Sistemas de estadiamento pela TC (p. ex., Lund-Mackay) foram propostos e podem ser úteis para pesquisa ou controle da doença ao longo do tempo. Os achados da TC se correlacionam pouco com os sintomas do paciente. A presença de opacificação com aspecto de líquido ou tecidos moles em um seio paranasal é diagnóstica. Espessamentos mucosos sem líquido óbvio sugere doença crônica. Detalhes ósseos da base do crânio e órbitas devem ser avaliados. Erosão ou espessamento ósseo, ou a presença de uma massa nasossinusal sugerem alterações outras que não rinossinusite (crônica) aguda, devendo gerar um estudo adicional. A doença fúngica apresentando-se como rinossinusite fúngica alérgica aparecerá como uma densidade heterogênea. Evidências de doença expansiva com adelgaçamento ósseo são observadas na rinossinusite fúngica alérgica, mucocele e neoplasias de baixo grau. A erosão óssea deve levantar a suspeita de doença maligna, e também é observada em doenças inflamatórias como a granulomatose de Wegener. O espessamento ósseo é observado em doenças inflamatórias de longa duração.

A RM é útil para avaliar extensão intracraniana. Fungos podem aparecer como sinal ausente em ambas sequências T1 e T2. Entretanto, no presente a RM não é recomendada como alternativa à TC para diagnóstico de rotina da rinossinusite crônica graças à sua sensibilidade excessivamente alta e com pouca especificidade. A utilidade de radiografias simples é muito limitada.

240   3. *Rinologia*

Laboratório

A não ser que o paciente apresente-se em toxemia, seja imunossuprimido ou haja suspeitas de complicações de rinossinusite (extensão orbitária ou intracraniana), exames de sangue como um HC não são úteis. Culturas bacterianas dos óstios dos seios são úteis. O papel dos fungos é controverso. Fungos são ubíquos; antifúngicos tópicos ou sistêmicos não são utilizados a menos que esteja presente infecção fúngica tecidoinvasiva (p. ex., em pacientes imunossuprimidos). O papel dos vírus na rinossinusite crônica não está claro e não foi bem estudado.

Microbiologia

O muco espessado leva à invasão bacteriana. Importante é o fato de que os organismos diferem daqueles observados na rinossinusite aguda. Germes comuns incluem *S. aureus, Staphylococcus* coagulase negativo e espécies anaeróbicas e Gram-negativas. A maioria das infecções é polimicrobiana. Resistência aos antimicrobianos é comum.

Patogênese e Classificação

A etiologia é multifatorial, envolvendo fatores ambientais, locais do hospedeiro e gerais do paciente. Fatores ambientais patogênicos incluem infecção viral, poluição, fumo e alergia. O fumo é o fator mais importante na doença recorrente; alguns cirurgiões proeminentes não efetuarão cirurgia sinusal eletiva em fumantes, sabendo que a doença recidivará. Os fatores do paciente incluem atopia, imunodeficiência, alterações do *clearance* mucociliar, como a discinesia ciliar ou a fibrose cística (provavelmente mesmo nas formas subclínicas de disfunção do transportador de cloreto), hiperatividade das vias aéreas e reatividade a fungos.

Subtipos de rinossinusite crônica foram propostos com base no infiltrado inflamatório (eosinofílico, neutrofílico ou outro) ou em vários mecanismos fisiopatológicos (fatores extrínsecos, fatores intrínsecos). A utilidade clínica da classificação é questionável em certo grau em virtude da superposição de sinais e sintomas. Entretanto, as categorias incluem rinossinusite crônica com ou sem pólipos; rinossinusite crônica com mucina eosinofílica; rinossinusite fúngica alérgica (com base na presença de eosinófilos e atopia ao fungo) e tríade de Samter (tríade ASA) de alergia à aspirina, com asma e pólipos nasais. A RSC é extremamente comum em pacientes com AIDS.

◆ Opções de Tratamento

Clínico

A rinossinusite crônica não complicada deve ser tratada clinicamente antes de se considerar cirurgia (Tabela 3.8). Há considerável debate sobre o que constitui "terapia clínica máxima". O tratamento aborda infecção, inflamação e fatores subjacentes. Uma série de esteroides sistêmicos em doses decrescentes por um mês combinada à antibioticoterapia oral foi considerada útil. Utilizar Medrol 32 mg por via oral ao dia durante 1 semana, a seguir reduz para 32 mg em dias alternados durante 1 semana, 24 mg em dias alternados durante 1 semana, 16 mg em dias alternados durante 1 semana. Sempre que possível, a terapia anti-

3. Rinologia 241

Tabela 3-8 Estratégias de Tratamento na Rinossinusite Crônica

Esteroides orais	Metilprednisoloma 32 mg ao dia por 7 dias, em seguida doses decrescentes
Antibióticos orais	Dirigidos por cultura, sempre que possível
Sprays esteroides nasais tópicos	Mometasona, fluticasona, outros
Irrigação de esteroides nasais tópicos (uso *off-label*)	Pudesonida *respules* (conteúdo de um *respule* adicionado a um frasco de soro fisiológico) 2 vezes ao dia
Irrigação antibiótica nasal tópica, útil para *S. aureus* resistente à meticilina (uso *off-label*)	Pomada de mupirocina 2% 22 g em 1 L de soro fisiológico utilizando 50 mL por narina 2 vezes ao dia durante 10 dias
Cirurgia	Endoscópica (pinças, microdesbridador, dilatação com catéter-balão). Aberta (trepanação, obliteração frontal, outras)

biótica deve ser guiada pela cultura. Escolhas empíricas incluem ceftina 250 a 500 mg oralmente 2 vezes ao dia e Levofloxacina 500 mg oralmente diariamente. O tratamento antibiótico para RSC pode ser prolongado. Ao término deste tratamento, a TC é repetida (com protocolo de direcionamento por imagem, se cirurgia for provável). Caso os sintomas e/ou exame e achados de TC não apresentarem melhora significativa, a cirurgia é considerada.

A terapia clínica útil adicional pode incluir guaifenesina 600 mg a 1.200 mg por via oral 2 vezes ao dia e irrigações nasais com soro fisiológico. O *S. aureus* resistente à meticilina (MARSA) cultivado de secreções colhidas durante a endoscopia nasal foi observado na consulta inicial pelo otorrinolaringologista. Irrigação nasal com pomada de mupirocina 22 g em 1 L de soro fisiológico utilizando 50 mL por narina diariamente por 10 dias parece benéfico (este uso é *off-label*). Descongestionantes tópicos como oximetazolina 0,05% (dois *sprays* em cada narina 2 vezes ao dia) podem ser utilizados por 3 a 5 dias no máximo, para facilitar a drenagem. O uso prolongado levará à rinite medicamentosa. Anti-histamínicos orais são indicados apenas se os sintomas forem associados a agudizações alérgicas. Esteroides nasais tópicos têm pouco papel agudo; entretanto, eles desempenham um papel profilático após a resolução dos sintomas em pacientes com doença recorrente. A budenosida em *respules* (o conteúdo de um *respule* adicionado a um frasco de solução salina nasal) para irrigação nasal tópica 2 vezes ao dia tem sido utilizada em alguns pacientes com RSC com pólipos, como uma abordagem poupadora de esteroide sistêmico (este é um *off-label*).

Cirúrgico

A cirurgia sinusal endoscópica tornou-se a técnica padrão para tratamento da doença nasossinusal não neoplásica. Também está sendo utilizada para casos neoplásicos selecionados. Técnicas abertas podem ser necessárias em certos casos; por exemplo, drenagem aberta de abscesso subperiosteal orbitário, ou trepanação de seio frontal combinada à cirurgia endoscópica. A avaliação

242   3. Rinologia

Tabela 3-9 Avaliação Pré-Operatória da Tomografia Coronal

Forma e integridade da base do crânio	Altura das células etmoidais (em relação ao topo do seio maxilar posteriormente – número de células antes da base do crânio)
Forma e integridade da órbita	Anatomia do seio esfenoidal: septações, carótidas, nervos ópticos
Posição da unciforme	Variações anatômicas: Célula de Onodi (sobreposta ao etmoidal posterior) Concha bolhosa Etmoidal infraorbital
Localização da artéria etmoidal anterior	Seio maxilar hipoplásico

pré-operatória da TC coronal é crítica (**Tabela 3.9**). O tratamento pré e pós-operatório é importante para o sucesso. Pré-tratar com Medrol 32 g via oral diariamente por 5 dias antes da cirurgia e reduzir lentamente pós-operatoriamente, dependendo do exame endoscópico. A cessação tabágica é obrigatória para o sucesso a longo prazo. O papel e a extensão do desbridamento pós-operatório em consultório são debatidos.

A instrumentação cirúrgica endoscópica pode incluir pinças cortantes ou microdesbridadores. Um avanço recente foi o desenvolvimento de instrumentos poupadores de tecido para dilatação sinusal com balão sobre um fio-guia. Ao escrevermos, dados sobre eficácia de 2 anos do uso da dilatação com balão sinusal foram publicados. Atualmente, a doença etmoidal não pode ainda ser tratada com instrumentação por balão.

◆ Resultado e Acompanhamento

Os pacientes com rinossinusite crônica necessitam de cuidados a longo prazo, frequentemente incluindo alergista, rinologista e médico-generalista. A exposição cumulativa a esteroides sistêmicos deve ser cuidadosamente acompanhada para evitar efeitos colaterais. Há uma alta taxa de cirurgias revisionais em pacientes com RSC, especialmente naqueles com polipose nasal extensa. É importante que os pacientes compreendam que eles têm uma condição crônica, comprometendo a via aérea superior, e que curar esta condição crônica pode não ser possível. Entretanto, controlar eficazmente os sintomas, minimizar a morbidade pela doença e melhorar a qualidade de vida constituem objetivos razoáveis. Complicações orbitárias e intracranianas são discutidas em detalhe em outro local neste livro.

◆ Códigos na CID-10

J32   Sinusite crônica.
J32.8 Outras sinusites crônicas.
J32.9 Sinusite não especificada (crônica).

Leitura Adicional

Benninger MS, Ferguson BJ, Hadley JA *et al.* Adult chronic rhinosinusitis: definitions, diagnosis, epidemiology, and pathophysiology. Otolaryngol Head Neck Surg 2003;129(3, Suppl)S1-S32

Clerico DM. Medical treatment of chronic sinus disease. In: Kennedy DW, Bolger WE, Zinreich SJ, eds. Diseases of the Sinuses: Diagnosis and Management. Hamilton, ON: BC Decker; 2001:155-168

3.3 Rinite

3.3.1 Rinite Não Alérgica

◆ Características-Chave

- Muitos médicos deixam de diagnosticar as rinites não alérgicas (RNA) tratando todas as rinites como alérgicas.

- Mesmo quando uma etiologia alérgica for excluída, estes pacientes podem ser diagnosticados com "rinite vasomotora" (RVM), muitas vezes um diagnóstico descartável. Estudos adicionais muitas vezes não são realizados.

- Uma vez que a RNA abranja uma variedade de fatores etiológicos, o diagnóstico cuidadoso e terapia dirigida são pontos-chave para o tratamento satisfatório.

Rinite é definida como inflamação da mucosa nasal. Ela é caracterizada por sintomas de congestão nasal, rinorreia, espirros e/ou prurido nasal. As rinites são classificadas em termos amplos nas categorias alérgica (RA) e não alérgica (RNA), com base em testes cutâneos ou testes *in vitro* para IgE alérgeno-específica. "Rinite mista" refere-se à presença de componentes alérgicos e não alérgicos, e o tratamento deve ser dirigido para ambos os componentes.

◆ Epidemiologia

Nos EUA, a RNA afeta 19 milhões de pessoas, e adicionais 26 milhões sofrem de rinite mista. A RNA afeta desproporcionalmente mulheres, sugerindo influências hormonais. Ela mais comumente afeta pessoas com mais de 60 anos de idade.

◆ Clínica

Sinais e Sintomas

Frequentemente, a RVM é associada à obstrução nasal e rinorreia posterior espessa. Além disso, ela pode apresentar-se com copiosa rinorreia anterior aquosa, muitas vezes desencadeada por alterações na temperatura, uso de álcool ou exposição a odores e aromas. Outros sintomas comuns da RNA

244 3. Rinologia

incluem espirros, congestão e prurido, os quais podem ser desencadeados por agentes inalados, fumaça de cigarro, alimentos, substâncias químicas e medicações. Todos podem ter um efeito irritativo na mucosa nasal.

Diagnóstico Diferencial
A RNA é diagnosticada após a exclusão da RA. A estimulação da mucosa nasal por agentes endógenos e exógenos leva aos sintomas que caracterizam as rinites. Além disso, a RNA pode ser exacerbada por influências hormonais, como as experimentadas durante gravidez, perturbações endócrinas, como hipotireoidismo, ou disfunção autonômica.

◆ Classificação
A RNA pode ser classificada nos seguintes subtipos: ocupacional (irritativo-tóxica), hormonal, induzida por drogas, gustativa, inflamatória (eosinofílica) e vasomotora. A rinite causada por vasculites e doenças granulomatosas (Wegener, sarcoidose etc.) constitui uma categoria separada.

Rinite Ocupacional
A rinite ocupacional (irritativo-tóxica) é causada por inalantes irritativos ou agentes tóxicos, incluindo substâncias químicas, solventes e fumaça de cigarro. Fumaça de cigarro é a causa mais comum, e exposição ocupacional é a principal causa, a seguir, deste subtipo. Cessação e proteção adequada destes estímulos levam ao controle dos sintomas.

Rinite Hormonal
A rinite hormonal mais comumente relatada é rinite gestacional, observada em 22% das mulheres que não fumam e em 69% das fumantes. A rinite gestacional é mais comum durante as fases adiantadas da gravidez. A rinite gestacional se resolve dentro de 2 a 4 semanas após o parto.

Rinite Induzida por Drogas
Muitas medicações comuns têm efeitos colaterais fisiológicos sobre o nariz que resultam em congestão nasal. Estas medicações incluem inibidores da enzima conversora de angiotensina (ECA), β-bloqueadores, anticoncepcionais orais, antipsicóticos e, recentemente, inibidores da fosfodiesterase tipo 5. Alguns pacientes podem ter uma sensibilidade não mediada por IgE aos AINEs e à aspirina.

A rinite medicamentosa é mais comumente associada a uso prolongado de *sprays* nasais vasoconstritores tópicos, como a oximetazolina. O uso prolongado destas medicações resulta em taquifilaxia, e a cessação do seu uso é associada à congestão nasal de rebote, que pode ser grave e refratária a tratamento.

Rinite Gustativa
A rinite gustativa é caracterizada por rinorreia aquosa, muitas vezes profusa, que surge com a ingestão de alimentos. A previsão de se alimentar ou mesmo o odor do alimento pode precipitar a coriza transparente. A resposta é mediada pela estimulação parassimpática aberrante de fibras secretomotoras nasais com a estimulação da atividade secretomotora salivar.

Rinite Eosinofílica Não Alérgica

A rinite eosinofílica não alérgica (RENA) foi originalmente descrita como uma constelação de ataques perenes de espirros, rinorreia aquosa profusa e prurido nasal, bem como congestão nasal em pacientes com ausência de evidências alérgicas nos testes cutâneos ou testes *in vitro* para IgE específica e que apresentavam mais de 20% de eosinófilos nos esfregaços nasais.

Rinite Vasomotora

A RVM é a forma mais comum de RNA crônica. RVM é um diagnóstico de exclusão. A RVM é amplamente difundida, especialmente nos idosos, e pode ser frustrante quanto ao tratamento.

◆ Avaliação

História

História familiar e pessoal de atopia ou alergias, medicações, estado hormonal anormal, gravidez, fumo e exposição ocupacional são pesquisados.

Exame Físico

O diagnóstico de rinite envolve um exame completo de cabeça e pescoço, bem como uma endoscopia nasal. O tamanho das conchas e o grau de comprometimento da via nasal superior são observados. A reversibilidade desta hipertrofia é aferida após aplicação de descongestionantes tópicos. O aspecto da mucosa nasal e das secreções é avaliado. A mucosa alérgica é classicamente cinza-azulada, e uma mucosa inflamada macia, embora eritematosa, é observada na rinite medicamentosa, rinite irritativa e rinite granulomatosa.

Laboratório

A RA deve ser excluída por testes de alergia cutânea ou por testes *in vitro,* quantificando as concentrações específicas de IgE. A sinusite eosinofílica da RNA pode ser excluída por citologia de lavado nasal ou por escovados nasais para eosinófilos.

Outros Testes

Rinomanometria anterior, rinometria acústica e fluxos máximos nasais *(peak flows)* são testes suplementares mais comumente utilizados como ferramentas de pesquisa e não rotineiramente utilizados para diagnóstico. Outros testes disponíveis incluem níveis séricos de mediadores, testes de ativação do complemento e estudos do lavado nasal. Estudos da concentração total de proteína e albumina do lavado nasal mostram níveis significativamente mais altos em pacientes com RA em comparação à RNA e sujeitos controles sadios, provavelmente graças à permeabilidade vascular aumentada.

◆ Opções de Tratamento

Clínico

O tratamento conservador deve ser tentado primeiro. Isto inclui evitação de substâncias irritantes, tempo frio, alimentos ofensores e vinho. O exercício

246 3. Rinologia

físico regular também aumenta a estimulação simpática para o nariz, corrigindo a perda subjacente de tônus simpático. Doenças e medicações subjacentes devem ser avaliadas. Anticolinérgicos, anti-histamínicos e esteroides tópicos são comumente utilizados para tratar RNA.

A azelastina está aprovada para uso na RA e RNA. Azelastina é um antagonista dos receptores H1. Também inibe a síntese de leucotrienos, cininas e citocinas. Também suprime a expressão de moléculas de adesão intercelular e geração de radicais livres superóxidos. Este efeito anti-inflamatório fornece alívio sintomático na RENA e RVM. O efeito anti-histamínico diminui o edema da mucosa, produção de prostaglandinas e estimulação de receptores irritativos.

Medicações anticolinérgicas fornecem alívio da rinorreia na RNA. O brometo de ipratrópio é um anticolinérgico tópico com efeitos colaterais sistêmicos incomuns. *Sprays* de esteroides nasais podem também controlar efetivamente a congestão e rinorreia.

Vasculites e rinites granulomatosas autoimunes (granulomatose de Wegener, sarcoidose, doença de Churg-Strauss) são tratadas com drogas imunossupressoras.

Cirúrgico

As conchas inferiores são revestidas por mucosa vascular com glândulas mucosas e serosas e também contêm sinusoides venosos rodeados por fibras musculares lisas sob controle autonômico. A hipertrofia das conchas inferiores que não responde à terapia clínica pode ser tratada cirurgicamente com redução das conchas por uma variedade de técnicas.

A neurectomia do vidiano e o bloqueio do gânglio esfenopalatino também foram utilizados para RVM intratável. A injeção de botox no gânglio esfenopalatino também foi descrita recentemente.

◆ Resultado e Acompanhamento

Se deixados sem tratamento, os pacientes continuam a sofrer de efeitos deletérios na qualidade de vida. Modificações do estilo de vida e intervenções farmacológicas podem ser úteis, mas algumas formas de RNA, especialmente no idoso, são particularmente de manejo difícil. Uma vez que os sintomas sejam adequadamente controlados, os pacientes podem ser acompanhados semestral ou anualmente.

◆ Código na CID-10

J.31.0   Rinite crônica (exclui alérgica).

Leitura Adicional

Agency for Healthcare Research and Quality. Management of Allergic and Nonallergic Rhinitis, Summary, Evidence Report/Technology Assessment No. 54 (AHRQ Publication No. 02-E023). Rockville, MD: Agency for Healthcare Research and Quality; 2002. Available at: www.ahrq.gov

Lal D, Corey JP. Vasomotor rhinitis update. Curr Opin Otolaryngol Head Neck Surg 2004;12(3):243-247

3.3.2 Alergia

◆ Características-Chave

- Uma alergia é uma resposta imune com efeitos deletérios.
- Emergências incluem choque anafilático e angioedema.
- Sinais e sintomas frequentemente envolvem manifestações otorrinolaringológicas.

O sistema imune funciona para proteger um hospedeiro de antígenos estranhos. Uma reação alérgica é uma resposta imune que causa efeitos indesejáveis. Exemplos de doença alérgica de importância para o otorrinolaringologista são a rinite alérgica, angioedema, alergia a látex e anafilaxia.

◆ Epidemiologia

Estima-se que 17% da população seja afetada por doenças alérgicas.

◆ Clínica

Importante para o tratamento clínico de doença alérgica é uma compreensão dos quatro tipos de reações alérgicas, conforme descrito por Gell e Coombs (**Tabela 3.10**). O tipo I é uma reação imediata, mediada por IgE (p. ex., urticária ou anafilaxia); o tipo II é uma reação citotóxica, mediada por IgG ou IgM (p. ex., reação transfusional); o tipo III é uma resposta decorrente de complexos imunes, geralmente IgG (p. ex., glomerulonefrite); o tipo IV é uma reação de hipersensibilidade retardada, mediada por células T (p. ex., erupção por toxicodendro, formação de granuloma). Mediadores inflamatórios, como histamina, leucotrienos e citocinas medeiam os efeitos de uma reação alérgica.

Tabela 3-10 Classificação de Gell e Coombs das Reações Alérgicas

Tipo	Reação
I Resposta de IgE imediata, degranulação dos mastócitos	Resposta dentro de minutos; pode incluir sibilância, urticária, rinorreia, angioedema, anafilaxia
II Reação de IgG/IgM citotóxica	Exemplos: reação transfusional com hemólise; rejeição hiperaguda a enxerto
III Reação de complexos imunes, IgG	Muitas vezes retardada; pode afetar vários tecidos Exemplo: glomerulonefrite, artrite
IV Resposta citomediada de células T	Exemplo: toxicodendro, formação de granuloma

Ig, imunoglobulina.

248   3. *Rinologia*

Sinais e Sintomas

Podem variar amplamente dependendo do alérgeno e da exposição. Os efeitos nasais incluem espirros, rinorreia, prurido, edema obstrutivo e uma ruga acima da ponta do nariz, com a chamada saudação alérgica. Efeitos oftalmológicos incluem congestão conjuntival, prurido, cílios alongados e olhos arroxeados alérgicos. Outros efeitos nas vias aéreas podem incluir respiração bucal crônica, sensação de *globus* com pigarro frequente, aspecto em *cobble stone* (granulações) na faringe posterior, tosse e sibilos. As emergências alérgicas agudas incluem anafilaxia e angioedema. A anafilaxia pode apresentar-se com instalação rápida de broncospasmo, edema de laringe, tosse, estridor, prurido, urticária, taquicardia, náusea e hipertensão inicial, seguida por hipotensão e colapso cardiovascular. A morte pode ocorrer rapidamente em razão da obstrução da via aérea ou colapso cardiovascular (choque). O angioedema pode apresentar-se com edema dos lábios, cavidade oral e/ou laringe. A progressão pode ser imprevisível e rápida, causando a morte secundária à obstrução da via aérea.

Diagnóstico Diferencial

Pacientes apresentando-se com queixas ou achados relacionados com possíveis etiologias alérgicas podem ser complexos. As considerações incluem alergia a inalantes, alergia alimentar, efeitos colaterais de medicações, como inibidores da ECA, distúrbios imunes, como deficiência de inibidor de C1 esterase, várias deficiências imunes ou infecção.

◆ Avaliação

O estudo deve ser ajustado à urgência da situação. Em uma emergência, a avaliação pode ser limitada a apreciação primária, sinais vitais e avaliação da via aérea superior, seguida pelo tratamento imediato dirigido para o angioedema ou choque anafilático. O contexto eletivo possibilita obter uma história e exame físico completos juntamente com exames complementares apropriados.

Exame Físico

Um exame completo de cabeça e pescoço é padrão. Auscultação dos pulmões quanto a sibilos é efetuada. Avaliar evidências de alergia crônica, como olhos arroxeados, ruga supraponta nasal, bem como edema das conchas, muco nasal, rinorreia posterior e faringe posterior granulosa *(cobble stone)*. Como no exame de laboratório, um esfregaço da concha inferior para citologia pode sugerir doença alérgica – presença de eosinófilos ou mastocitose nasal. Considerar níveis de inibidor de C1 esterase em casos de angioedema recorrente.

Outros Testes

Testes específicos para alergia podem ser realizados por meio de amostra de sangue para RAST ou por testes cutâneos. O RAST (ensaio radioalergossorvente) é útil como triagem para IgE alérgeno-específica, mas é insuficiente para iniciar a imunoterapia. Testes cutâneos, para evocar uma resposta em pápula urticariforme e eritema a alérgenos específicos, podem ser efetuados por testes de picada *(prick test)* ou o método de titulação por diluição de reatividade (TDR) aprovado pela American Academy of Otolaryngic Allergy. O TOR fornece dados quantitativos úteis para se iniciar imunoterapia com segurança. Alguns alergistas utilizam os resultados do RAST para prescrever imunoterapia. Detalhes dos testes cutâneos estão além dos objetivos deste livro; para isso consultar *Quantitative Skin Testing for Allergy: IDT and MQT* por Bradley Marple e Richard Mabry (ver Leitura Adicional na página seguinte).

◆ Opções de Tratamento
Anafilaxia

O tratamento imediato para anafilaxia inclui suporte da via aérea e circulatório. O suporte da via aérea com oxigênio suplementar, entubação, ou uma via aérea cirúrgica pode estar indicado. Epinefrina 0,3 mg por via intramuscular (IM) ou subcutânea (SC) repetida cada 10 minutos até que 1 mg seja dado (dose adulta). Dois acessos venosos de grosso calibre devem ser obtidos. Bolo de cristaloide IV, difenidramina IV 50 mg, bloqueador H_2 IV e dexametasona IV 8 mg são administrados. Observação em UTI é planejada, com tratamento circulatório adicional com *drip* de dopamina.

Angioedema

Uma obstrução da via aérea deve ser prevista. Acesso IV e monitoramento contínuo da via aérea são obrigatórios. Difenidramina 50 mg IV, bloqueador H_2 IV, e dexametasona 8 mg IV são administrados. Caso a obstrução da via aérea seja importante, caso o edema persista ou caso o edema piore apesar do tratamento clínico, uma entubação eletiva é efetuada por meio de uma técnica nasotraqueal fibroscópica acordada, com uma bandeja de traqueotomia disponível. A laringoscopia direta é contraindicada, uma vez que a sedação e paralisia podem levar a uma incapacidade de ventilar por máscara, e edema da língua interferirá com a visualização da glote.

Tratamento da Alergia Crônica

A farmacoterapia inclui bloqueadores H_1, esteroides nasais tópicos, esteroides orais em doses decrescentes utilizados parcimoniosamente, cromoglicato nasal tópico, inibidores dos leucotrienos, descongestionantes orais e descongestionantes tópicos utilizados durante um máximo de 3 dias consecutivos para evitar rinite medicamentosa. Imunoterapia para dessensibilização pode ser indicada, com base nos resultados dos testes cutâneos. Medidas ambientais são críticas, em termos de evitação de exposição a alérgenos, como ácaros na poeira, mofos, animais de estimação etc.

◆ Resultado e Acompanhamento

Está indicado acompanhamento de rotina quanto à resposta à farmacoterapia e à imunoterapia. Consulta com um pneumologista para tratamento de doença das vias aéreas inferiores pode ser útil.

◆ Códigos na CID-10

T78.4 Alergia não especificada.
J30 Rinite.

250   *3. Rinologia*

Leitura Adicional

Gell PGH, Coombs RRA, eds. Clinical Aspects of Immunology. Oxford, UK: Blackwell; 1963
Houck JR. Immunology and allergy. In: Lee KJ, ed. Essential Otolaryngology: Head and
   Neck Surgery. 9th ed. New York: McGraw-Hill; 2008
King HC, Mabry RL, Mabry CS, Gordon BR, Marple BF. Allergy in ENT Practice: The Basic
   Guide. 2nd ed. Stuttgart/New York: Thieme; 2005
Marple BF, Mabry RL. Quantitative Skin Testing for Allergy: IDT and MQT. Stuttgart/
   New York: Thieme; 2006

3.4 Papilomas Invertidos

◆ Características-Chave

* Um papiloma invertido é uma neoplasia de tecidos moles muitas vezes originado da parede nasal lateral.
* Ele é benigno, mas pode ser localmente agressivo.
* Degeneração maligna pode ocorrer.

Um papiloma invertido é considerado uma neoplasia benigna. Entretanto, relatos sugerem que até 10 a 20% dos casos podem conter ou degenerar para carcinoma de células escamosas *in situ*. Assim, a remoção cirúrgica completa é o tratamento de escolha.

◆ Epidemiologia

Homens são afetados 3 vezes mais frequentemente do que mulheres. O tumor é mais comum em adultos idosos.

◆ Clínica

Sinais

O paciente se apresenta com uma massa intranasal unilateral polipoide. Qualquer paciente apresentando-se com uma massa nasal unilateral deve levantar suspeita de neoplasia. Sinusites fúngicas alérgicas também podem apresentar-se unilateralmente.

Sintomas

O paciente prefere obstrução nasal unilateral, com ou sem sinusite. Rinorreia e/ou epistaxe podem ocorrer. Histologicamente, um papiloma invertido consiste em epitélio pregueado que pode ser escamoso, transicional ou respiratório.

Diagnóstico Diferencial

O diagnóstico diferencial inclui papiloma invertido, papiloma fungiforme (muitas vezes se origina do septo nasal anterior), papiloma cilíndrico (muitas vezes se origina da parede lateral; tumor raro), tumores benignos ou malignos de pequenas glândulas salivares, tumores do saco lacrimal, estesioneuroblastoma, carcinomas como carcinoma de células escamosas ou carcinoma sinunasal indiferenciado, melanoma mucoso, condrossarcoma, angiofibroma, pólipo nasal inflamatório, rinossinusite fúngica alérgica. Outros tumores incluem schwannomas, hamartomas, granulomas de células gigantes, neurofibromas e fibromas condromixoides.

◆ Avaliação

História

É colhida uma história padrão.

Exame Físico

Um exame completo de cabeça e pescoço é realizado com atenção dedicada aos nervos cranianos. A endoscopia nasal com endoscópio rígido de 0 ou 30° será útil para avaliar a extensão intranasal e localização da massa de tecidos moles. Após a exclusão de uma possível encefalocele por exames de imagem, uma biópsia pode ser realizada no consultório ou no centro cirúrgico.

Exames de Imagem

A TC fornece detalhes ósseos, e é avaliada com atenção a alterações erosivas na órbita e na base do crânio. A RM é útil para avaliar a extensão do tumor nos tecidos moles e pode distinguir entre secreções espessas e tumor. A TC frequentemente superestimará a extensão tumoral. As imagens devem ser avaliadas em planos coronais e sagitais.

◆ Opções de Tratamento

Clínico

O tratamento definitivo é cirúrgico. A radioterapia é ineficaz e pode, de fato, induzir um carcinoma.

Cirúrgico

A excisão completa do tumor é necessária. A remoção inadequada pode levar à recorrência, e transformação maligna pode ocorrer. Por essa razão, conforme sumariado por Myers *et al.*, a abordagem cirúrgica para o tratamento deste tumor deve possibilitar (1) exposição adequada para remoção completa, (2) visão adequada da cavidade para exame pós-operatório e (3) resultados aceitáveis cosméticos e funcionais. Duas vias de acesso são comumente empregadas no presente: a via de acesso aberta por meio de rinotomia lateral para maxilectomia medial e o acesso endoscópico. Embora tenha havido debate contínuo, a maioria dos cirurgiões concorda em que o procedimento uti-

252   3. Rinologia

lizado deve ser individualizado de acordo com as dimensões e a localização do tumor, e que a remoção endoscópica pode ser feita de uma maneira que satisfaça os critérios anteriores, com uma taxa de recorrência não mais alta que a de uma via de acesso aberta, em casos apropriados. Uma via de acesso por *gloving* médio facial também pode ser utilizada, especialmente em tumores localizados inferiormente, p. ex., na área da pré-maxila, septo nasal ou concha inferior.

Independentemente da via de acesso, uma biópsia de congelação intraoperatória deve ser utilizada para garantir que as margens sejam negativas quanto à evidência de tumor residual.

Planejamento Pré-Operatório

Exames de imagem são realizados. A TC proporciona detalhes ósseos, e é avaliada com atenção a alterações erosivas na órbita e na base do crânio. A RM é útil para avaliar a extensão do tumor nos tecidos moles, e é capaz de distinguir entre secreções espessas e tumor. A TC muitas vezes superestimará a extensão do tumor.

Uma biópsia é necessária antes da cirurgia, após a avaliação das imagens. Não biopsiar uma possível encefalocele; reavaliar a RM. Muitos cirurgiões realizam a biópsia em centro cirúrgico combinada à avaliação endoscópica do tumor, dadas as preocupações com possível hemorragia em seguida à biópsia completa. Se a biópsia indicar malignidade, uma via de acesso aberta para ressecção ampla é empregada, se a opção for cirúrgica; rádio ou quimioterapia podem ser opções, dependendo da histologia.

Maxilectomia Medial Aberta

Um ponto de tarsorrafia temporário com *mononylon* 5-0 é realizado para proteger o olho. Uma incisão de rinotomia lateral é efetuada, desde imediatamente acima do canto medial, ao longo do sulco nasofacial, em torno da asa, caso necessário, o lábio pode ser fendido. O periósteo é descolado, bem como a periórbita. As artérias etmoidais anterior e posterior são mantidas como marcos anatômicos da base do crânio, indicando a extensão superior da dissecção. Uma antrostomia anterior é executada, evitando-se lesão do nervo infraorbitário. Osteotomias são realizadas ao longo do osso nasal, ao longo do assoalho do nariz, inferiormente à sutura frontoetmoidal e na junção da lâmina papirácea e assoalho orbitário. As fixações posteriores são seccionadas com tesoura forte, removendo o bloco de tecido da parede nasal lateral. Ramos da artéria maxilar interna podem exigir controle hemostático. A mucosa é descolada nos seios maxilar, etmoidal e esfenoidal, os quais são abertos. O saco lacrimal é aberto e suturado ao tecido circunjacente. A cavidade é tamponada com Gelfoam e gaze com antibióticos, e a ferida é fechada.

Remoção Endoscópica do Tumor

As seguintes condições são necessárias para a remoção endoscópica do tumor: histologia conhecida, estudos de imagem adequados, treinamento/experiência do cirurgião e instrumentação adequada. O consentimento informado precisa discutir a possível conversão para procedimento aberto externo e/ou transoral. O uso de navegação cirúrgica intraoperatória assistida por computador (direcionamento por imagem) é muitas vezes útil para a ressecção endoscópica do tumor. As técnicas utilizadas em cirurgia sinusal endoscópica padrão são empregadas, com a meta de remoção completa do tumor em conjunto com uma margem de tecido sadio. O nariz é descongestionado topicamente; um exame endoscópico rígido inicial é realizado para avaliação local do tumor. Injeções locais são efetuadas com lidocaína 1% associada à epinefrina 1:100.000 no interior da região esfenopalatina, na inserção da concha média e no interior do tumor. A ressecção é realizada com instrumentos que cortem de lado a lado; o microdesbridador é muitas vezes útil. É possível (e típico) remover o tumor em numerosos pedaços sem comprometer a cirurgia. Frequentemente, um pedículo tumoral pode ser acompanhado até o local preciso de inserção. O osso subjacente a este local de fixação deve ser desbastado com uma broca de diamante, caso possível. Se a inserção comprometer uma concha, uma parte da concha pode ser ressecada. Similarmente, a parede medial do seio maxilar pode ser removida largamente. O osso não pode ser examinado por biópsia de congelação, embora a mucosa possa ser enviada. Se extensão do tumor ao seio maxilar lateral não puder ser alcançada endoscopicamente, pode ser utilizada uma antrostomia anterior tipo Caldwell-Luc. São realizadas medidas para assegurar que estejam presentes vias adequadas de drenagem sinusal. Tamponamento-padrão, antibióticos e tratamento pós-operatório de cirurgia sinusal endoscópica de rotina são aplicados.

Uma vantagem da remoção endoscópica é que o local exato de inserção do tumor é identificado e pode ser acompanhado endoscopicamente no consultório para vigilância de recorrência tumoral.

◆ Complicações

As complicações cirúrgicas importantes podem incluir lesão orbitária, lesão do nervo óptico, lesão da base do crânio com fístula liquórica e hemorragia.

◆ Resultado e Acompanhamento

Um antibiótico como a cefuroxima 250 mg por via oral 2 vezes ao dia ou clindamicina 300 mg por via oral 3 vezes ao dia é utilizado até que o tamponamento seja removido, geralmente no 3° ou 4° dia pós-operatório. Analgésico narcótico, como oxicodona-acetaminofeno 5/325 1 a 2 comprimidos por via oral cada 6 horas é prescrito. Os pacientes são vistos em 1 semana e, a seguir, 3 semanas para delicado desbridamento da cavidade. Irrigação nasal com soro fisiológico é realizado 2 vezes ao dia. Os pacientes tipicamente são avaliados a cada 3 a 6 meses para vigilância de recorrência do tumor. Taxas de recorrência globais tão altas quanto 20% foram descritas.

◆ Código na CID-10

D14.0   Neoplasia benigna das cavidades nasais.

254   3. Rinologia

Leitura Adicional

Hosemann W. Role of endoscopy in tumors. In: Kennedy DW, Bolger WE, Zinreich SJ, eds. Diseases of the Sinuses Diagnosis and Management. Hamilton, ON: BC Decker; 2001:341-349

Myers EN. Medial maxillectomy. In: Myers EN *et al*. Operative Otolaryngology Head and Neck Surgery. Vol. 1. Philadelphia: WB Saunders; 1997:100-109

Wormald PJ. Endoscopic Sinus Surgery: Anatomy, Three-Dimensional Reconstruction, and Surgical Technique. 2nd ed. Stuttgart/New York: Thieme; 2008

3.5 Anosmia e outros Distúrbios Olfatórios

◆ Características-Chave

- Os neurônios sensitivos olfatórios situados na cavidade nasal compreendem o primeiro nervo craniano (NC I) e transmitem estímulos olfatórios aos bulbos olfatórios do cérebro.

- Anosmias, ou perdas olfatórias, podem ser classificadas em condutivas (secundárias a um processo que causa obstrução nasal), neurossensoriais (secundárias a um processo que afeta os neurônios olfatórios ou as vias centrais), ou mista.

As causas mais comuns de perda sensitiva olfatória são rinossinusite, traumatismo cranioencefálico ou anosmia pós-viral. Presbiosmia, ou declínio relacionado com a idade na função olfatória, está bem documentada em pacientes com mais de 65 anos. Menos comumente, efeitos de drogas ou doenças sistêmicas foram descritos como influenciando adversamente a função olfatória.

A anosmia é uma ausência de função olfatória. Hiposmia (ou microsmia) é uma redução na função olfatória. Parosmia é uma percepção olfatória alterada na presença de estímulo, geralmente considerada repulsiva. Fantosmia é uma percepção olfatória na ausência de estímulo.

◆ Epidemiologia

Aproximadamente 2 milhões de americanos sofrem de disfunções quimiossenssitivas. A perda olfatória está presente em 1% daqueles abaixo de 60 anos de idade, mas em > 50% daqueles com mais de 60 anos de idade. A presbiosmia está presente na maioria daqueles com mais de 80 anos de idade.

◆ Clínica

Sinais

Em casos de anosmia de condução, a endoscopia nasal geralmente revelará evidências de doença obstrutiva, como edema da mucosa, inflamação, secreção mucopurulenta, pólipos nasais ou outras massas intranasais. Na anosmia neurossensorial, pode não haver achados óbvios no exame. Entretanto, lesões intracranianas frequentemente levam a déficits neurológicos adicionais, como estado mental alterado, incontinência urinária ou convulsões. Neoplasias, como um meningioma do sulco olfatório, podem causar a síndrome de Foster-Kennedy (anosmia ipsolateral, atrofia óptica e escotoma central, papiledema contralateral). Testes olfatórios objetivos revelarão a perda sensitiva.

Sintomas

Muitos pacientes não percebem uma perda olfatória importante. Aqueles que dependem da olfação, como cozinheiros, perfumistas, bombeiros ou trabalhadores químicos, são muito prejudicados por hiposmia ou anosmia. A perda aguda pode seguir-se à lesão de golpe/contragolpe, traumatismo cranioencefálico ainda que pequeno. Perda flutuante é comum na rinossinusite crônica. Muitos anósmicos se queixam erradamente de discresia (ver Capítulo 3.6).

Diagnóstico Diferencial

As lesões intranasais obstrutivas incluem pólipos, doenças infecciosas ou inflamatórias e neoplasias, incluindo papiloma de Schneider, carcinoma, estesioneuroblastoma, melanoma da mucosa e metástases. Na ausência de obstrução, uma perda neurossensorial é mais frequentemente pós-traumática ou pós-viral; assim a história deve ser corroborativa. Devem-se também considerar lesões intracranianas, como meningioma, doenças neurológicas, como esclerose múltipla ou doença de Alzheimer, efeitos colaterais de medicações, ou exposição tóxica. Causas iatrogênicas, como cirurgia prévia nasal ou sinusal ou radioterapia prévia, devem ser consideradas. Causas congênitas de anosmia incluem a síndrome de Kallmann (hipogonadismo hipogonadotrópico com anosmia); caso suspeitada, estes pacientes devem ser avaliados por um endocrinologista. Tabagismo também foi associado à olfação reduzida, do mesmo modo que o uso de preparações contendo zinco, comercializadas livremente no balcão.

◆ Avaliação

Testes Olfatórios Objetivos

Testes validados e facilmente administrados da discriminação olfatória estão facilmente disponíveis, como o *Smell Identification Test* (Sensonics, Inc., Haddon Heights, NJ). Este é um teste de múltipla escolha com 40 itens para "raspar e identificar" que detecta anosmia, hiposmia e simulação e fornece escores com normas ajustadas à idade. Testes mais sofisticados de limiar olfatório para odorantes específicos são empregados menos comumente fora dos centros de pesquisa.

Exames de Imagem

Em pacientes sem uma etiologia condutiva óbvia ou história de anosmia pós-viral ou pós-traumática, uma TC ou RM de crânio é recomendada para excluir uma neoplasia oculta da base do crânio ou intracraniana. A TC coronal de cortes finos com janela para osso fornece excelentes detalhes da região frontoetmoidal e lâmina cribriforme. Deiscências ósseas ou massas de tecidos moles sugerem uma lesão (p. ex., encefalocele, estesioneuroblastoma). A RM é o teste de escolha para lesões intracranianas.

256 *3. Rinologia*

◆ Opções de Tratamento

Anosmia Condutiva

Clínico

O tratamento clínico de doença nasossinual infecciosa ou inflamatória inclui esteroides nasais tópicos, esteroides sistêmicos em doses decrescentes e antibióticos orais. Esteroides orais combinados a antibióticos dirigidos por cultura durante 4 semanas são considerados por muitos como a terapia clínica máxima.

Cirúrgico

A cirurgia sinusal endoscópica, com ou sem septoplastia, pode ser efetiva para aliviar doenças obstrutivas, como a polipose. Podem estar indicados acessos endoscópicos ou craniofaciais aos tumores nasossinual ou da base anterior do crânio.

Anosmia Neurossensorial

Presentemente, há uma ausência de opções efetivas de tratamento para anosmia pós-viral, anosmia pós-traumática ou presbiosmia. Muitos casos de anosmia pós-viral ou anosmia pós-traumática podem recuperar-se ao longo de 1 a 2 anos, mas isto é difícil de predizer. Muitos pacientes relatam parosmias inicialmente durante a recuperação. Uma experiência empírica com esteroides é empregada por muitos clínicos, e anosmias responsivas a esteroide estão bem documentadas. Entretanto, isto precisa ser ponderado com relação aos riscos do uso de esteroides. A terapia oral com zinco frequentemente é recomendada, mas a evidência disponível não suporta o seu uso. Encaminhamento apropriado por suspeita de doença neurológica ou sistêmica é imperativo.

◆ Resultado e Acompanhamento

É criticamente importante educar o paciente anósmico a respeito da importância de detectores de fumaça funcionantes, detectores de gás natural e rotulação e datação dos alimentos a fim de evitar lesões sérias ou morte.

◆ Códigos na CID-10

R44 Transtornos da sensibilidade do olfato e do paladar.
SO4.8 Lesão de outros nervos cranianos especificados.

Leitura Adicional

Deems DA, Doty RL, Settle RG *et al.* Smell and taste disorders, a study of 750 patients from the University of Pennsylvania Smell and Taste Center. Arch Otolaryngol Head Neck Surg 1991;117(5):519-528

Doty RL, Shaman P, Applebaum SL, Giberson R, Siksorski L, Rosenberg L. Smell identification ability: changes with age. Science 1984;226(4681):1441-1443

Duncan HJ, Seiden AM. Long-term follow-up of olfactory loss secondary to head trauma and upper respiratory tract infection. Arch Otolaryngol Head Neck Surg 1995;121:1183-1187

Murphy C, Schubert CR, Cruickshanks KJ, Klein BE, Klein R, Nondahl DM. Prevalence of olfactory impairment in older adults. JAMA 2002;288(18):2307-2312

Schwob JE, Kurtz DB, Goldstein BJ. The biology and testing of olfactory dysfunction. In: Van De Water TR, Staecker H, eds. Basic Science Review for Otolaryngology. Stuttgart/New York: Thieme; 2005

Seiden AM. Taste and Smell Disorders. Stuttgart/New York: Thieme, 1997.

3.6 Distúrbios do Paladar

◆ Características-Chave

- O sentido do paladar é mediado pelos nervos cranianos (NCs) VII, IX e X.
- A maioria das queixas de disfunção do paladar é de distúrbio olfatório.
- Efeitos de medicações são a causa mais comumente identificável de disfunção do paladar.

O paladar ou a gustação é um sentido químico proximal. Diferentemente da olfação (ver Capítulo 3.5), para o paladar a fonte principal de estímulo tem que estar em contato físico com o paciente. Os descritores qualitativos evocados pela estimulação dos receptores do paladar incluem doce, azedo, salgado, amargo e umami (uma palavra japonesa que equivale aproximadamente a "condimentado").

◆ Anatomia

As células epiteliais receptoras do paladar estão localizadas na língua anterior e posterior, no palato mole e na laringe. As células receptoras de paladar estão arranjadas em órgãos finais sensitivos, os botões gustatórios, e fazem sinapse com neurônios sensitivos primários do nervo facial (NC VII), do nervo glossofaríngeo (NC IX) ou do nervo vago (NC X). A inervação do paladar é, portanto, redundante; isto é, uma lesão de um único nervo craniano não aboliria toda a estimulação do paladar. As células receptoras do paladar nos botões gustatórios têm seu próprio ciclo e são substituídas por células basais proliferativas. Isto indica que certas condições clínicas que danificam ou destroem receptores do paladar podem causar disfunção apenas temporária, uma vez que o sistema tem capacidade de reparação.

◆ Epidemiologia

A perda do paladar, quer total (ageusia) quer parcial (hipogeusias), é muito menos comum do que a perda olfatória. Em um estudo de uma grande série de pacientes com queixas quimiossensitivas, apenas 4% demonstraram por testes objetivos ter um déficit de paladar verdadeiro; os restantes exibiram déficits olfatórios. Isto reflete o fato de que a experiência do sabor é mediada

258   3. Rinologia

pela estimulação sinergística do sistema olfatório, do sistema somatossensitivo orofaríngeo e de reais receptores de paladar do sistema gustatório.

◆ **Clínica**

A disfunção do paladar pode ser uma perda ou uma sensação fantasma ou percepção alterada (disgeusia). A perda parcial é menos comum, e as perdas são geralmente de qualidade ou composto específicas, em vez de envolverem toda a sensibilidade do paladar. As causas de disfunção do paladar podem ser classificadas como efeitos de drogas/toxinas ou, menos comumente, efeitos de doenças, como doenças periodontais, doenças neurológicas, doenças nutricionais, infecções ou doenças endócrinas. Radioterapia para câncer de cabeça e pescoço (ver Capítulo 5.2.2) pode ser outra causa de disfunção do paladar. A disgeusia pode (raramente) ser uma manifestação convulsiva. A lesão iatrogênica da corda do tímpano durante cirurgia da orelha média pode levar a queixas gustatórias, como gosto metálico persistente na boca, as quais gradualmente regridem na maioria dos casos. Foi demonstrado que a sensibilidade do paladar declina com a idade.

◆ **Avaliação**

História e exame físico devem ser dirigidos para determinar se a queixa na verdade se relaciona com um distúrbio do paladar, ou (como é muito mais comum) com um distúrbio olfatório. Testes objetivos da função olfatória, como o *Smell Identification Test* (Sensonics, Inc., Haddon Heights, NJ), podem ser úteis a este respeito. Testes objetivos padronizados para a função dos receptores do paladar não são amplamente utilizados. É importante notar que a disgeusia é geralmente descrita como uma das sensações do paladar (doce, azedo etc.) ou como metálica. Se descrita como mau cheiro ou podre, isto deve alertar o clínico para a possibilidade de um transtorno olfatório (ver Capítulo 3.5).

◆ **Opções de Tratamento**

Se um distúrbio do paladar for identificado, o tratamento geralmente é dirigido para remover ou tratar fatores causais e para medidas suportivas. Tratar infecções locais, como candidíase ou doença periodontal, pode ser útil. Cessar possíveis medicações sistêmicas ofensoras, caso exequível, pode ser benéfico.

◆ **Resultado e Acompanhamento**

Boa higiene oral, hidratação, nutrição e tratamento da xerostomia com sialagogos são medidas geralmente suportivas. A disfunção do paladar induzida por irradiação muitas vezes se recupera gradualmente ao longo de muitos meses.

◆ **Código na CID-10**

R44   Perturbações da sensibilidade do olfato e paladar.

Leitura Adicional

Deems DA, Doty RL, Settle RG *et al.* Smell and taste disorders: a study of 750 patients from the University of Pennsylvania Smell and Taste Center. Arch Otolaryngol Head Neck Surg 1991;117(5):519-528

Finger TE, Silver WL, Restrepo D, Eds. The Neurobiology of Taste and Smell. 2nd ed. New York: Wiley-Liss; 2000

Seiden AM. Taste and Smell Disorders. Stuttgart/New York: Thieme; 1997

3.7 Manifestações Rinológicas de Doenças Sistêmicas

◆ Características-Chave

- Sintomas nasossinusais inespecíficos podem ser associados a doenças sistêmicas.
- Os sintomas muitas vezes são controlados clinicamente para tratar a doença subjacente.
- Avaliação radiográfica e laboratorial é útil.

Um largo espectro de doenças infecciosas, autoimunes e neoplásicas podem causar obstrução nasal, bem como deformidades cosméticas (**Tabela 3.11**).

◆ Epidemiologia

Certas condições são comuns em áreas geográficas específicas e devem ser consideradas, caso apropriado. Exemplos incluem a rinosporidiose no Sri Lanka ou Índia, e o rinoscleroma na América Central.

◆ Clínica

Sinais e Sintomas

Achados com processos de doenças sistêmicas, comprometendo a região nasossinusal, podem ser inespecíficos e incluem obstrução nasal, dor, epistaxe, parestesias faciais ou rinorreia. Sinais e sintomas de uma condição sistêmica subjacente, se ativa, podem ser elucidados por uma revisão completa dos sistemas (*i. e.,* febres, calafrios, perda de peso, dispneia e hematúria).

Diagnóstico Diferencial

Doenças sistêmicas que podem comprometer o nariz ou os seios incluem doenças granulomatosas, como a sarcoidose ou a granulomatose de Wegener e histiocitose X; doenças infecciosas como a sífilis ou micobactérias (tanto tuberculose quanto hanseníase). O rinoscleroma é observado na América Central; a rinosporidiose é observada na Índia e Sri Lanka. Doenças neoplásicas, como o linfoma de células T (granuloma letal da linha média) afetam a cavidade nasal. Transtornos inflamatórios do sistema imune afetando o trato respi-

260 3. Rinologia

Tabela 3-11 Doenças Sistêmicas com Manifestações Sinunasais

Condição	Achados Diagnósticos	Tratamento
Doença de Wegener	Crostas septais, perfurações, sinusite crônica, "deformidade em sela" (+) c-ANCA Biópsia: granuloma, vasculite RXT; exame de urina importante	Consulta com reumatologia Esteroides sistêmicos, ciclofosfamida, metotrexato ou trimetoprim-sulfametoxazol
Sarcoidose	Nível elevado da ECA Adenopatia hilar na RXT Edema nasal, crostas, dor, obstrução	Esteroides sistêmicos
Sífilis	(+) VDRL ou RPR, FTA-ABS Erosão nasal na junção mucocutânea, muco, crostas, obstrução, raramente massa lisa septal ou perfuração	Penicilina benzatina parenteral ou tetraciclina
Rinoscleroma	Viagem à África, América Central e do Sul Fases catarral, atrófica, granulomatosa, fibrótica Biópsia: células de Mikulicz com organismos Gram-negativos intracelulares	Desbridamento Antibióticos a longo prazo, como rifampicina, tetraciclina ou estreptomicina
Rinosporidiose	Sri Lanka, sul da Índia. Obstrução nasal, rinorreia, epistaxe, lesões nasais semelhantes a tumores. Microscopia óptica demonstra o organismo, *Rhinosporidium seeberi*	Desbridamento cirúrgico Cauterização das margens Injeções de esteroides no caso de recorrência
Doença de Churg-Strauss	Asma, sinusite, eosinofilia > 10%, vasculite provada histologicamente, mononeurite múltipla	Esteroides sistêmicos Ciclofosfamida Considerar cirurgia sinusal para doença persistente
Policondrite recidivante	Três ou mais dos seguintes: condrite auricular bilateral, artrite soronegativa, condrite nasal, inflamação ocular, lesão audiovestibular Pode comprometer a laringe VHS elevada, (+) deposição de complexos imunes na biópsia	Esteroides sistêmicos Ciclofosfamida, azatioprina, metotrexato, considerada dapsona
Granuloma letal da linha média	Agora considerado como sendo linfoma de células T angiocêntrico Lesão nasal mediana destrutiva	Radioterapia

ECA, enzima conversora de angiotensina; c-ANCA, anticorpo citoplasmático antineutrofílico; RXT, radiografia de tórax; VHS, velocidade de hemossedimentação; FTA-ABS, anticorpo treponêmico fluorescente absorvido; RPR, reagina plasmática rápida; VDRL, *Venereal Disease Research Laboratory test*.

ratório inferior e os seios, como a doença de Churg-Strauss, devem ser considerados em asmáticos graves com sinusite grave. Infecção pelo HIV pode predispor a infecções nasossinusais. Hipertrofia de adenoides em adultos deve levantar suspeita de HIV. Inflamações das cartilagens nasais podem ser observadas na policondrite recidivante.

◆ Avaliação

Exame Físico

Um exame completo de cabeça e pescoço e um exame dos nervos cranianos são efetuados. É importante excluir evidências de sinusite complicada, como extensão orbitária ou intracraniana da doença. Portanto, avalia-se quanto à proptose, edema periorbitário, mobilidade extraocular, dor à palpação e sinais meníngeos. Endoscopia nasal deve ser realizada após descongestão tópica. A avaliação inclui posição do septo e presença de perfurações, presença de edema da mucosa, presença, localização e qualidade do muco ou secreção purulenta e a presença e qualidade de massas. Um calgiswab ou coletor de aspiração pode facilmente ser utilizado para obter endoscopicamente uma amostra de qualquer purulência dos óstios sinusais ou meato médio para cultura e testes de sensibilidade. Avaliar quanto à hipertrofia de adenoides ou massas nasofaríngeas.

Exames de Imagem

As TCs coronal e axial de cortes finos sem contraste dos seios paranasais constitui o estudo mais útil. Sistemas de estadiamento foram propostos e podem ser úteis para pesquisa ou para rastrear a doença a longo prazo. Espessamento de mucosa ou níveis líquidos são observados facilmente. Detalhes ósseos da base do crânio e órbitas devem ser avaliados. Erosão óssea, espessamento ou a presença de uma massa nasossinusal sugerem outras alterações que não rinossinusite, sendo necessários estudos adicionais. Doenças fúngicas apresentar-se-ão como densidades homogêneas. Evidências de doenças expansivas com adelgaçamento ósseo são observadas no caso de rinossinusite fúngica alérgica, mucocele e neoplasias de baixo grau. Erosão óssea deve levar à suspeita de doenças malignas e também observada em doenças inflamatórias como a de Wegener. Espessamento ósseo é visto com doença inflamatória de longa duração. A RM é útil para avaliar a extensão intracraniana. Fungos podem aparecer como um sinal ausente com ambas uma sequência de IRM ponderada para T1 e uma para T2 na RM. A utilidade das radiografias simples é muito limitada.

Laboratório

Estudos laboratoriais são um componente importante do estudo. O nível de ECA pode estar elevado na sarcoidose; o anticorpo citoplasmático antineutrofílico (c-ANCA) encontra-se elevado na doença de Wegener ativa; o PPD pode indicar doença micobacteriana; o VDRL pode excluir sífilis; velocidade de hemossedimentação e teste de anticorpo antinuclear podem indicar doença inflamatória reumática. Uma radiografia de tórax e exame de urina podem ser informativos sobre doença de Wegener. Considerar testes de HIV.

262   3. Rinologia

Patologia

Uma biópsia de uma massa intranasal pode ser útil. Entretanto, deve-se excluir a possibilidade de uma encefalocele ou uma lesão altamente vascular, como um angiofibroma; assim um exame de imagem antes da biópsia é prudente. Uma biópsia da margem de uma perfuração septal pode revelar granuloma ou vasculite, ou neoplasia, mas frequentemente revela apenas tecido necrótico ou inflamação.

◆ Opções de Tratamento

Clínico

A terapia clínica dirigida para a condição sistêmica subjacente constitui, em geral, o tratamento de escolha. A terapia específica depende do diagnóstico. A Doença de Wegener é tratada pelo reumatologista com esteroides sistêmicos, ciclofosfamida, metotrexato ou trimetoprim-sulfametoxazol. A sarcoidose é tratada com esteroides sistêmicos. Processos infecciosos são tratados com antibioticoterapia apropriada, idealmente fundamentada em culturas e testes de sensibilidade. O rinoscleroma é causado pela *Klebsiella rhinoscleromatis* e pode exigir tratamento com aminoglicosídeos.

Cirúrgico

O tratamento cirúrgico das rinossinusites associadas a condições inflamatórias, como a doença de Wegener, é mais bem realizado após terapia anti-inflamatória sistêmica, uma vez que a doença esteja relativamente quiescente, caso possível. O mesmo princípio se aplica à correção cirúrgica de lesões septais destrutivas ou deformidade de "nariz em sela". A rinosporidiose pode necessitar de desbridamento cirúrgico.

◆ Resultado e Acompanhamento

Depende do diagnóstico específico.

◆ Código na CID-10

J32.9   Sinusite não especificada (crônica).

Leitura Adicional

Lee KJ. Essential Otolaryngology. 8th ed. New York: McGraw-Hill; 2003;692-715
McDonald T. Nasal manifestations of systemic diseases. In: Cummings CW *et al.* (eds).
   Cummings Otolanyngology Head and Neck Surgery. 4th ed. Philadelphia: Elsevier
   Mosby; 2005

4. Laringologia e Trato Aerodigestório Superior

Editor da Seção
Johnathan D. McGinn

Colaboradores
David Goldenberg
Bradley J. Goldstein
Melissa Krempasky

4.0 Anatomia e Fisiologia do Trato Aerodigestório Superior

O trato aerodigestório superior é composto pelas cavidades nasais, nasofaringe, cavidade oral, orofaringe, hipofaringe, laringe, traqueia e esôfago. As complexas anatomia e fisiologia suportam funções básicas na respiração, fonação, deglutição e os aparelhos dos sentidos especiais para os sistemas olfatório e gustatório. Aspectos importantes da anatomia e da fisiologia são revistos aqui. A anatomia e a fisiologia nasais e dos seios paranasais encontram-se cobertas no Capítulo 3.0.

◆ Cavidade Oral

Geral

O vestíbulo inclui a superfície da mucosa dos lábios, mucosa bucal e superfícies bucais/laterais das cristas alveolares. O restante da cavidade oral inclui as estruturas mais mediais, incluindo os palatos duro e mole, a língua móvel (2/3 anteriores) e o assoalho oral. O assoalho oral contém as glândulas salivares sublinguais, e os óstios dos ductos de Wharton que drenam as secreções das glândulas submandibulares encontradas em cada lado da linha mediana. O frênulo insere a língua anterior no assoalho oral mediano. Glândulas salivares secundárias revestem a cavidade oral e faringe.

Musculatura

O vestíbulo inclui o orbicular da boca, vários levantadores e abaixadores, bem como o bucinador. A musculatura da língua envolve músculos intrínsecos e extrínsecos, incluindo genioglosso, hioglosso e estiloglosso, todos inervados pelo nervo hipoglosso.

Vascularização

A artéria lingual é o principal suprimento sanguíneo da língua. A artéria facial externa supre o vestíbulo, por meio de ramos labiais superior e inferior. Pelos forames palatinos maior e menor no palato duro lateral passam as artérias palatinas maior e menor.

Drenagem Linfática

Principalmente para gânglios submentuais, submandibulares e faciais do nível 1, enquanto os linfáticos da língua anterior drenam para os linfonodos jugulares superiores do nível 2, muitas vezes bilateralmente.

Inervação

O hipoglosso é o nervo motor para a língua. O nervo lingual fornece sensibilidade e transporta fibras gustativas da corda do tímpano, para os 2/3 anteriores da língua. O nervo facial é o nervo motor para o orbicular da boca. A sensibilidade geral da mucosa bucal é dada pela segunda divisão do nervo trigêmeo (V_2).

Fisiologia

O paladar é suprido por via da corda do tímpano do nervo craniano (NC) VII aos 2/3 anteriores da língua, e os NCs IX e X inervam botões gustativos da língua posterior e da base da epiglote, respectivamente. Em média, 1.500 mL de saliva são produzidos diariamente. A fisiologia detalhada da deglutição está além dos objetivos deste manual. Resumidamente, a deglutição é dividida em fases ativa e passiva. As fases ativas incluem uma fase preparatória que envolve salivação e mastigação, e uma segunda fase oral que envolve a propulsão do bolo posteriormente. Na fase passiva, os NCs IX e X controlam mecanismos involuntários protetores da laringe e a peristalse.

◆ **Faringe**

Geral

A faringe estende-se da base do crânio até o nível da C6 e é dividida em nasofaringe superior ao palato, orofaringe, estendendo-se do palato ao hioide e a partir das papilas circunvaladas anteriormente, e hipofaringe inferior ao hioide, incluindo os seios piriformes, parede posterior e região pós-cricóidea (**Fig. 4.1**).

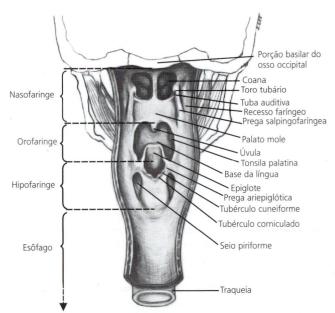

Fig. 4.1 Visão posterior da faringe aberta, demonstrando os limites da nasofaringe, orofaringe e hipofaringe. (De: Van de Water TR, Staecker H. Otolaryngology: Basic Science and Clinical Review. Stuttgart/New York: Thieme; 2006:553.)

O esôfago cervical estende-se inferiormente, e o complexo laringotraqueal assenta-se anteromedialmente. O anel de Waldeyer de tecido linfoide inclui as adenoides da nasofaringe, as tonsilas palatinas da orofaringe e a tonsila lingual, revestindo a base da língua. As tubas auditivas (Trompa de Eustáquio) se abrem na nasofaringe lateral.

Musculatura

Os constritores superior, médio e inferior circundam a faringe, envoltos pela camada visceral da fáscia cervical. O palatofaríngeo e o estilofaríngeo servem de suporte. O palatoglosso e o palatofaríngeo formam os pilares tonsilares.

Vascularização

A artéria lingual supre a língua. As tonsilas são supridas por ramos da carótida externa via artéria facial, artéria lingual, artéria palatina menor, artéria palatina descendente e artéria faríngea ascendente.

Drenagem Linfática

Uma rica drenagem bilateral supre a base da língua e os piriformes e drena para os níveis 2 a 4. As tonsilas drenam principalmente para a região jugulodigástrica.

Inervação

As tonsilas palatinas possuem suprimento sensitivo a partir do NC IX e do nervo palatino menor. Otalgia referida é comum. Os NCs IX e X fornecem inervação motora e sensitiva à hipofaringe.

Fisiologia

A deglutição foi discutida anteriormente.

◆ Laringe

Geral

A laringe pode ser considerada uma válvula complexa, a qual é capaz de regular o fluxo de ar. Ela é um órgão dinâmico que está envolvido com o sistema respiratório/vocal e o trato digestório em virtude da sua posição na faringe. Sua luz continua superiormente com a faringe e inferiormente com a traqueia; posteroinferiormente ela é separada da luz faringoesofágica. A laringe é dividida em supraglote, que inclui a epiglote, aritenoides, prega ariepiglótica, falsas pregas vocais e ventrículo; glote, 1 cm inferiormente, incluindo as pregas vocais verdadeiras; e subglote, que se estende inferiormente até a margem inferior do anel da cartilagem cricoide (**Fig. 4.2**).

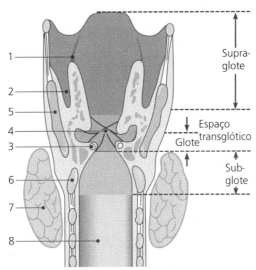

Fig. 4.2 Compartimentos e estruturas individuais na laringe. 1. A prega ariepiglótica formando o limite entre a laringe e a hipofaringe. 2. O seio piriforme, que pertence à hipofaringe. 3. Ligamento vocal. 4. Comissura anterior. 5. Cartilagem tireoide. 6. Cartilagem cricoide. 7. Glândula tireoide. 8. Traqueia. (De: Behrbohm H et al. Ear, Nose, and Throat Diseases: With Head and Neck Surgery. 3rd ed. Stuttgart/New York: Thieme; 2009:293.)

Arcabouço

Três cartilagens ímpares formam a estrutura principal da laringe (**Fig. 4.3**). Estas são a epiglote, a cartilagem tireoide (do grego *thyreos*, que significa escudo) e a cricoide (do grego *krikos*, que significa anel). Três cartilagens pares compõem o restante do arcabouço laríngeo: as aritenoides, as corniculadas e as cuneiformes. Anterossuperiormente, a laringe se articula com o osso hioide, e inferiormente ela se une à traqueia. Posteriormente, a laringe se encontra com a parede muscular da faringe, com as vértebras cervicais posteriores a esta camada. As cartilagens tireoide e cricoide são cartilagens hialinas, que podem ossificar-se com a idade. Os cornos inferiores da cartilagem tireoide se articulam com a cartilagem cricoide; as aritenoides pares se articulam com a margem craniana da lâmina da cricoide. Ambas estas articulações são articulações sinoviais.

Tecidos Moles

Externamente, as membranas importantes incluem a membrana tíreo-hióidea, a membrana cricotireóidea e o ligamento cricotraqueal. Internamente, o revestimento membranoso da laringe é a membrana quadrangular superiormente, estendendo-se à prega vestibular ou falsa prega vocal; e a membrana

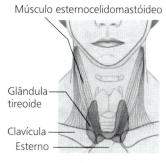
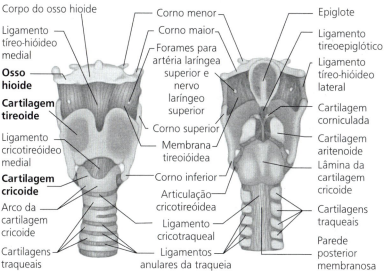

Fig. 4.3 Anatomia dos ossos e cartilagens da laringe. (De: Probst R, Grevers G, Iro H. Basic Otorhinolaryngology: A Step-by-Step Learning Guide. Stuttgart/New York: Thieme; 2006:338.)

cricovocal ou cone elástico, estendendo-se a partir da prega vocal verdadeira inferiormente. Pregas ariepiglóticas pares definem a abertura para a luz laríngea superiormente. Lateral e inferiormente situa-se o seio piriforme, que afunila alimentos e líquidos para o interior do esôfago. As pregas vocais pares estendem-se desde o processo vocal das aritenoides dorsalmente à cartilagem tireoide ventralmente na comissura anterior. A estrutura das pregas vocais inclui o ligamento vocal, ligamento cricotireóideo lateral, ligamento cricotireóideo mediano, o músculo vocal (tireoaritenóideo) e a cobertura de mucosa.

270   *4. Laringologia e Trato Aerodigestório Superior*

Musculatura

O cricoaritenóideo posterior exclusivamente abre (abduz) as pregas vocais. O cricoaritenóideo lateral e o aritenóideo transverso (interaritenóideo) fecham as pregas vocais, juntamente com o tireoaritenóideo. O tireoaritenóideo e o cricotireóideo colocam as pregas vocais sob tensão.

Vascularização

O suprimento arterial da supraglote origina-se da carótida externa via artéria laríngea superior. A artéria laríngea inferior supre a subglote, originando-se da artéria subclávia via do tronco tireocervical. A drenagem venosa é para a jugular interna e a veia braquiocefálica.

Drenagem Linfática

A supraglote possui rica drenagem linfática bilateral, com conexões através do espaço pré-epiglótico. A glote tem poucos linfáticos. A subglote também tem rica drenagem bilateral via canais paratraqueais e pré-traqueais. A drenagem linfática influencia a frequência de disseminação metastática de carcinomas laríngeos com base nos locais de comprometimento do tumor primário.

Inervação

O vago supre a laringe. O nervo laríngeo superior possui um ramo externo que fornece função motora ao músculo cricotireóideo, e um ramo interno que provê sensibilidade à supraglote e glote. O nervo laríngeo recorrente fornece suprimento motor a todos os outros músculos laríngeos internos. À esquerda, o nervo recorrente passa em torno do arco aórtico; à direita, passa em torno da artéria subclávia. Ambos os nervos recorrentes a seguir ascendem ao longo do sulco traqueoesofágico para penetrar na laringe, no corno inferior da cartilagem tireoide. Importante: o nervo laríngeo recorrente pode ramificar-se no pescoço antes de entrar na laringe. (Um nervo laríngeo direito não recorrente pode ocorrer se estiver presente uma artéria subclávia aberrante.)

Fisiologia

Resumidamente, as funções básicas da laringe incluem proteção da via aérea, fonação e respiração. A laringe atua como um esfíncter, em conjunto com estruturas faríngeas para evitar aspiração para o interior da via aérea. Isto é facilitado pela inclinação epiglótica, contração das pregas ariepiglóticas, falsas pregas vocais, pregas vocais verdadeiras e adutores. Uma discussão detalhada da fisiologia da fonação está além dos objetivos deste livro.

◆ Esôfago

Geral

O esôfago situa-se posteriormente à traqueia. A abertura esofágica fica a ~15 cm dos incisivos superiores na margem inferior da cricoide (C6), e a junção esofagogástrica fica a ~ 40 cm em adultos. O esfíncter esofágico superior é

4. Laringologia e Trato Aerodigestório Superior 271

formado pelo músculo cricofaríngeo na abertura esofágica. Um esfíncter fisiológico intermediário existe a ~25 cm em decorrência do arco aórtico e brônquio esquerdo. O esfíncter esofágico inferior se localiza na junção esofagogástrica. A parede do esôfago possui uma mucosa, submucosa, camada muscular e adventícia fibrosa externa. Há fibras musculares longitudinais externas e circulares internas. O terço superior é músculo estriado, o terço médio é misto, e o terço inferior é músculo liso. A mucosa é escamosa estratificada, com uma transição para epitélio colunar na junção com o estômago.

Vascularização

Superiormente, o suprimento é por ramos da artéria tireóidea inferior, originada do tronco tireocervical. No tórax, o suprimento é segmentar via ramos da aorta torácica ou via vasos intercostais. Inferiormente, há ramos da artéria gástrica esquerda. Há um plexo venoso, e a drenagem corre paralela ao suprimento de modo geral.

Drenagem Linfática

O sistema linfático cervical inclui os linfonodos cervicais profundos e paratraqueais; os linfáticos torácicos são compostos pelos gânglios mediastinais posteriores e traqueobrônquicos. O sistema linfático abdominal incorpora os gânglios gástricos esquerdos e celíacos.

Inervação

O esôfago é inervado pelos nervos glossofaríngeo e vago e os simpáticos. O plexo mioentérico de Auerbach situa-se entre as camadas musculares longitudinal e circular.

Fisiologia

A fase esofágica da deglutição ocorre quando o bolo passa pelo esfíncter esofágico superior. A peristalse primária tem uma fase inibitória rápida inicial seguida por uma onda mais longa de contração. O esfíncter esofágico inferior se relaxa para abrir por 6 a 8 segundos. Há também uma onda peristáltica secundária em uma progressão de rostral a caudal.

Leitura Adicional

Cooper MH. Anatomy of the larynx. In: Blitzer A, Brin MF, Ramig LO, eds. Neurologic Disorders of the Larynx. 2nd ed. Stuttgart/New York: Thieme; 2009:3-9

Frenz D, Smith RV. Surgical anatomy of the pharynx and esophagus. In: Van de Water TR, Staecker H, eds. Otolaryngology: Basic Science and Clinical Review. Stuttgart/New York: Thieme; 2006:552-565

Schuenke M, Schulte E, Schumacher U. Thieme Atlas of Anatomy: Neck and Internal Organs. Stuttgart/New York: Thieme; 2006

272   4. Laringologia e Trato Aerodigestório Superior

4.1 Emergências Laríngeas e Esofágicas

4.1.1 Estridor

◆ Características-Chave

- Estridor é indicação de comprometimento da via aérea e deve ser considerado uma emergência.
- As prioridades são identificar o local da obstrução, restaurar ventilação adequada e abordar a causa subjacente.

Estridor é um achado de exame definido em termos amplos como respiração ruidosa em razão da obstrução parcial da via aérea superior, e é geralmente de tonalidade mais aguda e rude. Isto deve ser distinguido de sibilância, que é um ruído causado por colapso reversível dos bronquíolos da via aérea pulmonar inferior; e do ronco *(stertor)*, um ruído sonoro que é graças ao colapso ou obstrução na faringe superior, como ao roncar.

◆ Clínica

O paciente estriduloso precisa ser avaliado sem demora, uma vez que a perda da via aérea pode progredir rapidamente.

Sinais e Sintomas

No adulto, o desenvolvimento de estridor pode ser agudo ou crônico. Os sintomas muitas vezes são inespecíficos e variáveis. Sintomas associados variarão, dependendo da etiologia, e podem incluir dispneia, faringodinia, disfagia, odinofagia e ansiedade. Os sinais incluem ruído audível com a respiração e podem incluir febre, tosse, hemoptise e retrações. Dependendo da gravidade e agudeza, o paciente pode estar em angústia, hipóxico e pode, também, apresentar disfonia.

Diagnóstico Diferencial

As causas de estridor são numerosas. É útil classificar com base no nível anatômico de obstrução. Como generalização, estridor inspiratório se correlaciona com obstrução supraglótica, estridor expiratório correlaciona-se com obstrução intratorácica (traqueia) e estridor bifásico sugere obstrução glótica ou subglótica (**Tabela 4.1**). O diagnóstico diferencial inclui neoplasias obstrutivas, infecções com edema (p. ex., supraglotite), alergia/angioedema, corpos estranhos, lesões traumáticas da via aérea (p. ex., fraturas da cartilagem tireoide, grande hematoma) e imobilidade bilateral de pregas vocais (p. ex., lesão iatrogênica pós-operatória). Outras causas incluem estenose subglótica, estenose traqueal e traqueomalacia.

◆ Avaliação

Deve-se considerar um paciente agudamente estriduloso como uma potencial emergência da via aérea; a pronta avaliação é imperativa.

4. Laringologia e Trato Aerodigestório Superior 273

Tabela 4-1 Localização do Estridor por Local Anatômico

	Retrações	Estridor*	Voz	Alimentação
Naso/orofaringe	Mínimas[†]	Ronco[†]	Normal	Normal[†]
Supraglote	Acentuadas e graves	Inspiratório e de timbre agudo	Abafada	Anormal
Glote/subglote	Brandas a graves	Bifásico e de tonalidade intermediária	Normal a muito anormal (tosse canina)	Normal
Traqueia intratorácica	Brandas a graves	Expiratório e de tonalidade baixa	Normal (tosse de foca)	Normal

Fonte: Van de Water TR, Staecker H. Otolaryngology: Basic Science and Clinical Review. Stuttgart/New York: Thieme; 2006:214.
*A qualidade do ruído da via aérea.
[†]A menos que associado à obstrução nasal completa em um recém-nascido.

Exame Físico

Em algoritmos de terapia intensiva, são obedecidos os ABCs: via aérea (*airway*), respiração (*breathing*), circulação. Estridor é um reflexo do estreitamento da via aérea e por essa razão é uma prioridade. Se o paciente estriduloso não estiver ventilando adequadamente (hipóxico ou retendo CO_2), uma intervenção rápida é crítica. O estabelecimento da via aérea é discutido a seguir.

A história é importante para dirigir o exame: cronologia do início; diagnósticos conhecidos, como história de angioedema ou cânceres de cabeça e pescoço; cirurgias prévias de cabeça e pescoço (cirurgia da tireoide, traqueotomia prévia); trauma; possível aspiração de corpo estranho; infecção respiratória superior atual; história de entubações etc.

No exame, sinais vitais; oximetria de pulso; possivelmente gasometria arterial; um exame oral e faríngeo; e um exame do pescoço quanto a massas, edema, crepitação ou dor à palpação são importantes. A não ser que o paciente adulto esteja instável ou não ventilando adequadamente, uma nasofaringolaringoscopia fibroscópica flexível geralmente é segura e extremamente útil. Este exame revelará uma estimativa do diâmetro da via aérea glótica, mobilidade das pregas vocais, quaisquer locais de edema ou massa, ou a presença de um corpo estranho laríngeo obstrutivo. Pacientes pediátricos podem seletivamente ser submetidos ao exame com fibroscópio flexível. Cuidados precisam ser tomados, uma vez que o exame pode precipitar o comprometimento adicional da via aérea.

Exames de Imagem

Radiografias simples do pescoço – (PA) e perfil – podem ser informativas, mas vêm sendo substituídas pela tomografia computadorizada (TC) ou ressonância magnética (RM). Em geral, não se deve enviar um paciente com comprometimento da via aérea para TC ou IRM a não ser que a via aérea tenha sido garantida; a perda da via aérea durante o exame de imagem pode ser desastrosa.

274   4. Laringologia e Trato Aerodigestório Superior

Laboratório

Um teste de gasometria do sangue arterial (GSA) pode ser útil para determinar a adequação da ventilação. Menos agudamente, um hemograma completo (HC) pode ser útil em um paciente com infecção, como a supraglotite.

◆ Opções de Tratamento

Os objetivos de tratamento são (1) determinar o(s) local(is) e o grau de obstrução; (2) estabilizar a via aérea por ventilação forçada, entubação ou desvio cirúrgico do local de obstrução e (3) tratar a causa subjacente.

Em um paciente instável, ventilando mal, a via aérea deve ser garantida. Se possível, a sala de operações é o lugar mais seguro para isso. Deve-se abordar o problema da via aérea algoritmicamente, prevendo possíveis novos problemas (com um plano B e plano C). O algoritmo diferirá, dependendo da etiologia e do paciente. Existem, no entanto, generalizações úteis. (1) É absolutamente crítico que o otorrinolaringologista assuma clara e autoritariamente o controle do manejo da via aérea. (2) Um paciente ereto, acordado, respirando espontaneamente constitui geralmente a situação mais segura. (3) Deve-se estar preparado para a possibilidade de que sedar e paralisar um paciente estriduloso para entubação possa resultar em uma incapacidade para ventilar com máscara, precipitando uma emergência. (4) Com angioedema, o edema da língua geralmente impede a realização de realização de uma laringoscopia direta.

Caso a entubação seja impraticável (p. ex., a laringoscopia fibroscópica indica que um tubo endotraqueal não passará através de uma via aérea estreitada), é efetuada traqueotomia acordada. Em uma emergência em que a via aérea cirúrgica precisa ser estabelecida de modo extremamente rápido, está indicada uma cricotireoidotomia.

A não ser que a laringoscopia fibroscópica sugira uma outra conduta, uma entubação nasotraqueal fibroscópica acordada é muitas vezes o procedimento de escolha (se o paciente necessitar de entubação). Como plano de reserva, deve-se ter um laringoscópio de Holinger, aspiração laríngea Velvet Eye, e estilete de Eschmann montados e prontos para uso. Frequentemente, o otorrinolaringologista pode entubar facilmente um paciente com estes instrumentos. Um broncoscópio rígido com ventilação também é muito útil, caso disponível. Nestes casos, o paciente deve ser mantido com ventilação espontânea; se o paciente tiver uma massa ou estenose na via aérea, a broncoscopia de ventilação pode ser diagnóstica e terapêutica. Além disso, uma bandeja de traqueotomia deve estar aberta e pronta para uso. Injetar lidocaína 1% e epinefrina 1:100.000 antecipadamente nos tecidos moles sobre a membrana cricotireoide resultará em vasoconstrição e um campo operatório muito mais seco, caso uma cricotireoidotomia ou traqueotomia de emergência torne-se necessária.

Outras estratégias para entubação difícil incluem entubação retrógrada pela colocação de uma agulha e fio-guia (de um *kit* de catéter de linha central) no interior da membrana cricotireóidea ou traqueia e passando o fio-guia para cima para fora da boca. Um tubo orotraqueal pode, então, ser passado cegamente sobre o fio-guia para o interior da traqueia. Há outras técnicas, como entubação fibroscópica através de uma cânula de máscara laríngea, videolaringoscopia direta, endoscópios de entubação (p. ex., estilete óptico de Shikani),

4. Laringologia e Trato Aerodigestório Superior 275

ou o uso de um estilete iluminado a ser introduzido cegamente no interior da traqueia.

Clinicamente, há estratégias úteis para "ganhar tempo" ou avaliar a resposta à terapia clínica, caso o paciente possa manter a ventilação. O paciente é mantido em uma unidade de terapia intensiva com monitoramento contínuo por oximetria de pulso. Oxigênio umidificado (p. ex., por tenda facial) ajudará a minimizar secreções. A mistura de 79% de hélio/21% de oxigênio) foi advogada como uma intervenção de curto prazo para ajudar a maximizar a ventilação, enquanto a intervenção definitiva é planejada. O gás funciona reduzindo a viscosidade do ar inspirado, reduzindo assim o trabalho mecânico de respirar na via aérea estreitada. Ele pode ser utilizado, enquanto a intervenção clínica está fazendo efeito; este é um excelente meio de evitar entubação. Esteroides intravenosos (IV) (p. ex., dexametasona 8 mg IV cada 8 horas) podem reduzir o edema da via aérea. Em algumas situações, tratamento clínico apropriado do problema subjacente, como infecção ou angioedema, é capaz de evitar a necessidade de entubação ou via aérea cirúrgica.

◆ Resultado e Acompanhamento

Depois de garantir a via aérea, é empreendido tratamento apropriado dirigido para o problema subjacente. Isto pode incluir biópsia, tratamento de infecções e estudo laboratorial ou radiográfico.

◆ Códigos na CID-10

R06.1 Estridor.
Q32.2 Outras anomalias da laringe, traqueia e brônquio.

Leitura Adicional

Eisele DW. Airway emergencies. In: Eisele DW, McQuone SJ, eds. Emergencies of the Head and Neck. St Louis, MO: Mosby; 2000:111-155
Goldenberg D. Adult airway. In: Cummings CW, Haughey BH, Thomas JR *et al.,* eds. Cummings Otolaryngology-Head and Neck Surgery. 4th ed. Philadelphia, PA: Elsevier Mosby; 2005

4.1.2 Fraturas da Laringe

◆ Características-Chave

- Obstrução da via aérea pode desenvolver-se rapidamente.
- Avaliar quanto a lesões concomitantes, como pneumotórax ou lesão esofágica ou vascular.
- Os objetivos do tratamento são garantir uma via aérea adequada, manter a qualidade da voz e evitar aspiração.

276   4. Laringologia e Trato Aerodigestório Superior

As fraturas laríngeas podem ser brandas, sem desvio e isoladas. Elas também podem ser graves, com desvio, comprometimento da via aérea e lesões concomitantes de outras estruturas da cabeça, pescoço e tórax. Um exame laríngeo com fibroscópio e uma TC geralmente guiará o tratamento apropriadamente.

◆ Epidemiologia

Cinco a 10% das lesões traumáticas comprometem o pescoço. Lesões penetrantes do pescoço são mais comuns do que traumas fechados (ver também Capítulo 5.1.1.4).

◆ Clínica

Os pacientes geralmente se apresentam com uma história de trauma fechado do pescoço anterior. Mecanismos comuns incluem agressão, uma tentativa de estrangulamento ou enforcamento, e acidentes de veículos incluindo automóveis, *snowmobiles*, motocicletas, veículos para todo terreno e bicicletas. Uma ferida por PAF no pescoço pode resultar em uma fratura cricóidea ou tireóidea isolada ou em combinação com outra lesão.

Sinais e Sintomas

Sinais e sintomas podem incluir disfonia, afonia, estridor, tosse, hemoptise, disfagia e dor. Uma marca característica de lesão grave é enfisema subcutâneo, bem como uma perda da proeminência normal da cartilagem tireoide.

Diagnóstico Diferencial

O diagnóstico diferencial é fundamentado na gravidade. A lesão pode ser limitada aos tecidos moles, ou pode incluir fratura de cartilagem, ruptura da mucosa ou lesões adicionais da faringe, esôfago ou grandes vasos.

◆ Avaliação
Exame Físico

Um exame fibroscópico e TC são diagnósticos. A lesão pode estar oculta. Um retardo no diagnóstico contribui para a mortalidade. Algoritmos de trauma são obedecidos, incluindo ABCs. Na presença de ruptura de cartilagem laringotraqueal, a entubação é geralmente contraindicada. Uma via aérea de emergência é estabelecida por traqueotomia. A ventilação *jet* transtraqueal pode ser extremamente útil, enquanto a via aérea definitiva está sendo estabelecida. O restante do exame de cabeça e pescoço é dirigido para determinação de lesões adicionais. No caso de uma fratura de laringe duvidosa, é efetuada uma laringoscopia com fibroscópio flexível. A presença de ruptura óbvia da mucosa endolaríngea, sangramento ou desarranjo de cartilagem sugere a lesão.

Laboratório

Testes laboratoriais não são indicados rotineiramente. Ao acompanhar um paciente internado por uma fratura de laringe, um HC com diferencial pode ser útil para monitorar quanto à infecção e ao desenvolvimento de mediastinite ou sepse.

Outros Testes

Uma vez que a via aérea seja julgada estável ou estabilizada, exames de imagem devem ser realizados. Uma TC do pescoço com janelas para osso fornece excelentes detalhes do arcabouço laríngeo. Uma radiografia de tórax é obrigatória para avaliar quanto a pneumotórax. Um esofagograma cervical é recomendado para avaliar quanto à lesão esofágica oculta.

◆ Opções de Tratamento

O objetivo do tratamento agudo é manter ou estabelecer a via aérea, conforme discutido anteriormente. Os objetivos de tratamento a longo prazo incluem via aérea adequada, voz satisfatória e capacidade de deglutir sem aspiração.

O trauma da laringe pode ser classificado como brando ou grave. As lesões brandas incluem edema da laringe, lacerações endolaríngeas simples com mínima exposição de cartilagem e fraturas sem desvio. Se a gravidade não for clara, é recomendado um exame sob anestesia com laringoscopia direta e esofagoscopia. Os pacientes com lesões brandas podem geralmente ser manejados clinicamente. O tratamento deve incluir observação em um leito monitorado (p. ex., oximetria de pulso contínua), juntamente com esteroides intravenosos (IV). Dexametasona 8 mg IV cada 8 horas × 3 doses], ar/O_2 umidificado e uma dieta branda.

Os pacientes com lesões graves da mucosa e/ou fraturas de cartilagem com desvio ou cominutivas são tratados cirurgicamente com traqueotomia baixa seguida por exploração e reparo. As fraturas devem ser reparadas precocemente, idealmente dentro de 24 horas. Os objetivos básicos incluem fechamento de defeitos traqueais, cobertura de cartilagem exposta, remoção de cartilagem desvitalizada e redução de fraturas de cartilagem. Depois de traqueotomia, laringoscopia direta e esofagoscopia são efetuadas. Caso as pregas vocais estejam significativamente desviadas, é realizada uma laringofissura com reparo de mucosas. As fraturas são reduzidas e reaproximadas com sutura de Prolene (NJ), fio metálico, malha ou plaqueamento. Caso possível, o pericôndrio externo deve ser fechado. A colocação de *stents* pode ser necessária, para prevenir estenose ou formação de membrana anterior. Indicações de *stent* são uma área de controvérsia.

◆ Resultado e Acompanhamento

O acompanhamento pós-tratamento inclui avaliação continuada da via aérea e da deglutição. Um estudo contrastado com auxílio de um fonoaudiólogo para evidência de aspiração é importante. A consideração da descanulação da traqueotomia é com base em critérios-padrão. Tratamento cirúrgico adicional de membrana ou estenose pode se fazer necessário, bem como uso a longo prazo de um tubo em T. Os pacientes podem necessitar de fonoterapia.

◆ Código na CID-10

S.10.1   Fratura da laringe e traqueia.

278 4. Laringologia e Trato Aerodigestório Superior

Leitura Adicional

Leopold DA. Laryngeal trauma: a historical comparison of treatment methods. Arch Otolaryngol 1983;109(2):106-112

Lore JM, Medina JE. An Atlas of Head and Neck Surgery. 4th ed. Philadelphia, PA: Saunders Elsevier; 2004:1154-1164

Schaefer SD. Laryngeal trauma. In: Stewart MG, ed. Head, Face, and Neck Trauma: Comprehensive Management. Stuttgart/New York: Thieme; 2005:207-222

4.1.3 Ingestão de Cáustico

◆ Características-Chave

- Fazer uma avaliação da via aérea e entubação, se houver algum comprometimento.
- Identificar a substância ingerida.
- Fazer uma endoscopia o quanto antes.

◆ Epidemiologia

A incidência de ingestão de cáusticos é estimada em 5.000 a 15.000 casos anualmente nos EUA: 53% dos casos ocorrem em crianças com 6 anos de idade ou menos. Entretanto, apenas ~ 3% das mortes secundárias à ingestão de cáustico ocorrem em crianças pequenas.

◆ Clínica

O paciente com ingestão cáustica apresenta-se com achados variados, dependendo do tipo de substância ingerida e da quantidade.

Sinais e Sintomas

Em lesões moderadas a graves, os sintomas incluem dor oral, no pescoço e tórax e disfagia. Pacientes jovens podem babar, e pacientes mais velhos podem cuspir secreções ou se recusar a deglutir. Os problemas respiratórios variam de tosse e sibilos a estridor e angústia respiratória.

Diagnóstico Diferencial

A lesão pode variar de branda à grave como resultado da ingestão de ácido em comparação com álcali.

◆ Avaliação

É importante obter informações acerca da substância ingerida. Substâncias alcalinas (soda cáustica, amônia, sabões) causam necrose de liquefação e lesões penetrantes profundas da parede faríngea e esofágica. A ingestão de soda cáustica (limpador de canos) se responsabiliza por ~ 60% dos casos. Os ácidos causam uma necrose coagulativa da superfície da mucosa, e lesão tecidual profunda é incomum. Alvejantes domésticos geralmente contêm menos de 5,25% hipoclorito de sódio e, por essa razão, geralmente causam apenas irritação branda da mucosa.

Exame Físico

A avaliação da via aérea é a primeira prioridade. Se houver evidência de comprometimento da via aérea, a via aérea deve ser assegurada por entubação antes que o edema piore. Isto é especialmente importante em crianças. Um exame de cabeça e pescoço e revisão da pele quanto a queimaduras cáusticas pela substância respingada estão indicados, seguidos pela avaliação da mucosa oral e faríngea quanto à lesão. A introdução às cegas de sonda nasogástrica é evitada; a êmese não deve ser induzida; a lavagem gástrica com carvão ativado não é indicada. No passado, a cronologia da endoscopia era controversa. Atualmente, é recomendada esofagoscopia dentro de 24 a 48 horas. O dano, em termos de uma estimativa da profundidade de lesão, é avaliado na extensão proximal da lesão. Avanços adicionais do endoscópio rígido não são realizados, para evitar lesão adicional.

Laboratório

Exames pré-operatórios de rotina são realizados, caso uma cirurgia seja planejada. Acompanha-se com hemogramas, caso haja suspeita de mediastinite, acompanha-se com hemogramas.

Outros Testes

Na fase aguda, um estudo contrastado não está indicado rotineiramente. Entretanto, estudos contrastados frequentemente são utilizados para avaliar a progressão da formação de estenose durante a recuperação.

◆ Opções de Tratamento

A terapia clínica inclui hidratação, medicações bloqueadoras da secreção ácida e observação. Esteroides não parecem reduzir a incidência de formação de estenoses; alguns autores sugeriram que eles podem mascarar os sinais ou os sintomas de perfuração. Antibióticos são muitas vezes prescritos empiricamente até que uma perfuração tenha sido excluída. Uma endoscopia é efetuada para graduação da lesão (**Tabela 4.2**). Em geral, o endoscópio não deve ser introduzido além de quaisquer segmentos com necrose ou suspeita de uma lesão transmural. Uma avaliação de cirurgia torácica é solicitada quanto ao manejo de perfuração ou lesões de alto grau. Tem havido uma tendência à intervenção cirúrgica precoce pelos cirurgiões torácicos (dentro de 36 horas) para tratamento de lesões esofágicas profundas. No caso de evidências de uma lesão de alto grau à endoscopia, um tubo para alimentação deve ser introduzido sob visão direta.

◆ Resultado e Acompanhamento

A mortalidade varia de 0 a 8% globalmente. Complicações incluindo mediastinite, perfuração e formação de estenoses variam de 10 a 20%. O desenvolvimento de estenose geralmente se inicia na semana 3 ou 4; um estudo contrastado ou uma endoscopia de acompanhamento é útil a esta altura.

◆ Códigos na CID-10

T.28.0   Queimaduras da boca e da faringe.
T28.1   Queimaduras do esôfago.

280   4. Laringologia e Trato Aerodigestório Superior

Tabela 4-2 Graduação das Queimaduras Cáusticas do Esôfago pelos Achados Endoscópicos

1º grau	Eritema e hemorragias puntiformes Lesão superficial da mucosa
2º grau	Ulceração, exsudatos, pseudomembranas Lesão de espessura parcial
3º grau	Escara, perfuração para o interior ou através da camada muscular Lesão de espessura total

Leitura Adicional

Andrews TM, Cressman WR. Caustic ingestion in children. Curr Opin Otolaryngol Head Neck Surg 1997;5:362-366

Forsen JW. Caustic ingestion. In: Wetmore RF, Muntz HR, McGill Ti et al., eds. Pediatric Otolaryngology: Principles and Practice Pathways. Stuttgart/New York: Thieme; 2000:635-646

Goldman LP, Weigert JM. Corrosive substance ingestion: a review. Am J Gastroenterol 1984;79(2):85-90

Heitmiller FH, Yang SC. Thoracic emergencies. In: Eisele DW, McQuone SJ, eds. Emergencies of the Head and Neck. St Louis: Mosby; 2000:305-306

4.1.4 Infecções da Laringe

◆ Características-Chave

- Infecções da laringe podem ser agudas ou crônicas por natureza.

- Sintomas e sinais incluem disfonia, dor, disfagia, tosse, dispneia, estridor e sinais sistêmicos.

- A terapia é dirigida para o organismo causador e é suportiva para quaisquer problemas da via aérea presentes.

- Uma laringoscopia com biópsia e/ou cultura pode ser necessária, uma vez que algumas infecções simulam neoplasias, ou necessitam desta informação para um diagnóstico definitivo.

Laringite é um termo utilizado para descrever qualquer condição inflamatória da laringe. A laringite infecciosa pode ser causada por organismos virais, bacterianos, micobacterianos, fúngicos e, até mesmo, protozoários. História e exame físico, incluindo laringoscopia, são os instrumentos para estabelecer o diagnóstico. O estado imunológico do paciente, história de viagem recente e exposição a doenças são fatores importantes a serem abordados na história.

◆ Epidemiologia

A laringite viral é o tipo mais comum de laringite. A incidência é de difícil estabelecimento, uma vez que a maioria dos pacientes não procura assistência médica para laringite aguda. Em virtude das dimensões da via aérea, a laringite pode apresentar-se em crianças com sintomas de oclusão das vias aéreas; adultos mais comumente apresentam-se com queixas de rouquidão e dor.

4. Laringologia e Trato Aerodigestório Superior   281

◆ Clínica
Sinais e Sintomas
Laringite Viral

A laringite viral geralmente acompanha uma infecção das vias aéreas superiores (IVAS) viral com síndrome viral sistêmica. Os sintomas incluem rouquidão, com quebras e redução na frequência vocal; tosse e dor. O exame revela eritema e edema das pregas vocais. Os agentes incluem aqueles que causam IVAS, como rinovírus sendo o mais comum. O tratamento é sintomático uma vez que esta deva ser uma doença autolimitada. A terapia inclui repouso vocal, hidratação, umidificação, supressores da tosse e expectorantes.

Crupe

O crupe (laringotraqueíte) é uma infecção viral observada em crianças, caracterizada por estridor, tosse "de cachorro" e febre. Esta doença é observada principalmente no inverno, mas pode ocorrer durante todo o ano. A gravidade da doença varia amplamente, e é com base no grau de edema subglótico. Vírus parainfluenza 1 e 2 e gripe A (influenza A) são os agentes etiológicos mais comuns. A avaliação mais importante destes pacientes é avaliar a condição respiratória, para iminente intervenção e suporte da via aérea. O tratamento inicial domiciliar envolve umidificação ou chuveiro de vapor, embora isto não seja com base em evidências. Epinefrina racêmica pode ser útil nas crianças com angústia respiratória, servindo para reduzir rapidamente o edema da via aérea. A internação não é mais considerada absolutamente necessária após este tratamento, uma vez que a preocupação com "rebote" é rara. Corticosteroides têm um papel claro no tratamento desta condição. Intervenção na via aérea incluindo entubação ou traqueotomia pode ser necessária se ocorrer descompensação respiratória, com fadiga respiratória, hipercarbia, oxigenação inadequada ou estado neurológico em deterioração. Em crianças entubadas, um vazamento de ar deve desenvolver-se e indicar o potencial para extubação, geralmente dentro de 2 ou 3 dias.

Laringite Bacteriana

A laringite bacteriana é muito menos comum do que as virais. A supraglotite pode comprometer a supraglote inteira, ou mais focalmente a epiglote (epiglotite). A incidência de epiglotite em crianças caiu drasticamente desde a introdução da vacina para *Haemophilus influenzae* tipo B. Adultos tipicamente apresentam supraglotites mais difusas. Os pacientes relatam dor de garganta, febre, odinofagia, voz abafada e dispneia. As crianças podem babar. Os pacientes podem sentar-se em uma posição trípode, com o tronco inclinado parcialmente para frente, braços posicionados lateralmente, imediatamente à frente do tronco e o pescoço estendido. O diagnóstico é confirmado pela observação da epiglote ou supraglote edemaciadas, e eritematosas pela laringoscopia flexível. Em crianças, o diagnóstico pode ser realizado pela radiografia lateral do pescoço, com um sinal "de impressão digital" representando uma epiglote edemaciada, uma vez que a manipulação da via aérea com endoscopia flexível pode precipitar o comprometimento da via aérea. Embora historicamente o *H. influenzae* seja o organismo mais comum em crianças, outros organismos,

282 4. Laringologia e Trato Aerodigestório Superior

como *Streptococcus pneumoniae*, *Staphylococcus aureus*, *Streptococcus* β-hemolítico, *Klebsiella pneumoniae* e vírus *parainfluenza*, podem ser agentes etiológicos. Em casos graves, uma via aérea segura deve ser estabelecida, potencialmente em um contexto de ambiente cirúrgico. Vias aéreas menos emergenciais podem ser tratadas com internação hospitalar e observação estreita. Adultos menos frequentemente necessitam de intervenções na via aérea do que as crianças. O tratamento deve incluir antibióticos que cubram o *H. influenzae* produtor de β-lactamase, como cefalosporina de segunda ou terceira geração, bem como corticosteroides. O abscesso da epiglote é uma complicação rara da supraglotite.

Laringite Fúngica

Embora infecções fúngicas ocorram mais comumente no paciente imunocomprometido, laringites fúngicas podem ser observadas em populações variadas de pacientes. Estas infecções podem apresentar-se como leucoplasia, focal ou difusa. Os fatores de risco para laringite fúngica incluem aqueles com resposta imune sistêmica diminuída (p. ex., estados imunocomprometidos, diabetes, HIV, medicações imunomoduladoras e deficiências nutricionais graves), ou função imune local deprimida (p. ex., radioterapia local prévia, inaladores de corticosteroides, fumantes). *Candida* sp. são os organismos mais comuns, mas blastomicetos, histoplasmas, aspergilos, criptococos e paracoccidioidomicose podem estar envolvidos. Em virtude da raridade destas infecções e sua apresentação, como leucoplasia, uma biópsia pode ser realizada. Algumas infecções podem apresentar alterações pseudoepiteliomatosas e podem mesmo ser erradamente tomadas por carcinoma de células escamosas. Colorações especiais para fungos podem ser necessárias. Agentes antifúngicos sistêmicos apropriados para o organismo fúngico causador são necessários. Medicações antifúngicas tópicas não são curativas, uma vez que elas exigem contato direto com o organismo, e a laringe é protegida da exposição por mecanismos protetores da via aérea.

Tuberculose

A tuberculose da laringe pode ocorrer associada à infecção pulmonar (historicamente uma das mais comuns infecções laríngeas), mas pode ocorrer como infecção isolada em 20 a 40% dos casos. Os fatores de risco incluem exposição em áreas endêmicas, estados imunocomprometidos e ambientes de casa de repouso. Os pacientes tipicamente relatam rouquidão, disfagia, odinofagia e tosse. A laringe tipicamente é edematosa e hiperêmica no seu terço posterior, com algumas áreas granulares exofíticas. Biópsia, radiografia de tórax e culturas de escarro podem ser necessárias para diagnóstico. O tratamento é realizado com drogas antimicobacterianas, com culturas sendo úteis, dada a importante resistência a drogas que podem estar presentes.

Actinomicose

A actinomicose é uma infecção laríngea pouco usual, e é mais conhecida por afetar comumente a cavidade oral. O organismo anaeróbico é considerado um intermediário, com características de bactérias e de fungos. As infecções podem manifestar-se sob forma de edema, abscesso e ulceração. A biópsia pode

4. Laringologia e Trato Aerodigestório Superior   283

demonstrar os "grânulos de enxofre" patognomônicos. O tratamento típico é com penicilina em altas doses IV ou por via oral, dependendo da gravidade da doença. A clindamicina é uma opção para pacientes alérgicos à penicilina.

Sífilis

Infecções luéticas eram muito mais comuns antigamente do que hoje em dia. A sífilis pode apresentar-se na fase primária, secundária ou terciária. O comprometimento laríngeo é raro, podendo ocorrer na fase secundária ou terciária (goma). Causadas pelo espiroqueta *Treponema pallidum,* estas infecções podem permanecer latentes por períodos prolongados de tempo. O comprometimento laríngeo pode apresentar-se como uma hiperemia difusa, ulceração ou erupção maculopapular na mucosa. A sífilis laríngea pode causar fibrose, condrite e cicatriz ou estenose. Os testes sorológicos devem incluir o teste do Venereal Disease Research Laboratory (VDRL) (100% de sensibilidade na sífilis secundária) com confirmação pela absorção de anticorpo treponêmico fluorescente (FTA-ABS) e o ensaio de micro-hemaglutinação para *T. pallidum* (MHA-TP). A penicilina G é a principal droga no tratamento.

Hanseníase

Lepra ou mal de Hansen, causada por *Mycobacterium leprae,* é muito rara nos EUA, mas é observada mais frequentemente no subcontinente indiano e na África. A infecção nasal é o principal local de infecção em cabeça e pescoço, com a laringe sendo o segundo. A infecção predomina na supraglote, com os sintomas incluindo rouquidão, voz abafada, odinofagia e tosse. O exame pode revelar eritema, nodularidade da mucosa e ulceração. Entretanto, muitas vezes o paciente refere uma mínima dor, apesar do aspecto do tecido. A cicatrização pode desenvolver-se, levando à estenose e obstrução da via aérea. A biópsia pode revelar "macrófagos espumosos, com abundantes *M. leprae* no interior destas células. A terapia clínica a longo prazo é necessária, até mesmo por 5 a 10 anos, com dapsona e rifampicina.

Outras

A laringe pode ser comprometida em outras infecções sistêmicas, em particular infecções virais, como caxumba, sarampo ou varicela (catapora).

Diagnóstico Diferencial

Há várias causas de infecção laríngea:

- Neoplasia laríngea.
- Corpo estranho na via aérea.
- Doenças autoimunes.
- Reação alérgica.
- Edema angioneurótico.
- Estenose subglótica.
- Refluxo faringolaríngeo.

284 4. *Laringologia e Trato Aerodigestório Superior*

◆ Avaliação

História

A chave na avaliação é principalmente a história, incluindo a evolução cronológica da condição, exposições, comorbidades e história médica pregressa.

Exame Físico

Um exame completo de cabeça e pescoço, incluindo nasolaringoscopia flexível, deve ser realizado. Os pulmões também devem ser auscultados para avaliação de problemas pulmonares concomitantes.

Exames de Imagem

O papel dos exames de imagem é limitado. A TC pode ser útil, se houver suspeitas de um abscesso, ou para ajudar na avaliação da complicação de estenose da via aérea. Caso haja suspeita de tuberculose, uma radiografia de tórax deverá ser solicitada.

Laboratório

Os testes laboratoriais podem incluir um HC ou sorologia específica, conforme apropriado. Em alguns casos (p. ex., epiglotite), testes laboratoriais seriam contraindicados inicialmente. Biópsia de tecido e cultura podem ser necessárias para confirmar um diagnóstico por várias razões. Primeiramente, muitas destas infecções são incomuns; portanto, a experiência clínica é limitada em reconhecer a entidade definitivamente. Em segundo lugar, os achados laríngeos podem simular carcinoma de células escamosas macroscopicamente; é dever do clínico avaliar esta questão. Finalmente, dado que a terapia clínica pode ser prolongada e não isenta de efeitos colaterais e interações medicamentosas, uma cultura do tecido ajuda no tratamento de qualidade.

◆ Opções de Tratamento

O tratamento das infecções laríngeas é fundamentado no agente causador. A laringite viral é tratada com medidas suportivas. O tratamento farmacológico deve ser adaptado ao organismo implicado na infecção.

◆ Resultado e Acompanhamento

Acompanhamento com laringoscopia deve ser utilizado para avaliar a resolução da infecção. A frequência destas avaliações é determinada pela gravidade da infecção, e o tempo previsto para resolução.

◆ Códigos na CID-10

J04 Laringite e traqueíte aguda, sem obstrução.
J05.1 Epiglotite.
J05.0 Crupe.

Leitura Adicional

Gupta SK, Postma GN, Koufman JA. Laryngitis. In: Bailey BJ, Johnson JT, eds. Head & Neck Surgery-Otolaryngology. 4th ed. Philadelphia, PA: Lippincott Williams & Wilkins; 2006:829-832

Jones KR. Infections and manifestations of systemic disease of the larynx. In: Cummings CW, Haughey BH, Thomas JR *et al.*, eds. Otolaryngology: Head and Neck Surgery. 4th ed. Philadelphia, PA: Elsevier Mosby; 2005:2065-2072

4.2 Neurolaringologia

◆ Características-Chave

- O exame neurolaríngeo é um componente-chave na avaliação de qualquer distúrbio da voz.
- Disfunções laríngeas podem ser um sinal precoce de condições neurológicas sistêmicas, antes mesmo da manifestação de outros sintomas.
- Em pacientes com disfunção neurológica, as outras funções laríngeas além da fonação também devem ser avaliadas (*i. e.*, respiração, proteção da via aérea durante a deglutição).
- A eletromiografia laríngea pode ser útil em cenários clínicos específicos, mas há controvérsias quanto ao seu uso de rotina em todas as queixas neurológicas.

Condições neurológicas focais e sistêmicas podem afetar as funções laríngeas. Os achados laríngeos de condições neurológicas sistêmicas podem mesmo preceder sua apresentação em outras localizações. A chave para diagnosticar acuradamente estas condições é uma história cuidadosa, detalhada, combinada com uma avaliação clínica da voz. A visualização direta da laringe é importante, e pode ser mais bem feita com laringoscopia fibroscópica flexível. Avaliações estroboscópicas podem, também, ser úteis para avaliar a onda mucosa na prega vocal e complementam o exame neurolaríngeo. O distúrbio neurolaríngeo mais comum encontrado é comprometimento do movimento das pregas vocais (ver Capítulo 4.3.3). Outros distúrbios comuns incluem disfonia espasmódica, tremor, doença de Parkinson (DP), AVE e disfunção das pregas vocais (DPV).

◆ Clínica

Sinais e Sintomas

As queixas laríngeas dos pacientes podem tomar a forma de disfonia, disfagia ou uma combinação. A disfagia é coberta no Capítulo 4.4.2. Sintomas da via aérea podem ocorrer com imobilidade bilateral ou paresia importante das pregas vocais, ou com adução paradoxal das pregas vocais. As características de preocupação que devem ser definidas são início, contexto situacional, qualidade percebida, frequência *(pitch),* controle da frequência, fluidez e vigor.

Diagnóstico Diferencial

Os distúrbios neurológicos comprometendo a laringe podem ser focais ou sistêmicos. Portanto, outras características neurológicas no resto do corpo devem ser procuradas. O diagnóstico sistêmico pode já ter sido determinado, ou o distúrbio vocal pode ser o primeiro sinal de apresentação de um diagnóstico novo. Em geral, as enfermidades neurolaríngeas podem envolver uma falta de

286　4. *Laringologia e Trato Aerodigestório Superior*

força neuromuscular ou mobilidade das pregas vocais, ou uma descoordenação da função. A primeira inclui paresia, paralisia, atrofia e fechamento glótico incompleto, bem como suporte vocal diminuído. Este tipo de condições pode ser perdas agudas (p. ex., AVE, lesão cirúrgica) ou degenerativas (p. ex., DP [d. de Parkinson], esclerose lateral amiotrófica [ELA]). O diferencial de descoordenação inclui tremores, mioclonia e distonia.

◆ Avaliação

História

Como em muitos distúrbios vocais, os pacientes podem definir precisamente sua preocupação vocal, mas também podem fornecer apenas uma descrição vaga do seu problema. Uma história cuidadosa para definir estas questões inclui a cronologia e instalação temporal dos sintomas, fatores exacerbadores e de melhora, sintomas associados e qualidade vocal.

Exame da Voz

A avaliação da voz por um ouvinte treinado é essencial. Isto é indicado mesmo enquanto o paciente está transmitindo sua história. Fatores não laríngeos devem ser notados, como problemas de articulação ou hipo e hipernasalidade. Questões laríngeas incluem qualidade vocal global (p. ex., rouca, soprosa, estrangulada, espasmódica), gravidade da disfunção, propriedade da frequência vocal e presença de quebras da voz ou da frequência. Assistência para esta avaliação pode ser fornecida pelo uso de certas leituras preparadas. A mais comum destas é a *Rainbow Passage*, que contém consoantes e vogais equilibradas:

"When the sunlight strikes raindrops in the air, they act like a prism and form a rainbow. The rainbow is a division of white light into many beautiful colors. These take the shape of a long round arch, with its path high above, and its two ends beyond the horizon. There is, according to legend, a boiling pot of gold at one end. People look, but no one ever finds it. When a man looks for something beyond his reach, his friends say he is looking for the pot of gold at the end of the rainbow".

Utilizar frases predominantemente vocalizadas ou não também pode ser de benefício, particularmente na disfonia espasmódica.

"Disfonias neurológicas de adução: 1. Vogal isolada e prolongada (p. ex., "aaaaaaa") – observa-se dificuldade no início da sonorização, interrupções na sustentação, retorno através de ataques vocais bruscos ou ainda início sonoro, interrupção e retorno em emissão sussurrada. 2. Vogais encadeadas (p. ex.: "aaaaiiiiuuu") – observa-se dificuldade na passagem entre as vogais, com quebras fonatórias e distorção na identidade das vogais. 3. Frases com fonemas surdos: "O homem e a mulher viram um anjo voando." – observa-se prejuízo na fluência da fala, com interrupções, jatos de ar expiratório no meio da emissão e curva melódica achatada.

Disfonia espasmódica neurológica de abdução:
1. A emissão de vogais sustentadas deve ser comparada à emissão de consoantes surdas sustentadas, sendo estas últimas de muito mais difícil controle. 2. Frases com todos os sons sonoros, como "O homem e a mulher

4. Laringologia e Trato Aerodigestório Superior   287

viram um anjo voando" ou "Hoje de manhã meu irmaõ voltou" são geralmente muito bem produzidas, sem dificuldades. Frases com sons surdos e sonoros geralmente são produzidas com prolongamentos dos sons surdos (p. ex., "Sabiá sabe sambar" – o "s" aparece prolongado).*

Alguns distúrbios vocais são particulares a certas tarefas, enquanto outros são universais; fazer um paciente cantar uma canção bem conhecida como "parabéns a você" pode ajudar a determinar este fato. O componente seguinte, o exame neurolaringológico, é mais bem feito com um endoscópio flexível. Isto permite fala fluente e evita a distorção, e potenciais efeitos inibitórios da retração da língua na laringoscopia direta ou indireta. A laringe deve ser observada em repouso, durante respiração normal e durante fonação. Adução e abdução apropriadas com fonação e respiração devem ser observadas. A manobra "/i/ – inspirar" deve evocar abdução máxima. Movimentos assimétricos ou paradoxais da prega vocal podem indicar uma paresia ou distonia. Tremor rítmico espontâneo ou intencional da laringe deve ser notado bem como mioclônus não rítmico. A compressão das falsas pregas e supraglote resulta do uso excessivo dos músculos acessórios, o que é sugestivo de distúrbios de tensão muscular ou distonias. Tarefas fonatórias repetitivas rápidas (como /i/ – inpirar, alternando /i/ – /ri/, e /pa/ – /ta/ – /ca/) podem tornar mais evidente uma paresia ou uma descoordenação sutil. Glissando (deslizando /i/ de frequência baixa a alta) pode ser utilizado para avaliar função de tensionamento.

Exames de Imagem

Na paresia e na paralisia de prega vocal, a TC e a RM podem confirmar que nenhuma lesão existe ao longo do trajeto dos nervos vago e laríngeo recorrente, que possa interferir com a função. Exames de imagem do sistema nervoso central (SNC) podem ser apropriados, caso auxiliem na confirmação de uma condição neurológica sistêmica associada às queixas neurolaríngeas.

Outros Testes

Estroboscopia

O exame estroboscópico permite a avaliação não apenas da mobilidade laríngea macroscópica e avaliação do fechamento glótico, mas também anormalidades sutis da onda mucosa. A avaliação da função da onda mucosa pode fornecer informações adicionais a respeito da disfonia; entretanto, nem todos as alterações da onda mucosa necessariamente contribuem para queixas vocais.

Eletromiografia Laríngea

A eletromiografia laríngea (EMGL) pode ser integrada na avaliação funcional da laringe. Existem controvérsias sobre a extensão em que ela deve ser rotineiramente usada na disfonia. Há algum acordo sobre sua utilidade em certas circunstâncias:

1. Direcionamento da agulha durante injeção de toxina botulínica na laringe.
2. Diagnóstico de distúrbios dos movimentos das pregas vocais.

---

*N. do T.: reproduzida de: Behlau M, Pontes P. As chamadas disfonias espasmódicas: dificuldades de diagnóstico e tratamento. Rev Bras Otorrinolaringol 1997;63(Supl 1):1-27.

288 4. Laringologia e Trato Aerodigestório Superior

3. Avaliação e prognóstico da paresia ou paralisia de prega vocal unilateral após lesão de nervo laríngeo recorrente.
4. Ferramenta de pesquisa.

A validade e a interpretação da EMGL no diagnóstico de outros distúrbios neurológicos não estão bem definidas neste momento. A interpretação da EMGL frequentemente envolve uma parceria entre o otorrinolaringologista e um eletromiografista experiente, muitas vezes um neurologista ou especialista em fisioterapia e reabilitação. Os fatores de potenciais de fibrilação, fasciculações, recrutamento e características do potencial de ação devem ser observados e podem ajudar a confirmar o diagnóstico gerado pela história e exame.

◆ Opções de Tratamento

Clínico

A terapia clínica para queixas neurolaríngeas focaliza-se em tentativas para manter uma via aérea patente, proteger a via aérea contra aspiração e restaurar a aerodinâmica laríngea e fonação normais. Avaliações da deglutição (p. ex., avaliação da deglutição à cabeceira videoendoscopia da deglutição [VED], radiografias contrastadas modificadas [RCM]) podem ser necessárias para diagnóstico e para determinar a terapia em algumas condições que afetam a mobilidade faríngea ou reflexos protetores da laringe. Após uma avaliação completa da deglutição, uma consulta com fonoaudiólogo pode ser benéfica para os exercícios de reabilitação.

O distúrbio neurolaríngeo mais comum, a paralisia e a paresia de pregas vocais, é discutido em detalhe no Capítulo 4.3.3. Cinco outros distúrbios neurolaringológicos comuns serão mencionados aqui como exemplos de tratamento: acidente vascular encefálico, doença de Parkinson (DP), tremor laríngeo, disfonia espasmódica e disfunção das pregas vocais (DPV).

Acidentes vasculares encefálicos podem representar múltiplos efeitos sobre a função laríngea. Podem alterar a capacidade de proteção da via aérea, deglutição, respiração e fonação. Alguns pacientes com AVE apresentarão alterações de linguagem (afasias), em oposição a problemas fonatórios laríngeos, e estes precisam ser distinguidos para planejar adequadamente o tratamento. Os déficits no AVE podem incluir suporte precário da respiração, fechamento glótico incompleto (até mesmo paralisia de prega vocal), perda da sensibilidade laríngea e descoordenação do complexo laringoesofágico. Medicações específicas não são recomendadas, mas podem ser instituídas em déficits globais. Atenção deve principalmente ser dada à foniatria para maximizar a função e minimizar aspiração.

A DP é causada pela degeneração progressiva de estruturas particulares do tronco encefálico, incluindo a substância negra. De 70 a 89% dos pacientes experimentam sintomas vocais, até mesmo como primeiro sintoma de apresentação. Pacientes com DP podem ter vozes caracterizadas por fala macia, respirada, monótona, ocasionalmente tremor, bem como alterações não laríngeas, como má articulação. Fonoterapia específica foi desenvolvida para pacientes com DP, o Lee Silverman Voice Treatment, uma terapia intensiva envolvendo esforço fonatório e fechamento glótico. O tratamento farmacológico da DP está além dos objetivos deste capítulo, mas envolve principalmente reposição dopaminérgica.

4. Laringologia e Trato Aerodigestório Superior 289

O tremor vocal raramente é restrito à musculatura laríngea, mas muitas vezes envolve muitos músculos envolvidos na fonação. O tratamento do tremor vocal pode ser iniciado com medicações indicadas no tremor essencial, mas foi menos bem investigado especificamente para a laringe. Propranolol (bloqueador β-adrenérgico – reduz a amplitude do tremor), primidona (neuroléptico – mecanismo desconhecido) e metazolamida (inibidor da anidrase carbônica) foram todos utilizados em tremores vocais, mas estudos limitados mostram eficácia, e a posologia não está bem definida. Injeções de toxina botulínica podem ser realizadas, tipicamente para no interior de um ou ambos os músculos tireoaritenóideos, para reduzir a amplitude do tremor, mas ela não elimina inteiramente o tremor.

A disfonia espasmódica pode ser de adução ou abdução, e raramente mista. A foniatria tem um pequeno papel no tratamento destes pacientes. A injeção de botox no interior de um ou ambos os músculos tireoaritenóideos (disfonia espasmódica adutora) ou no músculo cricoaritenóideo posterior (disfonia espasmódica abdutora) permanece o sustentáculo da terapia. Injeções unilaterais ou bilaterais, bem como a posologia, precisam ser tituladas individualmente para cada paciente através de experiência e efeito. Uma dose inicial razoável para injeção é 1 a 2 U. Alguns clínicos preferem injeções unilaterais, uma vez que elas parecem ter o melhor resultado vocal quanto à razão efeito/efeito colateral.

A disfunção da prega vocal (DPV) é provavelmente um espectro de distúrbios em que uma adução inapropriada de pregas vocais ocorre durante inspiração. Causas orgânicas raras desta ocorrência, como compressão do tronco encefálico (p. ex., malformação de Arnold-Chiari) ou lesão de neurônio motor superior/inferior, devem ser consideradas e confirmadas, caso suspeitadas. Na DPV clássica, esta adução inspiratória cria a adução de pregas anterior característica com fenda glótica posterior. Isto pode ocorrer com irritantes laríngeos e estresse psicológico. O processo é frequentemente tomado erroneamente inicialmente por asma, e pode raramente ocorrer sincronicamente. Terapia dirigida para o relaxamento de pregas vocais e respiração é crucial. Fatores psicológicos também devem ser borrados para reduzir fatores desencadeantes. Quaisquer enfermidades e sintomas psiquiátricos concomitantes devem ser tratados farmacologicamente, caso necessário. Exacerbações agudas podem ser tratadas com o auxílio de benzodiazepínicos e lidocaína laríngea tópica. Alguns clínicos acreditam que o refluxo acompanha muitos pacientes com DPV e deve ser tratado concomitantemente.

Cirúrgico

A terapia cirúrgica para distúrbios laríngeos de AVEs é limitada a medidas paliativas. Pacientes com comprometimento grave da deglutição e proteção da via aérea podem beneficiar-se de uma traqueotomia para higiene pulmonar e possível inserção de tubo de gastrostomia para nutrição enteral.

A DP pode associar-se à atrofia de pregas vocais e tem sido tratada com aumento das pregas vocais. Embora esta terapia ajude o fechamento glótico em certo grau, permanecem alterações. Globalmente, a DP pode ser tratada cirurgicamente pela estimulação cerebral profunda, que melhora os sintomas das extremidades, porém apresenta menor efeito na voz e problemas de articulação.

290 4. Laringologia e Trato Aerodigestório Superior

O tremor essencial tem sido tratado com sucesso com estimulação cerebral profunda talâmica, mas o tremor vocal isolado não é uma indicação para esta intervenção neurocirúrgica. Alguns pacientes tratados com estimulação cerebral bilateral desenvolveram disartria, suscitando preocupações sobre este procedimento no tremor vocal.

Os pacientes com disfonia espasmódica têm algumas opções cirúrgicas, mas atualmente a maioria dos pacientes continua com as injeções de toxina botulínica. A secção do nervo laríngeo recorrente foi descrita por Dedo em 1976. Embora inicialmente benéfica em metade a 2/3 dos pacientes, muitos apresentaram sintomas recorrentes anos mais tarde. O procedimento também é complicado por incompetência glótica, esforço e frequência vocal alta. A ressecção de uma seção do nervo, conforme descrita por um grupo do Vanderbilt University Medical Center (Nashville, TN), melhora a taxa de recorrência, mas 33% necessitaram de procedimentos de medialização. Isshiki descreve uma laringoplastia de expansão para a disfonia espasmódica, mas os dados e acompanhamento são limitados. Berke modificou a secção de nervo laríngeo recorrente para incluir somente o ramo adutor e introduziu a reinervação pela alça cervical. Secção nervosa seletiva e reinervação apresentam relatos de boas melhoras subjetivas com 90% tendo brandas ou nenhuma quebra da voz e branda ou nenhuma disfonia.

A disfunção de pregas vocais não tem tratamento cirúrgico. A traqueotomia foi utilizada para *bypass* da laringe, mas raramente é necessária nas causas não orgânicas de DPV.

◆ Códigos na CID-10

G.20 Doença de Parkinson.
G.25.0 Tremor essencial.
G.12.2 Esclerose lateral amiotrófica.
J38.0 Paralisia das pregas vocais.
J38.5 Espasmo laríngeo.
R49.0 Disfonia.

Leitura Adicional

Berke GS, Blackwell KE, Gerratt BR, Verneil A, Jackson KS, Sercarz JA. Selective laryngeal adductor denervation-reinnervation: a new surgical treatment for adductor spasmodic dysphonia. Ann Otol Rhinol Laryngol 1999;108(3):227-231

Blitzer A, Brin MF, Ramig LO, eds. Neurologic Disorders of the Larynx. 2nd ed. Stuttgart/New York: Thieme; 2009

Blitzer A, Crumley RL, Dailey SH et al. Recommendations of the neurolaryngology study group on laryngeal electromyography. Otolaryngol Head Neck Surg 2009;140(6):782-793

Dedo HH. Recurrent laryngeal nerve section for spastic dysphonia. Ann Otol Rhinol 1976;85:451-459

Isshiki N, Haji T, Yamamoto Y, Mahieu HF. Thyroplasty for adductor spasmodic dysphonia: further experiences. Laryngoscope 2001;4:615-621

Merati AL, Heman-Ackah YD, Abaza M, Altman KW, Sulica L, Belamowicz S. Common movement disorders affecting the larynx: a report from the neurolaryngology committee of the AAO-HNS. Otolaryngol Head Neck Surg 2005;133(5):654-665

Netterville JL, Stone RE, Rainey C, Zealear DL, Ossoff RH. Recurrent laryngeal nerve avulsion for treatment of spastic dysphonia. Ann Otol Rhinol Laryngol 1991;100(1):10-14

4.3 Doenças da Voz

4.3.1 Papilomatose

◆ **Características-Chave**

- A papilomatose é a neoplasia benigna da laringe mais comum.
- É uma lesão causada pelo papilomavírus humano (HPV).
- Há uma baixa probabilidade de conversão maligna.
- O suporte principal da terapia é a ressecção cirúrgica, embora terapias coadjuvantes possam ser úteis em casos graves.

A papilomatose pode afetar qualquer superfície mucosa de cabeça e pescoço, mas tem uma predileção por junções entre mucosa respiratória ciliada e mucosa escamosa. Os locais mais comuns são o vestíbulo nasal, orofaringe, superfície nasofaríngea do palato mole, limites superior e inferior do ventrículo lateral e superfície inferior das pregas vocais. O papilomavírus humano é o agente etiológico, com alguns subtipos predominando (HPV-6, HPV-11). Papilomatose respiratória recorrente (PRR) tipicamente se apresenta com disfonia, embora algumas crianças, e ainda menos adultos, possam apresentar-se com comprometimento da via aérea. O tratamento é a ressecção cirúrgica, com dissecção com instrumentos frios, microdesbridador ou *laser*. Agentes de quimioterapia coadjuvante podem ter algum papel nos casos recalcitrantes.

◆ **Epidemiologia**

O papiloma laríngeo pode ser classificado em dois subgrupos: juvenil e adulto. O juvenil geralmente ocorre em crianças com menos de 5 anos, com 25% se apresentando em lactentes. A incidência de PRR juvenil é de 4,3 por 100.000 nos EUA. As crianças frequentemente (75%) são o primogênito nascido de parto vaginal de mãe adolescente. Homens e mulheres são igualmente afetados. A transmissão é materna-neonatal e de mais alto risco naquelas com verrugas genitais de HPV ativo (condiloma), embora outros fatores desempenhem um papel. A PRR adulta se apresenta nas idades de 20 a 40 anos, com uma proporção de 4:1 de homens/mulheres. A incidência é de 1,8 por 100.000. Em adultos, a doença provavelmente é sexualmente transmitida.

◆ **Clínica**

Sinais e Sintomas

As crianças podem apresentar-se com sintomas obstrutivos das vias aéreas, particularmente quando estiverem muito pequenas. As crianças também podem apresentar um choro rouco ou disfonia. Secundariamente à natureza rara da doença e a incapacidade do pediatra de visualizar a laringe, as crianças com frequência são erradamente diagnosticadas com outros distúrbios da via aérea,

292 4. *Laringologia e Trato Aerodigestório Superior*

como asma, bronquite ou crupe. Os sintomas estão presentes em média 1 ano antes do diagnóstico. Em alguns casos, as crianças apresentar-se-ão com obstrução emergencial da via aérea. Adultos tipicamente apresentam-se com disfonia e, raramente, com comprometimento agudo da via aérea. Sintomas estão presentes em média durante 6 meses antes do diagnóstico.

Diagnóstico Diferencial

Rouquidão em crianças pode ser causada por nódulos vocais, doença do refluxo, imobilidade das pregas vocais, laringotraqueobronquite, cistos laríngeos, anormalidades congênitas da laringe ou condições neurológicas. Causas de comprometimento da via aérea superior podem incluir lesões laríngeas congênitas, cistos laríngeos, imobilidade das pregas vocais, estenose subglótica, corpos estranhos e processos infecciosos, como epiglotite ou laringotraqueobronquite.

Rouquidão em adultos pode ser causada por nódulos vocais, laringite por refluxo, cistos ou pólipos da prega vocal, leucoplasia, neoplasias das pregas vocais, sulco vocal, laringite inflamatória (p. ex., abuso de fumo, inaladores de esteroides), imobilidade das pregas vocais, hipotireoidismo, doenças sistêmicas, como sarcoidose ou amiloidose.

◆ Avaliação

Exame Físico

O exame físico deve incluir um exame completo de cabeça e pescoço. Atenção deve ser dada à situação respiratória do paciente, para avaliar se uma intervenção aguda será necessária para preservar a via aérea. A qualidade vocal deve ser observada. A laringoscopia indireta pode ser realizada em pacientes adultos. A laringoscopia flexível pode ser realizada em adultos e crianças sem angústia para avaliar a localização, extensão e limitações funcionais da doença papilomatosa. A videoestroboscopia pode ser útil, quando disponível para avaliar o impacto do papiloma sobre a dinâmica da onda mucosa.

Exames de Imagem

Os exames de imagem têm uso limitado, exceto para avaliar quanto a outros problemas que causam comprometimento da via aérea em crianças ou avaliar papilomatose pulmonar distal. Radiografias simples com alta quilovoltagem ou fluoroscopia da via aérea podem ser úteis a este respeito, mas não ajudam especificamente no diagnóstico de PRR.

Laboratório

Não há exames de laboratório específicos que sejam úteis na PRR. Alguns otorrinolaringologistas recomendam tipagem do HPV no momento da ressecção. Isto não altera o tratamento, mas pode oferecer alguma informação prognóstica, uma vez que os pacientes com HPV-11 tendem a ter doença mais agressiva, mais recorrências, mais procedimentos cirúrgicos e mais necessidade de terapias adjuvantes.

Patologia

Os papilomas contêm um *core* pedunculado, vascular, fibroso com epitélio escamoso não queratinizado sobrejacente. Múltiplas projeções emanam do *core* central, dando uma configuração arborescente ou semelhante a uma verruga. Atipia celular pode ocorrer no epitélio e pode ser preocupante como alterações pré-malignas.

◆ Opções de Tratamento

Clínico

Embora não haja terapia clínica primária para PRR, a terapia coadjuvante às ressecções cirúrgicas poderá ser necessária. Os critérios para métodos coadjuvantes incluem mais de quatro procedimentos por ano, recorrência rápida com comprometimento da via aérea e disseminação à distância da doença. Aproximadamente 10% dos pacientes com PRR juvenis necessitam de terapia coadjuvante.

A terapia mais comumente utilizada é o interferon-α recombinante. Este complexo de proteínas é uma defesa do hospedeiro contra infecção viral e imunomodula o hospedeiro para uma condição antiviral. Foi demonstrado que ele reduz a frequência de intervenções cirúrgicas. Ele é administrado diariamente por 1 mês, a seguir reduzido para 3 vezes por semana durante, pelo menos, 6 meses. Efeitos colaterais incluem sintomas semelhantes à gripe, alopecia, leucopenia, coagulopatia e efeitos colaterais neurológicos.

O indol-3-carbinol é um suplemento herbáceo derivado de vegetais crucíferos. O mecanismo de ação não está claro, mas acredita-se que seja relacionado com alterações no metabolismo estrogênico. Estudos demonstraram que uma maioria dos pacientes apresenta resposta parcial à completa. A posologia para crianças com menos de 25 kg é de 100 a 200 mg diariamente e adultos 200 mg 2 vezes ao dia. Efeitos colaterais incluem cefaleia e tonteira.

O cidofovir é um agente antiviral análogo da citosina nucleotídeo, ativo contra herpes-vírus e citomegalovírus. Injeções intralesionais apresentaram boa resposta em alguns pacientes. Preocupações quanto à promoção de progressão para carcinoma de células escamosas foram externadas, mas não provadas.

O aciclovir tem sido usado sistemicamente, mas os benefícios não estão bem definidos.

A terapia fotodinâmica utiliza a captação de hematoporfirinas pelo papiloma para sensibilizar o tecido à luz de *laser* vermelho. A progressão da doença é melhorada, mas a remissão não é obtida.

Vacinas tetravalentes de HPV recentemente foram liberadas para os subtipos de HPV 6, 11, 16 e 18, com a indicação de tratar as adolescentes antes do início da atividade sexual para reduzir a taxa de cânceres cervicais. Existe a esperança de que este uso influenciará a taxa de papiloma da laringe nas gerações futuras, e pode mesmo ser aplicado aos homens no futuro.

Cirúrgico

A ressecção cirúrgica por microcirurgia de laringe permanece a pedra angular da terapia. Recorrências são típicas, e múltiplos procedimentos são a norma.

294 4. Laringologia e Trato Aerodigestório Superior

A PRR juvenil tende a ser mais agressiva e exigir mais cirurgias, provavelmente relacionadas com a velocidade de crescimento da PRR e com as menores dimensões da laringe juvenil, levando a intervenções mais precoces para recorrências. As técnicas de remoção incluem várias modalidades e são grandemente influenciadas pela preferência do cirurgião. A dissecção do papiloma com instrumentos frios pode ser útil para lesões pequenas, mas não para lesões difusas. O *laser* de CO_2 foi o carro-chefe do tratamento da PRR por muitos anos. A vaporização das lesões é uma opção viável de tratamento. O microdesbridador laríngeo também pode ser utilizado; seu uso é favorecido por alguns cirurgiões com relação ao *laser* uma vez que pode levar a menos "danos periféricos", dada a sua ausência de lesão térmica, e não exige as precauções intraoperatórias especiais do *laser*. Diversos *lasers* novos foram utilizados em PRR, mesmo no contexto de consultório por meio de endoscópios flexíveis. Estes incluem *lasers* flexíveis de CO_2 e de corante pulsado.

◆ Resultado e Acompanhamento

As recomendações a respeito do tratamento pós-operatório variam conforme o cirurgião (p. ex., repouso vocal). Medicações para refluxo são recomendadas por muitos para reduzir a formação de cicatrizes pós-operatórias exacerbada por qualquer exposição ácida, bem como para reduzir o cofator potencial da exposição ácida no recrescimento da PRR.

Pelo seu próprio nome, a PRR é um problema recorrente para os pacientes. A evolução é variável, com alguns pacientes experimentando recorrências durante toda a vida e outros manifestando remissões espontâneas. A PRR de início juvenil parece ter uma taxa mais alta de remissão, quando as crianças entram na adolescência.

Alguns pacientes têm preocupação com a disseminação de PRR a membros da família ou parceiros sexuais. Não há casos bem documentados de transmissão de PRR laríngeo de paciente a paciente. Alguma preocupação teórica existe para os profissionais de saúde, no entanto, com o vírus viável descrito em plumas de fumaça de *laser*.

◆ Código na CID-10
D.14.1 Neoplasma benigno da laringe.

Leitura Adicional

Gerein V, Soldatski IL, Babkina N, Onufrieva EK, Barysik N, Pfister H. Children and partners of patients with recurrent respiratory papillomatosis have no evidence of the disease during long-term observation. Int J Pediatr Otorhinolaryngol 2006;70(12):2061-2066

Koufman JA, Rees CJ, Frazier WD et al. Office-based laryngeal laser surgery: a review of 443 cases using three wavelengths. Otolaryngol Head Neck Surg 2007; 137(1):146-151

Stamataki S, Nikolopoulos TP, Korres S, Felekis D, Tzangaroulakis A, Ferekidis E. Juvenile recurrent respiratory papillomatosis: still a mystery disease with difficult management. Head Neck 2007;29(2):155-162

4.3.2 Cistos, Nódulos e Pólipos das Pregas Vocais

◆ Características-Chave

- As doenças não neoplásicas da laringe incluem nódulos, cistos e pólipos.
- Disfonia é uma queixa comum de apresentação.
- Pólipos de grandes dimensões podem raramente apresentar-se com obstrução da via aérea.

Alterações não neoplásicas afetando as pregas vocais constituem causas comuns de disfonia crônica. Exame no consultório e videoestroboscopia geralmente permitem um diagnóstico acurado. O tratamento pode envolver fonoterapia, microcirurgia laríngea e modificações de comportamento. Com diagnóstico exato, tratamento apropriado e obediência do paciente, o tratamento é, em geral, altamente eficaz.

◆ Epidemiologia

Lesões laríngeas benignas e reativas são doenças comuns; a incidência verdadeira é de difícil determinação.

◆ Clínica

Sinais e Sintomas

Pacientes com várias doenças não neoplásicas das pregas vocais geralmente se queixam de disfonia de variável duração. Uma história de abuso da voz ou tosse violenta é comum. Nódulos vocais são quase sempre encontrados em mulheres jovens ou crianças pequenas com uma história de abuso da voz. Pólipos de prega vocal são mais frequentes em homens. Estridor é ocasionalmente associado a grandes pólipos vocais. Cistos das pregas vocais se apresentam também com alterações substanciais da voz e geralmente afetam adultos. Os cistos são considerados congênitos ou adquiridos e parecem originar-se no contexto de irritação e inflamação crônica após hemorragia. O edema de Reinke, ou cordite polipoide, é uma entidade diferente dos pólipos ou nódulos vocais e geralmente se apresenta com uma alteração na frequência da voz (p. ex., mulheres sendo erradamente tomadas por homens ao telefone). Ele é causado por abuso de tabaco.

Diagnóstico Diferencial

A principal consideração é a possibilidade de carcinoma de células escamosas da laringe, especialmente no contexto de abuso de tabaco. História e exame físico isoladamente podem ser insuficientes para diferenciar um câncer em fase inicial de certas condições benignas. O diagnóstico diferencial inclui nódulos, cistos, pólipos, edema de Reinke, granuloma, papilomatose, laringite por refluxo, outras formas de laringite, sulco vocal glótico e carcinoma de células escamosas.

296 *4. Laringologia e Trato Aerodigestório Superior*

◆ Avaliação
História

Uma história específica de tosse intensa, uso de anticoagulante, abuso vocal, fadiga vocal, canto, abuso de fumo ou sintomas de refluxo deve ser averiguada. Entubações prévias, trauma laríngeo, ou cirurgias laríngeas não podem ser desprezadas. É importante obter a cronologia do início dos sintomas.

Exame Físico

Um exame completo de cabeça e pescoço é efetuado. A videolaringoscopia em consultório e, caso disponível, videoestroboscopia frequentemente possibilitam um diagnóstico. Os nódulos vocais são vistos como uma lesão espessada bilateralmente simétrica, comprometendo o local de contato mediomembranoso das pregas vocais, geralmente encontrado em mulheres jovens. Cistos das pregas vocais são geralmente solitários e visíveis como uma saliência na prega afetada, mas quando pequenos podem ser confundidos com outras lesões subepiteliais. Alterações características na vibração são apreciadas no exame estroboscópico. Pólipos das pregas vocais podem ser variáveis em tamanho, ser isolados ou múltiplos. Geralmente, os pólipos se originam próximo à margem vibratória da prega vocal. Um vaso nutridor ou evidências de hemorragia podem ser óbvios. Grandes pólipos pedunculados são ocasionalmente observados originando-se da superfície superior ou inferior da prega vocal. O edema de Reinke aparece como um espessamento pálido simétrico das pregas, muitas vezes com desidratação e muco espesso. Um sulco vocal glótico pode ser sugerido por achados estroboscópicos, revelando um segmento com vibração reduzida, mas uma microlaringoscopia é muitas vezes necessária para diagnóstico definitivo.

Exames de Imagem

Exames radiológicos não estão indicados na maioria dos casos.

◆ Opções de Tratamento

Os nódulos vocais geralmente respondem à fonoterapia isolada. Cistos das pregas vocais podem responder à fonoterapia; caso contrário, eles são removidos por microcirurgia, através de cordotomia ou *microflap*. Pequenos pólipos das pregas vocais podem responder à fonoterapia, mas caso contrário são geralmente tratados por cirurgia seguida pela fonoterapia e terapia antirrefluxo. A cirurgia envolve a excisão com microinstrumentos e o uso de coagulação com *laser* de CO_2 de curta pulsação em um vaso nutridor, caso presente. O edema de Reinke pode ser tratado conservadoramente com repouso vocal e cessação tabágica, ou tratado cirurgicamente com evacuação submucosa por cordotomia, geralmente realizando-se a incisão na superfície superolateral. Em todos os casos, é importante a modificação comportamental com relação a abuso de tabaco, refluxo, abuso vocal e higiene vocal.

◆ Resultado e Acompanhamento

Na maioria dos casos, o prognóstico é muito bom. A prevenção de recorrências envolve monitoramento do fumo e outros fatores comportamentais discutidos anteriormente.

4. Laringologia e Trato Aerodigestório Superior 297

◆ Códigos na CID-10

J38.1 Pólipo de prega vocal.
J38.3 Outra doença da prega vocal.
J38.4 Edema da prega vocal.

Leitura Adicional

Bastian RW. Benign vocal fold mucosal disorders. In: Cummings CW, Haughey BH, Thomas JR *et al.*, eds. Otolaryngology: Head and Neck Surgery. 4th ed. Philadelphia, PA: Elsevier Mosby; 2005:2150-2175

Woo P. Clinical considerations for non-neoplastic lesions of the larynx. In: Fu Y, Wenig BM, Abemayor E, Wenig BL, eds. Head and Neck Pathology with Clinical Correlations. New York: Churchill Livingstone; 2001:293-307

4.3.3 Alterações do Movimento das Pregas Vocais

◆ Características-Chave

- "Imobilidade" e "comprometimento do movimento" são termos mais adequados para esta condição do que o uso de rotina de "paralisia", dado que outras etiologias existem para alterações do movimento.

- A imobilidade pode ser causada por patologia neural central ou periférica.

- A imobilidade também pode subtender fixação ou subluxação da articulação.

- A imobilidade unilateral da prega vocal gera principalmente disfonia, enquanto a imobilidade bilateral de pregas vocais pode gerar alterações vocais e de via aérea.

O comprometimento do movimento de prega vocal pode ocorrer em qualquer idade. O comprometimento pode relacionar-se com paresia de prega vocal, uma paralisia de prega vocal e fixação ou luxação de articulação cricoaritenóidea. Uma paralisia unilateral de prega vocal é mais frequente à esquerda, secundária ao trajeto mais longo do nervo laríngeo recorrente no interior do tórax. A maioria dos pacientes apresenta-se com disfonia, embora uma alteração bilateral possa causar obstrução aguda ou retardo da via aérea. Uma avaliação é efetuada para tentar excluir etiologias que possam exigir terapia adicional. A reabilitação da voz pode ser realizada por meio da medialização da prega vocal afetada a fim de melhorar o fechamento glótico. O comprometimento da via aérea, secundário a lesões bilaterais, pode ser paliado, contornando-se a obstrução (traqueotomia) ou aumentando-se a área da via aérea glótica.

Sobre paralisia bilateral de pregas vocais em crianças, ver Capítulo 6.3.

◆ Clínica

Sinais e Sintomas

Em pacientes pediátricos, alterações unilaterais do movimento de pregas vocais podem passar despercebidas, particularmente se a criança apresentar outras anomalias congênitas ou alterações clínicas. Um choro fraco, com possíveis dificuldades de alimentação ou sufocação, pode ser observado. Em al-

298   4. *Laringologia e Trato Aerodigestório Superior*

guns casos, podem ocorrer aspiração e episódios cianóticos. Raramente, ocorre estridor e sintomas obstrutivos da via aérea. O comprometimento bilateral do movimento das pregas vocais tipicamente ocasionará estridor e insuficiência respiratória. O choro normal pode estar preservado. Em adultos, o comprometimento unilateral de pregas vocais apresenta-se com disfonia. O grau de rouquidão varia amplamente, desde uma voz essencialmente normal até uma disfonia soprosa grave. Diplofonia também pode estar presente. Se o segmento sensitivo da inervação laríngea também estiver comprometido, então acúmulo de secreções ou aspiração silenciosa podem ocorrer. Isto tipicamente será pior com líquidos fluidos do que com líquidos mais espessos ou sólidos. Similarmente ao que ocorre nas crianças, uma paralisia bilateral das pregas vocais pode cursar com uma voz relativamente preservada graças à posição mais medial das pregas vocais. Entretanto, graus variados de obstrução da via aérea e angústia podem ser notados. Os pacientes podem apresentar obstrução grave, exigindo intervenções urgentes na via aérea (entubação endotraqueal, traqueotomia), ou pode ocorrer uma dispneia crônica com sintomas constantes ou variáveis.

Diagnóstico Diferencial

O comprometimento do movimento de pregas vocais pode ser neurológico (central ou periférico) ou mecânico. Alterações de movimento das pregas vocais podem originar-se de:

- Cirurgia cervical (tireoidectomia, endarterectomia carotídea, artrodese cervical anterior).
- Cirurgia torácica (lobectomia pulmonar, cirurgia de *bypass* cardíaco ou valvular, reparo de aneurisma aórtico, esofagectomia).
- Doenças neurológicas (síndrome de Guillain-Barré, doença de Charcot-Marie-Tooth, malformação de Arnold-Chiari, hidrocefalia, acidente vascular encefálico, miastenia *gravis*, ELA, doença de Lyme).
- Estenose glótica posterior.
- Trauma de entubação endotraqueal à articulação cricoaritenóidea ou lesão com compressão do nervo laríngeo recorrente.
- Trauma do pescoço.
- Doenças inflamatórias (artrite reumatoide, granulomatose de Wegener, sarcoidose, sífilis, penfigoide).
- Neoplasias ao longo do trajeto do nervo laríngeo recorrente (intracraniano, cervical, torácico).
- Neoplasia laríngea.
- Neurite viral.
- Idiopáticos.

◆ Avaliação

História

A etiologia pode ser evidente pela história e pela cronologia da instalação dos sintomas ou pode exigir avaliações adicionais. História cuidadosa quanto a sintomas do trato aerodigestório e história de cirurgia prévia cervical ou torácica, massas cervicais, doenças neoplásicas, entubação endotraqueal, doença tireóidea, sintomas neurológicos generalizados e pródromos virais devem ser obtidas.

Exame Físico

O exame físico deve incluir um exame completo de cabeça e pescoço, laringoscopia fibroscópica flexível e/ou videoestroboscopia.

Exames de Imagem

Os exames de imagem envolvendo o trajeto do nervo laríngeo recorrente são recomendados para excluir processos compressivos ou infiltrativos. Uma TC a partir da base do crânio até o arco aórtico deve ser solicitada em qualquer paciente sem uma etiologia óbvia. Alguns clínicos utilizam RM do crânio para avaliar quanto a lesões do SNC ou malformações da fossa posterior, mas isto não é rotina na avaliação de alterações de movimento das pregas vocais.

Laboratório

Testes de laboratório são apropriados, caso haja suspeitas de uma doença sistêmica, como uma etiologia, mas não são realizados rotineiramente. Os testes podem incluir fator reumatoide, anticorpo citoplasmático antineutrofílico, anticorpo antinuclear, VDRL ou título de Lyme. A EMGL pode ser utilizada na prega imóvel para avaliar a denervação e recuperação. Isto pode ser útil na diferenciação de paralisia (potenciais de fibrilação no EMGL) *versus* fixação (potenciais de ação normais no EMGL). O estado de denervação e recuperação pode ser prognosticado pela presença de potencial de fibrilação (denervação), silêncio elétrico (denervação prolongada com atrofia muscular) ou potenciais de ação polifásicos (recuperação de alguma inervação).

◆ Opções de Tratamento

O tratamento global pode ser guiado pela etiologia do comprometimento do movimento de prega vocal. O tratamento da enfermidade subjacente pode levar à recuperação do movimento em alguns casos (p. ex., imunomoduladores para artrite reumatoide), ou pode não fornecer nenhuma recuperação do movimento. Reabilitação da voz e possivelmente melhora da disfagia são os objetivos na maioria das alterações unilaterais, enquanto a manutenção da via aérea predomina nos casos bilaterais.

Clínico

Nenhuma evidência existe a favor do uso de esteroides orais na paralisia de pregas vocais de início agudo. Uma avaliação fonoaudiológica pode ser benéfica para maximizar a função vocal, dadas as limitações de uma prega não funcional. Adicionalmente, uma vez que alguns pacientes podem experimentar sintomas de disfagia ou aspiração, o terapeuta pode ser capaz de avaliar clinicamente a função de deglutição e fazer recomendações acerca de manobras terapêuticas para melhorar os sintomas.

Cirúrgico

A medialização da prega vocal prejudicada é efetuada para melhorar o fechamento glótico e, assim, tornar a dinâmica fonatória mais normal. As técnicas

300   4. *Laringologia e Trato Aerodigestório Superior*

podem prover soluções temporárias ou permanentes. O aumento por injeção pode utilizar materiais absorvíveis ou permanentes. Isto pode ser executado transcutaneamente, sob direcionamento endoscópico no consultório, ou durante microlaringoscopia cirúrgica. Condutas abertas (tireoplastia de medialização) envolvem a realização de uma janela na asa tireóidea e introdução de implantes de Silastic pré-formados ou esculpidos pelo cirurgião, ou camadas de politetrafluoroetileno Goretex (W.L. Gore and Associates, Flagstaff, AZ). A adução da aritenoide pode ser benéfica em alguns pacientes como coadjuvante para reduzir o espaço glótico posterior. A reinervação do músculo tireoaritenóideo pode ajudar no tônus da prega vocal e melhorar o fechamento glótico. A principal finalidade da reinervação é a prevenção da atrofia muscular laríngea.

◆ **Resultado e Acompanhamento**

No caso da paralisia de prega vocal, a recuperação clínica pode levar até 12 meses. Portanto, avaliações seriadas podem ser necessárias para documentar a recuperação e para reavaliar quanto a alterações vocais passíveis de se beneficiar da intervenção. Uma voz funcional pode inicialmente piorar com o tempo à medida que se manifestam a atrofia de prega vocal e a posição final da prega. A EMGL pode fornecer alguma informação prognóstica sobre a recuperação.

◆ **Código na CID-10**

138.1   Paralisia das pregas vocais ou laringe.

Leitura Adicional

Blitzer A, Brin MF, Ramig LO. Neurologic Disorders of the Larynx. 2nd ed. Stuttgart/ New York: Thieme; 2009

Johnson AF, Jacobson BH. Medical Speech-Language Pathology: A Practitioner's Guide. 2nd ed. Stuttgart/New York: Thieme; 2007

Rubin AD, Sataloff RT. Vocal fold paresis and paralysis. Otolaryngol Clin North Am 2007;40(5):1109-1131

4.3.4 Reabilitação da Voz

◆ **Características-Chave**

- A fonoterapia abrange técnicas empregadas no plano de tratamento de pacientes com distúrbios da voz.

A reabilitação vocal frequentemente envolve uma abordagem multidisciplinar combinando os serviços de otorrinolaringologistas e fonoaudiólogos. Os fonoaudiólogos oferecem várias abordagens terapêuticas, considerando as variáveis do paciente: a etiologia do distúrbio da voz, as demandas vocais do paciente e a cooperação/obediência do paciente. Os métodos de reabilitação vocal incluem terapia vocal ressonante, exercícios da função vocal, fonoterapia confidencial, resposturação circunlaríngea manual e método fonoterápico de Lee Silverman. A Reabilitação vocal abrangente inclui muitas vezes uma combinação de uma ou mais condutas terapêuticas.

◆ Epidemiologia

Os distúrbios vocais que demandam fonoterapia incluem diversas etiologias possíveis, como lesões das pregas vocais mediomembranosas benignas, distúrbios funcionais da voz, paralisia ou paresia da pregas vocais, distúrbios do movimento laríngeo e doenças neurogênicas progressivas, como DP ou ELA,

◆ Clínica

Sinais

Os sinais de distúrbios vocais incluem variáveis perceptuais, acústicas e fisiológicas. Estas variáveis são, muitas vezes, definidas pelo paciente como um ou mais dentro de nove sintomas comuns dos distúrbios da voz.

Sintomas

Os nove sintomas mais comuns dos distúrbios da voz incluem rouquidão, fadiga vocal, voz soprosa, faixa fonatória reduzida, afonia ou perda total da voz, quebras de *pitch* ou nível inapropriado de *pitch*, (sobrecarga), tremor e dor.

Diagnóstico Diferencial

O diagnóstico diferencial dos distúrbios da voz deve incluir avaliação de todas as variáveis perceptuais, acústicas e fisiológicas para determinar a fonoterapia mais apropriada.

◆ Avaliação

A avaliação dos distúrbios da voz deve incluir avaliação dos componentes perceptuais, acústicos e fisiológicos da função vocal.

Avaliação Perceptual

A avaliação perceptual inclui avaliação do *pitch*, intensidade, qualidade e outros aspectos correlatos. A avaliação perceptual é muitas vezes subjetiva, com base na avaliação da voz por ambos, fonoaudiólogo e paciente. O *Voice Handicap Index* é um instrumento de qualidade de vida preenchido pelo paciente para classificar sua voz nas áreas de impacto funcional, físico e emocional da voz (Tabela 4.3).

4. Laringologia e Trato Aerodigestório Superior

Tabela 4-3 Índice de *Handicap* Vocal

Pitch	Avaliação de *monopitch, pitch* inapropriado, quebras de *pitch*, faixa reduzida de *pitch*
Intensidade	Avaliação de monointensidade, variação de intensidade, faixa reduzida de intensidade
Qualidade	Grosseira ou áspera, soprosa, tensão, tremor, forcejar/esforçar-se, quebras súbitas da voz, diplofonia
Outros comportamentos	Estridor, pigarro, tosse habitual

Avaliação Acústica

A avaliação acústica inclui avaliação das variáveis relacionadas com o movimento das pregas vocais e a produção de som a partir do trato vocal. Esta avaliação pode ser completada com o uso de *software* de análise da voz, incluindo um *Visi-Patch* ou *Computerized Speech Laboratory* (ambos de Kay Elemetrics Corp., Lincoln Park, NJ). A avaliação inclui medidas de:

- *Pitch* (frequência) fundamental.
- Amplitude.
- Relação sinal-ruído.
- Tempo de elevação e descida vocal.
- Tremor vocal.
- Tempo máximo de fonação.
- Quebras de frequência.
- Frequência habitual.

Avaliação Fisiológica

A avaliação fisiológica relaciona-se com aerodinâmica, comportamentos vibratórios e atividade muscular das pregas vocais. Esta avaliação pode ser completada com avaliação videoestroboscópica da laringe, da eletroglotografia, da eletromiografia e da endoscopia laríngea. Os parâmetros da videoestroboscopia incluem:

- Avaliação da margem e da textura da prega vocal.
- Grau de fechamento glótico.
- Fechamento em fase.
- Nível vertical.
- Amplitude de vibração.
- Onda mucosa.
- Comportamento vibratório.
- Simetria de fase.
- Periodicidade.

4. Laringologia e Trato Aerodigestório Superior 303

◆ Opções de Tratamento

Existem diversos programas de reabilitação da voz, incluindo higiene vocal geral, terapia vocal ressonante, exercícios de função vocal, terapia de voz confidencial, reposturação circunlaríngea manual e método fonoterápico de Lee Silverman. Muitas vezes, a terapia abrangente da voz inclui uma combinação de elementos de cada uma destas condutas de terapia e interação estreita com o programa de tratamento de um otorrinolaringologista.

Higiene Vocal

A higiene vocal é um componente vital de toda reabilitação vocal. Ela inclui hidratação adequada, redução e eliminação de comportamentos abusivos e mau uso vocal, adequado aquecimento e esfriamento da voz, repouso vocal adequado, modificação de fatores ambientais contributivos e amplificação da voz.

Terapia Vocal Ressonante

A terapia ressonante vocal foca o estabelecimento de ressonância oral e nasal adequadas. Isto inclui tarefas focadas por meio de uma hierarquia, incluindo gorjeios labiais e linguais, zumbido nasal (mmmmm), palavras nasais, tarefas de rotina e estruturadas e conversação.

Exercícios de Função Vocal

Os exercícios da função vocal são uma série de exercícios vocais estruturados que são utilizados para manter ou estabelecer um equilíbrio muscular no interior da laringe, da força e da facilidade de fonação. Estes exercícios promovem o fechamento completo das pregas vocais verdadeiras e são considerados como estimulantes iguais das fases aberta e fechada iguais das pregas vocais. Quatro exercícios são utilizados *(inglês)*.

1. Sustentar vogal /ii/.
2. Reproduzir a palavra "gol" com um glissando iniciado na frequência mais alta.
3. Reproduzir palavra "gol" com um glissando iniciado na frequência mais baixa.
4. Sustentar vogal/ô/em notas designadas C, D, E, F e G.

É importante focalizar nestes exercícios como tarefas de fala e não tarefas de canto. Estes exercícios não são utilizados primariamente para tarefas de fala, mas são melhores quando pareados com outra abordagem terapêutica, como a terapia vocal ressonante.

Terapia de Voz Confidencial

A terapia de voz confidencial é utilizada para reduzir um fechamento glótico aumentado, pela produção de um espaço glótico durante a fonação e criação de uma qualidade vocal de baixa intensidade, soprosa. Embora focalizando uma qualidade vocal soprosa, esta abordagem também realiza redução da intensidade, frequência e hiperfunção.

304 4. Laringologia e Trato Aerodigestório Superior

Reposturação Circunlaríngea Manual

A reposturação circunlaríngea manual é um método manual de reabilitação vocal focado no relaxamento da tensão muscular anormal. Isto inclui manipulação física direta e massagem da área laríngea. Este método geralmente funciona rapidamente para romper padrões musculares que interferem na produção da voz. As áreas de foco incluem a base da língua, cornos do osso hioide, espaço tíreo-hióideo e as margens posteriores da cartilagem tireoide. A produção da voz é, então, treinada para uso similar da laringe durante fonação sem manipulação física.

Método Fonoterápico de Lee Silverman

O Método Fonoterápico de Lee Silverman é uma abordagem de fonoterapia projetada especificamente para pacientes com distúrbios da voz associados à DP. Esta abordagem inclui exercícios específicos para promover um volume vocal aumentado. O fonoaudiólogo precisa de um treinamento especializado antes de executá-lo. O curso da terapia é com base em um programa intensivo de 4 sessões por semana durante 1 mês.

◆ Resultado e Acompanhamento

Acompanhamento com visualização laríngea repetida e acompanhamento por otorrinolaringologista são recomendados subsequentemente a um curso completo de fonoterapia, especialmente em casos envolvendo patologias vocais, como nódulos vocais, pólipos, paresia ou paralisia. Isto assegura a resolução da patologia e determinação da necessidade de tratamento clínico continuado.

◆ Códigos na CID-10

R49 Distúrbio da voz.
F44 Distúrbio de conversão.

Leitura Adicional

Aronson AE, Bless DM. Clinical Voice Disorders. 4th ed. Stuttgart/New York: Thieme; 2009

Colton RH, Casper JK. Understanding Voice Problems: A Physiological Perspective for Diagnosis and Treatment. 2nd ed. Baltimore, MD: Williams & Wilkins; 1996

Trani M, Ghidini A, Bergamini G, Presutti L. Voice therapy in pediatric functional dysphonia: a prospective study. Int J Pediatr Otorhinolaryngol 2007;71(3):379-384

4.4 Distúrbios da Deglutição

4.4.1 Divertículo de Zenker

◆ Características-Chave

- O divertículo de Zenker é um divertículo de pulsão faríngeo posterior.
- Ocorre em uma área de debilidade potencial (de Killian-Jamieson, área de Laimer-Hackermann, deiscência de Killian) na porção posterior inferior da faringe.
- Ocorre 2 vezes mais em homens do que em mulheres.
- É encontrado mais frequentemente à esquerda.

O divertículo de Zenker é uma bolsa que se desenvolve na faringe imediatamente acima do esfíncter esofágico superior. Tipicamente, ele causa disfagia, regurgitação, halitose e irritação generalizada. Tipicamente se manifesta em posição posterolateral, com 90% aparecendo no lado esquerdo.

◆ Epidemiologia

O divertículo de Zenker é 2,5 vezes mais comum em homens do que em mulheres e tipicamente ocorre em pacientes idosos (8ª ou 9ª décadas). Ocorre mais frequentemente nos países europeus ou em pacientes de origem europeia. Pessoas de descendência africana raramente são afetadas.

◆ Clínica

Sinais e Sintomas

Os pacientes tipicamente se queixam de disfagia, regurgitação de alimento não digerido, sensação de alimento impactado na garganta, sensação de *globus* e tosse persistente (especialmente após alimentação). Sinais ou sintomas podem incluir aspiração, perda de peso não intencional e halitose. Ocasionalmente, uma tumoração mole pode ser palpável no pescoço, tipicamente no lado esquerdo.

Diagnóstico Diferencial

O diagnóstico diferencial inclui doenças malignas faríngeas e esofágicas, e disfagia causada por etiologias centrais.

◆ Avaliação

História

Uma história é frequentemente sugestiva de divertículo de Zenker. Devem-se fazer perguntas relacionadas com perda de peso, regurgitação, halitose e sinais ou sintomas associados à aspiração, como sufocação frequente e tosse. Tipicamente não há dor, exceto na presença de carcinoma.

Exame Físico

Um exame completo de cabeça e pescoço deve ser realizado. Ao efetuar uma laringoscopia, sinais de laringite e acúmulo de saliva na hipofaringe secundariamente à hipertrofia cricofaríngea subjacente podem ser observados. Menos comumente, podem ser vistas partículas de alimento não digeridas.

Exames de Imagem

A videofluoroscopia com bário tipicamente demonstra a bolsa especialmente próximo à segunda fase da deglutição. Este teste geralmente é diagnóstico, e tipicamente não são necessários exames adicionais de imagem. Digno de nota, assegurar a unilateralidade da bolsa durante este exame é importante.

Patologia

O divertículo de Zenker é uma herniação ou falso divertículo da mucosa esofágica posterior entre o músculo cricofaríngeo e o músculo constritor inferior da faringe (**Fig. 4.4**). Embora raro, é importante lembrar que uma pequena porcentagem de pacientes com divertículo de Zenker pode apresentar um carcinoma escamoso na bolsa (0,5 a 1%).

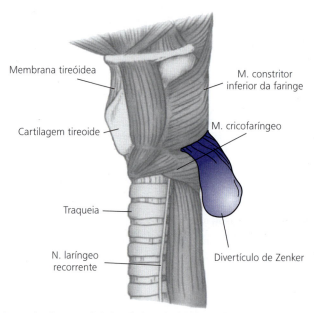

Fig. 4.4 Desenho da anatomia laringofaríngea incluindo um divertículo de Zenker. (De: Stewart MG, Selesnick SH. Differential Diagnosis in Otolaryngology–Head and Neck Surgery. Stuttgart/New York: Thieme; 2011:289.)

4. Laringologia e Trato Aerodigestório Superior 307

◆ Opções de Tratamento

Clínico

Em um paciente clinicamente debilitado, injeções de botox no músculo orofaríngeo podem ser eficazes.

Cirúrgico

O tratamento é tipicamente cirúrgico e reservado para pacientes sintomáticos ou pacientes com aspiração e pneumonia. O tratamento cirúrgico do divertículo de Zenker inclui a secção do músculo cricofaríngeo para eliminar a zona de pressão potencialmente elevada e eliminação da bolsa diverticular como um reservatório de alimento e secreções. O tratamento cirúrgico pode ser endoscópico ou aberto. A intervenção operatória geralmente é realizada, quando o divertículo tem pelo menos 3 cm de comprimento.

O tratamento endoscópico inclui a identificação endoscópica da bolsa e transecção com grampeador da barra cricofaríngea, ou a parede comum entre a bolsa e o intróito cricofaríngeo é seccionada para confecção de uma luz comum.

Técnicas cirúrgicas abertas incluem diverticulectomia aberta, inversão, miotomia cricofaríngea, ou diverticulopexia, em que o divertículo é invertido e suturado à fáscia pré-vertebral. As técnicas abertas são tipicamente executadas por uma incisão cervical esquerda.

◆ Resultado e Acompanhamento

Cuidados de acompanhamento a longo prazo não são rotineiramente necessários.

◆ Código na CID-10

Q38.7   Divertículo da faringe.
        Bolsa faríngea.

Leitura Adicional

Aly A, Devitt PG, Jamieson GG. Evolution of surgical treatment for pharyngeal pouch. Br J Surg 2004;91(6):657-664

Lore JM, Medina JE, eds. An Atlas of Head and Neck Surgery. 4th ed. Philadelphia, PA: Saunders Elsevier; 2005:1171-1175

Richtsmeier WJ. Endoscopic management of Zenker diverticulum: the staple-assisted approach. Am J Med 2003;115(Suppl 3A):175S-178S

308   4. *Laringologia e Trato Aerodigestório Superior*

4.4.2 Disfagia

◆ Características-Chave

- Disfagia pode refletir disfunção em qualquer nível do reflexo da deglutição desde a cavidade oral até o esôfago distal.
- A avaliação exige uma história detalhada, exame complexo de cabeça e pescoço e, muitas vezes, avaliações endoscópicas e estudos de imagem.
- A terapia da deglutição pode ser benéfica para aqueles com disfunção do trato aerodigestório superior, que não apresentam um problema corrigível clínica ou cirurgicamente.

Disfagia é um termo que abrange uma grande gama de sintomas clínicos. Os pacientes se queixam de "dificuldade para engolir". Uma história cuidadosa, detalhada, pode ser necessária para evocar a natureza exata dos problemas do paciente com a deglutição. A disfunção pode ser secundária a fenômenos obstrutivos físicos, debilidade neuromuscular ou descoordenação.

◆ Epidemiologia

A disfagia afeta todos os grupos etários, dependendo da etiologia do sintoma. Os idosos são, no entanto, desproporcionalmente afetados. Alguns estimam que 50% dos pacientes em casas de repouso sofrem com problemas de deglutição. A porcentagem de pacientes com AVE que relatam disfagia é de 50 a 75%.

◆ Clínica

Sinais e Sintomas

Os pacientes podem relatar aspectos muito específicos do reflexo da deglutição que são problemáticos para eles, ou podem simplesmente ter uma queixa genérica de dificuldade para engolir. A disfagia é associada a vários sintomas, incluindo sufocação, engasgos, *globus*, odinofagia, dificuldade para iniciar a deglutição, sialorreia, aspiração, tosse, refluxo nasal e regurgitação. Uma história de pneumonia é preocupante quanto à aspiração crônica. Perda de peso pode ser um sinal de disfagia suficientemente importante para reduzir a ingestão calórica, ou potencialmente um processo neoplásico. Crianças com disfagia podem ter sintomas semelhantes, mas também tempos de alimentação prolongados, esforços repetidos de deglutição, ou postura inusitada durante a alimentação.

A disfagia pode comprometer uma ou mais das fases do reflexo da deglutição, incluindo fases preparatória oral, faríngea ou esofágica. Sintomas específicos podem dirigir a atenção do examinador para um destes pontos.

4. Laringologia e Trato Aerodigestório Superior   309

Diagnóstico Diferencial

- Doenças neurológicas (p. ex., miastenia *gravis*, DP, ELA, esclerose múltipla, paralisia cerebral, retardo mental ou retardo do desenvolvimento, distrofia muscular, síndrome pós-pólio, neuropatias cranianas).
- Lesão neurológica (p. ex., acidente vascular encefálico, lesão cerebral traumática, procedimentos neurocirúrgicos ou na base do crânio com neuropatias cranianas).
- Obstrução (p. ex., neoplasias do trato aerodigestório superior, membrana esofágica, estenoses, acalasia, corpo estranho, disfunção cricofaríngea, osteófitos da coluna cervical).
- Outras (p. ex., xerostomia, doença de refluxo gastroesofágico [DRGE], presbifagia ou presbiesôfago, radioterapia cervical, fenda labial/palatina, divertículo hipofaríngeo, traqueotomia).

◆ Avaliação

Exame Físico

O exame físico deve incluir todos os componentes do trato aerodigestório superior. A cavidade oral deve ser examinada, e a competência labial, observada; função salivar; mobilidade, simetria e força da língua; movimento palatal; lesões ou massas da mucosa e reflexo nauseoso. O exame faríngeo deve incluir exame especular e/ou nasofaringoscopia flexível. Além de examinar quanto à simetria, efeito de massa e lesões da mucosa, a presença de secreções acumuladas é um achado-chave. Resíduos de saliva e líquidos ou alimento na valécula, seios piriformes e área pós-cricóidea indicam uma obstrução à passagem de material em algum ponto entre o cricofaríngeo e o estômago, ou uma alteração sensitiva da hipofaringe e laringe.

O exame laríngeo é um componente da avaliação faríngea. Uma "voz úmida" pode indicar secreções retidas na hipofaringe e vestíbulo laríngeo. A sensibilidade, mobilidade geral e capacidade de fechar completamente as pregas vocais devem ser avaliadas. O exame do pescoço deve avaliar a simetria, contornos, presença de massas e presença de elevação laríngea com a deglutição. A presença normal de crepitação laríngea (fácil mobilidade e estalidos encontrados ao mover a laringe sobre a coluna cervical) deve ser constatada. Nervos cranianos devem ser avaliados, particularmente aqueles associados ao mecanismo da deglutição: NCs V, VII, IX, X e XII.

Exames de Imagem

A radiografia simples tem um papel limitado na avaliação de disfagia. Filmes cervicais podem demonstrar corpos estranhos, osteófitos cervicais e níveis hidroaéreos no esôfago cervical ou em um divertículo. Radiografias de tórax podem mostrar pneumonia ou evidências de aspiração crônica, bem como níveis hidroaéreos. O sustentáculo da avaliação é o exame contrastado modificado ou de reabilitação. Este teste é tipicamente realizado em conjunto com um fonoaudiólogo. O exame cinefluoroscópico envolve fazer o paciente deglutir contraste, contendo um material revestido de diferentes consistências. Isto permite uma avaliação anatômica do trato aerodigestório superior, mas também uma avaliação funcional da preparação, transferência e trânsito do bolo. Os pacientes podem variar na

310   4. Laringologia e Trato Aerodigestório Superior

sua capacidade de manejar várias consistências de alimento. O ECM possibilita a identificação deste fato, bem como fornece informações sobre alterações terapêuticas da consistência. O material retido pode ser observado. Adicionalmente, penetração na laringe e na aspiração podem ser identificadas. Manobras de reabilitação podem ser experimentadas sob fluoroscopia e pelo fonoaudiólogo, e *feedback* quanto à sua efetividade pode ser imediatamente averiguada. TC e RM podem ser necessárias para investigar assimetrias da faringe e esôfago, ou quando houver suspeita de um tumor.

Outros Testes

A videoendoscopia da deglutição (com ou sem testes sensitivos), ou VED, é outra técnica disponível para avaliar o mecanismo da deglutição. Ela pode ser uma alternativa ao exame contrastado modificado. Um endoscópio flexível é introduzido pelo nariz e posicionado para visualizar a orofaringe, hipofaringe e laringe durante experimentos de deglutição. Substâncias rastreáveis são coloridas com corante de alimento, e o exame é registrado para facilitar a apreciação de eventos rápidos e achados sutis. Testes sensitivos são realizados por um pulso de ar aplicado através do laringoscópio flexível e identificação da presença e intensidade do reflexo adutor laríngeo. Uma esofagoscopia formal é útil se patologias esofágicas forem suspeitadas. Esta técnica também possibilita a biópsia e, em algumas vezes, intervenções. Alguns otorrinolaringologistas adotaram a esofagoscopia transnasal sem sedação no consultório para avaliar o esôfago. A manometria esofágica e testes com sensor de pH podem ser coadjuvantes para avaliar problemas de dismotilidade e refluxo.

◆ Opções de Tratamento

Clínico

A disfagia secundária a fenômenos não obstrutivos é tipicamente manejada com técnicas de terapia. A maioria destas técnicas exige ação voluntária por parte do paciente, embora algumas exijam pequena cognição do paciente. As técnicas podem envolver posicionamento da cabeça e do pescoço durante a deglutição, alterações da consistência do alimento, e terapia de realce sensitivo. Um fonoaudiólogo com interesse em reabilitação da deglutição deve ser consultado. Muitos pacientes desempenham melhor com várias consistências de alimento: modificação da dieta e agentes de espessamento podem ajudar um paciente a manter a sua ingestão oral. Suplementos nutricionais podem ser úteis no paciente nutricionalmente comprometido. Caso refluxo seja um componente da disfagia ou seja considerado como etiologia subjacente, o tratamento clínico pode ser experimentado.

Cirúrgico

A cirurgia pode ser dirigida para fenômenos obstrutivos como tumores, estenoses, membranas, hipertonia cricofaríngea ou divertículos hipofaríngeos. Pacientes com imobilidade das pregas vocais que contribuam para problemas de aspiração podem beneficiar-se de uma tireoplastia de medialização. Existem procedimentos para aspiração crônica (ver Capítulo 4.4.3). Caso a inges-

4. Laringologia e Trato Aerodigestório Superior 311

tão oral seja julgada insegura em razão da aspiração, gastrostomia para alimentação pode ser necessária.

◆ Resultados e Acompanhamento

A etiologia determina predominantemente o resultado do tratamento e o acompanhamento.

◆ Código na CID-10

R.13   Disfagia.

Leitura Adicional

Kashima ML, Goodwin WJ, Balkany T, Casiono RR. Special considerations in managing geriatric patients. In: Cummings CW, Haughey BH, Thomas JR *et al.*, eds. Otolaryngology: Head and Neck Surgery. 4th ed. Philadelphia: Elsevier Mosby; 2005:362-363

Langmore SE. Endoscopic Evaluation and Treatment of Swallowing Disorders. Stuttgart/New York; 2001

Paik N. Dysphagia. eMedicine. Available at: http://www.emedicine.com/pmr/topic194.htm

Perlman AL, Van Daele DJ. Evaluation of dysphagia. In Bailey BJ, Johnson JT, eds. Head and Neck Surgery-Otolaryngology. 4th ed. Philadelphia, PA: Lippincott Williams & Wilkins; 2006:703-711

Trupe ED, Siebens H, Siebens A. Prevalence of feeding and swallowing disorders in a nursing home. Arch Phys Med Rehabil 1984;65:651-652

4.4.3 Aspiração

◆ Características-Chave

- Aspiração significa a passagem de secreções ou material para o interior das vias aéreas inferiores.

- Aspiração é uma fonte importante de morbidade no paciente com comprometimento neuromuscular e debilitado.

- A causa mais comum de aspiração é disfunção neuromuscular.

- Aspiração crônica pode levar a consequências médicas graves e intervenções clínicas, às vezes cirúrgicas, executadas.

312   4. *Laringologia e Trato Aerodigestório Superior*

Em geral, a via aérea inferior não deve ser exposta a secreções ou materiais do trato aerodigestório superior. A aspiração de pequenas quantidades de material durante o sono (descrita em 50% dos pacientes normais) pode ser tolerada, se os mecanismos de limpeza do sistema traqueobroncopulmonar forem funcionais. Grandes episódios de aspiração ou aspiração crônica podem produzir complicações, cuja gravidade é determinada pela natureza e volume do material aspirado. Aspiração pode ser primária (materiais alimentares ou secreções deglutidas) ou secundária (conteúdo regurgitado de divertículo ou gástrico).

◆ Clínica

Sinais e Sintomas

A presença de aspiração crônica pode ser evidente para o paciente e os profissionais de saúde ou pode ser "silenciosa", sem nenhuma tosse gerada. A disfagia é intimamente associada à aspiração, uma vez que a maioria dos pacientes com aspiração observada também se queixará de "dificuldade para engolir" (ver Capítulo 4.4.2). Os sintomas de aspiração crônica incluem sufocação ou tosse ao deglutir (pode ser com tipos específicos de alimentos, todos os alimentos, ou mesmo as secreções do próprio paciente). Alguns pacientes podem queixar-se também de tosse crônica independente da deglutição, relacionada com as complicações broncopulmonares da aspiração crônica. Tosse produtiva, febre e dispneia em um paciente com disfagia são preocupantes. Por outro lado, infecções respiratórias inferiores recorrentes em um paciente com comorbidades predisponentes devem fazer o clínico suspeitar deste problema.

Diagnóstico Diferencial

Algumas condições podem compartilhar sintomas respiratórios com as complicações da aspiração crônica. O diagnóstico diferencial chave é o das doenças que podem predispor à aspiração crônica:

- Neuromusculares
  - Doenças degenerativas:
    - Doença de Alzheimer.
    - ELA.
    - Esclerose múltipla.
    - Paralisia supranuclear progressiva.
    - DP.
    - Doença de Huntington.
  - Distúrbios:
    - Miastenia *gravis*.
    - Miopatia (dermatomiosite, miosite de corpos de inclusão).
    - Distrofia muscular.
    - Poliomielite e síndrome pós-pólio.
    - Síndrome de Guillain-Barré.
    - Neuropatias cranianas.

4. Laringologia e Trato Aerodigestório Superior 313

- Lesões do SNC:
  - Acidente vascular encefálico.
  - Traumatismo cranioencefálico.
  - Lesão cerebral anóxica.
  - Pós-cirúrgica.
  - Encefalite/meningite.
  - Paralisia cerebral.
- Distúrbios do trato aerodigestório superior:
  - Imobilidade de prega vocal.
  - Estenose (membrana, refluxo, ingestão cáustica, pós-cirúrgica).
  - Divertículo de Zenker.
  - Disfunção cricofaríngea.
  - Pós-irradiação/quimioirradiação.
  - Disfunção pós-cirúrgica.
  - Neoplasias.
  - Acalasia.
  - Refluxo.
- Outras:
  - Neoplasia do SNC/base do crânio.
  - Grave descondicionamento ou doença sistêmica.
  - Intoxicação.
  - Retardo mental ou atraso do desenvolvimento.
  - Presença de um tubo de traqueotomia.

◆ Avaliação

Após história e exame físico (incluindo nasofaringoscopia) detalhados, existem diversas opções para avaliação. Uma avaliação da deglutição à beira do leito por um fonoaudiólogo é razoável naqueles com disfagia branda, mas, considerando a morbidade que pode acompanhar a aspiração, caso se suspeite de aspiração, uma avaliação objetiva está justificada.

Exames de Imagem

O exame contrastado modificado tem sido o estudo de imagem tradicional para avaliação de disfagia e aspiração. Este teste pode demonstrar a passagem de material de contraste para o interior da traqueia e brônquios. Penetração laríngea ou contraste retido nos seios piriformes ou valéculas são preocupantes graças ao seu potencial para aspiração. Manobras terapêuticas podem ser realizadas sob cinefluoroscopia, e seu impacto determinado imediatamente, ajudando assim no planejamento do tratamento.

A cintigrafia foi proposta para demonstrar e quantificar a aspiração. Globalmente, ela oferece poucas vantagens com relação ao ECM e videoendoscopia da deglutição (VED) (ver adiante). Radiografias de tórax (filme simples ou TC) podem ser úteis para demonstrar pneumonias e doença pulmonar crônica originando-se de aspiração (p. ex., bronquiectasia).

Outros Testes

A VED envolve o monitoramento endoscópico transnasal do alimento e ingestão líquida coloridos. Observações são feitas a respeito de extravasamento

314 4. *Laringologia e Trato Aerodigestório Superior*

prematuro, materiais retidos, penetração laríngea ou aspiração. Este estudo tipicamente é gravado em vídeo, de modo que revisão em câmera lenta pode ser efetuada, buscando evidências sutiis de disfunção da deglutição.

◆ Opções de Tratamento

O tratamento inicial em um paciente com predisposição à aspiração crônica é assegurar dieta zero, para minimizar o volume aspirado potencial até que uma confirmação possa ser feita. Bom cuidado oral e avaliação do fonoaudiólogo são apropriados em todos os pacientes. Vias alternativas de nutrição, como sondas nasogástricas ou conduto alimentar percutâneo, devem ser consideradas, dependendo das circunstâncias clínicas, naqueles com nutrição inadequada prolongada.

Clínico

Uma variedade de técnicas de fonoterapia está disponível para ajudar na deglutição segura. Estas incluem alterações de consistência (p. ex., agentes espessantes, consistências alternadas), bem como manobras de posicionamento (p. ex., levar o queixo ao peito, virar a cabeça) e manobras de deglutição (p. ex., dupla deglutição, deglutição-tosse, deglutição-tosse-deglutição, deglutição com esforço). Caso um paciente seja julgado inapropriado para qualquer ingestão oral, vias alternativas de alimentação devem ser utilizadas. Caso a aspiração de secreções seja um problema, podem ser necessários procedimentos cirúrgicos.

A terapia clínica deve também envolver tratamento das complicações da aspiração. Este pode incluir entubação, suporte ventilatório, broncoscopia, antibióticos e limpeza pulmonar.

Cirúrgico

Caso o tratamento clínico falhe em corrigir o problema da aspiração ou seja julgada inadequada, estão disponíveis várias técnicas cirúrgicas. A colocação de um tubo de traqueotomia facilita a toalete pulmonar, e um tubo com o *cuff* inflado pode reduzir os eventos de aspiração. Um tubo de traqueotomia com *cuff* inflado, no entanto, não evitará aspiração. A presença de um tubo de traqueotomia pode mesmo causar ou piorar a aspiração: a elevação laríngea que acompanha uma deglutição é limitada pela restrição traqueal pelo tubo, e a sensibilidade laríngea gradualmente diminui, quando cessa o fluxo de ar através da glote. Uma válvula fonatória pode ajudar na deglutição ao melhorar as pressões subglóticas necessárias para remover secreções, e manutenção da sensibilidade laríngea. Procedimentos cirúrgicos dirigidos podem ser úteis para reduzir a aspiração (p. ex., miotomia cricofaríngea química ou cirúrgica para disfunção cricofaríngea, medialização de prega vocal para imobilidade de prega vocal).

O tratamento cirúrgico laríngeo da aspiração crônica pode ser classificado como reversível e irreversível (**Tabela 4.4**). Cada uma dessas técnicas tem vantagens e desvantagens que podem influenciar o seu uso. Todos os procedimentos reversíveis apresentam a vantagem potencial de serem reversíveis, se a condição de aspiração subjacente melhorar suficientemente.

Tabela 4-4 Tratamento Cirúrgico da Aspiração Crônica

Procedimento	Descrição	Vantagens	Desvantagens
Irreversíveis			
Laringectomia de campo estreito	Remoção da laringe, preservando hioide e músculos em fita	Separação definitiva dos tratos respiratório e digestório	Definitivamente irreversível Aspectos psicossociais negativos para os pacientes Via de acesso transcervical Perda da fonação
Fechamento glótico	Tireotomia mediana com fechamento por sutura das pregas vocais verdadeiras e falsas	Alta taxa de sucesso Reversão teórica, mas difícil	Via de acesso transcervical Perda da fonação Traqueotomia
Cricoidectomia subpericondral	Ressecção subpericondral da cricoide com fechamento da mucosa subglótica e reforço dos músculos em fita	Alta taxa de sucesso Possível sob anestesia local	Via de acesso transcervical Traqueotomia Perda da fonação Potencial formação de fístula
Reversíveis			
Separação laringotraqueal	Transecção da traqueia com criação de traqueostoma e fechamento da subglote	Entre os mais confiáveis dos procedimentos reversíveis	Via de acesso transcervical Traqueotomia Perda da fonação Potencial formação de fístula
Desvio laringotraqueal	Transecção da traqueia com criação de traqueostoma e anastomose da traqueia proximal ao esôfago	Entre os mais confiáveis dos procedimentos reversíveis Secreções "aspiradas" para o interior da traqueia proximal desviadas para o esôfago	Via de acesso transcervical Traqueotomia Perda da fonação Potencial formação de fístula
Fechamento laríngeo com retalho epiglótico	Laringe é fechada desnudando-se margens da epiglote e pregas ariepiglóticas e suturando-se epiglote sobre a glote	Potencial preservação da fala, se glote posterior for mantida aberta	Via de acesso transcervical Traqueotomia Possível deiscências 50% de prevenção de aspiração Estenose supraglótica após reversão

(Continua)

Tabela 4-4 Tratamento Cirúrgico da Aspiração Crônica *(Cont.)*

Procedimento	Descrição	Vantagens	Desvantagens
Traqueotomia em *double barrel*	Transecção da traqueia com externalização de ambos os extremos da traqueia	Fistulização diminuída	Via de acesso transcervical Contaminação da pele com secreções
Cricoidectomia parcial	Ressecção submucosa da cricoide posterior com miotomia cricofaríngea e traqueotomia serve para estreitar a entrada laríngea e alargar a entrada esofágica	Preserva a voz	Via de acesso transcervical Traqueotomia Aspiração persistente
Laringoplastia vertical	Desnudamento da margem inferior da epiglote, pregas ariepiglóticas, aritenoides com tubularização vertical da epiglote deixando abertura superior	Preservação da voz Descrita para pacientes de glossectomia total para reduzir a necessidade de laringectomia	Via de acesso transcervical Aspiração persistente
Stent endolaríngeo	*Stent* endolaríngeo introduzido para ocluir a laringe	Colocação simples	Vazamento em torno do *stent* e aspiração Lesão endolaríngea Comprometimento da via aérea se tubo de traqueotomia desviado Desconforto do paciente

◆ **Complicações**

As complicações podem incluir doença pulmonar crônica e fibrose pulmonar.

◆ **Resultado e Acompanhamento**

Resultado depende da etiologia da aspiração.

4. Laringologia e Trato Aerodigestório Superior   317

◆ Código na CID-10

J69.0   Pneumonite decorrente da inalação de alimento ou vômito. Pneumonia de aspiração (devida a): não especificada de outro modo, alimento (regurgitado), secreções gástricas, leite, saliva, vômito.

Leitura Adicional

Eibling DE. Management of intractable aspiration. In: Bailey BJ, Johnson JT, eds. Head and Neck Surgery-Otolaryngology. 4th ed. Philadelphia, PA: Lippincott Williams & Wilkins, 2006:733-743

Pletcher SD, Eisele DW. Chronic aspiration. In: Cummings CW, Haughey BH, Thomas JR *et al.*, eds. Otolaryngology: Head and Neck Surgery. 4th ed. Philadelphia, PA: Elsevier Mosby; 2005:2077-2089

4.5 Distúrbios do Refluxo Ácido

◆ Características-Chave

- O refluxo faringolaríngeo é distinto da doença do refluxo gastroesofágico (DRGE) clássica.
- O estudo pode envolver uma endoscopia, estudos com bário e um sensor de pH.
- Manifestações extraesofágicas relacionam-se com faringe, laringe e pulmões.

◆ Epidemiologia

Vinte e cinco a 40% dos americanos adultos sadios experimentam doença de refluxo gastroesofágico (DRGE) sintomática manifestada sob a forma de pipose. O refluxo faringolaríngeo (RFL) tipicamente não causa pirose ou esofagite. Certos alimentos, medicações, hormônios e estados físicos (p. ex., obesidade) podem diminuir a pressão do esfíncter esofágico inferior, piorando assim os sintomas de RFL ou DRGE.

◆ Clínica

Sinais

DRGE: esofagite, esôfago de Barrett.
RFL: tosse, pigarro, eritema laríngeo.

Sintomas

Os sintomas da DRGE tipicamente incluem pirose pós-prandial e regurgitação. Os sintomas do RFL podem ser mais sutis e incluem disfonia, sensação de *globus*, disfagia, pigarro crônico, halitose, sensação de rinorreia posterior, tosse crônica, laringospasmo e otalgia.

318   4. Laringologia e Trato Aerodigestório Superior

◆ Avaliação

História e achados de exame sugestivos geralmente levam a "prova terapêutica" com alterações comportamentais e uso 2 vezes ao dia de um inibidor de bomba de prótons. Testes complementares devem ser realizados, caso este esquema falhe ou caso os sintomas sejam atípicos ou piorarem, em decorrência do risco de doença maligna.

Exame Físico
A nasolaringofaringoscopia pode revelar eritema laríngeo e edema das aritenoides e espaço interaritenóideo, paquidermia laríngea e granulomas de pregas vocais.

Exames de Imagem
Um estudo contrastado é útil para triagem inicial e para identificar anormalidades estruturais.

Laboratório
Exames de laboratório raramente são úteis.

Outros Testes
Um sensor de monitoramento de pH de dois canais durante 24 horas constitui o padrão ouro. A esofagogastroduodenoscopia identifica a presença e gravidade da esofagite e a possível presença de esôfago de Barrett. O papel da endoscopia de triagem está evoluindo. Com o advento do esofagoscópio transnasal (ETN), a triagem de rotina dos pacientes com refluxo para esofagite oculta ou esôfago de Barrett tornou-se mais comum.

Patologia
O relaxamento transitório do esfíncter esofágico inferior é um achado manométrico. O Índice de Sintomas do Refluxo *(reflux sympton index)*, um questionário completado pelo paciente, é útil para contagem ou graduação.

◆ Opções de Tratamento

Clínico
Modificações comportamentais: perda de peso, cessação do fumo, evitar comer antes de dormir, evitar cafeína, álcool, hortelã (menta), chocolate, alimentos condimentados e ácidos.

Antagonistas dos receptores H2: ranitidina 150 mg por via oral 2 vezes ao dia. Estes agentes bloqueiam a histamina nos receptores H2, particularmente aqueles nas células parietais gástricas, inibindo a secreção de ácido. Taquifilaxia pode desenvolver-se aos bloqueadores H2 após várias semanas de uso.

Inibidores da bomba de prótons: esomeprazol 20-40 mg por via oral 2 vezes ao dia. Estes agentes inibem a secreção de ácido gástrico pela inibição do sistema da H^+/K^+-ATPase nas células parietais gástricas.

Procinéticos: metoclopramida 10 mg por via oral 4 vezes ao dia. Estes agentes aumentam a pressão do esfíncter esofágico inferior para ajudar a reduzir o refluxo e também acelerar o esvaziamento gástrico.

Cirúrgico

Cerca de 20% dos pacientes apresentam uma forma progressiva de doença do refluxo e podem desenvolver complicações graves. Para estes pacientes, o tratamento cirúrgico deve ser considerado. As indicações para isto incluem esôfago de Barrett; estenoses; manifestações respiratórias (p. ex., tosse, sibilos, aspiração); manifestações da orelha, nariz e garganta (p. ex., rouquidão, dor de garganta, otite média) e manifestações dentárias (p. ex., erosão do esmalte).

Com a fundoplicatura laparoscópica, os sintomas se resolvem em ~ 92% dos pacientes.

◆ Complicações

Complicações de DRGE não tratada ou resistente incluem esofagite, pneumonia, asma e fibrose pulmonar intersticial. O esôfago de Barrett é uma das complicações mais sérias da DRGE porque pode progredir para câncer.

◆ Resultado e Acompanhamento

Os pacientes devem compreender que há uma necessidade de terapia de manutenção a longo prazo. Muitos médicos advogam esofagoscopia obrigatória, caso os pacientes continuem a experimentar sintomas, a fim de excluir alterações, como o esôfago de Barrett e câncer. Outros advogam endoscopia de triagem nos pacientes com uma resposta positiva ao tratamento com IBP.

◆ Códigos na CID-10

K2.1 Refluxo esofágico.
K21.0 Esofagite de refluxo.

Leitura Adicional

Koufman JA, Aviv JE, Casiano RR, Shaw GY. Laryngopharyngeal reflux: position statement of the committee on speech, voice, and swallowing disorders of the American Academy of Otolaryngology-Head and Neck Surgery. Otolaryngol Head Neck Surg 2002;127(1):32-35
Sharma P. Clinical practice: Barrett's esophagus. N Engl J Med 2009;361(26):2548-2556

4.6 Manifestações Laríngeas de Doenças Sistêmicas

◆ Características-Chave

- Doenças sistêmicas podem gerar consequências vocais e nas vias aéreas.
- Tratamento da doença sistêmica subjacente pode ou não possibilitar a reversão das alterações laríngeas.

320   4. *Laringologia e Trato Aerodigestório Superior*

As doenças sistêmicas podem manifestar-se como sintomas e achados laríngeos. Uma história clínica cuidadosa e testes apropriados devem fornecer um diagnóstico. Frequentemente, pode ser necessária consultoria com colegas de outros serviços mais familiarizados com a doença sistêmica global.

◆ Artrite Reumatoide

A artrite reumatoide é uma condição inflamatória crônica que afeta articulações sinoviais com artrite e deformidade progressivas. Todas as articulações sinoviais são vulneráveis, com as mãos e pés sendo as mais comumente afetadas. Mulheres têm 3 vezes mais probabilidade de desenvolver a doença, geralmente entre a 3ª e 7ª décadas. Uma forma juvenil da doença também existe. A articulação cricoaritenóidea pode ser comprometida neste processo em 25 a 50% daqueles com doença de longa duração. Os sintomas podem incluir disfonia, *globus* e comprometimento da via aérea. O exame pode mostrar alterações inflamatórias na região aritenóidea, miosite laríngea difusa e nódulos reumatoides no interior das pregas vocais ou comprometimento unilateral ou bilateral do movimento das pregas vocais. O tratamento pode incluir medicações anti-inflamatórias não esteroides ou corticosteroides. Injeções locais de esteroides no interior da região da articulação cricoaritenóidea mostraram sucesso em melhorar a mobilidade articular.

◆ Policondrite Recidivante

Policondrite recidivante é uma condição inflamatória autoimune recorrente que afeta todos os subtipos de cartilagens. O complexo laringotraqueal pode ser comprometido em 40 a 50% dos pacientes. A doença pode afetar as vias aéreas focal ou difusamente. Os sintomas podem incluir disfonia, dispneia, estridor, dor à palpação laringotraqueal, ou disfagia. Sintomas das vias aéreas podem ser secundários à inflamação aguda e ao edema, colapso laringotraqueal secundário à substituição de cartilagem por fibrose, ou estenose subglótica. O tratamento é tão necessário quanto para qualquer obstrução da via aérea, mas em geral, a terapia é com corticosteroides e outros agentes imunossupressores.

◆ Granulomatose de Wegener

A granulomatose de Wegener é uma doença autoimune caracterizada por granulomas necrosantes e vasculite. O trato respiratório superior e inferior e o sistema renal são afetados principalmente, embora a vasculite possa ocorrer em qualquer local. A laringe é comprometida principalmente na região subglótica e traqueal superior, e patologia é vista na fase inicial de ~10 a 15% dos pacientes. A biópsia pode demonstrar os granulomas característicos. Anticorpos citoplasmáticos antineutrofílicos estão elevados em 90% dos casos. O tratamento da via aérea da estenose subglótica pode ser necessário e envolve dilatações, ressecções com *laser* ou traqueotomia. Laringotraqueoplastia formal ou ressecção traqueal devem ser reservadas para doença crônica inativa.

◆ Sarcoidose

A sarcoidose é uma doença granulomatosa sistêmica de etiologia desconhecida, com uma predileção nos EUA por afro-americanos e aqueles de descendência escandinava. As mulheres são mais frequentemente afetadas do que os

4. Laringologia e Trato Aerodigestório Superior   321

homens. Os sistemas pulmonar e linfático são os mais comumente afetados. Comprometimento laríngeo pode ocorrer em 1 a 5% dos indivíduos afetados. As estruturas supraglóticas tipicamente são mais comprometidas, poupando as pregas vocais verdadeiras. Comprometimento da via aérea pode ocorrer a partir do aumento volumétrico das estruturas supraglóticas pela infiltração granulomatosa não caseosa. O tratamento pode incluir esteroides sistêmicos, mas foram descritos relatos de injeção de esteroide localmente no interior da laringe comprometida. Também pode ser necessária aplicação seriada conservadora de *laser* para remoção do tecido excessivo.

◆ Amiloidose
Existem múltiplas variedades de amiloidose, incluindo amiloidose sistêmica primária e secundária, amiloidose associada a mieloma múltiplo, bem como uma forma localizada. No trato aerodigestório, ocorrem depósitos submucosos e intramusculares de complexo proteína fibrilar-polissacarídeos. A laringe raramente é comprometida. A apresentação varia desde sintomas disfônicos brandos secundários a pequenos depósitos submucosos nas pregas vocais, causando rigidez da mucosa, a comprometimento da via aérea secundária a grandes depósitos supraglóticos, glóticos ou subglóticos. A biópsia é utilizada para o diagnóstico, com a clássica birrefringência verde-maçã sob microscopia com luz polarizada com coloração pelo vermelho Congo. O tratamento com ressecção local pode ser necessário, caso os sintomas justifiquem.

◆ Epidermólise Bolhosa
Esta é uma rara doença hereditária do tecido conectivo com base em um defeito na membrana basal dérmica. Formam-se bolhas relacionadas com a separação da derme e da epiderme, muitas vezes após mínimo trauma. Formas mais brandas podem curar-se espontaneamente a menos que ocorram infecções secundárias, com as formas mais graves, levando à formação de cicatrizes na mucosa. Quando a laringe é comprometida com o processo, podem formar-se membranas, estenose e sinéquias. A entubação deve ser evitada a fim de evitar qualquer trauma que possa precipitar a formação de bolhas e subsequente formação de cicatrizes.

◆ Penfigoide
Penfigoide é uma doença autoimune com produção de anticorpos contra componentes da membrana basal. Formam-se bolhas nas superfícies cutâneas e mucosas. O penfigoide bolhoso tipicamente se cura sem formar cicatriz, a menos que ocorra cicatrização secundária. O penfigoide cicatricial ocorre em pacientes mais velhos e pode resultar em importante formação de cicatriz em mucosas. Esta cicatrização pode ocorrer na laringe ou esôfago, resultando em sintomas vocais, da via aérea e da deglutição. Os aspectos clínicos e biópsia podem ser suficientes para fazer o diagnóstico. A ressecção a *laser* da cicatrização sintomática pode ser necessária. Imunossupressão sistêmica pode ser utilizada em casos importantes.

◆ Edema Angioneurótico
O angioedema envolve extravasamento de plasma para o interior dos tecidos, resultando em intumescimento. Múltiplas formas existem, mas o idiopático, o

322   4. Laringologia e Trato Aerodigestório Superior

relacionado com a medicações (inibidores da enzima conversora de angiotensina [ECA]) e as formas hereditárias são as mais comumente encontradas pelo otorrinolaringologista. Edema da via aérea pode formar-se no interior dos lábios, da língua, da faringe e da laringe. O edema angioneurótico hereditário tipicamente se apresenta precocemente e é caracterizado por múltiplos eventos de edema. Formas hereditárias são associadas a um defeito no inibidor de C1 esterase. Os níveis desta enzima podem ser determinados para ajudar a fazer o diagnóstico. O tratamento, agudamente, envolve manejo da via aérea, conforme necessário. O edema pode progredir, de tal modo que o monitoramento da via aérea deve ser considerado, mesmo se intervenção aguda não for necessária. A forma hereditária pode ser tratada agudamente com concentrado de C1 inibidor, com os androgênios sendo úteis na prevenção crônica. Eventos relacionados com os inibidores da ECA devem ser tratados agudamente com cessação da medicação e consideração de esteroides. O edema angioneurótico pode ocorrer a qualquer tempo depois de iniciada a droga, horas a anos mais tarde.

◆ Doença Neuromuscular

Numerosos distúrbios neuromusculares sistêmicos podem causar sintomas laríngeos. Estes achados podem variar desde paresia de pregas vocais até paralisia e descoordenação do movimento das pregas vocais durante a fala, respiração e deglutição. As doenças incluem miastenia gravis, ELA, DP, síndrome de Guillain-Barré, esclerose múltipla, doença de Charcot-Marie-Tooth e síndrome pós-pólio.

◆ Outras

Muitas outras condições sistêmicas podem causar sintomas laríngeos. Hipotireoidismo (mixedema) e doenças alérgicas podem ambos causar edema de pregas vocais e disfonia.

◆ Códigos na CID-10

D8.6	Sarcoidose.
E85	Amiloidose.
D84.1	Angioedema hereditário.
G20	Doença de Parkinson.
G12.2	Esclerose lateral amiotrófica.
$M^3$1.3	Granulomatose de Wegener.
M05	Artrite reumatoide.
R49.0	Rouquidão.

Leitura Adicional

Benjamin B. Endolaryngeal Surgery. St Louis, MO: Mosby; 1998

Ernster J, Chavez A, Skarada D. Vocal fold paralysis, bilateral. eMedicine. Available at: http://www.emedicine.com/ent/TOPIC348.HTM

Huang S. Angioneurotic edema. eMedicine. Available at: http://www.emedicine.com/ped/topic101.htm

Jones K. Infections and manifestations of systemic disease of the larynx. In: Cummings CW, Haughey BH, Thomas JR et al., eds. Otolaryngology: Head and Neck Surgery. 4th ed. Philadelphia: Elsevier Mosby; 2005:2065-2076

5. Cabeça e Pescoço

Editores da Seção
David Goldenberg and Saima Durvesh

Colaboradores
Eelam Adil
Bradley J. Goldstein
Melissa Krempasky
Heath B. Mackey
Francis P. Ruggiero
Sohrab Sohrabi

5.1 Anatomia do Pescoço

Cirurgicamente, é útil considerar a anatomia do pescoço em termos de compartimentos ou níveis e considerar camadas fasciais. O pescoço é revestido por uma camada de fáscia superficial, e a fáscia cervical profunda se divide em camadas superficial, média e profunda (**Fig. 5.1**). Isto é relevante em termos de disseminação de infecções e metástases linfáticas no câncer. As estruturas viscerais do pescoço estão incluídas no compartimento central e incluem o complexo laringotraqueal, a tireoide e as paratireoides e o esôfago cervical. Posteriormente, situam-se a coluna cervical e os músculos paraespinais. Anterolateralmente, o conteúdo do pescoço é considerado em termos dos níveis linfonodais I a VI (**Fig. 5.2**). Cada nível contém um compartimento de tecido fibroadiposo, apresentando linfonodos que é manejado para remoção durante procedimentos de esvaziamento cervical para câncer. Nível I é a região submentual e a área submandibular contendo a glândula submandibular. Nível II é a região da cadeia linfonodal jugular superior, nível III é a cadeia jugular média, e nível IV é a região da cadeia jugular inferior. Nível V é o triângulo posterior a partir da margem anterior do trapézio até a margem posterior do músculo esternocleidomastóideo. Nível VI é o tecido que abriga gânglios do compartimento central.

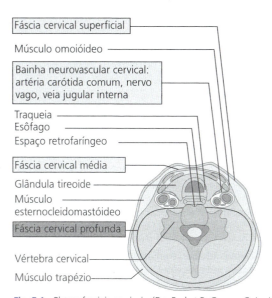

Fig. 5.1 Planos fasciais cervicais. (De: Probst R, Grevers G, Iro H. Basic Otorhinolaryngology: A Step-by-Step Learning Guide. Stuttgart/New York: Thieme; 2006:313.)

326 5. Cabeça e Pescoço

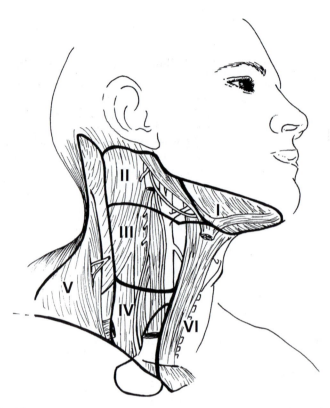

Fig. 5.2 Níveis linfonodais I a VI. (De: Van de Water TR, Staecker H. Otolaryngology: Basic Science and Clinical Review. Stuttgart/New York: Thieme; 2006:606.)

◆ Vascularização

A artéria carótida comum ascende no interior do pescoço e se bifurca nas artérias carótidas interna e externa. A carótida interna não emite ramos no pescoço e fornece importante suprimento sanguíneo ao cérebro, juntamente com as artérias vertebrais. A carótida externa supre as estruturas de cabeça e pescoço através de múltiplos ramos (pela ordem, iniciando inferiormente): as artérias tireóidea superior, faríngea ascendente, lingual, facial, occipital, auricular posterior, temporal superficial e maxilar (**Fig. 5.3**). A drenagem venosa tende a ser paralela às principais artérias, com ramos variáveis jugular anterior e externa superficialmente, e grandes veias faciais comuns, concluindo para a veia jugular interna, que alimenta a subclávia. A bainha carotídea, formada por todas as três camadas da fáscia cervical profunda, contém a artéria carótida, veia jugular e nervo vago. Linfáticos delicados importantes a partir do ducto torácico conduzem o quilo para a veia jugular próximo à sua junção

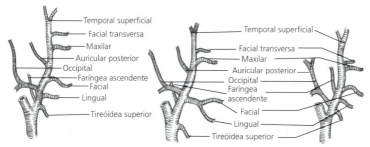

Fig. 5.3 A ramificação das artérias originadas da artéria carótida pode ser bastante variável. (De: Van de Water TR, Staecker H. Otolaryngology: Basic Science and Clinical Review. Stuttgart/New York: Thieme, 2006:603.)

com a subclávia no pescoço esquerdo; entretanto, ductos torácicos acessórios comumente ocorrem à direita.

◆ Inervação

Os 12 nervos cranianos (NCs) suprem a região de cabeça e pescoço com fibras motoras, sensitivas e sensitivas especiais. Eles são, pela ordem, olfatório, óptico, oculomotor, troclear, trigêmeo, abducente, facial, vestibulococlear, glossofaríngeo, vago, acessório espinhal e hipoglosso. No pescoço há aspectos cirurgicamente importantes da anatomia dos NCs. O hipoglosso emerge da base do crânio pelo canal hipoglosso e possui trajeto inferior ao digástrico e conteúdo submandibular, como suprimento motor para a língua. A porção neural do forame jugular contém os nervos glossofaríngeo, vago e acessório. O vago corre no interior da bainha carotídea, e os ramos laríngeos recorrentes seguem pelo sulco traqueoesofágico para suprir as pregas vocais; os nervos laríngeos superiores originam-se do vago no pescoço superior. O nervo acessório corre posteroinferiormente através do pescoço, penetrando na borda anterior do esternocleidomastóideo, e emergindo pela borda posterior próxima ao ponto de Erb, continuando para o interior do trapézio. O nervo facial sai da base do crânio pelo forame estilomastóideo e seus ramos motores principais seguem no interior da glândula parótida para inervar os músculos da expressão facial, enquanto o nervo lingual supre de inervação parassimpática à glândula submandibular e sensibilidade à língua anterior, sendo encontrado profundamente à glândula submandibular. Nervos cervicais importantes também são encontrados no pescoço. O nervo auricular magno (ele não deve ser chamado *maior*, uma vez que não existe nervo auricular *menor*) transmite fibras sensitivas de C2-3 para a área auricular (**Fig. 5.4**). Este nervo é encontrado ao longo do esternocleidomastóideo, correndo superiormente a partir do ponto de Erb. O nervo frênico é profundo à fáscia do assoalho ao longo do músculo escaleno anterior, suprindo de fibras motoras o diafragma. O plexo braquial também está no mesmo plano profundo à fáscia sobre o escaleno médio. O tronco simpático corre profundamente à carótida. A anatomia dos NCs encontra-se revista no Apêndice B deste livro.

5. Cabeça e Pescoço

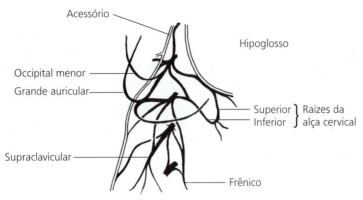

Fig. 5.4 Plexo cervical. (De: Van de Water TR, Staecker H. Otolaryngology: Basic Science and Clinical Review. Stuttgart/New York: Thieme; 2006:603.)

Leitura Adicional

Schuenke M, Schulte E, Schumacher U. Thieme Atlas of Anatomy: Neck and Internal Organs. Stuttgart/New York: Thieme; 2006

Smith RV, Frenz D. Surgical anatomy of the neck and classification of dissections. In: Van de Water TR, Staecker H, eds. Otolaryngology: Basic Science and Clinical Review. Stuttgart/New York: Thieme; 2006:598-609

5.1.1 Emergências do Pescoço

5.1.1.1 Infecções Necrosantes dos Tecidos Moles de Cabeça e Pescoço

◆ **Características-Chave**

- Fascite necrosante é uma infecção dos tecidos moles que leva à necrose de fáscia e tecido subcutâneo, mas inicialmente poupa pele e músculo.
- É rara na cabeça e no pescoço.
- Metade dos pacientes desenvolve bacteriemia.
- Infecções necrosantes dos tecidos moles exigem tratamento agressivo para combater alta morbidade e mortalidade associadas.

Infecções necrosantes de tecidos moles raramente comprometem face e pescoço, couro cabeludo e pálpebras.

◆ Epidemiologia

Em cabeça e pescoço, infecções dentárias são a etiologia mais comum, seguida por trauma, abscessos peritonsilares e faríngeos e osteorradionecrose. Pacientes imunocomprometidos são os mais suscetíveis. Condições predisponentes incluem diabetes melito, obesidade, arterosclerose, alcoolismo, insuficiência renal crônica, hipotireoidismo, malignidade e desnutrição. Infecções de feridas produtoras de gás são geralmente produzidas por bactérias do grupo *Clostridium*. O início dos sintomas é em geral 2 a 4 dias depois do insulto.

◆ Clínica

Sinais

Os sinais de uma infecção necrosante de tecidos moles incluem febre de baixo grau, e a pele se torna lisa, quente, tensa e brilhante sem nenhuma demarcação nítida. A pele infectada também desenvolve uma alteração escura da coloração com limites mal definidos. Crepitação nos tecidos moles é comum a partir da formação de gás. Posteriormente no curso de doença, bolhas podem desenvolver-se. Sintomas sistêmicos ficam mais graves, com sinais típicos de septicemia. O último estágio da doença é caracterizado por coloração cianótica da pele, típica de necrose.

Sintomas

Há dor súbita grave e edema. Pode haver anestesia da pele comprometida.

Diagnóstico Diferencial

O diagnóstico diferencial inclui outras infecções de espaços profundos do pescoço, pioderma gangrenoso, necrose de irradiação, celulite ou erisipela.

◆ Avaliação

Exame Físico

Quando estão presentes sinais clínicos significativos (p. ex., crepitação, necrose da pele, bolhas, hipotensão), um exame físico pode ser útil. Infelizmente, sinais e sintomas muitas vezes são muito sutis à apresentação.

Exames de Imagem

Podem ser solicitadas radiografias simples dos tecidos moles, procurando por gás nos tecidos moles. A tomografia computadorizada (TC) é o estudo mais útil para detectar gás em áreas inacessíveis à palpação e para identificar áreas para as quais a infecção se disseminou. Além disso, ela é capaz de detectar trombose vascular, erosão de vasos ou mediastinite.

Laboratório

Hematologia de rotina é necessária para pesquisa de anormalidades, como hiponatremia e hipoproteinemia, decorrentes de sequestro de líquido e hipocalcemia, como resultado da saponificação da gordura subcutânea.

330   5. *Cabeça e Pescoço*

Microbiologia

Estreptococos hemolíticos do grupo A e *Staphylococcus aureus*, isoladamente ou em sinergismo, são frequentemente as bactérias infectantes iniciadoras. Entretanto, outros patógenos aeróbicos e anaeróbicos podem estar presentes, incluindo *Bacteroides, Clostridium, Peptostreptococcus, Enterobacteriaceae*, coliformes, *Proteus, Pseudomonas* e *Klebsiella*.

Patologia

A patologia mostra uma necrose localizada de pele que é secundária à trombose de vasos nutridores em seu trajeto através da fáscia comprometida. Hipóxia tecidual decorrente de vasculite e trombos em pequenos vasos e defesas prejudicadas do paciente facilitam o crescimento de bactérias anaeróbicas.

Opções de Tratamento

Medidas imediatas oferecem esperança de sobrevida do paciente.

Clínico

Antibióticos de amplo espectro intravenosos (IV) em altas doses são recomendados. Oxigenoterapia hiperbárica é, às vezes, utilizada em adição aos tratamentos cirúrgico e antimicrobiano.

Cirúrgico

Desbridamento cirúrgico agressivo até que haja bordas viáveis sangrantes é necessário, às vezes sendo também excisões repetidas para remover tecidos necróticos. Caso o processo necrosante comprometa o pescoço, evitar traqueotomia através da área infectada.

◆ Resultado e Acompanhamento

A taxa de mortalidade global é próxima a 70%.

◆ Códigos na CID-10

M.72.6   Fascite necrosante.

Usar código adicional para identificar:

100-B99   Organismo infeccioso.

R02   Gangrena, caso aplicável.

Leitura Adicional

Beck HJ, Salassa JR, McCaffrey TV, Hermans PE. Life-threatening soft-tissue infections of the neck. Laryngoscope 1984;94(3):354-362

Goldenberg D, Golz A, Netzer A, Flax-Goldenberg R, Joachims HZ. Synergistic necrotizing cellulitis as a complication of peritonsillar abscess. Am J Otolaryngol 2001;22(6):415-419

Wenig BL, Shikowitz MJ, Abramson AL. Necrotizing fasciitis as a lethal complication of peritonsillar abscess. Laryngoscope 1984;94(12 Pt 1):1576-1579

5.1.1.2 Angina de Ludwig

◆ Características-Chave

- A angina de Ludwig é uma inflamação rapidamente expansiva, difusa, dos espaços submandibulares e sublinguais.
- É mais frequentemente causada por infecções dentárias.
- A condição, muitas vezes, é encontrada em pacientes imunocomprometidos como aqueles com diabetes ou vírus de imunodeficiência humana/síndrome de imunodeficiência adquirida (HIV/AIDS), ou usuários de drogas.

A angina de Ludwig é uma celulite bilateral dos espaços sublinguais e submandibulares de disseminação rápida. Antes do advento dos antibióticos, a mortalidade associada à angina de Ludwig aproximava-se de 50%. Hoje, as taxas de mortalidade se encontram na faixa de 8 a 10%. A causa de morte mais comum é comprometimento respiratório.

◆ Epidemiologia

Angina de Ludwig representa até 13% de todas as infecções profundas do pescoço. Tipicamente, adultos jovens se apresentam com angina de Ludwig. Ela é pouco usual em crianças. A infecção geralmente se dissemina a partir de uma infecção dentária ou periodontal. Outras causas incluem infecções respiratórias superiores, trauma do assoalho da boca, fraturas mandibulares e sialadenite, abuso de drogas IV, trauma e tonsilite e estados imunocomprometidos como diabetes ou HIV/AIDS. Quarenta por cento dos casos de angina de Ludwig envolvem anaeróbios.

◆ Clínica

Sinais

Os sinais da infecção incluem uma incapacidade de fechar a boca, trismo, sialorreia, manter posição sentada, incapacidade de deglutição e disfonia, dispneia, estridor, febre, calafrios e taquicardia. Observar que estridor, dispneia, redução do influxo aéreo ou cianose sugerem iminente comprometimento respiratório.

Sintomas

Os sintomas da angina de Ludwig são dor grave espontânea e à palpação do pescoço, edema submandibular e submentual, febre, mal-estar e disfagia.

Diagnóstico Diferencial

O diagnóstico diferencial envolve outras infecções de espaços cervicais profundos, cistos infectados, tumor e celulite.

332   5. *Cabeça e Pescoço*

◆ Avaliação

Exame Físico

Ao exame físico, o paciente muitas vezes apresentará dentes molares cariados, rigidez do pescoço e sialorreia. Há um endurecimento "lenhoso" ou "carnudo" dos espaços comprometidos, com pouca ou nenhuma flutuação. O assoalho da boca do paciente está edemaciado, e a língua está edemaciada ou elevada.

Exames de Imagem

Uma TC é extremamente útil.

Laboratório

Hemoculturas geralmente são negativas; caso o edema seja aspirado ou drenado, amostras devem ser enviadas para coloração com Gram, cultura e testes de sensibilidade.

◆ Opções de Tratamento

O controle da via aérea é a primeira prioridade de tratamento, seguido por antibióticos IV e drenagem cirúrgica oportuna. Entubação às cegas oral ou nasotraqueal ou tentativas com paralisia neuromuscular são contraindicadas na angina de Ludwig, uma vez que podem precipitar uma obstrução da via aérea.

Clínico

Antibióticos IV empíricos agressivos em altas doses são recomendados – cefuroxima associada a metronidazol. Caso o paciente seja alérgico à penicilina, prescrever clindamicina associada a quinolona. Uma vez tenham sido obtidos resultados de cultura e sensibilidade, a antibioticoterapia pode ser alterada de acordo.

Cirúrgico

Para estabelecer o controle da via aérea, uma traqueotomia pode estar indicada. A drenagem cirúrgica antes era universalmente necessária, mas agora pode ser reservada para casos em que o tratamento antibiótico falha. Com incisão externa e drenagem, muitas vezes é encontrado material cor de palha e não pus franco.

◆ Complicações

Uma ruptura espontânea pode levar à asfixia, aspiração ou pneumonia. A infecção pode disseminar-se para outros compartimentos profundos do pescoço.

◆ Resultado e Acompanhamento

O dente ofensor deve também ser removido, se a origem da infecção for odontogênica.

5. Cabeça e Pescoço   333

◆ **Código na CID-10**

K12.2   Celulite e abscesso.
         Celulite da boca (assoalho).
         Angina de Ludwig.
         Fístula oral.

Leitura Adicional

Har-El G, Aroesty JH, Shaha A, Lucente FE. Changing trends in deep neck abscess: a retrospective study of 110 patients. Oral Surg Oral Med Oral Pathol 1994;77(5):446-450

5.1.1.3 Infecções Profundas do Pescoço

◆ **Características-Chave**

- Infecções profundas do pescoço são mais comumente causadas por infecções tonsilares, peritonsilares ou odontogênicas.
- Elas podem comprometer nervos nas vizinhanças, vasos, ossos e outros tecidos moles.
- A microbiologia tipicamente revela flora bacteriana mista, incluindo espécies anaeróbicas.
- Os espaços profundos do pescoço possuem vias anatômicas comunicantes entre si: infecção em um espaço pode disseminar-se para os espaços adjacentes.

As infecções cervicais profundas têm o potencial para graves complicações. A anatomia complexa da cabeça e pescoço frequentemente torna difícil o reconhecimento precoce de infecções profundas do pescoço, e um alto índice de suspeição é necessário para evitar retardo no tratamento. Monitoramento e manejo agressivos da via aérea são os aspectos mais urgentes do tratamento, seguidos pela cobertura antibiótica apropriada e drenagem cirúrgica, conforme necessário. Os fatores de risco para infecção cervical profunda incluem diabetes melito, HIV, esteroidoterapia, quimioterapia e outras fontes de comprometimento imune.

◆ **Clínica**

Sinais e Sintomas

Dor e aumento de volume do pescoço são os sintomas mais prevalentes. Febre, mal-estar e disfagia podem ocorrer. Outros sintomas comuns são específicos dos espaços profundos e incluem disfagia, trismo, otalgia e dispneia. Na população pediátrica, febre, massa cervical e rigidez são mais prevalentes, seguidos por dor de garganta, má ingestão oral, sialorreia e linfadenopatia.

334   5. Cabeça e Pescoço

Estridor, dispneia, redução do influxo de ar ou cianose sugerem comprometimento respiratório iminente.

Diagnóstico Diferencial

O diagnóstico diferencial inclui cistos congênitos infectados, linfangite, tumores, celulites e fascite necrosante.

◆ Avaliação

História, exame físico, exames de laboratório e exames de imagem proveem, cada um, indícios importantes na avaliação de um paciente quanto a uma infecção profunda do pescoço.

Exame Físico

A avaliação inicial da via aérea é sempre a primeira prioridade, e quaisquer sinais de angústia respiratória ou iminente comprometimento da via aérea devem ser imediata e agressivamente tratados.

Exames de Imagem

Uma TC contrastada é mais útil. A ultrassonografia pode ser mais precisa do que a TC em diferenciar um abscesso drenável de celulite. A ressonância magnética (RM) fornece melhor definição dos tecidos moles do que TC. Com a RM também se evita exposição à radiação e artefatos dentários.

Laboratório

Os testes devem incluir um hemograma completo (HC), glicemia e eletrólitos; estudos da coagulação; sorologia para HIV em adultos; hemoculturas e culturas apropriadas de aspirados obtidos antes do início da antibioticoterapia, caso possível.

Microbiologia

Comumente polimicrobiana, refletindo a flora orofaríngea. Aeróbios frequentemente isolados incluem *Streptococcus viridans*, *Klebsiella pneumoniae* e *Staphylococcus aureus* e, menos frequentemente, *Streptococcus pneumoniae*, *Streptococcus pyogenes*, *Neisseria* species e *Haemophilus influenzae*. Isolados anaeróbicos comuns incluem *Peptostreptococcus*, *Bacteroides fragilis*, *Prevotella* pigmentada e *Porphyromonas* sp., *Fusobacterium* sp. e *Eikenella corrodens*.

◆ Opções de Tratamento

O controle da via aérea é a primeira prioridade de tratamento, seguido por antibióticos IV e drenagem cirúrgica oportuna. O manejo da via aérea, caso necessário, deve ser executado sob condições controladas, se possível na sala de operações, com entubação fibroscópica acordada ou traqueotomia acordada. Entubação cega oro ou nasotraqueal ou tentativas com paralisia neuromuscular podem precipitar uma crise obstrutiva da via aérea.

Clínico

Todo o paciente com uma infecção profunda do pescoço deve receber terapia antibiótica empírica, até que os resultados de cultura e sensibilidade estejam disponíveis. A terapia empírica deve ser efetiva contra as bactérias aeróbicas e anaeróbicas que comumente estão envolvidas.

Uma penicilina em combinação com um inibidor de β-lactamase (p. ex., amoxicilina associada ao ácido clavulânico) ou um antibiótico resistente a β-lactamase (p. ex., cefoxitina, cefuroxima, imipenem ou meropenem) em combinação com uma droga altamente efetiva contra a maioria dos anaeróbios (p. ex., clindamicina ou metronidazol) é recomendada para cobertura empírica ideal. Uma vez disponíveis, os resultados da cultura e testes de sensibilidade podem possibilitar o ajuste de antibioticoterapia adequada.

Em casos selecionados, um abscesso profundo no pescoço não complicado ou celulite pode ser efetivamente tratado com antibióticos e monitoramento cuidadoso, sem drenagem cirúrgica. O tratamento clínico simultâneo de comorbidades associadas, como diabetes melito, pode melhorar o estado imune global de um paciente.

Cirúrgico

Indicações para cirurgia incluem comprometimento da via aérea, condição crítica, septicemia, complicações, infecção descendente, diabetes melito ou ausência de melhora clínica dentro de 48 horas após o início de antibioticoterapia parenteral. Adicionalmente, abscessos > 3 cm de diâmetro, que comprometam os espaços pré-vertebral, visceral anterior ou carotídeo, ou que comprometam mais de dois espaços cervicais, devem ser drenados cirurgicamente.

A drenagem cirúrgica (**Tabela 5.1**) pode ser efetuada de várias maneiras, incluindo simples incisão e drenagem intraoral ou extraoral de abscessos superficiais, um acesso cervical externo mais extenso com introdução de um dreno para infecções mais complicadas e técnicas minimamente invasivas, como aspiração por agulha dirigida por imagem e inserção de um catéter de demora.

◆ Complicações

Complicações incluem mediastinite, pneumonia de aspiração, abscesso pulmonar, empiema, síndrome de Lemierre (tromboflebite supurativa da veia jugular interna), aneurisma ou ruptura de artéria carótida, osteomielite comprometendo a mandíbula ou corpos vertebrais cervicais, meningite, abscesso intracraniano e coagulação intravascular disseminada.

◆ Resultado e Acompanhamento

A etiologia iniciadora, caso reconhecida (um dente infectado, um abscesso tonsilar), e condições sistêmicas predisponentes (diabetes melito) devem ser controladas.

336   5. Cabeça e Pescoço

Tabela 5-1   Vias de Acesso Cirúrgicas para Drenagem de Infecções Profundas do Pescoço

Local da Infecção	Vias de Acesso Cirúrgicas para Drenagem
Peritonsilar	Aspiração por agulha ou incisão e drenagem intraorais
Espaço submandibular	Supramilo-hióideo – drenagem intraoral Inframilo-hióideo – drenagem cirúrgica extraoral
Espaço parafaríngeo	Via de acesso cervical externa ao longo da borda anterior do músculo esternocleidomastóideo Drenagem transoral guiada por TC
Espaço masticatório	Incisão externa ao longo da borda inferior da mandíbula Via de acesso intraoral por via do trígono retromolar
Espaço parotídeo	Incisão externa de parotidectomia
Espaço retrofaríngeo	Via aérea protegida Transoral
Espaço pré-vertebral	Via de acesso cervical externa
Espaço carotídeo	Via de acesso cervical externa

◆ Códigos na CID-10

J39.0   Abscessos parafaríngeo e retrofaríngeo.
J36   Abscesso peritonsilar.
     Abscesso da tonsila.
     Celulite peritonsilar.

Leitura Adicional

Har-El G, Aroesty JH, Shaha A, Lucente FE. Changing trends in deep neck abscess: a retro-spective study of 110 patients. Oral Surg Oral Med Oral Pathol 1994;77(5):446-450

Larawin V, Naipao J, Dubey SP. Head and neck space infections. Otolaryngol Head Neck Surg 2006;135(6):889-893

Vieira F, Allen SM, Stocks RMS, Thompson JW. Deep neck infection. Otolaryngol Clin North Am 2008;41(3):459-483

Weed HG, Forest LA. Deep Neck infection. In: Cummings CW, Flint PW, Harker LA et al., eds. Otolaryngology: Head and Neck Surgery. Vol. 3, 4th ed. Philadelphia, PA: Elsevier Mosby; 2005:2515-2524

5. Cabeça e Pescoço   337

5.1.1.4 Traumatismo do Pescoço

◆ Características-Chave

- Traumas do pescoço podem ser penetrantes ou contusos.
- Há lesão potencial da laringe, traqueia, esôfago, grandes vasos e nervos.
- O manejo da via aérea é sempre a prioridade.
- Lesões da coluna cervical devem ser excluídas.

Fatores no mecanismo do trauma do pescoço determinam a localização e as características da lesão, os tecidos e os órgãos envolvidos e a extensão da lesão dos tecidos e órgãos.

◆ Epidemiologia

Traumas do pescoço se responsabilizam por 5 a 10% de todas as lesões traumáticas sérias. Traumas contusos do pescoço tipicamente resultam de colisões de veículos motorizados, mas também ocorrem em lesões relacionadas com esportes, lesão por corda de varal, estrangulamento ou golpes dos punhos ou pés. Traumas contusos se tornaram muito menos comuns desde que foi estabelecido o uso de rotina de cinto de segurança.

No trauma penetrante, > 95% das feridas resultam de armas de fogo e armas brancas, com o restante resultando de acidentes em veículos motorizados, lesões dentro de casa, acidentes industriais e eventos de esporte. A proporção de homens-mulheres de trauma penetrante do pescoço é de 5:1.

◆ Clínica

Órgãos e estruturas críticos estão em risco por trauma no pescoço; as manifestações clínicas podem variar significativamente. A presença ou a ausência de sinais e sintomas pode ser enganadora, servindo como um mau preditor de lesão subjacente.

Sinais

Sinais de lesão da via aérea:

- Enfisema subcutâneo – lesão traqueal, esofágica ou pulmonar.
- Borbulhamento de ar através da ferida.
- Estridor ou angústia respiratória – lesão laríngea e/ou esofágica.
- Cianose.

Sinais de lesão vascular:

- Hematoma (expandindo-se) – lesão vascular.
- Hemorragia externa ativa pelo local da ferida – lesão vascular arterial.
- Sopro/frêmito – fístula arteriovenosa.

338   5. *Cabeça e Pescoço*

- Falta de pulso/déficit de pulso.
- Isquemia distal (déficit neurológico neste caso)

Sinais de lesão faringoesofágica:

- Hematêmese, incapacidade de tolerar secreções.
- Crepitação cervical.
- Desenvolvimento de mediastinite.

Sintomas

- As manifestações clínicas podem variar grandemente, dependendo dos órgãos e sistemas comprometidos.
- Disfagia – lesão traqueal e/ou esofágica.
- Disfonia – lesão traqueal e/ou esofágica.
- Sangramento oronasofaríngeo – lesão vascular, traqueal ou esofágica.
- Déficit neurológico – lesão vascular e/ou da medula espinal.
- Hipotensão – inespecífica; pode ser relacionada com a lesão no pescoço ou pode indicar trauma em outra localização.

Diagnóstico Diferencial

Considerações no trauma do pescoço incluem lesão da coluna cervical, lesão laringotraqueal, lesão vascular e lesão faringoesofágica.

◆ Avaliação

História

A história, caso disponível, pode fornecer detalhes importantes a respeito do mecanismo de lesão.

Exame Físico

São obedecidos os protocolos do Suporte Avançado da Vida em Trauma (ATLS). O exame começa com os ABCs (via aérea, respiração, circulação) seguidos pela avaliação secundária, uma vez o paciente tenha uma via aérea segura e esteja hemodinamicamente estável. Todos os pacientes com trauma do pescoço devem ser pressupostos como portadores de uma lesão da coluna cervical até que isto tenha sido excluído.

No trauma contuso lesões da laringe ou traqueia são os achados sérios mais comuns muitas vezes se apresentando com ar subcutâneo, disfonia e odinofagia. Em um paciente estável, uma laringoscopia fibroscópica flexível pode revelar evidências de lesões, como sangue, comprometimento do movimento ou edema.

No trauma penetrante, determinar quais zonas verticais do pescoço estão comprometidas (**Tabela 5.2**). A zona I se estende da clavícula à cartilagem cricoide; a zona II estende-se da cricoide ao ângulo mandibular; a zona III se estende do ângulo mandibular à base do crânio.

5. Cabeça e Pescoço   339

Tabela 5-2   Zonas do Pescoço e Manejo de Trauma Penetrante

Zona	Anatomia	Conteúdo	Manejo
I	Clavícula à cricoide	Artérias carótidas comuns, vertebrais e subclávias e traqueia, esôfago, ducto torácico e timo	Angiografia, esofagograma
II	Cricoide ao ângulo da mandíbula	Artérias carótidas internas e externas, veias jugulares, faringe, laringe, esôfago, nervo laríngeo recorrente, medula espinal, traqueia, tireoide e paratireoides	Exploração cirúrgica, caso sintomático
III	Ângulo da mandíbula à base do crânio	Artérias carótidas extracranianas distais e vertebrais e os segmentos mais superiores das veias jugulares	Angiografia

Exames de Imagem

Existem controvérsias a respeito de aspectos do tratamento do trauma, com as tendências atuais afastando-se da exploração cirúrgica em pacientes estáveis e com o uso em expansão dos exames de imagem com observação. Há uma demora inerente em qualquer estudo de imagem; o transporte para a sala de operações não deve ser retardado por um estudo de imagem, quando a condição do paciente justificar uma cirurgia de emergência.

Lesões penetrantes nas zonas I e III devem ser submetidas à avaliação angiográfica das carótidas. Lesões de zona I também requerem estudos esofágicos (p. ex., estudo de contrastado com amidotrizoato). Radiografia da coluna cervical é rotina. Observar quanto a enfisema, fraturas, desvio da traqueia e presença de um corpo estranho.

A TC comprova-se mais útil, quando lesões ósseas ou de tecidos moles são consideradas. A RM ou angio RM angiografia é utilizada para avaliação do paciente que exibe comprometimento neurológico com anormalidades mínimas ou ausentes da coluna cervical na radiografia simples.

A angio-TC oferece vantagens sobre a angiografia. Ela é facilmente acessível, pode ser rapidamente efetuada, e causa menos complicações do que a angiografia. Adicionalmente, alguns especialistas asseguram que rupturas sutis da parede vascular podem ser detectadas pela angio-TC. Artefatos secundários a metal podem obscurecer os detalhes vasculares e limitar a angio-TC.

Laboratório

Conforme necessário, um painel de trauma, HC, eletrólitos, outra bioquímica sanguínea justificada e classificação e prova cruzada sanguíneas devem ser obtidos.

◆ Opções de Tratamento

O estabelecimento da via aérea é a prioridade principal. Caso haja comprometimento da via aérea, via aérea cirúrgica, em vez de entubação endotraqueal, geralmente é preferida. Uma cricotireoidotomia ou traqueotomia é efetuada,

340   5. Cabeça e Pescoço

se houver angústia respiratória. O sangramento é inicialmente manejado por compressão direta e estabelecimento de acesso IV de grosso calibre para permitir a recomposição hídrica.

- Endoscopia

  ○ Laringoscopia, broncoscopia, faringoscopia e esofagoscopia podem ser úteis na avaliação do trato aerodigestório. Endoscópios rígidos são superiores a endoscópios flexíveis.

- Angiografia

  ○ A angiografia rotineiramente é usada para avaliar pacientes estáveis que sofreram feridas penetrantes das zonas I e III com perfuração do platisma.
  ○ Um estudo de quatro vasos é um pré-requisito.
  ○ Inconvenientes incluem o custo e os riscos inerentes a qualquer procedimento vascular, particularmente arterial invasivo.

O paciente instável (instabilidade hemodinâmica, hemorragia grave, hematoma em expansão) é levado para a sala de operações. O paciente estável é classificado como sintomático ou assintomático. Sinais ou sintomas de lesão da via aérea, esôfago, vasos ou nervos (p. ex., hemoptise, disfonia, disfagia, crepitação) ditam o estudo/intervenções adicionais. Caso a lesão penetrante se localize na zona II, exploração do pescoço geralmente é feita; caso a lesão se localize na zona I, angiografia e estudos esofágicos são efetuados. Caso a lesão se localize na zona III, uma angiografia deve ser realizada. Pacientes assintomáticos tipicamente também são submetidos a exames de imagem, como acima descrito, caso a lesão se localize na zona I ou III e observados, caso a lesão se localize na zona II.

Em geral, lesões vasculares são tratadas com embolização ou controle cirúrgico. A cirurgia envolve exploração e tratamento de lesões da bainha carotídea, esôfago e complexo laringotraqueal (Tabela 5.3).

Não há nenhum papel para sondagem ou exploração local do pescoço no contexto de trauma ou na sala de emergência, uma vez que isto pode deslocar um coágulo e iniciar uma hemorragia incontrolável.

Tabela 5-3   Lesões Específicas Procuradas e Tratadas durante Exploração do Pescoço

Lesões de artéria carótida
Lesões de artéria vertebral
Lesão de veia jugular
Lesões laringotraqueais
Lesões esofágicas
Lesões neurais
Lesões de ducto torácico
Lesões da tireoide

5. Cabeça e Pescoço 341

◆ Resultado e Acompanhamento

O tratamento pós-operatório padrão de cirurgia de pescoço é obedecido. A mortalidade global é de 1 a 2%.

◆ Códigos na CID-10

S09/S19   Lesão da face e pescoço.
S15.9   Lesão de vaso sanguíneo não especificado da cabeça e pescoço.
S14.4   Lesão de nervos superficiais da cabeça e pescoço.

Leitura Adicional

Biffl WL, Moore EE, Rehse DH, Offner PJ, Franciose RJ, Burch JM. Selective management of penetrating neck trauma based on cervical level of injury. Am J Surg 1997;174(6):678-682

Scott BG. Approach to penetrating injuries of the neck. In: Stewart MG, ed. Head, Face, and Neck Trauma: Comprehensive Management. Stuttgart/New York: Thieme; 2005:202-206

5.1.2 Abordagem de Massas do Pescoço

◆ Características-Chave

- Uma massa no pescoço pode ser inflamatória, congênita ou neoplásica.
- Ela pode ser anterior (mediana), lateral, posterolateral ou supraclavicular.
- A história do paciente deve incluir idade, duração, progressão, dor, infecção, tabagismo, câncer precedente, exposição a tuberculose e exposição a animais.

Massas no pescoço são relativamente comuns e podem apresentar-se em qualquer grupo etário. O diagnóstico diferencial é amplo, e devem ser considerados processos benignos e malignos. Uma abordagem sistemática é crucial para o desenvolvimento de um rápido diagnóstico e plano de tratamento.

A idade é um fator importante na avaliação de uma massa cervical. Os grupos etários incluem pediátrico, adulto jovem e adulto (> 40 anos). Cada grupo etário exibe certa frequência relativa de ocorrências de doenças, o que pode guiar o médico para considerações diferenciais adicionais. Em geral, massas cervicais em crianças são mais comumente inflamatórias ou infecciosas. Isto também é verdadeiro em adultos jovens, embora linfoma seja uma consideração. Em adultos, uma massa no pescoço deve ser considerada neoplásica até prova em contrário. A localização das massas cervicais congênitas é importante, uma vez que essas lesões são frequentemente caracterizadas

342   5. Cabeça e Pescoço

pela sua localização. A localização de massas cervicais malignas particularmente se metastáticas pode ajudar a identificar o tumor primário (**Fig. 5.5**).

◆ Clínica

Sinais e Sintomas

Dependendo da causa, a massa no pescoço pode ser indolor (neoplasia inicial ou massa congênita) ou dolorosa (infecção ou trauma). Dependendo da etiologia, os sintomas associados podem ser os de uma infecção respiratória superior, odontalgia (massa infecciosa ou inflamatória) ou disfagia, odinofagia, disfonia, otalgia, hemoptise, perda de peso, sudorese noturna e febre (neoplasia).

Diagnóstico Diferencial

Ver **Tabela 5.4**.

◆ Avaliação

História

Uma revisão completa da evolução cronológica do desenvolvimento da massa, sintomas associados, hábitos pessoais antes do trauma ou infecção, radioterapia ou cirurgia é importante. Indagar sobre fumo, hábito de mascar tabaco, uso de álcool, febre, dor, perda de peso, sudorese noturna, exposição a tuberculose, animais, animais de estimação e história ocupacional/sexual.

Exame Físico

Todas as superfícies mucosas da nasofaringe, orofaringe, laringe e cavidade nasal devem ser visualizadas por exame direto ou visualização especular indireta ou fibroscópica. O estado da dentição deve ser observado. As superfícies orofaríngeas devem ser palpadas. A respeito da massa no pescoço, a ênfase na localização, dor à palpação, mobilidade e consistência da massa cervical permite muitas vezes que se inclua a massa dentro de um agrupamento etiológico geral.

Exames de Imagem

A TC é importante e pode elucidar melhor a natureza de uma massa no pescoço e sua associação a estruturas circunvizinhas. Critérios como heterogeneidade do centro da massa, limites indistintos e uma forma arredondada são sugestivos de malignidade. A TC também pode ser capaz de identificar massas cervicais adicionais não palpáveis clinicamente e/ou o tumor primário. Contraste deve ser utilizado *exceto* na suspeita de lesão tireóidea, uma vez que ele pode interferir com estudos de imagem ou com a terapia com iodo radioativo.

A RM é comparável à TC, mas é mais cara e tem um tempo de obtenção de imagens mais longo. Com contraste, ela é especialmente adequada para delineamento vascular e neural.

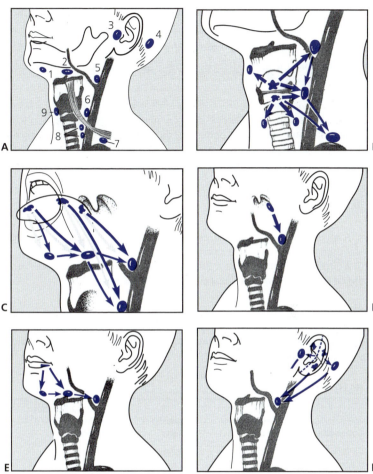

Fig. 5.5 Massas na cabeça e pescoço. (**A**) Locais típicos de metástases ganglionares linfáticas regionais: 1. linfonodos submentuais; 2. linfonodos submandibulares; 3. linfonodos parotídeos e pré-auriculares; 4. linfonodos retroauriculares; 5. linfonodos do ângulo venoso jugulofacial; 6. linfonodos cervicais profundos; 7. linfonodos no ângulo venoso juguloclavicular: linfonodos cervicais profundos inferiores e linfonodos supraclaviculares; 8. linfonodos pré e peritraqueais; 9. linfonodos pré-laríngeos. (**B**) Carcinoma laríngeo. (**C**) Carcinoma de diferentes partes da língua. Observar a tendência a metástases contralaterais. (**D**) Carcinoma tonsilar. (**E**) Carcinoma do lábio inferior. (**F**) Carcinoma da orelha externa. Observar o linfático segmentar eferente do pavilhão auricular. *(Continua.)*

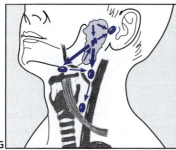 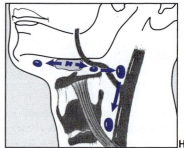

Fig. 5.5 *(Continuação)* (**G**) Carcinoma parotídeo. Notar as metástases linfonodais intraglandulares. (**H**) Carcinoma da glândula submandibular. (De: Becker W, Naumann HH, Pfaltz CR. Ear, Nose and Throat Diseases: A Pocket Reference. 2nd ed. Stuttgart/New York: Thieme; 1994:516.)

A angiografia é recomendada, caso suspeite-se de uma massa cervical vascular primária, e embolização sincronizada estiver sendo considerada.

A ultrassonografia é útil para diferenciar massas sólidas de císticas e cistos congênitos de linfonodos sólidos e tumores glandulares.

Laboratório

Um hemograma completo de rotina pode revelar um processo infeccioso. Testes laboratoriais mais especializados podem se tornar necessários à medida que a investigação prossiga.

Tabela 5-4 Diagnóstico Diferencial de Massas Cervicais

Congênita	Neoplásica Maligna	Neoplásica Benigna	Doença Sistêmica, Inflamatória e Infecciosa
Cisto de fenda branquial	Metástase na cabeça e pescoço	Hemangioma	Linfadenite – bacteriana, viral
Cisto dermoide	Tireoide	Tireoide: neoplasia ou bócio	Abscesso cervical profundo
Cisto de ducto tireoglosso	Linfoma	Linfangioma	Doença da arranhadura do gato
Laringocele	Tumor de glândula salivar	Tumor de glândula salivar	Tuberculose ou micobactéria atípica
Tecido tireóideo ectópico			Sarcoidose, doença de Kikuchi–Fujimoto, doença de Kimura, doença de Castleman
		Lipoma	Sialadenite
		Tumor de corpo carotídeo ou paraganglioma	

Outros Testes

- Punção com aspiração por agulha fina (PAAF): atualmente, a PAAF é o padrão de diagnóstico para massas no pescoço, sendo indicada em qualquer massa cervical que não seja um abscesso e persista apesar de antibioticoterapia apropriada. A PAAF separa processos inflamatórios e reativos que geralmente não exigem cirurgia, de lesões neoplásicas, quer benignas, quer malignas.
- Panendoscopia: caso um exame cuidadoso no consultório não identifique a etiologia da massa cervical e se suspeite de um tumor, o trato aerodigestório superior deve ser examinado sob anestesia. Biópsias devem ser realizadas de quaisquer lesões mucosas suspeitas.

◆ Opções de Tratamento

Clínico

Uma massa móvel dolorosa à palpação ou uma outra altamente sugestiva de etiologia inflamatória ou infecciosa pode justificar uma curta experiência clínica com antibióticos e observação com acompanhamento estreito. Utilizar esteroides judiciosamente; os esteroides podem retrair uma massa cervical causada por linfoma, induzindo o médico e o paciente a uma falsa sensação de que a condição está melhorando.

Cirúrgico

- Biópsias excisionais abertas devem ser evitadas nos casos em que uma malignidade não linfoma (epidermoide, melanoma) for suspeitada. Caso os resultados da PAAF forem negativos ou duvidosos, mas uma suspeita de malignidade persista, pode ser realizada uma biópsia excisional aberta do linfonodo cervical. O paciente e o cirurgião devem estar preparados para prosseguir imediatamente com um esvaziamento cervical completo, dependendo dos resultados da biópsia de congelação.
- Biópsias excisionais abertas podem ser realizadas para linfomas ou doença granulomatosa.
- Massas congênitas inflamadas são tipicamente tratadas com antibióticos e a seguir removidas cirurgicamente após a regressão da inflamação.
- Processos infecciosos, causando massas no pescoço, são tratados clinicamente.

A cirurgia, na forma de incisão e drenagem, é utilizada em casos que não respondem à terapia clínica apropriada.

◆ Código na CID-10

R22 Tumoração, massa ou nódulo em cabeça e pescoço.

Leitura Adicional

Armstrong WB, Giglio MF. Is this lump in the neck anything to worry about? Postgrad Med 1998;104(3):63-64

McGuirt WF. The neck mass. Med Clin North Am 1999;83(1):219-234

Mendenhall WM, Mancuso AA, Amdur RJ, Stringer SP, Villaret DB, Cassisi NJ. Squamous cell carcinoma metastatic to the neck from an unknown head and neck primary site. Am J Otolaryngol 2001;22(4):261-267

346   5. Cabeça e Pescoço

5.2 Câncer de Cabeça e Pescoço

◆ Características-Chave

- Câncer de cabeça e pescoço é um grupo heterogêneo de tumores, consistindo predominantemente em carcinomas de células escamosas (CCE) do trato aerodigestório superior.
- Este tipo de câncer é relacionado com o tabagismo e o alcoolismo.
- Há uma propensão para segundos tumores primários (entre 4 e 7% por ano), especialmente, caso o paciente continue a fumar.
- Tratamento por multimodalidades inclui cirurgia, radioterapia e quimioterapia.
- Adultos com massa persistente no pescoço pode ser um CCE até prova em contrário.

O câncer de cabeça e pescoço, predominantemente CCE, pode afetar cavidade oral, faringe, laringe, hipofaringe, esôfago cervical, nariz e seios paranasais. O objetivo do tratamento é a cura ou a paliação com preservação da função. Locais e sublocais específicos de câncer de cabeça e pescoço são discutidos nos capítulos subsequentes.

◆ Epidemiologia

O CCE de cabeça e pescoço responde por ~ 5% dos cânceres nos EUA. Isto corresponde a uma estimativa de 17 por 100.000 americanos com CCE de cabeça e pescoço recém-diagnosticado por ano. Estes cânceres são mais comuns em homens, e tipicamente ocorrem em pacientes com mais de 50 anos de idade. A etiologia inclui tabagismo (com fumaça e sem fumaça) e consumo de álcool. Oitenta e cinco por cento dos CCEs de cabeça e pescoço são relacionados com o uso de tabaco. O efeito sinergístico do álcool e do fumo aumenta o risco de doença muito mais vezes do que o simples risco aditivo de qualquer um dos dois fatores de risco isoladamente. No CCE, mutações no gene p53 se correlacionam com hábitos de beber e fumar. Cerca de 15% dos pacientes têm uma etiologia viral. O vírus de Epstein-Barr (EBV) foi implicado no desenvolvimento do carcinoma nasofaríngeo. Infecções pelo papilomavírus humano (HPV) são outro fator implicado na carcinogênese de tumores do trato aerodigestório superior. Em particular, o HPV-16 pode ser isolado em até 72% dos cânceres orofaríngeos. O aumento recente nos cânceres da língua e tonsilas nos países desenvolvidos, particularmente em pacientes mais jovens, foi relacionado com a infecção HPV.

Durante os últimos 20 anos, a incidência global de CCE de cabeça e pescoço vem declinando nos EUA, um declínio que é atribuído a uma redução na prevalência do fumo. Em outras partes do mundo, o CCE é atribuído a hábitos e costumes culturais, como mascar paan (folha de bétel com noz-de-areca), fumo de khat *(Catha edulis)* e beber mate.

◆ Clínica

Sinais

Os sinais podem incluir disfonia, fala abafada, trismo e epistaxe recorrente. Muitos pacientes se apresentam com uma massa no pescoço como queixa principal, representando doença ganglionar metastática de um tumor primário oculto no trato aerodigestório superior (**Tabela 5.5**).

Sintomas

Os sintomas do CCE de cabeça e pescoço são variáveis e dependem do local e estágio do tumor primário (ver Estadiamento do Câncer de Cabeça e Pescoço, a seguir). Os sintomas iniciais podem ser vagos e simular doenças benignas e por essa razão só são descobertos em estágios avançados de doença. Os sintomas podem incluir disfagia, odinofagia, uma sensação de *globus*, alterações na voz (isto inclui disfonia e insuficiência velofaríngea), otalgia referida, hipoestesia de NC, obstrução nasal, epífora e hiposmia.

Diagnóstico Diferencial

- Infecções respiratórias superiores, como faringite, laringite, infecções profundas ou abscessos do pescoço.
- Massas e cistos congênitos.
- Manifestações nas vias aéreas superiores de doenças reumatológicas e autoimunes.
- Malignidades hematológicas (linfoma).
- Tuberculose.
- Infecções fúngicas.

Tabela 5-5 Incidência de Metástases em Linfonodos Cervicais Associadas ao Carcinomas do Trato Aerodigestório Superior

Localização do Tumor	Incidência de Metástases Ganglionares Cervicais ao Diagnóstico (%)
Cavidade oral	30-65
Orofaringe	39-83
Nasofaringe	60-90
Hipofaringe	52-72
Supraglote	35-54
Glote	7-9
Cavidade nasal e seios paranasais	10-20
Glândulas salivares	25-50
Glândula tireoide	18-84*

*Depende da idade e subtipo histológico.
Fonte: Probst R, Grevers G, Iro H. Basic Otorhinolaryngology: A Step-by-Step Learning Guide. Stuttgart/New York: Thieme; 2009:333.

348   5. Cabeça e Pescoço

◆ Avaliação

História

A história deve incluir pesquisa de fatores de risco, voz soprosa ou rouquidão prolongada, disfagia, hemoptise, otalgia e perda de peso não intencional.

Exame Físico

O exame físico deve incluir inspeção cuidadosa das mucosas oral e orofaríngea quanto a lesões, e palpação da região tonsilar e base da língua quanto a nódulos ou massas firmes.

Uma laringoscopia indireta com espelho ou fibroscópica flexível deve ser efetuada. Durante este exame, o paciente deve ser solicitado a realizar várias manobras, como protrusão da língua, estufar as bochechar, tossir de leve e falar para visualizar melhor e acessar a laringe e hipofaringe. É importante que a mobilidade laríngea seja avaliada, uma vez que isto seja crítico para o estadiamento tumoral. O pescoço deve ser examinado de uma maneira sistemática. Quaisquer linfonodos palpáveis devem ser avaliados quanto ao tamanho, localização e mobilidade.

Exames de Imagem

Uma TC contrastada ou RM de cabeça e pescoço deve ser realizada para avaliar a extensão local e regional da doença e comprometimento de estruturas adjacentes, como os grandes vasos do pescoço e a fáscia pré-vertebral. Características específicas de linfadenopatia regional, caso presentes, devem ser notadas, como disseminação extracapsular, necrose central e tamanho dos linfonodos comprometidos.

Um estudo metastático pode consistir em uma radiografia de tórax com testes de função hepática, TC do tórax e abdome ou, alternativamente, uma tomografia de emissão positrônica com fluorodesoxiglicose (FDG-PET).

Laboratório

Hemograma, eletrólitos e testes funcionais hepáticos devem ser feitos para avaliar o estado nutricional.

Outros Testes

A PAAF é uma técnica altamente acurada para a investigação de metástases linfonodais cervicais no CCE de cabeça e pescoço e é o exame de primeira linha em um paciente com linfadenopatia. A sensibilidade a este teste é melhorada quando efetuado com direcionamento ultrassônico. É melhor evitar a biópsia aberta de uma massa no pescoço, uma vez que disseminação tumoral e violação de planos fasciais são problemáticos.

Pacientes nos quais existe uma suspeita de CCE de cabeça e pescoço devem ser submetidos à biópsia de lesões suspeitas de locais primários. Em virtude da propensão para segundos tumores primários que acompanha CCE de cabeça e pescoço, estes pacientes devem ser submetidos a uma panendoscopia (p. ex., tríplice endoscopia), laringoscopia, esofagoscopia e broncoscopia conjuntamente, para procurar por lesões síncronas. Isto também pode permitir a percepção da extensão da lesão primária, particularmente importante no paciente tabagista. Este é um ponto de controvérsia, e a PET pode desempenhar um papel maior no futuro. Menção deve ser feita ao fato de que na literatura atual a sensibilidade do *PET scanning* não é adequada para substituir a panendoscopia: por exemplo, a laringe tem atividade básica na PET graças ao fato de o paciente respirar e/ou falar durante o *scan*.

Patologia
Noventa por cento dos cânceres de cabeça e pescoço são CCEs.

◆ Opções de Tratamento
O tratamento do CCE de cabeça e pescoço consiste em cirurgia, radioterapia, quimioterapia ou uma combinação destas. A ressecção cirúrgica permanece o padrão ouro para tratamento de câncer de cabeça e pescoço. A cirurgia pode abordar o tumor primário e as metástases cervicais.

A radioterapia do CCE de cabeça e pescoço envolve a aplicação de radiação ionizante de alta energia nos tecidos-alvo. As doses de radiação podem ser aplicadas por diferentes métodos, incluindo fracionamento, hiperfracionamento, fracionamento acelerado e radioterapia de intensidade modulada (RTIM).

A quimioterapia para CCE de cabeça e pescoço envolve a administração sistêmica de drogas citotóxicas que alvejam as células em divisão rápida. Agentes quimioterápicos individuais na terapia do câncer de cabeça e pescoço incluem cisplatina, metotrexato, 5-fluoruracil, taxanos, ifosfamida e bleomicina.

Dos agentes que têm pontaria molecular, o cetuximab é um anticorpo quimérico IgG1 dirigido contra o receptor ao fator de crescimento epidérmico (EGFR).

Outros métodos de terapia para câncer de cabeça e pescoço incluem fotossensibilizadores e terapia com *laser* intersticial, terapia fotodinâmica, imunoterapia, terapia genética e terapia específica contra EGFR e HPV.

◆ Câncer com Primário Desconhecido
Pacientes com câncer de cabeça e pescoço tipicamente se apresentam com uma massa cervical indolor. Em 2 a 8% destes pacientes, a origem do tumor não é conhecida. Isto é conhecido como câncer com primário desconhecido (CPD), carcinoma de origem primária desconhecida, ou doença primária oculta. Um tumor primário é considerado desconhecido somente *depois* de uma investigação completa (incluindo exame físico, imagem e biópsias) ter sido completada.

A avaliação de um possível CPD começa com uma história e exame físico completos, incluindo laringoscopia fibroscópica flexível. A PAAF da massa cervical fornece um diagnóstico histológico, o que pode ajudar a encontrar o tumor primário, mas 90% são atribuíveis a CCE.

Uma vez que um diagnóstico de câncer tenha sido estabelecido, estudos de imagem podem ajudar na localização do local primário. A TC é mais rápida e mais custo-efetiva, mas RM possui sensibilidade mais alta para pequenos tumores, dada sua melhor delineação dos tecidos moles. A PET-TC pode ser considerada e pode ajudar a excluir locais primários abaixo do diafragma. Re-

350   5. Cabeça e Pescoço

centemente foi recomendado que a avaliação com imagem comece com um TC e radiografia de tórax seguidas por RM ou PET-TC, caso o local primário ainda não tenha sido encontrado.

O passo seguinte é efetuar uma panendoscopia com biópsias, tenha ou não o local primário sido localizado por imagem. Conforme observado anteriormente, a panendoscopia tipicamente inclui broncoscopia, esofagoscopia e laringoscopia direta. Se nenhum tumor óbvio for visualizado, tonsilectomia e biópsias dirigidas são efetuadas. Alguns advogam uma tonsilectomia unilateral limitada ao lado da massa no pescoço, mas outros advogam tonsilectomias bilaterais nesta circunstância. Os locais mais comuns de CPD incluem a tonsila palatina e a base da língua, seguidos por nasofaringe e seio piriforme. Cada um destes locais deve, pelo menos, ser inspecionado, com consideração de biópsias dirigidas.

O tratamento do CPD é controverso. Excisão cirúrgica na forma de um esvaziamento cervical seguida por radioterapia permite uma dose total mais baixa de radiação. A radioterapia primária provê tratamento para ambos o trato aerodigestório superior e suas metástases locorregionais, mas força o radiooncologista a tratar um campo mais amplo, uma vez que o local primário seja desconhecido.

◆ Resultado e Acompanhamento

O tratamento do CCE de cabeça e pescoço, quer cirúrgico quer radioquimioterápico, muitas vezes deixa o paciente com déficits importantes de fala e deglutição. Portanto, é crucial uma equipe multidisciplinar para o tratamento do CCE de cabeça e pescoço. Isto deve incluir o oncologista cirúrgico, oncologista clínico e radio-oncologista, cirurgião oral, protético, foniatra e especialista em deglutição, enfermeira e assistente social.

Os pacientes com doença regional no pescoço devem realizar uma TC ou uma FDG-PET/TC integrada antes do tratamento. Há controvérsias quanto à necessidade de um esvaziamento cervical planejado após a radioterapia em pacientes com doença de alto risco. A maioria das recorrências de CCE ocorre dentro de 3 anos do tratamento inicial. Os pacientes devem ser avaliados em intervalos de 1 a 2 meses durante 2 anos após o tratamento. Após isso, devem ser avaliados em intervalos de 3 meses durante o ano seguinte. Não há evidência de que acompanhamento de rotina além de 3 anos melhore o prognóstico, embora muitos clínicos suportem acompanhamento anual.

Os pacientes devem ser informados do risco de um segundo tumor primário e encorajados a relatar quaisquer novos sintomas. O risco de um segundo carcinoma primário é mais alto naqueles que continuam a fumar. Os pacientes devem ser aconselhados a cessar o fumo.

◆ Código na CID-9

C80.1   Outro neoplasma maligno de local não especificado.

[Ver os capítulos subsequentes quanto aos códigos apropriados para cânceres de locais específicos.]

5. Cabeça e Pescoço 351

◆ Estadiamento do Câncer de Cabeça e Pescoço

- As metástases linfonodais regionais e seu efeito sobre o agrupamento dos estágios são bastante constantes em todos os locais anatômicos do câncer de cabeça e pescoço.
  NX – linfonodos regionais não podem ser avaliados.
  N0 – ausência de evidência de metástase linfonodal regional.
  N1 – metástase em um único linfonodo ipsolateral medindo ≤ 3 cm no maior diâmetro.
  N2 – adicionalmente subdividido em três categorias:
  N2a – linfonodo ipsolateral único entre 3 e 6 cm.
  N2b – múltiplos linfonodos ipsolaterais < 6 cm.
  N2c – linfonodos bilaterais ou contralaterais < 6 cm na maior dimensão.
  N3 – linfonodo > 6 cm.
- A doença metastática a distância é dividida em duas categorias:
  M0 – ausência de doença a distância.
  M1 – presença de doença metastática a distância.
- O estágio T de um tumor indica a extensão do tumor primário e varia conforme o sublocal anatômico. Isto pode ser medido pelo tamanho, como na cavidade oral, orofaringe e glândulas salivares; pelo comprometimento de variados sublocais, como na nasofaringe, na hipofaringe e na laringe; ou pela extensão da invasão e destruição, como no seio maxilar. Através de todos os locais anatômicos da cabeça e pescoço, aplicam-se as seguintes classificações:
  Doença estágio I – inclui apenas tumores T1 N0 M0.
  Doença estágio II – inclui tumores T2 N0 M0.
  Doença estágio III – inclui doença T3 N0 M0 e T1-3, que seja N1 M0.
  Doença estágio IV – inclui tumores T4 com ou sem doença ganglionar, bem como qualquer tumor com doença N2 ou N3 ou evidência de doença metastática distante.

Leitura Adicional

American Joint Committee on Cancer. AJCC Cancer Staging Handbook. 7th ed. New York: Springer-Verlag; 2010

Cianchetti M, Mancuso AA, Amdur RJ et al. Diagnostic evaluation of squamous cell carcinoma metastatic to cervical lymph nodes from an unknown head and neck primary site. Laryngoscope 2009;119(12):2348-2354

Genden EM, Varvares MA, eds. Head and Neck Cancer: An Evidence-Based Team Approach. Stuttgart/New York: Thieme; 2008

Miller FR, Hussey D, Beeram M, Eng T, McGuff HS, Otto RA. Positron emission tomography in the management of unknown primary head and neck carcinoma. Arch Otolaryngol Head Neck Surg 2005;131(7):626-629

Miller FR, Karnad AB, Eng T, Hussey DH, Stan McGuff H, Otto RA. Management of the unknown primary carcinoma: long-term follow-up on a negative PET scan and negative panendoscopy. Head Neck 2008;30(1):28-34

352   5. Cabeça e Pescoço

5.2.1 Quimioterapia para Câncer de Cabeça e Pescoço

◆ Características-Chave

- A quimioterapia concomitante à radioterapia definitiva é um meio seguro e efetivo de tratar um CCE localmente avançado de cabeça e pescoço.
- A quimioterapia concomitante à radioterapia pós-operatória (p. ex., quimiorradioterapia) melhora a sobrevida em pacientes de alto risco selecionados.
- A quimioterapia paliativa pode reduzir sintomas e prolonga modestamente a sobrevida em um contexto incurável.
- Agentes biológicos e citotóxicos mais novos continuam a fazer evoluir o tratamento do câncer de cabeça e pescoço.

O papel da quimioterapia no câncer de cabeça e pescoço está se expandindo, sua utilidade varia com o estágio da doença. Em pacientes com doença locorregional metastática ou incurável, a quimioterapia é paliativa. Em pacientes com câncer de cabeça e pescoço potencialmente curável, a quimioterapia é um componente integral da abordagem por multimodalidades.

A quimioterapia no tratamento definitivo do câncer de cabeça e pescoço é uma terapia coadjuvante. Estritamente definida, uma terapia coadjuvante é uma adição à modalidade potencialmente curativa (cirurgia primária ou irradiação definitiva) que melhora os resultados. Em termos amplos, as terapias coadjuvantes podem ser pré-operatórias (ou pré-radioterapia), concomitantes à radioterapia, ou pós-operatórias (ou pós-radioterapia). A maioria dos experimentos iniciais com quimioterapia adjuvante em câncer foi de natureza pós-operatória, de modo que "terapia coadjuvante" também foi utilizada para descrever somente a quimioterapia pós-operatória (ou pós-radioterapia). Isto deu origem ao termo quimioterapia "neoadjuvante" para descrever quimioterapia pré-operatória (ou pré-radioterapia). Quimioterapia de indução e quimioterapia neoadjuvante são sinônimos.

◆ Quimioterapia Neoadjuvante

As vantagens da quimioterapia neoadjuvante (i. e., quimioterapia de indução) incluem um leito vascular intacto para melhor administração de drogas, massa tumoral reduzida para melhorar a facilidade de ressecção, e erradicação precoce de micrometástases regionais e distantes. As desvantagens incluem retardar a cirurgia em pacientes potencialmente curáveis com doença quimiorresistente, depender do estadiamento clínico para tomar decisões de tratamento, a morbidade da "hiperterapia", e falta de obediência do paciente após quimioterapia. Cisplatina e 5-fluoruracil (5-FU) neoadjuvantes seguidos por radioterapia nos pacientes responsivos foi uma estratégia de preservação de órgãos, descrita no frequentemente citado VA Laryngeal Cancer Study Group. Os resultados subsequentes mostraram que esta abordagem é inferior à cisplatina concomitante à radioterapia, mas esquemas mais novos de indução, incluindo docetaxel, reintroduziram a quimioterapia neoadjuvante seguida por radioterapia como uma opção viável. A quimioterapia neoadjuvante antes da cirurgia não foi considerada útil em experiências randomizadas.

◆ Quimiorradioterapia Concomitante

O uso simultâneo de quimioterapia e radioterapia continua a ser o padrão para CCE localmente avançado (estágios III a IVb). O principal benefício foi a redução de falhas locorregionais, o que se traduziu por aproximadamente um benefício de sobrevida global de 10%. O efeito de reduzir a doença metastática tem sido inconstante. Acredita-se que a quimioterapia possa ter algum benefício contra células tumorais hipóxicas radiorresistentes. Entretanto, o uso simultâneo de quimioterapia e radioterapia aumentou significativamente a toxicidade graus 3 e 4, o que pode ser potencialmente letal ou causar interrupções do tratamento que reduzem a eficácia da radioterapia. Em pacientes candidatos à cirurgia e com características de alto risco (margens positivas, doença N2, extensão extra-capsular nodal), a cisplatina com radioterapia pós-operatória comprovou ser superior à radioterapia isolada. Cisplatina, 5-FU, taxanos e mitomicina C atuam todos como agentes radiossensibilizantes.

◆ Terapia Coadjuvante

O uso de quimioterapia pós-operatória ou pós-radioterapia não foi considerado útil em experiências randomizadas, embora seja comumente realizado em três ciclos no câncer nasofaríngeo, baseando-se no Intergroup Trial, mostrando que cisplatina concomitante à radioterapia seguidos por três ciclos de cisplatina mais 5-FU melhorou a sobrevida com relação à radioterapia isolada. É controverso se os ciclos dados após radioterapia acrescentam algum benefício independente.

◆ Tipos de Agentes Quimioterápicos Utilizados em Câncer de Cabeça e Pescoço

Agentes Alquilantes

Os efeitos citotóxicos dos agentes alquilantes (p. ex., cisplatina) são fundamentados na sua interação com DNA. Estes agentes causam reações de substituição, reações de ligação cruzada, ou reações de quebra de filamentos. Estes agentes alteram a informação codificada na molécula de DNA, resultando na inibição ou replicação inacurada do DNA com resultante mutação ou morte celular.

Antimetabólitos

O efeito citotóxico dos antimetabólitos (p. ex., metotrexato) é causado por sua similaridade estrutural a metabólitos que ocorrem naturalmente envolvidos na síntese de ácidos nucleicos. Eles inibem enzimas críticas envolvidas na síntese de ácidos nucleicos e se tornam incorporados ao ácido nucleico e produzem códigos incorretos. Ambos estes mecanismos resultam em uma inibição da síntese de DNA e, em última análise, morte celular.

Antibióticos Antitumorais

Os antibióticos antitumorais (p. ex., mitomicina, bleomicina) são compostos antimicrobianos produzidos por espécies de *Streptomyces* em cultura. Eles são citotóxicos porque afetam a estrutura e função dos ácidos nucleicos pela intercalação entre paredes de bases do DNA (doxorrubicina), fragmentação dos filamentos de DNA, ou ligações cruzadas do DNA.

354   5. Cabeça e Pescoço

Alcaloides

Os alcaloides (p. ex., vincristina, vimblastina) se ligam a dímeros de tubulina livres e rompem o equilíbrio entre polimerização e despolimerização de microtúbulos, resultando na dissolução líquida de microtúbulos, destruição do fuso mitótico e parada das células na metáfase.

Taxanos

Os taxanos (p. ex., paclitaxel, docetaxel) são compostos que rompem o equilíbrio entre tubulina livre e microtúbulos, causando estabilização dos microtúbulos citoplasmáticos ordinários e a formação de feixes anormais de microtúbulos.

Inibidores da EGFR

A EGFR é uma proteína encontrada na superfície de algumas células e à qual o fator de crescimento epidérmico se liga, fazendo as células se dividirem. Ela é encontrada em níveis anormalmente altos na superfície de muitos tipos de células de câncer, de modo que estas células podem se dividir excessivamente na presença de fator de crescimento epidérmico (EGFR, ErbB1 e HER1). O Cetuximab (Erbitux, Bristol-Myers Squibb, New York, NY) é específico para a EGFR, ligando-se a ela com mais alta afinidade do que os seus ligantes naturais. A ligação resulta na internalização do complexo anticorpo receptor sem ativação da tirosina cinase intrínseca. Consequentemente, a transdução de sinal através desta via celular é bloqueada, o que inibe o crescimento tumoral e leva à apoptose.

Durante um recente estudo randomizado multinacional para comparar a radioterapia isolada com radioterapia mais cetuximab em pacientes com câncer de cabeça e pescoço locorregionalmente avançado, o cetuximab comprovou melhorar o controle locorregional e reduzir a mortalidade.

◆ Complicações

Cada droga ou combinação de drogas quimiotóxicas pode causar efeitos colaterais específicos, e alguns podem ser permanentes. Estes efeitos colaterais podem ser tão graves que a quimioterapia precisa ser suspensa. Em geral, a quimioterapia pode causar os seguintes efeitos colaterais: fadiga, náusea, vômito, perda de cabelos, xerostomia, anorexia, imunocomprometimento, diarreia, mucosite e morte.

Leitura Adicional

Adelstein DJ. Induction chemotherapy in head and neck cancer. Hematol Oncol Clin North Am 1999;13(4):689-698

Posner MR, Wirth LJ. Cetuximab and radiotherapy for head and neck cancer. N Engl J Med 2006;354(6):634-636

Cohen EE, Lingen MW, Vokes EE. The expanding role of systemic therapy in head and neck cancer. J Clin Oncol 2004;22(9):1743-1752

Adelstein DJ, Li Y, Adams GL et al. An intergroup phase III comparison of standard radiation therapy and two schedules of concurrent chemoradiotherapy in patients with unresectable squamous cell head and neck cancer. J Clin Oncol 2003;21(1):92-98

Cooper JS, Pajak TF, Forastiere AA, et al; Radiation Therapy Oncology Group 9501/Intergroup. Postoperative concurrent radiotherapy and chemotherapy for high-risk squamous-cell carcinoma of the head and neck. N Engl J Med 2004;350(19):1937-1944

5.2.2 Radioterapia para Câncer de Cabeça e Pescoço

◆ Características-Chave

- A radioterapia definitiva é um meio seguro e efetivo de tratar vários cânceres de cabeça e pescoço, seja em pacientes inoperáveis, seja como uma alternativa à cirurgia para preservação de órgão.
- A radioterapia pós-operatória reduz a falha local em pacientes de alto risco selecionados.
- A radioterapia paliativa pode reduzir os sintomas locais em um contexto incurável.
- A radioterapia pode ser melhorada, sensibilizando-se as células tumorais preferencialmente ou diminuindo-se o dano pela radiação ao tecidos normais.

Radioterapia ionizante é uma terapia locorregional em que fótons (raios gama ou raios X), elétrons, nêutrons, prótons ou partículas mais pesadas (mésons, partículas α, íons carbono) induzem à morte celular durante a mitose ou apoptose, principalmente pela criação de rupturas bifilamentares do DNA. A razão terapêutica da radioterapia depende da diferença no reparo subletal entre tecidos normais e células tumorais, do uso de radioprotetores e/ou radiossensibilizadores, e do uso de métodos avançados para limitar a irradiação dos tecidos normais.

◆ Conceitos Fundamentais de Radiação

Dose de radiação é definida como a quantidade de energia (joule) aplicada por unidade de massa (kg). A unidade padrão internacional de dose é o Gray (Gy), definido como 1 J/kg. Historicamente, a unidade utilizada era o rad, que é equivalente a 0,01 Gy ou 1 cGy.

Cada tratamento com radiação é chamado de uma fração, pois na maioria das situações a dose total de radiação é dada em múltiplas sessões. Uma fração padrão é de 1,8 a 2 Gy por fração, e uma série padrão é de cinco frações por semana com uma fração dada por dia. O fracionamento é biologicamente vantajoso em razão dos processos de reoxigenação do tumor e redistribuição para partes mais radiossensíveis do ciclo celular. Aumentar o número de frações poupa preferencialmente tecidos normais, dando-lhes mais tempo para reparar danos subletais. O número de frações não pode ser estendido indefinidamente em virtude do repovoamento tumoral, o que reduz significativamente a eficácia da radiação, caso o tempo total de tratamento exceda 7 semanas.

Várias estratégias alternativas de fracionamento foram utilizadas para tentar aumentar a efetividade da radiação. A radiação acelerada aplica o tratamen-

356   5. Cabeça e Pescoço

to mais depressa que o fracionamento padrão (>10 Gy por semana). Radiação hiperfracionada é o uso de tamanhos de fração menores que 1,8 Gy. Radiação hipofracionada é o uso de tamanhos de fração maiores que 2,0 Gy. Estas estratégias podem ser combinadas, como no hiperfracionamento acelerado.

◆ Métodos de Administração de Radiação

A radioterapia é dividida em termos amplos em braquiterapia e teleterapia. Braquiterapia é a colocação de radioisótopos próximos a ou no interior do alvo. No CCE da cabeça e pescoço, isto é mais comumente realizado pela colocação de catéteres em um leito tumoral ou operatório e utilizando um aparelho de pós-carga para direcionar a fonte para o interior dos catéteres durante períodos predeterminados de tempo, visando a aplicar uma dose prescrita no volume-alvo inteiro. O tempo de exposição varia de mais de 2 a 3 dias em aplicações de baixa taxa de dose, mais comumente com césio-137, a 10 a 30 minutos em aplicações com alta taxa de dose, mais comumente com irídio-192. No câncer tireóideo diferenciado, o iodo-131 (^{131}I) se liga preferencialmente às células tumorais, com doses ablativas de 100 a 150 mCi aplicando 250 a 300 Gy.

Teleterapia, ou irradiação com feixe externo, é a administração de radiação, apontando-se uma fonte externa de radiação para o alvo. A fonte mais comum na radioterapia moderna é o acelerador linear, que é capaz de gerar fótons e elétrons de alta energia (4 a 25 MeV). As unidades de radiocirurgia de gamabisturi utilizam fontes de cobalto-60 que emitem feixes de fótons de 1,25 MeG. A radiação intraoperatória pode ser aplicada focalmente a estruturas internas com um acelerador linear ou gerador portátil de raios X na sala de operações. Radiação de feixe externo é ainda mais subdividida, conforme a tecnologia utilizada.

O planejamento convencional da radioterapia utiliza filmes de raios X para definir o volume-alvo. Os planos são geralmente limitados a um pequeno número de ângulos, e os feixes de irradiação são modelados, fabricando-se blocos de Cerrobend. A irradiação conformal tridimensional (3D) utiliza sistemas de planejamento de tratamento com base em TC para melhorar a identificação do alvo e avaliar mais acuradamente a distribuição da dose. Isto aumenta a conformalidade da dose ao alvo, tornando mais fácil utilizar mais campos a partir de quase qualquer ângulo do feixe. A IMRT melhora ainda mais a conformalidade da dose pela aplicação de diferentes doses a diferentes seções dentro do mesmo feixe, e otimiza a escolha e a intensidade dos feixes pelo uso de um algoritmo de *software* para testar simultaneamente mais planos do que um humano poderia fazer dentro de um período razoável de tempo. A radioterapia guiada por imagem (IGRT) melhora ainda mais a conformalidade, utilizando imagem em tempo real para confirmar que o paciente está na posição apropriada no leito antes de administrar a radiação, reduzindo desse modo erros de montagem e possibilitando margens mais apertadas. Radiocirurgia estereotática, ou RCE (*SRS*), é o uso de uma grande fração única altamente conformal de radioterapia com feixe externo, utilizando gamabisturi ou acelerador linear. Um gamabisturi utiliza fontes de cobalto-201 direcionadas para o mesmo ponto no espaço para produzir uma pequena área com uma alta dose e queda aguda da dose. Uma característica comum de todos os sistemas modernos é que a conformalidade aumentada da dose ao alvo exige um alto nível de constância na montagem do paciente, e isto é obtido utilizando-se máscaras feitas sob medida ou armações externas que se conectam ao leito do paciente.

◆ Fundamentação para Radioterapia Definitiva (Curativa)

A radioterapia primária no tratamento de CCE da nasofaringe, da orofaringe, da cavidade oral e da glote há muito tem sido considerada uma opção, mesmo em doença operável. A justificativa principal para isto não é eficácia aumentada com relação à cirurgia, mas preservação do órgão e da função sem comprometer a eficácia a longo prazo. Esta é uma opção para pacientes com doença inicial (estágio I ou II) e avançada (estágio III ou IV). Em pacientes com doença avançada, radioterapia definitiva com quimioterapia com ou sem esvaziamento cervical planejado, com cirurgia do primário reservada para salvamento, teve uma sobrevida equivalente em comparação à cirurgia seguida por radioterapia em experiências randomizadas com cânceres da laringe da hipofaringe e de outras áreas da faringe. Em pacientes com lesões em estágio inicial da laringe, não existem experiências randomizadas de laringectomia *versus* outras modalidades, mas existe uma grande série de dados maduros a respeito da eficácia a longo prazo da radiação definitiva. Os resultados destas experiências não podem ser extrapolados para todos os casos, e é provável que cirurgia deva ser a modalidade principal em alguns subconjuntos de pacientes. Controle tumoral, resultado funcional e qualidade de vida devem ser considerados por uma equipe de tratamento por multimodalidades antes de escolher o plano de tratamento de um paciente individual.

A radioterapia definitiva, com ou sem quimioterapia, dependendo da histologia, também é utilizada em melanoma mucoso, câncer de pele, câncer de glândula salivar, linfoma e plasmocitoma. Em casos selecionados, radiação conformal utilizando IMRT, SRS ou braquiterapia pode ser utilizada em locais previamente irradiados para salvar casos localmente recorrentes.

◆ Fundamentação para Radioterapia Coadjuvante

A radioterapia pós-operatória é utilizada se houver doença residual ou um risco importante de doença residual oculta. Evidências randomizadas suportam o uso de radiação pós-operatória para CCE estádios III ou IV ou com margens estreitas ou positivas. A adição de quimioterapia atual à radiação coadjuvante comprovou-se melhor do que a radiação isolada em grandes experiências randomizadas. Dados randomizados sobre outros tipos de tecidos não existem, mas radiação pós-operatória é comumente realizada em casos com alto riso de carcinoma de células de Merkel, carcinoma de glândulas salivares, câncer de pele e câncer tireóideo. A radioterapia pré-operatória é geralmente reservada para doença marginalmente inoperável, mas é mais padrão em estesioneuroblastomas para tornar a cirurgia definitiva menor e menos mórbida.

◆ Fundamentação para Radioterapia Paliativa

No contexto não curativo, a radioterapia é utilizada para tratar áreas que estão causando sintomas locais ou em um alto risco de causar sintomas locais. Indicações comuns em câncer de cabeça e pescoço para tratar a lesão primá-

358   5. Cabeça e Pescoço

ria incluem sangramento não controlado, dor, disfagia e via aérea comprometida. Doença metastática no osso, no cérebro e no pulmão também pode ser paliada eficazmente com radioterapia.

◆ Complicações

Efeitos colaterais da radioterapia podem ser caracterizados como agudos ou tardios. Os efeitos agudos ocorrem durante ou dentro das primeiras semanas após a radioterapia e tendem a ser transitórios. Os efeitos tardios ocorrem meses a anos após o tratamento e tendem a ser permanentes. Efeitos colaterais agudos comuns incluem dermatite, mucosite, alterações do paladar, xerostomia, fadiga, perda de pelos faciais, sudorese diminuída, anorexia e perda de peso. Efeitos agudos menos comuns incluem tosse, disfonia, náuseas e sialadenite. Efeitos tardios comuns incluem xerostomia, trismo, hipotireoidismo, fibrose de tecidos moles, disfagia e alterações do paladar. Efeitos tardios menos comuns incluem necrose de tecidos moles, osteorradionecrose, edema da laringe, mielopatia da medula espinal, estenose de carótida e segundo tumor maligno. Efeitos agudos são geralmente tratados suportivamente em virtude da sua natureza transitória. Suporte dentário agressivo, exercícios de alongamento e cuidados apropriados com a pele podem minimizar alguns efeitos tardios. Avaliação de rotina quanto a hipotireoidismo e xerostomia também deve ser realizada, uma vez que intervenções farmacológicas podem melhorar estas condições.

◆ Melhorando a Razão Terapêutica da Radiação

A radioterapia pode ser melhorada sensibilizando-se as células tumorais preferencialmente, ou reduzindo o dano pela radiação aos tecidos normais. Hiperfracionamento e esquemas de irradiação acelerada melhoraram os resultados no CCE estágio III ou IV em comparação ao fracionamento padrão, e o hipofracionamento melhorou o controle local em lesões glóticas em estágio inicial. Sensibilizantes à radiação com eficácia comprovada em experiências randomizadas incluem agentes de platina, mitomicina C e cetuximab concomitantes, tecidos normais podem ser poupados, utilizando-se IMRT, transferência da glândula submandibular e amifostina. Aperfeiçoamentos futuros são esperados à medida que as técnicas de imagem, administração da radiação e novos agentes continuam a ser adicionalmente desenvolvidos.

Leitura Adicional

Chou RH, Wilder RB. Advances in radiotherapy for head and neck cancer. In: Donald PJ, ed. The Difficult Case in Head and Neck Cancer Surgery. Stuttgart/New York: Thieme; 2010:428-444

Isaacson SR, Close LG. Clinical radiation biology and radiotherapy. In: Van de Water TR, Staecker H, eds. Otolaryngology: Basic Science and Clinical Review. Stuttgart/New York: Thieme; 2006:158-163

Sciubba JT, Goldenberg D. Oral complications of radiation therapy. Lancet 2006;7(2): 175-183

5.2.3 Câncer Nasossinusal

◆ Características-Chave

- O câncer nasossinusal pode inicialmente simular doença sinusal benigna.
- Tumores dos seios paranasais frequentemente se apresentam como doença avançada.
- Taxas de cura são geralmente $\leq 50\%$.
- A maioria dos pacientes morre por extensão direta para áreas vitais.

Tumores malignos do sistema nasossinusal são extremamente raros, responsabilizando-se por 0,2% de todos os cânceres invasivos e 3% dos cânceres de cabeça e pescoço. Cânceres do seio maxilar são os mais comuns. Tumores dos seios etmoidais são menos comuns (20%), e cânceres dos seios esfenoidal e frontal são raros (< 1%). A extensão local muitas vezes torna difícil acessar o seio de origem.

◆ Epidemiologia

Carcinogênicos químicos, como cromo, níquel, dióxido de tório e substâncias de curtição, foram implicados no desenvolvimento de carcinoma dos seios paranasais. Exposição à poeira de madeira foi implicada especificamente em adenocarcinoma do etmoide. Curiosamente, o tabagismo foi anteriormente considerado como não desempenhando um papel na carcinogênese nasossinusal. Entretanto, um risco aumentado até 5 vezes de carcinoma nasossinusal foi observado como uso inveterado de fumo. Raramente, cânceres nasossinusais podem apresentar-se como um segundo tumor primário em tabagistas com outros cânceres de cabeça e pescoço.

◆ Clínica

Sinais e Sintomas

A apresentação clínica das doenças malignas sinusais é inespecífica e muitas vezes simula doença benigna, assim o diagnóstico é muitas vezes retardado por meses. Indicadores-chave de malignidade são neuropatias cranianas, proptose e dor da dentição maxilar; trismo, plenitude palatal e alveolar; ou erosão franca para o interior da cavidade oral. Os sintomas incluem obstrução nasal, rinorreia, congestão, epistaxe, lacrimejamento unilateral, diplopia, exoftalmia, hipoestesia do nervo infraorbitário, edema da bochecha, assimetria facial, perda auditiva e otite média serosa decorrente de extensão nasofaríngea pode ocorrer.

Diagnóstico Diferencial

O diagnóstico diferencial inclui doença sinusal benigna, tumores sinusais benignos e tumores metastáticos ao seio.

360   5. Cabeça e Pescoço

◆ Avaliação

História

A história do paciente deve incluir exposição a carcinogênicos conhecidos, tabagismo e sintomas e sinais sinusais benignos prolongados.

Exame Físico

Um exame completo de cabeça e pescoço, incluindo endoscopia nasal, deve ser efetuado. Os sistemas nasossinusal, ocular e neurológico devem ser estudados em detalhes. Evidências de hipoestesia nervosa, diplopia, proptose e dentição frouxa devem ser cuidadosamente avaliadas. Lesões suspeitas devem ser biopsiadas.

Exames de Imagem

Exames de imagem devem incluir uma TC com contraste ou RM. Pode haver um papel para a FDG-PET/TC integrada.

Outros Testes

Um diagnóstico definitivo exige uma biópsia. Atenção especial deve ser dedicada à função dos NCs, porque os tumores paranasais malignos são associados a alta incidência de neuropatias cranianas, em comparação à doença sinusal inflamatória ou benigna.

◆ Patologia

O CCE é o tipo mais frequente de tumor maligno dos seios paranasais (70-80%). Tumores de glândulas salivares menores constituem 10 a 15% destas neoplasias. Cerca de 5% dos casos são linfomas. Outros tumores incluem carcinoma indiferenciado nasossinusal (CINS), condrossarcoma, osteossarcoma, melanoma maligno e estesioneuroblastoma.

O papiloma invertido, um tumor benigno com tendência a recidivante (ver Capítulo 3.4), pode-se transformar em um CCE maligno dos seios paranasais em uma pequena porcentagem de casos.

◆ Opções de Tratamento

A maioria dos carcinomas de seio maxilar T1 ou T2 é tratada por cirurgia isoladamente, contanto que margens adequadas de ressecção sejam obtidas. Isto pode ser realizado por ressecção cirúrgica em bloco ou cirurgia sinusal endoscópica, dependendo da extensão da doença e da experiência do cirurgião. A via de acesso específica é determinada pela localização e histologia da doença (Fig. 5.6).

As lesões T3 e T4 são tratadas por terapia combinada cirurgia e radioterapia. A questão do fato de a radioterapia ser mais efetiva antes ou após a cirurgia permanece controversa. Quimioterapia isoladamente é, em geral, utilizada como medida paliativa.

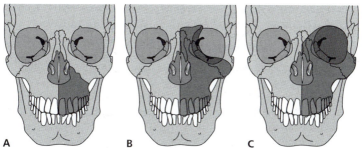

Fig. 5.6 Ressecção do maxilar superior. (**A**) Ressecção parcial. (**B**) Ressecção total. (**C**) Ressecção total com exenteração da órbita. (De: Behrbohm H, Kaschke O, Nawka T, Swift A. Ear, Nose and Throat Diseases: With Head and Neck Surgery. 3rd ed. Stuttgart/New York: Thieme; 2009:227.)

◆ **Resultado e Acompanhamento**

Doenças malignas posteriores ao plano de Öhngren são consideradas como de prognóstico muito pior graças à rápida disseminação para a órbita e a fossa média do crânio (**Fig. 5.7**). Apesar de aperfeiçoamentos na cirurgia ablativa e técnicas reconstrutoras, modalidades de administração de radioterapia, e tecnologias de imagem, a sobrevida livre de doença após 5 anos permanece < 50%, independente do estágio. A sobrevida livre de doença após 5 anos dos pacientes com câncer em estágio avançado cai para 25%.

◆ **Códigos na CID-10**

C31.0   Neoplasia maligna do seio maxilar.
C31.1   Neoplasia maligna do seio etmoidal.
C31.2   Neoplasia maligna do seio frontal.
C31.3   Neoplasia maligna do seio esfenoidal.

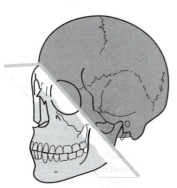

Fig. 5.7 Plano de Öhngren passando através do canto medial e do ângulo da mandíbula. Ele divide o seio maxilar em uma porção superoposterior e uma porção inferoanterior. O câncer limitado à última porção tipicamente encerra um melhor prognóstico. (De: Becker W, Naumann HH, Pfaltz CR. Ear, Nose and Throat Diseases: A Pocket Reference. 2nd ed. Stuttgart/New York: Thieme; 1994:293.)

362   5. *Cabeça e Pescoço*

♦ **Estadiamento do Câncer do Nariz e Seios Paranasais: Todos os Carcinomas, Exceto Melanoma Maligno da Mucosa**

Tumor Primário: Seio Maxilar

TX: não pode ser avaliado.

T0: ausência de evidências de tumor primário.

Tis: carcinoma *in situ*.

T1: tumor limitado à mucosa do seio maxilar sem erosão ou destruição de osso.

T2: tumor causando erosão ou destruição de osso, incluindo extensão para o palato duro e/ou meato médio nasal, exceto extensão à parede posterior do seio maxilar e lâminas pterigóideas.

T3: tumor invade qualquer dos seguintes: osso da parede posterior do seio maxilar, tecidos subcutâneos, assoalho ou parede medial da órbita, fossa pterigoide ou seios etmoidais.

T4a: tumor invade conteúdo orbitário anterior, pele da bochecha, lâminas pterigoides, fossa infratemporal, lâmina cribriforme ou seios esfenoidal ou frontal.

T4b: tumor invade qualquer dos seguintes: ápice da órbita, dura, cérebro, fossa craniana média, nervos cranianos outros que não a divisão maxilar do nervo trigêmeo (V2), nasofaringe ou clivo.

Tumor Primário: Cavidade Nasal e Seio Etmoidal

TX: não pode ser avaliado.

T0: ausência de evidências de tumor primário.

Tis: carcinoma *in situ*.

T1: tumor restrito a qualquer sublocal, com ou sem invasão óssea.

T2: tumor invadindo dois sublocais em uma única região ou estendendo-se para comprometer uma região adjacente dentro do complexo nasoetmoidal, com ou sem invasão óssea.

T3: tumor se estende para invadir a parede medial ou assoalho da órbita, seio maxilar, palato ou lâmina cribriforme.

T4a: tumor invade qualquer um dos seguintes: conteúdo orbitário anterior, pele do nariz ou bochecha, extensão mínima à fossa anterior do crânio, lâminas pterigoides, ou seio esfenoidal ou frontal.

T4b: tumor invade qualquer um dos seguintes: ápice orbitário, dura, cérebro, fossa média do crânio, nervos cranianos outros que não a divisão maxilar do nervo trigêmeo (V2), nasofaringe ou clivo.

Linfonodos Regionais*

NX: não pode ser avaliado.

N0: ausência de metástases linfonodais regionais.

N1: metástase em um único linfonodo ipsolateral, ≤ 3 cm na maior dimensão.

N2: metástase em um único linfonodo ipsolateral, > 3 cm, mas não > 6 cm na maior dimensão, ou em múltiplos linfonodos ipsolaterais, nenhum

> 6 cm na maior dimensão, ou em gânglios bilaterais ou contralaterais, nenhum > 6 cm na maior dimensão.

N2a: metástase em um único linfonodo ipsolateral, > 3 mas não > 6 cm na maior dimensão.

N2b: metástase em múltiplos linfonodos ipsolaterais, nenhum > 6 cm na maior dimensão.

N2c: metástase em linfonodos bilaterais ou contralaterais, nenhum > 6 cm na maior dimensão.

N3: metástase em um linfonodo > 6 cm na maior dimensão.

*Metástases no nível VII são consideradas metástases linfonodais regionais. Linfonodos medianos são considerados gânglios ipsolaterais.

Metástase a Distância

M0: ausência de metástases a distância.

M1: metástase a distância.

Agrupamentos em Estágios: Todos os Cânceres, Exceto Melanoma Maligno de Mucosa

Estágio 0

Tis N0 M0

Estágio I

T1 N0 M0

Estágio II

T2 N0 M0

Estágio III

T1 N1 M0

T2 N1 M0

T3 N0,N1 M0

Estágio IVA

T1,T2,T3 N2 M0

T4a N0,N1,N2 M0

Estágio IVB

T4b Qualquer N M0

Qualquer T N3 M0

Estágio IVC

Qualquer T Qualquer N M1

364   5. Cabeça e Pescoço

Leitura Adicional

American Joint Committee on Cancer. AJCC Cancer Staging Handbook. 7th ed. New York: Springer-Verlag; 2010

Donald PJ. Cancer of the nose and paranasal sinuses. In: Donald PJ, ed. The Difficult Case in Head and Neck Cancer Surgery. Stuttgart/New York: Thieme; 2010:212-259

Goldenberg D, Golz A, Fradis M, Martu D, Netzer A, Joachims HZ. Malignant tumors of the nose and paranasal sinuses: a retrospective review of 291 cases. Ear Nose Throat J 2001;80(4):272-277

Imola MJ, Schramm VL. Jr. Orbital preservation in surgical management of sinonasal malignancy. Laryngoscope 2002;112(8 Pt 1):1357-1365

5.2.4 Câncer Nasofaríngeo

◆ Características-Chave

- Há uma alta frequência de câncer nasofaríngeo (CNF) em pacientes de etnicidade e descendência chinesa.
- É associado à exposição ao EBV.
- O diagnóstico precisa ser excluído em pacientes com linfadenopatia cervical assintomática e otite média serosa unilateral.

O CNF é um tipo distinto de câncer de cabeça e pescoço que difere de outras doenças malignas do trato aerodigestório superior no que se refere à epidemiologia, patologia, apresentação clínica e respostas ao tratamento. O CNF é uma neoplasia incomum na maior parte do mundo, mas é endêmico na Ásia Oriental. Setenta por cento dos pacientes com CNF recém-diagnosticado se apresentam com doença localmente avançada. Uma infecção EBV latente parece ser crucial na patogênese do CNF. Estudos estabeleceram que as células do CNF expressam duas proteínas de membrana de EBV latente distintas, LMP-1 e LMP-2. Estas proteínas são alvos atraentes para imunoterapia adaptativa.

◆ Anatomia

A nasofaringe é limitada superiormente pelo basioccipício e o basiesfenoide, posteriormente pelos corpos vertebrais cervicais C1 e C2, anteriormente pelas coanas, e inferiormente pelo palato mole. As paredes laterais são ocupadas principalmente pelos orifícios da tuba auditiva. Imediatamente posterior ao orifício da tuba auditiva situa-se a fossa de Rosenmüller, onde se origina a maioria dos carcinomas nasofaríngeos.

◆ Epidemiologia

O CNF ocorre mais frequentemente na China, onde é a terceira doença maligna mais comum em homens, com uma taxa de incidência de 15 a 50 por

100.000. As taxas de CNF também são altas em homens vietnamitas e filipinos. Há uma incidência intermediária em esquimós inuítes e nas populações da bacia do Mediterrâneo. A emigração de áreas de alta para baixa incidência de CNF reduz a incidência em chineses de primeira geração, mas a incidência ainda permanece em 7 vezes a taxa observada em caucasianos. O CNF ocorre em pacientes mais jovens, incluindo crianças, mas o pico de incidência é visto em pessoas com idades de 55 a 64 anos. Homens são afetados 3 vezes mais frequentemente que mulheres.

◆ Clínica

Sinais e Sintomas

Sinais e sintomas iniciais são sutis e variáveis, e são frequentemente ignorados inicialmente pelo paciente e o médico. Linfadenopatia cervical é o sinal mais comum (50-90% dos pacientes), seguida por rinorreia com tintas de sangue ou epistaxe, otite média serosa unilateral e neuropatias cranianas (mais frequentemente NC VI, seguido pelo NC V). Cinco a 7% de todos os pacientes apresentam metástases sistêmicas à apresentação, mais frequentemente em osso.

Os sintomas incluem obstrução nasal unilateral, perda auditiva unilateral e otalgia, diplopia, dor facial ou no pescoço e parestesia.

Diagnóstico Diferencial

- Tumor de pequenas glândulas salivares.
- Angiofibroma nasofaríngeo juvenil.
- Hipertrofia de adenoides.
- Cisto de Tornwaldt.
- Pólipo fibromixomatoso.
- Pólipo de coana, fibroma.
- Papiloma.
- Tumor ósseo/fibro-ósseo.
- Craniofaringioma.
- Meningioma extracraniano.
- Cordoma.

◆ Avaliação

História

A história deve incluir perguntas sobre epistaxe, obstrução e rinorreia, perda auditiva ou plenitude auricular, cefaleia, diplopia, dor facial e parestesias.

Exame Físico

O exame físico deve incluir uma nasofaringoscopia fibroscópica. O pescoço deve ser examinado de uma maneira sistemática. Quaisquer linfonodos devem ser avaliados no que concerne ao tamanho, à localização e à mobilidade.

366   5. *Cabeça e Pescoço*

Exames de Imagem

Exames de imagem são necessários para o estadiamento e o planejamento do tratamento do CNF. TC e RM são recomendadas para o processo diagnóstico e a avaliação da extensão tumoral, erosão óssea e para delinear a extensão do tumor para os espaços parafaríngeo e retrofaríngeo, orofaringe, órbita e compartimento intracraniano.

Radiografia de tórax, ultrassonografia do fígado e a cintigrafia óssea são recomendados em todos os pacientes com doença ganglionar. O papel da PET no estadiamento do carcinoma nasofaríngeo não foi bem estabelecido.

Laboratório

A análise quantitativa do DNA de EBV isento de células no plasma dos pacientes foi estudada, e os dados sugerem um possível valor desta ferramenta na triagem e monitoramento do tratamento. Altos níveis de anticorpo IgA ao antígeno do capsídeo do EBV e antígeno inicial (EA) proveem uma valiosa ferramenta de triagem para casos iniciais nas populações com alta incidência.

Outros Testes

Um exame dentário é necessário antes de instituir radioterapia para reduzir o desenvolvimento de complicações pós-radioterapia. Os pacientes devem continuar meticuloso cuidado dentário e profilaxia com fluoreto.

Patologia

O carcinoma nasofaríngeo clássico foi classificado em três tipos pela Organização Mundial de Saúde (WHO):

Tipo 1: CCE ceratinizado.
Tipo 2: carcinoma não ceratinizado ou pouco diferenciado.
Tipo 3: carcinoma indiferenciado (linfoepitelioma).

Os tipos II e III da WHO exibem entre 82 e 100% de positividade com relação a títulos de anticorpo a EBV. O tipo 1 pode ter associação a tabagismo e consumo de álcool, sendo responsável por até 30% dos casos nas áreas não endêmicas e < 5% nas áreas endêmicas. Vários marcadores genéticos do sistema HLA foram investigados em pacientes com CNF na China e outras partes da Ásia. HLA-A2 e HLA-BS-in-2 foram associados a uma incidência aumentada, enquanto HLA-A11 foi associado a risco diminuído.

◆ Opções de Tratamento
Clínico

A radioterapia é a pedra angular do tratamento definitivo do CNF. Isto ocorre pois os CNFs são particularmente radiossensíveis, e o tumor está em uma localização relativamente inacessível, tornando a excisão cirúrgica difícil e de alta morbidade. O feixe externo é mais comumente administrado por campos laterais opostos para abranger o tumor primário e o pescoço superior. Doses de radiação de 70 a 76 Gy em frações de 1,8 a 2,0 Gy por dia no primário e estruturas anatômicas em risco nas vizinhanças da nasofaringe. Uma vez que

5. Cabeça e Pescoço 367

haja uma alta incidência de doença subclínica no pescoço, doses de radiação entre 50 e 60 Gy são utilizadas para tratar eletivamente o pescoço.

Dados recentes mostram um papel claro para a quimiorradioterapia concomitante seguida por quimioterapia coadjuvante, o que fornece melhora estatisticamente significativa na sobrevida global e na sobrevida livre de doença.

Os títulos de DNA de EBV parecem ser um índice importante para o prognóstico. Os títulos de DNA de EBV se correlacionam com o estágio, resposta ao tratamento, recidiva e sobrevida.

A imunoterapia adotiva com CTL **(linfócitos T citotóxicos)** EBV-específicos aguarda estudos adicionais.

Cirúrgico

O papel da cirurgia no CNF é em grande parte limitado ao tratamento de doença residual ou recorrente na nasofaringe ou no pescoço. Esvaziamento cervical para doença linfonodal residual ou recorrente constitui a indicação mais comum de cirurgia.

◆ Resultado e Acompanhamento

A sobrevida global com o uso de radioterapia convencional isolada no tratamento do CNF se encontra na faixa de 50 a 76%. Pacientes com doença estágios I e II têm uma alta taxa de cura com radioterapia isolada. Setenta por cento dos pacientes com CNF se apresentam com doença localmente avançada estádio III ou IV. Para estes pacientes, a radioterapia combinada à quimioterapia tornou-se o padrão de tratamento. O prognóstico para aqueles com disseminação metastática distante permanece ruim.

Uma primeira avaliação completa deve ser realizada 2 a 3 meses após a complementação do tratamento. As avaliações seguintes devem ser marcadas para 6 meses após este primeiro estudo pós-terapêutico e em base anual daí em diante.

◆ Código na CID-10

C11   Neoplasia maligna da nasofaringe.

◆ Estadiamento do Câncer Nasofaríngeo

Tumor Primário: Nasofaringe

TX: não pode ser avaliado.

T0: ausência de evidências de tumor primário.

Tis: carcinoma *in situ*.

T1: tumor limitado à nasofaringe, ou tumor se estende à orofaringe e/ou cavidade nasal sem extensão parafaríngea*.

T2: tumor com extensão parafaríngea*.

T3: tumor compromete estruturas ósseas da base do crânio e/ou seios paranasais.

T4: tumor com extensão intracraniana e/ou comprometimento de NCs, hipofaringe, órbita, ou com extensão à fossa infratemporal/espaço masticatório.

*Extensão parafaríngea denota infiltração posterolateral do tumor.

368   5. *Cabeça e Pescoço*

Linfonodos Regionais (N): Nasofaringe[†]

NX: não pode ser avaliado.

N0: ausência de metástases em linfonodo regional.

N1: metástase unilateral em linfonodo(s), ≤ 6 cm na maior dimensão, acima da fossa supraclavicular.

N2: metástase bilateral em linfonodo(s), ≤ 6 cm na maior dimensão, acima da fossa supraclavicular.

N3: metástase em um linfonodo > 6 cm e/ou à fossa supraclavicular.

N3a: > 6 cm de dimensão.

N3b: extensão à fossa supraclavicular.

[†]Metástases ao nível VII são consideradas metástases linfonodais regionais; linfonodos medianos são considerados gânglios ipsolaterais.

Metástase a Distância (M)

MX: metástase a distância não pode ser avaliada.

M0: ausência de metástase a distância.

M1: metástase a distância.

Agrupamentos de Estágios do American Joint Committee on Cancer para Cânceres da Nasofaringe Exceto Melanoma Maligno de Mucosa

Estágio 0

Tis N0 M0

Estágio I

T1 N0 M0

Estágio II

T2 N0 M0

Estágio III

T1 N1 M0
T2 N1 M0
T3 N0 M0
T3 N1 M0

Estágio IVA

T1 N2 M0
T2 N2 M0
T3 N2 M0
T4a N0 M0
T4a N1 M0
T4a N2 M0

Estágio IVB

Qualquer T N3 M0.
T4 qualquer N M0.

Estágio IVC

Qualquer T qualquer N M1.

Leitura Adicional

Agulnik M, Siu LL. State-of-the-art management of nasopharyngeal carcinoma: current and future directions. Br J Cancer 2005;92(5):799-806

Al-Sarraf M, LeBlanc M, Girt PG *et al.* Chemoradiotherapy versus radiotherapy in patients with advanced nasopharyngeal cancer: phase III randomized Intergroup study 0099. J Clin Oncol 1998;16(4):1310-1317

American Joint Committee on Cancer. AJCC Cancer Staging Handbook. 7th ed. New York: Springer-Verlag; 2010

Wei WI, Sham JST. Carcinoma of the nasopharynx. In: Genden EM, Varvares MA, eds. Head and Neck Cancer: An Evidence-Based Team Approach. Stuttgart/New York: Thieme; 2008:137-151

5.2.5 Câncer da Cavidade Oral

◆ Características-Chave

- Uma ferida que não se cura ou hemorrágica na boca ou no lábio é a apresentação mais comum.
- Uma área branca ou avermelhada persistente na mucosa oral deve ser investigada.
- Uma história de tabagismo ou de mascar fumo está presente na maioria dos casos.
- O câncer do lábio pode ser causado por exposição ao sol.

A cavidade oral estende-se desde as junções pele-vermelhão dos lábios anteriores até a junção dos palatos duro e mole superiormente e à linha das papilas circunvaladas posteriormente. O câncer oral deve ser identificado precocemente, e a triagem é útil. Ele frequentemente é precedido por uma lesão pré-maligna identificável. A progressão a partir da displasia pode ocorrer ao longo de um período de anos.

◆ Epidemiologia

Trinta mil pessoas são diagnosticadas anualmente com câncer oral nos EUA, e ele causará > 8.000 mortes. Ele constitui < 5% dos cânceres nos EUA., nas na Índia a incidência é muito maior. Para todos os estágios combinados, a taxa de sobrevida relativa após 5 anos é de 59%, e a taxa de sobrevida após 10 anos é de 44%. Ele tipicamente ocorre em pessoas acima da idade de 45 anos, e ocor-

370   5. Cabeça e Pescoço

re em homens 2 vezes mais frequentemente que em mulheres. O número de novos casos desta doença vem decrescendo durante os últimos 20 anos. Tabagismo e álcool são os principais fatores de risco. Tabaco sem fumaça no mundo ocidental e paan (folha de bétel com noz-de-areca) na Ásia também são fatores de risco para câncer oral. Outros fatores de risco suspeitos incluem infecção viral (HPV), uma dieta pobre em frutas e vegetais, deficiência de vitamina A, suscetibilidade genética, drogas imunossupressoras ou condições imunocomprometidas. Recentemente tem havido um número crescente de pacientes jovens com cânceres orais, particularmente comprometendo a língua.

◆ Clínica

Sinais

Os sinais podem incluir próteses dentárias desconfortáveis ou mal adaptadas, afrouxamento dos dentes, alterações articulatórias, massa no pescoço, perda de peso e halitose persistente.

Sintomas

Os sintomas dependem do local e do estágio do tumor primário e seus efeitos sobre a função dessa região. Eles incluem uma área branca ou avermelhada ou ferida (leucoplasia, eritroplasia) que não se cura na boca (sintoma mais comum), dor persistente na boca e um espessamento na bochecha ou assoalho da boca. A doença mais avançada pode causar dor de garganta, dificuldade para mastigar, disfagia, trismo ou língua fixa, dormência da língua ou na boca e dor em torno dos dentes ou maxila.

Diagnóstico Diferencial

- Infecções orais e faríngeas, como faringite ou estomatite.
- Cancro.
- Lesões orais ou odontogênicas benignas.
- Feridas por prótese dentária.
- Úlceras aftosas ou feridas herpéticas.
- Lesão causada por mordedura da bochecha.
- Manifestações orais de doenças sistêmicas.
- Sialometaplasia necrosante.

◆ Avaliação

História

A avaliação começa com uma história detalhada, incluindo pesquisa de uso de tabaco e álcool, dor oral, otalgia referida, disfagia, alterações articulatórias e perda de peso.

Exame Físico

O exame físico deve incluir um exame completo de cabeça e pescoço. Atenção específica deve ser dirigida ao local da lesão. O tamanho da lesão deve ser observado, bem como sua infiltração e disseminação para a cavidade oral adjacente ou sublocais orofaríngeos, como o assoalho da boca, alvéolo e base da língua. Um exame bimanual da lesão, do assoalho da boca circundante e do triângulo submandibular deve ser realizado.

A palpação cuidadosa do pescoço pode revelar adenopatia. As principais vias de drenagem ganglionar a partir da cavidade oral são para os gânglios do primeiro escalão (p. ex., bucinadores, jugulodigástricos, submandibulares e submentuais). Tumores localizados próximos à linha mediana comumente drenam bilateralmente.

Exames de Imagem

A TC intensificada com contraste da cabeça e pescoço é um componente necessário da avaliação inicial. O tamanho e a disseminação tumorais podem ser avaliados, bem como doença linfonodal individualizada, destruição óssea e comprometimento vascular. A RM pode ser útil na avaliação do câncer oral, uma vez que ela permita um contraste mais intenso entre tecido normal e tumor em imagens ponderadas para T2, não apreenta artefatos por material dentário e proporciona imagem multiplanar.

A combinação de PET e TC é uma modalidade útil de diagnóstico e estadiamento na avaliação do paciente com câncer de cabeça e pescoço.

Uma TC de tórax pode ser solicitada para excluir metástase pulmonar. Radiografias dentárias periapicais fornecem detalhes finos e podem mostrar invasões mínimas. Radiografias dentárias panorâmicas podem mostrar destruição óssea macroscópica.

Laboratório

Estudos laboratoriais pré-operatórios de rotina são empregados.

Outros Testes

Pacientes com suspeitas de câncer oral devem ser submetidos a biópsia para diagnóstico histopatológico. O primeiro teste para a avaliação de uma massa cervical apresentando-se com uma lesão na cavidade oral é BAAF.

O uso de rotina de panendoscopia, que inclui broncoscopia, esofagoscopia e laringoscopia é recomendado. Ele permite a avaliação completa do trato aerodigestório superior e ajuda a excluir a presença de um tumor síncrônico. As mucosas do trato aerodigestório superior são cuidadosamente avaliadas, e a biópsia retira amostras de quaisquer áreas de aspecto anormal. Isto é particularmente importante no paciente tabagista.

Coloração com azul de toluidina e agentes fotodinâmicos, como a tenoporfina e o ácido 5-aminolevulínico (ALA), podem ser utilizados para aumentar a detecção de lesões orais. Biópsia através de escovados orais pode ser utilizada na triagem de pré-câncer e câncer oral.

Uma avaliação dentária deve ser realizada, com atenção à higiene dentária, estado da dentição e integridade da mandíbula.

372 5. Cabeça e Pescoço

Patologia

Noventa por cento dos cânceres orais são CCEs, e eles podem ser precedidos por várias lesões pré-malignas. Cânceres orais não CCE também podem representar tumores das glândulas salivares menores. Outros cânceres mais raros podem ter origem no aparelho odontogênico, linfomas, sarcomas de tecidos moles e melanomas.

Não há correlação importante entre o grau de diferenciação escamosa (ou seja, graduação da displasia) e o comportamento biológico do câncer oral (**Tabela 5.6**). A espessura e a profundidade de invasão vascular e perineural são todos fatores prognósticos negativos.

Carcinoma verrucoso (CV) refere-se a um conceito clinicopatológico que significa um CCE bem diferenciado, localmente agressivo, clinicamente exofítico, de baixo grau, com mínimo potencial metastático. Também é conhecido como tumor de Ackerman. Admite-se que uma infecção HPV facilite ou cause o carcinoma verrucoso. Associações a carcinoma verrucoso foram encontradas em pacientes que mascavam fumo e noz-de-bétel.

As lesões completamente desenvolvidas são papilomas brancos semelhantes à couve-flor com uma superfície em seixo que pode estender-se e coalescer sobre grandes áreas da mucosa oral. Globalmente, os pacientes com carcinoma verrucoso têm um prognóstico favorável; a evolução das lesões do carcinoma verrucoso é caracterizada por crescimento local lento, contínuo.

A leucoplasia verrucosa proliferativa (LVP) é uma forma particularmente agressiva de leucoplasia oral que começa com uma hiperqueratose, dissemina-se para se tornar multifocal e verruciforme em aparência, e posteriormente se torna maligna. Ela é importante, pois apresenta alta taxa de recorrência e o potencial de se desenvolver para carcinoma verrucoso ou CCE em 60 a 70% dos pacientes afetados. A LVP é mais comumente encontrada em mulheres idosas e é associada ao uso de tabaco ou abuso de álcool em 30 a 50% dos pacientes. A etiologia da LVP é desconhecida. Uma associação à infecção por HPV, particularmente cepas 16 e 18, foi implicada em alguns casos. As localizações mais comuns são a gengiva ou locais da mucosa bucal na crista alveolar e língua. A gengiva é o mais provável local para a transformação maligna da LVP. A LVP muitas vezes começa como uma lesão focal disseminando-se lateralmente com o tempo e pode ser multifocal. Precocemente na sua evolução, é uma lesão hiperqueratótica plana que se torna progressivamente verrucosa e histologicamente exibe muitas vezes graus variados de displasia epitelial.

Tabela 5-6 Graduação Tumoral é Recomendada Utilizando a Classificação de Broder (Grau do Tumor [G])

G1: Bem diferenciado
G2: Moderadamente bem diferenciado
G3: Pouco diferenciado
G4: Indiferenciado

Nota: Nenhuma correlação estatisticamente significativa existe entre o grau de diferenciação e o comportamento biológico do câncer; entretanto, invasão vascular é um fator prognóstico negativo.

◆ Opções de Tratamento

Ressecção cirúrgica e radioterapia são os atuais tratamentos de escolha.

Câncer do Lábio

A maioria dos CCEs de lábio apresenta-se no lábio inferior (88-95%), 2 a 7% apresentam-se no lábio superior, e 1% na comissura. O carcinoma basocelular é mais comum no lábio superior.

Tratamento do Câncer de Lábio

- Para lesões T1 e T2, radioterapia e cirurgia produzem taxas de cura semelhantes; o método de tratamento é determinado por fatores funcionais e cosméticos.
- Lesões avançadas do lábio geralmente exigem uma combinação de cirurgia e radioterapia.
- Pacientes com CCE do lábio superior e comissura oral têm um pior prognóstico global.
- A sobrevida após 5 anos das lesões estágios I e II é de 90%.

Câncer da Língua Oral

Setenta e cinco por cento dos cânceres da língua ocorrem na porção lateral posterior, 20% na porção lateral anterior, e 3 a 5% no dorso da língua. No momento do diagnóstico, 75% dos cânceres da língua oral demonstram evidência clínica de metástase cervical à apresentação.

Tratamento das Lesões da Língua Oral

- Câncer inicial da língua: excisão local ampla é frequentemente realizada nas lesões T1 que podem ser ressecadas transoralmente.
- Para lesões maiores T1 e T2, cirurgia ou radioterapia são tratamentos aceitáveis.
- Lesões profundamente infiltrativas (> 4 mm de profundidade) podem ser tratadas com cirurgia com radioterapia pós-operatória e esvaziamento cervical seletivo.
- Pacientes selecionados com câncer de língua T4 podem ser tratados com cirurgia combinada (p. ex., glossectomia total, às vezes exigindo laringectomia graças ao alto risco de aspiração pós-operatória) e radioterapia pós-operatória.
- Nas lesões T1 e T2, 20 a 30% dos pacientes apresentam doença metastática nos linfonodos cervicais. Assim, o tratamento (cirurgia ou radioterapia) do pescoço deve ser considerado parte do tratamento definitivo.
- A sobrevida após 5 anos é de 75% nos cânceres de língua oral estágios I e II e < 40% dos cânceres de língua oral estádios III e IV.

Câncer da Mucosa Bucal

Carcinomas da mucosa bucal representam 5 a 10% dos cânceres orais. A área mais comum é a região do terceiro molar mandibular. Lesões < 1 cm de diâmetro podem ser tratadas por cirurgia isoladamente, se a comissura oral não estiver comprometida. Caso comprometida, radioterapia deve ser considerada. Condições pré-malignas incluem fibrose submucosa e líquen plano. Este

374 5. Cabeça e Pescoço

último tem taxa de transformação descrita de 0,5 a 3%, enquanto o primeiro tem taxa de transformação maligna de 0,5%.

Tratamento dos Cânceres da Mucosa Bucal

* Lesões menores que 1 cm de diâmetro podem ser tratadas por cirurgia isoladamente, se a comissura não estiver comprometida. Caso a comissura esteja comprometida, radioterapia (incluindo braquiterapia) deve ser considerada.
* Lesões avançadas da mucosa bucal podem ser tratadas com ressecção cirúrgica somente, radioterapia somente, ou ressecção cirúrgica associada à radioterapia pós-operatória.
* A sobrevida após 5 anos no câncer da mucosa bucal é de 75% para o estágio I, 65% para o estágio II, 30 a 65% para o estágio III, e 20 a 50% para câncer bucal estágio IV.

Câncer do Assoalho da Boca

Cânceres do assoalho da boca representam 28 a 35% dos cânceres orais. Trinta e cinco por cento dos pacientes com câncer do assoalho da boca se apresentam com doença T3 ou T4. A apresentação mais comum de câncer do assoalho da boca é uma úlcera superficial inflamada indolor com margens pouco definidas. Leucoplasia preexistente ou coincidente pode ser observada nos tecidos adjacentes em ~ 20% dos casos.

Tratamento do Câncer do Assoalho da Boca

Observar que um câncer comprometendo a gengiva adjacente a uma extração dentária recente está em alto risco de extensão óssea através do alvéolo dentário.

* Para lesões T1, a cirurgia transoral ou radioterapia constitui um tratamento aceitável.
* Para lesões T2 pequenas (≤ 3 cm), a cirurgia é muitas vezes realizada, se a lesão for fixa ao periósteo, enquanto a radioterapia é frequentemente utilizada, se a lesão avançar sobre a língua.
* Para lesões T2 grandes (> 3 cm), cirurgia e radioterapia são métodos alternativos de tratamento, cuja escolha depende principalmente da extensão esperada da incapacidade a partir da cirurgia.
* Radioterapia com feixe externo com ou sem radioterapia intersticial deve ser considerada pós-operatoriamente para lesões maiores.
* Para lesões mais avançadas, a cirurgia deve incorporar a ressecção do rebordo associada a esvaziamento cervical ou mandibulectomia parcial com esvazimento cervical, conforme apropriado.
* A sobrevida após 5 anos no câncer do assoalho da boca é de 90% para o estágio I, 80% para o estágio II, 65% para o estágio III, e 30% no estágio IV.

Câncer do Trígono Retromolar

Cânceres do trígono retromolar são responsáveis por ~ 10% de todos os cânceres orais. Estes cânceres tipicamente se apresentam com doença avançada, e 50% dos pacientes apresentam metástases regionais no momento do diagnóstico.

5. Cabeça e Pescoço 375

Tratamento do Câncer do Trígono Retromolar

Para lesões pequenas sem invasão óssea detectável, uma ressecção limitada da mandíbula pode ser efetuada. A radioterapia pode ser utilizada inicialmente, com a cirurgia reservada para falhas na radioterapia. Tratamento seletivo do pescoço deve ser realizado – para os casos avançados, a terapia com multimodalidades com cirurgia e radioterapia pós-operatória é mais frequentemente usada.

Câncer do Palato Duro

O câncer do palato duro é responsável por 5% de todas as malignidades da cavidade oral. Dez a 25% dos pacientes com CCE da cabeça e pescoço do palato duro se apresentam com metástases regionais. (Só 53% dos cânceres de palato duro são CCEs; malignidades das glândulas salivares menores constituem o resto.)

Tratamento do Câncer do Palato Duro

Tanto na doença inicial quanto na avançada, a cirurgia (maxilectomia inferior com cirurgia obturadora) é utilizada como terapia primária. A radioterapia tem um papel dependendo de fatores, como margens cirúrgicas estreitas ou positivas, evidência de comprometimento perineural ou presença de metástases linfonodais. O odontoprotético é importante no tratamento destes pacientes para a reabilitação oral. A sobrevida após 5 anos do câncer do palato duro varia de 40 a 60%.

Câncer Avançado da Cavidade Oral

Experiências clínicas com tumores orais avançados avaliando o uso de quimioterapia pré-operatoriamente, antes da radioterapia, como terapia coadjuvante após cirurgia, ou como parte da terapia por modalidades combinadas são apropriadas.

◆ Resultado e Acompanhamento

Os pacientes devem ser avaliados em intervalos de 2 meses durante 2 anos após o tratamento. Daí em diante, eles devem ser avaliados em intervalos de 3 meses no ano seguinte e, então, a cada 6 meses por mais um ano. Pacientes com doença regional no pescoço antes do tratamento devem realizar uma TC ou FDG-PET/TC integrada 12 semanas após a complementação da radioterapia para avaliar quanto à doença residual que possa tornar necessário um esvaziamento cervical pós-radioterapia. O risco de um segundo carcinoma é o mais alto de todos aqueles que continuam a fumar, e os pacientes devem ser fortemente instados a abandonar o fumo.

◆ Códigos na CID-10

C00-C14	Neoplasma maligno do lábio, cavidade oral e faringe.
C00	Neoplasma maligno do lábio.
C01	Neoplasma maligno da língua.
C03	Neoplasma maligno da gengiva, inclui:

mucosa (crista) alveolar, gengiva (alveolar) (marginal) e papilas interdentárias.

376 5. Cabeça e Pescoço

C04	Neoplasma maligno do assoalho da boca.
C06	Neoplasma maligno de outra parte e partes inespecificadas da boca.
C14	Neoplasma maligno de outros locais e locais mal definidos dentro do lábio, cavidade oral e faringe.

◆ Estadiamento do Câncer da Cavidade Oral

Tumor Primário

TC: tumor primário não pode ser avaliado.

T0: ausência de evidências de tumor primário.

Tis: carcinoma *in situ*.

T1: tumor ≤ 2 cm na sua maior dimensão.

T2: tumor > 2 cm, mas não > 4 cm na sua maior dimensão.

T3: tumor > 4 cm na sua maior dimensão.

T4a: doença local moderadamente avançada.

Lábio: tumor invade através do osso cortical, o nervo alveolar inferior, o assoalho da boca, ou a pele da face, p. ex., o mento ou o nariz.

Cavidade oral: Tumor invade as estruturas adjacentes (p. ex., através do osso cortical [mandíbula, maxila], para o interior de um músculo profundo [extrínseco] da língua [genioglosso, hioglosso, palatoglosso e estiloglosso], o seio maxilar ou a pele da face).

T4b: doença local muito avançada. Tumor invade o espaço masticatório, lâminas pterigóideas, ou base do crânio e/ou encapsula a artéria carótida.

Linfonodos Regionais*

NX: linfonodos regionais não podem ser avaliados.

N0: ausência de metástase linfonodal regional.

N2a: metástase em um único linfonodo ipsolateral, > 3 cm, mas não > 6 cm na maior dimensão.

N2b: metástase em múltiplos linfonodos ipsolaterais, nenhum > 6 cm na maior dimensão.

N2c: metástase em gânglios linfáticos bilaterais ou contralaterais, nenhuma > 6 cm na maior dimensão.

N3: metástase em um linfonodo > 6 cm na maior dimensão.

*Linfonodos mediastinais superiores são considerados linfonodos regionais (nível VII). Gânglios medianos são considerados gânglios ipsolaterais.

Metástase Distante

M0: ausência de metástases a distância.

M1: metástase a distância.

5. Cabeça e Pescoço 377

Agrupamentos dos Estágios de Cânceres de Cavidade Oral do American Joint Committee on Cancer

Estágio 0

Tis N0 M0

Estágio I

T1 N0 M0

Estágio II

T2 N0 M0

Estágio III

T1 N1 M0
T2 N1 M0
T3 N0 M0
T3 N1 M0

Estágio IVA

T1 N2 M0
T2 N2 M0
T3 N2 M0
T4a N0 M0
T4a N1 M0
T4a N2 M0

Estágio IVB

Qualquer T N3 M0
T4b qualquer N M0

Estágio IVC

Qualquer T qualquer N M1

Leitura Adicional

American Joint Committee on Cancer. AJCC Cancer Staging Handbook. 7th ed. New York: Springer-Verlag; 2010

Donald PJ. Cancer of the oral cavity. In: Donald PJ, ed. The Difficult Case in Head and Neck Cancer Surgery. Stuttgart/New York: Thieme; 2010:1-43

Genden EM, Kao J, Packer SH. Carcinoma of the oral cavity. In: Genden EM, Varvares MA, eds. Head and Neck Cancer: An Evidence-Based Team Approach. Stuttgart/New York: Thieme; 2008:1-23

Goldenberg D, Ardekian L, Rachmiel A, Peled M, Joachims HZ, Laufer D. Carcinoma of the dorsum of the tongue. Head Neck 2000;22(2):190-194

National Cancer Institute. Lip and oral cavity cancer treatment. Available at: http://www.cancer.govicancertopics/pdq/treatment/lip-and-oral-cavity/healthprofessio nal Werning JW, ed. Oral Cancer: Diagnosis, Management, and Rehabilitation. Stuttgart/New York: Thieme; 2007

378 5. Cabeça e Pescoço

5.2.6 Câncer Orofaríngeo

◆ Características-Chave

- O câncer orofaríngeo inclui câncer da tonsila, da base da língua, do palato mole e da parede orofaríngea.
- O câncer orofaríngeo é primordialmente ligado ao uso de fumo e álcool.
- O HPV é um fator de risco para câncer da tonsila.
- As metástases cervicais podem ser císticas.

A orofaringe está localizada entre o palato mole superiormente e o osso hioide inferiormente; ela se comunica com a cavidade oral anteriormente, a nasofaringe superiormente, a laringe supraglótica e a hipofaringe inferiormente. Os cânceres da orofaringe são tipicamente detectados em um estádio mais avançado que o câncer oral. A orofaringe é um componente importante na deglutição; por essa razão, tratar estes tumores é difícil e exige uma abordagem multidisciplinar e reabilitação pós-tratamento.

◆ Epidemiologia

Nos EUA, estima-se que 8.300 novos casos de câncer da faringe, (incluindo cânceres da orofaringe e hipofaringe), sejam diagnosticados anualmente, com uma mortalidade estimada em 2000. Ele afeta homens 3 vezes mais que mulheres. Setenta e cinco por cento dos cânceres de orofaringe ocorrem na tonsila. Tabaco (inclusive tabaco sem fumaça) e abuso de álcool representam os mais importantes fatores de risco para o desenvolvimento de câncer da orofaringe. A infecção viral por HPV é um fator de risco para CCE da tonsila e pode ser um fator prognóstico positivo.

Outros fatores de risco incluem erva-mate, uma bebida estimulante comumente consumida na América do Sul, e mascar paan (folha de bétel com noz-de-areca), que é comum em partes da Ásia.

◆ Clínica

Sinais

Os sinais incluem alterações na articulação, fala abafada, uma massa no pescoço, perda de peso não intencional, hemoptise e halitose persistente.

Sintomas

Os sintomas podem incluir dor, disfagia, sensação de *globus*, otalgia referida, trismo e fixação da língua. Cânceres da base da língua e tonsila são tipicamente insidiosos.

5. Cabeça e Pescoço 379

Diagnóstico Diferencial

- Infecções orofaríngeas como faringite ou estomatite.
- Cancro.
- Lesões benignas orofaríngeas ou odontogênicas.
- Úlceras aftosas ou ferida herpéticas.
- Manifestações orais de doenças sistêmicas.

◆ Avaliação

História

A avaliação começa com uma história detalhada, incluindo pesquisa sobre uso de fumo e álcool, história sexual, dor oral, odinofagia, otalgia referida, disfagia, hemoptise, alterações na articulação ou na fala e perda de peso não intencional.

Exame Físico

O exame físico deve incluir um exame completo de cabeça e pescoço, com atenção específica dirigida ao local da lesão. O tamanho da lesão deve ser anotado, do mesmo modo que sua infiltração aparente e disseminação para sublocais adjacentes faríngeos e da cavidade oral, como língua oral, hipofaringe, nasofaringe e valécula. A palpação da lesão deve ser realizada, se possível, com o paciente acordado. Em casos avançados, nem sempre é possível discernir a origem primária da lesão, como a base da língua ou a tonsila. Uma laringoscopia fibroscópica deve ser efetuada. A inspeção e a palpação do pescoço, frequentemente, revelam adenopatia.

Exames de Imagem

O estadiamento clínico pode subestadiar tumores da orofaringe, especialmente a extensão na base da língua. A TC com contraste e a RM são capazes de avaliar a extensão do tumor na orofaringe, bem como a disseminação regional. As metástases no pescoço do câncer orofaríngeo podem ser císticas na sua morfologia; este achado por si próprio deve levantar a suspeita de um câncer na tonsila ou base da língua.

No mínimo, uma TC de tórax deve ser realizada para excluir metástases pulmonares ou um segundo primário. Alternativamente, uma FDG-PET/TC pode ser realizada em um estudo combinado de estadiamento e metástase.

Laboratório

Exames de laboratório pré-operatórios padrão, conforme indicado, devem ser solicitados.

Outros Testes

Os pacientes com suspeitas de câncer da orofaringe devem ser submetidos a uma biópsia e uma amostra da lesão removida para exame patológico. Isto pode ser realizado em consultório em casos de câncer de tonsila e câncer de palato mole, mas geralmente não é possível em casos de lesões da base da língua. Caso metástases cervicais sejam evidentes, amostras devem ser colhidas por PAAF.

380 5. Cabeça e Pescoço

Em virtude da propensão a segundos tumores primários, uma panendoscopia (endoscopia tríplice) – laringoscopia, esofagoscopia e broncoscopia em conjunto – está indicada. Isto é particularmente importante em pacientes tabagistas ou em pacientes com tumores de grandes dimensões, volumosos, para estabelecer a verdadeira extensão destas lesões.

Patologia

Histologicamente, 90% dos cânceres da orofaringe são CCEs. O CCE basaloide é uma variedade de CCE incomum, mas agressiva. Outros cânceres da orofaringe incluem carcinoma de pequenas glândulas salivares, linfomas, e carcinoma "semelhantes a linfoepiteliais".

◆ Opções de Tratamento

No câncer orofaríngeo estágio I, a cirurgia ou a radioterapia podem ser utilizadas, dependendo do déficit funcional previsto. Experiências clínicas com radioterapia avaliando esquemas de hiperfracionamento devem ser consideradas.

No câncer orofaríngeo estágio II, a terapia com cirurgia ou radioterapia são igualmente bem-sucedidas no controle da doença. A radioterapia pode ser a modalidade preferida quanto o déficit funcional esperado for grande.

O tratamento do câncer orofaríngeo estágio III é complexo e exige uma abordagem multidisciplinar para estabelecer o tratamento ideal. Uma combinação de cirurgia com radioterapia e/ou quimioterapia pós-operatória é mais frequentemente utilizada. Uma alternativa é a terapia por quimioirradiação unicamente, com base no comprometimento ganglionar inicial do paciente.

No câncer de tonsila estágio III, a radioterapia hiperfracionada apresenta taxa de controle superior à radioterapia fracionada.

No câncer orofaríngeo inoperável avançado, utiliza-se a radioterapia ou quimioirradiação.

Os tratamentos atualmente em investigação incluem experiências clínicas com quimioterapia e radioterapia associadas, bem com radiossensibilizadores, experiências clínicas com radioterapia avaliando esquemas de hiperfracionamento e/ou braquiterapia, radioterapia com feixe de partículas e hipertermia combinada à radioterapia.

Recentemente, a ressecção transoral roboticoassistida (TORS) de tumores orofaríngeos selecionados ganhou impulso.

◆ Resultado e Acompanhamento

A sobrevida global após 5 anos específica da doença dos pacientes com todos os estádios de doença é de ~ 50%. Pacientes com câncer da orofaringe devem fazer um exame cuidadoso de cabeça e pescoço para examinar quanto à recorrência mensalmente durante o primeiro ano pós-tratamento, a cada 2 meses no segundo ano, a cada 3 meses no terceiro ano e a cada 6 meses a 1 ano a partir de então.

◆ Códigos na CID-10

C01	Neoplasia maligna da base da língua.
C05	Neoplasia maligna do palato mole.
C10	Neoplasia maligna da orofaringe/tonsila.

C09.0 Neoplasia maligna da fossa tonsilar.
C09.1 Neoplasia maligna dos pilares tonsilares.
C10.0 Neoplasia maligna da valécula.
C10.02 Neoplasia maligna da parede lateral da orofaringe.
C10.3 Neoplasia maligna da parede posterior da orofaringe.

◆ Estadiamento do Câncer Orofaríngeo

Tumor Primário

TX: tumor primário não pode ser avaliado.

T0: ausência de evidências de tumor primário.

Tis: carcinoma *in situ*.

T1: tumor ≤ 2 cm na sua maior dimensão.

T2: tumor > 2 cm, mas não > 4 cm na sua maior dimensão.

T3: tumor > 4 cm na sua maior dimensão ou extensão à superfície lingual da epiglote.

T4a: doença local moderadamente avançada. Tumor invade a laringe, os músculos profundos/extrínsecos da língua, os músculos pterigóideos mediais, o palato duro ou a mandíbula.*

T4b: doença local muito avançada. Tumor invade o músculo pterigóideo lateral, as lâminas pterigóideas, a nasofaringe lateral ou a base do crânio, ou encapsula a artéria carótida.

Observação: A extensão mucosa à superfície lingual da epiglote a partir de tumores da base da língua e valécula não constitui invasão da laringe.

Linfonodos Regionais

NX: linfonodos regionais não podem ser avaliados.

N0: ausência de metástase em linfonodo regional.

N1: metástase em um único linfonodo ipsolateral, ≤ 3 cm na maior dimensão.

N2a: metástase em um único linfonodo ipsolateral, > 3, mas não > 6 cm na maior dimensão.

N2b: metástase em múltiplos linfonodos ipsolaterais, nenhum > 6 cm na maior dimensão.

N2c: metástase em linfonodos bilaterais ou contralaterais, nenhuma > 6 cm na maior dimensão.

N3: metástase em um linfonodo > 6 cm na maior dimensão.

Metástases a Distância

MX: metástase a distância não pode ser avaliada.

M0: ausência de metástase a distância.

M1: metástase a distância.

382   5. Cabeça e Pescoço

Agrupamentos dos Estágios do Câncer Orofaríngeo do American Joint Committee on Cancer

Estágio 0

Tis N0 M0

Estágio I

T1 N0 M0

Estágio II

T2 N0 M0

Estágio III

T1 N1 M0
T2 N1 M0
T3 N0 M0
T3 N1 M0

Estágio IVA

T1 N2 N0
T2 N2 M0
T3 N2 M0
T4a N0 M0
T4a N1 M0
T4a N2 M0

Estágio IVB

Qualquer T N3 M0
T4b qualquer N M0

Estágio IVC

Qualquer T qualquer N M1

Leitura Adicional

American Cancer Society. Cancer Facts and Figures 2008. Atlanta, GA: American Cancer Society, 2008

American Joint Committee on Cancer. AJCC Cancer Staging Handbook. 7th ed. New York: Springer-Verlag; 2010

Donald PJ. Cancer of the oropharynx and tongue base. In: Donald PJ, ed. The Difficult Case in Head and Neck Cancer Surgery. Stuttgart/New York: Thieme; 2010:43-71

Gillison ML, Koch WM, Capone RB et al. Evidence for a causal association between human papillomavirus and a subset of head and neck cancers. J Natl Cancer Inst 2000;92(9):709-720

Goldenberg D, Golz A, Joachims HZ. The beverage mate: a risk factor for cancer of the head and neck. Head Neck 2003;25(7):595-601

Goldenberg D, Begum S, Westra WH *et al.* Cystic lymph node metastasis in patients with head and neck cancer: an HPV-associated phenomenon. Head Neck 2008;30(7): 898-903

Odell MJ, Walz BJ, Reimers HJ, Varvares MA. Carcinoma of the oropharynx. In: Genden EM, Varvares MA, eds. Head and Neck Cancer: An Evidence-Based Team Approach. Stuttgart/New York: Thieme; 2008:24-43

Weber AL, Romo L, Hashmi S. Malignant tumors of the oral cavity and oropharynx: clinical, pathologic, and radiologic evaluation. Neuroimaging Clin North Am 2003;13(3):443-464

Wong RJ, Lin DT, Schoder H *et al.* Diagnostic and prognostic value of [(18)F]fluorodeoxyglucose positron emission tomography for recurrent head and neck squamous cell carcinoma. J Clin Oncol 2002;20(20):4199-4208

5.2.7 Câncer Hipofaríngeo

◆ Características-Chave

- O câncer hipofaríngeo ocorre nos seios piriformes, na região hipofaríngea posterior, ou pós-cricóidea.
- Os pacientes se apresentam com disfagia, sensação de *globus*, disfonia e otalgia referida.
- Ele geralmente se apresenta em estágios avançados de doença.
- Apresentam alta propensão à metástase regional à apresentação.

A hipofaringe é a porção da faringe que se situa posteriormente à laringe e conecta a orofaringe ao esôfago. Ela é subdividida em três sublocais: os seios piriformes que formam um par, a parede hipofaríngea posterior e a região pós-cricóidea. De 65 a 85% dos cânceres da hipofaringe comprometem os seios piriformes, 10 a 20% comprometem a parede faríngea posterior, e 5 a 15% comprometem a área pós-cricóidea.

◆ Epidemiologia

O câncer da hipofaringe é incomum, com ~ 2.500 novos casos diagnosticados nos EUA a cada ano. O câncer da hipofaringe tipicamente se apresenta em estágios avançados, e a incidência de metástases regionais e metástases a distância estão entre as mais altas de todos os cânceres de cabeça e pescoço. O câncer da hipofaringe é tipicamente observado em homens acima de 55 anos com uma história de uso de produtos de tabaco e/ou ingestão de álcool.

Uma exceção é uma incidência aumentada da câncer pós-cricóideo em mulheres com idade entre 30 e 50 anos com síndrome de Plummer-Vinson. O asbesto pode impor um risco independente para o desenvolvimento de câncer da hipofaringe.

384   5. Cabeça e Pescoço

◆ Clínica

Sinais e Sintomas

Sinais incluem fala abafada, disfonia, uma massa no pescoço, hemoptise, perda de peso não intencional, obstrução da via aérea e halitose persistente. A incidência de metástases regionais é de 50 a 70% à apresentação. Os sintomas incluem disfagia, dor de garganta crônica, sensação de *globus* e otalgia referida.

Diagnóstico Diferencial

O diagnóstico diferencial pode incluir infecções faríngeas, como faringite ou infecção por *Candida,* lesões benignas da hipofaringe ou esofágicas superiores e manifestações faríngeas de doenças sistêmicas.

◆ Avaliação

História

Uma história detalhada deve incluir pesquisa sobre o uso de fumo e álcool, disfonia prolongada, disfagia, odinofagia, hemoptise, otalgia e perda de peso não intencional.

Exame Físico

O exame físico deve incluir um exame completo de cabeça e pescoço. Atenção específica deve ser dirigida ao local da lesão. Uma laringoscopia fibroscópica deve ser executada. O tamanho da lesão deve ser observado, do mesmo modo que sua infiltração e disseminação a sublocais laríngeos e da hipofaringe adjacentes. Durante este exame, o paciente deve realizar manobras como protrusão da língua, estufamento das bochechas, tossir de leve e falar, para melhor visualização e acesso à faringe e laringe. É importante que a mobilidade laríngea seja avaliada, uma vez que isto seja crítico no estadiamento tumoral. A inspeção e palpação do pescoço, muitas vezes, revelam adenopatia. Ao exame do pescoço, a perda da sensação de atrito (crepitação laríngea) das cartilagens laríngeas sobre os tecidos pré-vertebrais pode indicar comprometimento da parede faríngea profunda. Uma obstrução iminente da via aérea deve ser reconhecida e aborrada.

Exames de Imagem

Exames de imagem torácicos com uma radiografia ou TC de tórax devem ser efetuados para excluir metástases pulmonares ou um segundo primário pulmonar.

Lesões mucosas superficiais no seio piriforme podem ser detectadas em estudos contrastados, embora esta não seja a modalidade de imagem de escolha. Achados negativos no estudo contrastado apesar de sintomas progressivos ou contínuos não devem excluir um exame endoscópico. A TC e a RM são utilizadas para imagem do tumor primário e linfonodos regionais antes do tratamento definitivo. Elas fornecem informações sobre a localização e extensão do comprometimento tumoral e demonstram a interface do tumor com a cartilagem, músculos, tecidos moles e vasos sanguíneos. Alternativamente, uma FDG-PET/TC integrada pode ser utilizada em um estudo combinado de estadiamento e metástase.

Laboratório

Hemograma, eletrólitos e testes de função hepática devem ser efetuados para avaliar a condição nutricional.

Outros Testes

Pacientes com suspeita de câncer da hipofaringe devem ser submetidos a biópsia e amostra da lesão deve ser colhida para exame histopatológico. Esta biópsia pode ser acoplada a uma tríplice endoscopia para avaliar o paciente quanto à presença de segundo tumor primário síncrônico. O exame laringoscópico sob anestesia é uma parte crítica do estadiamento e planejamento do tratamento.

Patologia

Noventa e cinco por cento dos cânceres da hipofaringe são CCEs.

◆ Opções de Tratamento

O tratamento do câncer da hipofaringe é controverso, em parte por causa da sua baixa incidência e a dificuldade inerente em realizar estudos clínicos randomizados, prospectivos, com potência adequada. Em geral, a cirurgia e a radioterapia são os sustentáculos da maioria dos esforços curativos apontados para este câncer.

Tumores Estágio I

Laringofaringectomia e esvaziamento cervical têm sido as terapias mais frequentemente utilizadas para cânceres hipofaríngeos cirúrgicos. Em casos muito selecionados, uma laringofaringectomia parcial pode ser utilizada com sucesso. A radioterapia pode ser utilizada como modalidade principal de tratamento e deve incluir o pescoço.

Tumores Estágio II

Laringofaringectomia e esvaziamento cervical têm sido as terapias mais frequentemente utilizadas. A quimioterapia neoadjuvante tem sido utilizada para reduzir os tumores e torná-los mais tratáveis definitivamente com cirurgia ou radioterapia.

Tumores Estágios III e IV

Uma combinação de cirurgia e radioterapia mais frequentemente é dada pós-operatoriamente. Pacientes com câncer da hipofaringe estágios III e IV devem ser considerados para tratamento com radioterapia e quimioterapia adjuvante pós-operatória combinadas.

◆ Resultado e Acompanhamento

O prognóstico do câncer da hipofaringe é ruim, com a maioria das séries relatando uma taxa de sobrevida após 5 anos de < 25%. A apresentação em estágios avançados, comprometimento de múltiplos locais da hipofaringe, crescimento tumoral irrestrito nos tecidos moles, uma extensa rede linfática regional, possibilitando o desenvolvimento de metástases, e opções cirúrgicas restritas para ressecção completa contribuem para um mau prognóstico global. Pacientes com câncer da hipofaringe devem realizar um exame cuidadoso de

386 *5. Cabeça e Pescoço*

cabeça e pescoço para afastar recorrências mensalmente durante o primeiro ano pós-tratamento, a cada 2 meses no segundo ano. Pacientes com doença regional antes do tratamento devem realizar uma TC ou um escaneamento integrado FDG-PET/TC 12 semanas após a complementação do tratamento. O risco de um segundo carcinoma primário é mais alto naqueles que continuam a fumar, e os pacientes devem ser energicamente aconselhados a cessar o hábito.

◆ Códigos na CID-10

C13   Neoplasma maligno da hipofaringe.
C12   Neoplasma maligno do seio piriforme.
C13.2   Neoplasma maligno da parede posterior da hipofaringe.
C13.0   Neoplasma maligno da região pós-cricóidea da hipofaringe.

◆ Estadiamento do Câncer Hipofaríngeo

Tumor Primário

TX: tumor primário não pode ser avaliado.

T0: ausência de evidências de tumor primário.

Tis: carcinoma *in situ*.

T1: tumor limitado a um sublocal da hipofaringe e ≤ 2 cm na sua maior dimensão.

T2: tumor invade mais de um sublocal da hipofaringe ou um local adjacente, ou mede > 2 cm, porém não > 4 cm na sua maior dimensão sem fixação da hemilaringe.

T3: tumor mede > 4 cm na sua maior dimensão ou com fixação à hemilaringe ou extensão ao esôfago.

T4a: doença local moderadamente avançada. Tumor invade a cartilagem tireoide/cricoide, osso hioide, a glândula tireoide, o esôfago, ou os tecidos moles do compartimento central.*

T4b: doença local muito avançada. Tumor invade a fáscia pré-vertebral, encapsula a artéria carótida, ou compromete as estruturas mediastinais.

*Tecidos moles do compartimento central incluem os músculos em fita pré-laríngeos e a gordura subcutânea.

Linfonodos Regionais

NX: linfonodos regionais não podem ser avaliados.

N0: ausência de metástase linfonodal.

N1: metástase em um único linfonodo ipsolateral, ≤ 3 cm na maior dimensão.

N2a: metástase em um único linfonodo ipsolateral, > 3 cm, mas não > 6 cm na maior dimensão.

N2b: metástase em múltiplos linfonodos ipsolaterais, nenhum > 6 cm na maior dimensão.

N2c: metástase em linfonodos bilaterais ou contralaterais, nenhum > 6 cm na maior dimensão.

N3: metástase em um linfonodo > 6 cm na maior dimensão.

*Metástases ao nível VII são consideradas metástases aos linfonodos regionais; linfonodos medianos são considerados gânglios ipsolaterais.

Metástase a Distância

MX: metástase a distância não pode ser avaliada.

M0: ausência de metástases a distância.

M1: metástase a distância.

Agrupamentos de Estágios do Câncer Hipofaríngeo do American Joint Committee on Cancer

Estágio 0

Tis N0 M0

Estágio I

T1 N0 M0

Estágio II

T2 N0 M0

Estágio III

T1 N1 M0
T2 N1 M0
T3 N0 M0
T3 N1 M0

Estágio IVA

T1 N2 M0
T2 N2 M0
T3 N2 M0
T4a N0 M0
T4a N1 M0
T4a N2 M0

Estágio IVB

Qualquer T N3 M0
T4b qualquer N M0

Estágio IVC

Qualquer T qualquer N M1

388   5. Cabeça e Pescoço

Leitura Adicional

American Joint Committee on Cancer. AJCC Cancer Staging Handbook. 7th ed. New. York: Springer-Verlag; 2010

Bernier J, Domenge C, Ozsahin M *et al.*, for the European Organization for Research and Treatment of Cancer Trial 22931. Postoperative irradiation with or without concomitant chemotherapy for locally advanced head and neck cancer. N Engl J Med 2004;350(19):1945-1952

Donald PJ. Cancer of the hypopharynx, cervical esophagus, and mediastinum. In: Donald PJ, ed. The Difficult Case in Head and Neck Cancer Surgery. Stuttgart/New York: Thieme; 2010:72-101

Godballe C, Jorgensen K, Hansen 0, Bastholt L Hypopharyngeal cancer: results of treatment based on radiation therapy and salvage surgery. Laryngoscope 2002;112(5):834-838

Goldstein DP, Clark J, Gullane PJ, Dawson LA, Siu LL, Irish JC. Carcinoma of the hypo-pharynx. In: Genden EM, Varvares MA, eds. Head and Neck Cancer: An Evidence-Based Team Approach. Stuttgart/New York: Thieme; 2008:44-69

Helliwell TR. ACP Best Practice No 169. Evidence based pathology: squamous carcinoma of the hypopharynx. J Clin Pathol 2003;56(2):81-85

Hinerman RW, Amdur RJ, Mendenhall WM, Villaret DB, Robbins KT. Hypopharyngeal carcinoma. Curr Treat Options Oncol 2002;3(1):41-49

Raghavan U, Quraishi S, Bradley PJ. Multiple primary tumors in patients diagnosed with hypopharyngeal cancer. Otolaryngol Head Neck Surg 2003;128(3):419-425

5.2.8 Câncer da Laringe

◆ Características-Chave

- O câncer da laringe é o segundo mais comum câncer de cabeça e pescoço.
- O local mais comum é a glote.
- Ele pode apresentar-se inicialmente com disfonia.
- As opções de tratamento são com base na localização e na extensão da doença.

O câncer originado do epitélio escamoso da laringe é um câncer comum de cabeça e pescoço, com fatores de risco bem conhecidos. O estadiamento adequado é complexo, mas crucial para a formulação do tratamento. A laringe desempenha um papel exclusivo na respiração, na fala e na deglutição. A anatomia complexa da laringe explica os padrões exclusivos da disseminação do câncer laríngeo:

- A gordura pré-epiglótica é localizada nas porções anterior e laterais da laringe e é muitas vezes invadida nos cânceres avançados.
- O nervo laríngeo recorrente inerva os músculos intrínsecos da laringe. A invasão deste nervo causa disfonia clinicamente e fixação das pregas vocais.
- A invasão da comissura anterior pode ser um conduto para a disseminação do tumor.

A laringe é dividida em três regiões anatômicas: a laringe supraglótica, a glote e a região subglótica. A laringe supraglótica inclui a epiglote, o espaço

5. Cabeça e Pescoço **389**

pré-epiglótico, as porções laríngeas das pregas ariepiglóticas, as falsas pregas vocais, as aritenoides e os ventrículos. O limite inferior é um plano horizontal traçado pelo ápice do ventrículo. Isto corresponde à área de transição do epitélio de escamoso para respiratório. A glote é composta pelas pregas vocais verdadeiras, estendendo-se a aproximadamente até 1 cm abaixo das pregas verdadeiras, o espaço paraglótico, e as comissuras anterior e posterior estendendo-se inferiormente ~1 cm. A laringe subglótica tem seu limite superior na margem inferior da glote, ~1 cm abaixo das pregas vocais verdadeiras e estendendo-se inferiormente até a traqueia.

O câncer laríngeo também pode ser classificado por localização anatômica – sinais, sintomas e comportamento tumoral, dependendo do local e extensão da doença.

◆ Epidemiologia

Em 2008, 12.250 homens e mulheres foram diagnosticados com câncer da laringe nos EUA; desses, 3.670 pacientes evoluíram para o óbito. Os fatores de risco incluem tabagismo e etilismo, os quais atuam sinergisticamente; papilomatose laríngea; exposição à radiação; imunossupressão e exposição ocupacional a metais, plásticos e asbesto. O carcinoma da laringe é mais comum em negros do que em brancos, com uma proporção de 3,5:1.

◆ Clínica

Sinais e Sintomas

Os sintomas comuns dos *cânceres supraglóticos* incluem odinofagia branda, disfagia branda e sensação de massa. Sintomas mais tardios incluem disfagia grave e aspiração, e otalgia referida. O mecanismo da otalgia referida relaciona-se com a ativação do ramo interno do ramo laríngeo superior do NC X, com referência ao nervo de Arnold: 25 a 50% apresentam metástase nodal para os linfonodos cervicais. Tumores supraglóticos frequentemente se disseminam em ambos os lados do pescoço.

Cânceres glóticos responsabilizam-se por mais da metade de todos os cânceres laríngeos e se apresentam tipicamente com disfonia. A alteração da voz frequentemente acontece precocemente e pode ajudar a diagnosticar câncer em estádio inicial, melhorando o prognóstico. Adicionalmente, os escassos linfáticos das pregas vocais responsabilizam-se por uma incidência relativamente baixa de metástase ganglionar. O câncer glótico pode disseminar-se posteriormente para o complexo aritenóideo, causando fixação das pregas vocais, ou anteriormente para a comissura, onde pode invadir a cartilagem tireoide.

O *câncer subglótico* é incomum. Ele pode produzir estridor bifásico ou obstrução da via aérea. Os pacientes podem ser assintomáticos até estágios avançados da doença, e assim o prognóstico é pior. Os linfáticos drenam através das membranas cricotireóidea e cricotraqueal para os gânglios pré-traqueais, paratraqueais e jugulares inferiores e ocasionalmente para os gânglios mediastinais.

390   5. Cabeça e Pescoço

Diagnóstico Diferencial

- Hiperqueratose.
- Papiloma.
- Pólipo.
- Fibroma.
- Granuloma.
- Laringocele.
- Manifestações laríngeas de doenças sistêmicas, infecciosas ou autoimunes.

◆ Avaliação

Os fatores prognósticos adversos mais importantes para cânceres laríngeos incluem aumento do estágio T e do estágio N (ver a seção Estadiamento do Câncer da Laringe, a seguir). Outros fatores prognósticos podem incluir sexo, idade, estado funcional e variedade de características patológicas do tumor, incluindo grau e profundidade de invasão.

História

A história deve focalizar a cronologia e duração dos sintomas e avaliação dos fatores de risco. Uma compreensão completa da saúde clínica geral do paciente, estado nutricional e cardiopulmonar, suporte social e obediência são cruciais para planejamento da terapia.

Exame Físico

Um exame físico completo da cabeça e pescoço deve ser realizado, incluindo inspeção da mucosa oral, laringoscopia, palpação bimanual do assoalho da boca e base da língua, e uma avaliação cuidadosa dos linfonodos cervicais e do contorno da cartilagem tireoide.

Exames de Imagem

Imagens de TC contrastadas, obtidas com espessura apropriada dos cortes, ajudam na avaliação do câncer laríngeo e massas no pescoço. A PET-TC pode ajudar na identificação de metástase e estabelecer uma base de futuro acompanhamento quanto à recorrência. No mínimo admissível, uma TC de tórax deve ser realizada para excluir doença pulmonar maligna secundária ou doença metastática.

Outros Testes

A laringoscopia direta de suspensão oferece uma oportunidade para exame sob anestesia geral, palpação e biópsia. A extensão do tumor e a condição global da mucosa da via aérea podem ser avaliadas. A panendoscopia (p. ex., laringoscopia, esofagoscopia e broncoscopia em conjunto) pode ser efetuada para excluir malignidades síncronas.

A PAAF de uma massa no pescoço pode apresentar resultado positivo, quando a avaliação de um linfonodo aumentado está em questão.

Patologia

Noventa a noventa e cinco por cento dos cânceres laríngeos são CCEs. Outros tipos menos comuns de doenças laríngeas malignas incluem carcinoma cístico adenoide, com uma evolução indolente característica de crescimento e invasão perineural. Raramente, o câncer pode ser de origem neuroendócrina, estromal ou mesenquimal.

◆ Opções de Tratamento

Câncer Laríngeo Estágio I

Supraglote

As opções-padrão de tratamento incluem:

- Radioterapia com feixe externo unicamente.
- Laringectomia supraglótica.

Glote

As opções-padrão de tratamento incluem:

- Radioterapia.
- Cordectomia para pacientes muito cuidadosamente selecionados com lesões T1 limitadas e superficiais.
- Hemilaringectomia ou laringectomia parcial ou laringectomia total, dependendo de considerações anatômicas.
- Excisão com *laser*.

Subglote

- Radioterapia isoladamente.

Câncer Laríngeo Estágio II

Supraglote

As opções-padrão de tratamento incluem:

- Radioterapia com feixe externo, laringectomia supraglótica ou laringectomia total, dependendo da localização da lesão, estado clínico do paciente e experiência da equipe de tratamento.
- A radioterapia pós-operatória é indicada para margens cirúrgicas positivas ou estreitas.

Glote

As opções-padrão de tratamento incluem:

- Radioterapia.
- Laringectomia parcial ou hemilaringectomia ou laringectomia total, dependendo de considerações anatômicas. Em certas circunstâncias, a microcirurgia com *laser* pode ser apropriada.

392 5. Cabeça e Pescoço

Subglote

- As lesões podem ser tratadas com sucesso por radioterapia isolada com preservação da voz normal.

Câncer Laríngeo Estágio III
Supraglote

As opções-padrão de tratamento incluem:

- Cirurgia com ou sem radioterapia pós-operatória.
- Radioterapia definitiva com cirurgia para salvamento em caso de insucesso da radioterapia.
- A quimioterapia administrada concomitantemente à radioterapia pode ser considerada em pacientes que necessitariam de laringectomia total para controle da doença.

Glote

As opções-padrão de tratamento incluem:

- Cirurgia com ou sem radioterapia pós-operatória.
- Radioterapia definitiva com cirurgia de salvamento nos casos de insucesso da radioterapia.
- A quimioterapia administrada concomitantemente à radioterapia pode ser considerada nos pacientes que necessitariam de laringectomia total para controle da doença.

Subglote

As opções-padrão de tratamento incluem:

- Laringectomia associada à tireoidectomia isolada e dissecção ganglionar traqueoesofágica, geralmente seguida por radioterapia pós-operatória.
- O tratamento por radioterapia unicamente é indicado para pacientes que não são candidatos à cirurgia.

Câncer Laríngeo Estágio IV
Supraglote

As opções-padrão de tratamento incluem:

- Laringectomia total com radioterapia pós-operatória.
- Radioterapia definitiva com cirurgia de salvamento nos casos de insucesso da radioterapia.
- A quimioterapia administrada concomitantemente à radioterapia pode ser considerada nos pacientes que necessitariam de laringectomia total para controle da doença.

Glote

As opções-padrão de tratamento incluem:

- Laringectomia total com radioterapia pós-operatória.
- Radioterapia definitiva com cirurgia de salvamento nos casos de insucesso da radioterapia.
- A quimioterapia administrada concomitantemente à radioterapia pode ser considerada nos pacientes que necessitariam de laringectomia total para controle da doença.

Subglote

As opções-padrão de tratamento incluem:

- Laringectomia associada à tireoidectomia total e dissecção ganglionar traqueoesofágica bilateral, geralmente seguida por radioterapia pós-operatória.
- O tratamento por radioterapia isoladamente é indicado para pacientes que não são candidatos à cirurgia.

Tipos de Tratamento

Radioterapia

A radioterapia é, às vezes, preferida em virtude dos bons resultados oncológicos, preservação da voz e possibilidade de salvamento cirúrgico em pacientes, cuja doença recidiva localmente.

Cirurgia

As opções cirúrgicas de tratamento devem ser revistas cuidadosamente para assegurar função adequada pulmonar e de deglutição pós-operatoriamente.

- Microcirurgia Transoral com *Laser*. A microcirurgia transoral com *laser* é ideal para o tratamento do câncer glótico intermediário e supraglótico. Ela pode ser efetuada sob microlaringoscopia de suspensão com um *laser*. O tumor pode ser transeccionado e removido em fragmentos. Este tratamento tem as mesmas indicações e contraindicações que as laringectomias parciais abertas. Uma unidade cricoaritenóidea funcional deve ser preservada. A sobrevida e a preservação laríngea são comparáveis a outros tratamentos convencionais.

- TORS. A laringectomia supraglótica roboticoassistida transoral pode ser apropriada para certos cânceres supraglóticos.

- Laringectomia Parcial.

Hemilaringectomia Vertical. Quando a doença é de pequeno tamanho e compromete apenas uma prega vocal e aritenoide, uma hemilaringectomia vertical pode ser efetuada. Este procedimento remove, unilateralmente, a prega vocal verdadeira desde anterior à comissura até o processo vocal da aritenoide, bem como a falsa prega vocal, o espaço do ventrículo paraglótico e a cartilagem tireoide sobrejacente. A ressecção pode ser estendida para incluir toda a aritenoide. Uma hemilaringectomia frontolateral remove adicionalmente as comissuras anteriores, parte da prega vocal contralateral e a cartilagem tireoide sobrejacente.

394   5. Cabeça e Pescoço

Laringectomia Supraglótica. A laringectomia supraglótica pode ser realizada em tumores limitados à região supraglótica com mobilidade normal das pregas vocais, com margem de 2 mm na comissura anterior. Ela é contraindicada, se a doença se estender anteriormente para a cartilagem tireoide ou o pescoço anterior, posteriormente para áreas pós-cricóideas ou intra-aritenóideas ou fáscia pré-vertebral, e em pacientes com má função pulmonar. Este procedimento pode remover a epiglote inteira e pregas ariepiglóticas, falsas pregas vocais, espaço pré-epiglótico e parte da cartilagem tireoide e pode ser estendido para incluir valécula, seio piriforme e a base da língua até as papilas circunvaladas.

Laringectomia Supracricóidea. A laringectomia supracricóidea pode ser efetuada para remoção de tumores de grandes dimensões, mesmo certos T4 da glote e supraglote. Entretanto, ela é contraindicada na extensão subglótica, 10 mm anteriormente ou 5 mm posteriormente, e com comprometimento de ambas as cartilagens aritenoides, o osso hioide, a base da língua ou a cartilagem cricoide. A laringectomia supracricóidea resseca ambas as pregas vocais verdadeiras e falsas, o espaço paraglótico, toda a cartilagem tireoide, bem como a epiglote e uma das aritenoides, caso necessário. A reconstrução envolve cricoioidoepiglotopexia ou cricoioidopexia, caso a epiglote seja removida.

● Laringectomia Total. Uma laringectomia total pode ser realizada no caso de falha da radioterapia com extensão não clara de recorrência, condrorradionecrose, ou quando outras técnicas de conservação não são exequíveis. Uma laringectomia total remove toda a laringe, incluindo as cartilagens tireoide e cricoide, parte da glândula tireoide, os linfonodos paratraqueais e pode envolver a remoção dos músculos em fita sobrejacentes.

◆ **Complicações**
● Trauma psicossocial pela cirurgia e/ou radioterapia.
● Perda da voz produzida pelas pregas vocais em alguns procedimentos.
● Pneumonia de aspiração, em alguns procedimentos.
● Osteorradionecrose.
● Dor crônica.
● Dificuldades de respiração.
● Infecções do estoma.
● Potenciais malignidades do estoma.

◆ **Resultado e Acompanhamento**
Considerações devem ser feitas com relação à proteção da via aérea, suporte nutricional e reabilitação da voz. Estabelecer uma via aérea estável por via de traqueotomia deve ser considerado pré-operatoriamente para tumores ameaçando a via aérea ou com potencial para prejudicar a entubação. A introdução preventiva de um tubo de gastrostomia pode assegurar um estado nutricional maximizado pré e pós-operatório. Caso preservação da voz não seja possível no plano de tratamento, uma opção não invasiva para a reabilitação vocal é a eletrolaringe. Alternativamente, os pacientes podem aprender técnicas de voz esofágica, utilizando a expulsão de ar através do esôfago para gerar a

vibração básica para a fala. Através de uma punção traqueoesofágica, uma fístula pode ser criada entre a traqueia cervical e o esôfago para permitir uma deglutição eficiente de ar para a vocalização esofágica.

Cuidados de acompanhamento oncológico estreito são necessários graças aos segundos cânceres primários, recorrências e metástases tardias, todos eles com fortes possibilidades, especialmente se o paciente continuar a fumar.

◆ Códigos na CID-10

C32	Neoplasma maligno da laringe.
C32.0	Neoplasma maligno da glote.
C32.1	Neoplasma maligno da supraglote.
C32.2	Neoplasma maligno da subglote.
C32.3	Neoplasma maligno das cartilagens laríngeas.
C32.8	Neoplasma maligno de outros locais especificados da laringe.
C32.9	Neoplasma maligno da laringe não especificado.

◆ Estadiamento do Câncer da Laringe

Tumor Primário: Supraglote

- TX: tumor primário não pode ser avaliado.
- T0: ausência de evidências de tumor primário.
- Tis: carcinoma *in situ*.
- T1: tumor limitado a um sublocal da supraglote *com mobilidade normal das pregas vocais*.
- T2: tumor invade a mucosa de mais de um sublocal adjacente da supraglote ou glote ou região fora da supraglote (p. ex., a mucosa da base da língua, valécula, ou parede medial do seio piriforme) *sem fixação da laringe*.
- T3: tumor limitado à laringe *com fixação de prega vocal* e/ou invade qualquer um dos seguintes: área pós-cricóidea, tecidos pré-epiglóticos, espaço paraglótico e/ou pequena erosão de cartilagem tireoide (p. ex., córtex interno).
- T4a: doença local moderadamente avançada. Tumor invade através da cartilagem tireoide e/ou invade tecidos além da laringe (p. ex., a traqueia, os tecidos moles do pescoço incluindo os músculos extrínsecos profundos da língua, os músculos em fita, a tireoide, ou o esôfago).
- T4b: doença local muito avançada. Tumor invade o espaço pré-vertebral, encapsula a artéria carótida ou invade as estruturas mediastinais.

Tumor Primário: Glote

- TX: tumor primário não pode ser avaliado.
- T0: ausência de evidências de tumor primário.
- Tis: carcinoma *in situ*.
- T1: tumor limitado à prega(s) vocal(is) (pode comprometer a comissura anterior ou posterior) *com mobilidade normal*.

396   5. Cabeça e Pescoço

- T1a: tumor limitado a uma prega vocal.
- T1b: tumor compromete ambas as pregas vocais.
- T2: tumor se estende à supraglote e/ou à subglote *e/ou com mobilidade prejudicada de pregas vocais.*
- T3: tumor limitado à laringe *com fixação de pregas vocais* e/ou invasão do espaço paraglótico, e/ou do córtex interno da cartilagem tireoide.
- T4a: tumor invade através do córtex externo da cartilagem tireoide e/ou invade os tecidos além da laringe (p. ex., a traqueia, os tecidos moles do pescoço, incluindo o músculo extrínseco profundo da língua, músculos em fita, a tireoide ou o esôfago.
- T4b: tumor invade o espaço pré-vertebral, encapsula a artéria carótida, ou invade as estruturas mediastinais.

Tumor Primário: Subglote

- TX: tumor primário não pode ser avaliado.
- T0: ausência de evidências de tumor primário.
- Tis: carcinoma *in situ*.
- T1: tumor limitado à subglote.
- T2: tumor se estende à prega(s) vocal(is) *com mobilidade normal ou prejudicada.*
- T3: tumor limitado à laringe *com fixação de prega(s) vocal(is).*
- T4a: tumor invade a cartilagem cricoide ou tireoide e/ou invade os tecidos além da laringe (p. ex., a traqueia, os tecidos moles do pescoço, incluindo os músculos extrínsecos profundos da língua, os músculos em fita, a tireoide ou o esôfago).
- T4b: tumor invade o espaço pré-vertebral, encapsula a artéria carótida ou invade as estruturas mediastinais.

Considerações da Categoria T

- Supraglote: mobilidade normal de pregas vocais (T1), fixação da laringe (T2) e fixação de prega vocal (T3) só podem ser determinadas clinicamente.
- Glote: mobilidade normal de pregas vocais (T1), mobilidade prejudicada de prega vocal (T2) e fixação de prega vocal (T3) só podem ser determinadas clinicamente.
- Subglote: mobilidade normal ou prejudicada de prega vocal (T2) e fixação de prega vocal (T3) só podem ser determinadas clinicamente.

Tumor Primário: Linfonodos Regionais*

- NX: tumor primário não pode ser avaliado.
- N0: ausência de metástase linfonodal regional.
- N1: metástase em um único linfonodo ipsolateral, ≤ 3 cm na maior dimensão.
- N2: metástase em um único linfonodo ipsolateral, > 3 cm, mas não > 6 cm na maior dimensão, ou em múltiplos linfonodos ipsolaterais, nenhum > 6

cm na maior dimensão, ou em linfonodos bilaterais ou contralaterais, nenhum > 6 cm na maior dimensão.

- N2a: metástase em um único linfonodo ipsolateral, > 3 cm, mas não > 6 cm na maior dimensão.
- N2b: metástase em múltiplos linfonodos ipsolaterais, nenhum > 6 cm na maior dimensão.
- N2c: metástase em linfonodos bilaterais ou contralaterais, nenhum > 6 cm na maior dimensão.
- N3: metástase em um linfonodo > 6 cm na maior dimensão.

*Linfonodos mediastinais superiores são considerados linfonodos regionais (nível VII). Gânglios medianos são considerados gânglios ipsolaterais.

Metástases a Distância

- MX: metástase a distância não pode ser avaliada.
- M0: ausência de metástase a distância.
- M1: metástase a distância.

Agrupamentos dos Estágios da Supraglote, Glote e Subglote do American Joint Committee on Cancer

Estágio 0

Tis N0 M0

Estágio I

T1 N0 M0

Estágio II

T2 N0 M0

Estágio III

T1 N1 M0
T2 N1 M0
T3 N0 M0
T3 N1 M0

Estágio IVA

T1 N2 M0
T2 N2 M0
T3 N2 M0
T4a N0 M0
T4a N1 M0
T4a N2 M0

398 **5. Cabeça e Pescoço**

Estágio IVB

T4b qualquer N M0

Qualquer T N3 M0

Estágio IVC

Qualquer T qualquer N M1

Leitura Adicional

American Joint Committee on Cancer. AJCC Staging Handbook. 7th ed. New York: Springer Verlag, 2010

El-Deiry MW, Trask DK, Hoffman HT, Dornfeld KJ. Carcinoma of the larynx. In: Genden EM, Varvares MA, eds. Head and Neck Cancer: An Evidence-Based Team Approach. Stuttgart/New York: Thieme; 2008:70-89

Forastiere AA, Goepfert H, Maor M *et al*. Concurrent chemotherapy and radiotherapy for organ preservation in advanced laryngeal cancer. N Engl J Med 2003;349(22):2091-2098

National Cancer Institute. Stage III laryngeal cancer. Available at: http://www.cancer. gov/cancertopics/pdq/treatment/laryngeal/HealthProfessional/page8

Johnson JT, Christopoulos A, Caicedo-Granados EE *et al*. Malignant tumors of the larynx: treatment. Available at: http://emedicine.medscape.com/article/848592treatment

Medini E, Medini I, Lee CK, Gapany M, Levitt SH. Curative radiotherapy for stage II-III squamous cell carcinoma of the glottic larynx. Am J Clin Oncol 1998;21(3):302-305

Mendenhall WM, Riggs CE Jr, Cassisi NJ. Treatment of head and neck cancers. In: DeVita VT Jr, Hellman S, Rosenberg SA, eds. Cancer: Principles and Practice of Oncology. 7th ed. Philadelphia, PA: Lippincott Williams & Wilkins; 2005:662-732

Thawley SE, Panje WR, Batsakis JG *et al.*, eds. Comprehensive Management of Head and Neck Tumors. 2nd ed. Philadelphia, PA: WB Saunders; 1999

5.2.9 Disfonia e Afonia após Laringectomia

◆ Características-Chave

- Uma laringectomia parcial pode tornar difícil a fonação, resultando em disfonia.
- Uma laringectomia total, associada à remoção da laringe e modificação do trato respiratório, resulta em uma perda total da capacidade fonatória (afonia).
- A avaliação para comunicação apropriada pós-laringectomia total é multifatorial.
- As três opções principais para comunicação são eletrolaringe, punção traqueoesofágica e voz esofágica.

5. Cabeça e Pescoço 399

A cirurgia da laringe, seja na forma de laringectomia total ou parcial, tem o potencial de influenciar significativamente o sistema da comunicação vocal. A cirurgia laríngea parcial, muitas vezes, exige uma reabilitação vocal intensiva, e funcionalidade completa pode nunca ser reobtida. A laringectomia total resulta em afonia, e há diversas opções de comunicação para substituir esta função.

◆ Epidemiologia

A incidência anual de câncer de cabeça e pescoço diagnosticado nos EUA é de ~ 45.660 casos. Destes, o câncer da laringe se responsabiliza por 25% dos casos (ver Capítulo 5.2.8). Os cânceres diagnosticados no primeiro ou no segundo estágio tendem mais a ser tratados por excisão cirúrgica local ou quimiorradioterapia; os cânceres da laringe no terceiro ou quarto estágio tendem mais a resultar em uma remoção total da laringe em combinação com quimioterapia e radioterapia. Das três opções de comunicação pós-laringectomia, 55% dos indivíduos utilizam uma eletrolaringe como método principal de comunicação, 31% utilizam uma prótese de punção traqueoesofágica, e 6% utilizam o método da voz esofágica (8% permanecem não vocais).

◆ Clínica

Sinais e Sintomas

Após cirurgia laríngea parcial, os pacientes muitas vezes se apresentam com disfonia caracterizada por uma qualidade vocal fraca, forçada ou soprosa. Os pacientes que foram submetidos a uma laringectomia total apresentam total incapacidade fonatória pós-operatoriamente, secundariamente à remoção da laringe, incluindo as pregas vocais.

◆ Diagnóstico Diferencial

Em pacientes submetidos à cirurgia laríngea parcial, é importante determinar se as qualidades vocais atuais são um resultado do tratamento cirúrgico *versus* um avanço ou recorrência do carcinoma. Qualquer alteração nas capacidades de comunicação alaríngeas prévias dos indivíduos após uma laringectomia total podem indicar recorrência do câncer e devem ser cuidadosamente avaliadas.

◆ Avaliação

A avaliação para métodos de comunicação após laringectomia total inclui uma avaliação das alterações físicas a partir da cirurgia e quimiorradioterapia para avaliar a capacidade de adaptação de uma laringe eletrônica seja transcervicalmente (tipo cervical) ou intraoralmente (tipo oral), tamanho do estoma e adaptação para oclusão do estoma com vocalização por punção traqueoesofágica. Adicionalmente, destreza manual, nível de motivação e recursos financeiros/de seguro devem ser considerados.

400　5. *Cabeça e Pescoço*

◆ **Opções de Tratamento**

Após Cirurgia Laríngea Parcial

A reabilitação da voz após cirurgia laríngea parcial deve incluir tratamento com um fonoaudiólogo e deve focalizar uma higiene vocal apropriada, suporte respiratório adequado, tensão muscular diminuída e ressonância oral (ver Capítulo 4.3.4).

Após Laringectomia Total

Eletrolaringe

É utilizado um dispositivo eletrônico energizado por bateria chamado eletrolaringe. Dependendo das alterações anatômicas após a cirurgia, uma eletrolaringe pode ser adaptada transcervicalmente (tipo cervical) ou intraoralmente (tipo oral). A eletrolaringe produz uma vibração que é transmitida intraoralmente por um tubo fixado ao aparelho ou por tecidos do pescoço ou bochecha.

A eletrolaringe oferece uma opção de comunicação imediatamente após a cirurgia, é relativamente fácil de usar e tem custo único mais baixo (quando comparada à prótese vocal por punção traqueoesofágica). As desvantagens incluem uma qualidade mecânica do som, necessidade de uma das mãos durante a comunicação e falta de familiaridade com o som pela maioria dos ouvintes.

Prótese Vocal por Punção Traqueoesofágica

Para a prótese vocal por punção traqueoesofágica, uma pequena fístula é realizada cirurgicamente na parede traqueoesofágica, ~ 1 cm abaixo do lábio superior do estoma. Esta fístula é mantida pérvia pela inserção de uma prótese com uma válvula unidirecional. A vocalização é, então, obtida passando-se ar da traqueia ao esôfago por meio da oclusão do estoma com oclusão por um dedo da mão ou um acessório estomal que dispensa as mãos.

A prótese vocal permite uma produção esofágica de som, o qual é, então, modelado pela cavidade oral para produção de fala. Os indivíduos com uma laringectomia, muitas vezes, acham que este método permite que a fala seja mais comparável à fala pré-operatória em temos de qualidade, fluência e facilidade de produção. As desvantagens incluem variações anatômicas e problemas mecânicos. Variações anatômicas incluem hipertonia ou flacidez do segmento muscular faringoesofágico, estenose estomal ou irregularidade do estoma. Problemas mecânicos incluem tamanho, encaixe e degradação da prótese secundária à infecção por *Candida* ou doença do refluxo gastroesofágico, ou deslocamento. Outras desvantagens incluem o custo da prótese (que precisa ser substituída a cada alguns meses), acessibilidade a um fonoaudiólogo ou otorrinolaringologista treinado para realizar a troca e a manutenção de válvulas de retenção, e destreza manual para limpeza e controle.

Voz Esofágica

A fala é produzida a partir de um método aprendido de vibrar o segmento muscular faringoesofágico. O ar é introduzido no esôfago pela cavidade oral e

5. Cabeça e Pescoço   401

é a seguir passado de volta para fora do esôfago para além do segmento faringoesofágico. Isto pode ser feito por um método de compressão glossofaríngea ou um método de inalação.

A voz esofágica permite comunicação sem o uso de aparelhos mecânicos ou protéticos e permite a produção de um som mais natural. As desvantagens incluem um tempo maior para aprender este método (estimado em 4 a 6 meses de terapia regular da fala e prática diária), taxas limitadas de sucesso e capacidade diminuída de controlar o volume.

◆ Resultado e Acompanhamento

Qualquer paciente com carcinoma da laringe deve ser acompanhado por um otorrinolaringologista durante, pelo menos, 5 anos pós-operatoriamente. Um paciente com uma prótese vocal por punção traqueoesofágica de demora deve ser acompanhado por um fonoaudiólogo ou otorrinolaringologista treinado no manejo de prótese para todas as trocas, aproximadamente a cada 3 meses. Um paciente com uma prótese de voz traqueoesofágica não de demora (ou seja, uma que é removida, limpada e reinserida pelo paciente em uma base frequente) deve ser acompanhado por um fonoaudiólogo ou otorrinolaringologista anualmente para avaliação de trato e ajuste. Adicionalmente, o acompanhamento deve ocorrer imediatamente para o caso de desalojamento da prótese ou alteração importante na qualidade do som, uma vez que isto pode indicar um problema mais importante, recorrência, aspiração, ou pode permitir a estenose ou fechamento do trato.

Leitura Adicional

Baugh RF, Lewin JS, Baker SR. Vocal rehabilitation of tracheoesophageal speech failures. Head Neck 1990;12(1):69-73

Op de Coul BM, Ackerstaff AH, van As-Brooks CJ et al. Compliance, quality of life and quantitative voice quality aspects of hands-free speech. Acta Otolaryngol 2005;125(6):629-637

Thomas JE, Keith RL. Looking Forward: The Speech and Swallowing Guidebook for People with Cancer of the Larynx or Tongue. 4th ed. Stuttgart/New York: Thieme; 2005

5.2.10 Otalgia Referida em Doença de Cabeça e Pescoço

◆ Características-Chave

- Otalgia referida é a sensação de dor na orelha, originando-se de uma fonte externa à orelha.
- Se nenhuma origem ótica para a otalgia for identificada, doenças malignas devem ser investigadas e excluídas.

Por definição, otalgia referida é a sensação de dor na orelha, originando-se de uma fonte externa à orelha. Muitos locais anatômicos distantes compartilham inervações com a orelha, e estímulos nocivos a estas áreas podem ser percebidos como otalgia. Em pacientes adultos, especialmente naqueles em

402   5. Cabeça e Pescoço

risco, se nenhuma fonte ótica para otalgia puder ser identificada, doenças malignas devem ser investigadas e excluídas, especialmente nos pacientes adultos com fatores de risco conhecidos.

A inervação sensitiva da orelha é provida pelo ramo auriculotemporal do quinto NC (nervo mandibular [NC V3]), contribuições de C2 e C3 através do plexo cervical via nervo auricular magno, nervo de Jacobson [ramo do NC IX], nervo de Arnold [ramo do NC X], e o ramo sensitivo do NC VII [ramo de Ramsay Hunt], que inerva uma parte do conduto auditivo externo e a concha circundante.

A explicação para a inervação complexa da orelha reside em última análise no desenvolvimento embriológico da orelha. A vesícula ótica vem a situar-se centralmente aos arcos branquiais 1, 2, 3 e 4. Os nervos sensitivos e motores destes arcos são o NC V, NV VII, NV IX e NC X, respectivamente.

◆ Etiologia

Ver **Tabela 5.7**. As lesões dos 2/3 anteriores da língua e da cavidade oral inferior tendem a referir dor à orelha via NC V3. Lesões da base lateral da língua, região tonsilar e 2/3 inferiores da nasofaringe causam otalgia profunda, intensa, via impulsos sensitivos através do NC IX. Lesões da laringe supraglótica comunicam aferentes sensitivos via o ramo laríngeo interno do nervo laríngeo superior do NC X. Lesões da orofaringe posterior, nasofaringe inferior, aspecto medial da base da língua, e da hipofaringe tendem a referir dor ao ouvido graças às inervações que se superpõem de ambos, os NCs IX e X (através do plexo faríngeo).

◆ Avaliação

A avaliação de um paciente com otalgia começa por uma história detalhada e um exame completo de cabeça e pescoço. Perguntas sobre o caráter e a cro-

---

Tabela 5-7 Etiologia da Otalgia Referida

Transtornos dentários
Próteses dentárias mal-ajustadas
Bruxismo
Osteoartrite cervical
Síndrome dolorosa miofascial cervicofacial
Neuralgia pós-traumática (neuroma do auricular magno)
Faringite crônica
Síndrome de Eagle
Neuralgia pós-viral (síndrome de Ramsay Hunt, neuralgia pós-herpética)
Arterite temporal
Neoplasia parotídea
Refluxo gastroesofágico

5. Cabeça e Pescoço   403

nologia da otalgia, fatores que exacerbam e aliviam a otalgia, a história otológica pregressa do paciente, os sintomas associados à otalgia (zumbido, perda auditiva, vertigem) a presença de sintomas constitucionais (para detectar doenças malignas) e perguntas sinusais e dentárias.

Um exame de cabeça e pescoço é fundamental na avaliação da otalgia. Um exame otológico completo, com um diapasão em duas frequências (256 e 512 Hz), é importante. Os NCs são examinados e comparados bilateralmente. O nariz, seios, cavidade oral, orofaringe e pescoço são inspecionados e palpados para procurar fontes de otalgia referida. Ao avaliar a otalgia no contexto de um exame otológico normal, uma nasofaringolaringoscopia fibroscópica é obrigatória para a procura por lesões que possam ser potencialmente nocivas aos nervos trigêmeo, facial, glossofaríngeo ou vago. Atenção deve ser dirigida para a endolaringe para examinar a mucosa quanto a sinais de doenças malignas e refluxo faringolaríngeo.

◆ Opções de Tratamento

Tratamento apropriado da fonte da otalgia em combinação com controle da dor.

◆ Códigos na CID-10

H92	Otalgia.
H92.09	Otalgia não especificada.
H92.09	Dor otogênica referida.

Leitura Adicional

Rareshide EH, Amedee RG. Referred otalgia. J La State Med Soc 1990;142(6):7-10 Sadler TW. Langman's Medical Embryology. 6th ed. Baltimore, MD: Williams & Wilkins; 1990

Scarbrough TJ, Day TA, Williams TE, Hardin JH, Aguero EG, Thomas CR Jr. Referred otalgia in head and neck cancer: a unifying schema. Am J Gin Oncol 2003;26(5):el 57-el 62

5.2.11 Esvaziamento Cervical

◆ Características-Chave

- A presença de metástase nos linfonodos cervicais reduz a sobrevida dos pacientes com câncer de células escamosas de cabeça e pescoço em até 50%.

- O esvaziamento cervical ou linfadenectomia é um procedimento cirúrgico em que o conteúdo fibrogorduroso do pescoço é removido para a prevenção ou tratamento de metástases cervicais.

- Mais comumente utilizado no tratamento de cânceres do trato aerodigestório superior, pele da cabeça e do pescoço, tireoide e glândulas salivares.

404 5. *Cabeça e Pescoço*

Os cânceres de cabeça e pescoço tendem a se metastatizar aos linfonodos cervicais. O termo esvaziamento cervical refere-se à remoção sistemática de linfonodos no pescoço. Para erradicar câncer nos gânglios linfáticos cervicais e ajudar a determinar a necessidade de terapia adicional (estadiamento) quando linfonodos não são identificados clinicamente, pode ser efetuado um esvaziamento cervical. Embora utilizado mais comumente para o tratamento de cânceres do trato aerodigestório superior, o esvaziamento cervical também é utilizado para doenças malignas da pele da cabeça e do pescoço, da tireoide e das glândulas salivares.

O procedimento cirúrgico original descrito para o tratamento de câncer cervical metastático era o esvaziamento cervical (ECR); ele foi descrito pela primeira vez por Crile, em 1906, e até várias décadas atrás este era considerado o procedimento padrão para o tratamento da doença cervical clinicamente positiva no contexto de câncer de cabeça e pescoço. Mais recentemente, foi adotada uma mudança no sentido de procedimentos cirúrgicos mais conservadores. Esta mudança visa a remover tecido linfático preservando estruturas não linfáticas adjacentes. Além disso, grupos linfonodais específicos em risco de doença metastática, conforme predito pelo tamanho, localização e outras características do tumor primário, são removidos de maneira seletiva em certos casos.

◆ Classificação dos Níveis do Pescoço

A avaliação do padrão de drenagem do local do tumor primário no trato aerodigestório superior levou à compreensão e identificação dos grupos ganglionares em risco de metástases cervicais. O pescoço foi dividido em seis desses grupos chamados níveis cervicais.

Nível 1: Triângulos Submandibular e Submentual

O nível 1 consiste nos triângulos submandibular e submentual. O triângulo submandibular é limitado pela mandíbula superiormente, o ventre posterior do músculo digástrico posteroinferiormente e o ventre anterior do músculo digástrico anteroinferiormente. Seu assoalho é o músculo hioglosso. O triângulo submentual é a região entre os ventres anteriores bilaterais dos músculos digástricos e o osso hioide.

Nível 2: Região Jugulodigástrica

O nível 2 é conhecido como região jugular-digástrica. Seus limites são a base do crânio superiormente, a bifurcação carotídea inferiormente, margem posterior do músculo esternocleidomastóideo e a margem lateral dos músculos esterno-hióideo e esternotireóideo medialmente.

Nível 3: Região Jugular Média

O nível 3 é a região jugular média. Ela é limitada pela bifurcação carotídea superior, a junção do músculo omo-hióideo e esternocleidomastóideo à veia jugular inferiormente, a margem posterior do músculo esternomastóideo lateralmente e a margem lateral do músculo esterno-hióideo medialmente.

Nível 4: Região Jugular Inferior

O nível 4 é a região jugular interior e se estende desde o omo-hióideo superiormente à clavícula inferiormente. Ele se estende à margem posterior do músculo esternomastóideo e à margem lateral do músculo esterno-hióideo medialmente. A fáscia sobrejacente ao nervo frênico e ao plexo braquial e o limite profundo.

Nível 5: Triângulo Posterior

O nível 5 é também conhecido como o triângulo posterior. Ele inclui os linfonodos entre a margem posterior do músculo esternomastóideo e a margem anterior do músculo trapézio. Ele se estende até a clavícula inferiormente. O trajeto do nervo acessório espinhal é abrangido neste triângulo. A "região supraclavicular" também é encontrada no nível 5.

Nível 6: Compartimento Anterior

O nível 6 é o compartimento anterior e inclui os linfonodos medianos adjacentes à traqueia e glândula tireoide. Os limites desta região são o osso hioide superiormente, a incisura esternal inferiormente e a bainha carotídea lateralmente.

◆ Classificação dos Esvaziamentos Cervicais

A classificação atual do esvaziamento cervical foi desenvolvida pelo Committee of Head and Neck Surgery & Oncology da American Academy of Otolaryngology-Head and Neck Surgery e é com base nos seguintes princípios:

1. Um ECR é o procedimento básico padrão para remoção de linfonodos do pescoço, e todos os outros procedimentos representam uma modificação deste procedimento. Ele é definido como a remoção em bloco dos grupos ganglionares entre a mandíbula e a clavícula. Um ECR inclui a remoção da veia jugular interna, do nervo acessório espinhal e do músculo esternocleidomastóideo.

2. Quando a modificação do ECR envolve a preservação de uma estrutura não linfática, o procedimento é chamado esvaziamento cervical modificado.

3. Quando a modificação envolve a preservação de um ou mais grupos linfáticos que são rotineiramente removidos em um ECR, o procedimento é chamado esvaziamento seletivo (ECS). Os procedimentos geralmente são efetuados, se não houver nenhuma doença palpável no pescoço (pescoço clinicamente N0), mas o risco de metástases ocultas aos linfonodos cervicais é provavelmente > 20%. Por exemplo, um CCE T1 N0 da língua oral estendendo-se mais profundamente do que 4 mm constitui uma indicação para executar uma ECS envolvendo os níveis 1 a 3, e possivelmente o nível 4.ECSs incluem um esvaziamento cervical supraomo-hióideo, um esvaziamento cervical do compartimento lateral, um esvaziamento cervical lateral posterior e esvaziamento cervical do compartimento anterior.

   - O esvaziamento cervical supraomo-hióideo envolve a remoção dos níveis 1 a 3 e geralmente é efetuado no contexto de tumores da cavidade oral e doença cervical N0.

406   5. Cabeça e Pescoço

- O esvaziamento cervical do compartimento lateral inclui os níveis 2 a 4 e é utilizado em conjunção à ressecção cirúrgica de tumores da laringe, hipofaringe, faringe e tireoide.
- O esvaziamento cervical lateral posterior inclui os níveis 2 a 5. Ele pode incluir também as regiões ganglionares retroauricular e suboccipital. Esvaziamento cervical lateral posterior é tipicamente efetuado para doenças malignas cutâneas do couro cabeludo e face.
- O esvaziamento cervical do compartimento anterior ou compartimento central inclui o nível 6 e é utilizado para tumores encontrados na laringe, hipofaringe, no esôfago cervical subglóticos e na tireoide. O esvaziamento cervical anterior é comumente efetuado para câncer papilífero da tireoide com metástases aos linfonodos
4. Quando a modificação envolve remoção ou adição de grupos de linfonodos ou estruturas não linfáticas com relação ao ECR, o procedimento é chamado ECR alargado. Um ECR alargado envolve a remoção adicional de músculos, nervos, vasos e linfonodos, conforme ditado pela doença primária ou a presença de metástases encontradas na cirurgia. Um esvaziamento cervical alargado pode envolver os linfonodos retrofaríngeos, o nervo hipoglosso, partes da musculatura pré-vertebral e a artéria carótida. Por outro lado, certas doenças malignas de glândula parótida podem exigir uma parotidectomia total combinada ao esvaziamento cervical.

◆ Complicações do Esvaziamento Cervical

As complicações podem ser divididas em intraoperatórias ou pós-operatórias. É importante lembrar que certas condições clínicas, como tratamento pós-radioterapia, mau estado nutricional, hipotireoidismo, alcoolismo e diabetes, podem aumentar o risco de complicações intraoperatórias e pós-operatórias.

As complicações intraoperatórias dos esvaziamentos cervicais incluem hemorragia e lesão de NCs adjacentes. Durante um esvaziamento submentual submandibular, o ramo mandibular marginal do nervo facial, o nervo hipoglosso e o nervo lingual estão todos em risco. Lesões do nervo frênico podem causar paresia do hemidiafragma, mas isto tipicamente só é sintomático em pacientes com doença pulmonar importante. Lesões do vago podem causar paralisia de prega vocal. Lesões do plexo braquial são raras, mas podem ocorrer, causando perda de força na extremidade superior. Lesões do tronco simpático podem causar síndrome de Horner. As complicações pós-operatórias incluem hematoma, disfunção do ombro, infecção de ferida, fístula salivar ou quilosa e ruptura de artéria carótida.

Leitura Adicional

Ferlito A, Robbins KT, Silver CE, Hasegawa Y, Rinaldo A. Classification of neck dissections: an evolving system. Auris Nasus Larynx 2009;36(2):127-134

Kerawala CJ, Heliotos M. Prevention of complications in neck dissection. Head Neck Oncol 2009;1(1):35

Robbins KT, Shaha AR, Medina JE, et al; Committee for Neck Dissection Classification, American Head and Neck Society. Consensus statement on the classification and terminology of neck dissection. Arch Otolaryngol Head Neck Surg 2008;134(5):536-538

Shaha AR. Neck dissection: an operation in evolution. World J Surg Oncol 2005;3(1):22

5.2.12 Câncer de Pele de Cabeça, Face e Pescoço

5.2.12.1 Carcinoma Basocelular

◆ Características-Chave

- O carcinoma basocelular é o câncer de pele mais comum (80%).
- Ele é derivado dos queratinócitos basais.
- O carcinoma basocelular é de crescimento lento, raramente se metastatizando.
- Tem uma alta taxa de cura por excisão com margens mínimas.

O carcinoma basocelular (CBC) é o câncer mais comum em humanos. Dado que a exposição ao sol constitui o maior risco para desenvolvimento de CBC, noventa por cento destes cânceres são encontrados na região de cabeça e do pescoço. Embora a prevenção seja o ideal (através da redução da exposição ao sol), o CBC raramente é agressivo, com taxas de metastatização muito baixas (< 1%), podendo geralmente ser tratado por excisão cirúrgica completa.

◆ Epidemiologia

Não existem dados epidemiológicos extensos sobre o CBC, uma vez que ele geralmente é incluído nos dados de câncer de pele "não melanoma". O National Cancer Institute estima > 1.000.000 de novos casos de CBC e CCE combinados, com números de mortalidade de < 2.000 indivíduos. Nos EUA, o CBC é mais comum nos estados do Sunbelt (cinturão solar). Ocupações, como fazendeiros, trabalhadores da construção e outros que passam muitas horas ao sol, têm um risco maior de desenvolver câncer de pele. Fatores de risco também incluem pele pigmentada clara e olhos azuis/verdes. Pessoas de descendência africana raramente desenvolvem CBC, mas há uma incidência mais alta em africanos albinos, apontando o papel protetor central da melanina. Condições genéticas com alta incidência de CBC incluem xerodermia pigmentosum (defeito autossômico recessivo na proteína de reparo do DNA) e a síndrome de nevos basocelulares (ou seja, síndrome de Gorlin, que é uma condição dominante autossômica que envolve cistos maxilares, costelas bífidas, escoliose, depressões palmares e CBC *in situ* multifocal na infância). Outros fatores de risco incluem lesão da pele por meio de radiação ultravioleta (UV) B (sol, câmaras de bronzeamento), exposição à radiação ionizante, exposição ao arsênico, trauma ou irritação crônica prévios e imunossupressão.

408　5. Cabeça e Pescoço

◆ Clínica

Sinais e Sintomas

O carcinoma basocelular geralmente se apresenta como uma área de crescimento indolente ou com cor alterada na pele, raramente com prurido, sangramento e ulceração. A aparência da lesão varia com o tipo (ver Patologia, a seguir.)

Diagnóstico Diferencial

- Queratose actínica.
- Queratose seborreica.
- Queratoacantoma.
- Nevos.
- Doença de Bowe.
- CCE.
- Melanoma.

◆ Avaliação

Exame Físico

Um exame físico de rotina deve ser realizado com ênfase no couro cabeludo, pregas em torno do nariz, lábios, cantos e orelhas, porque estas áreas apresentam risco mais alto de recorrência.

Outros Testes

Não são necessários exames de imagem ou testes laboratoriais, mas as lesões suspeitas devem ser biopsiadas.

Patologia

Há quatro tipos histopatológicos de CBC:

Nodular: esta é a forma mais comum de CBC (60-80%). Aparece mais comumente na cabeça, pescoço e dorso superior. As lesões se assemelham a pápulas certas com depressão central ou margens espessadas, e uma transparência perolada. Frequentemente, telangiectasias surgem na superfície, as quais podem levar a sangramento e formação de crostas, especialmente no caso de haver ulceração.

Morfeiforme: esta forma constitui 10 a 20 dos CBCs. Esta é a variedade mais agressiva, com o pior prognóstico. Aparece comumente na face como uma placa esclerótica, às vezes deprimida, com cor amarelada e bordas irregulares. Sangramento e ulceração são raros, e esta lesão pode ser erradamente tomada por uma cicatriz. Estas células tumorais expressam colagenases, as quais lhes permitem viajar ao longo dos nervos periféricos e planos de fusão embrionários.

Pigmentado: este tipo é muito semelhante ao tipo nodular, mas com a característica adicional de pigmentação, que pode assemelhar-se a nevo benigno ou melanoma. Estas lesões são comumente encontradas em indivíduos de pele mais escura.

Superficial: este tipo aparece comumente no tronco (raramente na cabeça e pescoço) sob a forma de área escamosa endurecida com uma borda irregular, frequentemente simulando psoríase ou eczema ou assemelhando-se à queratose actínica. O crescimento é lento com baixas velocidades de erosão ou invasão. Múltiplos CBCs superficiais foram associados à exposição ao arsênico.

◆ Opções de Tratamento

Clínico

A aplicação de 5-FU tem algum sucesso no CBC do tronco e extremidades, mas não está aprovada para uso na região de cabeça e pescoço.

A radioterapia com feixe externo pode ser utilizada eficazmente e ganhou preferência aos raios X superficiais por muitos oncologista radioterapeutas. A radiação ionizante é uma boa opção de tratamento em pacientes que não são candidatos cirúrgicos, especialmente pacientes com tumores faciais.

Cirúrgico

Mais comumente, o CBC é removido no contexto ambulatorial por curetagem com eletrodissecção, utilizando uma lâmina em alça para curetar a lesão da pele normal, vigorosamente e em múltiplas direções. Isto é mais bem utilizado em pequenos CBCs nodulares ou superficiais, com uma taxa de sucesso de 90%, mas não deve ser utilizado em tipos agressivos de CBC ou em áreas cosméticas ou funcionalmente sensíveis. A excisão cirúrgica com margens de 4 mm apresenta taxa de cura de 95% e pode ser executada em qualquer variedade de CBC. O fechamento primário tem melhor resultado cosmético do que a cura por segunda intenção. O procedimento mais efetivo (taxa de cura 96-99%) é excisão micrográfica de Mohs (**Fig 5.8**). Nesta técnica, o tumor é removido, e a margem mapeada e codificada em cores, a seguir examinada por completo quanto a câncer remanescente. Caso haja algum câncer remanescente, o cirurgião retorna àquela área especificamente mapeada e remove tecidos, repetindo este processo até que todas as margens estejam limpas. Este procedimento é mais bem utilizado para áreas cosméticas ou funcionalmente sensíveis em que margens amplas não podem ser facilmente removidas, ou para tumores agressivos, recorrentes ou de grandes dimensões.

A criocirurgia também pode tratar confiavelmente pequenos CBCs não agressivos.

◆ Resultado e Acompanhamento

Pacientes que são diagnosticados com CBC têm uma chance de 35 a 40% de desenvolver outro tumor dentro de 3 anos e uma chance de 50% de desenvolver outro carcinoma basocelular (não recorrente) dentro de 5 anos. Por essas razões, triagens de pele regulares são recomendadas. Utilizar chapéu para proteger a cabeça e o pescoço da exposição ao sol e uso de filtro solar devem ser incentivados.

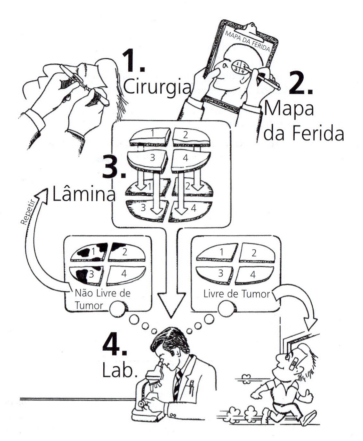

Fig. 5.8 Passos na excisão micrográfica de Mohs. (De: Papel ID, ed. Facial Plastic and Reconstructive Surgery. 3rd ed. Stuttgart/New York: Thieme; 2009:683.)

◆ **Códigos na CID-10**

C44	Outro neoplasma maligno da pele.
C44.0	Outro neoplasma maligno da pele do lábio.
C44.1	Outro neoplasma maligno da pele da pálpebra, incluindo canto.
C44.2	Outro neoplasma maligno da pele da orelha e canal auditivo externo.
C44.3	Outro neoplasma maligno da pele de outra parte e pares inespecificadas da face.
C44.4	Outro neoplasma maligno do couro cabeludo e da pele do pescoço.

Leitura Adicional

Hendrix JD, Slingluff CL. Diagnosis and treatment of cutaneous malignancies. In: Papel ID, ed. Facial Plastic and Reconstructive Surgery. 3rd ed. Stuttgart/New York: Thieme; 2009:675-702

Rubin Al, Chen EH, Ratner D. Basal-cell carcinoma. N Engl J Med 2005;353(21):2262-2269

Snow SN, Sahl W, Lo JS *et al.* Metastatic basal cell carcinoma: report of five cases. Cancer 1994;73(2):328-335

Wilkins EG, Chung KC, Rees RS, Robson MC, Smith DJ Jr. The physiologic basis of surgery. 2nd ed. Baltimore, MD: Williams & Wilkins; 1996:569-570

5.2.12.2 Carcinoma de Células Escamosas

◆ Características-Chave

- O carcinoma de células escamosas (CCE) é o segundo câncer de pele mais comum.
- Sua agressividade é relacionada com o tamanho e a disseminação linfática.
- A excisão cirúrgica é o sustentáculo do tratamento.

O CCE é o segundo câncer de pele mais comum em humanos, depois do CBC. O CCE é mais agressivo que CBC, uma vez que ele frequentemente cresce verticalmente, levando à penetração nos linfáticos e metástases. Além da exposição ao sol, a lesão crônica da pele e estados imunossupressivos são fatores de risco. Os CCEs originados de pele previamente danificada (cicatriz, queimadura ou lesão crônica, como úlcera de Marjolin) e lesões primárias grandes (> 2 cm) são mais agressivos, com taxas mais altas de recorrência e metástase. Lesões < 2 cm têm taxas de 5% de recorrência e 7% de metástase. Lesões > 2 cm têm o dobro da taxa de recorrência e 3 vezes a taxa de disseminação linfática. Como no caso do CBC, a prevenção é a melhor conduta, reduzindo a exposição ao sol e as lesões repetidas; entretanto, o CCE geralmente pode ser tratado com sucesso com excisão cirúrgica da lesão primária juntamente com o tecido linfático afetado.

◆ Epidemiologia

O National Cancer Institute estima mais de 1.000.000 de novos casos de CBC e CCE combinados, com números de mortalidade de < 2.000 indivíduos. Os fatores epidemiológicos do CCE são exposição à luz UV-B, sensibilidade genética relacionada com o sol, exposição a carcinogênios químicos, exposição prévia à radiação e inflamação crônica, imunossupressão e infecção por HPV.

412   *5. Cabeça e Pescoço*

◆ Clínica

Sinais e Sintomas

O aspecto cutâneo do CEC é variado: o CEC pode aparecer como uma área escamosa, áspera sobre uma base eritematosa em pele exposta ao sol. A lesão pode parecer semelhante a uma cicatriz, mas não se cura e muitas vezes sangra e ulcera. Similarmente, uma úlcera ou ferida que não se cura pode estar abrigando um CEC. O CEC também pode originar-se de lesões eritroplásicas. O aspecto da lesão varia com o tipo.

Diagnóstico Diferencial

- Doença de Bower.
- Corno cutâneo.
- Queratose actínica.
- Queratoacantoma.
- Verruga.
- Blastomicose.
- Carcinoma basocelular.
- Melanoma.

◆ Avaliação

História

Uma história apropriada deve incluir uma ênfase especial em lesões cutâneas ou alterações na coloração prévias e atuais.

Exame Físico

Um exame físico de rotina deve ser efetuado. Linfonodos na parótida e no pescoço devem ser avaliados, especialmente em lesões comprometendo o nariz, a orelha e a têmpora.

Exames de Imagem

Nenhum exame de imagem ou laboratorial é necessário para lesões cutâneas isoladas (se adenopatia for suspeitada, a imagem é necessária para ajudar no estadiamento), mas TC, RM e PET são úteis para determinar a extensão do tumor, caso avançado.

Outros Testes

Lesões suspeitas exigem uma biópsia com *punch* ou duas biópsias com *shave,* as quais incluam o nível da derme intermediária.

Patologia

Histologicamente, o CCE pode ser graduado como bom, moderado e pouco diferenciado. Macroscopicamente, pode ser ulcerativo, infiltrativo ou exofítico.

Variedades de CCE incluem as seguintes:

Células fusiformes, uma variedade biologicamente agressiva de CCE pode assemelhar-se a sarcoma de tecido mole, mas pode ser diferenciado com um teste positivo de anticorpo à vitronectina. As células fusiformes são núcleos alongados em um padrão enovelado. Embora seja uma variante rara, é mais comumente observada em locais de cicatrizes prévias ou lesão crônica.

Adenoide (acantolítico) exibe diferenciação pseudoglandular com uma separação dos queratinócitos entre si. Histologicamente, pode assemelhar-se a um adenocarcinoma, mas clinicamente aparece como CCE típico, geralmente no idoso, na região periauricular. Esta variedade também é considerada biologicamente agressiva.

Variedades indolentes incluem a doença de Bowen (CCE *in situ*), que é caracterizada histologicamente por hiperqueratose, paraqueratose e acantose com cristas epidérmicas espessadas e alongadas.

O queratoacantoma é uma doença maligna de baixo grau relativamente comum que se origina nas glândulas pilossebáceas e assemelha-se estreita e patologicamente ao CCE (crescimento rápido em torno de folículo piloso, resolução espontânea em 4-6 meses). O carcinoma verrucoso é uma variante de CCE de baixo grau com pouco potencial para metástases a distância. Entretanto, tem o potencial de causar destruição local.

◆ Opções de Tratamento

O tratamento do CCE é a excisão cirúrgica. Pequenos tumores bem diferenciados podem ser removidos com segurança com margens de 4 mm, enquanto lesões > 2 cm, moderadamente indiferenciadas com comprometimento da gordura subcutânea, exigem margens de pelo menos 6 mm, incluindo uma porção da gordura subcutânea. Se os gânglios parotídeos ou cervicais estiverem clinicamente comprometidos, parotidectomia superficial e DRP modificada são recomendadas. A excisão micrográfica de Mohs pode ser empregada, especialmente em áreas cosmeticamente sensíveis (**Tabela 5.8**).

A radioterapia é efetiva como terapia principal para maus candidatos cirúrgicos e áreas cosmeticamente sensíveis, ou como terapia adjunta para minimizar recorrências, tratar margens positivas ou estreitas, tratar disseminação linfática ou reduzir a massa das grandes lesões antes da excisão.

◆ Resultado e Acompanhamento

Após o tratamento da doença inicial, os pacientes devem ser acompanhados a cada 6 meses por 2 anos e, a seguir, anualmente. Doenças mais avançadas devem ser acompanhadas mais frequentemente (3-6 meses) por 2 anos, com intervalos aumentados subsequentemente. O CCE prévio aumenta significativamente a chance de tumores secundários; os pacientes devem realizar exames completos da pele anualmente. A proteção contra exposição solar (chapéus de abas largas, protetor solar) deve ser reforçada.

414   5. Cabeça e Pescoço

Tabela 5-8 Opções de Tratamento para Carcinoma de Células Escamosas (CCE) e Carcinoma Basocelular (CBC)

Excisão micrográfica de Mohs

Caso um ou mais destes fatores esteja presente:

Tumor recorrente

Tamanho tumoral maior que 2 cm de diâmetro

Tumores com histologia agressiva (como CBC morfeiforme, infiltrativo, micronodular ou CCE mal diferenciado)

Tumores com margens mal definidas

Tumores que são excisados incompletamente

Tumores com invasão perineural

Localização do tumor com conservação máxima de tecido normal é importante (como na pálpebra, no nariz, na orelha, no lábio, no dedo, na genitália)

Caso contrário, considerar

Excisão padrão

Utilizar pelo menos

Margens de 4 a 6 mm até uma profundidade de tecido subcutâneo, caso pequeno médio a profundo (62 cm) primário CBC > CCE com margens clinicamente bem definidas e histologia não agressiva

ou

margens de 7 mm até uma profundidade que inclua todo o tecido subcutâneo, caso esteja(m) presente(s) fator(es) para consideração de Mohs, porém Mohs for indisponível ou paciente recusar Mohs

Radioterapia

Caso o paciente seja um mau candidato cirúrgico

Recusar cirurgia

Como tratamento pós-operatório, caso Mohs ou excisão padrão mostrem invasão perineural ou margens positivas

Considerar terapias outras que não radioterapia, caso o paciente apresente doença do tecido conectivo (p. ex., lúpus, esclerodermia) ou tiver < 50 anos

Modalidades menos comumente usadas

Estas modalidades são utilizadas principalmente em CBC superficial e CCE no tronco e nas extremidades:

Criocirurgia

Eletrodissecção e curetagem

Laser

Terapia fotodinâmica

Fonte: Papel ID, ed. Facial Plastic and Reconstructive Surgery, 3rd ed. Stuttgart/New York: Thieme; 2009:682.

◆ Códigos na CID-10

C44	Outro neoplasma maligno da pele.
C44.0	Outro neoplasma maligno da pele do lábio.
C44.1	Outro neoplasma maligno da pele da pálpebra, inclusive canto.
C44.2	Outro neoplasma maligno da pele da orelha e do canal auditivo externo.

5. Cabeça e Pescoço 415

C44.3 Outro neoplasma maligno da pele de outra parte e partes não especificadas da face.

C44.4 Outro neoplasma maligno do couro cabeludo e da pele do pescoço.

◆ **Estadiamento do Carcinoma de Células Escamosas**

Características de Alto Risco para Estadiamento do Tumor Primário (T)

Clínico: local primário na orelha ou lábio glabro
Histológico: $\geq$ 2-mm de profundidade
  Níveis de Clark IV/V
  Invasão perineural
  Invasão linfovascular
  Baixa diferenciação

Agrupamentos de Estágios de Carcinoma de Células Escamosas do American Joint Committee on Cancer

Estágio 0
  Tis N0 M0[*]

Estágio I
  T1 N0 M0

Estágio II
  T2 N0 M0

Estágio III
  T3 N0 Mo
  T3 N1 M0
  T1 N1 M0
  T2 N1 M0

Estágio IV
  T1 N2 M0
  T2 N2 M0
  T3 N2 M0
  Qualquer T N3 M0
  T4 qualquer N M0
  Qualquer T qualquer N M1

[*]Local primário na orelha ou no lábio glabro é considerado fator de alto risco no sistema de estadiamento do American Joint Committee on Cancer (AJCC), 7ª edição, que pode ser utilizado para estadiar para cima um tumor de pT1 para pT2. Outros aspectos de alto risco incluem resposta inflamatória; associação à queratose actínica; associação a HPV; associação à doença de Bowen; subtipos histológicos acantolítico, basaloide, pequenas células, anel de sinete, desmoplástico ou células fusiformes; e CCE folicular.

416   5. Cabeça e Pescoço

Níveis Anatômicos (de Clark)

Nível I
- Tumor intraepidérmico somente.

Nível II
- Tumor presente, mas não preenche e expande a derme papilar.

Nível III
- Tumor preenche e expande a derme papilar.

Nível IV
- Tumor invade a derme reticular.

Nível V
- Tumor invade a subcútis.

Leitura Adicional

American Joint Committee on Cancer. AJCC Cancer Staging Handbook. 7th ed. New York: Springer-Verlag; 2010

Hendrix JD, Slingluff CL Diagnosis and treatment of cutaneous malignancies. In: Papel ID, ed. Facial Plastic and Reconstructive Surgery. 3rd ed. Stuttgart/New York: Thieme; 2009:675-702

Nguyen TH, Ho DQ. Nonmelanoma skin cancer. Curr Treat Options Oncol 2002;3(3): 193-203

Wilkins EG, Chung KC, Rees RS, Robson MC, Smith DJ Jr. The Physiologic Basis of Surgery. 2nd ed. Baltimore, MD: Williams & Wilkins; 1996:570-572

5.2.12.3 Melanomas de Cabeça e Pescoço

◆ Características-Chave

- Os melanomas de cabeça e pescoço originam-se de células neuroendócrinas e se coram fortemente com HMB-45 e S-100.
- Melanomas são agressivos: localmente invasivos, metástases a distância, e o pior prognóstico dos cânceres de pele.
- A profundidade de invasão é a chave no tratamento e no prognóstico.
- Tratar com excisão local ampla e quimioterapia.

Aproximadamente 20% dos melanomas ocorrem na região da cabeça e do pescoço; 80% destes originam-se da pele (mais comumente na bochecha, no couro cabeludo, na orelha e no pescoço); o restante das mucosas (mais comumente o septo anterior), conchas média e inferior, palato duro e gengiva. Em casos de melanoma, a profundidade de invasão é chave no estadiamento e no prognóstico. As lesões suspeitas devem ser completamente excisadas com uma margem ditada pela profundidade da lesão. Fatores de risco incluem exposição à luz UV-B, queimaduras solares graves (> 3 antes da idade de 20 anos), grandes nevos congênitos, síndrome displásica familial, pele clara e olhos azuis ou verdes.

O melanoma mucoso em cabeça e pescoço é relativamente raro. Melanomas mucosos mostram comportamento muito mais agressivo em comparação aos melanomas da pele e são mais inclinados a metastatizar para locais regionais e distantes ou recidivar localmente, regionalmente, ou em localizações distantes, resultando em uma alta taxa de morte específica por essa causa. O prognóstico é sombrio, com a maioria dos relatos documentando uma taxa de sobrevida de 5 anos de 10 a 15%.

A presença de uma lesão pigmentada nas cavidades oral ou nasal deve levantar a suspeita de um melanoma mucoso; uma biópsia da lesão deve ser realizada prontamente. O diagnóstico da doença patológica é dependente da identificação de melanina intracelular.

◆ Epidemiologia

O National Cancer Institute estima 68.720 novos casos e 8.650 mortes por melanoma em 2009. Tem havido uma clara tendência para cima na incidência com o tempo. O melanoma tem a mais alta taxa de aumento em incidência e o terceiro mais alto aumento na mortalidade entre os cânceres nos EUA. A mais alta prevalência do melanoma é em homens brancos. Apresentações em estádio avançado (metástases) são mais comuns em pessoas de descendência africana.

◆ Clínica

Sinais e Sintomas

Os melanomas geralmente se apresentam como áreas maculares ou nodulares de alteração na coloração da pele, às vezes agravada por prurido, ulceração e sangramento. Os ABCDEs apontam melanoma:

1. Forma assimétrica *(asymmetric snape)*.
2. Bordas irregulares *(border irregularity)*.
3. Variação de coloração (dentro de partes da lesão, ou com o tempo) *(color variation)*.
4. Diâmetro (6 mm ou aumento de tamanho) *(diameter)*.
5. Evolução (realçando mudança com o tempo) *(evolution)*.

Melanomas mucosos geralmente se apresentam como lesões maculares, nodulares ou ulceradas na mucosa, causando epistaxe, obstrução nasal ou massa na cavidade oral.

Diagnóstico Diferencial

- Queratose seborreica.
- Câncer basocelular pigmentado.
- Lentigens solares.
- Nevos atípicos.

418   5. Cabeça e Pescoço

- Hemangioma.
- Melanoacantoma.
- Argirose focal.
- Estesioneuroblastoma.
- Outros carcinomas neuroendócrinos.

◆ Avaliação

Exame Físico

Um exame físico de rotina, focalizando lesão solar e áreas comumente afetadas (bochecha, couro cabeludo, pescoço etc.), os ABCDEs das lesões e palpação quanto a linfadenopatias.

Exames de Imagem

Exames de imagem não são frequentemente utilizados na doença inicial, porém em doença mais avançada ou casos suspeitos a PET-TC e RM são úteis.

Laboratório

Lactato desidrogenase (LDH) no estudo de metástases a distância.

Outros Testes

Coloração imunoistoquímica; HMB-45 (metilbrometo de homatropina) e S-100.

Patologia

A disseminação superficial (60-70%): tipo mais comum, comum em pessoas mais jovens, multicolorido com borda incisurada, geralmente a partir de nevos preexistentes na junção dermoepidérmica, o crescimento radial (aumento de diâmetro) precede o crescimento vertical (ulceração), pode invadir todos os níveis da derme.

Nodular (15-30%): mais agressivo, pior prognóstico, aparece como nódulo pigmentado escuro (azul/preto/vermelho), 5% amelanótico, pode-se originar espontaneamente (não relacionado com exposição solar), sem crescimento radial, mas crescimento vertical rápido com frequente sangramento e ulceração, linfadenopatia regional e a distância.

Lentiginoso acral (10%): alta incidência em asiáticos e africanos, grande, escuro, com bordas irregulares nas plantas, palmas e crescimento lateral subungueal.

Lentigo maligno (5%): melhor prognóstico, comumente em pele fotolesada idosa, grande, plano, bronzeado ou castanho, cresce lentamente, permanece na junção dermoepidérmica e se dissemina radialmente, sangramento ou alteração súbita no tamanho assinala crescimento vertical e invasão.

◆ Opções de Tratamento

O tratamento deve ser fundamentado no estadiamento: há três sistemas de estadiamento comumente utilizados (ver Estadiamento de Melanomas de Cabeça e Pescoço, a seguir). Breslow, Clark e American Joint Committee on Cancer (AJCC) são sistemas similares de estadiamento pelo fato de serem todos com base na profundidade de invasão. O microestágio do melanoma

5. Cabeça e Pescoço 419

maligno é determinado no exame histológico pela espessura vertical da lesão em milímetros (classificação de Breslow) e/ou o nível anatômico de invasão local (classificação de Clark). Atualmente, o sistema mais amplamente usado é o AJCC. As diretrizes de estadiamento do melanoma do AJCC incorporaram a LDH sérica para a classificação de doença estádio IV.

Clínico

O interferon geralmente é administrado após a excisão cirúrgica, como terapia coadjuvante. O tratamento com altas doses de interferon A2b aumenta a sobrevida livre de doença e sobrevida global sob observação; o tratamento com baixa dose é menos efetivo (experiência ECOG 1694). Efeitos colaterais do tratamento incluem imunossupressão, anorexia, náusea/vômito, toxicidade hepática (aumento da aspartato aminotransferase [AST]) e distúrbios neurológicos/neuropsiquiátricos.

Cirúrgico

A excisão cirúrgica completa fornece o melhor prognóstico. O tratamento local dos melanomas é a excisão cirúrgica com margens fundamentadas na espessura de Breslow e localização anatômica: para lesões *in situ*, margens de 0,5 a 1 cm. Para a maioria dos melanomas com 2 a 4 mm de espessura, isto significa margens de excisão radial de 2 a 3 cm. Leitos linfonodais clinicamente aumentados ou aderidos exigem linfadenectomia.

Melanomas com disseminação a distância raramente são curáveis com terapia padrão, embora interleucina-2 (IL-2) em altas doses tenha sido descrita como produzindo respostas duradouras em um pequeno número de pacientes.

Biópsia de Gânglio Sentinela

Quinze a 35% dos linfonodos clinicamente negativos são linfonodos sentinela positivos. A biópsia está indicada para lesões > 1 mm de profundidade. A linfocintigrafia pré-operatória pode mapear o primeiro escalão de gânglios de drenagem. Intraoperatoriamente, injetar corante azul de isosulfano no local primário, localizar o gânglio sentinela com um sensor radioativo e enviar para biópsia de congelação. Um gânglio sentinela positivo exige esvaziamento cervical e, possivelmente, terapia coadjuvante.

◆ Resultado e Acompanhamento

Mesmo com lesões de 1 mm com margens negativas de ressecção, a taxa de recorrência é alta. Ulceração e espessura da lesão primária tornam a recorrência muito mais provável. Os melanomas mucosos têm uma alta taxa de recorrência. Uma história de melanoma é por si própria um fator de risco para novos primários. Por outro lado, a doença ganglionar pode surgir após a excisão primária. Portanto, os pacientes devem ser monitorados estritamente com história e exames físicos de rotina, e possível radiografia de tórax e LDH sérica para metástases.

Para melanoma de pele, o prognóstico é multifatorial e depende, principalmente, da espessura do tumor, presença ou ausência de ulceração histológica, e comprometimento linfonodal (o mais importante). Apesar dos avanços

420   5. Cabeça e Pescoço

no tratamento da doença metastática, a detecção e o tratamento do melanoma cutâneo na sua fase inicial permanecem a melhor probabilidade de cura.

Melanoma Mucoso

Lesões da cavidade oral têm uma prevalência mais alta de metástase ganglionar do que aqueles que ocorrem nas cavidades nasal ou faríngea. Globalmente, 18% dos pacientes com melanoma mucoso têm metástases linfáticas à apresentação. A taxa média de metástase a distância na apresentação é de 10%.

Recorrência no local primário ocorre em ~ 40% das lesões na cavidade nasal, 25% das lesões na cavidade oral, e 32% dos tumores faríngeos. Globalmente, a recorrência no local primário varia de 55 a 66% e 16 a 35% de recorrência ganglionar. A maioria das recorrências ocorre dentro dos primeiros 3 anos.

◆ **Códigos na CID-10**

C43	Melanoma maligno da pele.
C43.0	Melanoma maligno do lábio.
C43.2	Melanoma maligno da orelha e canal auditivo externo.
C43.3	Melanoma maligno de outras partes e partes não especificadas da face.
C43.4	Melanoma maligno do couro cabeludo e pescoço.
C43.9	Melanoma da pele, local não especificado.

◆ **Estadiamento dos Melanomas de Cabeça e Pescoço**
Melanoma da Pele

Níveis de Clark: invasão através.
*   Nível I: lesões comprometendo apenas a epiderme (melanoma *in situ*); lesão não invasiva.
*   Nível II: invasão da derme papilar, mas não atinge a inferface da derme papilar-reticular.
*   Nível III: invasão preenche e expande a derme papilar, mas não penetra a derme reticular.
*   Nível IV: invasão da derme reticular, mas não para o interior do tecido subcutâneo.
*   Nível V: invasão através da derme reticular para o interior do tecido subcutâneo.

Níveis de Breslow:
Nível I: lesões < 0,76 mm.
Nível II: lesões 0,76-1,49 mm.
Nível III: lesões 1,5-3,99 mm.
Nível IV: lesões > 3,99 mm.

Estadiamento dos Melanomas de Cabeça e Pescoço do American Joint Committee on Cancer Staging

Tumor Primário (pT)

pTX: tumor primário não pode ser avaliado (p. ex., biópsia com *shave* ou melanoma regredido).

pT0: ausência de evidências de tumor primário.
pTis: melanoma *in situ* (*i. e.*, tumor não invasivo: nível anatômico I).
pT1: melanoma ≤ 1,0 mm de espessura, com ou sem ulceração.
pT1a: melanoma ≤ 1,0 mm de espessura, sem ulceração, <1 mitose/mm².
pT1b: melanoma ≤ 1,0 mm de espessura com ulceração e/ou 1 ou mais mitoses/mm².
pT2: melanoma 1,01-2,0 mm de espessura, com ou sem ulceração.
pT2a: melanoma 1,01-2,0 mm de espessura, sem ulceração.
pT2b: melanoma 1,01-2,0 mm de espessura, com ulceração.
pT3: melanoma 2,01-4,0 mm de espessura, com ou sem ulceração.
pT3a: melanoma 2,01-4,0 mm de espessura, sem ulceração.
pT3b: melanoma 2,01-4,0 mm de espessura, com ulceração.
pT4: melanoma > 4,0 mm de espessura, com ou sem ulceração.
pT4a: melanoma > 4,0 mm de espessura, sem ulceração.
pT4b: melanoma > 4,0 mm de espessura, com ulceração.

Linfonodos Regionais (pN)

pNX: linfonodos regionais não podem ser avaliados.
pN0: ausência de metástase em linfonodo regional.
pN1: metástase em 1 linfonodo regional.
pN1a: metástase clinicamente oculta (microscópica).
pN1b: metástase clinicamente aparente (macroscópica).
pN2: metástase em 2 ou 3 gânglios regionais ou metástase intralinfático regional sem metástase ganglionar.
pN2a: metástase clinicamente oculta (microscópica).
pN2b: metástase clinicamente aparente (macroscópica).
pN2c: metástase satélite ou em trânsito sem metástase ganglionar.
pN3: metástase em quatro ou mais linfonodos regionais, ou linfonodos emaranhados, ou metástase em trânsito ou satélite(s) com metástase em gânglio(s) regional(is).
Número de linfonodos identificados:
Número contendo metástases identificadas macroscopicamente:
Número contendo metástases identificadas microscopicamente:
linfonodos aderidos:

422 *5. Cabeça e Pescoço*

Metástases a Distância (pM)

pM1: metástase a distância (documentada neste espécime).

pM1a: metástase na pele, nos tecidos subcutâneos, ou nos linfonodos distantes.

pM1b: metástase no pulmão.

pM1c: metástase em todos os outros locais viscerais ou metástase a distância em qualquer local associada à LDH sérica elevada.

Especificar local, caso conhecido:

Agrupamentos de Estágios Clínicos

Estágio 0

Tis N0 M0

Estágio IA

T1a N0 M0

Estágio IB

T1b N0 M0
T2a N0 M0

Estágio IIA

T2b N0 M0
T3a N0 M0

Estágio IIB

T3b N0 M0
T4a N0 M0

Estágio IIC

T4b N0 M0

Estágio III

Qualquer T qualquer N>N0 M0

Estágio IV

Qualquer T qualquer N M1

◆ Estadiamento do Melanoma Mucoso

Melanoma Maligno Mucoso

Tumor Primário

T3: doença da mucosa.

T4a: doença moderadamente avançada. Tumor comprometendo tecidos moles profundos, cartilagem, osso ou pele sobrejacente.

T4b: doença muito avançada. Tumor comprometendo cérebro, dura, base do crânio, NCs inferiores (IX, X, XI, XII), espaço masticatório, artéria carótida, espaço pré-vertebral, ou estruturas mediastinais.

Linfonodos Regionais

NX: linfonodos regionais não podem ser avaliados.
N0: ausência de metástases aos linfonodos regionais.
N1: metástases aos linfonodos regionais presentes.

Metástase a Distância

M0: ausência de metástase a distância.
M1: metástase a distância.

Estadiamento do Melanoma Maligno Mucoso do American Joint Committee on Cancer

Estágio III

T3 N0 M0

Estágio IVA

T4a N0 M0
T3-T4a N1 M0

Estágio IVB

T4b qualquer N M0

Estágio IVC

Qualquer T qualquer N M1

Leitura Adicional

American Joint Committee on Cancer. AJCC Cancer Staging Handbook. 7th ed. New York: Springer-Verlag; 2010

Balch CM, Buzaid AC, Soong SJ et al. Final version of the American Joint Committee on Cancer staging system for cutaneous melanoma. J Clin Oncol 2001;19(16):3635-3648

Donald PJ. Melanoma of the head and neck. In: Donald PJ, ed. The Difficult Case in Head and Neck Cancer Surgery. Stuttgart/New York: Thieme; 2010:379-393

424　5. Cabeça e Pescoço

5.2.13 Neoplasias Malignas da Orelha e do Osso Temporal

◆ **Características-Chave**

- CCE é a malignidade mais comum da orelha média e do osso temporal, responsabilizando-se por 60 a 80% destas lesões.

- O CBC pode ser ligeiramente mais prevalente que CCE na orelha externa, mas é responsável por ~ 20% das neoplasias da orelha média e do osso temporal.

- Uma multiplicidade de outras neoplasias malignas pode afetar a orelha e o osso temporal, incluindo melanoma, sarcomas, doenças hematológicas malignas e lesões metastáticas.

O CCE é a doença maligna mais comum que afeta o conduto auditivo externo (CAE). Os pacientes podem apresentar-se com otorreia sanguinolenta indolor. O exame físico pode revelar o tecido de granulação, e uma biópsia é necessária para disgnóstico diferencial com otite crônica.

◆ **Epidemiologia**

Quanto às doenças malignas cutâneas da orelha externa, existem controvérsias quanto ao fato de o CCE ou CBC ser o mais comum. O principal fator causador é exposição ao sol; a idade média é de ~ 70 anos. Melanoma é menos comum.

A incidência de câncer do osso temporal é de ~ 6 por milhão, sem predileção de sexo. Otites médias supurativas crônicas (OMSC) podem ser um precursor, mas nenhuma correlação definitiva jamais foi comprovada.

◆ **Clínica**

Sinais

Edema do conduto auditivo com ou sem pólipos aurais pode ser sinal de neoplasia maligna da orelha. Paresia do nervo facial ou outras paralisias de NCs podem ser identificadas. A perda auditiva mais provavelmente será de condução, mas uma lesão agressiva com invasão da cápsula ótica pode apresentar-se com perda auditiva neurossensorial e vertigem.

Sintomas

Os tumores do conduto auditivo simulam otite externa com otorreia e desconforto. Tumores do osso temporal ou orelha média simulam otite média com otorreia indolor que pode ser sanguinolenta. Os pacientes podem apresentar-se com perda auditiva (condutiva ou neurossensorial) e paralisia facial.

Diagnóstico Diferencial

Devem ser diferenciados de uma lesão infecciosa por uma biópsia. Embora este capítulo considere principalmente o CCE, há uma longa lista de outras doenças malignas que podem afetar o osso temporal, incluindo CBC, adenocarcinoma, sarcoma, melanoma, linfoma e tumores metastáticos. Lesões benignas, como osteomas do conduto auditivo, paragangliomas, schwanno-

5. Cabeça e Pescoço   425

mas, meningiomas, hemangiomas, tumores do saco endolinfático e granulomas eosinofílicos, também devem ser excluídos.

◆ Avaliação

Exame Físico

Um exame complexo de cabeça e pescoço é necessário. Iniciar por uma avaliação completa da pele e do couro cabeludo, procurando por outras lesões da pele. Qualquer anormalidade da pele na orelha ou no conduto exige uma biópsia. A glândula parótida e o pescoço são cuidadosamente palpados. Um exame completo do NCs também é documentado. Avaliação da função da articulação temporomandibular é importante para excluir comprometimento macroscópico ou invasão tumoral.

Exames de Imagem

A TC dos ossos temporais sem contraste é o estudo de escolha para comprometimento de ossos temporais. O grau de erosão do conduto auditivo é avaliado, do mesmo modo que comprometimento da orelha média ou quaisquer estruturas mais profundas. Uma TC do pescoço com contraste avalia a glândula parótida e os linfonodos cervicais. A glândula parótida pode ser comprometida por extensão direta e metástase nodal intraparotídea. Uma RM do cérebro é útil para avaliar possível extensão dural ou lesões metastáticas intracranianas. Arteriografia com oclusão por balão pode ser necessária para avaliar suspeita de invasão de artéria carótida intrapetrosa. A PET-*scanning* pode ser útil para avaliar doença ganglionar ou metástases a distância.

Laboratório

A biópsia é necessária. Um audiograma será útil para aconselhar os pacientes com respeito à reabilitação após tratamento.

Patologia

A mesma do CCE em outras localizações (ver Capítulo 5.2.12.2). Há muitos subtipos diferentes: bem diferenciado, moderadamente diferenciado, pouco diferenciado, células claras, células fusiformes e verrucoso.

◆ Outras Neoplasias Malignas da Orelha e do Osso Temporal

Melanoma

O melanoma da orelha responsibiliza-se por quase 1% de todos os melanomas. O estágio T é com base no nível de Breslow. Excisão cirúrgica com margem de 1 a 2 cm e esvaziamento cervical ou avaliação de gânglio sentinela para tumores de 1 mm ou mais espessos, ou acima do nível IV de Clark, está indicada.

Tumores Glandulares Malignos

Carcinoma cístico adenoide e adenocarcinoma ceruminoso apresentam-se sob a forma de massas obstrutivas dolorosas do meato acústico. Eles são tratados cirurgicamente como os CCE com radioterapia pós-operatória. Uma parotidectomia lateral também está indicada, juntamente à radioterapia pós-operatória.

426 *5. Cabeça e Pescoço*

Condrossarcoma

Condrossarcomas ocorrem na base do crânio, fora da linha mediana na junção petroclival. Há cinco subtipos e três graus; convencional é o subtipo mais comum, e a maioria dos tumores são grau I ou II. Os condrossarcomas mais comumente se apresentam com cefaleia, diplopia, ou perda auditiva, além de déficits de NC, e a maioria se origina durante a 4ª ou 5ª décadas de vida. A TC mostra destruição óssea e calcificação; a RM apresenta T2 intenso e intensificação com contraste. A excisão cirúrgica por várias vias de acesso é necessária.

Cordoma

Cordoma é um processo patológico localmente agressivo com baixa taxa de metástase. Origina-se de resto da notocorda. Há três subtipos. Ele geralmente é encontrado medianamente no clivo. Os pacientes mais comumente se apresentam com cefaleia ou diplopia e em geral têm 40 a 50 anos de idade. Mais de 90% dos pacientes morrem da doença, mas < 10% têm metástase. A TC mostra massa erosiva mediana que pode realçar com contraste, e as imagens da RM são brilhantes em T2 e intensificam com contraste. Múltiplas vias de acesso medianas e laterais estão disponíveis.

Sarcoma

Sarcoma é a malignidade mais comum do osso temporal em crianças, especialmente o rabdomiossarcoma. Há múltiplos subtipos, e ele geralmente se apresenta com otite média, otorreia, pólipos e sangramento. A maioria dos casos responde à quimioterapia ou à radioterapia, de modo que a cirurgia é reservada para biópsia diagnóstica, com a ressecção agressiva reservada para insucessos do tratamento.

Metástases

Metástases são mais comumente hematogênicas a partir da mama, do pulmão e do rim. Também podem disseminar-se pelo líquido cefalorraquidiano ou leptomeníngeo. Os pacientes apresentam-se com perda auditiva, paralisia facial e cefaleia. A sobrevida geralmente é inferior a 1 ano.

◆ Opções de Tratamento

O tratamento é com base no estágio T. O sistema de estadiamento da Universidade de Pittsburgh modificado é usado:

- T1: tumor limitado ao CAE sem erosão óssea.

- T2: tumor limitado ao CAE com erosão óssea menor que a espessura total, e < 5 mm de comprometimento dos tecidos moles.

- T3: tumor com erosão de espessura total do CAE com < 5 mm de comprometimento dos tecidos moles ou orelha média ou comprometimento mastóideo ou paralisia facial.

- T4: tumor erodindo a cóclea, ápice petroso, canal carotídeo, forame jugular, dura-máter, parede medial da orelha média, ou > 5 mm de comprometimento dos tecidos moles.

Clínico

A quimioterapia pode ter algum papel no tratamento como coadjuvante à cirurgia, geralmente administrada pós-operatoriamente e como tratamento paliativo. A radioterapia é recomendada para todas as lesões T2 ou maiores.

Cirúrgico

A via de acesso cirúrgica depende do local e estágio da lesão. Há muitas vias de acesso cirúrgicas comuns, começando com ressecção em manga do conduto auditivo com alguma forma de mastoidectomia para lesões T1 isoladas no conduto auditivo.

Lesões intraconduto sem extensão para a orelha média são acessadas com uma ressecção óssea temporal lateral que remove o conduto auditivo em bloco. A margem medial de ressecção é a orelha média e o canal do nervo facial.

Lesões que se estendem para a orelha média podem ser ressecadas com ressecção óssea temporal subtotal, a qual é uma ressecção óssea temporal lateral e remoção em fragmentos de qualquer tumor residual mais profundo. A ressecção total do osso temporal é reservada para lesões T4 profundamente invasivas, e sua utilidade é controversa.

Esvaziamento cervical e parotidectomia fazem, muitas vezes, parte da ressecção; certamente, caso haja disseminação ganglionar clinicamente evidente. Um retalho pediculado ou retalho livre pode ser necessário para a reconstrução.

Melanomas são discutidos em outro local (ver Capítulo 5.2.12.3), e exigem margens mais largas, e avaliação de gânglio sentinela, exceto para lesões em estágio inicial.

◆ Resultado e Acompanhamento

Resultados e taxas de sobrevida precisos são difíceis de encontrar na literatura. Os tumores T1 tratados com cirurgia provavelmente têm uma taxa de sobrevida após 5 anos > 90%. Tumores T2 tratados com cirurgia e radioterapia têm sobrevidas após 5 anos de ~ 90%. Tumores T3 e T4 tratados com cirurgia e radioterapia têm taxas de sobrevida após 5 anos < 50%.

◆ Códigos na CID-10

C41.0   Neoplasia maligna de osso e cartilagem articular do crânio e face.
C43.2   Melanoma maligno da pele da orelha e do conduto auditivo externo.
C44.2   Outra neoplasia maligna da pele da orelha e do conduto auditivo externo.

Leitura Adicional

Arriaga M, Curtin H, Takahashi H, Hirsch BE, Kamerer DB. Staging proposal for external auditory meatus carcinoma based on preoperative clinical examination and computed tomography findings. Ann Otol Rhinol Laryngol 1990;99(9 Pt 1):714-721

Brackmann DE, Moody-Antonio SA. Rarer tumors of the middle ear and temporal bone. In: Wiet RJ, ed. Ear and Temporal Bone Surgery: Minimizing Risks and Complications. Stuttgart/New York: Thieme: 2006:234-241

Ivey CM, Pensak ML. Malignant tumors of the temporal bone. In: Hughes GB, Pensak ML, eds. Clinical Otology. 3rd ed. Stuttgart/New York: Thieme; 2007:347-354

Jackler RK, Driscoll CLW, eds. Tumors of the Ear and Temporal Bone. Philadelphia, PA: Lippincott Williams & Wilkins; 2000

Swartz JD, Loevner LA. Imaging of the Temporal Bone. 4th ed. Stuttgart/New York: Thieme; 2009

428   5. Cabeça e Pescoço

5.2.14 Linfomas de Cabeça e Pescoço

◆ **Características-Chave**

- As categorias básicas são linfoma de Hogkin (LH) e linfoma não Hodgkin (LNH).
- O LNH ocorre mais de 5 vezes mais frequentemente que LH.
- O LNH é a segunda doença maligna mais comum em pacientes HIV-positivos.
- Os linfomas são os tumores não epiteliais mais comuns da cabeça e pescoço.
- Os locais extranodais na cabeça e pescoço são tireoide, órbita, glândulas salivares e pertuitos nasossinusais.

O otorrinolaringologista-cirurgião de cabeça e pescoço geralmente tem um papel importante e bem definido no manejo dos linfomas. Um alto índice de suspeição de linfoma, como causa de queixas comuns na região de cabeça e pescoço, pode levar ao diagnóstico precoce e melhores resultados. Além do papel de diagnosticista, o cirurgião de cabeça e pescoço frequentemente será aquele que obtém o tecido para diagnóstico. O LNH em geral se origina em tecidos linfoides e pode disseminar-se a outros órgãos; ele é muito menos previsível do que o LH e tem uma predileção muito maior para disseminação para locais extranodais. O prognóstico depende do tipo histológico, estágio e tratamento. Para o estadiamento do LH e do LNH, ver **Tabela 5.9**.

◆ **Epidemiologia do Linfoma Não Hodgkin**

Em 2008 houve estimados 66.120 novos casos de LNH e 19.160 mortes por LNH nos EUA.

◆ **Epidemiologia do Linfoma de Hodgkin**

Em 2008 houve estimados 8.220 novos casos e 1.350 mortes por LH nos EUA. Mais de 75% de todos os pacientes recém-diagnosticados com LH adulto podem ser curados com quimioterapia combinada e/ou radioterapia.

A idade média do paciente é entre 20 e 25 anos, com metade dos pacientes entre 15 e 30 anos de idade; o LH é raro em pacientes com menos de 10 anos e mais de 60. A distribuição etária é bimodal com um pico em torno dos 20 e um segundo pico em torno dos 40 anos de idade.

◆ **Clínica**

O LH frequentemente se apresenta como uma massa assintomática no pescoço. Ele se origina quase exclusivamente em tecido ganglionar; manifesta-se sob forma de linfonodos indolores aumentados com consistência de borracha no pescoço inferior e/ou fossa supraclavicular, ou acima do hioide nos gânglios submentuais, submandibulares, periauriculares ou periparotídeos. A doença se dissemina de maneira ordenada para as regiões linfonodais contíguas.

5. Cabeça e Pescoço   429

Tabela 5-9 Sistema de Estadiamento do American Joint Committee on Cancer/Ann Arbor para Linfoma de Hodgkin e Não Hodgkin

Estágio I	Comprometimento de uma única região linfonodal (I); ou comprometimento localizado de um único órgão ou local extralinfático na ausência de qualquer comprometimento linfonodal (IE) (raro no linfoma de Hodgkin)
Estágio II	Comprometimento de duas ou mais regiões linfonodais no mesmo lado do diafragma (II); ou comprometimento localizado de um único órgão ou local extralinfático em associação a comprometimento linfonodal regional com ou sem comprometimento de outras regiões linfonodais no mesmo lado do diafragma (IIE); o número de regiões comprometidas pode ser indicado por um subscrito, como, por exemplo, II_3
Estágio III	Comprometimento de regiões linfonodais em ambos os lados do diafragma (III), que também pode ser acompanhado por extensão extralinfática em associação a comprometimento linfonodal adjacente (IIIE), por comprometimento do baço (IIIS) ou ambos (IIIE, S)
Estágio IV	Comprometimento difuso ou disseminado de um ou mais órgãos extralinfáticos, com ou sem comprometimento linfonodal associado ou comprometimento de órgão extralinfático isolado na ausência de comprometimento linfonodal regional, mas em conjunção com doença em local(is) distante(s) qualquer comprometimento do fígado ou medula óssea, ou comprometimento nodular do pulmão(ões)
Classificação A e B (sintomas). Cada Estádio deve ser classificado como A ou B de acordo com a ausência ou presença de sintomas constitucionais definidos	1. *Febres:* febre inexplicada com temperatura acima de 38°C 2. *Sudorese noturna:* sudorese abundante que exige a troca das roupas de cama 3. *Perda de peso:* perda de peso inexplicada >10% do peso corporal usual nos 6 meses anteriores ao diagnóstico

Fonte: Dados do 2010 American Joint Committee on Cancer: AJCC Cancer Staging Handbook. 7th ed. New York: Springer-Verlag; 2010.

Para os critérios diagnósticos do LNH, ver **Tabela 5.10.**

◆ Avaliação

História

Uma história detalhada, com atenção especial para os sintomas constitucionais (B) de temperatura superior a 38°C, sudorese noturna e perda de peso de >10% do peso corporal total ao longo de 6 meses. Prurido como sintoma sistêmico permanece controverso e não é considerado um sintoma B. Uma história relacionada com linfadenopatia ou comprometimento de doença extraganglionar, como hipertrofia tonsilar unilateral ou obstrução nasal, é uma preocupação.

430 5. Cabeça e Pescoço

Tabela 5-10 Critérios Diagnósticos para os Linfomas Comuns de Cabeça e Pescoço

Subtipo Histológico	Tipo Celular	Marcadores CD Adicionais	Oncogene Associado	Translocação (Incidência no Subtipo)	Atividade Celular	Local Típico em Cabeça e Pescoço	Comportamento Típico
Linfoma pequeno linfocítico	B	CD5+, CD10–, CD23+	ND	ND	ND	Órbita anterior, gânglios	Indolente
Folicular	B	CD5–, CD43–, CD10+, CD23±	BCL-2	t(14;18) (q32;q11) 90%	Supressão da apoptose	Gânglios, anel de Waldeyer, glândulas salivares	Indolente
Difuso de grandes células	B	CD5–, CD10+, CD23±, CD43–, CD30–	BCL-2	t(14;18) (q32;q11) 20%	Supressão da apoptose	Anel de Waldeyer, linfonodos, glândulas salivares, tireoide, órbita, trato sinunasal	Agressivo
			BCL-6	3q27 40%	Fator de transcrição dos dedos de zinco (zinc finger)		
			BCL-8	t(14;15) (q32;q11–13) 3–4%	Fator de transcrição		
MALT	B	CD5–, CD10–, CD23	ND	T(11;18) (q21;q21) 35%	ND	Glândulas salivares, órbita, tireoide, anel de Waldeyer	Indolente

Zona marginal (monocitoide)	B		ND	ND	ND	Gânglios, apresentação neurotrópica	Indolente
Manto	B	CD5+, CD10±, CD23–, CD43+	BCL-1 (ciclina-D)	t(11;14) (q13;q32) 70%	Progressão G1/S	Anel de Waldeyer, gânglios	Agressivo
Burkitt	B		C-MYC	8q24 100%	Ativação da transcrição; controle do ciclo celular	Anel de Waldeyer, local parafaríngeo	Agressivo
Sistema primário C ou grandes células anaplásicas cutâneas primárias	T	CD30+	ALK/NPM	t(2;5) (p23;q35) ND	Tirosina cinase	Pele	Variável
Linfoma angiocêntrico (também conhecido como granuloma letal da linha média), linfoma de células T nasal, linfoma nasal (células T-NK)	T	CD56+, CD4+	ND	ND	ND	Trato nasossinusal	Agressivo

ND, sem dados.

Fonte: Modificada de Tsang RW, Gospodarowicz MK. Non-Hodgkin's lymphoma. Em: Gunderson LL, Tepper JE, eds. Clinical Radiation Oncology. Philadelphia, PA: Churchill Livingstone; 2000:1158-1188.

432 5. Cabeça e Pescoço

Exame Físico

Um exame físico completo de cabeça e pescoço deve ser realizado, focando a identificação e documentação da extensão da linfadenopatia, anel de Waldeyer, ou comprometimento da pele.

Exames de Imagem

O conhecimento da extensão anatômica da doença é necessário para o planejamento do tratamento. O estadiamento clínico dos pacientes de LH inclui uma história, exame físico, estudos laboratoriais (incluindo velocidade de hemossedimentação [VHS]) e TCs torácica e abdominal/pélvica. PET *scans,* às vezes combinadas às TCs, substituíram as cintigrafia com gálio e linfangiografias para o estadiamento clínico.

Laboratório

Um hemograma completo, VHS, eletroforese das proteínas séricas, bioquímica e testes funcionais hepáticos devem ser realizados.

Outros Testes

A PAAF pode ser suficiente para confirmar recorrência em um linfoma já bem caracterizado e ocasionalmente será suficiente para firmar o diagnóstico inicial, mas a biópsia excisional geralmente é preferida já que proporciona uma avaliação da arquitetura tecidual nodal ou extranodal. A biópsia por agulha grossa é uma alternativa, caso a biópsia excisional não seja possível.

Comprometimento da medula óssea ocorre em 5% dos pacientes; a biópsia é indicada na presença de sintomas constitucionais B ou anemia, leucopenia ou trombocitopenia.

Patologia

Os patologistas atualmente utilizam a modificação da WHO da classificação Revisada Europeia-Americana de Linfoma (REAL) para classificação histológica de LH adulto, ver **Tabela 5.11.**

◆ Opções de Tratamento

Clínico

Linfoma de Hodgkin

Pacientes com doença estágio IA ou IIA não volumosa são considerados como tendo doença em estágio clínico inicial. Estes pacientes são candidatos à quimioterapia, terapia de modalidades combinadas, ou radioterapia isoladamente. Pacientes com doença estágio III ou IV, doença volumosa, ou presença de sintomas B necessitarão de quimioterapia combinada com ou sem radioterapia adicional.

A radioterapia pode ser útil. No LH adulto, a dose apropriada de radiação isolada é de 25 a 30 Gy nos locais clinicamente não comprometidos, e 35 a 44 Gy nas regiões de comprometimento nodal inicial.

5. Cabeça e Pescoço 433

Tabela 5-11 Classificação Revisada Europeia-Americana de Linfoma/Organização Mundial da Saúde (REAL/OMS) do Linfoma de Hodgkin Adulto

Linfoma de Hodgkin clássico
Linfoma de Hodgkin de esclerose nodular
Linfoma de Hodgkin de celularidade mista
Linfoma de Hodgkin de depleção de linfócitos
Linfoma de Hodgkin clássico rico em linfócitos
Linfoma de Hodgkin com predominância nodular de linfócitos

Linfoma Não Hodgkin

Para linfomas indolentes, nenhuma terapia inicial é recomendada enquanto assintomático. Ao início de sintomas ou complicações, uma terapia com alquilante oral com agente único pode induzir e manter remissão clínica. Recidivas são comuns.

Linfomas agressivos são tratados com um objetivo de cura. A doença estágio I localizada pode ser tratada somente com radioterapia. Para doenças mais volumosas ou clinicamente estadeadas, a quimioterapia é a pedra angular do tratamento. Uma série de quimioterapia intensiva, mas abreviada, seguida por radioterapia de consolidação foi, até recentemente, o tratamento de escolha. Experiências que estão emergindo sugerem que o CHOP (ciclofosfamida, doxorrubicina, vincristina e prednisona) associado a rituximab (anticorpo monoclonal antiCD20) pode ser o protocolo mais eficaz em pacientes idosos. A doença agressiva disseminada é mais bem tratada com quimioterapia de intensidade completa, série completa.

Cirúrgico

Em ambos, LNH e LH, a cirurgia é tipicamente realizada para estabelecer o diagnóstico. Ela consiste em uma biópsia excisional de linfonodos aumentados ou suspeitos. Ocasionalmente, tecidos da tonsila palatina, lingual ou nasofaríngea são excisados e apresentados. O espécime deve ser adequadamente colhido, manipulado e fixado. Quando possível, cuidados devem ser tomados para fornecer amostras intactas suficientemente grandes e informação significativa sobre a arquitetura nodal em que se baseia o diagnóstico patológico. Todos os espécimes permanentes devem ser submetidos secos ou em soro fisiológico mas não em formalina para possibilitar estudos imunoistoquímicos e fluxocitométricos para complementar a patologia tradicional.

◆ Resultado e Acompanhamento

Os fatores prognósticos mais importantes no LH são o subtipo e o estágio. Doença com predominância de linfócitos tem um prognóstico excelente; o prognóstico da variedade de esclerose nodular também é muito bom. O LH clássico com depleção de linfócitos tem o pior prognóstico. Outros fatores de mau prognóstico incluem sintomas constitucionais, idade > 45 anos, doença

434 5. Cabeça e Pescoço

mediastinal volumosa, doença extraganglionar, elevação da LDH ou VHS, e mais do que cinco focos de doença esplênica em pacientes patologicamente estadiados.

Uma vez que o LH frequentemente é curável e, muitas vezes, ocorre em populações mais jovens, considerações quanto às complicações imediatas e tardias da terapia são importantes. A mais preocupante destas complicações são doenças malignas secundárias, as quais ocorrem com uma incidência global de 5%. As complicações da radioterapia incluem aquelas específicas da irradiação da cabeça e pescoço, como xerostomia e mucosite, bem como fadiga generalizada e perda de peso.

◆ **Códigos na CID-10**

C81-C96 Neoplasia maligna do tecido linfático e hematopoético.
C85.0 Linfossarcoma e reticulossarcoma.
C81 Doença de Hodgkin.
C96 Outros neoplasmas malignos do tecido linfoide e histiocítico.

Leitura Adicional

American Joint Committee on Cancer. AJCC Staging Handbook. 7th ed. New York: Springer Verlag, 2010
Advani RH, Horning SJ. Treatment of early-stage Hodgkin's disease. Semin Hematol 1999;36(3):270-281
Aisenberg AC. Problems in Hodgkin's disease management. Blood 1999;93(3):761-779
American Cancer Society. Cancer Facts and Figures 2008. Atlanta, GA: American Cancer Society; 2008
Cummings CW, Flint PW, Lund VJ et al. Otolaryngology-Head and Neck Surgery. 5th ed. Philadelphia, PA: Elsevier Mosby; 2010
Isaacson PG. The current status of lymphoma classification. Br J Haematol 2000;109(2): 258-266

5.2.15 Doença Idiopática Destrutiva Mediana

◆ **Características-Chave**

- A doença mediana destrutiva idiopática é uma lesão destrutiva progressiva da porção média da face e região das vias aéreas superiores.
- Linfomas nasossinusais de células *killer* naturais ou células T (células T/NK) estão associados à doença.
- O linfoma não Hodgkin da região média da face é uma das formas mais raras de linfoma extraganglionar, representando < 0,5% dos casos.
- A incidência destes tumores é substancialmente mais alta em populações asiáticas e sul e centro-americanas.

A doença mediana destrutiva idiopática (DMDI), também conhecida como granuloma letal da linha média ou linfoma extraganglionar de células T/NK, tipo nasal, é uma doença rara caracterizada por ulceração e necrose dos tecidos faciais medianos e obstrução da região das vias aéreas superiores.

◆ Epidemiologia

A doença mediana destrutiva idiopática afeta uma ampla faixa de idades, com pico na sexta década. Homens são afetados predominantemente, e a doença é muito mais comum em pessoas residentes na Ásia oriental (p. ex., Japão, Taiwan, China, Coreia, Tailândia e Hong Kong). Nos grupos asiáticos, > 90% dos casos possuem marcadores de células T, e o EBV tem sido constantemente demonstrado no genoma da célula.

◆ Clínica

Sinais e Sintomas

Os sintomas iniciais são geralmente aqueles de rinite ou sinusite inespecífica com obstrução nasal e rinorreia. Epistaxe e edema facial podem ocorrer. À medida que a doença progride, as ulcerações se disseminam, destruindo tecidos moles, cartilagem e osso. Subsequentemente, desenvolvem-se dor facial e deformidades faciais. Os sinais podem incluir paralisias de NCs, diplopia e proptose em razão da extensão intraorbitária ou da base do crânio. O óbito após uma longa duração pode ser o resultado de caquexia, hemorragia, meningite ou infecção intercorrente.

Diagnóstico Diferencial

- Granulomatose de Wegener.
- Linfoma maligno.
- Síndrome de Churg-Strauss.
- Poliangiite.
- Abuso de drogas.

◆ Avaliação

Exame Físico

Um exame completo de cabeça e pescoço, incluindo endoscopia nasal, deve ser realizado. O achado mais comum é a presença de uma perfuração do septo nasal.

Exames de Imagem

Não existem achados específicos de imagem. O principal papel do exame de imagem é avaliar a extensão da doença, monitorar sua progressão durante o tempo e averiguar o efeito do tratamento. A TC com algoritmos ósseos de alta resolução é o melhor método para avaliar alterações ósseas, enquanto a RM deve ser utilizada para determinar a extensão do comprometimento de tecidos moles, orbitário e intracraniano.

436   5. Cabeça e Pescoço

Patologia

Uma vez que o tecido anormal é em grande parte necrótico, múltiplos espécimes de biópsia são muitas vezes necessários antes que um diagnóstico seja feito. A DMDI parece ser estritamente associada ao EBV. Isto é inusitado, uma vez que tipicamente este vírus é associado a linfomas de células B.

◆ Opções de Tratamento

Sem tratamento, a DMDI é uniformemente fatal.

Clínico

O tratamento para linfomas de células T/NK nasossinusais consiste na combinação de um esquema de quimioterapia com base em antraciclina (p. ex., CHOP – ciclofosfamida, cloridrato de doxorrubicina, sulfato de vincristina e prednisona) associado à radioterapia locorregional. Em geral, a resposta inicial à radioterapia é tão rápida e dramática que o uso de radioterapia no campo comprometido foi aceito como opção preferida de tratamento para doença localizada. Globalmente, ~ 20 a 30% dos pacientes tratados com radioterapia isolada experimentam falha sistêmica em locais extranodais, e as taxas de recorrência variam de 31 a 67%.

Cirúrgico

Biópsia para diagnóstico e desbridamento de tecido necrótico são as únicas intervenções cirúrgicas.

◆ Resultado e Acompanhamento

Os pacientes com DMDI têm prognósticos ruins de sobrevida, com a probabilidade cumulativa de sobrevida após 5 anos, variando de 37,9 a 45,3%.

◆ Código na CID-10

$M^3 1.2$ Doença mediana destrutiva idiopática (também conhecida como granuloma mediano letal).

Leitura Adicional

Al-Hakeem DA, Fedele S, Carlos R, Porter S. Extranodal NK/T-cell lymphoma, nasal type. Oral Oncol 2007;43(1):4-14

Friedmann I. McBride and the midfacial granuloma syndrome. (The second 'McBride Lecture', Edinburgh, 1980). J Laryngol Otol 1982;96(1):1-23

Ikeda T, Kanaya T, Matsuda A et al. Clinicopathologic study of non-Hodgkin lymphoma in sinonasal and hard palate regions in 15 Japanese cases. ORL J Otorhinolaryngol Relat Spec 2005;67(1):23-29

Rodrigo JP, Suarez C, Rinaldo A et al. Idiopathic midline destructive disease: fact or fiction. Oral Oncol 2005;41(4):340-348

5.2.16 Paragangliomas de Cabeça e Pescoço

◆ Características-Chave

- Paragangliomas de cabeça e pescoço são tumores altamente vasculares.
- Outros termos utilizados para tumores da mesma histologia são tumor do corpo carotídeo, quimiodectoma e tumor glômico.

Os paragangliomas são tumores neuroendócrinos que se desenvolvem a partir dos paragânglios, pequenos órgãos do sistema nervoso autônomo. Paragangliomas podem desenvolver-se em quatro locais em cabeça e pescoço: o corpo carotídeo (tumores de corpo carotídeo), os gânglios do nervo vago (tumores de glômus vagal), o bulbo jugular (tumores de glômus jugular), e a orelha média (tumores de glômus timpânico). O tratamento dos paragangliomas de cabeça e pescoço é principalmente cirúrgico, embora radiação e observação possam ser apropriados em certas circunstâncias.

◆ Epidemiologia

Os paragangliomas são tumores raros, responsabilizando-se por < 1% de todos os tumores da cabeça e pescoço. Na maioria dos casos, estas são lesões solitárias; lesões bilaterais ou multicêntricas ocorrem em 3% dos casos. Dez a 15% dos pacientes apresentam paragangliomas familiais; pacientes com tumores familiais têm taxas muito mais altas de bilateralidade e multicentricidade. O corpo carotídeo e o bulbo jugular são os locais mais comuns de paragangliomas em cabeça e pescoço. Locais raros de comprometimento são laringe, cavidade nasal, seios paranasais e glândula tireoide.

◆ Clínica

Sinais e Sintomas

A apresentação dos paragangliomas relaciona-se com a localização em que o tumor se origina. Paragangliomas de corpo carotídeo e vagais apresentam-se como massas no pescoço de crescimento lento, não dolorosas. Uma massa cervical lateral típica pode ser observada, acompanhada em alguns casos pela proeminência orofaríngea sugestiva de comprometimento do espaço parafaríngeo. Lesões mais avançadas ou negligenciadas podem apresentar neuropatias cranianas ipsolaterais associadas.

Diagnóstico Diferencial

Inicialmente, todas as etiologias de uma massa cervical lateral devem ser consideradas. A localização radiográfica ou clínica no espaço parafaríngeo focaliza a investigação; as lesões mais comuns no espaço parafaríngeo são tumores de glândulas salivares (mais comuns), paragangliomas e tumores de bainhas nervosas (schwannomas e neurofibromas).

438　5. Cabeça e Pescoço

◆ Avaliação

Exame Físico

Um exame completo de cabeça e pescoço com atenção à função dos NCs é apropriado. A massa cervical associada a um paraganglioma frequentemente é pulsátil, graças à sua relação íntima com os vasos carotídeos. Massas cervicais adicionais, sugerindo metástase linfonodal ou multifocalidade, também devem ser procuradas.

Exames de Imagem

A TC com contraste é útil, demonstrando o tumor hipervascular e sua relação com os vasos cervicais. A RM provê informação semelhante, com os benefícios adicionais de nenhuma exposição à radiação, maior diferenciação dos tecidos moles e três planos de corte. A angiografia formal foi substituída pela RM, angiorressonância nuclear magnética (ARM) ou TC no domínio diagnóstico, mas ainda é indispensável quando uma embolização é necessária pré-operatoriamente.

Laboratório

Uma história de sinais e sintomas associados a excesso de catecolaminas deve ser procurada explicitamente. Se sintomas, como ruborização, hipertensão lábil ou de difícil controle, ou sudorese excessiva, forem descritos, devem ser solicitados testes pré-operatórios de catecolaminas séricas e urinárias (e seus metabólitos). Embora paragangliomas "funcionais" (secretores de catecolaminas) da cabeça e pescoço sejam pouco usuais (1-3%), feocromocitomas da medula suprarrenal, que podem constituir parte de uma síndrome em que o paraganglioma de cabeça e pescoço é a característica de apresentação, são muito mais frequentemente ativos metabolicamente.

Patologia

Macroscopicamente, os paragangliomas são polipoides, bem circunscritos e de consistência firme à borrachosa. Os paragangliomas possuem uma aparência histológica característica, com as células tumorais arranjadas em aglomerados, chamados "zellballen", os quais são separados por um estroma fibrovascular. Aproximadamente 10% do paragangliomas são malignos. A malignidade é determinada unicamente com base em metástases, em vez de quaisquer aspectos histológicos do tumor primário.

◆ Opções de Tratamento

O principal objetivo do tratamento é a prevenção de morbidade relacionada com neuropatias cranianas progressivas. Na maioria dos casos, este objetivo é mais bem alcançado pela remoção cirúrgica através de uma incisão cervical. Muitos cirurgiões empregam a embolização pré-operatória para reduzir a perda sanguínea e melhorar a visualização nos tumores maiores. A necessidade do sacrifício da artéria carótida interna e revascularização com enxerto de veia safena deve sempre ser considerada, especialmente em tumores maiores e tumores que radiograficamente encapsulam a artéria carótida interna.

5. Cabeça e Pescoço · 439

Por outro lado, a própria cirurgia pode resultar em novas neuropatias cranianas e significativa morbidade associada. Isto merece que sejam consideradas outras estratégias de tratamento em casos selecionados. Outras opções incluem observação com exames de imagem seriado e irradiação com feixe externo. Notoriamente, a irradiação com feixe externo parece ser tumorostática, em vez de tumoricida no caso dos paragangliomas.

No paciente muito idoso ou debilitado, e naqueles com tumores múltiplos (especialmente bilaterais), todas as opções são consideradas cuidadosamente. No paciente frágil, a cirurgia pode ser adiada a não ser que um crescimento significativo seja observado radiograficamente ou uma piora das neuropatias cranianas seja identificada clinicamente. Em pacientes com doença bilateral, o tratamento, que pode incluir qualquer combinação de cirurgia, observação, e radioterapia com feixe externo, é adaptado para atingir o objetivo de preservação do NC em pelo menos um dos lados, uma vez que disfunção intratável da deglutição e/ou dependência de traqueotomia constituem a consequência inevitável do comprometimento bilateral do NC X ou XII.

◆ Resultado e Acompanhamento

Os pacientes devem ser observados estritamente quanto a qualquer recorrência local, embora estas geralmente sejam raras. Tumores contralaterais devem ser procurados e ressecados.

◆ Códigos na CID-10

C75.4 Neoplasma maligno do corpo carotídeo.
C75.5 Neoplasma maligno do corpo aórtico e outros paragânglios.
D44   Neoplasma de comportamento incerto de paragânglios.

Leitura Adicional

Day TA, Joe JK. Primary neoplasms of the neck. In Cummings CW, Haughey BH, Thomas JR *et al.*, eds. Otolaryngology-Head and Neck Surgery. 4th ed. Philadelphia, PA: Elsevier Mosby; 2005:2554

Olsen KD. Tumors and surgery of the parapharyngeal space. Laryngoscope 1994;104(5 Pt 2, Suppl 63):1-28

5.2.17 Tumores da Bainha de Nervos Periféricos

◆ Características-Chave

- Tumores da bainha de nervo periférico (TBNPs) incluem schwannomas e neurofibromas.
- Os schwannomas responsabilizam-se por 6 a 8% das neoplasias intracranianas.
- Os TBNPs são os tumores mais comuns do espaço parafaríngeo pósestilóideo.

440   5. Cabeça e Pescoço

- Schwannomas vestibulares (ver Capítulo 2.8) são os schwannomas mais comuns de NCs, seguidos pelos schwannomas trigeminais e faciais e, a seguir, pelos nervos glossofaríngeo, vago e acessório espinal.
- TBNPs benignos incluem neurilemoma (schwannoma), neurofibroma e ganglioneuroma.
- TBNPs malignos incluem neurofibrossarcoma maligno, schwannossarcoma e simpaticoblastoma.

O TBNPs são divididos em dois grupos principais: schwannomas (neurilemomas) e neurofibromas. Os schwannomas são tumores de crescimento lento, geralmente benignos, que podem originar-se de qualquer nervo que possua uma bainha de células de Schwann. No espaço parafaríngeo, isto inclui os NCs V3, IX, X, XI e XII; o tronco simpático e os nervos cervicais superiores. No espaço parafaríngeo, os schwannomas, muitas vezes, apresentam-se como massas cervicais.

Os neurofibromas, em contraste, não são encapsulados e são intimamente envolvidos com o nervo de origem. Neurofibromas frequentemente são múltiplos.

◆ Epidemiologia

Cerca de 30% de todos os schwannomas originam-se na cabeça e pescoço. Eles são a neoplasia neurogênica benigna mais comum do espaço parafaríngeo. Neste contexto a maioria origina-se do nervo vago ou do tronco simpático. Os neurofibromas podem ocorrer como uma manifestação de neurofibromatose tipo 1 (NF-1; antes conhecida como doença de von Recklinghausen); nestes pacientes, a incidência de transformação maligna é aumentada. Os TBNPs malignos constituem ~ 10% de todos os sarcomas de tecidos moles e são encontrados mais frequentemente no contexto de neurofibromatose. O comprometimento mais comum da área da cabeça e pescoço dos TBNPs malignos é o pescoço, embora eles possam se originar da língua ou palato mole.

◆ Clínica

Sinais e Sintomas

Os schwannomas benignos do espaço parafaríngeo apresentam-se mais frequentemente como massas no pescoço. Outras características dos TBNPs à apresentação podem incluir uma proeminência orofaríngea e neuropatias cranianas ipsolaterais.

Diagnóstico Diferencial

- Paraganglioma.
- Tumor parotídeo do lobo profundo.
- Glândula salivar no espaço parafaríngeo.
- Linfoma.
- Doença metastática.

◆ Avaliação

História

A história deve incluir uma história familial de neurofibromatose e outras síndromes.

Exame Físico

Um exame completo de cabeça e pescoço, incluindo exame da função dos NCs, é apropriado. Neuropatias cranianas podem ou não se correlacionar com o nervo de origem do tumor; isto é, em alguns casos, nervos adjacentes podem desenvolver paralisias causadas por compressão, enquanto o nervo de origem continua a funcionar normalmente. A não ser pela massa, muitos pacientes serão assintomáticos.

Exames de Imagem

A RM é a modalidade de imagem de escolha para schwannomas, sendo frequentemente diagnóstica. Os schwannomas apresentam um baixo sinal em imagens ponderadas para T1 e alta intensidade de sinal em imagens ponderadas para T2. A administração de gadolínio produz contraste intenso dos schwannomas.

Patologia

Os schwannomas benignos originam-se da bainha nervosa e consistem em células de Schwann em uma matriz colágena. Histologicamente, os schwannomas são caracterizados por regiões de células fusiformes compactadamente agregadas: os termos neurilemoma tipo A de Antoni e neurilemoma tipo B de Antoni são utilizados para descrever padrões variados de crescimento nos schwannomas. O tecido tipo A possui células fusiformes alongadas dispostas em correntes irregulares e é de natureza compacta. O tecido tipo B tem uma organização mais frouxa, muitas vezes com espaços císticos entremeados no interior do tecido.

Os TBNPs malignos podem ser classificados em três categorias, com características epitelioides, mesenquimais ou glandulares.

◆ Opções de Tratamento

A via de acesso escolhida depende da localização e da extensão da lesão no espaço parafaríngeo, presença ou ausência de comprometimento de espaços adjacentes e das preferências do cirurgião. As opções incluem vias de acesso cervical, cervical-parotídea, cervical-parotídea com mandibulotomia e submandibular. A diferenciação dos schwannomas dos neurofibromas é de relevância para os cirurgiões, porque os schwannomas podem ser removidos por dissecção, conquanto preservando a contiguidade nervosa. Na maioria dos neurofibromas, no entanto, o nervo está incorporado na massa, e a cirurgia necessária inclui ressecção e subsequente enxerto neural para preservar e restaurar a função. No caso dos schwannomas, este tipo de relação entre o tumor e o nervo apresenta a possibilidade de enucleação (remoção do tumor com

442 5. Cabeça e Pescoço

preservação do nervo do qual ele se originou). Embora este tipo de remoção muitas vezes seja praticamente exequível, e as taxas de recorrência sejam baixas, alguns cirurgiões têm dúvidas quanto à probabilidade de preservação da função nervosa.

Os TBNPs malignos devem ser tratados por excisão cirúrgica ampla, mas a recorrência local é uma ocorrência comum, e metástases hematogênicas ocorrem em, pelo menos, metade dos casos tratados. O tumor é resistente à radioterapia e quimioterapia, e aqueles que ocorrem na neurofibromatose tipo 1 se comportam de uma maneira mais agressiva do que aqueles não associados à síndrome. Globalmente, a taxa de sobrevida após 5 anos dos TBNPs malignos é de 40 a 75%.

◆ Códigos na CID-10

Q85	Neurofibromatose.
Q85.0	Neurofibromatose não especificada.
Q85.1	Neurofibromatose tipo 1.
D43.9	Neoplasma de comportamento incerto de outra parte e partes não especificadas do sistema nervoso.
D36	Schwannoma (neoplasma benigno, por local).

Leitura Adicional

Beaman FD, Kransdorf MJ, Menke DM. Schwannoma: radiologic-pathologic correlation. Radiographics 2004;24(5):1477-1481

Cerofolini E, Landi A, DeSantis G, Maiorana A, Canossi G, Romagnoli R. MR of benign peripheral nerve sheath tumors: J Comput Assist Tomogr 1991;15(4):593-597

Moukarbel RV, Sabri AN. Current management of head and neck schwannomas. Curr Opin Otolaryngol Head Neck Surg 2005;13(2):117-122

5.3 Glândulas Salivares

5.3.1 Doença das Glândulas Salivares

◆ Características-Chave

- As doenças das glândulas salivares podem ser de natureza infecciosa, inflamatória, não inflamatória ou autoimune.
- As doenças das glândulas salivares podem ser acompanhadas por uma redução do fluxo salivar.
- Uma condição autoimune subjacente e tumor precisam ser excluídos.

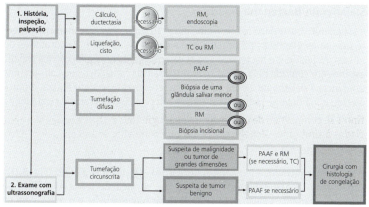

Fig. 5.9 Fluxograma para a investigação de doenças das glândulas salivares. RM, ressonância magnética; TC, tomografia computadorizada; PAAF, biópsia por aspiração com agulha fina. (De: Probst R, Grevers G, Iro H. Basic Otorhinolaryngology: A Step-by-Step Learning Guide. Stuttgart/New York: Thieme; 2006:141.)

◆ Doenças Infecciosas das Glândulas Salivares

Sialadenite Aguda

A sialadenite aguda é uma inflamação aguda de uma glândula salivar. Diversos microrganismos virais foram identificados como agentes causadores de infecções das glândulas salivares. O vírus mais comum associado a sialadenites é o vírus da caxumba (rubulavírus). Outros incluem coxsackievírus, echovírus, vírus da gripe e HIV.

Sinais e Sintomas

Os sintomas da sialadenite aguda incluem intumescimento doloroso agudo da glândula salivar afetada (**Fig. 5.9**). Às vezes, apenas uma glândula é afetada inicialmente. Pode haver edema de linfonodos cervicais adjacentes. O orifício do ducto pode estar eritematoso. Outros sintomas incluem febre e trismo.

Diagnóstico Diferencial

- Linfadenopatia cervical.
- Sialadenite bacteriana aguda.
- Sialadenite inflamatória.
- Abscesso.
- Tumor.
- Abscesso odontogênico.
- Infecção.

Opções de Tratamento

O tratamento é suportivo; ele tipicamente consiste em aumento da ingestão de líquidos, sialagogos (como gomos de limão) e analgésicos.

Sialadenite Bacteriana Aguda

A sialadenite bacteriana aguda é uma infecção supurativa que mais comumente infecta as glândulas parótidas em pacientes debilitados, desidratados ou idosos. A sialadenite bacteriana aguda é considerada uma infecção bacteriana ascendente causada pela redução do fluxo salivar. Situações que causam uma tendência à sialadenite aguda incluem diabetes melito, estado imunocomprometido e má higiene oral. Outras causas infecciosas mais raras de sialadenite incluem tuberculose, actinomicose, sífilis e infecção por HIV.

Sinais e Sintomas

Os sintomas incluem edema difuso, doloroso, da glândula afetada (**Fig. 5.10**). A pele sobre a glândula pode estar quente, vermelha e tensa. O orifício do ducto da glândula salivar afetada pode estar hiperemiado, e a massagem da glândula pode expulsar material purulento pelo orifício. Pode haver trismo.

Microbiologia

O principal patógeno causador é *Staphylococcus aureus*. Outros organismos bacterianos incluem *Strepcococcus viridans*, *Haemophilus influenzae*, *Streptococcus pyogenes* e *Escherichia coli*.

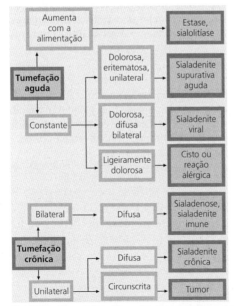

Fig. 5.10 Diagnóstico diferencial de tumefações agudas e crônicas das glândulas salivares. (De: Probst R, Grevers G, Iro H. Basic Otorhinolaryngology: A Step-by-Step Learning Guide. Stuttgart/New York: Thieme; 2006:140.)

Opções de Tratamento

O tratamento clínico inclui antibióticos, hidratação, sialagogos (como gomos de limão), compressas mornas, massagem da glândula e higiene oral meticulosa. Caso um abscesso se desenvolva, incisão e drenagem devem ser efetuadas com atenção cuidadosa ao nervo facial subjacente. A incisão deve ser realizada paralelamente aos ramos do nervo facial.

◆ Doenças Inflamatórias das Glândulas Salivares

Síndrome de Sjögren

A síndrome de Sjögren é uma doença inflamatória das glândulas exócrinas. Esta condição autoimune pode causar sialadenite crônica. Os pacientes podem desenvolver uma redução gradual na produção salivar. Xerostomia (boca seca), xeroftalmia (olhos secos) e infiltração linfocítica das glândulas exócrinas são conhecidas como complexo *sicca*. A patogênese é causada por anticorpos dirigidos contra os antígenos do epitélio dos ductos salivares, causando atrofia da glândula e infiltração linfocítica intersticial.

Epidemiologia

A doença afeta predominantemente mulheres.

Sinais e Sintomas

Ambas as glândulas parótidas podem ser comprometidas. Sua consistência à palpação é pastosa. Pode haver pouca ou nenhuma dor espontânea ou à palpação. Os pacientes podem ter xerostomia, ceratoconjuntivite, linfadenopatia e polineuropatias associadas.

Laboratório

Uma VHS elevada e a presença de autoanticorpos de síndrome de Sjögren A (SS-A) e de síndrome de Sjögren B (SS-B), fator reumatoide e anticorpos antinucleares são indicadores da doença.

Outros Testes

A biópsia das pequenas glândulas salivares do lábio é diagnóstica em 60 a 70% dos casos. A sialografia, caso efetuada, pode demonstrar um padrão em árvore sem folhas.

Opções de Tratamento

O tratamento inclui terapia imunossupressora bem como terapia sintomática com substitutos da saliva e das lágrimas artificiais, bem como pilocarpina para aumentar a estimulação salivar.

Complicações

Complicações da síndrome de Sjögren afetando as glândulas salivares incluem cáries dentárias. Há uma incidência aumentada de LNHs das glândulas salivares em pacientes com síndrome de Sjögren.

446   5. *Cabeça e Pescoço*

Síndrome de Heerfordt

Outras causas de sialadenite crônica incluem a síndrome de Heerfordt, uma forma de sarcoidose com aumento das glândulas parótidas, febre branda, uveíte e paralisia de nervo facial.

◆ Doença Salivar Não Inflamatória

Sialolitíase

A sialolitíase (pedras ou cálculos salivares) consiste na formação de cálculos no ducto excretor das glândulas salivares. Sessenta a 70% destes estão localizados no ducto principal da glândula; 70 a 80% ocorrem na glândula submandibular; 20% ocorrem na glândula parótida. Uma porcentagem muito menor pode ocorrer nas pequenas glândulas salivares. A patogênese é relacionada com detritos ductais, e o fosfato de cálcio coalesce graças à infecção, inflamação ou estase salivar.

Epidemiologia

A sialolitíase tipicamente afeta adultos, homens mais comumente afetados que mulheres.

Sinais e Sintomas

Os sintomas variam de acordo com o grau de obstrução e podem incluir dor e edema muitas vezes durante ou após a alimentação.

Diagnóstico Diferencial

- Inflamação.
- Infecção.
- Tumor.

Exames de Imagem

A ultrassonografia pode revelar a dilatação do sistema ductal. Setenta a 80% dos cálculos salivares submandibulares e apenas 20% dos cálculos parotídeos são radiopacos e podem ser detectados por imagem.

Opções de Tratamento

Tipicamente, o tratamento da sialolitíase é cirúrgico. Os cálculos **intraglandulares** na glândula submandibular tipicamente levam à remoção da glândula. Cálculos localizados próximo ao orifício podem ser ordenados. Cálculos mais distais são removidos por uma incisão através do sistema ductal excretório.

Complicações

As complicações incluem formação de abscesso e infecção.

Rânula

A rânula é uma sialocele da glândula sublingual tipicamente encontrada no assoalho da boca. O tratamento é a excisão cirúrgica.

◆ Códigos na CID-10

K11.0	Atrofia de glândula salivar.
K11.1	Hipertrofia de glândula salivar.
K11.2	Sialadenite.
K11.3	Abscesso de glândula salivar.
K11.4	Fístula de glândula salivar.
K11.5	Sialolitíase.
K11.6	Mucocele de glândula salivar.
K11.7	Distúrbios da secreção salivar.
K11.8	Outras doenças especificadas das glândulas salivares.
K11.9	Doença não especificada das glândulas salivares.

Leitura Adicional

Ibrahim HZ, Handler SD. Diseases of the salivary glands. In: Wetmore RF, Muntz HR, McGill TJ *et al.* Pediatric Otolaryngology: Principles and Practice Pathways. Stuttgart/New York: Thieme; 2000:647-658

Witt RL, ed. Salivary Gland Diseases: Surgical and Medical Management. Stuttgart/New York: Thieme; 2005

5.3.2 Tumores Benignos das Glândulas Salivares

◆ Características-Chave

- Tumores das glândulas salivares representam 2 a 4% das neoplasias de cabeça e pescoço.
- Setenta por cento dos tumores de glândulas salivares originam-se na glândula parótida.
- Oitenta e cinco por cento dos tumores de glândulas salivares são adenomas pleomórficos (tumores mistos benignos).
- Os tumores das glândulas salivares mais frequentemente se apresentam como massas indolores.
- A massa parotídea mais comum em uma criança é o hemangioma.

448   5. Cabeça e Pescoço

Tabela 5-12   Classificação dos Tumores Primários Benignos das Glândulas Salivares

Tumor misto benigno (adenoma pleomórfico)
Tumor de Warthin *(cystadenomatosum lymphomatosum papilífero)*
Oncocitoma (adenoma oxífilo)
Tumores monomórficos
Tumores sebáceos
Lesão linfoepitelial benigna
Adenoma ductal papilífero (papiloma)

Adenomas pleomórficos são os tumores benignos mais comuns das glândulas salivares. Eles constituem 70% dos tumores da glândula parótida e 50% dos tumores da glândula submandibular. Os adenomas pleomórficos estão, muitas vezes, localizados na cauda da glândula parótida. Quando são encontrados nas pequenas glândulas salivares, o palato duro é o local mais frequentemente comprometido, seguido pelo lábio superior. Os tumores de Warthin (adenoma cístico linfomatoso papilífero) ocorrem quase exclusivamente na glândula parótida. Eles se responsabilizam por 4 a 11,2% de todos os tumores das glândulas salivares. Estas lesões podem ser multifocais e bilaterais (10%) e são mais comuns em indivíduos tabagistas (**Tabela 5.12**).

◆ Clínica

Sinais

Uma massa indolor pode ser palpada na glândula salivar afetada.

Sintomas

Há edema indolor que aumenta lentamente da glândula salivar afetada. (Dor, crescimento rápido de massa parotídea de longa duração, e paralisia do nervo facial devem suscitar a suspeita de doença maligna; ver Capítulo 5.3.3.)

Diagnóstico Diferencial

- Adenopatia de linfonodos periparotídeos ou perifaciais.
- Tumores salivares malignos.
- Lesões metastáticas.
- Lesões autoimunes, infecciosas ou inflamatórias das glândulas salivares.

◆ Avaliação

História

A história deve incluir a evolução cronológica e o início da massa, dor, relação da tumoração com a alimentação, xeroftalmia, condições autoimunes conhecidas, perda de peso, febre, sudorese noturna e doenças infecciosas.

Exame Físico

Um exame completo de cabeça e pescoço incluindo as glândulas salivares e o pescoço e um exame bimanual das glândulas submandibulares devem ser efetuados. A função do nervo facial deve ser documentada.

Exames de Imagem

Os estudos de imagem são os mais úteis na avaliação diagnóstica. A ultrassonografia pode ajudar no direcionamento da PAAF. RM é o teste mais sensível para estabelecer os limites de extensão de tumores de tecidos moles. A TC geralmente é suficiente.

Laboratório

Uma contagem de leucócitos deve ser solicitada para investigar qualquer evidência de leucocitose e desvio para a esquerda, possível processo infeccioso ou doença linfoproliferativa. Um cisto linfoepitelial ou abscesso parotídeo recorrente requerem testes anti-hIV.

Outros Testes

Os achados da PAAF fornecem evidências para o diagnóstico pré-operatório.

Patologia

Os adenomas pleomórficos são caracterizados por padrões histológicos estruturais variáveis, diversos. Frequentemente, eles têm padrões de crescimento de lâminas, filamentos ou ilhas de células fusiformes e estreladas, com uma configuração mixoide, predominando ocasionalmente. Os tumores de Warthin são compostos por um componente epitelial oncocítico que pode ter um padrão papilífero, glandular-cístico e/ou crescimento sólido. Os oncocitomas são compostos por grandes células oxífilas (oncócitos).

◆ Opções de Tratamento

Clínico

A terapia clínica é apropriada para os processos infecciosos e inflamatórios. A radioterapia destina-se a candidatos não cirúrgicos com adenomas pleomórficos ou adenomas pleomórficos múltiplos recorrentes.

Cirúrgico

O tratamento dos tumores benignos de glândulas salivares inclui a remoção completa com uma margem adequada de tecido para evitar recorrências. Isto envolve parotidectomia superficial, parotidectomia total com preservação do nervo facial para massas localizadas no lobo profundo, ou remoção da glândula submandibular.

◆ Complicações

Durante a excisão da glândula submandibular, lesões não intencionais podem ser infligidas ao nervo lingual, hipoglosso ou ramo mandibular do nervo facial.

450   5. Cabeça e Pescoço

Parotidectomia

A recorrência é geralmente ocasionada por excisão inadequada, enucleação do tumor, ou contaminação tumoral. A paralisia (paresia) do nervo facial leva algumas semanas para se resolver espontaneamente, mas pode durar meses ou ser permanente. As taxas descritas de paresia pós-operatória permanente do nervo facial variam de 0 a 30%. Cuidados oculares são importantes até que haja um retorno da função do nervo facial.

Síndrome de Frey (Sudorese Gustatória)

A síndrome de Frey é causada por uma conexão aberrante das fibras parassimpáticas gustatórias pós-ganglionares às fibras simpáticas das glândulas sudoríferas da pele sobrejacente. Ela é mais bem evitada levantando-se um retalho espesso.

◆ Resultado e Acompanhamento

Avaliar a função pós-operatória dos nervos facial, hipoglosso e lingual. Ocasionalmente, ocorre paresia transitória do nervo facial, mas ela geralmente se resolve dentro de semanas após a cirurgia.

O resultado é tipicamente excelente, e a taxa de recorrência é muito baixa. Degeneração maligna para carcinoma ex-adenoma pleomórfico ocorre em 1,4 a 6,3% dos adenomas pleomórficos não tratados. A degeneração maligna é, muitas vezes, associada a história prolongada de adenoma pleomórfico não tratado ou recorrente.

◆ Códigos na CID-10

D10.3   Neoplasias benignas das pequenas glândulas salivares: sem outra especificação.
D37.03   Glândulas salivares principais.
D11.9   Lesão benigna das glândulas salivares principais.
K11   Doenças das glândulas salivares.

Leitura Adicional

Madani G, Beale T. Tumors of the salivary glands. Semin Ultrasound CT MR 2006;27(6): 452-464

Scianna JM, Petruzzelli GJ. Contemporary management of tumors of the salivary glands. Curr Oncol Rep 2007;9(2):134-138

Witt RL, ed. Salivary Gland Diseases: Surgical and Medical Management. Stuttgart/New York: Thieme; 2005

5.3.3 Tumores Malignos das Glândulas Salivares

◆ Características-Chave

- As neoplasias malignas das glândulas salivares são responsáveis por 0,5% de todas as doenças malignas.
- As neoplasias malignas das glândulas salivares são responsáveis por 3 a 5% de todos os cânceres de cabeça e pescoço.
- O tumor maligno mais comum das glândulas salivares principais e menores é carcinoma mucoepidermoide.
- Dormência ou paresia e dor no território do nervo facial em conjunção com massa em glândula salivar sugerem malignidade.

◆ Epidemiologia

A frequência das lesões malignas varia conforme o local. Aproximadamente 20 a 25 dos tumores parotídeos, 35 a 40% dos tumores submandibulares, 50% dos tumores do palato e > 90% dos tumores de glândula sublingual são malignos. O carcinoma mucoepidermoide é a neoplasia maligna mais comum das glândulas salivares. A maioria dos casos origina-se na glândula parótida. O carcinoma mucoepidermoide é um tumor epitelial maligno que é composto de várias proporções de células mucosas, epidermoides, intermediárias, colunares e claras. A graduação microscópica do carcinoma mucoepidermoide é importante para determinar o prognóstico. Os carcinomas mucoepidermoides são graduados como baixos, intermediários e altos com base no grau de populações celulares epidermoides e mucinosas.

O carcinoma cístico adenoide (antes conhecido como cilindroma) é uma neoplasia de crescimento lento, mas agressivo, com uma notável capacidade de recorrência. Este é o tumor maligno mais comum das glândulas submandibulares e salivares menores e constitui 4% de todos os tumores de glândulas salivares. Morfologicamente, três padrões de crescimento foram descritos: padrão cribriforme ou clássico, padrão tubular e padrão sólido ou basaloide. Este tumor tem uma propensão à disseminação perineural. Independentemente do grau histológico, os carcinomas císticos adenoides, com seu crescimento biológico inusualmente lento, tendem a ter uma evolução protraída e em última análise um mau resultado, com uma sobrevida após 10 anos descrita como sendo < 50% para todos os graus. Muitos recomendam acompanhar estes pacientes por toda sua vida, uma vez que a recorrência possa ser muito tardia.

O carcinoma de células acinares é uma neoplasia epitelial maligna em que as células neoplásicas expressam diferenciação acinar. Nos dados do Armed Forces Institute of Pathology (AFIP) relativos a neoplasias das glândulas salivares, o carcinoma de células acinares é a terceira neoplasia epitelial mais comum das glândulas salivares: > 80% ocorrem na glândula parótida, mulheres são mais afetadas do que homens, e a idade média dos pacientes é de 44 anos. Clinicamente, os pacientes tipicamente se apresentam com uma massa de crescimento lento na região parotídea. Dor ocorre em > 33% dos pacientes. Quanto ao carcinoma de células acinares, o estadiamento provavelmente é um melhor preditor do resultado do que a graduação histológica.

452 5. Cabeça e Pescoço

O carcinoma ex-adenoma pleomórfico, também conhecido como carcinoma ex-tumor misto ou carcinoma pleomórfico, é um carcinoma que mostra evidências de se originar de ou em um adenoma pleomórfico benigno. A neoplasia ocorre principalmente nas glândulas salivares maiores. O diagnóstico exige a identificação de tumor benigno na amostra tecidual. A incidência ou frequência relativa deste tumor varia consideravelmente, dependendo do estudo citado.

O CCE primário, também conhecido como carcinoma epidermoide primário, é uma neoplasia epitelial maligna das glândulas salivares principais que é composta por células escamosas (ou seja, epidermoides). O diagnóstico exige a exclusão de doença primária localizada em algum outro local na cabeça e pescoço; na verdade, a maioria dos CCEs das principais glândulas salivares representa doença metastática (Tabela 5.13).

Tabela 5-13 Classificação dos Tumores Epiteliais Primários Malignos das Glândulas Salivares

Carcinoma mucoepidermoide
Carcinoma cístico adenoide
Adenocarcinomas
Carcinoma de células acinares
Adenocarcinoma polimorfo de baixo grau
Adenocarcinoma, SOE
Adenocarcinomas raros
Adenocarcinoma basocelular
Adenocarcinoma de células claras
Cistadenocarcinoma
Adenocarcinoma sebáceo
Linfadenocarcinoma sebáceo
Carcinoma oncocítico
Carcinoma de ducto salivar
Adenocarcinoma mucinoso
Tumores mistos malignos
Carcinoma ex-adenoma pleomórfico
Carcinossarcoma
Tumor misto metastatizante
Carcinomas raros
Carcinoma de células escamosas primário
Carcinoma epitelial-mioepitelial
Carcinoma de pequenas células anaplásicas
Carcinomas indiferenciados
Carcinoma indiferenciado de pequenas células
Carcinoma indiferenciado de grandes células
Carcinoma linfoepitelial
Carcinoma mioepitelial
Carcinoma adenoescamoso

SOE, sem outra especificação.

5. Cabeça e Pescoço 453

As neoplasias malignas cujas origens são externas às glândulas salivares podem comprometer as glândulas salivares principais por:

1. Invasão direta a partir de cânceres adjacentes às glândulas salivares.
2. Metástases hematogênicas a partir de tumores primários a distância.
3. Metástases linfáticas para linfonodos no interior da glândula salivar.

A invasão direta de tumores externos às glândulas salivares para o interior das glândulas salivares principais ocorre, principalmente, a partir de carcinomas de células escamosas e carcinomas basocelulares da pele sobrejacente.

Linfomas das glândulas salivares principais são caracteristicamente do tipo LNH. Em uma revisão do AFIP de casos de arquivo, o LNH é responsável por 16,3% de todos os tumores malignos que ocorrem nas glândulas salivares principais, e a doença na glândula parótida é responsável por ~ 80% de todos os casos.

O tumor maligno mais comum de glândulas salivares principais e menores é o carcinoma mucoepidermoide, que constitui ~ 10% de todas as neoplasias das glândulas salivares e ~ 35% das neoplasias malignas das glândulas salivares. A exposição prévia à radiação ionizante parece aumentar substancialmente o risco de desenvolvimento de neoplasias malignas das glândulas salivares principais.

◆ Clínica

Sinais e Sintomas

Uma tumefação indolor na glândula salivar afetada é um dos sinais de um tumor de glândula salivar. Aproximadamente 10 a 15% das neoplasias malignas da parótida apresentam-se com dor. Ocasionalmente, tumores malignos de glândula salivar podem ser caracterizados por crescimento rápido ou um curso súbito de crescimento. Dormência ou paresia neural causada por comprometimento do nervo e dor facial persistente são altamente sugestivos de malignidade. Dependendo do local do tumor primário, outros sintomas incluem otorreia ipsolateral, disfagia, trismo e paralisia facial. A pele ou mucosa sobrejacente pode tornar-se ulcerada.

Diagnóstico Diferencial

- Adenopatia de linfonodos periparotídeos ou perifaciais.
- Tumores salivares benignos.
- Lesões metastáticas.
- Lesões autoimunes, infecciosas ou inflamatórias das glândulas salivares.

◆ Avaliação

História

A história inclui a evolução cronológica e o início de massa, dor, paresia facial, perda de peso, doença autoimune conhecida, febre e sudorese noturna.

454   5. Cabeça e Pescoço

Exame Físico

Um exame completo de cabeça e pescoço, incluindo glândulas salivares, pescoço e exame bimanual das glândulas submandibulares, deve ser realizado. A função dos NCs deve ser avaliada.

Exames de Imagem

Estudos de imagem são úteis na avaliação diagnóstica. A ultrassonografia pode ajudar no direcionamento da PAAF. A RM é o exame mais sensível para estabelecer os limites de extensão dos tumores de tecidos moles. A TC com contraste geralmente é suficiente.

Outros Testes

Os achados da PAAF muitas vezes proporcionam evidências para o diagnóstico pré-operatório.

Patologia

As neoplasias das glândulas salivares mostram extrema diversidade histológica. Estas neoplasias incluem tumores malignos de origem epitelial, mesenquimal e linfoide. A graduação histológica (**Tabela 5.14**) dos carcinomas de glândulas salivares é importante para determinar a metodologia de tratamento adequada. Entretanto, ela não é um indicador independente da evolução clínica e deve ser considerada no contexto do estádio clínico (ver Estadiamento dos Tumores Malignos de Glândulas Salivares, a seguir).

◆ Opções de Tratamento

Clínico

O uso de quimioterapia para tumores malignos de glândulas salivares permanece sob avaliação. A radioterapia pós-operatória aumenta a ressecção cirúrgica, particularmente dos neoplasmas de alto grau, quando as margens são próximas ou comprometidas, quando os tumores são grandes ou quando existem evidências histológicas de metástases em gânglios linfáticos. A radiação com feixe de nêutrons rápidos ou esquemas de feixe de fótons hiperfracionado foi descrita como sendo mais eficaz do que a radioterapia convencional no tratamento de tumores malignos inoperáveis, não ressecáveis ou recorrentes de glândulas salivares.

Cirúrgico

A terapia mínima para doenças malignas de baixo grau (e carcinoma mucoepidermoide de grau intermediário) da porção superficial da glândula parótida é uma parotidectomia superficial. Para todas as outras lesões, é indicada uma parotidectomia total com preservação do nervo facial. O nervo facial ou seus ramos devem ser ressecados, caso comprometidos pelo tumor. Raramente uma mastoidectomia ou ressecção do osso temporal pode ser executada para se obter uma margem negativa no NC VI. O esvaziamento pode ser efetuado, dependendo do tipo de tumor e comprometimento ganglionar.

5. Cabeça e Pescoço 455

Tabela 5-14 Graduação Histológica dos Carcinomas de Glândulas Salivares

Baixo grau
Carcinoma de células acinares
Adenocarcinoma basocelular
Carcinoma de células claras
Cistadenocarcinoma
Carcinoma epitelial-mioepitelial
Adenocarcinoma mucinoso
Adenocarcinoma polimorfo de baixo grau

Baixo, intermediário e alto graus
Adenocarcinoma, SOE
Carcinoma mucoepidermoide
Carcinoma de células escamosas

Graus intermediário e alto
Carcinoma mioepitelial

Alto grau
Carcinoma de pequenas células anaplásico
Carcinossarcoma
Carcinoma indiferenciado de grandes células
Carcinoma indiferenciado de pequenas células
Carcinoma de ducto salivar

SOE, sem outra especificação.

◆ Complicações

Parotidectomia

Recorrências podem ser causadas por excisão inadequada, margens positivas ou contaminação tumoral. A paralisia do nervo facial e deformidade cosmética podem requerer tratamento cirúrgico. Disfunção de NCs graças ao tumor e à cirurgia resultante é uma complicação possível. Cuidados oculares são importantes na presença de paralisia do nervo facial.

◆ Resultado e Acompanhamento

Tumores malignos de baixo grau em estágio inicial das glândulas salivares geralmente são curáveis por ressecção cirúrgica adequada isolada. O prognóstico é mais favorável, quando o tumor ocorre em uma glândula salivar principal. Tumores muito volumosos ou tumores de alto grau se associam a um prognóstico pior. O prognóstico também depende do seguinte: glândula em que eles se originam, histologia, grau, o estádio, comprometimento perineural e disseminação a estruturas adjacentes, linfonodos ou locais distantes. O prognóstico de qualquer paciente tratado de câncer com doença progredindo ou recidivando é ruim, independentemente do tipo histológico ou estágio.

456   5. Cabeça e Pescoço

◆ Códigos na CID-10

C07	Neoplasia maligna da glândula parótida.
C08.0	Neoplasia maligna da glândula submandibular.
C08.1	Neoplasia maligna da glândula sublingual.
C08.8	Neoplasia maligna de outras glândulas salivares maiores.
C08.9	Neoplasia maligna de glândula salivar, não especificada.

◆ Estadiamento dos Tumores Malignos das Glândulas Salivares

Câncer de Glândula Salivar: Carcinomas Invasivos das Glândulas Parótida, Submandibular e Sublingual

Tumor Primário

TX: tumor primário não pode ser avaliado.

T0: ausência de evidências de tumor primário.

T1: tumor ≤ 2 cm na sua maior extensão sem extensão extraparenquimatosa.

T2: tumor > 2 cm, mas não > 4 cm na sua maior extensão sem extensão extraparenquimatosa.

T3: tumor > 4 cm e/ou tumor com extensão extraparenquimatosa.

T4a: doença moderadamente avançada. Tumor invade a pele, a mandíbula, o conduto auditivo e/ou o nervo facial.

T4b: doença muito avançada. Tumor invade a base do crânio e/ou as lâminas pterigoides e/ou encapsula a artéria carótida.

Linfonodos Regionais*

NX: não podem ser avaliados.

N0: ausência de metástases em linfonodo regional.

N1: metástase em um único linfonodo ipsolateral, ≤ 3 na maior dimensão.

N2a: metástase em um único linfonodo ipsolateral, > 3 cm mas não > 6 cm na maior dimensão.

N2b: metástase em múltiplos linfonodos ipsolaterais, nenhum > 6 cm na maior dimensão.

N2c: metástase em linfonodos bilaterais ou contralaterais, nenhum > 6 cm na maior dimensão.

N3: metástase em um linfonodo, > 6 cm na maior dimensão.

*Linfonodos mediastinais superiores são considerados linfonodos regionais (nível VII).

Nodos medianos são considerados nodos ipsolaterais.

Metástase a Distância

M0: ausência de metástases a distância.

M1: metástase a distância.

Agrupamentos do Tumores Malignos das Glândulas Salivares do American Joint Committee on Cancer

Estágio I

    T1 N0 M0

Estágio II

    T2 N0 M0

Estágio III

    T3 N0 M0
    T1 N1 M0
    T2 N1 M0
    T3 N1 M0

Estágio IVA

    T4a N0 M0
    T4a N1 M0
    T1 N2 M0
    T2 N2 M0
    T3 N2 M0
    T4a N2 M0

Estágio IVB

    T4b qualquer N M0
    Qualquer T N3 M0

Estágio IVC

    Qualquer T qualquer N M1

Leitura Adicional

American Joint Committee on Cancer. AJCC Cancer Staging Handbook. 7th ed. New York: Springer-Verlag; 2010

Chen AM, Granchi PJ, Garcia J, Bucci MK, Fu KK, Eisele DW. Local-regional recurrence after surgery without postoperative irradiation for carcinomas of the major salivary glands: implications for adjuvant therapy. Int J Radiat Oncol Biol Phys 2007;67(4):982-987

Ellis GL, Auclair PL. Tumors of the salivary glands. Atlas of Tumor Pathology, 3. Washington, DC: Armed Forces Institute of Pathology; 1996

Mendenhall WM, Riggs CE Jr, Cassisi NJ. Treatment of head and neck cancers. In: DeVita VT Jr, Hellman 5, Rosenberg SA, eds. Cancer: Principles and Practice of Oncology. 7th ed. Philadelphia, PA: Lippincott Williams & Wilkins; 2005:662-732

Speight PM, Barrett AW. Salivary gland tumours. Oral Dis 2002;8(5):229-240

Witt RL, ed. Salivary Gland Diseases: Surgical and Medical Management. Stuttgart/New York: Thieme; 2005

458   5. Cabeça e Pescoço

5.4 Cirurgia Endócrina de Cabeça e Pescoço

5.4.0 Embriologia e Anatomia da Glândula Tireoide

◆ Características-Chave

- A tireoide é uma glândula em forma de H, vascular, localizada no pescoço inferior e anterior, imediatamente abaixo da laringe (ela tem aproximadamente o tamanho e a forma de um laço de gravata borboleta).
- Sua função é a síntese e a secreção dos hormônios tireóideos tireoxina (T4) e triiodotireonina (T3).
- A forma característica da glândula é formada por dois lobos laterais alongados com polos superior e inferior, conectados por um istmo mediano.
- O istmo situa-se sobrejacente ao segundo ao quarto anéis traqueais.
- A glândula tireoide pesa em média 25 g em adultos (ligeiramente mais pesada em homens).
- Um lobo piramidal pode estar presente como uma extensão do ducto tireoglosso embriológico (50%).
- O tubérculo de Zuckerkandl é uma projeção lateral ou posterior do lobo da tireoide.
- Ele é um marco anatômico para o nervo laríngeo recorrente na cirurgia da tireoide (Tabela 5.15).
- A glândula tireoide geralmente não é visível externamente; quando ela aumenta em tamanho, forma uma tumefação característica no pescoço chamada bócio.

◆ Embriologia

A glândula tireoide humana começa a se desenvolver em torno de 4 semanas após a concepção, e se move inferiormente pelo pescoço enquanto se forma a sua estrutura bilobular característica, a qual é completada pelo terceiro trimestre (Fig. 5.11).

◆ Ligamentos e Fáscia

A glândula tireoide possui uma bainha formada pela camada média da fáscia cervical profunda. A parte posteromedial da glândula é fixada à cartilagem cricoide, primeiro e segundo anéis traqueais, pelo ligamento suspensor posterior (ligamento de Berry). Sob a camada da fáscia cervical a glândula possui uma cápsula verdadeira interna, que é fina e adere estreitamente à glândula.

Tabela 5-15 Marcos Anatômicos para Identificar o Nervo Laríngo Recorrente durante Cirurgia da Tireoide

Triângulo de Sim (o triângulo carotídeo) é formado por
  – Artéria carótida
  – Traqueia
  – Polo inferior da tireoide

O nervo laríngeo recorrente pode ser identificado 0,5 cm abaixo do corno inferior da cartilagem tireoide
O tubérculo de Zuckerkandl é uma projeção lateral ou posterior do lobo lateral da tireoide, que indica o ponto de fusão embriológica do corpo ultimobranquial e o processo tireóideo mediano principal. O tubérculo de Zuckerkandl é lateral ao nervo laríngeo recorrente

◆ Células da Tireoide

A tireoide é constituída por células foliculares e parafoliculares (células C; células claras). As células foliculares são responsáveis pela formação do coloide (iodotireoglobulina), cuja função é armazenar hormônios tireóideos antes da sua secreção. As células parafoliculares localizam-se esparsamente entre os folículos tireóideos e produzem o hormônio calcitonina, que é fundamental para a homeostasia do cálcio.

◆ Anatomia da Vascularização

Artérias

O principal suprimento arterial se faz a partir das artérias tireóideas superior (ATS) e inferior (ATI). A ATS origina-se da artéria carótida externa. A ATI origina-se do tronco tireocervical, que é um ramo da artéria subclávia. A ATI serve como um importante marco anatômico cirúrgico para o nervo laríngeo recorrente e glândulas paratireoides. Ocasionalmente, a artéria tireóidea ima supre o istmo tireóideo diretamente a partir da artéria inominada ou do arco aórtico (1,5-12%).

Drenagem Venosa

Existem as veias tireóideas superior, média e inferior. As veias tireóideas superior e média drenam para a veia jugular interna.

Drenagem Linfática

Os gânglios cervicais médio superior e profundo inferior recebem linfa da glândula tireoide do mesmo modo que os gânglios pré-traqueais e paratraqueais e gânglio pré-laríngeo (délfico).

460 5. Cabeça e Pescoço

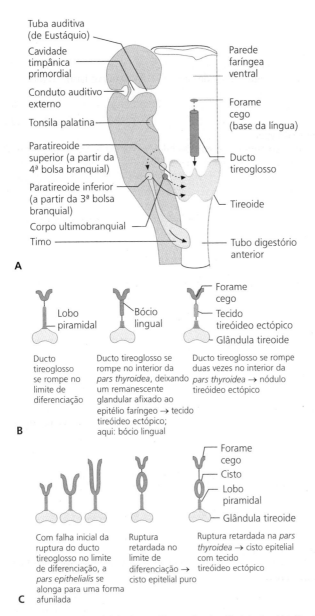

Fig. 5.11 (A-C) Embriologia e malformações da glândula tireoide. (De: Probst R, Grevers G, Iro H. Basic Otorhinolaryngology: A Step-by-Step Learning Guide. Stuttgart/New York; Thieme; 2006:323.)

◆ Inervação

O nervo laríngeo recorrente inerva todos os músculos intrínsecos da laringe, exceto o músculo cricotireóideo. O nervo laríngeo recorrente esquerdo sobe pelo sulco traquoesofágico em toda sua extensão. O nervo laríngeo recorrente direito sobe lateralmente na primeira parte do seu curso, mas desvia-se medialmente e ascende na direção da glândula (um trajeto ligeiramente diagonal). Em casos raros, o nervo laríngeo recorrente direito é não recorrente e sai diretamente do vago.

O nervo laríngeo superior é subdividido em ramos externo e interno. O ramo externo corre paralelamente à artéria tireóidea superior e desce para inervar o músculo cricotireóideo. O ramo interno corre paralelamente à artéria tireóidea superior e penetra a membrana tíreo-hióidea para prover sensibilidade à laringe acima do bócio.

O nervo de Galeno é uma anastomose entre o ramo sensitivo do nervo laríngeo recorrente e o ramo interno do nervo laríngeo superior.

Leitura Adicional

Schuenke M, Schulte E, Schumacher U. Thieme Atlas of Anatomy: Neck and Internal Organs. Stuttgart/New York: Thieme; 2006

5.4.1 Fisiologia da Glândula Tireoide

◆ Características-Chave

- A unidade funcional da glândula tireoide é o folículo (**Fig. 5.12**).
- Os folículos tireóideos são compostos por uma única camada de células epiteliais (células foliculares tireóideas), circundando um espaço central preenchido por coloide.
- As células foliculares sintetizam Tg, uma grande glicoproteína rica em tirosina, e a secretam para a luz do folículo; o coloide é essencialmente um acúmulo de Tg.
- Os hormônios-chave tireóideos incluem o hormônio liberador de tireotropina (TRH), hormônio tireoestimulador (TSH), T4 e T3.
- Somente 1% do hormônio tireóideo total está no estado não ligado ou livre e disponível para finalidades metabólicas. O resto está ligado à globulina, à pré-albumina e à albumina.
- A calcitonina é um peptídeo produzido pelas células parafoliculares da glândula tireoide. Ela reduz a reabsorção de cálcio no osso e reduz o cálcio sérico.

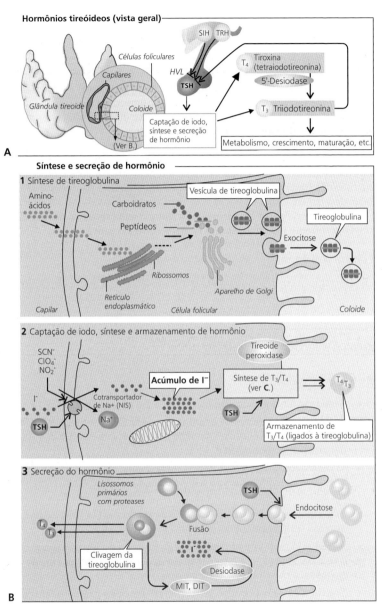

Fig. 5.12 (A B) Fisiologia da produção e síntese do hormônio tireóideo. (De: Silbernagl S, Despopoulos A. Color Atlas of Physiology. 6th ed. Stuttgart/New York: Thieme; 2009:289.)

5. Cabeça e Pescoço   463

◆ Regulação do Hormônio Tireóideo

O hipotálamo secreta TRH, o qual chega à hipófise anterior via sistema venoso portal. Aqui, ele estimula síntese e liberação de TSH. O TSH estimula a captação de iodeto, na hipófise a liberação de hormônios tireóideos e o crescimento tireóideo. Os hormônios tireóideos exercem controle por *feedback* negativo sobre o eixo hipotalâmico-hipofisário.

◆ Etapas da Síntese de Hormônio Tireóideo

1. Captação de iodeto: a tireoide concentra seletivamente iodo inorgânico (iodeto).
2. Organificação: o iodo é produzido pela oxidação do iodeto. O Iodo reage com a tirosina na Tg, inicialmente para produzir monoiodotirosina (MIT) e a seguir diiotirosina (DIT).
3. Acoplamento: reações acopladas entre DIT levam à formação de tireoxina T4, e aquelas entre DIT e MIT formam T3.
4. Armazenamento: a T4 e T3 são armazenadas como coloide, ainda uma parte da molécula de Tg.
5. Liberação: a endocitose do coloide armazenado leva à formação de gotículas de coloide (fagolisossomos) em que a Tg é digerida por proteases para liberar T4, T3, DIT e MIT no sangue.

Observar que a tireoide peroxidase (TPO) catalisa a oxidação de iodeto e sua transferência para a tirosina (organificação) e o acoplamento.

◆ Hormônios Tireóideos e suas Ações

A glândula tireoide libera dois hormônios no sangue, principalmente T4 e algum T3. O T3 é o hormônio ativo, enquanto o T4 é o pro-hormônio e se converte em T3 em muitos tecidos do corpo por um processo chamado "desiodação periférica". Os efeitos incluem:

- Calorigênese: os hormônios tireóideos geram calor e aumentam o consumo de oxigênio.
- Metabolismo de carboidrato e gordura.
- Crescimento e desenvolvimento.

Leitura Adicional

Schuff KG, Cohen JI. Physiology of the thyroid gland. In: Terris DJ, Gourin CG. Thyroid and Parathyroid Diseases: Medical and Surgical Management. Stuttgart/New York: Thieme; 2009:18-34

Silbernagl S, Despopoulos A. Color Atlas of Physiology. 6th ed. Stuttgart/New York: Thieme; 2009

464   5. Cabeça e Pescoço

5.4.2 Avaliação da Tireoide

◆ Características-Chave

- Testes de função da tireoide são procedimentos comuns para determinar o funcionamento da tireoide.

- A avaliação pode incluir exames laboratoriais e de imagem (ultrassonografia), cintigrafia tireóidea radionuclídica e testes de estimulação funcional.

◆ Testes Funcionais Tireóideos

T4 e T3 (Total)

Tanto o T4 (> 99%) quanto o T3 (~ 98%) são firmemente ligados a proteínas transportadoras no plasma: globulina ligadora de tireoxina (TBG), pré- albulimina ligadora de tireoxina (TBPA), ou albumina. Por essas razões, apenas 1% dos hormônios tireóideos estão no estado "livre" metabolicamente ativo. Ensaios (dosagens) de T4 ou T3 "totais" medem principalmente o hormônio ligado à proteína (mais o hormônio não ligado ou "livre"). Os valores podem variar com condições que afetem a concentração de proteína (Tabela 5.16). Uma vez que drogas e doença podem alterar as concentrações de proteínas ligadoras, é, portanto, necessário estimar as concentrações de hormônio livre.

Hormônio Tireoestimulador

O ensaio de TSH é o teste de triagem de escolha para função tireóidea. O ensaio muito sensível de TSH (ele mede TSH em faixas muito baixas entre 0,01 e 0,001 um/L) está atualmente em amplo uso.

T4 e T3 Livres (FT4 e FT3)

Estes ensaios medem os hormônios tireóideos não ligados, metabolicamente ativos na circulação (~ 0,0003 para o total). Os testes de hormônios tireóideos livres caem em duas categorias principais: diálise de equilíbrio (não afetada por anormalidades de TBG) e ensaios de análogos (afetados pela ligação à proteína, mas ainda superior aos ensaios de T3 e T4 totais).

Tabela 5-16 Condições que Afetam a Concentração de Proteína

TBG Aumentada (Alta T4)	TBG Diminuída (Baixa T4)
Gravidez	Doença hepática/doença renal
Estrogênios	Androgênios
Pílulas anticoncepcionais orais	Deficiência congênita de TBG
Drogas: narcóticos, clofibrato	Drogas: esteroides, AINEs, AAS

AAS, ácido acetilsalicílico (aspirina); AINEs, anti-inflamatórios não esteroidais; TBG, globulina ligadora de tireoxina.

Tabela 5-17 Diferentes Causas de Tireotoxicose

Alta Captação de RAI	Baixa Captação de RAI
Doença de Graves	Uso exógeno de tireoxina (thyroiditis factitia)
Nódulos quentes	Tireoidite destrutiva – subaguda
Bócio multinodular tóxico	Pós-parto
Adenoma tóxico solitário	Silenciosa
Tumor hipofisário secretor de TSH	Tireotoxicose induzida por iodo (substância de contraste, dieta, amiodarona)

TSH, hormônio tireoestimulador; RAI, iodo radioativo.

Teste de Captação de Hormônio Tireóideo

O teste de captação de hormônio tireóideo (ou teste de captação de T3 em resina) é inversamente proporcional à T4 ligada à proteína; por conseguinte, a captação de T3 em resina é baixa, quando a ligação de T4 à proteína está aumentada, e alta quando a ligação à proteína está reduzida. Esta mensuração ajuda os clínicos a distinguir distúrbios da ligação à proteína de doenças tireóideas verdadeiras.

Captação de Iodo Radioativo

As células foliculares da tireoide possuem bombas que capturam iodo nas células para síntese de hormônio tireóideo. A atividade destas bombas pode ser determinada pela mensuração da captação de iodo radioativo (RAI). A captação de ^{131}I pela glândula é medida após a ingestão oral de RAI. A captação normal de RAI em 24 horas é ~ 10 a 25% nos EUA. Este teste é mais útil para diferenciar causas de tireotóxicos (Tabela 5.17).

Mensurações de Tireoglobulina

Medidas da tireoglobulina (Tg) são realizadas com base em duas indicações:

1. Detecção de cânceres tireóideos residuais ou recorrentes (carcinomas papilíferos, foliculares e de células de Hürthle) após tireoidectomia.
2. Diferenciação de tireoidite factícia (Tg suprimida) com relação a todas as formas de hipertireoidismo endógeno (Tg normal ou alta).

Este teste não é confiável na presença de anticorpos antiTg circulantes.

Outros testes bioquímicos de função tireóidea, como testes do TRH, têm sido utilizados apenas raramente desde o advento dos ensaios altamente sensíveis do TSH (Tabela 5.18).

◆ Exames de Imagem da Tireoide

Estudo Radionuclídico da Tireoide

Um estudo radionuclídico da tireoide utiliza uma câmera gama para obter informações sobre o tamanho, forma e posição da glândula tireoide e da dis-

466 5. Cabeça e Pescoço

Tabela 5-18 Sumário de Estudo Funcional da Tireoide

Primeiro Teste: TSH	Segundo Teste: T4 Livre	Condição Clínica
Alto	Baixa	Hipotireoidismo primário
	Normal	Hipotireoidismo subclínico
	Alta	Hipertireoidismo hipofisário
Baixo	Alta	Tireotoxicose
	Normal	Hipertireoidismo subclínico
	Baixa	Hipotireoidismo hipofisário

TSH, hormônio tireoestimulante.

tribuição, no seu interior, do isótopo administrado. Pode ser utilizado tecnécio-99 (^{99m}Tc) ou ^{131}I. Ambos os escaneamentos distinguirão entre nódulos solitários e múltiplos. Eles revelarão a presença de um "nódulo morno" contra um fundo normalmente ativo, um nódulo "quente" hiperfuncionante contra um fundo suprimido ou silencioso (taxa de malignidade 4%), ou um nódulo "frio" hipofuncionante (taxa de malignidade de 5-20%).

Ultrassonografia

A ultrassonografia é capaz de distinguir entre um nódulo simples ou um bócio multinodular e diferençar entre lesões sólidas e císticas. Quando a localização precisa de um nódulo estiver em dúvida, a ultrassonografia pode ser usada para guiar uma PAAF. O Doppler de fluxo pode mostrar a vascularidade de um nódulo tireóideo.

Punção por Aspiração com Agulha Fina

A PAAF é o padrão ouro de avaliação de um nódulo tireóideo. Ela tem uma taxa de 1 a 10% de falso-negativo, dependendo da experiência do citologista. É especialmente útil na identificação de carcinomas papilíferos, medulares e pouco diferenciados. Também pode ser utilizada para diagnosticar linfomas da tireoide, mas não é considerada útil para distinguir entre carcinoma folicular e adenoma.

Leitura Adicional

Terris DJ, Gourin CG, eds. Thyroid and Oarathyroid Diseases: Medical and Surgical Management. Stuttgart/New York: Thieme; 2009

5.4.3 Nódulos e Cistos da Tireoide

◆ **Características-Chave**

- Estima-se que doença nodular da glândula tireoide esteja presente em 5 a 10% da população.
- É mais comum em mulheres.
- < 5% dos nódulos tireóideos são malignos.

Nódulos palpáveis na tireoide ocorrem em ~ 4 a 7% da população em geral. A prevalência de nódulos tireóideos impalpáveis é de ~ 20 a 50% por ultrassonografia. A questão importante quando um nódulo tireóideo é detectado é se ele representa câncer tireóideo (que é responsável por 4-6,5% de todos os nódulos tireóideos).

◆ **Epidemiologia dos Nódulos**

Os homens são mais afetados do que as mulheres. A prevalência de câncer é mais alta em crianças, adultos < 30 anos ou > 60 anos de idade, pacientes com uma história de radioterapia na cabeça e no pescoço, e naqueles com uma história de família de câncer tireóideo. Contrariamente a isto, a prevalência de câncer pode ser mais baixa em pacientes com bócios multinodulares. Todos os nódulos autonomamente hiperfuncionantes ("quentes") são benignos.

◆ **Clínica**

A apresentação usual dos nódulos da tireoide é um nódulo no pescoço notado pelo paciente, ou como um achado incidental durante exame físico de rotina, ou durante um procedimento radiológico, como ultrassonografia de carótida ou TC de pescoço. Sintomas associados a risco aumentado de doença maligna incluem um aumento rápido no tamanho, disfagia, disfonia (comprometimento nervoso), dor, uma história de família de câncer da tireoide ou neoplasias endócrinas múltiplas e uma história de exposição à radiação.

◆ **Avaliação dos Nódulos**

História

A história pertinente é uma história de irradiação de cabeça e pescoço, irradiação corporal total, carcinoma da tireoide em um parente de primeiro grau, crescimento rápido do nódulo, disfonia, disfagia, dor ou pressão no pescoço, e exposição à radiação de uma usina nuclear; quaisquer sintomas de hipertireoidismo (p. ex., graças a um nódulo quente autônomo) ou hipotireoidismo (p. ex., decorrente de tireoidite de Hashimoto).

468   5. *Cabeça e Pescoço*

Exame Físico

Um exame físico completo focalizando a glândula tireoide e linfonodos cervicais adjacentes deve ser realizado. O nódulo deve ser palpado para notar tamanho, consistência, mobilidade, dor à palpação. A mobilidade das pregas vocais (nasofaringoscópio) e estridor devem ser observados. O câncer é suspeitado, quando os nódulos apresentam > 4 cm de tamanho, quando eles estão fixados às estruturas circundantes, ou quando há linfadenopatia associada, ou paralisia de pregas vocais.

Exames de Imagem

* Caso o TSH sérico esteja baixo, realizar uma cintigrafia radionuclídica com ^{99m}Tc da tireoide ou uma cintigrafia radionuclídica com ^{123}I (captação de RAI) para determinar se se trata de um nódulo "quente", "morno" ou "frio"; um nódulo quente funcionante raramente abriga doença maligna.

* Caso o TSH sérico esteja normal ou alto, uma ultrassonografia diagnóstica da tireoide ajudará (1) a determinar se verdadeiramente trata-se de um nódulo tireóideo que corresponde à anormalidade palpável ou se trata-se de um cisto tireóideo, (2) procurar por outros nódulos impalpáveis que também possam ser biopsiados e a localização e o número dos nódulos, e (3) direcionar a PAAF.

* TC e RM são utilizadas para avaliar o tamanho ou características do nódulo, adenopatia, bócios multinodulares, causando sintomas de compressão, bócio subesternal, desvio da via aérea e vascular, invasão de tumor. Estes estudos, no entanto, não são rotineiramente empregados.

* Considerar testes da função pulmonar com alças de fluxo-volume a fim de avaliar a função das vias aéreas superiores.

* Considerar uma TC de tórax para avaliar desvios da traqueia.

Outros Testes

A PAAF é o mais importante procedimento isolado para diferenciar nódulos tireóideos benignos de malignos. A PAAF pode apresentar um dos seguintes resultados: neoplasias foliculares benignas, malignas, suspeitas, ou não diagnóstica. A seguinte estratégia deve ser adotada ao interpretar e manejar resultados da PAAF:

* Benigno (~ 67% das BAAFs): acompanhamento periódico é recomendado com exame físico e imagem por ultrassonografia, caso necessário, e a PAAF é repetida, caso haja uma mudança no tamanho ou aparecimento de aspectos ultrassonográficos sugestivos de malignidade. A terapia de supressão hormonal tireóidea de rotina para reduzir o tamanho do nódulo não é recomendada.

* Positivo para malignidade (~ 4%): cirurgia é recomendada.

* Sugestivo de malignidade (~ 10%): isto muitas vezes ocorre com uma neoplasia folicular ou neoplasia de células de Hürthle, quando é impossível distinguir entre uma neoplasia benigna e uma maligna com a PAAF unicamente. Lobectomia ou hemitireoidectomia é recomendada para diagnós-

5. Cabeça e Pescoço   469

tico definitivo. Isto permite avaliar a presença de invasão vascular, capsular ou linfática ou metástase, o que indica malignidade.

- Não diagnóstica (~19%; pode ser ainda menos com orientação ultrassográfica): este resultado é graças a um espécime inadequado, "demasiado poucas células". Caso a PAAF não seja diagnóstica, ela deve ser repetida, preferivelmente sob orientação ultrassonográfica.

Outras apresentações citopatológicas da PAAF incluem epitélio folicular uniforme e coloide abundante, sugerindo bócios nodulares ou adenomatosos, células inflamatórias, sugerindo tireoidite, células papilíferas (corpos de psamoma), células gigantes, sugerindo carcinoma papilífero, depósitos amiloides corados com vermelho Congo, sugerindo carcinoma medular e células indiferenciadas, sugerindo carcinoma anaplástico.

O TSH sérico é um teste de triagem inicial e deve ser verificado em todos os pacientes com nódulos tireóideos. Caso o TSH esteja baixo, um escaneamento radionuclídico deve ser obtido para determinar se o nódulo é funcionante, ou quente (captação é maior no nódulo do que na tireoide circundante normal). Nódulos funcionantes raramente são malignos e assim não necessitam ser avaliados adicionalmente com PAAF. Avaliação adicional e tratamento do hipertireoidismo pode ser indicado. Caso o TSH esteja normal ou alto, um escaneamento da tireoide é de pouco valor e não deve ser realizado.

A calcitonina sérica é um teste de triagem usado para detecção de metaplasia de células C e câncer medular da tireoide em uma fase inicial, caso clinicamente indicado (não rotineiramente).

A Tg sérica não é rotineiramente recomendada, uma vez que ela pode estar elevada na maioria das doenças da tireoide e é um teste insensível e inespecífico para câncer da tireoide (ela é o teste mais valioso como marcador de recorrência no acompanhamento do câncer de tireoide após tratamento cirúrgico seguido por tratamento com RAI; ver Capítulo 5.4.8).

Se houver suspeitas de tireoidite, FT4, T3, VHS, antiTPO e antiTg devem ser verificados apenas se forem clinicamente indicados. Não têm nenhum papel de rotina.

◆ Cistos da Tireoide

A maioria dos nódulos císticos da tireoide são adenomas benignos em degeneração, os quais podem ser vistos por ultrassonografia no interior da parede ou adjacentes ao nódulo cístico. Eles podem originar-se de degeneração cística de uma doença maligna. Cistos que apresentam um componente sólido parcial são mais sugestivos de doença maligna.

Clínica

Um cisto tireóideo apresenta-se como uma massa redonda lisa.

Avaliação

PAAF, ultrassonografia e TC podem todos ser utilizados para avaliar um cisto tireóideo.

470   5. *Cabeça e Pescoço*

Opções de Tratamento

O cisto pode ser observado quanto à regressão. A PAAF pode aliviar a dor e fornecer citologia diagnóstica. No caso de cistos recorrentes ou aspirados sanguíneos, considerar lobectomia da tireoide.

◆ Código na CID-10

F04.1   Nódulo da tireoide.

Leitura Adicional

Gemsenjaeger E. Atlas of Thyroid Surgery: Principles, Practice, and Clinical Cases
Stuttgart/New York: Thieme; 2009

Terris DJ, Gourin CG, eds. Thyroid and Parathyroid Diseases: Medical and Surgical
Management. Stuttgart/New York: Thieme; 2009

5.4.4 Hipertireoidismo

◆ Características-Chave

- Hipertireoidismo é uma condição hipermetabólica associada com níveis elevados de T4 livre, T3 livre ou ambas.
- A incidência de hipertireoidismo é entre 0,05 e 1,3%, com a maioria dos casos consistindo em doença subclínica.
- Ele é causado por síntese e secreção excessivas de hormônio tireóideo pela tireoide.
- Suas causas incluem bócio tóxico difuso (doença de Graves), bócio tóxico multinodular e adenoma tóxico.

Tireotoxicose é a presença de um excesso de hormônio tireóideo (T4 e/ou T3) no corpo, que pode ser graças à produção excessiva de hormônio tireóideo pela glândula tireoide, liberação aumentada de hormônio tireóideo em condições, como tireoidite e ingestão exógena de preparações de hormônio tireóideo.

Hipertireoidismo refere-se a causas de tireotoxicose em que a tireoide produz excesso de hormônio tireóideo.

◆ Clínica

Sinais

Os sinais incluem taquicardia sinusal, fibrilação atrial, hiper-reflexia com relaxamento rápido dos reflexos tendinosos, taquicardia, lagoftalmia e mirada direta fixa, perda de cabelo, bócio, pele morna e úmida, fraqueza e definhamento muscular e onicólise.

Sintomas

Os sintomas incluem fadiga, fraqueza, intolerância ao calor, perda de peso com apetite aumentado, palpitações, diarreia, oligomenorreia ou amenorreia, insônia, cabelo frágil, tremor, dificuldade de concentração, irritabilidade ou labilidade emocional.

◆ Etiologia

A etiologia da tireotoxicose é dividida em termos amplos em duas categorias:

1. **Hipertiroideismo secundário à síntese aumentada de hormônio:** esta condição é associada à alta captação de RAI. As causas incluem:
   A. *Doença de Graves:* a causa mais comum de hipertireoidismo.
   Características-chave
   - Trinta casos por 100.000 pessoas/ano.
   - Proporção mulheres/homens de 10:1.
   - Idade pico de início é de 40 a 60 anos.
   - Condição autoimune com anticorpos contra os receptores do TSH (TSHR Abs, também chamados imunoglobulina tireoestimuladoras ou TSIs).
   - Vinte e cinco a 30% dos pacientes com doença de Graves apresentam evidências clínicas de oftalmopatia de Graves.

   Etiologia
   Infecção, ingestão de iodeto, estresse, sexo feminino e predisposição genética *(HLA-DRB1* e *HLA-DQB1)* parecem ser associados à suscetibilidade à doença de Graves.

   Sinais e Sintomas
   A doença de Graves apresenta-se com sintomas típicos de tireotoxicose: frequência cardíaca rápida, palpitação, nervosismo e tremor. Ela também tem algumas características exclusivas, incluindo oftalmopatia (uma marca típica de doença de Graves, com exoftalmia [proptose], lacrimejamento, sensação de areia no olho, fotofobia, dor ocular, diplopia ou mesmo perda visual) e mixedema pré-tibial (pápulas elevadas hiperpigmentadas violáceas com textura de casca de laranja).

   Exame Físico
   A glândula tireoide geralmente está difusamente aumentada e lisa. Nódulos tireóideos podem estar presentes. Há alargamento das fissuras palpebrais, taquicardia, tremores nas mãos, fraqueza muscular proximal, reflexos tendinosos profundos vívidos e pele morna, aveludada. Achados físicos podem incluir oftalmopatia, mixedema pré-tibial e baqueteamento dos dedos com osteoartropatia (acropaquia).

   Diagnóstico Diferencial
   - Distúrbios de ansiedade.
   - Tireoidite autoimune crônica (de Hashimoto).
   - Hiperêmese gravídica.

5. Cabeça e Pescoço

- Adenoma hipofisário.
- *Phaeochromocytoma Struma ovarii.*
- Carcinoma papilífero da tireoide.
- Abuso de cocaína.
- Síndrome de Wolff-Parkinson-White.

B. *Bócio multinodular tóxico:* origina-se no contexto de um bócio multinodular de longa duração. Geralmente afeta pacientes > 50 anos de idade. Ocorre quando certos nódulos desenvolvem função autônoma.

C. *Adenomas tóxicos:* este é um nódulo tireóideo benigno isolado (adenoma) que se torna autônomo.

D. *Hipertireoidismo induzido por iodo:* embora incomum, o hipertireoidismo induzido por iodo pode desenvolver-se depois de uma carga de iodo, por exemplo, após administração de agentes de contraste usados para angiografia ou TC ou drogas ricas em iodo, como amiodarona.

2. **Hipertireoidismo secundário à tireoidite (com liberação de hormônio preformado na circulação) ou uma fonte extratireóidea de hormônio tireóideo.** Esta condição é associada à captação de RAI. Causas incluem:

- *Tireoidite:* tireoidite indolor e pós-parto, tireoidite dolorosa subaguda ou tireoidite de Quervain (ver Capítulo 5.4.7).

- *Exógena e ectópica:* ingestão factícia; excesso de hormônio tireóideo.

◆ **Avaliação**

Laboratório

Os métodos mais confiáveis de triagem da função tireóidea são:

- Nível de TSH: os níveis de TSH estão suprimidos.

- FT4 e FT3: nível elevado de FT4 com nível suprimido de TSH estabelece o diagnóstico. Se o TSH estiver suprimido, FT4 estiver normal e FT3 estiver elevado, isto é conhecido como tireotoxicose de T3.

- TSI: quando elevado, o TSI confirma doença de Graves; entretanto, ele pode ser indetectável ou ausente.

- AntiTPO: anticorpos antiTPO estão geralmente elevados na doença de Graves e em geral baixos ou ausentes no bócio multinodular tóxico e adenoma tóxico. O antiTPO também pode estar elevado na tireoidite relacionada com autoimunidade.

Exames de Imagem

- Escaneamento do RAI e medidas da captação de iodo: úteis para diferenciar hiperprodução de hormônio tireóideo da liberação excessiva causada por tireoidite ou ingestão de hormônio tireóideo exógeno. Na doença de Graves, a captação de RAI está aumentada, e a captação é distribuída difusamente por toda a glândula.

- TC ou RM das órbitas pode ser necessária na avaliação de proptose.

◆ Opções de Tratamento

O tratamento depende da causa da tireotoxicose. Se a causa for hipertireoidismo (hiperprodução de hormônio tireóideo), as opções de tratamento definitivo incluem ablação com RAI, medicações antitireóideas e cirurgia, além do tratamento sintomático.

Clínico

Betabloqueadores como propranolol ou atenolol fornecem alívio sintomático em todos os tipos de hipertireoidismo. Considerar terapia anti-inflamatória com AINEs (e corticosteroides em casos refratários) em pacientes com tireotoxicose causada por tireoidite.

Drogas antitireóideas são utilizadas para terapia primária da tireotoxicose, para obtenção de eutireoidismo em preparação para tireoidectomia e para uso em conjunção com a terapia pelo radioiodo em pacientes selecionados. Estas inibem a produção de novo hormônio tireóideo. Estas incluem metimazol e propiltiuracil (PTU), se necessário para pacientes com alergia ao metimazol (exceto agranulocitose), que estão grávidas ou amamentando, ou apresentam tireotoxicose grave ou tempestade tireóidea. Como terapia primária, utilizar drogas antitireóideas isoladas por 12 a 18 meses. Monitorar quanto à disfunção hepática e agranulocitose.

A radioterapia com ^{131}I é terapia principal para tireotoxicose devida à doença de Graves, bócio multinodular tóxico, ou nódulos tireóideos de funcionamento autônomo e em pacientes que não apresentam remissão após tratamento com drogas antitireóideas.

Para a doença de Graves, a terapia com 10 a 30 mCi de RAI é segura e efetiva. Hipotireoidismo ocorre com o tempo em ~ 75% dos pacientes. Hipotireoidismo permanente provavelmente; gravidez e amamentação devem ser evitadas até que sejam decorridos 6 a 12 meses. Ela pode precipitar uma oftalmopatia nova ou pior de uma preexistente, especialmente em fumantes. Há um ligeiro risco de tempestade tireóidea após o tratamento (ver Capítulo 5.4.6).

Cirurgia

A tireoidectomia ou tireoidectomia subtotal geralmente é curativa, mas resulta em hipotireoidismo iatrogênico; os riscos incluem lesão potencial das paratireoides e dos nervos laríngeos recorrentes. Descompressão orbitária pode ser necessária em pacientes com oftalmopatia de Graves severa.

◆ Resultado e Acompanhamento

O resultado depende da causa do hipertireoidismo e da modalidade de tratamento. Os pacientes devem ser rotineiramente acompanhados por um endocrinologista com uma história, exame físico e testes de função tireóidea.

◆ Códigos na CID-10

E05.90 ou F05.91	Hipertireoidismo: causa não especificada.
	Isto inclui mediado por TSH, pós-parto, destrutivo e recorrente.

474   5. Cabeça e Pescoço

E05.00 ou E05.02   Hipertireoidismo: doença de Graves; estimulatório autoimune.
E05.20 ou E05.21   Hipertireodismo: bócio nodular tóxico (multinodular).
E05.10 ou E05.11   Hipertireoidismo: nódulo tóxico (uninodular).
E05.40 ou E05.41   Hipertireoidismo: Ingestão excessiva de hormônio tireóideo.

Leitura Adicional

Greenspan FS, Strewler GJ. Basic & Clinical Endocrinology. Stamford, CT: Appleton & Lange; 1997

Randolph GW. Surgery of the Thyroid and Parathyroid Glands. Philadelphia, PA: Saunders; 2003

Terris DJ, Gourin CG, eds. Thyroid and Parathyroid Diseases: Medical and Surgical Management. Stuttgart/New York: Thieme; 2009

5.4.5 Hipotireoidismo

◆ Características-Chave

- Hipotireoidismo é um distúrbio endócrino comum resultante de deficiência de hormônio tireóideo.
- Hipotireoidismo primário: a glândula tireoide produz quantidades insuficientes de hormônio tireóideo.
- Hipotireoidismo secundário: há uma falta de secreção de hormônio tireóideo causada por secreção inadequada de TSH ou TRH.

Hipotireoidismo é a produção reduzida de hormônio tireóideo pela glândula tireoide; ele pode ser causado por doença da própria glândula tireoide *(hipotireoidismo primário),* ou por deficiência de TSH devida a doenças da hipófise ou do hipotálamo *(hipotireoidismo secundário e terciário ou central). Hipotireoidismo subclínico* é um hipotireoidismo assintomático brando, em que o TSH está discretamente elevado, mas as concentrações de T4 ou FT4 são normais.

◆ Etiologia

Hipotireoidismo Primário

Hipotireoidismo primário responsabiliza-se por ~ 99% dos casos. As causas incluem:

- *Tireoidite autoimune crônica (de Hashimoto):* a causa mais comum de hipotireoidismo nas regiões do mundo que têm suficiência de iodo.
- *Doença iatrogênica:* tireoidectomia, tratamento com radioiodo e radioterapia externa.

5. Cabeça e Pescoço 475

- *Deficiência de iodo e excesso de iodo:* ambos podem causar hipotireoidismo. A causa mais comum de hipotireoidismo em todo o mundo é a deficiência de iodo.
- *Drogas:* medicações utilizadas para tratar hipertireoidismo (como metimazol e PTU) podem causar hipotireoidismo. Outras drogas que podem causar hipotireoidismo incluem amiodarona, carbonato de lítio, interleucina-2 e interferon-alfa.
- *Hipotireoidismo transitório:* este pode ocorrer durante a evolução de vários tipos de tireoidite, seguido pela recuperação da função da tireoide. Alguns pacientes que se submetem à tireoidectomia tornam-se hipotireóideos após 4 a 8 semanas, mas se recuperam várias semanas ou meses mais tarde. Isto também pode se seguir ao tratamento com RAI para doença de Graves (ver Capítulo 5.4.4), quando as glândulas não são completamente abolidas pelo radioiodo e há algum tecido tireóideo restante.
- *Hipotireoidismo em lactentes e crianças:* as causas mais comuns de hipotireoidismo congênito são agenesia e disgenesia da tireoide, mas algumas nascem de mães que estavam recebendo uma droga antitireóidea para hipertireoidismo. Em crianças que se tornam hipotireóideas mais tarde, a causa mais comum é tireoidite autoimune crônica.

Hipotireoidismo Central (Secundário e Terciário)

Hipotireoidismo central (secundário e terciário) pode ser causado por:
- Mais frequentemente um tumor hipofisário (macroadenomas), cirurgia hipofisária ou radioterapia.
- Causas menos comuns são traumatismo craniano, necrose hipofisária pós-parto (síndrome de Sheehan), apoplexia hipofisária (sangramento em um tumor hipofisário), hipofisite, tumores não hipofisários, como craniofaringioma e doenças infiltrativas.

Resistência do Tecido ao Hormônio Tireóideo

Resistência tecidual ao hormônio tireóideo é rara.

◆ Epidemiologia

O hipotireoidismo primário é uma doença comum em todo o mundo, tanto nas regiões deficientes, quanto nas suficientes em iodo. A prevalência é de 4 a 8% na população em geral. Ele ocorre mais comumente em mulheres, com uma proporção de mulheres para homens de 10:1. A média de idade ao diagnóstico em mulheres é de 60 anos com a ocorrência aumentando com o avanço da idade. Hipotireoidismo brando pode existir em 7 a 15% da população idosa.

A prevalência do hipotireoidismo central na população em geral é de aproximadamente 0,005%. A distribuição pelos sexos é igual. Ele ocorre com picos na infância e em adultos de 30 a 60 anos de idade.

◆ Clínica

A deficiência de hormônio tireóideo causa um retardamento generalizado dos processos metabólicos e/ou acumulação de matriz de glicosaminoglicanos nos espaços intersticiais de muitos tecidos.

476   5. *Cabeça e Pescoço*

Sinais

Os sinais incluem movimento lento, fala lenta, relaxamento retardado dos reflexos tendinosos, bradicardia, pele seca, grosseira e amarelada, fácies edemaciada e perda dos supercílios, edema periorbitário e hipertensão diastólica.

Sintomas

Os sintomas incluem fadiga, fraqueza, mialgia, intolerância ao frio, ganho de peso, depressão, disfunção cognitiva, retardamento mental (em lactentes), constipação, irregularidade menstrual, perda de cabelo e disfonia.

Diagnóstico Diferencial

*   A confirmação laboratorial do diagnóstico do hipotireoidismo consiste na medição do TSH e da tireoxina (T4) livre séricos.

    o   O hipotireoidismo primário é caracterizado por uma alta concentração de TSH sérico e uma baixa concentração de FT4 sérica. Pacientes com uma alta concentração sérica de TSH e uma concentração sérica normal de FT4 têm hipotireoidismo subclínico.

    o   O hipotireoidismo central (secundário e terciário) é caracterizado por baixa concentração de T4 sérica e concentração de TSH sérico que não é apropriadamente elevada. Neste contexto, uma diferenciação precisa ser feita entre distúrbios hipofisários e hipotalâmicos.

*   A hiperlipidemia ocorre com frequência aumentada no hipotireoidismo; como resultado, os pacientes com dislipidemia devem ser triados quanto à disfunção tireóidea.

*   A função tireóidea deve ser medida em todos os pacientes com hiponatremia inexplicada, uma vez que esta é outra manifestação laboratorial de hipotireoidismo.

*   A função tireóidea deve também ser medida em pacientes submetidos à avaliação por motivo de altas concentrações de enzimas musculares séricas ou anemia.

◆ Opções de Tratamento

*   Iniciar terapia de reposição com L-tireoxina.

*   A dose de reposição média de T4 em adultos é ~ 1,6 µg/kg peso corporal por dia (112 µg/dia em um adulto de 70 kg). A dose inicial pode ser a dose prevista total em pacientes jovens, sadios.

*   Após o início da terapia com T4, o paciente deve ser reavaliado, e FT4 e TSH séricos devem ser medidos em 3 a 6 semanas (dependendo dos sintomas do paciente) e a dose ajustada em conformidade.

*   A concentração de TSH sérico deve ser mantida entre 0,5 e 3 um/L.

*   Para monitorar a terapia em pacientes com hipotireoidismo central, a FT4 sérica deve ser medida e mantida na metade superior da faixa normal.

5. Cabeça e Pescoço   477

Situações especiais de tratamento do hipotireoidismo incluem:

- Pacientes idosos ou aqueles com doença cardíaca conhecida ou suspeitada: estes pacientes devem inicialmente ser tratados com baixas doses de levotireoxina 25 μg/dia. A dose pode ser aumentada em 25 μg/dia cada 3 a 6 semanas até que o TSH torne-se normal.
- Hipotireoidismo durante a gravidez: as mulheres necessitam de mais hormônio tireóideo durante a gravidez.
- Pacientes cirúrgicos: cirurgias urgentes não devem ser adiadas em pacientes hipotireóideos. Por outro lado, o hipotireoidismo deve ser corrigido antes de cirurgia eletiva. Pacientes recebendo terapia crônica com T4 que se submetem à cirurgia e ficam incapazes de comer durante vários dias não necessitam receber T4 parenteralmente. Se a ingestão oral não puder ser retomada em 5 a 7 dias, então a T4 deve ser administrada intravenosamente. A dose deve ser ~ 50% da dose oral usual do paciente.

◆ Complicações

Coma mixedematoso ocorre no contexto de hipotireoidismo prolongado não tratado. Geralmente, ele ocorre no idoso e é precipitado por doença intercorrente, cirurgia, ou drogas narcóticas/hipnóticas. Ele é caracterizado por hipotermia, bradicardia, hipotensão grave, convulsões e coma. O coma mixedematoso possui um prognóstico ruim com taxa de mortalidade de 20%. Estes pacientes devem ser tratados prontamente com T4 IV, esteroides e medidas suportivas.

◆ Resultado e Acompanhamento

O resultado depende da causa do hipotireoidismo e da modalidade de tratamento. Os pacientes devem ser rotineiramente acompanhados por um endocrinologista com história, exame físico e teste de função tireóidea.

◆ Códigos na CID-10

E06.1	Tireoidite, subaguda.
E06.3	Tireoidite, linfocítica.
P72.1	Hipertireoidismo: neonatal.
EO7.89	Proteína ligadora de hormônio tireóideo anormal.
E03.1	Hipotireoidismo: qualquer etiologia.
E89.0	Hipotireoidismo, congênito.
E89.0	Hipotireoidismo, pós-cirúrgico.
E89.0	Hipotireoidismo, pós-ablativo.

Leitura Adicional

Terris DJ, Gourin CG, eds. Thyroid and Parathyroid Diseases: Medical and Surgical Management. Stuttgart/New York: Thieme; 2009

478   5. Cabeça e Pescoço

5.4.6 Tempestade Tireóidea

◆ Características-Chave

- A tempestade tireóidea é uma complicação rara e potencialmente fatal do hipertireoidismo.
- Aproximadamente 1 a 2% dos pacientes com hipertireoidismo progridem para tempestade tireóidea.
- Ela geralmente ocorre em pacientes com hipertireoidismo não tratado ou parcialmente tratado que passam por um evento precipitante como cirurgia, infecção ou trauma.

A tempestade tireóidea é um estado de tireotoxicose grave, no qual há um exagero das manifestações de hipertireoidismo. Constitui uma condição ameaçadora à vida.

◆ Etiologia

A tempestade tireóidea geralmente ocorre no contexto de tireotoxicose não diagnosticada ou inadequadamente tratada e um evento precipitante adicional, como cirurgia (tanto tireóidea quanto não tireóidea), infecção, trauma, corantes de contraste iodados e terapia com radioiodo.

◆ Clínica

A condição causa febre alta (> 39°C), taquicardia, arritmia cardíaca, eventos tromboembólicos, insuficiência cardíaca congestiva, confusão, agitação, psicose, letargia extrema, coma, diarreia, náusea e vômito e dor abdominal.

◆ Avaliação

A avaliação é principalmente fundamentada na apresentação clínica. Obter dados laboratoriais é útil, mas aguardar estes resultados de laboratório não deve retardar o tratamento salvador da vida.

Laboratório

TSH indetectável, FT3 e FT4 elevadas, anemia, leucocitose, hiperglicemia, azotemia, hipercalcemia e testes funcionais **hepáticos (TFHs)** anormais.

◆ Opções de Tratamento

Os seguintes são os objetivos imediatos:

- Reduz a síntese de hormônio tireóideo: PTU, metimazol.
- Reduz a liberação de hormônio da tireoide: solução de iodo.

5. Cabeça e Pescoço 479

- Bloquear a conversão de T4 em T3: PTU, corticosteroides, propranolol.
- Bloqueamento beta-adrenérgico: propranolol.

O tratamento restante é suportivo, incluindo tratamento da febre com acetaminofeno e cobertores de resfriamento, líquidos IV, nutrição incluindo glicose, tiamina e tratamento do evento precipitador. Considerar monitoramento do paciente em terapia intensiva (UTI).

Leitura Adicional

Terris DJ, Gourin CG, eds. Thyroid and Parathyroid Diseases: Medical and Surgical Management. Stuttgart/New York: Thieme; 2009

5.4.7 Tireoidite

◆ Características-Chave

- Tireoidite é uma inflamação da glândula tireoide.
- A tireoidite de Hashimoto é o tipo mais comum.
- Outras formas incluem tireoidite pós-parto, tireoidite subaguda (de De Quervain), tireoidite silenciosa, tireoidite induzida por drogas, tireoidite induzida por radiação e tireoidite aguda.

Tireoidite designa um grupo variado de doenças associadas à inflamação da glândula tireoide. A **Tabela 5.19** apresenta os principais tipos de tireoidite.

◆ Tireoidite Associada à Dor Espontânea e à Palpação

Tireoidite Subaguda

Também conhecida como tireoidite não supurativa subaguda, tireoidite de de Quervain, tireoidite de células gigantes ou granulomatosa subaguda, ela é uma doença inflamatória autolimitada e é a causa mais comum de dor tireóidea.

Etiologia

A tireoidite subaguda é mais provavelmente causada por uma infecção viral (Coxsackievírus, vírus da caxumba, gripe, echovírus e adenovírus) ou processo inflamatório pós-viral. Há forte associação a HLA-B35.

Clínica

Muitos pacientes apresentam uma história de infecção respiratória superior precedendo à instalação da tireoidite. Os pacientes se apresentam com febre, mal-estar, extrema dor no pescoço, edema ou ambos. A dor pode irradiar-se para a orofaringe ou orelhas. Até 50% dos pacientes apresentam sintomas de tireotoxicose.

480 5. Cabeça e Pescoço

Tabela 5-19 Principais Tipos de Tireoidite

	Tireoidite de Hashimoto	Tireoidite Indolor e Pós-Parto	Tireoidite Subaguda (Dolorosa)	Tireoidite Supurativa
Causa	Autoimune	Autoimune	Viral	Infecciosa
Características clínicas	Bócio indolor, firme, noduloso (em 10% tireoide atrofiada)	Indolor, tireoide de tamanho normal ou bócio difuso	Bócio doloroso à palpação, firme	Massa tireóidea dolorosa à palpação
Função tireóidea	Hipotireoidismo	Tireotoxicose, hipotireoidismo ou ambos	Tireotoxicose, hipotireoidismo ou ambos	Eutireoidismo
Anticorpos TPO	Alto título, persistentes	Alto título, persistentes	Baixo título, ausentes ou transitórios	Ausentes
VHS	Normal	Normal	Alta	Alta
Captação de RAI em 24 horas	Variável	< 5%	< 5%	Normal

TPO, tireoperoxidase; VHS, velocidade de hemossedimentação; RAI, iodo radioativo.

Avaliação

Ao exame físico, a glândula está extremamente dolorosa à palpação. Na maioria dos pacientes, a fase tireotóxica dolorosa dura 4 a 6 semanas seguida por uma fase hipotireóidea durante outras 4 a 6 semanas seguida pela normalização das funções da tireoide (fase de recuperação). Hipotireoidismo residual persiste em 5% dos pacientes.

Inicialmente, níveis muito altos de VHS, FT3 e FT4 (níveis de T4 estão elevados desproporcionalmente à T3 sérica) e TSH e captação de RAI e os Abs antiTPO são geralmente normais (fase tireotóxica). À medida que a doença progride, o FT3 e FT4 caem, o TSH sobe, e sintomas de hipotireoidismo são observados. Mais tarde a captação de RAI se eleva, refletindo a fase de recuperação.

Opções de Tratamento

O tratamento é sintomático e inclui controle da dor com AINEs, e β-bloqueadores para controle dos sintomas hipertireóideos. Para dores mais intensas, corticosteroides podem ser considerados.

Tireoidite Infecciosa

A tireoidite infecciosa é também conhecida como tireoidite supurativa, tireoidite supurativa aguda, tireoidite piogênica e tireoidite bacteriana.

Etiologia

A tireoidite infecciosa é geralmente causada por *Staphylococcus* e *Streptococcus*, mas muitos outros patógenos também foram implicados durante infecções micobacterianas, fúngica e por *Pneumocystis*. Tipicamente ocorre em pessoas imunocomprometidas, pacientes idosos ou debilitados.

Clínica

Os pacientes apresentam-se com enfermidade aguda, febre, calafrios, disfagia, dor no pescoço anterior e intumescimento. Ao exame físico, a tireoide é dolorosa à palpação.

Avaliação

O FT3, FT4 e TSH estão normais. A PAAF com coloração pelo Gram e cultura do organismo confirmam o diagnóstico. A ultrassonografia deve ser considerada para confirmar a presença de um abscesso isolado. Na maioria dos casos, são necessários diagnóstico e tratamento rápido.

Opções de Tratamento

A condição é tratada com antibióticos, com drenagem no caso de um abscesso.

Tireoidite por Irradiação

Pode ser causada por radioiodo administrado para tratamento de doença de Graves (ver Capítulo 5.4.4). Os pacientes apresentam-se com dor branda espontânea e à palpação da tireoide 5 a 10 dias após receberem o radioiodo. Os sintomas, geralmente, regridem espontaneamente em alguns dias a 1 semana.

◆ Tireoidite Não Associada à Dor Espontânea e à Palpação

Tireoidite Autoimune Crônica

A tireoidite autoimune crônica também é conhecida como tireoidite de Hashimoto (ver também Capítulo 5.4.5).

- Anticorpos à TPO (tireoide peroxidase): alto título, persistentes.
- VHS: normal.
- Captação de RAI: variável.

Tireoidite Indolor

A tireoidite indolor (também conhecida como tireoidite silenciosa, tireoidite linfocítica subaguda e tireoidite linfocítica) e a tireoidite pós-parto são idênticas, exceto que o termo "pós-parto" é utilizado para pacientes em que a tireoidite indolor se desenvolve dentro do período de 1 ano após parto (ou pode ocorrer mesmo depois de um aborto). Ambas são responsáveis por 4,9% de todos os tipos de tireotoxicose.

Etiologia

A tireoidite autoimune crônica é uma afecção autoimune decorrente da infiltração linfocítica da glândula tireoide.

482 5. *Cabeça e Pescoço*

Clínica
Há instalação súbita de hipertireoidismo ou hipotireoidismo transitório brando, o qual pode ocorrer sem dor localizada. Um bócio indolor pode estar presente ao exame físico.

Avaliação
A avaliação deve incluir a história do paciente e os resultados dos testes funcionais tireóideos. O antiTPO é positivo em 50% dos pacientes. A captação de RAI é baixa.

Observar que tireoidite pós-parto deve ser diferenciada de doença de Graves, que também comumente se apresenta em mulheres após o parto. A captação de RAI pode ser obtida em mulheres que não estiverem amamentando (baixa na tireoidite e alta na doença de Graves). Em mães amamentando, a ultrassonografia da tireoide com fluxo Doppler pode ser útil para diferenciar estas duas condições. Hipervascularidade tipicamente ocorre com doença de Graves, enquanto há vascularidade reduzida no hipertireoidismo associado à tireoidite pós-parto.

Opções de Tratamento
Pacientes com hipotireoidismo sintomático devem ser tratados com levotiroxina por 2 a 3 meses e a seguir reavaliados. Em até 25% das mulheres com tireoidite pós-parto, o hipotireoidismo pode ser permanente.

Tireoidite Fibrosa
A tireoidite fibrosa (também conhecida como tireoidite de Riedel e tireoidite invasiva) é caracterizada por fibrose extensa da glândula tireoide que se estende para os tecidos adjacentes.

Etiologia
Sua etiologia é desconhecida.

Clínica
Os pacientes se apresentam com um bócio indolor, endurecido, fixo. Inicialmente eutireóideo, mas pode desenvolver hipotireoidismo, depois que a glândula torna-se fibrosada.

Avaliação
- Anticorpos antiTPO: geralmente presentes.
- VHS: normal.
- Captação de RAI: baixa ou normal.

Opções de Tratamento
O tratamento inclui levotiroxina, corticosteroides, metotrexato e cirurgia.

Tireoidite Induzida por Droga
Pacientes que estão recebendo interferon-alfa, interleucina-2, amiodarona ou lítio podem desenvolver tireoidite indolor.

◆ **Código na CID-10**
E06.9 Tireoidite.

5. Cabeça e Pescoço   483

Leitura Adicional

Shindo ML. Introduction to benign thyroid diseases. In: Terris DJ, Gourin CG, eds. Thyroid and Parathyroid Diseases: Medical and Surgical Management. Stuttgart/New York: Thieme; 2009:61-72

5.4.8 Câncer da Tireoide

◆ Características-Chave

- Tumores bem diferenciados (papilíferos e foliculares) são altamente tratáveis.
- Tumores indiferenciados (medulares ou anaplásicos) são agressivos e apresentam o pior prognóstico.
- O câncer tireóideo afeta mais as mulheres que os homens.
- Nódulos solitários tendem mais a ser malignos no jovem e no idoso.

A maioria das doenças malignas tireóideas é câncer bem diferenciado que se origina das células foliculares (carcinomas papilíferos e foliculares). Tumores tireóideos também podem originar-se dos outros tipos de células na glândula tireoide, incluindo as células C produtoras de calcitonina (células parafoliculares), linfócitos, outros componentes vasculares e metástases de outros órgãos (Tabela 5.20).

◆ Epidemiologia

O câncer da tireoide representa a doença maligna endócrina mais comum, a incidência anual sendo ~ 34.000 casos nos EUA. A proporção mulheres/homens é de ~ 3:1. A incidência anual aumenta com a idade, chegando ao máximo entre a 5ª e a 8ª década. O câncer da tireoide é muito raro em crianças < 15 anos. Globalmente, a incidência está aumentando.

◆ Carcinomas Tireóideos Bem Diferenciados

Carcinomas tireóideos bem diferenciados originam-se das células foliculares tireóideas e incluem carcinomas papilíferos e foliculares, conforme descrito a seguir. Estes respondem ao TSH, concentram iodo e sintetizam Tg, embora menos eficientemente do que o tecido tireóideo normal. Carcinomas tireóideos bem diferenciados são 2 a 4 vezes mais comuns em mulheres que em homens.

Câncer Papilífero da Tireoide

O carcinoma papilífero da tireoide (CPT) é o tipo mais comum de doença maligna da tireoide. Ele apresenta uma proporção mulheres/homens de 2,5:1. O tumor geralmente cresce lentamente; o prognóstico global é favorável.

Patogênese

Mutações ou rearranjos nos genes que codificam as proteínas na via MAPK, como ret/PTC, NTRK1, Ras ou Braf foram incriminados no desenvolvimento e progressão do câncer diferenciado da tireoide. Foi demonstrado que a muta-

484   5. Cabeça e Pescoço

Tabela 5-20   Visão Geral dos Cânceres da Tireoide

Câncer Tireóideo	Tipo	Incidência	Célula de Origem	Subtipo	Tratamento
Diferenciado	Carcinoma papilífero	80%	Célula folicular derivada do endoderma		Cirurgia e RAI
	Carcinoma folicular	10%	Célula folicular derivada do endoderma	Célula de Hürthle	Cirurgia e RAI
Indiferenciado	Carcinoma medular	5-10%	Célula C produtora de calcitonina de derivação neuroendócrina		Cirurgia
	Carcinoma anaplásico	1-2%	Célula folicular derivada do endoderma	Carcinoma de pequenas células	Cirurgia quando possível Quimioterapia Radioterapia
				Carcinoma de células gigantes	
Outros	Linfoma	Raro	Tecido linfoide intra-tireóideo		Quimioterapia Radioterapia

RAI, iodo radioativo.

ção BRAF é associada a tumores mais agressivos com taxas mais altas de extensão extratireóidea, metástases linfonodais e recorrência.

Epidemiologia

O CPT é responsável por 80 a 90% de todos os cânceres de tireoide. Seu pico de incidência é entre as idades de 30 a 50 anos. Mulheres são mais comumente afetadas que homens.

Fatores de Risco

- História de exposição à radiação durante a infância como a recebida como tratamento de doenças malignas da infância. Antes de 1960, a radioterapia por feixe externo na cabeça e pescoço era utilizada para tratar uma ampla variedade de condições, incluindo hipertrofia tonsilar, timo e mesmo acne.

5. Cabeça e Pescoço 485

- História de câncer da tireoide em um parente de primeiro grau ou uma história de família de uma síndrome de câncer tireóideo é fator de risco.

- Sinais sugestivos de malignidade em um nódulo incluem aumento rápido no tamanho, fixação aos tecidos circunvizinhos, disfonia ou paralisia de prega vocal recém-instalada e presença de linfadenopatia cervical ipsolateral.

Apresentação Clínica

O CPT tipicamente se apresenta como uma massa individualizada indolor na glândula tireoide. Estes tumores podem ser multicêntricos. O tumor geralmente cresce lenta e tardiamente irrompe através da cápsula da glândula. Entretanto, uma vez ele tenha tornado-se extratireóideo, pode afinal tornar-se invasivo. Metástases ganglionares aparecem classicamente nos gânglios paratraqueais, mas podem apresentar-se em qualquer lugar no pescoço. Disseminação bilateral é encontrada em 8% dos pacientes. Ele geralmente se dissemina pelo sistema linfático. Não é incomum encontrar focos microscópicos de carcinoma papilífero, em necrópsias ou incidentalmente, em uma tireoide removida por outras indicações.

Patologia

Características citopatológicas típicas vistas em PAAF ou após ressecção cirúrgica são diagnósticas, incluindo corpos de psammoma, núcleos clivados com uma aparência de "Órfã Annie" causada por nucléolos grandes e formação de estruturas papilíferas.

Prognóstico

Com o tratamento, o resultado global geralmente é favorável. Entretanto, um pequeno grupo de pacientes desenvolve recorrência local e/ou metástases a distância. Aspectos associados a risco aumentado de recorrência ou mortalidade incluem a idade ao diagnóstico (idade > 45 anos), tamanho do tumor primário (> 2 cm) e presença de invasão de tecidos moles e linfonodos cervicais ou metástases a distância.

Variantes

O CPT apresenta diversos subtipos histológicos, incluindo variedade folicular, variedade oxifílica, variedade sólida ou trabecular e variedade com células claras. Outras variantes biologicamente agressivas incluem uma variante colunar, variante com células altas, variante esclerosante difusa e carcinoma pouco diferenciado.

Câncer Folicular da Tireoide

Epidemiologia

O câncer folicular tireóideo (CFT) é mais comum nas regiões do mundo com deficiência de iodo. Ele tende a ocorrer em uma população mais velha, com um pico de incidência entre as idades de 40 e 60 anos. Similarmente à maioria das doenças malignas tireóideas, o CFT é mais comum em mulheres (com uma proporção de cerca de 3:1).

486 **5. Cabeça e Pescoço**

Fatores de Risco

- A deficiência de iodo pode ter um papel na patogênese uma vez que há uma prevalência mais alta de CFT nas regiões deficientes em iodo do mundo, em comparação às regiões suficientes em iodo.
- O CFT é raramente associado à exposição à radiação, mutações RET-CPT ou mutações do receptor à TSH.
- O CFT não tem associação ou síndromes familiais.
- O CFT pode ser associado a mutações de RAS. PAX8-PPAR gama 1 (um rearranjo gênico) pode ser visto em adenomas foliculares e cânceres.

Apresentação Clínica

O CFT tipicamente se apresenta como um nódulo solitário indolor, predominantemente encapsulado na tireoide. O CFT é mais agressivo que o CPT e geralmente se dissemina por via hematogênica para o osso ou pulmão e menos comumente para o cérebro e fígado. Ele raramente invade linfáticos. O tumor é classificado com base no grau de invasão em minimamente invasivo (encapsulado) ou amplamente invasivo. Metástases são mais comuns na última variedade.

Diagnóstico

A PAAF não é capaz de distinguir entre adenomas foliculares e carcinomas, porque o diagnóstico de doença maligna exige identificação da cápsula tumoral e/ou invasão vascular. Por essa razão o diagnóstico real do câncer folicular da tireoide é feito pela avaliação histopatológica permanente do espécime tireóideo após cirurgia.

Prognóstico

Fatores associados ao prognóstico adverso no CFT incluem idade maior, metástases a distância, grande tamanho tumoral, invasão vascular, extensão capsular, grau histológico (variante largamente invasiva, de células de Hürthle, insular e trabecular) e sexo masculino.

Variantes

Tumor de células claras, tipo celular oxifílico ou tipo celular de Hürthle e carcinoma insular são variantes do CFT.

Tratamento dos Carcinomas Bem Diferenciados da Tireoide

O tratamento primário é cirúrgico, seguido pelo encaminhamento a um endocrinologista para tratamento clínico. O tratamento de ablação de restos com iodo radioativo pode ser administrado, caso necessário; deve haver acompanhamento e vigilância por toda a vida quanto à recorrência. Os tratamentos cirúrgicos incluem:

- Carcinomas papilíferos selecionados com < 1 cm em um paciente jovem sem uma história de exposição à radiação podem ser tratados com hemitireoidectomia e istmectomia. Todos os outros devem ser tratados com tireoidectomia total e remoção de quaisquer gânglios comprometidos nas áreas centrais ou laterais do pescoço. O esvaziamento lateral eletivo não é recomendado.
- O CFT é tratado com uma tireoidectomia total.
- O carcinoma de células de Hürthle é tratado com uma tireoidectomia total e esvaziamento cervical nos casos com linfonodos clinicamente positivos.

Complicações Pós-Operatórias dos Carcinomas Bem Diferenciados da Tireoide

Hipoparatireoidismo permanente, hipoparatireoidismo transitório, lesão do nervo laríngeo recorrente (disfonia) e dano ao nervo laríngeo superior são complicações possíveis.

Tratamento Pós-Operatório dos Carcinomas Bem Diferenciados da Tireoide

Ablação de Remanescentes com Iodo Radioativo

Todos os pacientes com CFT e os pacientes de CPT que apresentam características associadas a risco aumentado de recorrência ou mortalidade (ver Prognóstico do Câncer Papilífero da Tireoide, anteriormente) podem receber ablação de restos com RAI (tratamento com RAI ou ablação de remanescentes com ^{131}I). O RAI é captado pelas células normais e tumorais residuais, levando à destruição ou morte destas células. Isto não apenas reduz o risco de recorrência futura, mas também facilita a vigilância quanto à recorrência futura. Antes do tratamento, a Tg plasmática é medida, e uma cintigrafia corporal total é efetuada após administração de uma dose muito pequena de RAI. Vários dias depois do tratamento, outro escaneamento corporal total é feito (*scan* póstratamento).

O câncer tireóideo bem diferenciado possui uma capacidade reduzida de concentrar iodo, em comparação ao tecido tireóideo normal. Um TSH sérico elevado estimula as células de câncer tireóideo a captar iodeto suficiente para ser detectado por imagem RAI e sintetizar e secretar Tg. Os níveis de TSH podem ser aumentados de duas maneiras; uma sendo a supressão da terapia com hormônio tireóideo. Para isto, os pacientes devem suspender a L-tireoxina (LT4) durante semanas antes do escaneamento corporal total (em virtude da meia-vida mais longa). Alternativamente, pode-se iniciar a liotireonina após a cirurgia, o que é continuado por 4 semanas e suspenso 2 semanas antes da cintigrafia corporal total. Ela possui uma meia-vida mais curta do que a L-tireoxina, e os níveis de TSH elevam-se rapidamente após sua descontinuação. Alternativamente, o nível de TSH também pode ser aumentado pela administração de TSH humano recombinante.

Terapia de Supressão do TSH

Após o *scan* corporal total diagnóstico ou o tratamento, o paciente inicia a L-tireoxina. O objetivo é suprimir o TSH tanto quanto possível. Isto serve a duas finalidades: manter o paciente em um estado eutireóideo e suprimir o TSH e o crescimento de qualquer tireoide residual, uma vez que a maioria dos tumores bem diferenciados é responsiva ao TSH.

Acompanhamento e Vigilância a Longo Prazo Quanto à Recorrência

A cintigrafia corporal total estimulada com TSH é feita em acompanhamento aos 6 ou 12 meses. A estimulação pelo TSH é obtida por suspensão do hormônio tireóideo ou injeção de Thyrogen (dependendo do caso individual). Com base nos resultados desta cintigrafia, é tomada a decisão se tratamento adicional com RAI for necessário.

488   5. Cabeça e Pescoço

A tg é um marcador muito útil para detectar a recorrência de câncer da tireoide. Os níveis são medidos periodicamente tanto enquanto sob supressão do hormônio tireóideo e antes do escaneamento corporal total sob estimulação com TSH. Um nível ascendente de Tg leva à suspeita de recorrência, indicando a necessidade de tratamento adicional com RAI ou cirurgia de revisão do pescoço.

Exames de imagem, como ultrassonografia e PET-TC *scanning,* são importantes para detectar recorrências.

Os pacientes necessitam de acompanhamento clínico periódico para monitorar quanto a sintomas, como disfonia, hemoptise, dor, disfagia, tosse e dispneia e massa recorrente, adenopatia recém-iniciada, ou uma prega vocal paralisada.

Outras Terapias para Carcinomas Bem Diferenciados da Tireoide

A radioterapia com fonte externa pode desempenhar um papel no tratamento de tumores não ávidos por RAI, tumor residual macroscópico e doença inoperável, bem como em outros candidatos não cirúrgicos. Outras opções incluem experiências clínicas envolvendo terapia genética e agentes de rediferenciação tumoral.

◆ Outras Formas de Câncer da Tireoide

Câncer Anaplásico da Tireoide

O câncer anaplástico da tireoide, um câncer pouco diferenciado, é responsável por ~ 2% de todos os cânceres tireóideos. Câncer anaplásico da tireoide é o mais agressivo e letal das neoplasias humanas. A sobrevida média é de 6 meses, apesar do tratamento.

Epidemiologia

A incidência anual de câncer tireóideo anaplástico é de 1 a 2 casos por milhão. A proporção mulheres/homens é de 1,2 a 3,1:1. Uma incidência mais alta foi descrita em áreas de bócio endêmico. O câncer anaplásico da tireoide é responsável por > 50% das 1.200 mortes por ano atribuídas ao câncer tireóideo. É uma doença do idoso, tipicamente se apresentando na 6ª ou 7ª décadas de vida.

Apresentação Clínica

Ele geralmente se apresenta com sintomas locais, causados por uma massa tireóidea de crescimento rápido e invasão local extensa. Metástases a distância podem ocorrer precocemente na evolução da doença, para os pulmões, fígado, ossos e cérebro. O câncer tireóideo anaplásico pode originar-se *de novo,* mas a desdiferenciação a partir de carcinoma tireóideo diferenciado de longa duração também é suspeitada.

Diagnóstico

O diagnóstico é sugerido pelo exame citológico de células obtidas por PAAF ou biópsia por agulha grossa, embora não seja sempre diagnóstico, caso em que um exame de patologia cirúrgica é necessário para confirmar o diagnóstico. Histopatologicamente, células atípicas são observadas, as quais mostram numerosas mitoses e formam diferentes padrões. Células gigantes multinucleadas, células fusiformes e células escamoides geralmente predominam.

Tratamento

O tratamento cirúrgico pode consistir na ressecção completa em indivíduos selecionados, quando possível, por uma combinação de quimioterapia e radioterapia. A terapia paliativa inclui traqueotomia e quimioirradiação. Muitas vezes, o tumor não é operável, e a cirurgia consiste em uma traqueotomia ou cricotireoidotomia para evitar comprometimento da via aérea.

A radioterapia está indicada pré-operatoriamente para aumentar a taxa de operabilidade tumoral, pós-operatoriamente para aumentar o efeito da quimioterapia ou para aliviar obstrução, mas sua eficácia precisa ser ponderada com relação à sua toxicidade.

Diversos agentes quimioterápicos foram utilizados com resultados uniformemente subótimos. A doxorrubicina demonstrou ser útil em alguns pacientes.

Câncer Medular da Tireoide

O câncer medular da tireoide (CMT) é um tumor neuroendócrino das células C (células parafoliculares) da glândula tireoide. Calcitonina é secretada pelo tumor, sendo um marcador útil para diagnóstico e acompanhamento. O CMT pode ser esporádico ou familial.

Epidemiologia

Setenta e cinco por cento dos CMTs são esporádicos; os restantes são familiais. Há três padrões familiais de CMT: NEM 2A, NEM 2B e CMT familial sem outras características de NEM. O CMT é mais agressivo em pacientes com NEM 2B.

Apresentação Clínica

O câncer medular da tireoide tipicamente se apresenta como um nódulo ou massa endurecida e dolorosa na glândula tireoide ou como um aumento dos linfonodos regionais. Às vezes, é diagnosticado graças a uma lesão metastática em um local distante.

Triagem

Testes para proto-oncogene RET devem ser realizados em todos os pacientes com CMT. Se o paciente for positivo para a mutação RET, então aconselhamento genético e testes em membros da família devem ser oferecidos. Se a triagem for negativa, nenhuma investigação dos parentes é necessária.

Patologia

Características microscópicas típicas são lâminas de células separadas por uma substância que se cora em rosa com características de amiloide. O diagnóstico pode ser confirmado pela imunocoloração positiva do tecido tumoral para calcitonina e antígeno carcinoembrionário. Pré-operatoriamente, os pacientes devem também ser avaliados quanto a hiperparatireoidismo e feocromocitoma. Ultrassonografia ou TC do pescoço, radiografia de tórax e TC do tórax e abdome superior devem ser realizadas pré-operatoriamente para procurar por doença local e regional e metástases a distância.

490 5. Cabeça e Pescoço

Tratamento

O tratamento é principalmente cirúrgico. Tireoidectomia total com remoção dos linfonodos regionais deve ser efetuada após exclusão de hiperparatireoidismo e feocromocitoma. Em pacientes com NEM, cirurgia para feocromocitoma deve ser realizada antes da cirurgia para o CMT. Pacientes com NEM frequentemente são submetidos à tireoidectomia profilática na infância para prevenir o desenvolvimento de CMT.

Pacientes com CMT devem ser submetidos a uma tireoidectomia total, um esvaziamento cervical central completo e um procedimento radical de pescoço modificado no lado que abrigava o tumor. Alguns recomendam esvaziamento cervical bilateral. A RAI não é uma opção terapêutica, já que o CMT não capta iodo; por essa razão, é imperativo que a cirurgia seja completa.

Tratamento Pós-Operatório

Os pacientes devem iniciar reposição de hormônio tireóideo (levotiroxina [LT4]) imediatamente após a cirurgia. Uma vez que as células C não sejam estimuladas pelo TSH, não há necessidade de supressão do TSH.

A calcitonina sérica e ACE devem ser verificados 6 meses após a cirurgia, para detectar a presença de doença residual. Uma calcitonina sérica basal elevada 6 meses ou mais após a cirurgia indica doença residual.

Os pacientes necessitam de acompanhamento continuado com exame físico periódico e medidas da calcitonina e CEA séricos. Pacientes com doença residual podem beneficiar-se da radioterapia. Em casos de doença metastática avançada não tratável por cirurgia ou radioterapia, quimioterapia citotóxica, análogos da somatostatina e interferon ou radioimunoterapia podem proporcionar paliação.

Linfoma Tireóideo

Os linfomas da tireoide são típicos do tipo LNH. O linfoma de grandes células difuso é o tipo mais comum. O linfoma da tireoide pode desenvolver-se no contexto de tireoidite de Hashimoto de longa duração.

Epidemiologia

O linfoma da tireoide representa ~ 2% dos cânceres da tireoide. Ele é mais comum em mulheres e geralmente se apresenta na 6ª ou 7ª décadas.

Apresentação Clínica

Geralmente, o linfoma da tireoide apresenta-se como um bócio que aumenta rapidamente. Os pacientes podem experimentar sintomas ou sinais de compressão da traqueia ou esôfago, incluindo disfagia, dispneia, estridor, disfonia e dor no pescoço. Ao exame físico, a tireoide geralmente é firme, levemente dolorosa à palpação, e está fixada às estruturas circundantes. Ela comumente se estende subesternalmente. Não é incomum ver linfonodos cervicais ou supraclaviculares aumentados. Pacientes que se apresentam com disfonia geralmente têm paralisia de pregas vocais.

Além disso, 10% dos pacientes apresentam sintomas sistêmicos (B) de linfoma, incluindo febre, sudorese noturna e perda de peso (10% do peso corporal ou mais). Os pacientes também podem apresentar-se com sintomas e sinais de hipotireoidismo ou hipertireoidismo.

5. Cabeça e Pescoço   491

Diagnóstico

Uma ultrassonografia da glândula tireoide deve ser efetuada. A PAAF ou biópsia por agulha grossa distingue proliferação tireóidea de tumores epiteliais e pode diferenciar linfoma de tireoidite crônica; frequentemente, espécimes cirúrgicos são necessários para diagnóstico. Histopatologia, coloração imunoistoquímica ou fluxocitometrial podem ser necessárias para estabelecer a monoclonalidade e caracterizar marcadores de superfície, especialmente para diagnosticar linfomas de pequenas células.

O estadiamento inclui exame físico, HC, LDH sérica, medidas de β2-microglobulina, testes funcionais hepáticos, biópsia de medula óssea e TC do pescoço, tórax, abdome e pelve, bem como uma FDG-PET *scan*.

Tratamento

A cirurgia não é o tratamento principal e tipicamente é utilizada apenas para biópsia diagnóstica e obtenção de uma via aérea cirúrgica. O tratamento depende da extensão da doença. Se o linfoma for disseminado, é administrada quimioterapia. Caso a doença se limite ao pescoço, o tratamento é dirigido pelos aspectos histológicos do linfoma. Os pacientes com linfomas de grandes células são tratados com quimioterapia com ou sem radioterapia. Em pacientes com linfoma de zona marginal extraganglionar localizado da tireoide, linfoma folicular e linfoma de pequenas células, a radioterapia isolada pode ser adequada.

◆ **Código na CID-10**

  C73   Neoplasia maligna da glândula tireoide.

◆ **Estadiamento do Câncer da Tireoide**

Agrupamentos por TNM e Estágios

De acordo com o American Joint Committe on Cancer (AJCC), os agrupamentos TNM dos carcinomas papilíferos e foliculares e variantes são estratificados pela idade em pacientes < 45 anos de idade e pacientes ≥ 45 anos. O tamanho do tumor e a condição linfonodal também são considerados na classificação TNM.

Todas as categorias podem ser subdivididas em (a) tumor solitário ou (b) tumor multifocal. Nos tumores multifocais, o maior é utilizado para classificação. Os gânglios linfáticos devem ser especificamente identificados para classificar comprometimento ganglionar regional.

Tumor Primário (pT)

  pTX: tumor primário não pode ser avaliado.

  pT0: ausência de evidências de tumor primário.

  pT1: tamanho do tumor ≤ 2 cm, limitado à tireoide.

  pT1a: tumor ≤ 1 cm na sua maior dimensão limitado à tireoide.

  pT1b: tumor >1 cm, mas não > 2 cm na sua maior dimensão, limitado à tireoide.

  pT2: tumor > 2 cm, mas não > 4 cm, limitado à tireoide.

492   5. Cabeça e Pescoço

pT3: tumor > 4 cm limitado à tireoide ou qualquer tumor com mínima extensão extratireóidea (p. ex., extensão ao músculo esternotireóideo ou tecidos moles peritireóideos).

pT4a: doença moderadamente avançada. Tumor de qualquer tamanho, estendendo-se além da cápsula tireóidea para invadir os tecidos moles subcutâneos, a laringe, a traqueia, o esôfago ou o nervo laríngeo recorrente.

pT4b: doença muito avançada. Tumor invade a fáscia pré-vertebral ou encapsula a artéria carótida ou os vasos mediastinais.

Observação: Não há categoria de carcinoma *in situ* (pTis) relativa a carcinomas da glândula tireoide.

Linfonodos Regionais (N)

pNX: não podem ser avaliados.

pN0: ausência de metástases linfonodais regionais.

pN1a: metástases ganglionares para os linfonodos nível VI (pré-traqueais, paratraqueais e pré-laríngeos/délficos).

pN1b: metástases para os linfonodos cervicais (níveis I, II, III, IV, V) unilaterais, bilaterais ou contralaterais, ou retrofaríngeos ou mediastinais superiores (nível VII).

Metástase a Distância (pM)

pM0: ausência de metástase a distância.

pM1: metástase a distância.

Todos os carcinomas anaplásicos são considerados tumores T4.

T4a: carcinoma anaplásico intratireóideo – cirurgicamente ressecável.

T4b: carcinoma anaplásico extratireóideo – cirurgicamente inoperável.

Agrupamentos do Câncer Folicular da Tireoide e do Câncer Papilífero da Tireoide do American Joint Committee on Cancer

Pacientes com menos de 45 anos

Estágio I

Qualquer T qualquer N M0

Estágio II

Qualquer T qualquer N M1

Pacientes com 45 anos de idade e acima

Estágio I

T1 N0 M0

Estágio II

T2 N0 M0

Estágio III
　T3 N0 M0
　T1 N1a M0
　T2 N1a M0
　T3 N1a M0

Estágio IVA
　T4a N0 M0
　T4a N1a M0
　T1 N1b M0
　T2 N1b M0
　T3 N1b M0
　T4a N1b M0

Estágio IVB
　T4b qualquer N M0
　Estágio IVC
　Qualquer T qualquer N M1

Agrupamentos do Carcinoma Medular do American Joint Committee on Cancer

Todos os grupos etários

Estágio I
　T1 N0 M0

Estágio II
　T2 N0 M0
　T3 N0 M0

Estágio III
　T1 N1a M0
　T2 N1a M0
　T3 N1a M0

Estágio IVA
　T4a N0 M0
　T4a N1a M0
　T1 N1b M0
　T2 N1b M0
　T3 N1b M0
　T4a N1b M0

Estágio IVB
　T4b qualquer N M0

Estágio IVC
　Qualquer T qualquer N M1

494   5. Cabeça e Pescoço

Agrupamentos do Carcinoma Indiferenciado (Anaplásico) do American Joint Committee on Cancer

Todos os carcinomas anaplásicos são considerados estágio IV.

Estágio IVA

T4a qualquer N M0

Estágio IVB

T4b qualquer N M0

Estágio IVC

Qualquer T qualquer N M1

Leitura Adicional

American Joint Committee on Cancer. AJCC Cancer Staging Handbook. 7th ed. New York: Springer-Verlag; 2010

LiVolsi VA. Pathology of thyroid disease. In: Falk SA: Thyroid Disease: Endocrinology, Surgery, Nuclear Medicine, and Radiotherapy. Philadelphia, PA: Lippincott-Raven; 1997:127-175

5.4.9 Embriologia, Anatomia e Fisiologia das Glândulas Paratireoides

Há quatro glândulas paratireoides (em dois pares), geralmente próximas aos polos superior e inferior dos lobos tireóideos.

◆ Embriologia

O par superior de glândulas paratireoides origina-se da quarta fenda branquial e desce com a glândula tireoide, geralmente na junção cricotireóidea. O par inferior origina-se da terceira fenda branquial e desce com o timo; a localização das paratireoides inferiores pode ser variável. Paratireoides ectópicas podem ser encontradas em qualquer local ao longo do trajeto de descida das bolsas branquiais. As glândulas paratireoides (inferiores) foram descritas na bainha carotídea, mediastino anterior e intratireóideas.

◆ Anatomia

Macroscopicamente, as glândulas paratireoides são amarelo-castanhas, pesando 25 a 40 mg por glândula. Elas medem cada uma, em média, ~ 6 mm de comprimento, e de 3 a 4 mm de largura, e geralmente apresentam a aparência de discos ovais achatados.

◆ Histologia

As glândulas paratireoides são compostas principalmente por células principais e gordura com uma cápsula fibrosa fina, dividindo a glândula em lóbulos; as glândulas podem ter um padrão pseudofolicular que se assemelha aos folículos tireóideos.

5. Cabeça e Pescoço · 495

◆ Vascularização

A vascularização das glândulas paratireoides origina-se das artérias paratireóideas superior e inferior, ambas as quais geralmente se originam da artéria tireóidea inferior. As glândulas paratireoides não recebem nutrição da glândula tireoide adjacente.

◆ Fisiologia

As glândulas paratireoides ajudam a manter a homeostasia do cálcio e do fósforo séricos, juntamente com a calcitonina e a vitamina D, secretando hormônio paratireóideo (paratormônio, paratirina ou PTH). O PTH contém 84 aminoácidos que são clivados no fígado para a sua forma ativa, produzindo um segmento N-terminal biologicamente ativo. A secreção do PTH é estimulada por baixos níveis de cálcio ionizado e suprimida por altos níveis de cálcio ionizado. A ligação do PTH aos receptores resulta na ativação do sistema de segundo mensageiro do cAMP. Os órgãos-alvo finais incluem rins, osso esquelético e intestino. A meia-vida do PTH é de alguns minutos, o que é utilizado clinicamente para detectar níveis em queda após uma paratireoidectomia.

Leitura Adicional

Silbernagl S, Despopoulos A. Color Atlas of Physiology. 6th ed. Stuttgart/New York: Thieme; 2009

Smith JA, Stack BC. Pathophysiology of the parathyroid glands. In: Terris DJ, Gourin CG, eds. Thyroid and Parathyroid Diseases: Medical and Surgical Management. Stuttgart/New York: Thieme; 2009:184-196

5.4.10 Hiperparatireoidismo

◆ Características-Chave

- O hiperparatireoidismo é causado por uma secreção excessiva de hormônio paratireóideo (PTH).
- O hiperparatireoidismo é geralmente subdividido em hiperparatireoidismo primário, secundário e terciário.
- O hiperparatireoidismo resulta em níveis elevados de cálcio plasmático, aumentando a liberação de cálcio e fosfato da matriz óssea, aumentando a reabsorção de cálcio pelo rim e aumentando a absorção intestinal de cálcio.

Hiperparatireoidismo (HPT) refere-se à produção aumentada de PTH pelas glândulas paratireoides. Há três tipos de hiperparatireoidismo: primário, secundário e terciário, que são descritos a seguir.

496 5. Cabeça e Pescoço

◆ Hiperparatireoidismo Primário
Etiologia

Oitenta a 90% dos pacientes com hiperpatireoidismo apresentam um adenoma paratireóideo único e até 5% podem apresentar adenomas duplos. A hiperplasia difusa de todas as quatro glândulas é responsável por 6% dos casos de hiperparatireoidismo primário (PHP). Um a 2% dos casos são decorrentes dos carcinomas paratireóideos.

A hiperplasia difusa de todas as quatro glândulas pode ser esporádica ou familial; ocorrendo geralmente como parte das síndromes de NEM tipo 1 ou 2 (**Tabela 5.21**). Outras condições familiais associadas à hiperplasia de todas as quatro glândulas incluem síndrome do hiperparatireoidismo familial-tumor maxilar e hiperparatireoidismo isolado familial.

A hipercalcemia hipocalciúrica familial é uma rara doença autossômica dominante que deve ser incluída no diagnóstico diferencial do PHP. Ela é causada por mutações do receptor sensor de cálcio.

Epidemiologia

O hiperparatireodismo primário pode ocorrer em qualquer idade, mas a grande maioria dos casos ocorre acima da idade de 45 anos. Mulheres são afetadas 2 vezes mais frequentemente do que os homens.

Clínica

O hiperparatireoidismo primário é mais frequentemente detectado incidentalmente por triagem bioquímica. A maioria dos pacientes são assintomáticos ou experimentam sintomas sutis e vagos, como fadiga, depressão, dificuldade de concentração e fraqueza generalizada.

Pacientes com hiperparatireoidismo primário podem apresentar-se com sintomas e sinais clássicos de hipercalcemia, conforme lembrado pelo mnemônico famoso *(ingl.) painful bones, renal stones, abdominal groans, and psychic moans* ("ossos dolorosos, cálculos renais, roncos abdominais e lamentos psíquicos"):

- Ossos: a doença óssea clássica do PHP é osteíte fibrosa cística, a qual hoje em dia é rara nos Estados Unidos. Ela se apresenta com dor óssea e/ou fratu-

Tabela 5-21 Neoplasia Endócrina Múltipla (NEM)

	NEM 1	NEM 2A	NEM 2B
Herança	AD	AD	AD
Manifestações clínicas	PHP (95%)	PHP (30%)	PHP (raro)
	Tumores hipofisários	CMT	CMT
	Tumores enteropancreáticos	Feocromocitoma	Feocromocitoma
		Doença de Hirschsprung	Neuromas mucosos
		Líquen cutâneo	Ganglioneuromatose intestinal
		Amiloidose	Hábito marfanoide

AD, autossômica dominante; CMT, câncer medular da tireoide; PHP, hiperparatireoidismo primário.

5. Cabeça e Pescoço   497

ras patológicas. Uma manifestação esquelética mais comum do PHP é uma redução da densidade mineral óssea (osteopenia), preferencialmente nos locais corticais (antebraço e quadril). A causa é o excesso prolongado de PTH.

- Rins: nefrolitíase ocorre em ~ 15 a 20% dos pacientes com hiperparatireodismo primário. A causa é o excesso prolongado de PTH. Hipercalciúria e insuficiência renal crônica também podem ocorrer.
- Gastrointestinais: os sintomas associados à hipercalcemia incluem anorexia, náusea, vômito, constipação e doença ulcerosa péptica.
- Psiquiátricos e neurocognitivos: os pacientes podem apresentar humor deprimido, letargia, labilidade emocional e função cognitiva diminuída.

Muitas vezes a apresentação é muito mais sutil. Pacientes com hipercalcemia hipocalciúrica familial são assintomáticos.

Carcinomas paratireóideos são raros. Os tumores podem ser grandes, palpáveis e com até 6 cm de diâmetro.

Avaliação

Pacientes com suspeitas de PHP devem ser encaminhados a um endocrinologista para estudo e confirmação do diagnóstico.

Exames de Imagem

- Exames de imagem com sestamibi: ^{99m}O Tc sestamibi localiza as mitocôndrias das células paratireóideas, que são ricas em mitocôndrias. Após a injeção, uma imagem é obtida em 10 a 15 minutos e novamente após 2 a 3 horas. A fase tardia é útil para a detecção de adenomas. Ela apresenta uma sensibilidade tão alta quanto 100%, a especificidade é em 90%.
- Tomografia computadorizada por emissão de fótons isolados (SPECT): a vantagem da SPECT é que ele retrata imagens em 3D e por essa razão pode melhorar a localização de lesões mediastinais ou adenomas ectópicos na bainha carotídea.
- Ultrassonografia: sua vantagem é a facilidade de execução, baixo custo e nenhuma irradiação. Desvantagens incluem dificuldade de localização de locais não padrão, potencial confusão com anormalidades tireóideas e variabilidade interoperadores.
- TC: a TC pode ser útil para a detecção de paratireoide ectópica; ela possui uma taxa de falso-positivo de até 50%.
- RM: similarmente à TC, a RM é útil em paratireoides, ectópicas, mas apresenta falso-positivos.
- Amostragem venosa seletiva: as veias que drenam a região paratireoide podem ser amostradas. Um gradiente do dobro entre os níveis de PTH na veia amostrada *versus* os níveis em veia periférica pode ajudar a localizar o adenoma paratireóideo.
- Intraoperatoriamente, podem ser utilizados localização, corante ou traçadores radioativos.

Laboratório

Os níveis de PTH podem estar elevados ou normais. Os níveis de cálcio sérico geralmente estão elevados; entretanto, 10 a 20% dos pacientes com hiperparatireoidismo apresentam concentrações normais de cálcio sérico (PHP nor-

498   5. *Cabeça e Pescoço*

mocalcêmico). Em alguns pacientes isto pode ser graças à deficiência coexistente de vitamina D [25(OH)D]. Podem ser observados baixo fósforo sérico, excreção de cálcio urinário de 24 horas aumentada, 1,25-di-hidroxivitamina D sérica elevada. Ureia e creatinina devem também ser verificadas.

É importante excluir hipercalcemia hipocalciúrica familial, porque geralmente a evolução desta doença é benigna, e a paratiroidectomia não está indicada. A história médica pregressa deve ser obtida cuidadosamente, uma vez que estes pacientes são assintomáticos e apresentam história de níveis elevados de cálcio desde a infância. Seus membros da família podem também apresentar hipercalcemia. Sua excreção de cálcio urinária em 24 horas é baixa.

Hiperparatireoidismo secundário deve também ser excluído (seja por uma origem renal ou por absorção/ingestão de cálcio diminuídas ou deficiência de vitamina D).

Opções de Tratamento

Clínico

O tratamento clínico é indicado em pacientes que não preenchem os critérios para cirurgia, recusam cirurgia ou são maus candidatos cirúrgicos. Ele inclui hidratação adequada e ingestão moderada de cálcio ~ 1.000 mg/dia. Os níveis de cálcio, função renal e um *scan* de absorciometria de raios X de dupla energia (DEXA) são acompanhados periodicamente sob os cuidados de um endocrinologista. Medicações utilizadas no tratamento da osteoporose, como bifosfonatos, podem ser úteis. Calciomiméticos (p. ex., cinacalcet cloridrato; reduzem os níveis de PTH e cálcio, mas ainda não estão aprovados pela FDA para PHP.

Cirúrgico

A cirurgia é curativa e está indicada em todos os casos com doença sintomática. As seguintes são as indicações da cirurgia em pacientes assintomáticos: (1) cálcio sérico >1,0 mg/dL acima do normal, (2) *clearance* de creatinina reduzida a < 60 mL/min, (3) cálcio urinário de 24 horas > 400 mg/dL, (4) idade < 50 anos, (5) densitometria óssea DEXA com escore T abaixo de -2,5 em qualquer local e (6) o paciente solicita cirurgia. Após a cirurgia, 90% dos níveis de cálcio dos pacientes se normalizam. A cirurgia consiste na remoção do adenoma. A localização por imagem pré-operatória possibilita uma paratireoidectomia dirigida e minimamente invasiva na maioria dos casos.

Ocasionalmente adenomas paratireóideos podem ser encontrados em um local ectópico. Locais ectópicos comuns incluem o timo/mediastino, sulco transesofágico, retroesofágico, intratiroideo e a bainha carotídea.

Cirurgia na Doença Multiglandular

1. A hiperplasia difusa multiglandular não é localizável com o sestamibi. Remover as glândulas aumentadas e realizar uma dosagem intraoperatória de hormônio paratireóideo.
2. Hiperparatireoidismo familiar não NEM: pacientes tendem a ser mais jovens e apresentam maior tendência à doença multiglandular e hiperparatireoidismo persistente ou recorrente após a cirurgia. Mais agressiva

5. Cabeça e Pescoço   499

do que a NEM 2A, esta doença tem maior probabilidade de se associar à hipercalcemia profunda ou crise hipercalcêmica. Em uma exploração bilateral de pescoço, identificar todas as quatro glândulas; efetuar paratireoidectomia subtotal ou total com timectomia e autotransplante da glândula, conforme necessário.

3. NEM 1: os pacientes devem ser submetidos a uma exploração bilateral do pescoço com identificação de todas as quatro glândulas. É controverso se uma paratireoidectomia subtotal ou total deve ser efetuada.
4. NEM 2A: feocromocitoma deve ser excluído antes da cirurgia. Após uma exploração bilateral de pescoço, com identificação de todas as quatro glândulas – remover somente as glândulas aumentadas.
5. A hiperplasia induzida por insuficiência renal ocorre se a terapia clínica falhar. Após uma exploração bilateral, pode ser realizada uma paratireoidectomia subtotal ou total com autotransplante.

◆ Hiperparatireoidismo Secundário

O hiperparatireoidismo secundário é uma elevação normal no nível de PTH secundária à insuficiência renal, hipocalcemia, hiperfosfatemia e deficiência de vitamina D. O tratamento consiste em tratar a causa inicial do hiperparatireoidismo secundário.

◆ Hiperparatireoidismo Terciário

O hiperparatireoidismo terciário é causado por uma hipercalcemia prolongada que causa hiperplasia das glândulas paratireoides. A hipersecreção autônoma de PTH pelas glândulas paratireoides resulta em hipercalcemia. Observada mais comumente após transplante renal para nefropatia terminal, que é associada a hiperparatireoidismo secundário grave. O tratamento geralmente é cirúrgico.

◆ Códigos na CID-10

E21   Hiperparatireoidismo.
E21.0   Hiperparatireoidismo primário.
E21.1   Hiperparatireoidistmo secundário, não renal.
E21.2   Outro hiperparatireoidismo.

Leitura Adicional

Pellitteri PK. Surgical management of hyperparathyroidism. In: Terris DJ, Gourin CG, eds. Thyroid and Parathyroid Diseases: Medical and Surgical Management. Stuttgart/New York: Thieme; 2009:197-225

500   5. Cabeça e Pescoço

5.4.11 Hipoparatireoidismo

◆ Características-Chave

- O hipoparatireoidismo é causado por baixos níveis circulantes de hormônio paratireóideo ou insensibilidade à sua ação.
- As causas mais comuns são iatrogênicas (cirurgia) e autoimunidade.

◆ Etiologia

- Iatrogênico (cirúrgico): esta é a causa mais comum de hipoparatireoidismo, podendo ocorrer após cirurgia no pescoço (tireoidectomia, paratireoidectomia ou esvaziamento cervical). Pode ser transitório com recuperação dentro de dias a semanas, ou pode ser permanente. Geralmente ocorre como resultado da manipulação da vascularização das glândulas paratireoides durante cirurgia, ou lesão ou remoção de uma ou mais glândulas paratireoides.
- O hipoparatireoidismo também pode ocorrer no contexto da "síndrome de ossos famintos", após cirurgia. Neste caso, os ossos captam rapidamente cálcio e fosfato. Isto geralmente é associado a doenças ósseas hiperparatireóideas pré-operatórias graves.
- Autoimunidade: isto ocorre secundariamente à destruição imunomediada das glândulas paratireoides. Pode ser adquirido ou familial.
- O hipoparatireoidismo pode ocorrer em decorrência do desenvolvimento anormal das glândulas paratireoides. Isto geralmente é associado à síndrome de DiGeorge, que é uma anormalidade congênita da terceira e quarta bolsas branquiais e resulta na ausência das glândulas paratireoides e timo.
- O hipoparatireoidismo idiopático é mais comum em mulheres e foi associado a anticorpos antiPTH.
- O hipoparatireoidismo pode resultar da destruição das glândulas paratireoides em razão da irradiação ou doenças infiltrativas (como câncer metastático e doença granulomatosa) ou doenças do armazenamento (como doença de Wilson e hemocromatose).

◆ Clínica

Sinais e Sintomas
Os pacientes apresentam-se com sintomas e sinais de hipocalcemia (ver Capítulo 5.4.12).

Diagnóstico Diferencial
O hipoparatireoidismo é, geralmente, associado à hipocalcemia (baixos níveis séricos de cálcio), hiperfosfatemia (altos níveis de fosfato) e níveis baixos ou indetectáveis de PTH. Observar que, em contraste, a "síndrome de ossos famintos" é associada à hipocalcemia e hipofosfatemia (baixos níveis de fosfato).

5. Cabeça e Pescoço   501

◆ Opções de Tratamento

Para o tratamento da hipocalcemia aguda, ver Capítulo 5.4.12. Pacientes com hipoparatireoidismo podem necessitar de suplementação por toda a vida com cálcio e vitamina D, exceto para aqueles com hipoparatireoidismo transitório. O objetivo do tratamento é manter os níveis de cálcio sérico na faixa normal baixa. Os pacientes recebem 1,5 a 2 g de cálcio elementar em doses divididas diariamente com as refeições para maximizar a absorção. O Calcitriol é geralmente administrado em uma dose inicial de 0,25 a 0,5 µg por via oral diariamente e titulado, conforme necessário. A função renal e os níveis de cálcio devem ser estritamente monitorados nestes pacientes.

O PTH recombinante pode ser outra opção de tratamento. Ele está atualmente em investigação.

◆ Código na CID-10

E20   Hipoparatireoidismo.

Leitura Adicional

Terris DJ, Gourin CG, eds. Thyroid and Parathyroid Diseases: Medical and Surgical Management. Stuttgart/New York: Thieme; 2009

5.4.12 Distúrbios do Cálcio

◆ Características-Chave

- A hipercalcemia pode ocorrer quando cálcio em excesso atinge o líquido extracelular ou quando há excreção insuficiente de cálcio pelos rins.
- A hipocalcemia é menos frequente que hipercalcemia.
- A hipocalcemia ocorre em pacientes com insuficiência renal, deficiência de vitamina D, deficiência de magnésio, pancreatite aguda e com hipoparatireoidismo e pseudo-hipoparatireodismo.

Cerca de 99% do cálcio do corpo é encontrado nos ossos. O 1% restante é encontrado no líquido extracelular. Deste 1%, ~ 40% do cálcio está ligado à albumina, e 50% estão na forma livre (não ligada, ativa ou ionizada). Um painel metabólico básico e um painel metabólico abrangente medem os níveis de cálcio total (ligado mais não ligado), embora a forma livre seja mais importante.

502   5. *Cabeça e Pescoço*

◆ Controle do Metabolismo do Cálcio

O cálcio é absorvido no tubo digestório, armazenado no osso e excretado pelos rins. Os níveis de cálcio são afetados pelas seguintes condições:

- PTH: níveis reduzidos de cálcio levam a aumento no PTH, o que por sua vez causa uma liberação das reservas de cálcio do osso e excreção renal diminuída de cálcio.
- Vitamina D: o PTH estimula a conversão de 25(OH)D para a sua forma ativa [1,25-$(OH)_2$D], que por sua vez aumenta a absorção de cálcio e fosfato do tubo digestório.
- Calcitonina: a calcitonina é sintetizada nas células C da tireoide e causa uma redução nos níveis plasmáticos de cálcio e fosfato.

◆ Hipocalcemia

Etiologia

- Hipoparatireoidismo: a causa mais comum é iatrogênica (cirurgia); ver Capítulo 5.4.11.
- Pseudo-hipoparatireoidismo: um distúrbio herdado que é causado pela resistência ao PTH pelos órgãos-alvo. A doença se apresenta na infância. Ele se associa à hipocalcemia, hiperfosfatemia e níveis elevados de PTH.
- Insuficiência renal.
- Deficiência de vitamina D.
- Hipomagnesemia.
- Pancreatite aguda.
- Hiperfosfatemia.

Clínica

- Irritabilidade neuromuscular: os pacientes podem apresentar-se com formigamento, parestesias nos dedos e perioralmente, tetania, espasmo carpopedálico, convulsões, irritabilidade e confusão.
- Sinal de Chvostek: percussão delicada sobre o nervo facial causa abalos dos músculos faciais.
- Sinal de Trousseau: espasmo carpopedálico após insuflação do manguito do esfignomanômetro acima da pressão arterial sistólica do paciente por 3 minutos.
- Manifestações cardíacas: alterações eletrocardiográficas – intervalo QT prolongado, insuficiência cardíaca e arritmias.
- Outras manifestações incluem cataratas subcapsulares, pele flocosa seca e unhas quebradiças.

Avaliação

A concentração de albumina sérica deve ser medida nos pacientes com hipocalcemia. Quando a albumina é baixa, o nível de cálcio deve ser corrigido (ajustado) para o nível da albumina. Alternativamente, deve ser obtido um nível de cálcio ionizado sérico. Adicionalmente, níveis de fosfato, níveis de PTH intactos, níveis de magnésio, níveis de vitamina D e níveis de creatinina também devem ser obtidos.

Opções de Tratamento

O tratamento deve ser ajustado para tratar a causa subjacente. Uma avaliação com endocrinologista deve ser considerada.

- Hipocalcemia aguda: pacientes com tetania sintomática, convulsões ou estridor necessitam de correção imediata da hipocalcemia. O cálcio é administrado em bolo IV lento ao longo de 10 a 15 minutos, uma vez que uma infusão rápida possa causar disfunção cardíaca. O paciente deve ser monitorado (telemetria). Isto pode ser seguido por uma infusão lenta de cálcio ao longo de várias horas. Níveis de cálcio sérico devem ser estritamente monitorados durante a infusão IV.
- Hipocalcemia crônica: suplementação de cálcio e vitamina D são os fundamentos do tratamento. Doses divididas diárias de 1,5 a 2 g de cálcio elementar são administradas com as refeições para maximizar a absorção. A suplementação de vitamina D é realizada sob a forma de ergocalciferol (vitamina D_2), que tem uma longa duração de ação, ou calcitriol (Rocaltrol), que tem uma curta duração de ação.

◆ Hipercalcemia

Etiologia

- Hipertireoidismo é a causa mais comum de hipercalcemia; ver Capítulo 5.4.10.
- Doenças malignas são a segunda causa mais comum de hiperparatireoidismo. Comumente associada a tumores sólidos (p. ex., mama, pulmão, ovário) e cânceres hematológicos (p. ex., mielomas e linfomas).
- Doenças granulomatosas (como sarcoidose, tuberculose).
- Síndrome leite-álcali.
- Doença de Paget.
- Síndromes NEM.
- Tireotoxicose.
- Medicações: tiazidas, intoxicação por vitamina A e D, lítio.
- Imobilização.

Clínica

Ver **Tabela 5.22.**

504   5. Cabeça e Pescoço

Tabela 5-22   Sinais e Sintomas de Hipercalcemia

Ossos	Dor óssea, fraqueza muscular, osteopenia/osteoporose
Renais	Poliúria, polidipsia, nefrolitíase, nefrocalcinose, insuficiência renal aguda e crônica
Gastrointestinais	Anorexia, náusea, vômito, constipação, pancreatite, doença ulcerosa péptica
Neurológicos e psiquiátricos	Concentração diminuída, confusão, fadiga, depressão
Coração	Encurtamento do intervalo QT, bradicardia e hipertensão

Avaliação

Os testes laboratoriais devem incluir concentração de PTH intacto, nível de cálcio ionizado e vitamina D. Se os níveis de PTH forem baixos e houver suspeita de doença maligna, níveis de PTHrP devem ser obtidos. Outros valores de laboratório devem ser obtidos para diagnosticar a etiologia suspeita.

Opções de Tratamento

O tratamento deve focar a etiologia subjacente da hipercalcemia.

- Hipercalcemia grave aguda: a situação de volume deve ser avaliada, e o paciente deve ser agressivamente reidratado com soro fisiológico IV. Utilizar com cautela em pacientes com insuficiência cardíaca ou insuficiência renal para evitar sobrecarga hídrica. Os níveis séricos de eletrólitos, cálcio e magnésio devem ser monitorados estritamente. Uma vez que o déficit hídrico tenha sido corrigido, considerar adicionar furosemida (diurético de alça). Bifosfonatos podem ser administrados, uma vez que estes inibem a reabsorção óssea pelos osteoclastos e são efetivos em reduzir os níveis de cálcio para a faixa normal dentro de 2 a 5 dias. A calcitonina reduz rapidamente o cálcio sérico e pode ser administrado subcutaneamente como adjunto.

- Hipercalcemia grave crônica: a causa deve ser identificada e tratada de acordo (ver Capítulo 5.4.10). Bifosfonatos, nitrato de gálio ou glicocorticoides podem ser usados no tratamento de doenças malignas associadas à hipercalcemia. A hipercalcemia associada a doenças granulomatosas também é tratada com glicocorticoides. Caso a hipercalcemia seja causada por dose excessiva de medicação, então essa medicação deve ser suspensa.

◆ Códigos na CID-9

E83.51   Hipocalcemia.
E83.52   Hipercalcemia.

Leitura Adicional

Terris DJ, Gourin CG, eds. Thyroid and Parathyroid Diseases: Medical and Surgical Management. Stuttgart/New York: Thieme; 2009

6. Otorrinolaringologia Pediátrica

Editora da Seção
Michele M. Carr

Colaboradores
Eelam Adil
David Culang
Sharon L. Cushing
Carole Fakhry
David Goldenberg
Bradley J. Goldstein
Colin Huntley
Christopher K. Kolstad
Michael P. Ondik
Sarah E. Pesek
Sohrab Sohrabi
Jonathan M. Sykes

6. Otorrinolaringologia Pediátrica 507

6.1 Avaliação e Manejo da Via Aérea Pediátrica

◆ Características-Chave

- As vias aéreas são relativamente mais estreitas e tênues em crianças.
- O potencial de emergência das vias aéreas é alto.
- Muitas condições que causam angústia respiratória em lactentes resolvem-se espontaneamente com o crescimento.

As vias aéreas pediátricas são proporcionalmente menores que as do adulto: a língua é relativamente maior e mais anterior, o palato mole se projeta mais inferiormente, as adenoides são maiores, a epiglote apresenta forma em ômega, maior e mais agudamente angulada na direção da glote; o anel cricoide é mais estreito, a traqueia é mais curta e mais estreita, os tecidos moles circundantes são mais frouxos, e as estruturas cartilaginosas são menos rígidas. Assim, as vias aéreas pediátricas são mais propensas a comprometimento por infecções, inflamações, neoplasias e respiração normal.

A aspiração de um corpo estranho pode ser uma emergência que ameaça a vida. Um objeto aspirado sólido ou semissólido pode alojar-se na via aérea. Caso o objeto seja suficientemente grande para causar obstrução quase completa da via aérea, a asfixia pode rapidamente levar ao óbito. Os lactentes estão em risco de aspiração de corpos estranhos graças à sua tendência a pôr tudo na boca, e em virtude da mastigação imatura. As crianças podem ser assintomáticas. Caso presentes, os achados físicos podem incluir estridor, sibilos fixos ou sons respiratórios diminuídos. Caso a obstrução seja significativa, pode ocorrer cianose.

◆ Clínica

Sinais e Sintomas

- Estridor: som áspero de tonalidade aguda correspondendo a fluxo aéreo turbulento, passando além de uma obstrução nas vias aéreas superiores.
- Estridor inspiratório significa obstrução supraglótica.
- Estridor bifásico significa obstrução glótica ou subglótica.
- Estridor expiratório significa compressão traqueal ou de brônquio forte.
- Estertor: som de tonalidade baixa, roncado, resultante de obstrução parcial nasal/nasofaríngea/hipofaríngea.
- Sibilância: um som de assobio ou musical contínuo à expiração a partir de uma constrição de um pequeno bronquíolo.

Para avaliação subjetiva de angústia respiratória, ver **Tabela 6.1**. As indicações para entubação por comprometimento da via aérea incluem $PaO_2 < 60$ mmHg com $FiO_2 > 0,6$ (sem cardiopatia cianótica), $PaCO_2 > 50\%$ (aguda, não respondendo a outra intervenção), obstrução real ou iminente, fraqueza neuromuscular (pressão inspiratória negativa máxima acima de -20 cmH_2O, capacidade vital $< 12\text{-}15$ mL/kg), e um reflexo tussígeno/nauseoso ausente.

508   6. Otorrinolaringologia Pediátrica

Tabela 6-1   Avaliação Subjetiva de Angústia Respiratória

	Nenhum	Leve	Moderado	Severo
Estridor	Nenhum	Leve	Moderado em repouso	Severo à inspiração e expiração ou nenhum com entrada de ar acentuadamente diminuída
Retrações	Nenhuma	Leves	Moderadas em repouso	Severas, uso acentuado dos músculos acessórios
Cor	Normal	Normal	Normal	Escuro ou cianótico
Nível de consciência	Normal	Inquieto, quando perturbado	Ansioso; agitado; inquieto, quando perturbado	Letárgico, deprimido

Fonte: Davis HW, Dartner JC, Galvis AG *et al.* Acute upper airway obstruction: croup and epiglottitis. Pediatr Clin North Am 1981;28(4):859. Reimpressa com permissão de Elsevier.

Diagnóstico Diferencial

- Supralaríngeo
  - Hipertrofia das adenoides.
  - Macroglossia.
  - Massa (nasofaríngea, base da língua).
  - Atresia coanal.
  - Corpos estranhos.
  - Celulite.
  - Abscesso cervical/faríngeo.
- Laríngeo
  - Laringomalacia (globalmente, a causa mais comum de estridor pediátrico).
  - Paralisia de prega vocal (unilateral muitas vezes é iatrogênica ou relacionada com trauma, bilateral é muitas vezes causada por lesão ou disfunção do sistema nervoso central [SNC]).
  - Membrana laríngea.
  - Estenose ou hemangioma subglótico.
  - Papilomas.
  - Fenda laríngea.
  - Crupe viral.
  - Epiglotite.
  - Refluxo gástrico.
- Traqueobrônquico
  - Traqueomalacia.
  - Broncomalacia.
  - Estenose.
  - Anel vascular.
  - Corpo estranho na via aérea.

○ Bronquite.
○ Bronquiolite.
○ Fístula traqueoesofágica (FTE).

◆ Avaliação

História

Uma história completa da angústia respiratória (cianose, apneia, dispneia, retrações, roncos), incluindo idade de início, frequência, grau e velocidade de progressão, fatores de melhora e piora (incluindo posicionais), bem como dificuldades de alimentação e febres devem ser evocados. Parto difícil, história de prematuridade e complicações pós-parto (asfixia, duração da entubação) devem ser notados.

Exame Físico

No exame físico, observar a frequência respiratória, batimentos das asas nasais, retração intercostal e supraclavicular, arquejo ou fadiga respiratória. Examinar a boca com um abaixador de língua, a não ser que suspeite de uma epiglotite. Auscultar o tórax e o pescoço. Observar mudança na respiração ao posicionar a criança na vertical, supina, prona e sobre cada lado. Visualizar a via aérea com laringoscópio flexível, a não ser que suspeite de uma epiglotite. Casos mais graves podem necessitar de broncoscopia e possivelmente esofagoscopia. A broncoscopia (rígida ou flexível) pode ser diagnóstica e terapêutica (ver A1 no Apêndice A).

Exames de Imagem

Radiografias para tecidos moles em posição ereta anteroposterior (AP) e lateral da via aérea (idealmente em inspiração completa com a cabeça em extensão) avaliam melhor as vias aéreas superiores. Adicionalmente, radiografias das vias aéreas AP e lateral podem detectar compressão extrínseca ou avaliar quanto à evidência de corpo estranho nas vias aéreas. Caso a criança apresente dificuldades na alimentação, realizar um esofagograma com bário. A ressonância magnética (RM) com angiorressonância (ARM) é uma boa alternativa à angiografia para malformações vasculares. Realizar tubos do esvaziamento gástrico e monitoramento do pH esofágico, caso se suspeite de refluxo.

Para aspiração de corpo estranho, solicitar radiografia de tórax posteroanterior inspiratória e expiratória para avaliar hiperinsuflação, tomografia computadorizada (TC) ou fluoroscopia. Os estudos podem ser falso-negativos; caso o índice de suspeição permaneça alto, está indicada uma broncoscopia na SO.

Outros Testes

Embora testes de função pulmonar com alças de fluxo-volume possam ajudar a distinguir uma obstrução inspiratória de uma expiratória bem como uma intratorácica de uma extratorácica, o teste exige um paciente cooperativo, não sendo frequentemente exequível em crianças < 6 anos. A polissonografia é muito útil na avaliação de possíveis distúrbios respiratórios pediátricos, relacionados com o sono; uma diferenciação pode ser obtida entre apneia

510   6. *Otorrinolaringologia Pediátrica*

obstrutiva e central. Isto é altamente recomendado em crianças com uma história de distúrbios neurológicos.

◆ Opções de Tratamento

Sufocação aguda, com insuficiência respiratória associada à obstrução da via aérea por corpo estranho, pode ser tratada com sucesso no próprio local, utilizando técnicas-padrão de primeiros socorros, como a manobra de Heimlich, pancadas no dorso e empuxos abdominais. Mesmo em contextos menos urgentes, a remoção rápida de corpos estranhos da via aérea é recomendada, e um estudo pode ser efetuado.

Clínico

O tratamento definitivo evidentemente dependerá do diagnóstico específico. Porém, em termos gerais, na criança com comprometimento das vias aéreas o monitoramento contínuo com oximetria de pulso é necessário. Oxigênio umidificado suplementar, epinefrina racêmica ou heliox podem ser implementados. Esteroides sistêmicos frequentemente são empregados.

Medicações para refluxo, como o lansoprazol, para reduzir a produção de ácido gástrico, bem como metoclopramida para melhorar o esvaziamento gástrico, podem ajudar na irritação por refluxo das vias aéreas. Infecções respiratórias superiores devem ser tratadas empiricamente com o paciente internado com ceftriaxona 75 mg/kg/dia intravenosamente (IV), ou antibiótico comparável, cobrindo *Streptococcus pneumoniae, Streptococcus pyogenes* e *Haemophilus influenzae*.

Cirúrgico

Novamente, o tratamento definitivo evidentemente dependerá do diagnóstico específico. Em casos de comprometimento grave, uma traqueotomia pediátrica pode ser necessária. Na laringomalacia, o tecido laríngeo redundante pode ser excisado, e as pregas ariepiglóticas podem ser seccionadas com tesoura endoscópica ou *laser* de CO_2. Entretanto, muitos casos de laringomalacia podem ser controlados de forma expectante (ver Capítulo 6.2). Estenoses subglóticas podem ser dilatadas, ou uma divisão da cricoide ou reconstrução com enxerto de cartilagem podem ser realizadas (ver Capítulo 6.7). Massas obstrutivas devem ser removidas, caso possível. O tratamento de hemangioma subglótico encontra-se discutido no Capítulo 6.13.

◆ Resultado e Acompanhamento

A criança deve ser monitorada estritamente durante a noite em caso de sangramento ou edema comprometendo via aérea. A saturação de oxigênio deve ser monitorada. Condições específicas são discutidas em detalhes nos capítulos subsequentes.

O resultado depende do diagnóstico e do tratamento. A criança pode ser acompanhada com as verificações usuais da criança passando bem, e as imunizações devem ser mantidas atualizadas.

6. Otorrinolaringologia Pediátrica   511

◆ Códigos na CID-10

R06.1 Estridor.
Q31.8 Q32.1 Outras anomalias de laringe, traqueia e brônquio.
Q32.4

Leitura Adicional

Myer CM, Cotton RT, Shott SR. Pediatric Airway: An Interdisciplinary Approach. Philadelphia, PA: JB Lippincott; 1995

Wetmore RF, Muntz HR, McGill TJ et al. Pediatric Otolaryngology: Principles and Practice Pathways. Stuttgart/New York: Thieme; 2000

6.2 Laringomalacia

◆ Características-Chave

- Causa mais comum de estridor em lactentes (responsável por ~ 75% do estridor infantil).
- Muitas vezes autolimitada; a maioria dos pacientes ficará livre dos sintomas pelos 12 a 24 meses de idade.
- O tratamento em 90% dos casos é a observação expectante.
- Sua etiologia é desconhecida.

Laringomalacia é uma disfunção fisiológica temporária causada por flacidez anormal dos tecidos laríngeos ou incoordenação das estruturas supralaríngeas.

◆ Epidemiologia

A laringomalacia é a anormalidade congênita mais comum das vias aéreas. Globalmente, a laringomalacia é responsável por 60% dos casos de estridor laríngeo crônico. Ela é mais comum no sexo masculino do que no feminino (2:1). Anormalidades concomitantes da via aérea são encontradas em 12 a 37% dos pacientes. Comorbidades, incluindo prematuridade, malformações cardiovasculares e anormalidades neurológicas e congênitas ou cromossômicas, estão presentes em ~ 41% dos pacientes.

◆ Clínica

Sinais e Sintomas

Mais comumente, os pacientes apresentam-se com estridor inspiratório intermitente que é aliviado pela extensão do pescoço e pela posição prona. O estridor é exacerbado por agitação. Em casos extremos, os pacientes tornam-se cianóticos, apresentam ingestão oral dificultada, retrações torácicas e desenvolvem *pectus excavatum*.

512   6. *Otorrinolaringologia Pediátrica*

Diagnóstico Diferencial

Outras causas de estridor no grupo etário pediátrico são:
- Paralisia de prega vocal unilateral ou bilateral.
- Fenda laríngea.
- Atresia de coana.
- Hemangioma da via aérea.
- Membrana laríngea.
- Corpo estranho na via aérea.
- Estenose subglótica adquirida ou congênita.
- Anomalias craniofaciais.
- Cistos glóticos.
- Refluxo laríngeo.
- Cisto sacular.
- Traqueomalacia.
- Papilomatose.

Distúrbios do refluxo ácido (ver Capítulo 4.5) foram documentados em até 80% dos pacientes com laringomalacia.

◆ Avaliação

Exame Físico

Um exame de qualquer criança com um possível problema respiratório deve definir se há um distúrbio da oxigenação, e se esse for o caso, se há necessidade de oxigênio. No exame físico, deve-se avaliar a localização de uma possível obstrução e incluir auscultação, inspeção quanto à retração torácica, avaliação de cianose e outras anomalias, como micrognatia.

Para diagnosticar a laringomalacia e avaliar quanto a outras anormalidades das vias aéreas superiores, um exame endoscópico flexível direto durante respiração deve ser realizado. O colapso das estruturas supraglóticas para o interior da laringe é visualizado à inspiração. As pregas vocais são normais em aspecto e mobilidade.

Laringoscopia direta e broncoscopia na sala de operações constituem a avaliação definitiva.

Exames de Imagem

Exames radiológicos geralmente não são necessários. Entretanto, se houver uma preocupação com disfagia, exames contrastados são úteis para avaliar a função esofágica e para avaliar quanto à evidência de anéis vasculares ou outras lesões obstrutivas ou evidências de FTE.

Patologia

Histologicamente, são observados edema da submucosa e dilatação linfática. Mecanismos de obstrução foram descritos por numerosos autores. Chen e Hollinger consideraram a ocorrência de dois ou mais sincronicamente como causa da obstrução da via aérea. Estes fatores incluem um colapso das pregas ariepiglóticas para o interior da laringe, uma epiglote alongada (flácida) recur-

6. Otorrinolaringologia Pediátrica   513

vada sobre si mesma, movimentos anterior e medial, colapsando as cartilagens aritenoides, desvios posterior e inferior da epiglote, pregas ariepiglóticas curtas e ângulo excessivamente agudo da epiglote.

◆ Opções de Tratamento

Clínico

Caso um lactente apresente boa evolução, o que é indicado pelo ganho adequado de peso e desenvolvimento normal, então a terapia cirúrgica não é necessária. Cuidados suportivos podem ser o fundamento do tratamento.

Cirúrgico

Em uma série de 985 pacientes com laringomalacia, 12% necessitaram de intervenção cirúrgica. Os pacientes que devem ser considerados para tratamento cirúrgico são aqueles com estridor grave e incapacidade de se desenvolverem apneia obstrutiva, perda de peso, deformidade grave do tórax, ataques cianóticos, hipertensão pulmonar ou *cor pulmonale*. A supraglotoplastia é efetuada com *laser* de dióxido de carbono ou microtesoura de laringe, ou outros instrumentos frios, como pinças de etmoide pediátricas. Mais comumente, a cirurgia envolve a remoção da prega ariepiglótica prolapsada com a cartilagem cuneiforme ou secção de prega ariepiglótica curta, tensa. A supraglotoplastia unilateral foi advogada por alguns a fim de reduzir o risco de estenose supraglótica. Caso a epiglote se apresente desviada posteriormente, uma epiglotopexia pode ser efetuada.

Complicações potenciais incluem obstrução continuada da via aérea e estenose posterior. No caso de obstrução continuada da via aérea, uma traqueotomia pode ser necessária até que a criança "supere" a laringomalacia. O uso de antibióticos pós-operatórios não foi adequadamente avaliado na literatura e é controverso. Medicações antirrefluxo são utilizadas rotineiramente.

◆ Resultado e Acompanhamento

A supraglotoplastia alivia os sintomas da obstrução da via aérea em 90% dos pacientes. A maioria dos lactentes requer apenas uma internação hospitalar curta (1-3 dias).

◆ Código na CID-9

Q31.5   Laringomalacia.

Leitura Adicional

Belmont JR, Grundfast K. Congenital laryngeal stridor (laryngomalacia): etiologic factors and associated disorders. Ann Otol Rhinol Laryngol 1984;93(5 Pt 1):430-437

Cotton RT, Reilly JS. Congenital malformations of the larynx. In: Bluestone CD, Stool SE, eds. Pediatric Otolaryngology. 2nd ed. Philadelphia, PA: WB Saunders; 1990:1121-1128

514 6. Otorrinolaringologia Pediátrica

Greinwald JH, Cotton RT. Pathophysiology of stridor and airway disease. In: Van de Water TR, Staecker H, eds. Otolaryngology: Basic Science and Clinical Review. Stuttgart/New York: Thieme; 2006:212-224

Tunkel DE, Zalzal GH. Stridor in infants and children: ambulatory evaluation and operative diagnosis. Clin Pediatr (Phila) 1992;31(1):48-55

Zalzal GH Stridor and airway compromise. Pediatr Clin North Am 1989;36(6):1389-1402

6.3 Paralisia Bilateral das Pregas Vocais

◆ Características-Chave

- A paralisia bilateral das pregas vocais é a segunda causa mais comum de estridor infantil.
- Ela tipicamente requer uma traqueotomia para manutenção da via aérea até que a mobilidade das pregas vocais se reestabeleça, ou uma cirurgia definitiva da via aérea seja realizada.
- Causas adquiridas são mais comuns, mesmo em lactentes.

A paralisia bilateral das pregas vocais (PBPV) é um problema potencialmente letal que exige tratamento agressivo, tipicamente traqueotomia, pelo menos a curto prazo. Dependendo da causa, a recuperação espontânea pode ocorrer. A recuperação, no entanto, é geralmente um processo lento, levando até 1 ano. Uma variedade de condutas cirúrgicas para alargar a via aérea foi descrita. Geralmente, no entanto, a qualidade da voz é degradada quando se faz uma intervenção para aumentar/melhorar a via aérea laríngea.

◆ Epidemiologia

Vinte e cinco por cento da PBPV são congênitas. A maioria dos casos restantes é apresentação tardia de lesões centrais. Os casos adquiridos tendem a ocorrer como resultado de cirurgia no tórax ou de parto a fórceps ou infecções.

◆ Clínica

Sinais

A imobilidade das pregas vocais pode ser observada por laringoscopia flexível ambulatorial. O estridor é um sinal de PBPV.

Sintomas

- Estridor.
- Tipicamente uma voz normal, angústia respiratória episódica (p. ex., com infecções do trato respiratório superior).
- Tosse fraca; aspiração se a causa subjacente for uma lesão neural acima do gânglio nodoso.

Diagnóstico Diferencial
- Fixação das pregas vocais.
- Massa laríngea.
- Membrana laríngea.

◆ Avaliação

Exame Físico
Avaliar quanto a estridor, esforço e frequência respiratórios, cor e peso (plotar em um gráfico de crescimento). A laringoscopia flexível é obrigatória (ela pode mostrar contrações das pregas com a respiração; tipicamente mostra pregas vocais em posição paramediana).

Exames de Imagem
A RM deve abranger desde a base do crânio até o mediastino (para avaliar o trajeto completo dos nervos laríngeos).

Outros Testes
Os testes dependem do cenário clínico. Por exemplo, considerar audiometria, caso uma lesão do SNC esteja presente; considerar uma biópsia de uma massa laríngea não vascular, caso presente.

Patologia
Causas Congênitas
- Anomalias laríngeas, malformações.
- Anomalias do SNC: malformação de Arnold-Chiari, hidrocefalia, encefalocele, leucodistrofia, disgenesia cerebral.
- Neuropatia periférica: miastenia grave neonatal, hipotonia congênita benigna, doença de Werdnig-Hoffmann, doença de Charcot-Marie-Tooth, artrogripose, neuropatia viral.
- Tocotraumatismo, incluindo hipóxia perinatal.

Causas Adquiridas
- Sequelas de cirurgia cardíaca ou esofágica.
- Neoplasias.
- Infecções.
- Trauma.

◆ Opções de Tratamento

Clínico
Não há opções disponíveis de tratamento clínico, exceto tratamento suportivo inicialmente para manter ventilação e oxigenação durante o planejamento do tratamento definitivo.

516   6. *Otorrinolaringologia Pediátrica*

Cirúrgico

- Traqueotomia e monitoramento quanto à recuperação espontânea (mínimo de 1 ano).
- Aritenoidopexia, procedimentos endoscópicos de lateralização das pregas vocais.
- Suturas de lateralização passadas através do processo vocal e asa tireóidea lateralizam a prega vocal sem destruição da mucosa.
- Aritenoidectomia.
- Via de acesso externa (cervical lateral ou via laringofissura).
- *Laser* de CO_2 por acesso endoscópico.
- Enxerto de cartilagem posterior.
- Reinervação laríngea – não amplamente utilizada em crianças.

◆ Complicações

Um desvio acidental da traqueotomia pode ser fatal no período de recuperação inicial. Outras complicações relacionadas com cirurgias da via aérea laríngea incluem disfonia, aspiração em 4 a 6%, e dispneia em 3 a 8% dos pacientes submetidos a procedimentos aritenóideos. Outros procedimentos não foram estudados suficientemente para elucidar suas taxas de complicação. Uma avaliação quanto à aspiração deve ser realizada pré-operatoriamente, uma vez que a cirurgia de expansão glótica posterior pode aumentar o risco de aspiração.

◆ Resultado e Acompanhamento

Inicialmente, o paciente é monitorado em um contexto de unidade de terapia intensiva (UTI) com oximetria de pulso contínua. A realização de "suturas de ancoragem" em qualquer traqueotomia pediátrica é obrigatória. Estas duas suturas de Prolene, inseridas através de cartilagem adjacente à abertura traqueal no momento da cirurgia e fixadas ao pescoço com Steri-Strips, facilitam grandemente a introdução de um tubo de traqueotomia na via aérea, se houver um deslocamento acidental. Para ajudar a prevenir o deslocamento, o acessório da traqueotomia deve ser fixado à pele com quatro suturas, bem como com o laço de fita umbilical.

Globalmente, a aritenoidopexia e aritenoidectomia produzem altas taxas de descanulização bem-sucedida. Estes pacientes necessitam de acompanhamento a longo prazo.

◆ Códigos na CID-10

J38.02   Paralisia bilateral de pregas vocais.
R06.1   Estridor.

Leitura Adicional

Brigger MT, Hartnick CJ. Surgery for pediatric vocal fold paralysis: a meta-analysis.
  Otolaryngol Head Neck Surg 2002;126(4):349-355
De Jong AL, Friedman EM. Vocal fold paralysis. In: Wetmore RF, Muntz HR, McGill TJ et al.,
  eds. Pediatric Otolaryngology: Principles and Practice Pathways. Stuttgart/New York:
  Thieme; 2000:787-800
Myer CM, Cotton RT, Shott SR. The Pediatric Airway: An Interdisciplinary Approach.
  Philadelphia, PA: JB Lippincott; 1995

6.4 Fendas Laríngeas

◆ Características-Chave

- Fendas laríngeas são uma anomalia congênita rara.
- Elas são frequentemente associadas a outras anomalias.
- A apresentação clínica varia com a extensão da fenda. O paciente pode apresentar distúrbios da via aérea, alimentação e voz.
- A maioria das fendas é curta, mas as fendas laringotraqueoesofágicas completas apresentam taxa de mortalidade de mais de 90%.

As fendas laríngeas representam uma causa rara de estridor. A falha na fusão da lâmina posterior da cricoide e o desenvolvimento incompleto do septo traqueoesofágico resultam em uma fenda laríngea, uma comunicação anormal entre a laringe e o esôfago. As fendas laríngeas geralmente são anormalidades congênitas não sindrômicas esporádicas. A maioria é associada a outras anormalidades congênitas não sindrômicas, incluindo FTE, atresia do esôfago, cardiopatia congênita, fendas labial e palatina, micrognatia, glossoptose, laringomalacia, anomalias gastrointestinais e geniturinárias. Raramente, elas são atribuíveis a uma síndrome específica (síndrome de Opitz-Frias e Pallister-Hall, associação VATER [vértebras, ânus, traqueia, esôfago e rins]).

◆ Epidemiologia

Fendas laríngeas são raras. Anomalias congênitas da laringe são encontradas em apenas 0,5% da população, e as fendas laríngeas clinicamente sintomáticas constituem apenas 0,3 a 0,5% de todas as anomalias laríngeas congênitas. Homens tendem mais a ser afetados que mulheres (3:1). Trinta por cento das fendas laríngeas são associadas a poliidrâmnio materno. A FTE está presente em ~ 25% dos pacientes com uma fenda laríngea e é associada a uma taxa mais alta de falha no reparo.

◆ Clínica

Sinais e Sintomas

Não há achados patognomônicos. Os sintomas clínicos dependem da extensão da fenda. Fendas pequenas, cujo comprometimento anatômico é limitado à musculatura interaritenóidea, apresentam-se com estridor e distúrbios da alimentação. Pode haver tosse, sufocação, estridor, pneumonias de aspiração, ou episódios cianóticos. Ocasionalmente, pacientes com pequenas fendas laríngeas podem ser assintomáticos. Entretanto, as fendas mais graves são acompanhadas por afonia, obstrução grave da via aérea superior e angústia respiratória. Estridor ocorre graças ao colapso anterior das estruturas supraglóticas posteriores. Cianose e estridor são exacerbados com alimentação. *In utero*, poliidrâmnio causado por deglutição prejudicada do líquido amniótico pelo feto é associado à fenda laríngea.

♦ **Diagnóstico Diferencial**
- Estenose subglótica.
- Laringomalacia.
- Paralisia de pregas vocais unilateral ou bilateral.
- Hemangioma subglótico.
- FTE.

♦ **Avaliação**

Exame Físico

Um exame completo de cabeça e pescoço deve ser efetuado, incluindo um exame fibroscópico da via aérea. Atenção deve ser dirigida a possíveis fontes de sintomas da via aérea, como atresia de coana, anomalias craniofaciais, laringomalacia e comprometimento do movimento das pregas vocais.

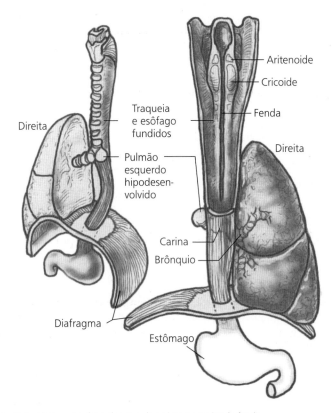

Fig. 6.1 Visão anterolateral esquerda e visão posterior de fenda laringotraqueoesofágica tipo IV com agenesia pulmonar esquerda e microgastria.

As fendas laríngeas devem ser visualizadas. A microlaringoscopia em suspensão é utilizada para visualizar e palpar uma fenda laríngea. A palpação é efetuada sobre a projeção lateral da mucosa interaritenóidea. A altura interaritenóidea normal desde a prega vocal é 3 de mm, e está gravemente reduzida nas fendas laríngeas. Broncoscopia e esofagoscopia são necessárias para avaliar adequadamente a via aérea e para investigar anomalias concomitantes (Fig. 6.1).

Exames de Imagem

Uma esofagografia contrastada modificada e uma radiografia de tórax devem ser feitas. Aspiração com líquidos finos é o achado mais comum. Uma videoendoscopia da deglutição (VED) é útil pré-operatoriamente.

Patologia

Há diversos esquemas de classificação na literatura. Em virtude da natureza rara desta afecção, não há consenso, embora seja comumente utilizada a classificação de Benjamin/Inglis. A classificação é fundamentada na extensão inferior da fenda:

- Tipo 1: fenda dos tecidos moles interaritenóideos sem extensão à cartilagem cricoide.
- Tipo 2: a fenda se estende à cartilagem cricoide.
- Tipo 3: a fenda se estende por toda cartilagem cricoide posterior.
- Tipo 4: a fenda se estende à traqueia torácica; pode estender-se à carina.

◆ Opções de Tratamento

Clínico

Fonoterapia e exercícios de deglutição visando reduzir a aspiração podem ser utilizados em conjunção com a terapia clínica, caso a fenda seja curta. Para fendas que se estendem apenas pela musculatura interaritenóidea, mas não para o interior da cricoide, terapia antirrefluxo em conjunção com dieta espessada pode ser suficiente para controlar os sintomas. Entretanto, a maioria das fendas exige reparo. Em geral, qualquer fenda associada a uma aspiração importante é rompida.

Cirúrgico

A conduta cirúrgica deve ser individualizada com base nos sintomas, nos outros achados associados à endoscopia da via aérea e no tipo de fenda. A decisão pelo reparo cirúrgico depende da extensão da fenda com relação à cricoide e sua relação com a anatomia local. Técnicas endoscópicas podem ser exequíveis para fendas tipo 1 e mesmo para fendas tipo 2. Entretanto, caso a fenda estenda-se para estruturas anatômicas inferiores, uma cirurgia aberta geralmente é necessária. Fendas tipos 3 e 4 exigem reparo aberto. Esta é também uma opção para pacientes em que o tratamento endoscópico foi malsucedido. O reparo precoce é importante para minimizar danos pulmonares irreversíveis em decorrência da aspiração persistente.

520 6. *Otorrinolaringologia Pediátrica*

As fendas laríngeas que se estendem para a cricoide ou a traqueia, sem comprometimento carinal, são acessadas via laringofissura anterior para evitar danos neurovasculares. Fendas que se estendem para a cricoide *e* comprometem a carina exigem ou uma faringotomia lateral e toracotomia lateral ou uma laringofissura anterior e esternotomia mediana. A esternotomia exige *bypass* cardiopulmonar durante a parte intratorácica, e traqueotomia peroperatória. Fendas reparadas por via de acesso aberta em crianças pequenas exigem mais frequentemente traqueotomia. Esta provavelmente será mantida durante um período prolongado, uma vez que estes pacientes tendem a apresentar traqueomalacia substancial durante vários anos.

◆ Complicações

As complicações potenciais incluem lesão de nervo laríngeo recorrente, mediastinite, angústia respiratória e disfagia. A mediastinite deve ser tratada agressivamente com antibióticos IV. Ventilação com pressão positiva e tratamento pulmonar são necessários para a angústia respiratória, embora a ventilação com pressão positiva agressiva possa comprometer a anastomose na via aérea. A disfagia é um problema crônico; muitos pacientes necessitam de tubo de alimentação. A contribuição de uma fonoaudióloga com experiência em deglutição pediátrica é necessária. A mortalidade associada a uma fenda tipo 4 aproxima-se de 90%.

◆ Resultado e Acompanhamento

Sedação e paralisia são empregadas no período de recuperação inicial. Imobilização é útil para manter o pescoço em uma posição mediana neutra. Um tubo oral ou nasogástrico é contraindicado; a pressão compromete a anastomose e pode resultar em deiscência, necrose tecidual e formação de fístula. Medicações antirrefluxo e boa higiene pulmonar são mantidas. A alimentação enteral é preferível (via jejunostomia ou gastrostomia).

Os resultados variam grandemente com a extensão da anomalia, tratamento específico e possíveis comorbidades. Nas fendas tipo 1 reparadas endoscopicamente, há uma taxa de sucesso de 94% descrita em uma série.

◆ Código na CID-10

Q31.8   Fenda laríngea.

Leitura Adicional

Chien W, Ashland J, Haver K, Hardy SC, Curren P, Hartnick CJ. Type 1 laryngeal cleft: establishing a functional diagnostic and management algorithm. Int J Pediatr Otorhinolaryngol 2006;70(12):2073-2079

Chitkara AE, Tadros M, Kim HJ, Harley EH. Complete laryngotracheoesophageal cleft:complicated management issues.Laryngoscope 2003;113(8):1314-1320

Rahbar R. Rouillon I, Roger G et al. The presentation and management of laryngeal cleft:a 10-year experience. Arch Otolaryngol Head Neck Surg 2006;132(12):1335-1341

6.5 Fístula Traqueoesofágica e Atresia do Esôfago

◆ Características-Chave

- A fístula traqueoesofágica (FTE) e a atresia do esôfago (AE) resultam de uma comunicação congênita entre a traqueia e o esôfago.
- AE está também presente na maioria dos casos.
- Estas anomalias congênitas se apresentam com dificuldades respiratórias e/ou de alimentação no recém-nascido.

A FTE e AE são anomalias congênitas comuns que geralmente ocorrem em conjunto. A maioria dos casos é diagnosticada imediatamente após o nascimento ou durante a lactância em razão das complicações associadas que ameaçam a vida. Entretanto, uma FTE isolada pode escapar ao diagnóstico até mais tarde. Problemas de crescimento e alimentação, complicações pulmonares e morbidade gastroesofágica podem resultar da condição.

◆ Epidemiologia

A FTE e AE nas suas várias formas ocorrem em ~ 1 em 3.000 nascidos vivos, com uma ligeira predominância masculina. Em mais de 50% dos casos, a FTE e AE estão associadas a outros defeitos, como na sequência VACTERL, e a anomalias cromossômicas.

◆ Clínica

Sinais e Sintomas

Um sinal da condição, embora inespecífico, é o poliidrâmnio na ultrassonografia pré-natal. Sintomas de FTE incluem infecções torácicas recorrentes, cianose e sufocação com a alimentação e a distensão abdominal. Quando uma AE está também presente, o paciente não será capaz de deglutir a saliva ou se alimentar e apresentará sialorreia excessiva.

Diagnóstico Diferencial

- Pneumonia de aspiração.
- Fenda laríngea.
- Traqueomalacia.
- Estenose do esôfago.
- Divertículos do esôfago.
- Anel vascular.
- Refluxo gastroesofágico.
- Outros distúrbios da alimentação.

A FTE e AE desenvolvem-se como resultado da separação incompleta das divisões respiratória e digestória do tubo digestório anterior primitivo. Diversas variações de FTE e AE foram descritas, mas cinco tipos predominam, conforme mostrado na **Fig. 6.2.**

6. Otorrinolaringologia Pediátrica

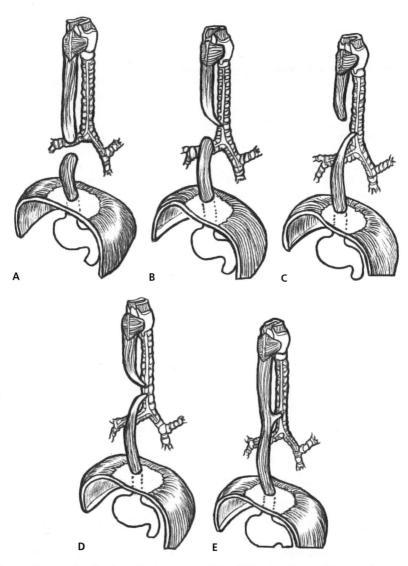

Fig. 6.2 Classificação da fístula traqueoesofágica (FTE) e da atresia do esôfago (AE).
(**A**) AE (classificação de Gross A, classificação de Vogt 2, frequência aproximada 8%).
(**B**) FTE proximal com AE distal (classificação de Gross B, classificação de Vogt 3A, frequência aproximada 0,8%). (**C**) FTE distal com AE proximal (classificação de Gross C, classificação de Vogt 3B, frequência aproximada 88,5%). (**D**) FTE proximal e FTE distal (classificação de Gross D, classificação de Vogt 3C, frequência aproximada 1,4%).
(**E**) FTE sem AE, ou FTE tipo "H" (classificação de Gross E, frequência aproximada 4%).

6. Otorrinolaringologia Pediátrica   523

◆ Avaliação

Exame Físico

O exame tende a ser normal a não ser que esteja presente uma acentuada distensão abdominal. Outras anomalias congênitas podem ser notadas. A passagem de um tubo da boca até o estômago pode ser impossível na presença de AE. A radiografia subsequente mostrará tipicamente a ponta do catéter enrolada na bolsa esofágica proximal.

Exames de Imagem

Uma radiografia de tórax mostrará distensão gasosa do intestino, quando uma FTE estiver presente. Pode haver alterações pulmonares a partir de infecções respiratórias persistentes. Um esofagograma contrastado pode ser utilizado para demonstrar uma FTE isolada, mas pode fornecer um falso-negativo graças à orientação inclinada do trato fistuloso. A ultrassonografia abdominal é utilizada para diagnóstico de uma patologia renal associada. A ecocardiografia é utilizada para examinar o coração quanto a alguma anomalia e ajudar no planejamento do tratamento cirúrgico. A broncoscopia pode ajudar a encontrar a localização da fístula e dirigir a estratégia operatória.

◆ Opções de Tratamento

Para evitar aspiração e refluxo gástrico, um catéter coletor deve ser imediatamente posicionado na bolsa esofágica superior e conectado à aspiração constante. O paciente deve ser colocado em uma posição prona com a cabeça elevada.

A maioria dos lactentes são submetidos ao reparo primário imediato. Razões para retardo do tratamento cirúrgico incluem anomalias associadas graves, pneumonia grave ou angústia respiratória e um intervalo longo entre as bolsas esofágicas.

O reparo consiste na ligadura da fístula e anastomose esofágica primária por via de uma toracotomia posterolateral direita. Caso ocorra um arco aórtico direito, é utilizada uma toracotomia esquerda. Uma incisão cervical pode ser utilizada, se houver uma FTE isolada. Caso mais de dois corpos vertebrais separarem os segmentos esofágicos superior e inferior ("intervalo longo"), podem ser utilizadas miotomias circulares extramucosas. Caso o espaço persista ou caso haja complicações importantes, é necessária a substituição do esôfago.

Caso um paciente não possa receber reparo primário imediato, uma gastrostomia pode ser utilizada para descompressão gástrica e acesso alimentar.

◆ Complicações

Fístulas Anastomóticas

Fístulas anastomóticas em geral se resolvem com nutrição parenteral e drenagem posterior. A repetição da toracotomia é necessária, caso a cura não ocorra.

524   6. *Otorrinolaringologia Pediátrica*

Estenose

Estenoses geralmente são tratadas com dilatações repetidas.

Disfagia

A peristalse é anormal na vasta maioria dos pacientes com uma história de FTE ou AE. Os pacientes são aconselhados a se alimentar lentamente e podem ter que evitar carnes. Obstrução esofágica pode ocorrer e pode ser necessária remoção de corpos estranhos.

Distúrbios de Refluxo Ácido

Todos os pacientes devem receber tratamentos clínicos antirrefluxo e estes devem ser continuados até pelo menos a época em que uma postura ereta seja atingida. Cirurgias antirrefluxo podem ser necessárias em alguns casos.

Traqueomalacia

O tratamento geralmente é reservado para aqueles com "morte iminente" ou pneumonia recorrente. Uma aortopexia geralmente é empregada. Caso falhe, uma traqueotomia pode ser necessária. Raramente, *stents* traqueais são empregados, mas eles não são utilizados em lactentes e são raramente empregados em crianças pequenas.

Fístula Traqueoesofágica Recorrente

FTEs recorrentes exigem reoperação.

◆ Resultado e Acompanhamento

A alimentação oral é postergada até que um estudo contrastado vários dias após a cirurgia mostre ausência de fístulas ou estreitamento em torno da anastomose. No caso de reparo de FTE isolada, a alimentação oral pode ser retomada imediatamente, caso haja certeza da integridade do reparo. Complicações ocorrem com relativa frequência após reparo operatório de FTE/AE, e uma ou mais cirurgias adicionais são necessárias na metade dos casos. Estenoses são a complicação mais comum, e um exame contrastado ou esofagoscopia é necessário antes da alta hospitalar em todos os pacientes.

Embora complicações ocorram com relativa frequência, os pacientes têm uma excelente probabilidade de levar uma vida normal na ausência de anomalias associadas graves. Defeitos estruturais e funcionais inerentes à traqueia e ao esôfago resultam em sequelas respiratórias e gastroesofágicas importantes, incluindo déficits de crescimento, problemas de alimentação, traqueomalacia, broncomalacia, infecções recorrentes do tórax e refluxo. Entretanto, a frequência desses eventos parece diminuir significativamente com a idade.

◆ Código na CID-10

Q39   Fístula traqueoesofágica, atresia do esôfago e estenose.

6. Otorrinolaringologia Pediátrica

Leitura Adicional

Crabbe DCG. Isolated tracheo-oesophageal fistula. Paediatr Respir Rev 2003;4(1):74-78

Goyal A, Jones MO, Couriel JM, Losty PD. Oesophageal atresia and tracheo-oesophageal fistula. Arch Dis Child Fetal Neonatal Ed 2006;91(5):F381-F384

Kovesi T, Rubin S. Long-term complications of congenital esophageal atresia and/or tracheoesophageal fistula. Chest 2004;126(3):915-925

Morrow SE, Nakayama DK. Congenital malformations of the esophagus. In: Bluestone CD, Stool SE, Alper CM et al., eds. Pediatric Otolaryngology. 4th ed. Philadelphia, PA: WB Saunders; 2001

6.6 Anéis Vasculares

◆ Características-Chave

- A traqueia e o esôfago são completa ou incompletamente circundados por estruturas vasculares.
- Compressão da traqueia, dos brônquios e/ou do esôfago pode ocorrer.
- A maioria das malformações sintomáticas apresenta-se durante a lactância ou início da infância.

O termo anel vascular refere-se a uma anormalidade do arco aórtico em que traqueia e esôfago são circundados por estruturas vasculares. Ele pode ser completo ou incompleto. Quanto maior o grau de compressão causado pelo anel, mais graves são os sintomas e mais precocemente eles se apresentam. Para os pacientes sintomáticos, o tratamento geralmente é cirúrgico.

◆ Embriologia e Anatomia

Os anéis vasculares originam-se durante o desenvolvimento embrionário, pela evolução anormal do sistema dos arcos branquiais arteriais. No desenvolvimento vascular embrionário normal, as aortas ventral e dorsal são conectadas por seis pares de arcos aórticos. O primeiro, segundo e quinto arcos regridem, bem como uma parte do quarto arco direito. Isto torna usual o arco aórtico esquerdo. Segmentos residuais do terceiro, quarto e sexto arcos se desenvolvem na anatomia madura das estruturas vasculares mediastinais. A persistência ou o desenvolvimento inapropriados de segmentos levam a anomalias dos arcos aórticos.

O anel vascular mais comum é um duplo arco aórtico, responsável por 50 a 60% dos anéis vasculares sintomáticos. Um arco aórtico direito com uma artéria subclávia esquerda aberrante é o segundo mais comum, respondendo por 12 a 25% dos casos. Outras anomalias vasculares incluem um arco aórtico direito com ramificação em espelho e canal arterial esquerdo, uma artéria pulmonar em *sling*, uma artéria braquiocefálica anômala e anomalias do arco aórtico esquerdo.

526 6. Otorrinolaringologia Pediátrica

◆ Epidemiologia

Em necropsias, 3% da população apresenta uma anomalia congênita do sistema dos arcos aórticos. A maioria é assintomática. Anéis vasculares se responsabilizam por menos de 1% das malformações cardiovasculares congênitas.

◆ Clínica

Sinais e Sintomas

Os sintomas dependem da localização e grau de compressão vascular. Sibilância, estridor, aspiração, ataques cianóticos ou apneicos e disfagia são característicos. A alimentação pode exacerbar o estridor. A disfagia é pior com alimentos sólidos. Também podem estar presentes infecções respiratórias recorrentes, como pneumonia de aspiração.

Diagnóstico Diferencial

- Asma.
- Traqueomalacia.
- Bronquiolite.
- Estenose de laringe.
- Estridor congênito.
- Membrana laríngea.
- Crupe.
- Aspiração de corpo estranho.
- Laringomalacia.

◆ Avaliação

Exame Físico

Os achados físicos variam, muitas vezes, de acordo com a história do paciente. O estridor é caracteristicamente expiratório. Ele, muitas vezes, é associado à tosse, taquipneia e roncos. Sibilos expiratórios de alta frequência e retrações intercostais também podem ser apreciados. Os pacientes podem manter seu pescoço em hiperextensão para aliviar a angústia respiratórtia. Os achados respiratórios tipicamente não melhoram com o tratamento por broncodilatador nebulizado e pioram com o esforço. Uma infecção pulmonar pode ser o sintoma de apresentação, especialmente em crianças maiores.

Exames de Imagem

Uma radiografia de tórax revelará a lateralidade do arco aórtico pelo desvio contralateral típico da traqueia. Dois arcos podem ser suspeitados se houver compressão da traqueia no nível dos arcos. Na visão lateral, uma compressão traqueal anterior pode ser evidente. Constrição traqueal, evidenciada por estreitamento ou obliteração da coluna de ar traqueal distal, hiperinsuflação pulmonar também podem ser observadas.

Um esofagograma com bário é diagnóstico em mais de 90% dos pacientes com um anel vascular. Na maioria das anomalias do arco aórtico, uma indentação posterior do esôfago será observada. Indentações bilaterais e posterior são comuns no duplo arco aórtico e ambos os tipos de arco aórtico direito. As artérias subclávias retroesofágicas mostrarão defeitos de enchimento inclinados no esôfago posterior. Um *sling* da artéria pulmonar tipicamente mostrará uma indentação esofágica anterior. Uma artéria braquiocefálica anômala geralmente produz um esofagograma normal.

A broncoscopia é, muitas vezes, a técnica diagnóstica de escolha para avaliar anomalias estruturais e dinâmicas da via aérea. A broncoscopia também pode avaliar a árvore traqueobrônquica quanto a lesões coexistentes ou intrínsecas, como traqueomalacia, estenose, anéis traqueais completos ou brônquios aberrantes. Em muitos centros, a RM está tornando-se a técnica diagnóstica de escolha. Sedação, manejo da via aérea e entubação podem ser difíceis no paciente com sinais e sintomas de compressão da via aérea.

A TC pode mostrar localização, grau e extensão do estreitamento traqueal. Ela é mais rápida e exige menos sedação do que a RM, mas não é tão adequada para definir a anatomia vascular, a não ser que seja realizada uma angioTC. Outras desvantagens incluem exposição à radiação ionizante e contraste IV.

Frequentemente, mas não invariavelmente, a ecocardiografia pode mostrar a presença e definir a anatomia de um anel vascular. Ela mostrará anomalias cardiovasculares associadas e pode ser feita à beira do leito. Não adquire imagem das vias aéreas.

O cateterismo cardíaco com angiografia provê uma delineação clara dos vasos anormais e é útil para avaliar cardiopatias congênitas associadas. Com o advento da RM, ele raramente é necessário para anomalias isoladas do arco aórtico.

Outros Testes

Testes de função pulmonar podem ser utilizados na avaliação de lactentes e crianças com suspeitas de obstrução traqueal de origem vascular. A forma da curva de fluxo-volume expiratório parcial pode ajudar a localizar o local e avaliar a gravidade da obstrução da via aérea. Geralmente, testes de função pulmonar não podem ser realizados em crianças com menos de 6 anos.

◆ Opções de Tratamento

Clínico

Pacientes assintomáticos ou brandamente sintomáticos podem ser tratados clinicamente com umidificação do ar inspirado, drenagem de secreções brônquicas, antibióticos e oxigênio suplementar, quando necessário, e uma dieta branda ou alimentação por tubo, se houver disfagia.

Cirúrgico

A cirurgia é indicada em todos os pacientes com anéis vasculares sintomáticos. Anéis completos assintomáticos devem ser tratados com cirurgia eletiva, se houver suspeitas de comprometimento progressivo da via aérea. O objetivo do tratamento cirúrgico é seccionar o anel vascular compressivo, aliviar a compressão traqueobrônquica e esofágica, e manter uma perfusão normal do arco aórtico. Em um duplo arco aórtico, o arco atrésico ou hipoplástico é seccionado juntamente com o ligamento ou o canal arterial. Para variantes de arco aórtico direito, o canal ou ligamento arterial esquerdo é seccionado. Caso uma cirurgia seja indicada para uma artéria braquiocefálica anômala, o trata-

528   6. Otorrinolaringologia Pediátrica

mento preferido é aortopexia. Para um *sling* da artéria pulmonar, o canal ou ligamento arterial é seccionado, e a artéria pulmonar esquerda é seccionada e reimplantada na artéria pulmonar principal.

A via de acesso é geralmente através de uma toracotomia posterolateral esquerda, mas certos tipos de anéis vasculares exigem uma toracotomia direita. Uma incisão de esternotomia é indicada para reparo concomitante de defeitos intracardíacos, ou para o reparo de *sling* da artéria pulmonar, ou para reparo de anéis traqueais completos com traqueoplastia de deslizamento sob *bypass* cardíaco. A broncoscopia intraoperatória é útil para avaliar os efeitos da cirurgia sobre a desobstrução da via aérea; uma traqueomalacia persistirá após o reparo, mas geralmente melhorará com o tempo.

◆ Complicações

Traqueomalacia e Broncomalacia

Uma entubação prolongada pode ser necessária para manter desobstruídas as vias aéreas na malacia de segmento longo, mas pode levar a complicações endoluminais na via aérea, como formação de granulomas. Procedimentos de inserção de *stents* endoluminais (endopróteses) também foram descritos. Ocasionalmente é necessária a reconstrução do segmento afetado da via aérea. Geralmente, com o crescimento da traqueia e o aumento gradual da rigidez da cartilagem, os sintomas tendem a melhorar. Uma traqueotomia pode ser necessária para inserção de *stent* em uma traqueomalacia substancial.

Lesão do Nervo Laríngeo Recorrente

Na paralisia de prega vocal unilateral, a necessidade de intervenção é com base no grau de disfonia e no risco de aspiração. Na paralisia bilateral das pregas, a cirurgia é necessária para aliviar a obstrução glótica. Uma traqueotomia pode também ser necessária.

Quilotórax

Esta é uma complicação peroperatória incomum. O tratamento de escolha é a implantação de um *shunt* pleuroperitoneal.

◆ Resultado e Acompanhamento

Terapia intensiva respiratória é sempre necessária pós-operatoriamente. Oxigênio umidificado, profilaxia antibiótica para infecções pulmonares, aspiração frequente das secreções traqueais e diligente fisioterapia torácica são vitais.

Os principais problemas pós-operatórios relacionam-se com os defeitos cardíacos concomitantes e distúrbios residuais da via aérea. Uma extubação traqueal bem-sucedida é possível na maioria dos pacientes. O reparo bem-sucedido do anel vascular pode não aliviar imediatamente a obstrução da via aérea.

Os pacientes que são assintomáticos ou brandamente sintomáticos com anéis incompletos tendem a melhorar com a idade. Dos pacientes que foram submetidos a reparo cirúrgico, prevê-se que 95% sobreviverão, e a maioria deles se tornará completamente assintomática. Entretanto, persistência de vários graus e tipos de anomalias da função pulmonar podem ser encontrados em um número significativo de pacientes.

6. Otorrinolaringologia Pediátrica 529

◆ Código na CID-10

Q25.4 Anel vascular, outras anomalias do arco aórtico.

Leitura Adicional

Bennet EC, Holinger LD. Congenital malformations of the trachea and bronchi. In Bluestone CD, Stool SE, Alper CM *et al.*, eds. Pediatric Otolaryngology. 4th ed. Philadelphia, PA: WB Saunders; 2001

Kussman BD, Geva T, McGowan FX. Cardiovascular causes of airway compression. Paediatr Anaesth 2004;14(1):60-74

Valletta EA, Pregarz M, Bergamo-Andreis IA, Boner AL. Tracheoesophageal compression due to congenital vascular anomalies (vascular rings). Pediatr Pulmonol 1997;24(2):93-105

6.7 Estenose Subglótica

◆ Características-Chave

- A subglote é o segmento mais estreito da via aérea do lactente.
- A estenose subglótica adquirida é encontrada mais comumente; o fator relacionado mais comum é a entubação.
- A estenose subglótica de 70% da luz ou mais é associada a sintomas diários.

A subglote, a opção mais estreita da via aérea pediátrica, é composta por um anel cartilaginoso completo, pela cricoide e pela submucosa frouxa que se edemacia quando irritada (como, por exemplo, no crupe). É a região mais propensa a ser afetada pela pressão de um tubo endotraqueal grande demais ou com movimentação frequente. A estenose subglótica congênita resulta mais comumente de uma cricoide de formato anormal, com prateleiras laterais intraluminais, resultando em uma forma oval da luz. A intervenção é individualizada para cada paciente: às vezes uma conduta expectante funciona; outras crianças se beneficiam de algum tipo de cirurgia.

◆ Epidemiologia

A incidência é de ~ 1,5 caso por milhão, mas ela ocorre em 1 a 8% dos recém-nascidos que necessitam de entubação.

◆ Clínica

Uma via aérea anormal, estreita, causa estridor. Portanto, vale rever as dimensões típicas da via aérea "normal" (**Tabela 6.2**).

530   6. Otorrinolaringologia Pediátrica

Tabela 6-2   Tamanho da Via Aérea Normal por Idade

Idade	Diâmetro da Via Aérea Subglótica Normal (mm)	Tamanho Previsto do Tubo Endotraqueal	Tamanho Previsto do Broncoscópio
Prematuro	3,5-4,5	2,5-3,0	2,5
0-3 meses	5,0	3,5	3,0
3-9 meses	5,5	4,0	3,5
9-24 meses	6,0	4,5	4,0
2-4 anos	6,5-7,0	5,0	4,0
4-6 anos	7,5	5,5	5,0
6-8 anos	8,0	6,0	6,0

Fonte: Van de Water TR, Staecker H, eds. Otolaryngology: Basic Science and Clinical Review. Stuttgart/New York: Thieme; 2006:213.

Sinais

Os sinais incluem estridor, angústia respiratória e, tipicamente, uma voz normal.

Sintomas

- Extubação malsucedida de um paciente na unidade de terapia intensiva neonatal (UTIN).
- Estridor, bifásico, pode apresentar-se apenas com agitação.
- Angústia respiratória exacerbada por infecção do trato respiratório superior.
- Crupe recorrente.
- Distúrbios da alimentação.
- Crescimento lento, incapacidade de desenvolvimento.

Diagnóstico Diferencial

Outras causas de estridor com voz normal incluem laringomalacia, cisto subglótico, hemangioma subglótico e estenose traqueal.

◆ Avaliação

Exame Físico

Uma laringoscopia flexível deve ser realizada para avaliar o movimento das pregas vocais. A subglote é às vezes visualizada com este exame, mas o endoscópio não deve ser passado pela glote graças ao risco de indução de reflexos vasovagais. A broncoscopia mostrará estenose subglótica. O grau de estreitamento e o comprimento do segmento estreitado são medidas importantes.

O sistema de graduação de Cotton-Meyer aparentemente se correlaciona com os sintomas e o prognóstico (**Tabela 6.3**). As estenoses grau I tipicamente são assintomáticas a não ser que haja uma infecção do trato respiratório superior.

6. Otorrinolaringologia Pediátrica   531

Tabela 6-3 Graduação da Estenose Subglótica

Grau	Grau de Estreitamento
I	< 50%
II	50-70%
III	71-99%
IV	Obstrução total

Exames de Imagem

Uma radiografia lateral para tecidos moles, fluoroscopia da via aérea ou TC podem demonstrar a anatomia subglótica. Manter em mente que a fluoroscopia da via aérea envolve importante exposição à radiação.

Outros Testes

Uma avaliação completa quanto a refluxo (incluindo um exame contrastado, uma grafia gástrica, um sensor de pH) pode ser útil. Testes de função pulmonar e videoestroboscopia são indicados em pacientes maiores cooperativos.

Patologia

A estenose subglótica congênita pode ser cartilaginosa ou membranosa (uma submucosa espessada). A subglote é a porção mais estreita da via aérea pediátrica em circunstâncias normais, de modo que uma necrose de pressão por um tubo endotraqueal é mais provável aqui do que em qualquer outro local na via aérea. A estenose adquirida pode ser causada por necrose da mucosa, com cura por tecido de granulação, e fibrose subsequente, embora possam ocorrer lesões mais profundas, incluindo necrose de cartilagem. Os fatores relacionados com a lesão incluem tamanho do tubo endotraqueal, número de reentubações, movimentos do tubo e material do tubo (cloreto de polivinila é considerado o mais seguro).

◆ Opções de Tratamento

Clínico

Medicações antirrefluxo têm um papel no tratamento. Caso uma afecção com refluxo ácido não seja diagnosticada com testes tradicionais, medicações profiláticas para refluxo devem ser administradas, especialmente se houver uma sugestão de laringite por refluxo ao exame.

Cirúrgico

Dilatação

A dilatação é uma opção para estenose macia branda.

Secção com Laser

A secção com *laser* (*laser* de CO_2, argônio ou KTP) é uma opção para estenose inicial (tecido de granulação), bandas em forma de crescente e membranas circunferenciais finas.

532   6. *Otorrinolaringologia Pediátrica*

Secção da Cricoide

Uma divisão cricóidea é indicada em recém-nascidos com estenose subglótica solitária e incapacidade de extubação. Tradicionalmente, os critérios para o procedimento são peso de, pelo menos, 1.500 g, sem suporte de ventilador durante 10 dias antes do reparo, necessidade de oxigênio inferior a 30%, ausência de insuficiência cardíaca congestiva no mês precedente ao reparo, ausência de infecção respiratória superior aguda e nenhuma medicação anti-hipertensiva necessária nos 10 dias antes da extubação. Basicamente, a via de acesso é similar a de uma traqueotomia, mas a incisão mediana anterior na traqueia estende-se pela cricoide e a opção inferior da cartilagem tireoide. Um tubo endotraqueal é inserido de forma tal que a incisão fique aberta 2 a 3 mm, deixado *in situ* por 7 a 14 dias, e esteroides são utilizados antes da extubação.

Laringotraqueoplastia

Caso seja necessário mais de 3 mm de um ganho de circunferência, um enxerto de cartilagem é necessário. Cartilagem auricular ou costal pode ser utilizada. Enxertos podem ser posicionados anterior e posterior na subglote. A introdução de *stents* é necessária, caso a cricoide posterior seja seccionada; o mesmo papel pode ser realizado pela entubação endotraqueal durante 1 a 2 semanas.

Somente estenoses maduras devem ser reconstruídas com um procedimento aberto. A ressecção cricotraqueal é reservada para lesões da via aérea com esta indicação.

◆ Complicações

As complicações de emergência podem envolver obstrução da via aérea ou problemas respiratórios. As causas incluem tampões mucosos, tecido de granulação, aspiração de materiais dos *stents* (caso utilizados), hematomas, hemorragias nas vias aéreas, ou pneumotórax. O tratamento visa o problema subjacente. O tratamento pode exigir aspiração da via aérea para remoção de tampões mucosos, uso de esteroides aerossolizados (p. ex., dexametasona 0,25 a 1,0 mg/kg por dia, até um máximo de 20 mg/d) para reduzir granulações, inserção de dreno torácico para pneumotórax, hemorragia ou hematoma, ou retorno à sala de operações para tratamento broncoscópico ou possível aberto.

Outras complicações incluem falha na divisão da cricoide (repetir a entubação dentro de 72 horas adicionais com um tubo de meio tamanho, menor; se isso falhar, então traqueotomia) e falha da laringotraqueoplastia (infecção pode levar à necrose de enxerto, tratada por antibióticos e cirurgia de revisão).

◆ Resultado e Acompanhamento

Uma radiografia de tórax pós-operatória deve sempre ser realizada para procedimentos reconstrutivos abertos. O monitoramento contínuo da saturação de O_2 deve ser contínuo; um contexto de UTI deve estar disponível para quaisquer procedimentos abertos. Sedação é necessária, mas paralisia não é desejada, de modo que no caso de extubação acidental, a criança possa fazer esforços para respirar. Por outro lado, a ventilação espontânea é preferida por permitir melhor remoção de secreções e menor fraqueza muscular que pode desenvolver-se pela ausência de esforço respiratório durante 7-10 dias.

Umidificação e fisioterapia torácica são úteis. Epinefrina racêmica pode ser utilizada para tratar edema pós-extubação. Esteroides são judiciosamente evitados em pacientes com novos enxertos de cartilagem, uma vez que os esteroides podem inibir a mucossalização e comprometer a neovascularidade. Apenas uma dose é administrada na manhã da extubação. Medicações antirrefluxo são tipicamente empregadas. Antibióticos profiláticos são tipicamente administrados. O tratamento por um intensivista pediátrico experiente é necessário, a fim de reduzir as morbidades potenciais. Estas crianças necessitam de acompanhamento a longo prazo. Dependendo do procedimento empregado e dos sintomas do paciente, podem estar indicadas broncoscopias seriadas.

◆ Código na CID-10

Q40.8   Outras doenças do trato respiratório superior.

Leitura Adicional

Cotton RT, Andrews TM. Laryngeal stenosis. In: Bailey BJ, Johnson JT, Newlands SD *et al.*, eds. Head and Neck Surgery - Otolaryngology. 2nd ed. Philadelphia, PA: Lippincott-Raven; 1998:1115-1130

Greinwald JH, Cotton RT. Pathophysiology of stridor and airway disease. In: Van de Water TR, Staecker H, eds. Otolaryngology: Basic Science and Clinical Review. Stuttgart/New York: Thieme; 2006:212-224

McMurray JS, Myer CM. Management of chronic airway obstruction. In: Wetmore RF, Muntz HR, McGill TJ *et al.*, eds. Pediatric Otolaryngology: Principles and Practice Pathways. Stuttgart/New York: Thieme; 2000:863-882

Myer CM, Cotton RT, Shott SR. The Pediatric Airway: An Interdisciplinary Approach. Philadelphia, PA: JB Lippincott; 1995

6.8 Sequência de Pierre Robin

◆ Características-Chave

- Sequência de Pierre Robin é composta por micrognatia, glossoptose e geralmente fenda palatina (frequentemente em forma de U).

- Lactentes se apresentam com obstrução da via aérea em decorrência da queda da língua em direção à faringe e com dificuldades de alimentação.

- Perda auditiva é frequente, por otite média (OM) com efusão (OME; 90%), anomalias da orelha média (60%) e anomalias da orelha interna (40%).

Descrita pela primeira vez em 1891 por Lannelongue e Ménard, e, a seguir adicionalmente por Pierre Robin em 1923, a sequência inclui obrigatoriamente micrognatia e glossoptose. A maioria (90%) também apresenta fenda palatina. Os recém-nascidos têm dificuldades de alimentação. Eles apresentam obstrução das vias aéreas superiores e, geralmente, apresentam entubação difícil. Estas crianças apresentam alta incidência (até 80%) de outras anomalias sistêmicas.

534 6. Otorrinolaringologia Pediátrica

◆ Epidemiologia

A incidência é 1 em 8.500 nascimentos. Até 80% são sindrômicos, mais comumente com a síndrome de Stickler (autossômica dominante; incidência 1 por 10.000 nos EUA; face média plana, fenda palatina, descolamento da retina, catarata, artropatias) e síndrome velocardiofacial (dominante autossômica; fenda palatina, anomalias cardíacas, fissuras palpebrais em forma de amêndoa, nariz tubular, boca pequena, incapacidade de aprendizado). Alguns casos possuem herança autossômica recessiva ou ligada ao X.

◆ Clínica
Sinais

- Micrognatia, glossoptose, fenda palatina.
- Obstrução da via aérea com dessaturações.
- Anormalidades da orelha externa, OME pode estar associada.

Sintomas

- Obstrução da via aérea com roncos, cianose, insuficiência respiratória.
- A posição prona pode melhorar a obstrução das vias aéreas nos casos brandos.
- Incapacidade de crescimento.

Diagnóstico Diferencial

- Síndrome de Stickler.
- Síndrome velocardiofacial.
- Síndrome alcoólica fetal.
- Síndrome de Treacher-Collins.
- Síndrome de Nager.
- Síndrome de Beckwith-Wiedemann.

Todas estas síndromes são associadas à sequência de Pierre Robin.

◆ Avaliação

O objetivo mais importante é assegurar inicialmente uma via aérea e de alimentação adequada. A seguir, deve-se determinar se existe uma síndrome associada. Os pacientes sindrômicos geralmente necessitarão de intervenções mais complicadas.

Exame Físico

Um exame completo de cabeça e pescoço revelará os sinais da sequência. Uma discrepância maxilomandibular pode ser medida, colocando-se o lactente na vertical, fechando passivamente a mandíbula, colocando a extremidade de madeira de um *swab* sobre a superfície anterior da crista alveolar mandibular na linha mediana, marcando a seguir o ponto em que a superfície anterior da crista alveolar maxilar repousa. Esta medida pode ser utilizada para monitorar o crescimento e os resultados cirúrgicos.

Orelhas e membranas timpânicas devem ser avaliadas. Uma laringoscopia flexível é necessária para excluir laringomalacia concomitante.

Exames de Imagem

Não são tipicamente necessários para avaliar a obstrução das vias aéreas. Imageamento pode estar indicado para avaliar outras anomalias coincidentes com a sequência.

Laboratório

Monitoramento contínuo e da saturação de oxigênio em um ambiente de UTI neonatal são necessários.

Outros Testes

Todas as crianças com sequência de Pierre Robin devem ser submetidas precocemente à triagem da visão e da audição, dada a associação à síndrome de Stickler. Um estudo do sono pode estar indicado em casos brandos. Uma broncoscopia está indicada nos casos graves.

Patologia

Esta sequência é iniciada *in utero* pela hipoplasia mandibular. Em virtude do espaço insuficiente na boca para a língua, ela permanece posicionada entre as prateleiras palatais, impedindo sua fusão normal e levando à fenda palatina.

◆ Opções de Tratamento (Tabela 6.4)

Clínico

- Posicionamento: a posição prona funciona em cerca da metade dos pacientes.
- Cânula nasofaríngea.
- Cânula oral.
- Entubação a curto prazo.
- Controlar refluxo.

Cirúrgico

Cerca da metade dos pacientes necessita de cirurgia para sustentar sua via aérea.

Tabela 6-4 Estratégias para Tratar Obstrução da Via Aérea em Pacientes com Sequência de Pierre Robin

Posicionamento em pronação
Cânula nasofaríngea
Glossopexia, aderência língua-lábio
Traqueotomia no caso de obstrução grave, lesões síncronas da via aérea, falha de outros métodos
Osteogênese de distracionamento mandibular

536 6. *Otorrinolaringologia Pediátrica*

Aderência Temporária Língua-Lábio

Isto envolve elevar um retalho no lábio inferior interno e língua ventral, suturando-os em conjunto e, às vezes suspender um botão posicionado na base da língua através de uma sutura em torno da mandíbula anterior (este botão permanece somente durante a primeira semana). Isto traciona a língua para a frente. Ela é totalmente rebaixada por volta de um ano de vida; por esta época a mandíbula geralmente cresceu o suficiente para que a via aérea esteja desobstruída. Quinze por cento dos casos não serão bem-sucedidos e necessitarão de uma traqueotomia.

Osteogênese de Distracionamento Mandibular

Parafusos proximal e distal são posicionados na mandíbula bilateralmente, a seguir uma osteotomia é realizada entre eles. Um aparelho externo é fixado para gradualmente distracionar os segmentos mandibulares, tipicamente 1 mm ao dia. O distracionador deve ser mantido em posição durante 6 a 8 semanas para consolidação.

Traqueotomia

Uma traqueotomia está indicada nas crianças sindrômicas, pacientes com aspiração, pacientes com refluxo ou apneia de sono grave, aqueles com um segundo local de obstrução abaixo da hipofaringe, e aqueles que não apresentam êxito na aderência língua-lábio e/ou osteogênese de distracionamento.

◆ Complicações

- Aderência língua-lábio: deiscência ou insucesso em aliviar a obstrução da via aérea é tratada por distração mandibular ou traqueotomia.

- Osteogênese de distração mandibular: os tratos dos pinos podem infectar, afrouxando os pinos, o que exigirá recolocação; observar também que os germes dentários podem ser danificados. Ancilose da ATM e distúrbios de maloclusão podem ocorrer.

- Traqueotomia (ver A6 no Apêndice A).

◆ Resultado e Acompanhamento

Os lactentes necessitam de monitoramento estreito contínuo em um contexto de UTI. Alimentação inicial requer uma sonda nasogástrica, e se não houver dessaturações, são iniciadas tentativas de alimentação oral. As crianças podem ter alta uma vez que a via aérea e a alimentação estejam estabilizadas.

O reparo eletivo da fenda palatina também é necessário, mas o manejo da obstrução da via aérea é prioritário. Pacientes não sindrômicos podem geralmente ser descanulizados após a palatoplastia, caso os critérios padrão para descanulização forem satisfeitos.

Crianças não sindrômicas, particularmente aquelas que não necessitam de intervenção cirúrgica, saem-se muito bem com crescimento de recuperação e tendem a ter um perfil facial normal em torno de 5 anos de idade. As crianças sindrômicas tendem mais a necessitar tratamento com multimodalidades. Acompanhamento apenas necessita continuar até que a obstrução da via aérea esteja resolvida.

6. Otorrinolaringologia Pediátrica 537

◆ Códigos na CID-10

Q35   Fenda palatina.
Q34   Anomalias congênitas do sistema respiratório.

Leitura Adicional

Schaefer RB, Stadler JA III, Gosain AK. To distract or not to distract: an algorithm for airway management in isolated Pierre Robin sequence. Plast Reconstr Surg 2004;113(4):1113-1125

Wagener S, Rayatt SS, Tatman AJ, Gornall P, Slator R. Management of infants with Pierre Robin sequence. Cleft Palate Craniofac J 2003;40(2):180-185

6.9 Genética e Síndromes

Anomalias congênitas, quer isoladas ou múltiplas, podem ser induzidas por insultos ambientais e teratogênicos, bem como defeitos cromossômicos ou de genes isolados. Este capítulo inclui apenas as síndromes mais comuns e relevantes com anomalias craniofaciais associadas. O otorrinolaringologista pode estar envolvido principalmente no tratamento das manifestações otorrinolaringológicas destas síndromes, mas também pode desempenhar um papel importante na identificação precoce e no encaminhamento para aconselhamento genético em crianças com características genéticas ou sindrômicas suspeitas.

◆ Epidemiologia

Anomalias congênitas importantes diagnosticadas no primeiro ano de vida afetam ~ 3% dos recém-nascidos, e defeitos congênitos contribuem para aproximadamente 20% das mortes de lactentes. Dos defeitos que afetam crianças com múltiplas anomalias congênitas, 62% são de natureza otorrinolaringológica. No caso de anomalias múltiplas em que a causa subjacente foi identificada, 84% possuem uma característica otorrinolaringológica.

◆ Definições Relevantes

Associação: ocorrência não aleatória de um padrão de anomalias que não são identificadas como uma sequência ou síndrome; p. ex., a associação CHARGE (coloboma ocular, defeitos cardíacos, atresia coanal, retardo do crescimento e/ou desenvolvimento, anormalidades genitais e/ou urinárias e anormalidades das orelhas e surdez).

Sequência: padrão de múltiplos defeitos, resultando de uma única malformação ou insulto principal, p. ex., sequência de Pierre Robin. O fato de uma coleção de anomalias ser definida como uma sequência não exclui herança mendeliana.

Síndrome: agregado de anomalias em que todas as características são relacionadas patologicamente; p. ex., síndrome de Down, síndrome alcoólica fetal.

538   6. *Otorrinolaringologia Pediátrica*

◆ Associações, Sequências e Síndromes Relevantes

- **Acondroplasia**
  - ○ Herança: autossômica dominante.
  - ○ *Loci* genéticos: mutação espontânea, levando a defeito no receptor do fator de crescimento dos fibroblastos-3.
  - ○ Geral: causa mais comum de nanismo de membros curtos; idade paterna avançada é fator de risco.
  - ○ Características relevantes: bossas frontais, hipoplasia da face média, apneia obstrutiva do sono.
  - ○ Características associadas: membros encurtados, tronco estreito longo, lordose lombar, extensão limitada do joelho, *genu varum*, compressão da junção craniovertebral (pode levar à apneia central e morte súbita), hipotonia.
- **Síndrome branquio-oculofacial (síndrome BOF)**
  - ○ Herança: autossômica dominante.
  - ○ *Loci* genéticos: ainda não identificados.
  - ○ Características relevantes: fístulas de fendas branquiais, obstrução de ductos lacrimais, perda auditiva de condução, pseudofenda do lábio superior, malformações auriculares (implantação baixa, malformadas).
  - ○ Características associadas: baixo peso ao nascimento, retardo do crescimento e desenvolvimento, envelhecimento prematuro.
- **Síndrome de Cater-Manzke**
  - ○ Herança: ligada ao X (especulada).
  - ○ *Loci* genéticos: ainda não identificados.
  - ○ Características relevantes: fenda palatina, micrognatia, malformações auriculares.
  - ○ Características associadas: defeito septal cardíaco, retardo do crescimento, hiperfalangismo (número aumentado de falanges) do dedo indicador.
- **Associação CHARGE**
  - ○ Herança: esporádica.
  - ○ *Locus* genético: 8q12.1, 7q21.1.
  - ○ Geral: coloboma da íris, defeitos cardíacos, atresia coanal, crescimento retardado, hipoplasia genital, anormalidades das orelhas.
  - ○ Características relevantes adicionais: anormalidades auriculares (orelhas proeminentes, dobradas, hélice ausente), perda auditiva condutiva/neurossensorial, micrognatia, hipoplasia da face média, disfagia, pescoço curto.
  - ○ Características associadas adicionais: estatura baixa, ptose, microftalmia, onfalocele, criptorquidismo, sindactilia, hipoplasia renal, maturação esquelética retardada, defeitos hipofisários, hipocalcemia.
- **Síndrome de Costello**
  - ○ Herança: autossômica dominante e/ou mosaicismo gonadal.
  - ○ *Loci* genéticos: mutação do gene HRAS ou KRAS no cromossoma 11p15.5.
  - ○ Características relevantes: malformações auriculares (implantação baixa, lóbulos espessos), papilomas orais, nasais e anais.

6. Otorrinolaringologia Pediátrica 539

- ○ Características da cabeça e pescoço: macrocefalia, pregas epicânticas, feições faciais grosseiras, estrabismo, lábios espessos, ponte nasal deprimida, cabelos cacheados.
- ○ Características associadas: retardo do crescimento e desenvolvimento, cardiomiopatia hipertrófica, unhas finas situadas profundamente, hiperpigmentação da pele, sulcos profundos plantares/palmares, pescoço curto, tendões do calcâneo curtos.
- **Síndrome do cri-du-chat**
  - ○ Herança: mutações *de novo* mais comuns podem resultar de translocação/recombinação desequilibrada em um dos pais (12%).
  - ○ *Loci* genéticos: deleção parcial e variável do braço curto do cromossoma 5.
  - ○ Características importantes: endolaringe estreitada (em forma de losango), fenda interaritenóidea persistente, microcefalia, face redonda, hipertelorismo, micrognatia, pregas epicânticas, orelhas de implantação baixa.
  - ○ Características associadas: hipotonia, retardo psicomotor e desenvolvimental grave.
- **Síndrome de Down**
  - ○ Herança: esporádica.
  - ○ *Loci* genéticos: trissomia 21.
  - ○ Geral: a doença genética mais comum associada a retardo mental e retardo do desenvolvimento; idade materna avançada e fator de risco (> 35 anos); 1:800 nascidos vivos.
  - ○ Características importantes: microcefalia, retrusão da face média, fissuras palpebrais inclinadas para cima, pregas epicânticas, macroglossia, frequente OM com efusão, apneia do sono, anomalias auriculares (pequenas, de implantação baixa, hélices superiores dobradas), anomalias de orelhas média e interna.
  - ○ Características associadas: defeitos cardíacos congênitos (40%), hipotonia, frouxidão articular, vértebra cervical subdesenvolvida (risco de subluxação atlantoaxial), occipício plano, três fontanelas, pele nucal em excesso, estatura baixa, clinodactilia do 5º dedo da mão, sulco palmar único.
- **Síndrome de ectrodactilia-displasia ectodérmica-fendas**
  - ○ Herança: autossômica dominante (expressão variável).
  - ○ *Loci* genéticos: 7q11.2-q21.3.
  - ○ Características importantes: fenda labial e/ou fenda palatina, íris azuis, defeitos dos ductos lacrimais, blefarofimose, anodontia parcial, cabelo fino, ralo, com aspecto de arame.
  - ○ Características associadas: hiperqueratose, hipotricose, hipo-hidrose, mamilos hipoplásicos, anomalias das extremidades (sindactilia, ectrodactilia), defeitos geniturinários.
- **Síndrome do X frágil**
  - ○ Herança: ligada ao X.
  - ○ *Loci* genéticos: Xq27.3.
  - ○ Geral: segunda causa mais comum de retardo genético do desenvolvimento.

540 6. *Otorrinolaringologia Pediátrica*

○ Características importantes: orelhas proeminentes, mandíbula grande, face longa, fala de tonalidade aguda.

○ Características associadas: prolapso de valva mitral, perturbação do corportamento, macrorquidismo, hipermobilidade articular, pé plano.

- **Síndrome de Fraser (criptoftalmia)**

  ○ Herança: autossômica recessiva.

  ○ *Loci* genéticos: gene FRAS1 ou FREM2 13q13.3, 4q21.

  ○ Características importantes: anomalias das orelhas (atresia aural, orelhas constritas [cupear]), estenose/atresia laríngea, narinas hipoplásicas, entalhadas, criptoftalmia bilateral, anomalias dos supercílios.

  ○ Características associadas: retardo do desenvolvimento (50%), sindactilia cutânea parcial, anomalias genitais, hipoplasia/agenesia renal.

- **Síndrome de Larsen**

  ○ Herança: autossômica dominante (conhecida), possível forma recessiva especurada.

  ○ *Loci* genéticos: 3p21.1-p14.1.

  ○ Características importantes: fenda palatina, fácies plana, ponte nasal deprimida, hipertelorismo, bossa frontal proeminente.

  ○ Características associadas: luxação congênita, dedos longos, não afilados, com unhas curtas, deformidades espinhais.

- **Síndrome de Marshall**

  ○ Herança: autossômica dominante.

  ○ *Loci* genéticos: 1q21.

  ○ Características importantes: perda auditiva neurossensorial, nariz curto com ponte nasal e face média planas, narinas antevertidas, olhos grandes, incisivos superiores protrusos proeminentes.

  ○ Características associadas: cataratas, miopia, estatura baixa, espessamento da calvária, anormalidades espondiloepifisárias.

- **Síndrome de Miller (disostose acrofacial pós-axial)**

  ○ Herança: autossômica recessiva.

  ○ *Loci* genéticos: ainda não identificados.

  ○ Geral: feições faciais semelhantes à síndrome de Treacher-Collins com anomalias dos membros.

  ○ Características relevantes: fenda labial e/ou fenda palatina, hipoplasia e/ou fenda óssea vertical malar, micrognatia, orelhas hipoplásicas constritas, fissuras palpebrais inclinadas para baixo, coloboma, ectrópio.

  ○ Características associadas: ausência do 5° dedo em todos os membros, mamilos acessórios.

- **Síndrome de Moebius**

  ○ Herança: esporádica.

  ○ *Loci* genéticos: 13q12.2-q13.

  ○ Características importantes: paralisia congênita dos nervos cranianos VI e VII, dismorfismo orofacial.

  ○ Características associadas: malformações dos membros, retardo do desenvolvimento.

6. Otorrinolaringologia Pediátrica

- **Mucopolissacaridoses**
  - Geral: doenças de armazenamento secundárias a deficiências enzimáticas
  - Exemplos: Hunter, Hurler, Morquio, Sanfilippo etc.
  - Características importantes: OME, perda auditiva neurossensorial, apneia obstrutiva do sono.
  - Características associadas: retardo no desenvolvimento, baixa estatura.
- **Síndrome de Nager (Disostoses acrofaciais de Nager)**
  - Herança: autossômica dominante.
  - *Loci* genéticos: 9q32.
  - Geral: características faciais semelhantes a Treacher-Collins com anomalias ou deficiências dos membros.
  - Características importantes: atresia aural, fenda palatina, malformações auriculares (implantação baixa, rodadas posteriormente), hipoplasia malar, ponte nasal alta, fissuras palpebrais inclinadas para baixo, ausência de cílios inferiores.
  - Características associadas: hipoplasia dos membros radiais, desenvolvimento e cognição normais.
- **Síndrome de Noonan**
  - Herança: autossômica dominante.
  - *Loci* genéticos: 12q24.
  - Características importantes: membranas no pescoço, anomalias auriculares (implantação baixa), fissuras palpebrais inclinadas para baixo, ptose, hipertelorismo.
  - Características associadas: linha posterior do cabelo baixa, baixa estatura, *pectus excavatum*, estenose pulmonar, diátese hemorrágica.
- **Síndrome de Opitz G (síndrome BBB)**
  - Herança: recessiva ligada ao X e autossômica dominante.
  - *Loci* genéticos: 22q11.
  - Geral: defeitos medianos.
  - Características importantes: fenda labial e/ou fenda palatina, fenda laríngea, anomalias auriculares (orelhas rodadas posteriormente), micrognatia, ponte nasal plana, narinas antevertidas, hipertelorismo.
  - Características associadas: retardo no desenvolvimento, hipospadia, criptorquidismo, hérnias.
- **Síndrome orofaciodigital**
  - Herança
    - Tipo I: dominante ligado ao X, letal em homens.
    - Tipo II: autossômica recessiva (especulada).
  - *Loci* genéticos
    - Tipo I: Xp22.2-p22.3 gene CXORF5.
    - Tipo II: ainda não identificado.
  - Características relevantes
    - Tipo I: fenda labial mediana, fenda palatina, língua bífida, frênulos e fendas orais, asas nasais hipoplásicas, desvio lateral dos cantos internos.

542 6. *Otorrinolaringologia Pediátrica*

- Tipo II: fenda palatina parcial mediana, fenda lingual, ponte nasal baixa, ponta nasal larga, perda auditiva de condução, desvio lateral dos cantos internos.
  - Características associadas
    - Tipo I: retardo no desenvolvimento (variável), dedos assimétricos, doença dos rins policísticos.
    - Tipo II: duplicação parcial do hálux e 1° metatarsal, polidactilia das mãos e polissindactilia dos pés.
- **Síndrome otopalatodigital**
  - Herança
    - Tipo I: ligada ao X (expressão intermediária em mulheres portadoras).
    - Tipo II: ligada ao X (expressão branda em mulheres portadoras).
  - Características importantes
  - Loci genéticos
    - Tipo I: Xq28.
    - Tipo II: Xq28.
  - Características importantes
    - Tipo I: surdez condutiva moderada, fenda palatina, bossas frontais e occipitais, osso frontal e base do crânio espessados, hipertelorismo, boca e nariz pequenos.
    - Tipo II: perda auditiva condutiva, fenda palatina, bossas frontais, anomalias auriculares (implantação baixa, malformadas), ponte nasal plana, micrognatia, boca pequena, fissuras palpebrais inclinadas para baixo.
  - Características associadas
    - Tipo I: dedos distais largos com unhas curtas, retardo do desenvolvimento, pequena estatura e tronco, *pectus excavatum*.
    - Tipo II: fechamento tardio das fontanelas, microcefalia, dedo sobreposto flexionado, polegares e háluces largos e curtos, encurvamento do rádio, ulna, fêmur e tíbia, corpos vertebrais achatados.
- **Sequência de Pierre Robin**
  - *Loci* genéticos: 2q32.3-q33.2 (em alguns casos).
  - Geral: até 80% das crianças com sequência de Pierre Robin são também afetadas por outra sequência (mais comumente Stickler).
  - Características importantes: tríade = glossoptose, micrognatia, fenda palatina; dificuldade da via aérea e de alimentação.
  - Características associadas: retardo no desenvolvimento, hipospádia, criptorquidismo, hérnias.
  - Para mais informações sobre a sequência de Pierre Robin, ver Capítulo 6.8.
- **Associação VATER**
  - Herança: esporádica.
  - *Loci* genéticos: nenhuma anomalia cromossômica identificada.
  - Características importantes: malformação das vértebras, ânus, traqueia, esôfago, estruturas radiais e renais.
  - Associação VACTERL: como anteriormente + anomalias cardíacas e dos membros.

6. Otorrinolaringologia Pediátrica 543

- **Síndrome velocardiofacial (síndrome de Shprintzen, síndrome de deleção de 22q11)**
  - Herança: autossômica dominante.
  - *Loci* genéticos: deleção de 22q11.
  - Geral: 10% associados à síndrome de DiGeorge (hipocalcemia, aplasia tímica).
  - Características importantes: incompetência velofaríngea, palato arqueado alto/fendido (franco ou submucoso), perda auditiva de condução, raiz do nariz quadrada, dorso nasal proeminente, deficiência das asas nasais, retrognatia, desvio medial da artéria carótida (25%).
  - Características associadas: atraso brando do desenvolvimento, estatura baixa, defeitos cardíacos (85%), risco aumentado de distúrbios psiquiátricos, mãos/dedos afilados.
- **Síndrome de Van der Woude**
  - Herança: autossômica dominante.
  - *Loci* genéticos: 1q32 (penetrância incompleta).
  - Características relevantes: fenda labial e/ou fenda palatina, depressões no lábio inferior, ausência de incisivos centrais/laterais, caninos, prémolares.
  - Características associadas: retardo do desenvolvimento, hipospádia, criptorquidismo, hérnias.

As seguintes síndromes (em que a perda auditiva é uma característica principal) são consideradas no Capítulo 6.11:

- Síndrome de Alport.
- Síndrome de Apert.
- Síndrome braquio-otorrenal.
- Surdez de conexina-26.
- Síndrome de Crouzon.
- Síndrome de Goldenhar.
- Síndrome de Jervell e Lange-Nielsen.
- Neurofibromatose (NF1 e NF2).
- Síndrome de Norrie.
- *Osteogenesis imperfecta.*
- Síndrome otopalatodigital.
- Síndrome de Pendred.
- Síndrome de Stickler.
- Síndrome de Treacher-Collins.
- Síndrome de Usher.
- Síndrome de Wildervanck.
- Síndrome de Waardenburg.
- Perda auditiva ligada ao X.

544   6. *Otorrinolaringologia Pediátrica*

◆ Avaliação

História

- História de três gerações da família.
- Cossanguinidade parental.
- Etnicidade parental.
- Idade materna, paterna.
- Exposição a teratógenos.
- Gestações, abortos, natimortos prévios.
- Doenças durante a gravidez.

Exame Físico

Um exame completo de cabeça e pescoço com um foco em exame dismorfológico é necessário. Um exame geral deve ser realizado para identificar características sindrômicas (ver anteriormente para descrição de características sindrômicas).

Exames de Imagem

Recomendações específicas sobre imagem são com base em características associadas das síndromes específicas. TC ou RM do cérebro muitas vezes serão realizadas.

Laboratório

- Cariotipagem.
- Análise de DNA.
- Testes genéticos moleculares.
- Avaliação por hibridização de fluorescência *in vitro* (FISH).
- Estudos direcionados para distúrbios metabólicos.

Outros Testes

Nenhum é realizado rotineiramente.

◆ Opções de Tratamento

- Aconselhamento genético para o paciente e a família.
- Encaminhamento a especialistas clínicos e cirúrgicos com base em características específicas da síndrome.
- Avaliação do desenvolvimento.

Leitura Adicional

National Institutes of Health. Online Mendelian Inheritance in Man. Available at:
    http://www.ncbi.nlm.nih.gov/entrez/query.fcgi?db=0MIM
Tewfik TL, Manoukian JJ, eds. Congenital Anomalies of the Ear, Nose, and Throat.
    New York: Oxford University Press; 1997

6.10 Doenças das Adenoides e das Tonsilas Palatinas

6.10.1 Adenotonsilite

◆ Características-Chave

- A etiologia das adenotonsilites é mais comumente viral.
- A etiologia bacteriana é semelhante à da otite média (OM) aguda.
  - ○ *Streptococcus* β-hemolítico do grupo A.
  - ○ *Moraxella catarrhalis*.
  - ○ *Hemophilus influenzae*.
- Infecções crônicas são tipicamente polimicrobianas.
- Há crescente evidência do papel dos biofilmes.

A adenotonsilite aguda mais comumente se apresenta em crianças com idades de 5 a 10 anos de idade e adultos jovens de 15 a 25 anos de idade. A principal consideração no seu diagnóstico acurado e tratamento é a prevenção de complicações secundárias particularmente associadas ao *Streptotoccus* β-hemolíticos do grupo A, incluindo febre reumática e glomerulonefrite pós--estreptocócica. As complicações supurativas evitadas pelo tratamento precoce e apropriado incluem abscesso peritonsilar e infecções dos espaços profundos do pescoço.

◆ Epidemiologia

A incidência média de todas as infecções respiratórias superiores agudas é de 5 a 7 por criança ao ano. Estima-se que as crianças apresentem uma infecção estreptocócica a cada 4 a 5 anos. *Streptococcus* grupo A são isolados em 30,0 a 36,8% das crianças com faringite, e a incidência de portadores assintomáticos de *Streptococcus* do grupo A é ~ 10,9% em crianças com 14 anos de idade ou menos.

◆ Clínica

Sinais
- Tonsilas palatinas hiperemiadas, exsudativas.
- *Caseum*.
- Trismo.
- Adenopatia cervical.
- Petéquias palatais (mononucleose infecciosa).

546 6. Otorrinolaringologia Pediátrica

Sintomas

- Halitose.
- Dor de garganta.
- Odinofagia.
- Rinorreia purulenta.
- Rinorreia posterior.
- Obstrução nasal.
- Febre.

Diagnóstico Diferencial

- Hipertrofia adenotonsilar.
- Faringite aguda (bacteriana ou viral).
- Abscesso peritonsilar.
- Mononucleose infecciosa.
- Linfoma, leucemia ou outras neoplasias (hipertrofia tonsilar unilateral/ assimétrica).

◆ Avaliação

Exame Físico

No exame de cabeça e pescoço, focalizar-se no exame da cavidade oral, inspeção das tonsilas palatinas quanto à hipertrofia, eritema, celulite peritonsilar, abscesso e exsudatos. A palpação do pescoço é efetuada para avaliar adenopatia cervical.

Exames de Imagem

Solicitar TC contrastada na suspeita de infecção retrofaríngea ou dos espaços profundos cervicais.

Laboratório

Hemograma completo (HC) sorologia para mononucleose, caso clinicamente indicado.

Outros Testes

Swab de orofaringe para cultura e sensibilidade, e testes de aglutinação de látex para *Streptococcus* β-hemolítico grupo A.

◆ Opções de Tratamento

Clínico

Analgésicos e antipiréticos são prescritos.

Farmacologia Relevante

Antibioticoterapia inclui

- **Amoxicilina:** antibiótico β-lactâmico com base na penicilina com ação bactericida decorrente da interferência com a síntese da parede celular bacteriana.
  - 45 mg/kg por dia fracionados a cada 8 horas durante 7-10 dias.
- **Amoxicilina + Clavulanato:** o clavulanato tem ele próprio pouca ação antibacteriana, mas é um potente inibidor de β-lactamase protegendo a ação antibacteriana da penicilina.
  - 45 mg/kg por dia (componente amoxicilina) fracionados a cada 12 horas durante 7-10 dias.
- **Azitromicina:** macrolídeo, derivado semissintético da eritromicina. A ação bactericida é através da inibição da síntese de proteína por meio da ligação à subunidade 50S do RNA ribossômico.
  - 10 mg/kg × 1 dose, a seguir 5 mg/kg por dia durante 5 dias.
- **Cefuroxima axetil:** a ação bactericida da cefalosporina de segunda geração é decorrente da inibição da síntese de peptidoglicano interferindo com a síntese da parede celular similarmente à penicilina.
  - 30 mg/kg por dia fracionados a cada 12 horas durante 7-10 dias.

Cirúrgico

A cirurgia inclui uma tonsilectomia retardada e/ou adenoidectomia para doença recorrente (**Tabela 6.5**). Atualmente, é raro efetuar uma tonsilectomia no contexto de uma infecção aguda. A presença de um abscesso peritonsilar requer incisão e drenagem; a remoção da tonsila para permitir drenagem raramente é necessária.

◆ Complicações

Ver Capítulo 6.10.2 para uma discussão detalhada das complicações.

Hemorragias tonsilares primárias muitas vezes exigem tratamento cirúrgico (0,5 a 2,2%). Hemorragias tonsilares secundárias (retardadas) são, muitas vezes, controladas conservadoramente com observação estreita (0,1 a 3%).

◆ Resultado e Acompanhamento

Em uma cirurgia não complicada em uma criança saudável sob os demais aspectos, é um procedimento com alta no mesmo dia com analgesia e possivelmente antibióticos pós-operatórios dependendo da técnica e da preferência do cirurgião. Os critérios de internação também se encontram discutidos no Capítulo 6.10.2. O acompanhamento é por 3 a 6 semanas após tonsilectomia e adenoidectomia.

◆ Códigos na CID-10

J03   Tonsilite aguda.
J35.01   Tonsilite crônica.

548 6. *Otorrinolaringologia Pediátrica*

Tabela 6-5 Adenotonsilectomia: Indicações e Contraindicações

Indicações absolutas

Complicações de apneia de sono secundárias à hipertrofia tonsilar (p. ex., *cor pulmonale*)

Suspeita de doença maligna da tonsila

Convulsões febris secundárias a tonsilites

Hemorragia tonsilar

Grave deficiência de crescimento com tonsilas aumentadas

Indicações relativas

Apneia de sono obstrutiva

Tonsilite aguda recorrente

    5-7/ano por 1 ano

    5/ano por 2 anos

    3/ano por 3 anos

    > 2 semanas de falta à escola durante 1 ano

Abscesso peritonsilar – persistente ou recorrente

Tonsilite crônica (dor de garganta, halitose, adenite cervical)

Odinofagia grave

Caseum Tonsilar (caso severo, persistente)

Anormalidades adquiridas dentárias ou orofaciais

Portador crônico de *Streptococcus*

Otite média recorrente/crônica (adenoidectomia somente)

Contraindicações

Fenda palatina*

Insuficiência velofaríngea*

Diátese hemorrágica (a não ser que corrigível clinicamente; p. ex., pacientes com von Willebrand podem ser submetidos à cirurgia com tratamento apropriado perioperatoriamente.)

*Contraindicação relativa para tonsilectomia, contraindicação absoluta para adenoidectomia (embora uma adenoidectomia parcial possa ser considerada).

Leitura Adicional

Gislason T, Benediktsdóttir B. Snoring, apneic episodes, and nocturnal hypoxemia among children 6 months to 6 years old. An epidemiologic study of lower limit of prevalence. Chest 1995;107(4):963-966

Hoffmann S. The throat carrier rate of group A and other beta hemolytic streptococci among patients in general practice. Acta Pathol Microbiol Immunol Scand [B] 1985;93(5):347-351

6. Otorrinolaringologia Pediátrica   549

6.10.2   Hipertrofia Adenotonsilar

◆ Características-Chave

- As adenoides e as tonsilas palatinas são uma fonte comum de obstrução das vias aéreas superiores na infância.
- O tamanho máximo é alcançado com ~ 5 anos de idade.
- O comprometimento das vias aéreas se apresenta sob a forma de apneia obstrutiva do sono (SAOS).

A hipertrofia adenotonsilar leva à obstrução das vias aéreas em crianças e constitui uma indicação comum para cirurgia no grupo etário pediátrico. As adenoides e as tonsilas palatinas aumentam durante o 1° ao 5° anos de vida. Involução progressiva ocorre por volta dos 12 aos 18 anos de idade, embora o curso seja altamente variável e seja influenciado por alergia e pela frequência de infecções recorrentes tonsilares e do trato respiratório.

◆ Epidemiologia

A hipertrofia adenotonsilar é a causa mais comum de obstrução das vias aéreas superiores relacionadas com o sono em crianças. Quarenta por cento das crianças roncam; a incidência de apneia obstrutiva verdadeira é estimada em 3%.

◆ Clínica

Sinais

- Postura de boca aberta.
- Deficiência de crescimento e dificuldades de alimentação.
- Fala hiponasal.
- Fácies adenoideana (palato ogival, face média achatada, "olheiras alérgicas", postura de boca aberta).
- Perturbações comportamentais.
- Sonolência diurna.

Sintomas

- Ronco e/ou pausas apneicas.
- Sono agitado.
- Ruídos de sufocação ou engasgos durante o sono.
- Sintomas de hiperatividade, déficits de atenção.
- Enurese.
- Obstrução nasal.

550   6. *Otorrinolaringologia Pediátrica*

Diagnóstico Diferencial

- Tonsilite, adenoidite aguda ou crônica (bacteriana ou viral).
- Faringite aguda (bacteriana ou viral).
- Abscesso peritonsilar.
- Mononucleose infecciosa.
- Linfoma.
- Outras causas de obstrução das vias aéreas superiores incluem polipose nasal, desvio do septo nasal e rinites e sinusites (infecciosas, alérgicas ou não alérgicas).

◆ Avaliação

História

A história geralmente inclui roncos irregulares com arquejo ou pausas testemunhadas e sonolência diurna. Uma história de problemas de comportamento, distúrbio de déficit de atenção, hiperatividade e enurese deve ser pesquisada. Quaisquer estudos prévios do sono devem ser revisados. É importante procurar por qualquer história de família de distúrbios hemorrágicos conhecidos, ou uma história do paciente ou da família de equimose ou sangramento anormal.

Exame Físico

Exame completo de cabeça e pescoço com foco em

1. Avaliação da condição da orelha média (há uma incidência aumentada de OM aguda e OME na hipertrofia adenóidea).
2. Exame da cavidade oral, inspeção, e graduação das tonsilas palatinas (grau 1 é tonsilas nos limites dos pilares tonsilares, grau 2 (< 50% de obstrução), grau 3 (> 50% de obstrução), e grau 4 quando as tonsilas fazem contato entre si na linha mediana).
3. Exclusão de malformações craniofaciais óbvias ou características sindrômicas; avaliar quanto à fenda palatina.

Considerar o exame direto do tamanho das adenoides com um fibroscópio flexível de fino calibre, especialmente na criança cooperativa.

Exames de Imagem

Considerar uma radiografia simples lateral do pescoço para avaliar o tamanho das adenoides.

Laboratório

Um HC deve ser solicitado, com tempo de tromboplastina parcial (TTP) e tempo de protrombina/razão normalizada internacional (TP/RNI) pré-operatoriamente, caso haja alguma história familiar ou suspeita de coagulopatia potencial. Um teste de função das plaquetas (PFA-100 analyzer) é uma triagem barata rápida para disfunção das plaquetas, embora seja inespecífico. Um teste positivo deve ser seguido por estudos de von Willebrand e um encaminhamento à hematologia.

Outros Testes

Uma endoscopia nasal deve ser realizada para avaliar o grau de obstrução nasofaríngea. A rinomanometria raramente é utilizada para avaliar o grau de obstrução nasal.

Uma criança saudável sob os demais aspectos com pais que apresentam uma boa descrição do ronco irregular com arquejos, pausas, ou ruídos de sufocação, e exame que revela uma hipertrofia obstrutiva óbvia *não* necessita de polissonografia; prosseguir com uma adenotonsilectomia. Caso o exame da criança não seja convincente ou os pais não puderem relatar uma boa história, a polissonografia é útil. Caso a criança apresente outras comorbidades, e *especialmente* caso apresente distúrbios neurológicos, a polissonografia é importante, uma vez que pode estar ocorrendo apneia central não obstrutiva. A apneia central não melhorará com uma adenotonsilectomia.

Patologia

Hiperplasia do tecido linfoide das adenoides e das tonsilas é encontrada.

◆ Opções de Tratamento

Clínico

- Observação vigilante.
- Esteroides nasais tópicos.
- Antibióticos podem retrair as tonsilas ocasionalmente.
- Pressão positiva contínua nas vias aéreas para SAOS (ver Capítulo 1.8.1).

Cirúrgico

Os procedimentos cirúrgicos empregados incluem adenoidectomia, tonsilectomia e adenotonsilectomia. Para instrumentação, a maioria dos cirurgiões atualmente utiliza o eletrocautério. Por outro lado, alguns cirurgiões utilizam dissecção fria, ou um aparelho de ablação por radiofrequência bipolar (coblação), ou um microdesbridador para a chamada tonsilectomia intracapsular ou subtotal. Outros aparelhos foram introduzidos e comercializados, mas são menos amplamente utilizados.

◆ Complicações

Sangramento

A complicação importante mais comum é hemorragia pós-operatória, que ocorre com uma frequência de 2 a 3%. O paciente/família precisa compreender o risco de sangramento tardio e a necessidade de se apresentar no departamento de emergência prontamente, caso ocorra algum sangramento. Crianças em áreas rurais não devem ficar a mais de 30 minutos de um hospital durante 2 semanas.

Hemorragias tonsilares imediatas (0,5-2,2%), muitas vezes, exigem tratamento cirúrgico. Isto é graças à falta de controle de um vaso que estava provavelmente em espasmo ou a distúrbio não reconhecido da coagulação, tipicamente disfunção plaquetária.

552 6. *Otorrinolaringologia Pediátrica*

Tabela 6-6 Opções de Tratamento de Hemorragias Pós-Tonsilectomia

Com sangramento ativo, ir diretamente para a sala de operações para controle definitivo
Com sangramento inativo ou escasso: 　Internação com observação por 24 horas 　Caso se trate de ressangramento, ir para a sala de operações. Se não houver 　nenhum sangramento por 24 horas, alta
Todos os pacientes: Verificar hemoglobina, hematócrito, TP, TTP. Estabelecer acesso intravenoso, hidratar
Possíveis medidas para controlar sangramento brando/escasso no departamento de emergência: nitrato de prata ou outro cautério químico

TP, tempo de protrombina; TTP, tempo de tromboplastina parcial.

Hemorragias tonsilares tardias (após as primeiras 24 horas) (0,1-3%) são frequentemente manejadas conservadoramente com observação estreita. Isto é mais comum com ~1 semana de pós-operatório.

Hemorragias tardias recorrentes devem suscitar uma avaliação pronta hematológica e internação com observação com base na preocupação com um possível sangramento "sentinela" (**Tabela 6.6**).

Outras Complicações

A obstrução pós-operatória inicial da via aérea pode exigir oxigênio umidificado, esteroides e reentubação. Pacientes cronicamente obstruídos estão em risco de edema pulmonar pós-operatório, diagnosticado com exame físico e radiografia de tórax. Isto pode requerer furosemida, oxigênio umidificado, fisioterapia torácica, ventilação com pressão positiva expiratória final e reentubação.

A desidratação pós-operatória pode exigir reinternação. Tratar com hidratação IV, antieméticos, analgesia, conforme necessário, e educação dos pais.

O refluxo nasal comumente é brando e regride; caso grave ou persistente, pode ser de difícil correção. A fototerapia pode ser útil.

A estenose/cicatriz nasofaríngea é incomum e extremamente difícil de corrigir. A prevenção é a melhor conduta.

Fogo na via aérea: isto é extremamente raro. Deve-se verificar um possível vazamento do *cuff* antes de iniciar a cirurgia, não deve vazar abaixo de 20. Comunicar-se com o anestesiologista, e ter certeza de que a FIO_2 seja mantida abaixo de 40%. Caso ocorra um fogo, então extubar imediatamente, desligar todo o oxigênio e reentubar.

◆ Resultado e Acompanhamento

Monitoramento pós-operatório estreito em crianças com SAOS, dado o risco de manutenção ou a piora da apneia no período pós-operatório imediato. Após tonsilectomia, as crianças com um estudo positivo de sono e/ou quaisquer crianças de 3 anos ou menos são tipicamente observadas de um dia para o outro e durante toda a noite com oximetria de pulso contínua, embora haja uma falta de consenso sobre esta questão.

6. Otorrinolaringologia Pediátrica   553

Outras medidas: Dieta líquida/branda por 2 dias no pós-operatório. O tratamento da dor é importante para permitir uma hidratação adequada. Embora não haja consenso, uma combinação recomendada é paracetamol líquido até 15 mg/kg/dose 3 ou 4 vezes ao dia, utilizando-se a oxicodona simples líquida 0,1 mg/kg/dose (máximo 5 mg) a cada 4 horas, conforme necessário para dor. Separar o paracetamol e o narcótico habilita o paciente a minimizar o uso de narcótico em muitos casos. Drogas anti-inflamatórias não esteroidais (AINEs) são evitadas por preocupação com a inibição das plaquetas, embora alguns estudos sugiram que isto não aumenta o risco de sangramento. Antibióticos líquidos orais são utilizados por 1 semana no pós-operatório, geralmente amoxicilina, caso o paciente não seja alérgico. Intraoperatoriamente, uma única dose de dexametasona 0,5 mg/kg IV é útil para reduzir a dor e o edema pós-operatórios; a dose tipicamente é de 4 a 12 mg.

Acompanhamento contínuo de rotina se adotada conduta conservadora. Estudos seriados do sono podem ser considerados por 3-6 meses no pós-operatório, caso os sintomas persistam. O acompanhamento é marcado 3 a 6 semanas após a adenotonsilectomia.

A adenotonsilectomia apresenta índice de sucesso de 90% para respiração perturbada pelo sono na infância. De todas as tonsilectomias e as adenoidectomias realizadas nos EUA a cada ano, 75% são efetuadas para tratamento de transtornos respiratórios do sono.

◆ Códigos na CID-10
G47.30   Apneia de sono não especificada.
J35.3   Hipertrofia de tonsilas, adenoides.

Leitura Adicional
Brodsky L. Tonsillitis, tonsillectomy, and adenoidectomy. In: Bailey BJ, Johnson JT, Newlands SD *et al.*, eds. Head and Neck Surgery - Otolaryngology. 2nd ed. Philadelphia, PA: Lippincott-Raven; 1998:1221-1235

6.11 Perda Auditiva Pediátrica

◆ Características-Chave

- A idade à identificação diminuiu significativamente desde o advento da triagem auditiva neonatal.

- A identificação e o tratamento precoce da perda auditiva é essencial para obter um resultado ideal.

- A surdez relacionada com a conexina-26 é a causa mais comum de perda auditiva hereditária.

- A perda auditiva adquirida, muitas vezes, ocorre dentro do período antenatal.

- A história perinatal é chave para identificar fatores de risco de perda auditiva congênita e adquirida.

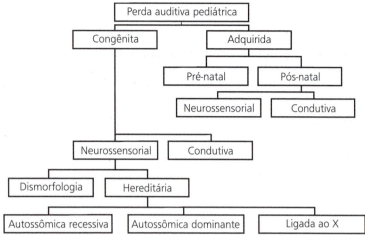

Fig. 6.3 Tipos de perda auditiva pediátrica.

O início da perda auditiva em crianças independentemente da etiologia ocorre muitas vezes antes do desenvolvimento da linguagem. As doenças que causam perda auditiva congênita e adquirida variam desde as simples e comuns até as raras e complexas. A lista de diagnósticos potenciais não é exaustiva; síndromes adicionais com perda auditiva, como uma característica secundária, podem ser encontradas no Capítulo 6.9. Para as finalidades deste capítulo, examinaremos a perda auditiva usando a estrutura observada na **Fig. 6.3**, com a advertência de que alguns diagnósticos podem enquadrar-se em mais de uma categoria.

♦ Epidemiologia

A perda auditiva é o déficit sensitivo congênito mais comum, com uma incidência estimada de 1 a 2 por 1.000 crianças. Similarmente, a perda adquirida é extremamente comum, com a maioria das crianças experimentando pelo menos uma perda auditiva condutiva (PAC) transitória decorrente de otite serosa crônica. Estima-se que 50% das perdas auditivas neurossensoriais (PANS) infantis sejam ocasionadas por fatores genéticos, com esta proporção aumentando com a detecção continuada de novas mutações. As causas genéticas podem eventualmente responsabilizar-se por uma grande proporção da perda auditiva que atualmente é rotulada como de etiologia desconhecida. Em casos de perda auditiva hereditária congênita, cerca de 2/3 são não sindrômicos. No contexto da surdez relacionada com a genética, a maioria dos casos (70-80%) são autossômicos recessivos, aproximadamente 20% são autossômicos dominantes, e os restantes são causados por anomalias cromossômicas ligadas ao X ou mitocondriais. Cerca de 50% dos casos de PANS congênita são considerados não hereditários (ou seja, adquiridos), e a maioria destes é decorrente de infecções TORCHES (toxoplasmose, rubéola, citomegalovírus, herpes simplex, encefalite e otossífilis), sepse ou prematuridade grave.

◆ Clínica

Sinais

- Retardo na aquisição da fala ou na regressão da fala.
- Disfunção vestibular.
- Atrasos na deambulação.
- Perturbações da marcha.
- Otorreia.

Sintomas

- Perda auditiva (pode ser progressiva ou flutuante).
- Zumbido.
- Vertigem.
- Otalgia.
- Plenitude aural.

◆ Perda Auditiva Neurossensorial Congênita

Dismorfologias

A maioria das dismorfologias cocleares é de natureza membranosa (80-90%) e não identificável pela TC; as restantes apresentam uma anomalia óssea discernível que é identificável pela TC.

Displasia de Mondini

- Partição incompleta da cóclea.
- Autossômica dominante.
- Perda auditiva unilateral ou bilateral, pode ser progressiva ou flutuante (intercalada com audição normal).
- TC: dilatação cística da cóclea com ausência do modíolo, aqueduto vestibular aumentado, anomalias dos canais semicirculares.
- Associada às síndromes de Pendred, Waardenburg e Treacher-Collins e síndrome branquio-otorrenal (ver adiante para descrição).

Aplasia de Michel

- Autossômica dominante.
- Anacusia.
- TC: cóclea e labirinto ausentes, hipoplasia da pirâmide petrosa.

Aplasia de Alexander

- Autossômica recessiva ou herança esporádica.
- A mais comum das aplasias da orelha interna.

556 6. Otorrinolaringologia Pediátrica

- Perda nas frequências altas com audição residual em baixas frequências.
- Aplasia do ducto coclear (defeito membranoso).
- TC: sem aspectos característicos.
- Associada à rubéola congênita, e síndromes de Jervell Lange-Nielsen, Usher e Waardenburg.

Aplasia de Scheibe

- Autossômica recessiva.
- A mais comum das displasias da orelha interna.
- Aplasia parcial a completa da cóclea e sáculo (*pars* inferior) com canais semicirculares e utrículo normais (*pars* superior).
- TC: sem aspectos característicos (defeito membranoso).
- Associada às síndromes de Usher e Waardenburg.

Aqueduto Vestibular Alargado

- A mais comum das deformidades radiológicas da orelha interna.
- PANS progressiva que pode ser súbita ou redução gradativa.
- Pode ocorrer isoladamente ou com malformação de Mondini.
- Associada à disfunção vestibular progressiva e/ou flutuante e síndrome de Pendred.
- Associada a *gusher* de perilinfa.

Displasia de Bing-Siebenmann

- Rara displasia completa do labirinto membranoso.

Doenças Hereditárias

Autossômicas Recessivas

Conexina 26

- Mutação cromossômica em 13q11.
- A causa genética mais comum de surdez (> 50% da perda auditiva não sindrômica recessiva).
- Mais comumente autossômica recessiva (90 mutações identificadas).
- Pode ser autossômica dominante (nove mutações identificadas).
- A mutação no gene leva a defeitos quantitativos e qualitativos na codificação da proteína para junções íntimas (GJB2), as quais são responsáveis pela manutenção do potencial endolinfático na cóclea [K^+].
- 35delG é a mutação mais comum; entretanto, > 100 mutações foram identificadas.

Síndrome de Usher (**Tabela 6.7**)

- Braço de cromossoma 14q (tipo I), braço de cromossoma 1q32 (tipo II).
- PANS, retinite pigmentar com ou sem retardo mental e catarata.

6. Otorrinolaringologia Pediátrica   557

Tabela 6-7 Classificação da Síndrome de Usher

Tipo	Perda Auditiva Neurossensorial	Função Vestibular	Cegueira
I	Profunda	Arreflexia	Idade adulta jovem
II	Moderada à grave	Normal	Meio da idade adulta
III	Progressiva	Progressiva	Variável

Síndrome de Pendred

- Mutação cromossômica em 7q codificando para pendrina (transportador de sulfato).
- SLC26A4 é a mutação mais comum.
- Defeito na iodação da tirosina.
- PANS grave à profunda.
- TC: malformação de Mondini ou isoladamente aqueduto vestibular largo.
- Associada a bócio multinodular eutireóideo na infância.

Síndrome de Jervell e Lange-Nielsen

- Mutação cromossômica em 11p15 bem como 3, 4, 7, 21.
- PANS bilateral.
- Síndrome de QT prolongado (tratado com β-bloqueador).

Síndrome de Goldenhar

- Microssomia hemifacial.
- Mutação cromossômica em 9.
- Anomalias do desenvolvimento do primeiro e segundo arcos branquiais afetando nervo facial, músculo estapédio, canais semicirculares e janela oval.
- Associada a pregas pré-auriculares, anomalias auriculares, atresia aural, assimetria facial, colobomas e retardo mental.

Autossômicas Dominantes

Síndrome de Waardenburg

- Mutação cromossômica em 2q e 14q.
- PANS e/ou disfunção vestibular unilateral ou bilateral.
- Associada a anomalias pigmentares [topete branco, heterocromia das íris (iris de cores diferentes)], telecanto, sinofria (unissupercílio), anomalias esqueléticas, megacólon de Hisrschsprung.

Síndrome de Stickler

- Artroftalmopatia progressiva.
- Mutação cromossômica em 6 p e 12q.
- Expressão variável.

6. Otorrinolaringologia Pediátrica

- Progressiva PANS e/ou perda condutiva (disfunção da tuba auditiva decorrente da fenda palatina).
- Associada à miopia e/ou descolamento de retina, catarata, sequência de Pierre Robin, hábito marfanoide, hipermobilidade das articulações e artrite precoce.

Síndrome de Treacher-Collins

- Disostose mandibulofacial.
- Mutação cromossômica em 5.
- Perda auditiva condutiva: atresia do CAE, malformações ossiculares, substituição da membrana timpânica por uma lâmina óssea.
- Perda auditiva neurossensorial: aqueduto coclear alargado.
- Associada a nervo facial aberrante, anomalias auriculares, fístulas pré-auriculares, hipoplasia mandibular, coloboma, defeitos do palato e fissuras palpebrais inclinadas para baixo.

Síndrome Branquio-otorrenal

- Mutação cromossômica em 8q.
- Mutações EYA1 e SIX1 foram identificadas.
- Anomalias do desenvolvimento dos arcos branquiais e rins.
- PANS variável.
- TC: possível deformidade de Mondini.
- Associada a deformidades auriculares, fossetas pré-auriculares, fístulas, plicomas, displasia renal branda progredindo para agenesia.

Neurofibromatose

- Neurofibromatose tipo 1 (NF1): braço longo do cromossoma 17; risco de 5% de schwannoma do VIII par unilateral.
- Neurofibromatose tipo a (NF2): braço longo do cromossoma 22; frequentemente schwannomas bilaterais do VIII par, meningiomas múltiplos.
- PANS profunda progressiva devida a schwannoma do VIII par.
- Associada a manchas café com leite, sardas inguinais/axilares, neurofibromas cutâneos, no SNC e nervos periféricos, nódulos de Lisch (hamartomas do olho) e feocromocitomas.

Síndrome de Apert

- Acrocefalossindactilia.
- Mutação cromossômica em 10.
- Herança dominante autossômica ou esporádica.
- PAC decorrente da fixação do estribo.
- TC: aqueduto coclear patente, grande fossa subarqueada.
- Associada à sindactilia, anomalias da face média, incluindo hipertelorismo, proptose, deformidade de nariz em sela, palato ogival, boca trapezoide e disostose craniofacial.

6. Otorrinolaringologia Pediátrica 559

Síndrome de Crouzon

- Disostose craniofacial.
- Mutação cromossômica em 10q; PAC em decorrência da atresia aural e deformidades ossiculares.
- Associada à sinostose craniana, maxila pequena, hipertelorismo, exoftalmia, mandíbula prognática e lábio superior curto.

Osteogenesis Imperfecta

- Mutação cromossômica em 5p ou 17q.
- Tipicamente herança autossômica dominante, embora tenha sido descrita uma forma recessiva familial.
- Distúrbio do colágeno tipo I (defeito quantitativo e qualitativo do colágeno).
- Associada à hipermobilidade de articulações e ligamentos, fragilidade óssea e escleras azuis.

Ligadas ao X

Síndrome de Alport

- Cromossoma Xq, algumas mutações autossômicas dominantes no cromossoma 2q.
- Anormalidade da formação do colágeno tipo IV na membrana basal.
- PANS progressiva graças à degeneração do órgão de Corti e estria vascular na 1ª década
- Associada à nefrite progressiva (hematúria, proteinúria, glomerulonefrite crônica, uremia), miopia e catarata.

Síndrome Otopalatodigital (ver, também, Capítulo 6.9)

- PAC causada por malformações ossiculares.
- Associada à fenda palatina, dedos largos das mãos e pés, hipertelorismo, retardo mental e estatura baixa.

Síndrome de Norrie

- Mutação cromossômica no Xp11.
- PANS progressiva (em 1/3 dos pacientes; na segunda ou terceira décadas).
- Cegueira rapidamente progressiva (pseudoglioma bilateral, vitreorretinopatia exsudativa e degeneração ocular).

Síndrome de Wildervanck

- Dominante ligada ao X.
- PANS (1/3 dos casos).
- Associada à paralisia do NC VI e malformação de Klippel-Feil (fusão de vértebras cervicais).

Perda Auditiva Ligada ao X

- Mutação cromossômica em Xq.
- Síndrome rara com perda auditiva mista em razão da fixação do estribo e gusher de perilinfa.

6. Otorrinolaringologia Pediátrica

◆ Perda Auditiva Condutiva Congênita

Atresia

A atresia pode ser uni ou bilateral.

Síndrômica

Síndrome de Treacher-Collins, síndrome de Apert, síndrome de Crouzon, síndrome otopalatodigital, *osteogenesis imperfecta*, perda auditiva ligada ao X (ver anteriormente para descrições das síndromes).

◆ Perda Auditiva Adquirida

A perda auditiva adquirida é, frequentemente, causada por insulto pré-natal ou perinatal, como infecção.

Adquirida Pré-Natal

Infecção *antes* do nascimento resultando em perda auditiva.

Rubéola

* Perda de células ciliadas, atrofia do órgão de Corti, trombose da estria vascular.
* PANS severa à profunda e/ou hidropsia endolinfática retardada.
* Associada a retardo mental, deformidades de membros inferiores, anemia, catarata, malformações cardíacas, microcefalia e trombocitopenia.

Sífilis

* *Treponema pallidum.*
* Frequentemente fatal.
* PANS profunda (dentro dos primeiros 2 anos, ou na segunda ou terceira décadas)
* Sinal de Hennebert (nistagmo com pressão flutuante no CAE na presença de uma membrana timpânica intacta – na sífilis congênita retardada).
* Hidropsia endolinfática retardada.
* Penicilina para infecção adquirida e/ou corticosteroides para a PANS.

Citomegalovírus (CMV)

* PANS leve à profunda.
* Pode ser unilateral e/ou progressiva.
* Associada à anemia hemolítica, microcefalia, retardo mental, hepatosplenomegalia, calcificações cerebrais e icterícia.

Hipóxia

* PANS e/ou neuropatia auditiva.
* Fatores de risco incluem anóxia durante o parto, hipóxia pós-natal e/ou suporte ventilatório e oxigenação por membrana extracorpórea (OMEC).

Hiperbilirrubinemia

* PANS e/ou neuropatia auditiva.

6. Otorrinolaringologia Pediátrica   561

Adquirida Pós-Natal

Infecção ou lesão *após* nascimento, resultando em perda auditiva.

Perda Neurossensorial

Meningite

- PANS tipicamente bilateral, permanente, severa à profunda (15-20% dos casos).
- Início precoce da PANS nesta doença.
- Etiologia bacteriana: *Haemophilus influenzae* (maior tendência a causar perda auditiva), *Streptococcus pneumoniae* (a causa mais comum de meningite em crianças; maior tendência a causar ossificação do labirinto).
- As bactérias e suas toxinas provavelmente chegam à orelha interna via aqueduto coclear e conduto auditivo interno (CAI).
- Lesões inflamatórias, hipóxicas dos elementos neurais podem desempenhar um papel.
- Avaliação por PEATEs seriadas precocemente durante a evolução da doença.
- TC: pode revelar ossificação labiríntica. O canal semicircular lateral é muitas vezes o primeiro a se ossificar. Caso a criança se encontre clinicamente estável e satisfaça critérios de elegibilidade audiológica, um implante coclear deve ser realizado imediatamente (≤ 6 semanas), caso a TC mostre fibrose, pois uma vez que a cóclea tenha se ossificado, o implante irá requerer broqueamento coclear, permitindo apenas um eletrodo parcial, o que confere um pior prognóstico.

Trauma

- Possível fratura do osso temporal.
- PANS decorrente da fratura através da cápsula ótica, subluxação do estribo com fístula perilinfática ou excessivo desvio e cisalhamento da membrana basilar (leva a uma perda em altas frequências).
- PAC em razão da presença de tecidos moles e *debris* no CAE, perfuração da membrana timpânica (20-50%), hemotímpano (20-65%), luxação ou lesão ossicular (bigorna mais comumente luxada, mais comumente em associação à fratura longitudinal).
- Associada à lesão do nervo facial, vertigem e vertigem posicional paroxística benigna pós-traumática.

Neuropatia/Dessincronização Auditiva

- Distúrbio do processamento central.
- Baixo IRF incompatível com os limiares de tons puros (PEATEs ausentes, EOAs normais).
- Fatores de risco incluem hiperbilirrubinemia, hipóxia ou ventilação mecânica, baixo peso ao nascimento, anomalias congênitas do SNC, síndrome de Stevens-Johnson.
- Pode acompanhar um diagnóstico neurológico (ataxia de Friedrich, síndrome de Ehlers-Danlos, síndrome de Charcot-Marie-Tooth).

562 6. Otorrinolaringologia Pediátrica

- Mais comumente adquirida, embora existam variantes.
- Pode melhorar significativamente bem com um implante coclear graças à estimulação supraliminar síncrona que fornece ao nervo auditivo.

Perda Condutiva

- Colesteatoma
  - o Erosão ossicular, levando à perda condutiva máxima.
- Perfuração da membrana timpânica
  - o PAC (30-50 dB).
- O reparo bem-sucedido pode não melhorar a audição
  - o Perfuração devida à OM aguda, OM crônica, barotraumas, complicação de inserção de tubo de timpanostomia ou cirurgia da orelha média.
  - o Deve obedecer a precauções contra água, particularmente na água do banho e água doce.
- Otite serosa crônica.
- Trauma
  - o Ver anteriormente para descrição completa.
- Corpo estranho na orelha
  - o Ver Capítulo 2.1.4.

◆ **Avaliação (Tabela 6.8)**

Exame Físico

Ver Capítulo 2.4.2 para avaliações audiológicas pediátricas. Um exame completo de cabeça e pescoço deve incluir otoscopia, pneumo-otoscopia, testes de Rinne e Weber com diapasão, caso apropriados à idade, e inspeção da orelha e pele pré-auricular quanto a fossetas ou plicomas. Um exame clínico do sistema vestibular apropriado para a idade da criança deve ser realizado, bem como um exame geral para identificar características sindrômicas (ver anteriormente para diagnóstico diferencial quanto a aspectos sindrômicos característicos).

Exames de Imagem

A TC de alta resolução dos ossos temporais identificará anomalias cocleovestibulares. Considerar uma RM com atenção ao CAI para avaliar quanto à presença e tamanho do nervo auditivo, alterações na substância branca decorrente da sequelas de prematuridade, CMV, hiperbilirrubinemia, ou em casos de neurofibromatose.

Laboratório

- Síndrome de Pendred: teste de hormônio tireoestimulador (TSH).
- Síndrome de Alport, branquio-otorrenal: exame de urina, nitrogênio ureico sanguíneo, creatinina.
- TORCH: ensaio de IgM (toxoplasmose, sífilis, rubéola, CMV, herpes *simplex*.

6. Otorrinolaringologia Pediátrica · 563

Tabela 6-8 Avaliação Sugerida da Perda Auditiva Neurossensorial Congênita

Sindrômica
Encaminhar ao geneticista
Considerar: eletrocardiografia, exame de urina
Outro exame de imagem, conforme dirigido pela síndrome específica
Não sindrômica
Testes para possíveis causas adquiridas:
RPR/FTA-ABS
Ensaio IgM TORCH
Testes genéticos:
Vários painéis genéticos, tipicamente testes para mutações da conexina, outros
Todas
TC do osso temporal
Encaminhar à oftalmologia
Testes seriados da audição para acompanhar possível progressão

TC, tomografia computadorizada; IgM, imunoglobulina M; RPR/FTA-ABS, reagina plasmática rápida/anticorpo treponêmico fluorescente – absorção; TORCH, toxoplasmose, rubéola, citomegalovírus, herpes *simplex* encefalite e otossífilis.

- Rubéola: cultura viral de líquido amniótico, urina e faringe.
- Sífilis: anticorpo treponêmico fluorescente -absorção (FTA-ABS), Venereal Disease Research Laboratory (VDRL).

Outros Testes

- Avaliações audiométricas seriadas com timpanometria apropriada para a idade (**Tabela 6.9**).
- Avaliação da acuidade visual graças ao aumento exponencial na morbidade na presença de duplo prejuízo sensorial.
- Avaliação genética, aconselhamento: conexina-26, sindrômicro e/ou perda hereditária.
- Síndromes de Jervell e Lange-Nielsen: Eletrocardiograma para detectar intervalo QT prolongado.
- Síndrome de Pendred: ultrassonografia da tireoide.
- Síndrome branquio-otorrenal: ultrassonografia renal, pielograma.

◆ Opções de Tratamento

Clínico

Adaptação apropriada e oportuna de amplificação (aos 6 meses se identificada por triagem neonatal) com sistema de frequência modulada (FM) ou treinos táteis. Fonoterapia ou programa de comunicação total, incluindo linguagem de sinais (libras) quando apropriado, deve ser considerado. Estabelecer ligação com escola, professores e audiologista educacional.

6. Otorrinolaringologia Pediátrica

Tabela 6-9 Avaliação Audiométrica por Idade

Nascimento a 6 meses
Audiometria de observação comportamental
Emissões otoacústicas
Potencial evocado auditivo de tronco encefálico
6 meses a 3 anos
Audiometria de respostas visuais
Emissões otoacústicas
Potenciais evocados auditivos de tronco encefálico
3 a 6 anos
Audiometria lúdica convencional
> 6 anos
Audiometria padrão

Cirúrgico

- Tubos de timpanotomia: perda mista devida à OM serosa crônica.
- Implante coclear para PANS bilateral profunda (ver Capítulo 2.5.4).
- BAHA para atresia aural, OM crônica (ver Capítulo 2.5.5).
- Correção cirúrgica de orelha e conduto atrésicos.
- Exploração da orelha média e/ou ossiculoplastia, timpanoplastia, para supeita de perda condutiva congênita ou adquirida.
- Implante auditivo de tronco encefálico (ver Capítulo 2.5.5) para:
  - Schwannoma vestibular bilateral em NF2.
  - Agenesia da cóclea ou do nervo auditivo (p. ex., aplasia de Michel).

◆ Complicações

Tratar perfurações da MT em decorrência da OM crônica ou como uma complicação de inserção de tubo de timpanostomia por timpanoplastia, uma vez que uma orelha seca seja estabelecida. Tratar a OM agressivamente com antibióticos e tubos de timpanostomia em crianças após implante coclear em decorrência do risco de meningite.

◆ Resultado e Acompanhamento

Pós-operatoriamente, aplicar analgesia e/ou antibióticos sistêmicos quando a prótese auditiva tiver sido inserida. Crianças candidatas a implante coclear devem receber vacinação pneumocócica e contra meningite como profilaxia antes do implante.

Uma avaliação audiológica continuada e repetida deve ser mantida com atenção para o desenvolvimento da fala e da linguagem da criança.

6. *Otorrinolaringologia Pediátrica* 565

Crianças com tubos de timpanotomia devem ser acompanhadas a cada 6 meses, até que os tubos tenham sido extrusados e o local da miringotomia tenha se fechado sem reacúmulo de efusão.

◆ Código na CID-10

90 Perda auditiva

Leitura Adicional

Lalwani AK, Grundfast KM, eds. Pediatric Otology and Neurotology. Philadelphia, PA: Lippincott-Raven; 1998
Wetmore RF, Muntz HR, McGill TJ *et al.*, eds. Pediatric Otolaryngology: Principles and Practice Pathways. Stuttgart/New York: Thieme; 2000

6.12 Massas Cervicais Infecciosas em Crianças

◆ Características-Chave

- Linfadenite cervical é a massa infecciosa cervical mais comum em crianças, mas abscesso também é uma possibilidade.

- A idade do paciente, a localização e o intervalo de tempo para o desenvolvimento da adenite são indícios importantes da etiologia subjacente.

- O diagnóstico comumente é fundamentado na história e no exame físico, e não em achados laboratoriais.

- O tratamento clínico é apropriado para muitas causas.

Linfonodos aumentados ou inflamados são a causa de 95% das massas cervicais pediátricas. Um exame físico completo é necessário, porque os grupos de gânglios linfáticos são associados a diferentes doenças, o que ditará o tratamento adequado. A maioria dos linfáticos da região da cabeça e do pescoço drena para os linfonodos **submandibulares** e cervicais profundos, o que explica por que estes nódulos são mais comumente afetados por linfadenites cervicais. Na ausência de adenopatia cervical, aumento dos gânglios supraclaviculares pode ser indicador de doença torácica ou abdominal. As causas mais comuns de aumento isolado de gânglio supraclavicular direito são linfomas de Hodgkin e não Hodgkin. O aumento isolado dos gânglios supraclaviculares esquerdos é mais comumente associado a tumores ou inflamações intra-abdominais (sinal de Troisier).

566 6. *Otorrinolaringologia Pediátrica*

◆ Etiologia

A etiologia subjacente da linfadenite cervical pode ser predita com base na idade do paciente. Em recém-nascidos, estreptococos grupo B são a causa mais comum de linfadenite. *Staphylococcus aureus* geralmente é o organismo causador em pacientes de 2 meses a 1 ano de idade. Juntamente com *Bartonella hensellae* (doença da arranhadura de gato) e micobactérias não tuberculosas, o *S. aureus* é também uma causa comum em pacientes de 1 a 4 anos de idade. Estes organismos podem ser a causa de adenites cervicais em pacientes maiores com tuberculose, bactérias anaeróbicas e toxoplasmose. O intervalo de tempo também é um fator importante a considerar ao determinar a etiologia da adenite cervical. Doença bilateral aguda é em geral uma resposta à faringite aguda, mas também pode ocorrer com o vírus de Epstein-Barr, citomegalovírus, vírus herpes *simplex*, roséola e enterovírus. A linfadenite unilateral aguda comumente se apresenta com uma celulite associada e é tipicamente causada por *S. aureus, Streptococcus pyogenes* e estreptococos do grupo B. A linfadenite unilateral subaguda ou crônica é muito menos comum. Ela pode ser causada por doença da arranhadura de gato, infecção micobacteriana ou toxoplasmose.

◆ Clínica

Sinais

Um exame físico completo é essencial. Observar tamanho, localização, lateralidade, consistência e quantidade de gânglios. Eritema e dor à palpação são também sinais importantes. Doenças associadas, como faringite ou infecção sistêmica, devem ser pesquisadas.

Sintomas

Os pacientes podem apresentar-se com edema unilateral ou bilateral no pescoço, com ou sem quaisquer outros sintomas. Dor à palpação dos gânglios afetados comumente é associada a infecções agudas.

Diagnóstico Diferencial

As causas infecciosas são as mais comuns. Malignidade é uma consideração importante em pacientes sem outros sinais de infecção, com perda recente de peso ou febre, ou naqueles com comprometimento supraclavicular isolado. Causas não infecciosas são muito menos comuns e incluem a doença de Kawasaki, sarcoidose, histiocitose sinusal, linfadenite necrosante histiocítica e doença de Kimura.

◆ Avaliação

Exame Físico

A linfadenite cervical tipicamente se apresenta com linfonodos unilateral ou bilateralmente aumentados (> 3 cm) e dolorosos à palpação na área jugulodigástrica. Infecções micobacterianas atípicas geralmente se apresentam com massa única eritematosa aumentada, distinta da adenopatia reativa ou do abscesso com flutuação.

Exames de Imagem

Exames de imagem não são necessários se uma linfadenite cervical for suspeitada com base na história e achados de exame físico. Caso haja preocupações com tuberculose ou um abscesso, pode ser realizada uma ultrassonografia ou TC do pescoço. A linfadenite cervical se manifestará como gânglios aumentados, contrastados, com baixa atenuação central, caso necrose esteja presente. Linfonodos infectados por tuberculose apresentarão contraste periférico espesso na TC contrastada, baixa atenuação central, uma ausência relativa de filamentos de gordura e calcificação.

Laboratório

Um HC é útil para determinar se os linfonodos aumentados são secundários a infecções sistêmicas. Outros estudos laboratoriais, incluindo coloração com Gram, coloração acidorresistente e cultura, podem ser solicitados, se aspiração for realizada. Solicitar sorologia para arranhadura de gato ou mononucleose na suspeita de infecção.

Outros Testes

A punção com aspiração por agulha fina (PAAF) pode ser diagnóstica e terapêutica. Colher o aspirado do linfonodo maior e mais flutuante, com uma agulha calibre 23 ou 20. Coloração com Gram, coloração acidorresistente e cultura devem ser realizadas. A etiologia é firmada em 60 a 90% dos pacientes que se submetem à aspiração com agulha.

A biópsia excisional está indicada, caso o gânglio apresente consistência endurecida seja fixo, deixe de regredir após a aspiração ou uso de antibióticos, aumente, ou se associe à febre ou perda de peso, ou caso o diagnóstico seja incerto. A biópsia de mais de um gânglio é preferível. Colocar uma parte do espécime em um meio de fluxocitometria é importante, caso a avaliação para linfoma seja necessária.

Patologia

A patologia varia dependendo da etiologia subjacente.

◆ Opções de Tratamento

Clínico

Os pacientes com linfonodos cervicais bilateralmente aumentados, assintomáticos e pequenos (< 3 cm) podem ser observados. Caso a massa persista ou aumente após várias semanas, a biópsia está justificada. Aqueles com sinais e sintomas de linfadenite bacteriana aguda (volumoso gânglio doloroso à palpação unilateral, eritematoso, sem sintomas sistêmicos) podem ser tratados empiricamente para *S. aureus* e *S. pyogenes* com amoxicilina-clavulanato, cefalexina ou clindamicina. Caso uma celulite esteja presente ou caso o paciente apresente sintomas graves, é apropriada nafcilina, cefazolina ou clindamicina parenteral. Quando a linfadenite for secundária a uma infecção dentária, infecções anaeróbias devem ser suspeitadas, e clindamicina ou penicilina associada a metronidazol é efetiva. Azitromicina, trimetoprim-sulfametoxazol ou rifampicina é efetiva no curso da doença para prevenção da formação de abscesso, caso se suspeite da doença de arranhadura de gato.

568 6. Otorrinolaringologia Pediátrica

Farmacologia Relevante

- Amoxicilina-clavulanato: a amoxicilina se liga à proteína ligadora de penicilina, impedindo desse modo a síntese da parede celular bacteriana. O clavulanato inibe as β-lactamases, o que aumenta o espectro de atividade da amoxicilina. A posologia é com base no componente amoxicilina.
  < 3 meses de idade: a dose total é de 30 mg/kg/dia. Fracionar a dose e administrar 2 vezes ao dia com a suspensão 125 mg/5 mL. Crianças < 40 kg: 25-45 mg/kg/dia divididos a cada 12 horas com a suspensão 200 mg/5 mL ou 400 mg/5 mL. Alternativamente, podem ser utilizados comprimidos mastigáveis de 200 ou 400 mg. Crianças ≥ 40 kg e adultos 875 mg 2 vezes ao dia.

- Clindamicina: inibe a síntese de proteína bacteriana, ligando-se a subunidades ribossômicas 50S bacterianas.
  o Crianças <16 anos
  Oral: dose total de 8-25 mg/kg/dia dividida em 3 a 4 doses.
  Parenteral: 15-20 mg/kg/dia.
  o Adultos
  Oral: 300 mg 3 vezes ao dia.
  Parenteral: 1,2-1,8 g/dia divididas em 2 a 4 doses.

- Trimetoprim-sulfametoxazol: ambos os agentes inibem a produção bacteriana de ácido fólico. O Trimetoprim inibe a redução do ácido di-hidrofólico, e o sulfametoxazol interfere com o ácido di-hidrofólico. A posologia é com base no componente trimetoprim.
  o Crianças > 2 meses
  Dose total de trimetoprim 8-12 mg/kg/dia em doses divididas a cada 12 horas ou 20 mg/kg/dia em doses divididas a cada 6 horas para infecções graves.
  o Crianças > 40 kg ou adultos
  Oral: trimetoprim 160 mg a cada 12 horas.
  Parenteral: trimetoprim 2 mg/kg a cada 6 horas.

Cirúrgico

Incisão e drenagem são úteis, caso haja um abscesso, especialmente graças a *S. aureus* ou *S. pyogenes*. Caso haja suspeitas de infecção micobacteriana ou por *Bartolella hensellae*, então a PAAF é preferível para evitar formação de fístulas. A maioria dos casos de febre de arranhadura de gato são tratados clinicamente. Incisão e drenagem são reservadas para casos que progridem para abscesso. A excisão cirúrgica ou curetagem é efetiva, se uma infecção micobacteriana não tuberculosa for a causa. A remoção do maior gânglio e gânglios necróticos é suficiente, uma vez que a adenopatia restante se resolverá espontaneamente.

◆ Complicações

O controle de infecção é essencial, caso ocorra uma complicação pós-operatória. O uso empírico de antibióticos de largo espectro é apropriado. O tratamento adicional depende do tipo de complicação. A trombose venosa jugular interna pode ser tratada com anticoagulação. Abscessos são tratados por incisão e drenagem.

◆ **Resultado e Acompanhamento**

O paciente pode voltar para casa após a incisão e a drenagem ou a excisão cirúrgica, mas o monitoramento estreito é necessário graças a complicações potenciais. Abscessos mediastinais, pericardite purulenta, trombose da veia jugular interna, êmbolos pulmonares ou êmbolos micóticos são todos complicações raras, porém graves.

A linfadenite cervical se resolve completamente na maioria dos pacientes que recebem terapia antibiótica apropriada. Nenhum acompanhamento adicional é necessário a não ser que os sintomas do paciente não melhorem ou piorem.

◆ **Códigos na CID-10**

L04 Linfadenite aguda.
R22.1 Massa no pescoço.

Leitura Adicional

Long SS, Pickering LK, Prober CG. Cervical lymphadenitis and neck infections.
In Principles and Practice of Pediatric Infectious Diseases. 2nd ed. New York:
Churchill Livingstone; 2003
Hurley MC, Heran MK. Imaging studies for head and neck infections. Infect Dis Clin
North Am 2007;21(2):305-353, v-vi
Roberson DW, Kirse DJ. Infectious and inflammatory disorders of the neck. In: Wetmore
RF, Muntz HR, McGill TJ et al., eds. Pediatric Otolaryngology: Principles and Practice
Pathways. Stuttgart/New York: Thieme; 2000:969-991

6.13 Hemangiomas, Malformações Vasculares e Malformações Linfáticas de Cabeça e Pescoço

◆ **Características-Chave**

- Hemangiomas, malformações vasculares e malformações linfáticas de cabeça e pescoço são anormalidades congênitas e neonatais comuns.
- Os tumores vasculares são classificados em hemangiomas e malformações vasculares.
- O diagnóstico acurado é a chave para o prognóstico e o plano de tratamento.
- O diagnóstico acurado é com base na história natural e nas características clínicas-chave.

570   6. *Otorrinolaringologia Pediátrica*

Tumores vasculares são anomalias pediátricas comuns e podem desenvolver-se em todas as partes da cabeça e do pescoço. Eles são divididos amplamente em hemangiomas e malformações vasculares, cada um com uma história natural distinta. As malformações linfáticas (também conhecidas como linfangiomas) são alterações do sistema linfático que se apresentam como tumorações ou nódulos na pele ou nas mucosas de cabeça e pescoço. A malformação do tecido linfático leva a um acúmulo de líquido, que é responsável pela apresentação clínica.

Epidemiologia

Hemangiomas infantis ocorrem em até 12% de todas as crianças. Eles são mais comuns em meninas do que em meninos, a uma razão de 3:1, e mais comuns em caucasianos. Sessenta por cento dos hemangiomas são localizados em cabeça e pescoço, incluindo o trato aerodigestório superior, e 80% ocorrem como lesões isoladas.

As malformações vasculares são divididas em malformações linfáticas, malformações capilares ou manchas em vinho do Porto, malformações venosas e malformações arteriovenosas (MAVs) de alto fluxo. As malformações linfáticas são subdivididas em malformações linfáticas microcísticas e malformações linfáticas macrocísticas, comprometendo os tecidos moles do pescoço. As malformações vasculares não têm predileção por sexo ou raça, e é mais comumente ocorrem na cabeça e pescoço. As malformações linfáticas representam 6% dos tumores cervicofaciais benignos da infância; elas são observadas em menos de 2,8 por 1.000 pessoas. Pacientes com Down, Turner ou síndrome alcoólica fetal apresentam incidência mais alta de malformações linfáticas.

◆ Clínica

Sinais e Sintomas

Hemangiomas

Os hemangiomas infantis geralmente não estão presentes ao nascimento e surgem durante as primeiras 6 semanas de vida. Os hemangiomas passam por fases previsíveis de crescimento. A fase proliferativa inicial ocorre durante o primeiro ano, é caracterizada por crescimento rápido, sendo seguida pela fase de involução com subsequente regressão. Involução completa ocorre em 50% das crianças até 5 anos de idade, 70% das crianças até os 7 anos de idade, e 90% das crianças até os 9 anos de idade.

Malformações Vasculares

Malformações vasculares estão, por definição, presentes ao nascimento, mas podem passar despercebidas. Elas crescem proporcionalmente com a criança e podem apresentar-se durante toda a infância ou no início da idade adulta. Os hemangiomas são firmes; as malformações vasculares são facilmente compressíveis. Elas podem comprometer o esqueleto facial e aumentar abruptamente de tamanho com hemorragia aguda ou infecção, na puberdade ou na gravidez.

6. Otorrinolaringologia Pediátrica   571

Malformações Linfáticas

O *lymphangioma circumscriptum* apresenta-se como uma massa nodular com uma aparência avermelhada, semelhante a uma verruga. Eles são tipicamente assintomáticos, mas sangramento ou drenagem de fluido podem ocorrer. O linfangioma cavernoso (higroma cístico) apresenta-se como um entumescimento ou nódulo subcutâneo indolor e pode aumentar rapidamente com infecções.

Diagnóstico Diferencial

A chave para o diagnóstico é diferenciar entre hemangiomas e malformações vasculares. O diagnóstico pode geralmente ser feito unicamente com base na história clínica e no exame físico. Malformações linfáticas, apresentando-se como lesões císticas no pescoço, devem ser diferenciadas de outras lesões císticas congênitas, incluindo cistos de fendas branquiais (discutidos no Capítulo 6.14).

◆ Avaliação

História

Na história do paciente, a cronologia do desenvolvimento da lesão é importante, particularmente se ela estava presente ao nascimento. Notar também a velocidade de crescimento da lesão.

Exame Físico

Um exame completo de cabeça e pescoço deve focalizar o caráter da lesão. Crianças com hemangiomas no mento e no tórax apresentam maior rendência a lesões concomitantes da via aérea, inclusive hemangiomas subglóticos. A respiração ruidosa nestas crianças deve ser avaliada com laringoscopia e, provavelmente, broncoscopia.

Exames de Imagem

Geralmente são desnecessários para finalidades diagnósticas, mas podem estar justificados em crianças com múltiplos hemangiomas cutâneos, que são mais propensas a apresentar lesões viscerais concomitantes. A RM pode ser útil, particularmente no contexto pré-operatório, para determinar a extensão do comprometimento dos tecidos moles. Exames de imagem também podem ser úteis na avaliação de uma criança com hemangioma cutâneo e respiração ruidosa. Vazios de fluxo são indicadores de lesões de alto fluxo.

Patologia

Exame patológico também ajuda a diferenciar entre hemangioma e malformação vascular. Hemangiomas são caracterizados por células endoteliais em proliferação e são positivos para GLUT-1, ajudando a diferenciá-los de outros tumores vasculares. Hemangiomas crescem por hiperplasia celular; malformações vasculares crescem por hipertrofia.

572 6. *Otorrinolaringologia Pediátrica*

◆ Opções de Tratamento
Hemangiomas

O tratamento expectante é recomendado para a maioria dos hemangiomas. A intervenção é indicada para lesões que ameaçam a via aérea ou a visão e pode ser considerada para sangramento e infecção ou desfiguração progressiva. A traqueotomia, às vezes, é necessária para manter a via aérea de uma criança com um hemangioma subglótico.

Esteroides sistêmicos e intralesionais são ambos comumente utilizados durante a fase proliferativa, com altas taxas de sucesso. Complicações de esteroides sistêmicos, como fraturas patológicas, podem levar à descontinuação desta terapia clínica. Interferon tem sido utilizado com sucesso, mas é associado a complicações neurológicas. O uso de vários *lasers* pode ser considerado. A cirurgia pode ser apropriada, mas deve ser cuidadosamente considerada.

Malformações Vasculares

As malformações vasculares não involuem, e, assim, a decisão de tratar é menos controversa. Uma traqueotomia pode ser necessária para volumosos higromas císticos. A escleroterapia com OK-432 (picibanil) demonstrou sucesso, embora o OK-432 permaneça uma modalidade experimental de tratamento. Há outros agentes mais antigos de escleroterapia utilizados amplamente com sucesso, como o etanol. *Lasers* de argônio e *lasers* de corante são utilizados no tratamento de malformações capilares, ou manchas em vinho do Porto (ver Capítulo 1.8.6). Ressecção cirúrgica completa, com a consideração de embolização pré-operatória, é necessária no tratamento de MAVs.

Malformações Linfáticas

O tratamento cirúrgico das malformações linfáticas pode ser considerado, embora a lesão possa envolver estruturas vitais, e uma ressecção completa possa não ser apropriada.

◆ Complicações

As complicações dos tumores vasculares em crescimento e das intervenções cirúrgicas dependem do tamanho e da localização da lesão. Fatores funcionais e cosméticos devem ser considerados na decisão de tratar e na extensão do tratamento.

◆ Resultado e Acompanhamento

Hemangiomas inicialmente manejados de forma expectante devem ser monitorados estritamente, uma vez que mesmo lesões que não comprometem a órbita podem causar importante estresse aos pais durante a fase proliferativa. Malformações vasculares não tratadas devem ser monitoradas similarmente, uma vez que elas crescem proporcionalmente com a criança. Grandes malformações linfáticas podem exigir múltiplas cirurgias, exigir traqueotomia e cursar com importante morbidade.

◆ Códigos na CID-10

D.18   Hemangioma e linfangioma, qualquer local.
Q27.8   Outras anomalias do sistema vascular periférico.

Leitura Adicional

McGill TJ. Vascular anomalies of the head and neck. In: Wetmore RF, Muntz HR, McGill TJ *et al.*, eds. Pediatric Otolaryngology: Principles and Practice Pathways. Stuttgart/ New York: Thieme; 2000:87-101

Papsin BC, Friedberg J. Congenital masses in the neck. In: Wetmore RF, Muntz HR, McGill TJ *et al.*, eds. Pediatric Otolaryngology: Principles and Practice Pathways. Stuttgart/New York: Thieme, 2000:949-968

Waner M, Suen J. Hemangiomas and Vascular Malformations of the Head and Neck. New York: Wiley; 1999

6.14 Cistos de Fendas Branquiais

◆ Características-Chave

- Os cistos de fendas branquiais representam as massas cervicais laterais não inflamatórias mais comuns em crianças.
- O tratamento definitivo é a excisão cirúrgica completa.

Os cistos de fendas branquiais são compostos de remanescentes de qualquer um dos cinco primeiros arcos branquiais, os quais dão origem às estruturas de cabeça e pescoço (**Tabela 6.10**). Cistos de fendas branquiais podem ser associados a uma fístula ou trato fistuloso. Os cistos podem ter diferentes localizações e características, dependendo da sua fenda branquial de origem.

◆ Epidemiologia

Cistos de fendas branquiais são comuns; eles são responsáveis por 33% das massas cervicais congênitas e 17% das massas cervicais pediátricas. A maioria dos cistos de fendas branquiais é derivada do segundo arco branquial: 1% dos cistos são derivados do primeiro arco branquial. Cistos do terceiro arco foram descritos; cistos de quarta fenda branquial são extremamente raros.

◆ Classificação

As anormalidades do primeiro arco branquial podem ser classificadas como tipo 1 ou 2.

- Anormalidades tipo 1 são de origem ectodérmica e são revestidas por elementos epidermoides. Elas se localizam paralelamente ao conduto auditivo externo na área pré-auricular. Podem ser associadas a fístula ou trato fistuloso que pode terminar na orelha média ou conduto auditivo externo.
- Anormalidades tipo 2 são mais comuns do que as do tipo 1. Elas são de origem ectodérmica e mesodérmica e consistem em epitélio escamoso e estruturas anexiais. Uma abertura externa pode estar presente, levando a cisto ou trato fistuloso que corre através da glândula parótida. Os pacientes frequentemente se apresentam com otorreia que não responde ao tratamento típico. *Nota:* Este trato pode ser estritamente associado ao nervo facial no forame estilomastóideo.

574   6. *Otorrinolaringologia Pediátrica*

Tabela 6-10 Estruturas que se Originam da Diferenciação dos Arcos Branquiais

Arco	Nervo	Estrutura	Músculo	Artéria
Primeiro	Trigêmeo	Mandíbula, corpo da bigorna, cabeça e colo do martelo, principais glândulas salivares, membrana timpânica, tuba auditiva	Músculos masticatórios, tensor do tímpano, ventre anterior do digástrico	Facial
Segundo	Facial (NC VII) Cocleovestibular (NC VIII)	Dois terços do processo longo da bigorna, cabo do martelo, pilares e cabeça do estribo, estiloide, corno menor do hioide, corpo superior do hioide, tonsila	Platisma, músculos da expressão facial, estapédio, ventre posterior do digástrico	Estapédica
Terceiro	Glossofaríngeo (NC IX)	Corno maior do hioide, timo, paratireoide inferior, corpo do hioide	Constritores superiores	Carótida interna
Quarto	Vago (NC X)	Cartilagem tireoide, epiglote, paratireoide superior	Constritor inferior, musculatura laríngea	Arco aórtico, subclávia direita
Quinto	Acessório espinal (NC XI)	Cartilagem aritenoide, cartilagem cricoide, pulmões	Parte da musculatura laríngea	Ductus pulmonar

NC, nervo craniano.
Fonte: Van de Water TR, Staecker H. Otolaryngology: Basic Science and Clinical Review. Stuttgart/New York: Thieme; 2006:208.

Restos do segundo arco branquial, a mais comum das anomalias branquiais, apresentam-se como uma massa indolor ou uma depressão abaixo do ângulo da mandíbula, na margem anterior do músculo esternocleidomastóideo. Eles podem apresentar-se como um cisto, ou podem apresentar um trato que termina na fossa tonsilar. O trato, caso presente, atravessa a bifurcação carotídea (**Fig. 6.4**).

Remanescentes da terceira e (especialmente) quarta e quinta fendas branquiais são muito mais raras; eles podem apresentar um trato longo com uma alça bastante profunda com relação à artéria carótida e terminando na região do seio piriforme.

6. Otorrinolaringologia Pediátrica 575

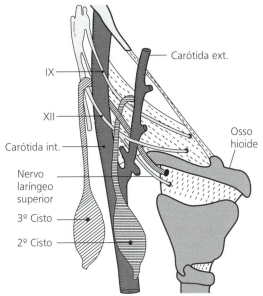

Fig. 6.4 Relações entre as anomalias das segunda e terceira fendas branquiais e a artéria carótida e os nervos cranianos. (De: Van de Water TR, Staecker H. Otolaryngology: Basic Science and Clinical Review. Stuttgart/New York: Thieme; 2006:209.)

◆ **Clínica**

Sinais e Sintomas

Os cistos de fendas branquiais, muitas vezes, apresentam-se como massas indolores laterais e podem aumentar depois de uma infecção respiratória superior. Se houver uma abertura externa de seio ou fístula, há secreções mucosas perturbadoras; infecções recorrentes são comuns.

Cistos branquiais maiores podem comprimir a via aérea, causando estridor, dispneia ou disfagia.

Diagnóstico Diferencial

- Cisto ou fístula de fenda branquial.
- Malformação linfática.
- Hemangioma.
- Timo ectópico.
- Lipoma.
- Cisto tímico.
- Cisto parotídeo.
- Pseudotumor do lactente.
- Tumor maligno.
- Laringocele.

576   6. *Otorrinolaringologia Pediátrica*

◆ Avaliação

História

A cronologia do desenvolvimento da lesão é importante, particularmente se ela estava presente ao nascimento. Por outro lado, observar velocidade de crescimento, flutuação do tamanho e história de infecção ou drenagem.

Exame Físico

Durante o exame de cabeça e pescoço, observar o tamanho, a localização precisa da massa, a presença ou a ausência de uma depressão ou abertura e a qualidade (firme, macio etc.). Avaliar quanto a possíveis outras anomalias congênitas ou características sindrômicas.

Exames de Imagem

Anormalidades branquiais são visualizadas na TC com contraste; caso um seio ou fístula esteja presente, a fistulografia e a esofagografia contrastadas podem demonstrar o trajeto da anormalidade.

Patologia

Cistos de fendas branquiais originam-se de tecido embrionário residual das fendas ou bolsas branquiais (Tabela 6.10).

◆ Opções de Tratamento

Clínico

Caso o cisto branquial esteja infectado, o tratamento com antibióticos IV está indicado antes da excisão cirúrgica.

Cirúrgico

O tratamento de escolha dos cistos de fendas branquiais é a excisão cirúrgica. A excisão de um cisto de primeira fenda branquial pode incluir a cartilagem do conduto auditivo externo. Para anomalias do primeiro arco tipo 2, pode ser necessária uma parotidectomia total com dissecção do nervo facial.

Cistos de segunda, terceira, quarta e quinta fendas branquiais são excisados por incisões horizontais no pescoço. Podem ser necessárias incisões "em degraus de escada" para excisar um trato. A relação do trato com a carótida e nervos cranianos é previsível e deve estar compreendida. Caso uma lesão seja um cisto do terceiro arco branquial verdadeiro, ela pode apresentar-se como um cisto tireóideo, sendo realizada uma hemitireoidectomia.

Outros tratamentos, como radioterapia ou agentes esclerosantes, não levam à cura dos cistos branquiais e aumentam o risco de recorrências.

6. Otorrinolaringologia Pediátrica **577**

◆ Complicações

Sangramentos ou hematomas podem ser evitados, utilizando-se eletrocautério nos pequenos vasos sanguíneos e ligaduras com fio de seda nos vasos maiores. Recorrências dos cistos de fenda branquial podem ocorrer, se houver excisão incompleta da massa. Lesões do nervo facial podem ocorrer durante a excisão de cisto de primeira fenda branquial. Lesões de estruturas neurovasculares associadas podem ocorrer durante a excisão de uma anormalidade do segundo ou terceiro arco branquial.

◆ Resultado e Acompanhamento

Caso uma dissecção do nervo facial seja realizada, avaliar a função no período pós-operatório inicial. Um dreno de Penrose ou aspiração é recomendado em qualquer dissecção extensa. Antibióticos são necessários, caso o trato aerodigestório tenha sido penetrado ou caso o cisto seja infectado. O tratamento pós-operatório, sob outros aspectos, é o de rotina.

◆ Código na CID-10

Q.18.0   Cisto de fenda branquial.

Leitura Adicional

Bailey BJ, Calhoun KH, Coffey AR, Neely JG. Atlas of Head and Neck Surgery-Otolaryngology. Philadelphia, PA: Lippincott-Raven; 1996:274-288
Bailey BJ, Johnson JT, Newlands SD *et al.*, Eds. Head and Neck Surgery – Otolaryngology. 4th ed. Philadelphia, PA: Lippincott Williams & Wilkins; 2006
Bluestone CD, Stool SE, Alper CM *et al.* Pediatric Otolaryngology. 4th ed. Philadelphia, PA: Saunders; 2003
Cummings CW, Haughey BH, Thomas JR *et al.*, Eds. Cummings Otolaryngology Head and Neck Surgery. 4th ed. Philadelphia: Elsevier Mosby; 2005
Healy GB. Branchial cleft anatomy and congenital neck masses. In: Van de Water TR, Staecker H, eds. Otolaryngology: Basic Science and Clinical Review. Stuttgart/New York: Thieme, 2006:207-211
Papsin BC, Friedberg J. Congenital masses in the neck. In: Wetmore RF, Muntz HR, McGill TJ *et al.*, eds. Pediatric Otolaryngology: Principles and Practice Pathways. Stuttgart/New York: Thieme; 2000:949-968

6.15 Massas Congênitas Medianas no Pescoço

◆ Características-Chave

- Cistos de ducto tireoglosso, cistos dermoides e lipomas são massas congênitas medianas comuns.
- Câncer tireóideo pode raramente desenvolver-se a partir de um cisto de ducto tireoglosso.
- O tratamento exige excisão cirúrgica completa.

578 **6.** *Otorrinolaringologia Pediátrica*

Os cistos de ducto tireoglosso são massas medianas que podem surgir em qualquer ponto ao longo do trajeto de descida da tireoide. Eles podem localizar-se fora da linha mediana. Eles se elevam com a deglutição ou a protrusão da língua e são geralmente assintomáticos. Entretanto, cistos volumosos, ou localizados na base da língua, podem comprimir a via aérea, causando disfagia e dificuldades respiratórias. Os cistos podem infectar-se e também podem aumentar após uma infecção respiratória superior. Os cistos dermoides são fixados e se movem com a pele. Eles geralmente se localizam na área submentual. Eles não se movem com a deglutição ou com a protrusão da língua. Tipicamente são assintomáticos, a não ser quando infectados.

Lipomas apresentam-se como nódulo macio, móvel, embaixo da pele. Eles ocorrem no pescoço, mas também em múltiplos tecidos e localizações por todo o corpo.

Diagnóstico Diferencial

- Cisto de ducto tireoglosso.
- Cisto dermoide.
- Lipoma.
- Istmo tireóideo aumentado.
- Lobo piramidal da tireoide.
- Rânula mergulhante.
- Cisto/nódulo tireóideo.
- Cisto sebáceo.
- Teratoma.
- Cisto tímico cervical.

◆ Avaliação

Exame Físico

Durante o exame completo de cabeça e pescoço, observar a localização, qualidade da massa, seu tamanho e seu movimento com a pele ou a deglutição. Avaliar quanto a outras possíveis anomalias congênitas.

Exames de Imagem

A ultrassonografia da tireoide é obrigatória para documentar o tecido tireóideo na sua localização normal, uma vez que um cisto de ducto tireoglosso pode, raramente, conter todo o tecido tireóideo funcional. A ultrassonografia pode ser suficiente para diagnosticar um cisto de ducto tireoglosso e diferenciá-lo de tireoide ectópica. Caso o diagnóstico não esteja claro, a TC ou a RM geralmente diferenciará cisto de ducto tireoglosso, dermoide e lipoma.

Patologia

Os cistos do ducto tireoglosso originam-se de restos da glândula tireoide quando ela desce desde o forame cego durante o desenvolvimento embriológico (**Fig. 6.5**). Cistos dermoides são cavidades revestidas por epitélio contendo estruturas anexiais. Eles resultam de epitélio incluso em tecido durante o desenvolvimento embriológico. Os lipomas são massas benignas, subcutâneas, derivadas de tecido adiposo.

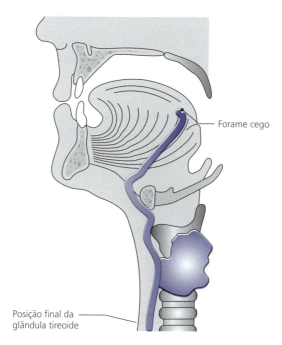

Fig. 6.5 Desenho do pescoço lateral mostrando o caminho de descida do primórdio tireóideo. Cistos do ducto tireóideo, fístulas e tecido tireóideo ectópico podem ocorrer em qualquer lugar ao longo do trajeto deste ducto. (De: Mafee MF, Valvassori GE, Becker M. Imaging of the Head and Neck. 2nd ed. Stuttgart/New York: Thieme; 2005:837.)

580 6. *Otorrinolaringologia Pediátrica*

◆ Opções de Tratamento

Clínico

Caso o cisto seja infectado, o tratamento com antibióticos IV está indicado antes da excisão cirúrgica.

Cirúrgico

Os cistos do ducto tireoglosso são excisados por uma incisão transversa no nível do osso hioide. A porção central do osso hioide é removida incluindo um trato que penetra na base da língua (procedimento de Sistrunk), a fim de minimizar recorrências. Evitar dissecção lateral minimizará a possibilidade de lesão dos nervos hipoglossos.

Cistos dermoides e lipomas são excisados por uma incisão transversa simples no pescoço posicionada de acordo com a localização da massa.

◆ Complicações

Sangramentos ou hematomas podem ser prevenidos, utilizando-se eletrocautério nos pequenos vasos sanguíneos e ligaduras com fio de seda nos vasos maiores. Lesão dos nervos laríngeos superiores ou do nervo hipoglosso também é possível. A excisão incompleta do ducto tireoglosso aumenta o risco de recorrência.

◆ Resultado e Acompanhamento

A incisão deve ser drenada com um dreno de Penrose ou aspiração. A peça deve ser enviada à patologia para excluir neoplasia. Antibióticos profiláticos devem ser administrados, caso o cisto excisado esteja infectado.

◆ Código na CID-10

Q89.2   Cisto de ducto tireoglosso.

Leitura Adicional

Bailey BJ, Calhoun KH, Coffey AR, Neely JG. Atlas of Head and Neck Surgery-Otolaryngology. Philadelphia, PA: Lippincott-Raven; 1996;274-288

Bailey BJ, Johnson JT, Newlands SD et al., Eds. Head and Neck Surgery-Otolaryngology, 4th ed. Philadelphia, PA: Lippincott Williams & Wilkins; 2006

Bluestone CD, Stool SE, Alper CM et al. Pediatric Otolaryngology. 4th ed. Philadelphia, PA: Saunders; 2003

Cummings CW, Haughey BH, Thomas JR et al., Eds. Cummings Otolaryngology Head and Neck Surgery. 4th ed. Philadelphia, PA: Elsevier Mosby; 2005

6.16 Massas Nasais Congênitas Medianas

◆ Características-Chave

- As massas nasais congênitas medianas mais comuns são gliomas, encefaloceles e dermoides.
- A mais comum destas é o dermoide, derivado do tecido embrionário ectodérmico.
- Um glioma consiste em tecido do SNC no dorso do nariz; ele é congênito e não uma neoplasia verdadeira.
- Meningoceles ou encefaloceles se comunicam com os ventrículos e contêm líquido cefalorraquidiano (LCR).
- Teratomas são neoplasias verdadeiras originadas de células pluripotentes; metade de todos os teratomas de cabeça e pescoço ocorrem no nariz.

Gliomas, meningoceles, encefaloceles, dermoides e teratomas fazem parte do diagnóstico diferencial de massas nasais medianas congênitas. Um cisto dermoide é uma neoplasia benigna congênita que contém epitélio escamoso queratinizado e estruturas cutâneas anexiais, pode ser localizado da columela ao násio e, muitas vezes, se apresenta como uma depressão na ponte nasal. O dermoide pode comprometer apenas pele e osso nasal, ou pode apresentar uma conexão dural verdadeira. Gliomas nasais não possuem uma conexão direta com o SNC e contêm elementos gliais heterotópicos em um estroma fibrilar, de variável velocidade de crescimento. Encefaloceles são contínuas com o SNC. As encefaloceles sincipitais apresentam-se no dorso nasal ou região da fronte, encefaloceles basais na nasofaringe. As encefaloceles incluem meningoceles (contendo apenas meninges), encefalomeninogoceles (contendo cérebro também) e encefalomeningocistoceles (incluindo parte do sistema ventricular). Massas nasais medianas nunca devem ser biopsiadas no contexto ambulatorial ou sem estudos prévios de imagem.

◆ Epidemiologia

Massas nasais congênitas medianas ocorrem em 1 a cada 20 a 40.000 nascidos vivos. Dez por cento dos dermoides ocorrem em cabeça ou pescoço, e 10% destes ocorrem no nariz. Encefaloceles ocorrem em 1 em cada 1.250 a 2.000 nascidos vivos; 40% apresentam outras anormalidades. Encefaloceles occipitais são mais comuns na América do Norte (75%), embora as sincipitais sejam mais comuns no sudeste da Ásia.

◆ Clínica

Sinais

Os dermoides tipicamente se localizam em qualquer ponto ao longo da linha mediana do nariz e são firmes, incompressíveis e não pulsáteis. Um seio ou cisto dermoide nasal apresenta-se com uma depressão contendo um folículo

6. Otorrinolaringologia Pediátrica

piloso. Raramente, a base nasal é alargada. As encefaloceles são macias, azuladas, compressíveis, pulsáteis e podem transiluminar-se. Os gliomas são lisos, firmes, incompressíveis e não são transilumináveis. Todos podem ser associados a defeito craniano, embora isto seja mais comum nas encefaloceles.

Sintomas

As massas podem ser intranasais ou extranasais.

Diagnóstico Diferencial

- Obstrução nasal.
- Hipertelorismo.
- Epífora.
- Infecção (local ou meningite).

◆ Avaliação

Ver Tabela 6.11.

Exame Físico

- Exame nasal interno e externo.
- Pode haver um teste de Furstenberg positivo nas encefaloceles (a massa se expande com a compressão da veia jugular).
- Examinar quanto a outras anomalias congênitas possíveis.

Exames de Imagem

TC com contraste; se houver qualquer indício de que a massa possa ser contínua com o SNC, uma RM é também necessária. A ossificação da base anterior do crânio é variável em crianças com menos de 5 anos.

Tabela 6-11 Estudo Clínico de Massas Nasais Congênitas Medianas

Avaliação
Exame de cabeça e pescoço
Localização, tamanho, qualidade da massa
Evidência de outras anomalias congênitas
Teste de Furstenberg
Possível meningocele ou encefalocele (aumento da massa com compressão da jugular)
Imagem
TC e/ou RM
Diagnóstico presuntivo
Planejamento do tratamento; consulta neurocirúrgica, se houver evidência de conexão de LCR

LCR, líquido cefalorraquidiano; TC, tomografia computadorizada; RM, ressonância magnética.

Patologia

Estas massas podem resultar da involução completa de um divertículo dural que faz protrusão através do *fonticulus nasofrontalis* e tipicamente forma o forame cego.

- Dermoide: um cisto revestido com epitélio escamoso, juntamente com pelos e glândulas sebáceas.
- Glioma: astrócitos, fibras neurogliais e positivo para S-100.
- Encefalocele: um tecido neuroglial maduro não neoplásico com meninges.

◆ Opções de Tratamento

Pequenos dermoides superficiais podem ser removidos por uma incisão no dorso nasal. Seio ou fístula deve ser removido com uma incisão elíptica. Outros dermoides podem requerer uma via de acesso de rinoplastia externa, e, às vezes, um retalho bicoronal, se houver extensão à base do crânio. Para dermoides grandes, pode ser necessário osso da calvária para reconstrução de defeitos da base do crânio.

Gliomas externos também exigem uma incisão cutânea elíptica ou via de acesso de rinoplastia externa. Gliomas internos são geralmente laterais e podem ser removidos por uma incisão de rinotomia lateral. Em qualquer dos casos, se uma fístula liquórica for encontrada, torna-se necessária uma craniotomia bifrontal ou um reparo endoscópico de fístula liquórica. Isto pode exigir a colaboração de neurocirurgiões para o reparo.

Encefaloceles exigem colaboração neurocirúrgica, e provavelmente uma craniotomia bifrontal para maximizar a visualização. O reparo de defeitos exige retalhos de temporal ou pericrânio para um fechamento hermético à prova d'água. O reparo extracraniano é similar àquele para gliomas.

◆ Complicações

Uma fístula liquórica pode exigir drenagem lombar e outros procedimentos de reparo. Infecção da ferida local ou meningite exigirá antibioticoterapia:

- Cobertura antibiótica para meningite (ver também Capítulo 2.2.3):
  - ○ Cefotaxima IV a cada 4 horas ou ceftriaxona IV a cada 12 horas associada à ampicilina IV a cada 6 horas.
- Alternativa se houver resistência à droga:
  - ○ Vancomicina (criança 15 mg/kg IV cada 6 horas) associada à cefotaxima ou ceftriaxona associada à ampicilina.

A excisão incompleta de dermoide ou glioma levará à recorrência ou formação de fístula e exigirá uma excisão local ampla com reconstrução.

◆ Resultado e Acompanhamento

Tipicamente, os pacientes são observados em um contexto de UTI neurológica, exceto em excisões externas mínimas. Os pacientes devem ser monitorados quanto à cicatrização completa e infecção.

584　6. Otorrinolaringologia Pediátrica

◆ **Códigos na CID-10**

Q30　Deformidade congênita do nariz.
Q01　Encefalocele, meningocele.

Leitura Adicional

Goldstein BJ, Van de Water TR. Development of the nose. In: Van de Water TR, Staecker H, eds. Otolaryngology: Basic Science and Clinical Review. Stuttgart/New York: Thieme; 2006:449-454

Hanikeri M, Waterhouse N, Kirkpatrick N, Peterson D, Macleod I. The management of midline transcranial nasal dermoid sinus cysts. Br J Plast Surg 2005;58(8):1043-1050

6.17 Atresia de Coana

◆ **Características-Chave**

* A atresia coanal ocorre em ~ 1 em 5.000 a 8.000 nascimentos.
* A atresia bilateral é mais comum e é associada com outras anomalias (p. ex., associação CHARGE).
* Técnicas endoscópicas aperfeiçoaram significativamente a segurança da via de acesso transnasal.

A atresia coanal é uma condição congênita em que uma ou ambas as coanas são substituídas por uma parede óssea ou mista óssea e membranosa. A atresia unilateral geralmente se apresenta mais tardiamente, enquanto a atresia bilateral é detectada ao nascimento. A atresia bilateral pode, muitas vezes, ser tratada clinicamente com o uso de uma sonda de McGovern, enquanto é permitido crescimento em preparação para reparo. As opções de reparo mais comuns incluem as vias de acesso transnasal e transpalatal. A complicação mais frequente do reparo é a reestenose.

◆ **Epidemiologia**

A atresia de coanas é relativamente rara, ocorrendo apenas em 1 em cada 5.000 a 8.000 nascimentos. É quase 2 vezes mais comum em mulheres que em homens; 65 a 75% dos casos são unilaterais. A coana direita mais comumente é afetada. Quase 75% das atresias bilaterais são associadas a outros distúrbios, incluindo síndrome de Treacher-Collins, sequência de DiGeorge, síndrome de Apert, trissomia 18 e associação CHARGE.

6. Otorrinolaringologia Pediátrica · 585

◆ Clínica

Sinais

A atresia bilateral se apresentará mais frequentemente em recém-nascidos com ataques cianóticos aliviados pelo choro e piorados pela alimentação. A atresia unilateral pode apresentar-se mais tardiamente na infância com secreções nasais espessas similares a sinusites.

Sintomas

A doença bilateral se apresentará ao nascimento com dificuldade de respiração. A doença unilateral pode apresentar-se em crianças maiores e pode ser associada à história de congestão nasal.

◆ Diagnóstico Diferencial

Bilateral

- Estenose congênita das aberturas piriformes nasais.
- ONSOC (obstrução nasal sem obstrução de coanas).
- Estenose nasal média.
- Estenose coanal.

Unilateral

- Sinusite.
- Corpo estranho nasal.
- Desvio do septo nasal.
- Estenose coanal.

◆ Avaliação

Exame Físico

O exame das narinas revelará secreções mucosas espessas. Comumente, o diagnóstico é fechado após a impossibilidade de se passar uma sonda de aspiração até a nasofaringe. Um endoscópio flexível também pode ser utilizado para avaliar a desobstrução das coanas.

Exames de Imagem

A TC é o método mais confiável de diagnóstico. As imagens axiais mostram estreitamento do orifício coanal ou alargamento do vômer posterior. Aproximadamente 30% das atresias serão puramente ósseas em natureza, e 70% serão mistas, ósseas e membranosas.

Patologia

Há múltiplas teorias, uma das quais é que a atresia é decorrente da persistência da membrana bucofaríngea.

586 6. *Otorrinolaringologia Pediátrica*

◆ Opções de Tratamento

Clínico

Inicialmente, uma cânula oral ou uma sonda de McGovern pode ser utilizada para manter uma via aérea. Estimular o lactente a chorar também fornecerá alívio temporário. A entubação endotraqueal, muitas vezes, é apropriada.

Cirúrgico

- *Via de acesso transnasal:* punção da lâmina atrésica com um trocarte curvo ou sonda uretral, seguida pela perfuração do vômer, palato duro e lâmina pterigoide. Isto geralmente é realizado com um endoscópio de 120° na nasofaringe para prover visualização. O uso às cegas de um trocarte deve ser evitado. *Stents* podem ser colocados no final do procedimento. As vantagens incluem a possibilidade de realização em lactentes e o tempo cirúrgico relativamente curto. Desvantagens incluem dificuldade para preservar retalhos de mucosa com o uso da broca. Alguns cirurgiões advogam o uso de *laser* (CO_2 ou Nd-YAG) pela via de acesso transnasal.

- *Via de acesso transpalatal:* criação de um retalho palatal seguida pela remoção do osso palatino, lâmina atrésica e vômer. *Stents* podem ser colocados. Vantagens incluem melhor visualização, a capacidade de criar retalhos de revestimento e permanência reduzida dos *stents*. Desvantagens incluem fístula oronasal e perturbação do crescimento palatal, com risco de mordida cruzada ou retrusão da face média.

- *Via de acesso transantral:* utilizada principalmente em casos de revisão. A coana é aberta largamente, incluindo o seio maxilar.

- *Via de acesso transeptal:* utilizada principalmente em atresia unilateral. A remoção do septo posterior cria uma passagem que contorna a atresia.

◆ Resultado e Acompanhamento

O tratamento pós-operatório deve incluir aspiração diária dos *stents* e endoscopia e dilatação seriadas. A frequência de reestenose varia largamente com relatos entre 50 e 100%. Ambas as vias de acesso transnasal e transpalatal parecem ter índices semelhantes de reestenose.

Leitura Adicional

Brown OE, Pownell P, Manning SC. Choanal atresia: a new anatomic classification and clinical management applications. Laryngoscope 1996;106(1 Pt 1):97-101

Brown K, Rodriguez K, Brown OE. Congenital malformations of the nose. In Cummings CW, Haughey BH, Thomas JR *et al.*, eds. Cummings Otolaryngology Head and Neck Surgery. Philadelphia, PA: Elsevier Mosby; 2005:4099-4109

Hengerer AS, Wein RO. Congenital malformations of the nose and paranasal sinuses. In Bluestone CD, Stool SE, Alper CM *et al.*, eds. Pediatric Otolaryngology. 4th ed. Philadelphia, PA: WB Saunders; 2003:979-994

Keller JL, Kacker A. Choanal atresia, CHARGE association, and congenital nasal stenosis. Otolaryngol Clin North Am 2000;33(6):1343-1351

6. Otorrinolaringologia Pediátrica 587

6.18 Fendas Labial e Palatina

◆ Características-Chave

- Grupo I: Fenda labial
  - Unilateral ou bilateral.
  - Completa (extensão até o assoalho nasal).
  - Incompleta (diástases musculares: do vermelhão à ponte de tecido na inserção da columela).
- Grupo II: Fenda palatina.
  - Unilateral ou bilateral.
  - Palato secundário somente.
- Grupo III: Fenda labial e fenda palatina.
  - Fenda palatina completa (ambos palato primário e secundário).
- Grupo IV: Fenda palatina.
  - Unilateral ou bilateral.
  - Palato primário somente.

As fendas labial e palatina podem ser classificadas como sindrômicas (15-60%) ou não sindrômicas. Associações sindrômicas incluem as síndromes de Apert, Stickler, Treacher-Collins e Waardenburg. A fenda labial com ou sem fenda palatina é considerada geneticamente distinta de fenda palatina isolada. Fendas não sindrômicas podem ser secundárias à exposição a teratógenos (p. ex., etanol, anticonvulsivantes, esteroides, excesso de vitamina A). Similarmente fatores maternos e intrauterinos, como diabetes gestacional, fumo ou bandas amnióticas, podem desempenhar um papel.

Tipicamente, tratamento de fenda palatina é realizado por uma equipe que inclui cirurgiões, dentistas, ortodontistas e fonoaudiólogos.

◆ Embriologia do Lábio e Palato

O palato é embriologicamente dividido em componentes primário (o alvéolo e palato anteriores ao forame incisivo) e secundário (originado posterior ao forame incisivo e terminando no uvular). A fusão do par de proeminências nasais medianas (PNMs) dá origem ao palato primário. Este processo inicia a separação da cavidade oral da nasal. A coalescência das PNMs forma o arco alveolar maxilar central, incisivos centrais e laterais, palato duro anterior, pré-maxila, filtro do lábio superior, columela e ponta nasal. A gênese do lábio superior central ocorre em associação ao palato primário. A frequente associação destas deformidades não é inesperada. O restante do lábio superior, lateral ao filtro, é formado pela fusão do par das PNMs medialmente com os processos maxilares lateralmente.

A formação do palato secundário é iniciada pelo contato do septo nasal com as prateleiras palatais laterais no forame incisivo. A medialização das pra-

588   6. *Otorrinolaringologia Pediátrica*

teleiras palatais, então, ocorre em uma direção de anterior a posterior. A língua na linha mediana representa uma barreira a esta medialização. O desenvolvimento da mandíbula resulta em desvio anterior da língua, permitindo crescimento normal das prateleiras palatais. A falha deste processo resulta na sequência de Pierre Robin (micrognatia, macroglossia relativa e fenda palatina em forma de U); ver também Capítulo 6.8.

Há não apenas uma divisão estrutural embriológica do palato, mas uma temporal também. O palato primário forma-se durante as semanas 4 a 7 de gestação. O palato secundário começa o seu desenvolvimento após a complementação do palato primário e ocorre durante as semanas 8 a 12 de gestação.

◆ Epidemiologia

As fendas labial e palatina são as malformações congênitas mais comuns de cabeça e pescoço. A incidência de fenda labial com ou sem fenda palatina nos EUA é de 1:1.000 recém-nascidos e varia de acordo com a raça, com a mais alta incidência em índios americanos e uma relação homens/ mulheres de 2:1. A incidência de fenda palatina é de 1:2.000 e é igual por meio dos grupos étnicos, com uma proporção homens/mulheres de 1:2.

◆ Clínica

Sinais

Ver a classificação de defeitos anotada em características-chave, anteriormente. Sinais de fenda palatina submucosa incluem:

*   Úvula bífida.

*   Zona pelúcida.

*   Palato duro com entalhe.

Sintomas

Os sintomas são dificuldades de alimentação com regurgitação nasal.

Diagnóstico Diferencial

Síndromes associadas:

*   *Sequência de Pierre Robin:* micrognatia, glossoptose e fenda palatina em forma de U.

*   *Síndrome de Stickler:* descolamento de retina, catarata e artrite precoce.

*   *Síndrome de Treacher-Collins:* colobomas palpebrais, anormalidades dos ossículos da orelha média e malformação dos ossos faciais.

*   *Síndrome de Apert:* acrocefalia, dedos fundidos e fixação do estribo.

◆ Avaliação

Exame Físico

- Determinar o tipo de defeito
  - ○ Unilateral, bilateral, mediano.
  - ○ Completo (extensão ao assoalho nasal) ou incompleto (submucoso).
  - ○ Primário (anterior ao forame incisivo) ou secundário (posterior ao forame incisivo).
- Procurar defeitos associados
  - ○ Defeitos faciais: telecanto, hipoplasia maxilar/malar, deformidades nasais, paralisia de nervo facial.
  - ○ Anomalias otológicas devem ser examinadas.
  - ○ Sinostoses.
- Determinar a presença de síndrome associada. Síndromes de Apert, Stickler, Treacher-Collins, Waardenburg e sequência de Pierre Robin são associadas à fenda palatina.
- Deformidade nasal com fenda labial.

A deiscência do músculo orbicular da boca resulta na sua inserção anormal, não anatômica, lateralmente na asa e medialmente na columela. A tensão muscular subsequente produz uma deformidade nasal característica. A ponta nasal e a columela são defletidas para o lado sem fenda. A asa do lado da fenda é posicionada lateral, inferior e posteriormente. A narina da fenda é alargada e orientada horizontalmente. O septo é afetado bidirecionalmente. Embora o aspecto caudal apresente um desvio para o lado sem a fenda, o restante do septo cartilaginoso e ósseo se desvia na direção do lado com fenda. Isto resulta em uma corrente aérea reduzida em ambas as passagens nasais.

A deformidade nasal com fenda bilateral é dependente da gravidade dos locais individuais. Se ambos os lados forem igualmente comprometidos, a ponta nasal tipicamente é mediana, mal definida e, frequentemente, bífida. Ambos os lados são compostos por ângulos dômicos obtusos e narinas alargadas, horizontalmente orientadas. As asas são ambas posicionadas lateral, inferior e posteriormente. O septo é mediano. Se houver assimetria da fenda labial, deformidades da ponta nasal, columela e septo são desviadas para o lado menos afetado; entretanto, o desvio é menos aparente do que seria com um dos lados normal.

Exames de Imagem

Exames de imagem coadjuvantes podem ser necessários para a investigação de etiologia sindrômica.

Outros Testes

O monitoramento audiológico estreito é justificado, dada a incidência aumentada de OM aguda e OM serosa em decorrência da disfunção da tuba auditiva nesta população.

6. Otorrinolaringologia Pediátrica

◆ **Opções de Tratamento**

Clínico

- Aconselhamento dos pais.
- Assegurar adequada alimentação e nutrição:
    - Fendas labial e alveolar – muitas vezes alimentado normalmente por mamadeira ou peito.
    - Fenda labial ou palatina completa – muitas vezes com problemas de alimentação inicialmente:
        - Incapacidade de gerar suficiente vedação em torno do mamilo.
        - Trabalho aumentado para se alimentar e deglutição de ar.
        - Mamilos especiais podem ser necessários:
            - Mamilo de prematuro.
            - Alimentador de Haberman.
            - Mamilo Mead-Johnson de corte transversal.
            - Mamadeira *squeeze*.
        - Prótese palatal para fendas largas com dificuldades continuadas de alimentação.

Cirúrgico

- Aderência labial
    - Converte uma fenda labial completa em uma fenda labial incompleta.
    - Efetuada com 2 a 4 semanas de idade.

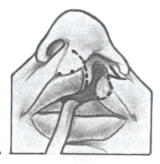
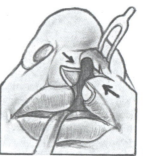
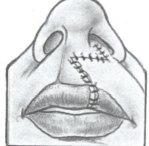

Fig. 6.6 (A-C) Reparo labial por rotação e avanço de Millard.

- ○ Permite que o reparo definitivo do lábio seja realizado sob menor tensão com 4 a 6 meses de idade.
- ○ Critérios:
  - ▪ Fendas labial e palatina completas unilaterais largas em que o reparo convencional do lábio produziria uma tensão incisional excessiva.
  - ▪ Fenda labial completa bilateral larga simétrica com pré-maxila proeminente.
  - ▪ Converte uma fenda labial bilateral assimétrica em uma fenda labial simétrica.
- ○ Desvantagem: o tecido cicatricial que pode posteriormente interferir com o tratamento cirúrgico definitivo do lábio.
- Reparo da fenda labial
  - ○ "Regra dos dez" para cronologia do reparo da fenda labial:
    - ▪ Idade ≥ 10 semanas.
    - ▪ Peso ≥ 10 libras (4,5 kg).
    - ▪ Hemoglobina ≥ 10 g.
  - ○ Condutas cirúrgicas:
    - ▪ Técnica de rotação, avanço de Millard (**Fig. 6.6**).
    - ▪ Tennison-Randall: Interdigitação de retalho triangular único (**Fig. 6.7**).
    - ▪ Bardach: Interdigitação de duplos retalhos triangulares.
    - ▪ Fechamento em linha reta (incomum).

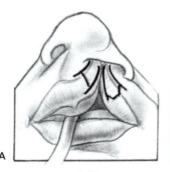
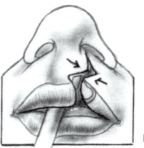
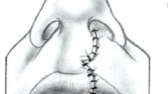

Fig. 6.7 (A-C) Reparo de lábio de retalho triangular de Tennison–Randall.

- Reparo de fenda palatina
  - A cronologia exata do fechamento cirúrgico da fenda palatina é controversa.
  - Há equilíbrio entre estabelecer a competência velofaríngea necessária para a fala e a influência negativa potencial do reparo precoce sobre o crescimento maxilofacial e a oclusão.
  - Geralmente é realizado entre 9 e 16 meses de idade.
  - Condutas cirúrgicas:
    - Schweckendiek: fechamento do palato mole somente.
    - von Langenbeck: dois retalhos mucoperiósticos bipediculados são criados, incisando-se ao longo das margens da fenda medial e ao longo da crista alveolar posterior desde as tuberosidades maxilares até o nível anterior da fenda. Eles são mobilizados medialmente e fechados em camadas (Fig. 6.8).
    - Bardach: palatoplastia com dois retalhos para reparo de fenda palatina completa.
    - Palatoplastia de Furlow: dupla Z-plastia para reparo secundário de fenda palatina (Fig. 6.9).
    - Técnica de *pushback* em V-Y: para reparo secundário de fenda palatina.
  - Tubos de timpanotomia são comumente inseridos no momento do reparo do palato.

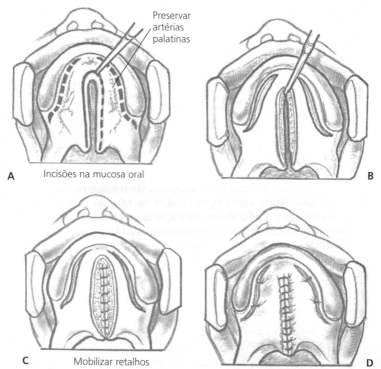

Fig. 6.8 (A-D) Reparo de von Langenbeck.

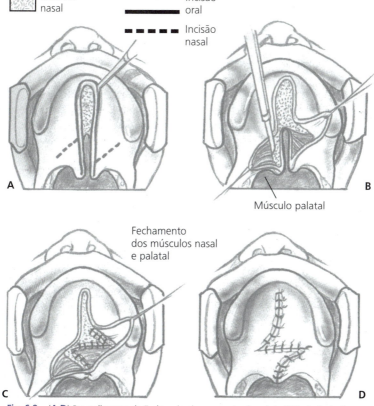

Fig. 6.9 (**A-D**) Procedimento de Furlow de alongamento do palato ("dupla Z-plastia em oposição").

◆ **Complicações**

Hemorragias primárias ou secundárias são incomuns, mas podem exigir um retorno à SO para tratamento. Fístulas oronasais são tratadas com reparo secundário. A insuficiência velofaríngea consiste na falta do fechamento do esfíncter velofaríngeo, resultando em separação incompleta da cavidade nasal da cavidade oral. Durante a fala, o ar escapa para a cavidade nasal, resultando em ressonância vocal hipernasal e emissões nasais. Durante a alimentação pode ocorrer regurgitação nasal de alimento. Opções de tratamento podem incluir fonoterapia, alongamento do palato (**Fig.** 6.9), retalho palatal (**Fig. 6.10**) e aumento da parede faríngea posterior.

◆ **Resultado e Acompanhamento**

O tratamento pós-operatório deve incluir controle da dor, estabelecimento de plano de alimentação e monitoramento da via aérea. Acompanhamento cirúrgico de rotina é necessário para reparos de fendas às 4 semanas com avaliação

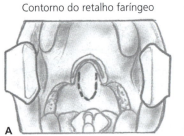
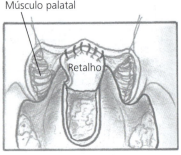
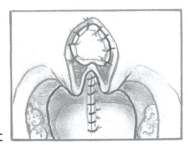
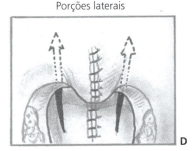

Fig. 6.10 (A-D) Retalho palatal.

do crescimento e da alimentação. Avaliação continuada e controle da orelha média combinados à avaliação audiológica devem ser realizados a cada 6 meses. Deve haver um encaminhamento para um fonoaudiólogo para avaliação e terapia.

♦ Códigos na CID-10

Q36.9   Fenda labial.
Q35.9   Fenda palatina.
Q37.9   Fenda palatina com fenda labial.

Leitura Adicional

Berkowitz S, ed. Cleft Lip and Palate: Diagnosis and Management. 2nd ed. Heidelberg Berlin/New York: Springer; 2005

Capone RB, Sykes JM. Evaluation and management of cleft lip and palate disorders. I Papel ID, ed. Facial Plastic and Reconstructive Surgery. 3rd ed. Stuttgart/New York Thieme; 2009:1059-1078

Cohen M, ed. Cleft lip and palate. Clin Plast Surg 2004;31(2):125-376

Sidman JD, Muntz HR. Cleft lip and palate. In: Wetmore RF, Muntz HR, McGill TJ, al, eds. Pediatric Otolaryngology: Principles and Practice Pathways. Stuttgart/Ne York: Thieme; 2000:563-578

7. Cirurgia Plástica e Reconstrutora Facial

Editor da Seção
Fred G. Fedok

Colaboradores
Daniel G. Becker
Ara A. Chalian
Donn R. Chatham
John L. Frodel, Jr.
Richard D. Gentile
David Goldenberg
Bradley J. Goldstein
Robert M. Kellman
Ayesha N. Khalid
Chistopher K. Kolstad
J. David Kriet
Samuel M. Lam
Phillip R. Langsdon
E. Gaylon McCollough
Marcus W. Moody
Michael P. Ondik
Stephen S. Park
Daniel E. Rousso
Francis P. Ruggiero
Barry M. Schaitkin
John M. Schweinfurth
Dhave Setabutr
Scott J. Stephan
Jonathan M. Sykes
Travis T. Tollefson
Jeremy Watkins

7.1 Trauma Craniomaxilofacial

Para trauma da orelha e do osso temporal, ver Capítulo 2.1.2. Para fraturas da laringe, ver Capítulo 4.1.2. Para trauma do pescoço, ver Capítulo 5.1.1.4.

7.1.1 Fraturas Nasais

◆ **Características-Chave**

- As fraturas nasais são as mais comuns fraturas da cabeça e do pescoço.
- Elas têm significado estético e funcional.
- A redução fechada tem aplicação limitada.
- Um hematoma septal deve ser reconhecido e tratado precocemente.
- Definir a lesão precisa e anatomicamente antes de planejar qualquer intervenção.
- Mesmo se nenhuma intervenção for planejada, reavaliar o paciente após a regressão de qualquer edema traumático (geralmente após 1-2 semanas).

A apresentação da fratura nasal pode incluir epistaxe, alteração na aparência externa nasal, obstrução da via aérea nasal e equimose infraorbitária.

◆ **Epidemiologia**

As fraturas nasais são citadas como o tipo mais comum de fratura facial, responsabilizando-se por, aproximadamente, metade de todas as fraturas faciais. Estas lesões ocorrem predominantemente nos segmentos mais jovens, fisicamente ativos da população e, principalmente, em homens. O mecanismo mais comum é o trauma fechado; estas fraturas também ocorrem em lesões penetrantes e de alto impacto. Finalmente, as fraturas nasais ocorrem não apenas isoladamente, mas também frequentemente em conjunção a fraturas faciais mais extensas.

◆ **Avaliação**

O exame físico é facilitado pela descongestão do nariz. Inspeção visual, palpação manual e rinoscopia anterior são essenciais. Se possível, uma endoscopia nasal pode ser efetuada para aumentar a aquisição de dados clínicos significativos.

A integridade da pele nasal deve ser avaliada. Globalmente, o examinador deve determinar se o nariz está reto, se há um desvio, ou se há uma deformidade em forma de C. Por meio de inspeção visual e palpação, a integridade do suporte dorsal pode ser determinada. O nariz manteve suporte mediano nor-

598   7. Cirurgia Plástica e Reconstrutora Facial

mal, ou há uma deformidade em sela aguda, e, caso afirmativo, qual ruptura anatômica está contribuindo? Os ossos nasais devem ser examinados. Com base na visualização e palpação, há fraturas dos ossos nasais? A ponta e os 2/3 inferiores do nariz devem ser examinados. Há uma lesão do arcabouço cartilaginoso? A determinação da condição do septo frequentemente é subvalorizada; entretanto, a apreciação e o tratamento apropriados das lesões septais são essenciais para a restauração de função e a aparência nasais ideais. E, finalmente, o examinador deve procurar e documentar a presença ou a ausência de um hematoma septal. Caso presente, ele deve ser rápido e apropriadamente tratado.

Fotografias devem ser tiradas de forma similarmente às obtidas para avaliação de rinoplastia. Radiografias planas e tomografia computadorizada (TC) raramente acrescentam dados mais valiosos do que os obtidos através do exame físico e história médica.

◆ Opções de Tratamento

Observação

Quando foi determinado que há mínimo desvio dos ossos nasais, mínima lesão de tecidos moles e mínimo comprometimento da via aérea nasal, recomendar observação e não empreender nenhuma intervenção ativa cirúrgica ou manipulativa.

Manipulação Fechada

Sob anestesia local ou geral, os ossos nasais e o septo fraturados do paciente são mobilizados e reduzidos digitalmente. Isto pode ser auxiliado por instrumentos rombos, como o elevador de Boise ou pinça de Ashe. A manipulação fechada tradicional é mais bem aplicada em pacientes que, na realidade, apresentam subluxação ou desvio dos ossos nasais sem fratura significativa dos ossos próprios nasais.

Redução Aberta Modificada com Osteotomias

A técnica aberta modificada é versão limitada de uma técnica aberta em que incisões intranasais são realizadas para introdução de osteótomos. Esses pacientes frequentemente se beneficiam da manipulação dos ossos nasais para sua posição normal após micro-osteotomias bilaterais. Como no caso da manipulação fechada, a posição do septo pode impedir o sucesso desta técnica. Um procedimento secundário pode, então, ser necessário, ou outro tratamento oferecido.

Reparo Aberto Nasal/Septal

O reparo aberto nasal/septal é uma conduta agressiva para o tratamento agudo de lesões complicadas, utilizando lacerações existentes ou incisões externas e intranasais. Com esta conduta o cirurgião pode reduzir, enxertar e fixar componentes anatômicos fraturados sob visualização direta.

Rinosseptoplastia Formal

A rinosseptoplastia formal após fratura nasal é empregada em duas situações clínicas gerais: quando houver mínimo desvio, e o tratamento for retardado até que o edema tenha se resolvido, e como um procedimento secundário após o tratamento agudo inicial.

◆ Resultado e Acompanhamento

Curativos para estabilização externa devem ser aplicados de forma similar ao tratamento por rinoplastia. Quando houver lesões septais importantes, *splints* de Silastic macio podem prover estabilização e ajudar na prevenção de sinéquias. Tamponamentos apenas ocasionalmente são necessários.

◆ Códigos na CID-10

J34.2 Desvio do septo nasal.
S02.2 Fratura fechada dos ossos nasais.
S02.2 Fratura aberta dos ossos nasais.

Leitura Adicional

Fedok FG, Ondik MP, Preston TW, Goldenberg D. Management of trauma to the nasal bones and septum. In: Stucker FJ, De Souza C, Kenyon GS, Lian TS, eds. Rhinology and Facial Plastic Surgery. Heidelberg/New York/Berlin: SpringerVerlag; 2009

Oeltjen JC, Hollier LH. Nasal and naso-orbital-ethmoid fractures. In: Stewart MG, ed. Head, Face, and Neck Trauma: Comprehensive Management. Stuttgart/New York: Thieme; 2005:39-51

Rohrich RJ, Adams WP Jr. Nasal fracture management: minimizing secondary nasal deformities. Plast Reconstr Surg 2000;106(2):266-273

7.1.2 Fraturas Naso-Orbitoetmoidais

◆ Características-Chave

- Uma fratura naso-orbitoetmoidal (NOE) é uma lesão grave que envolve afundamento dos ossos nasais para o interior do etmoide com fratura associada da parede orbitária medial.
- Ela é secundária a uma lesão de alto impacto; muitas vezes associada a lesões intracranianas e outras.
- Exige redução aberta com fixação interna.

600   7. *Cirurgia Plástica e Reconstrutora Facial*

As fraturas NOE resultam de uma lesão de alto impacto, como um acidente de veículo a motor. Como tal, múltiplas lesões sérias muitas vezes estão presentes, exigindo cuidados de neurocirurgia, oftalmologia e otorrinolaringologia e/ou cirurgia plástica facial. O tratamento é dirigido para reduzir ao mínimo as complicações e obter reparos adequados funcional e cosmético.

◆ Epidemiologia

As lesões resultam de trauma severo à região frontal e meio da face. O mecanismo mais comum é um acidente de veículo a motor com motorista sem cinto. O uso de cinto de segurança e *airbags* reduziu sua incidência nos últimos anos.

◆ Clínica

Sinais e Sintomas

Frequentemente, os pacientes com fraturas NOE apresentam lesões que ameaçam a vida e exigem avaliação inicial do trauma e estabilização. Lesões do olho e do cérebro são comuns. Lesão ocular concomitante, como ruptura do globo, luxação da lente, descolamento de retina ou hemorragia vítrea ocorre em ~ 30% dos pacientes. Os pacientes apresentam liquorreia, em decorrência da ruptura da base anterior do crânio. Sinais e sintomas associados típicos incluem epistaxe severa, liquorreia, diplopia, epífora e dor facial intensa. A deformidade facial típica que resulta da ruptura do etmoide e inserções dos tendões cantais mediais inclui achatamento do dorso nasal, rotação da ponta para cima e perda de projeção e distância interpupilar aumentada (telecanto traumático).

Diagnóstico Diferencial

É importante diferenciar fraturas NOE de fraturas nasais isoladas (ver Capítulo 7.1.1), fraturas orbitárias (ver Capítulo 7.1.3) e fraturas que comprometem apenas o labirinto etmoidal. A TC permite diagnóstico rápido definitivo.

◆ Avaliação

História

O mecanismo de lesão ajudará a determinar possíveis lesões e gravidade. Muitas vezes, o paciente será incapaz de fornecer uma história.

Exame Físico

O exame, como em todos os traumas, inicia-se pelos ABCs (via aérea, respiração, circulação). Cuidados devem ser tomados para proteger a coluna cervical até que ela tenha sido liberada. Cabeça e face são inspecionadas e palpadas quanto a equimoses, lesões de tecidos moles e degraus ósseos. O telecanto resulta de fraturas NOE. A distância intercantal média de mulheres e homens varia de 25 a 35 mm; isto é geralmente 50% da distância interpupilar. Uma distância ≥ 40 mm é considerada diagnóstica de telecanto. A inserção cantal medial é facilmente avaliada com o teste "de corda de arco". Enquanto se palpa a inserção do tendão na crista lacrimal, a pálpebra inferior é afastada lateralmente. Se a inserção do tendão estiver intacta, o examinador o sentirá na palpação tensionar-se como uma corda de arco. Idealmente, o nariz deve ser descongestionado para possibilitar um exame intranasal. Com o uso de um fotóforo e espéculo ou endoscópio rígido, coágulos e sangue são aspirados e lacerações da mucosa, posição do septo e possíveis hematomas são notados. Líquido transparente pode representar fístula liquórica. Uma gota deste fluido colocada sobre uma gaze pode revelar o "sinal de halo", indicador de LCR.

Exames de Imagem

A TC axial e coronal de cortes finos é o estudo mais útil de imagem. Fraturas dos ossos faciais e nasais são facilmente visualizadas, com excelentes detalhes das paredes orbitárias mediais e região lacrimal. A integridade da base do crânio pode ser avaliada, bem como a presença de pneumoencéfalo ou outras lesões intracranianas. As fraturas NOE podem ser classificadas de acordo com o grau de cominuição na inserção do tendão cantal medial:

- Tipo I: grande fragmento central.
- Tipo II: cominuição de fragmento central sem comprometimento do tendão.
- Tipo III: cominuição comprometendo a fossa lacrimal e o local de fixação do tendão com laceração do tendão.

Laboratório

Estudos de laboratório de rotina para trauma e pré-operatórios são necessários, conforme indicado, incluindo hemograma completo (HC), tempo de protrombina (TP), tempo de tromboplastina parcial (TTP), eletrólitos e, possivelmente, perfil toxicológico.

◆ Opções de Tratamento

O tratamento de uma fratura NOE exige redução aberta com fixação interna. Para fraturas relativamente limitadas, uma incisão de etmoidectomia externa pode proporcionar exposição adequada. Muitas vezes, o cirurgião pode aproveitar grandes lacerações para exposição óssea. Entretanto, geralmente é utilizada uma incisão coronal (muitas vezes chamada bicoronal). A estabilização do fragmento central da fratura, ao qual o tendão cantal medial é fixado, é obtida por fixação com placas a osso estável, especialmente nas lesões dos tipos I e II. Ocasionalmente, é necessária fixação metálica para obter um resultado adequado, especialmente nas lesões tipo III, em que está presente cominuição grave. Muitos cirurgiões advogam uma ligeira hipercorreção inicial. Enxertos ósseos podem ser necessários.

◆ Resultado e Acompanhamento

Antibióticos à admissão e peroperatórios são necessários. Exames frequentes da visão são realizados após reparo de fraturas orbitárias. Infecção, hematoma ou alterações visuais exigem pronta atenção para corrigir problemas subjacentes.

602 **7. Cirurgia Plástica e Reconstrutora Facial**

◆ Códigos na CID-10

S02   Fratura de ossos da face.
S02.2   Ossos nasais, fechada.
S02.2   Ossos nasais, aberta.
S02.3   Asoalho orbitário (*blow-out*), aberta.
S02.3   Assoalho orbitário (*blow-out*), fechada.
S02.92 Outros ossos faciais, aberta.

Leitura Adicional

Oeltjen JC, Hollier LH. Nasal and naso-orbital ethmoid fractures. In: Stewart MG, ed. Head, Face, and Neck Trauma: Comprehensive Management. Stuttgart/New York: Thieme, 2005;39-51

Strong EB. Frontal sinus and naso-orbital-ethmoid complex fractures. In: Papel ID, ed. Facial Plastic and Reconstructive Surgery. 3rd ed. Stuttgart/New York: Thieme; 2009:977-990

7.1.3 Fraturas Zigomaticomaxilares e Orbitárias

◆ Características-Chave

- As fraturas do complexo zigomaticomaxilar (CZM) comprometem a face maxilar, arco zigomático e rebordo e assoalho orbitários.
- As características de uma fratura em *blowout* do assoalho orbitário podem incluir enoftalmo, dormência em V_2, diplopia e, possivelmente, uma fratura do rebordo orbitário.
- O CZM fraturado é mais frequentemente desviado posterior e inferiormente.

Uma fratura do CZM pode ser chamada uma fratura em tripé, pois há três locais de fratura – a sutura frontozigomática, a face maxilar e o arco zigomático. Fraturas isoladas da margem orbitária, do assoalho, da maxila ou do arco zigomático também podem ocorrer. O reparo cirúrgico está indicado na maioria das fraturas do CZM com desvio, com fixação de um ou mais locais de fratura.

◆ Epidemiologia

As fraturas do CZM são as fraturas do osso malar mais comuns e a segunda fratura de ossos faciais mais comum depois dos ossos nasais. Fraturas do arco zigomático são mais comuns em homens (na 3ª década) e são causadas por lesões de esporte, acidentes de veículos a motor, ou agressão.

7. Cirurgia Plástica e Reconstrutora Facial   603

◆ Clínica

Sinais e Sintomas

Os pacientes com fraturas do CZM ou orbitárias podem apresentar-se com epistaxe, edema periorbitário, lacerações, dor, alterações visuais, diplopia, ou deformidades em degrau no local das fraturas. Dormência no lábio superior ipsolateral, gengiva, narina e bochecha é comum nas fraturas que incluem o forame infraorbitário (V_2). Os sinais orbitários incluem quemose, hemorragia subconjuntival, proptose imediata e enoftalmo. O encarceramento do músculo reto inferior na fratura do assoalho orbitário pode resultar em diplopia graças à função prejudicada dos músculos extraoculares. Maloclusão pode resultar de uma fratura de face média móvel (Le Fort) ou uma fratura concomitante da mandíbula. Uma fratura com afundamento do zigoma pode causar trismo ao comprimir a coronoide.

Diagnóstico Diferencial

O espectro das fraturas no zigoma, maxila e ossos orbitários pode variar desde isoladas a complicadas, de gravemente desviadas em galho verde, e de simples a cominutivas. A classificação deve ser iniciada pela avaliação da instabilidade da face média, o que indicaria uma fratura de Le Fort (ver Capítulo 7.1.5). A avaliação dos sete ossos que constituem a órbita (lacrimal, palatino, frontal, etmoide, zigomático, maxilar e esfenoide) revela mais frequentemente fraturas nos ossos mais tênues – a lâmina papirácea (etmoide) e o assoalho orbitário (maxila).

◆ Avaliação

Exame Físico

O exame completo de cabeça e pescoço deve incluir testes neurais. As fraturas de Le Fort cursam com mobilidade palatal, o que pode ser examinado segurando-se os dentes superiores e puxando o arco maxilar para frente e inferiormente. A palpação digital quanto a deformidades em degrau das margens orbitárias, arcos zigomáticos, ossos nasais e sutura frontozigomática pode ajudar a determinar o local das fraturas, embora o edema possa tornar isto difícil. O dermátomo de V_2 deve ser testado e documentado. Os movimentos extraoculares e testes visuais podem demonstrar diplopia, indicando um músculo reto inferior encarcerado. Testes de ducção forçada são realizados anestesiando-se topicamente a conjuntiva com gotas de tetracaína, pinçando-se o tecido episcleral no fórnice (próximo à inserção do oblíquo inferior) com pinça delicada, e testando a mobilidade do globo quanto à restrição que poderia indicar um músculo oblíquo inferior retido na fratura do assoalho orbitário. A função do nervo facial deve ser avaliada, especialmente quando estiverem presentes lacerações sobrejacentes. Uma avaliação oftalmológica deve ser realizada antes do reparo de fratura em todos os pacientes com fraturas periorbitárias, uma vez que achados, como descolamento de retina ou hematoma retrobulbar, podem excluir a cirurgia imediata ou impedir a descompressão orbitária, respectivamente.

604 7. Cirurgia Plástica e Reconstrutora Facial

Exames de Imagem

Como em qualquer paciente de trauma, os ABCs padrão e a avaliação da coluna cervical (incluindo radiografias da coluna C) devem constituir a principal prioridade. A ampla disponibilidade da TC maxilofacial com cortes axiais e coronais torna obsoleta a radiografia simples. Cortes axiais e coronais devem ser solicitados para avaliar o assoalho orbitário e diagnosticar os locais exatos de fratura. As lâminas pterigoides e arcos zigomáticos são mais bem vistos em filmes axiais; as margens orbitárias, assoalho e lâmina cribriforme exigem cortes coronais. Ar subcutâneo muitas vezes é observado nas fraturas orbitárias mediais e do assoalho orbitário. Corpos estranhos ou fragmentos ósseos próximos ao nervo ótico devem ser identificados na TC para evitar lesões durante a redução de fratura. O sinal da gota observado em cortes coronais da TC quando a gordura orbitária faz protrusão através de uma fratura em alçapão do assoalho orbitário. As indicações para reparo de fraturas do assoalho orbitário incluem um defeito $> 1 cm^3$, encarceramento de músculos e enoftalmo.

◆ Opções de Tratamento

Fraturas levemente desviadas podem ser tratadas por redução fechada. Fraturas de CZM moderadas a severas devem ser reparadas por redução aberta através de uma combinação de vias de acesso que podem incluir transoral (para lidar com o pilar maxilar), palpebral (rebordo e assoalho orbitários) e blefaroplastia superior (frontozigomática), ou, menos frequentemente, uma via de acesso bicoronal (fraturas associadas supraorbitária, frontal ou zigoma cominutiva). A fixação das fraturas geralmente inclui placas em pelo menos um ou dois locais com fratura para estabilidade com placas de titânio de 1,7 mm (muitas vezes em forma de L ou J) no pilar zigomaticomaxilar e uma placa de 1,2 mm no rebordo orbitário e/ou sutura frontozigomática. As fraturas do assoalho orbitário são reparadas por redução do conteúdo orbitário herniado, através de uma via de acesso transconjuntival. Um implante, como malha de titânio ou polietileno poroso, é frequentemente utilizado para manter a redução do conteúdo orbitário. Fraturas isoladas do arco zigomático podem ser reduzidas por uma via de acesso transoral, temporal (**Gillies**), percutânea, ou, raramente, uma via de acesso coronal (fraturas cominutivas).

◆ Complicações

A pressão intraocular aumentada a partir de uma hemorragia orbitária pode causar perda de visão pela própria lesão ou como uma complicação do reparo. O tratamento imediato inclui cantotomia lateral imediata e cantólise, esteroides intravenosos (IV) (metilprednisolona), avaliação da oftalmologia e TC urgente. Descompressão orbitária pode ser necessária. A complicação mais comum do reparo é a redução inadequada da fratura com subsequente enoftalmo.

◆ Resultado e Acompanhamento

Antibióticos e esteroides peroperatórios padrão são utilizados a critério do cirurgião. Precauções estritas para não assoar o nariz devem ser orientadas a fim de evitar ar subcutâneo.

7. Cirurgia Plástica e Reconstrutora Facial   605

◆ Códigos na CID-10

802.4   Fratura fechada dos ossos malar e maxilar.
802.5   Fratura aberta dos ossos malar e maxilar.
76.72   Redução aberta de fratura malar e zigomática.

Leitura Adicional

Costello BJ, Papadopoulos G, Ruiz R. Pediatric craniomaxillofacial trauma. Clin Pediatr Emerg Med 2005;6:32-40

Folkestad L, Westin T. Long-term sequelae after surgery for orbital floor fractures. Otolaryngol Head Neck Surg 1999;120(6):914-921

Kellman R. Maxillofacial trauma. In: Cummings CW, Haughey BH, Thomas JR et al., eds. Otolaryngology Head and Neck Surgery. 4th ed. Philadelphia, PA: Elsevier Mosby; 2005:602-639

Stanley RB Jr. Use of intraoperative computed tomography during repair of orbitozygomatic fractures. Arch Facial Plast Surg 1999;1(1):19-24

Stewart MG. Zygomatic complex fractures. In: Stewart MG. Head, Face, and Neck Trauma: Comprehensive Management. Stuttgart/New York: Thieme: 2005:68-76

7.1.4 Fraturas do Seio Frontal

◆ Características-Chave

- As fraturas do seio frontal representam 5-15% de todas as fraturas craniomaxilofaciais.
- A fratura do seio frontal é a terceira fratura facial mais comum.
- Sua causa principal é força romba de alta velocidade encontrada em acidentes de veículos (60-70% das fraturas do seio frontal) e agressões.
- Estas fraturas abrangem desde fraturas da tábua anterior sem desvio simples até cominutivas, envolvendo lesão cerebral e fístula liquórica.

Os dois seios (raramente, um) são completamente localizados no interior do osso frontal, quando presentes. Fraturas do seio frontal com desvio podem resultar em deformidades da fronte e lesões traumática do cérebro. O osso frontal forma o esqueleto facial superior e é estritamente relacionado com o cérebro. A órbita situa-se inferolateralmente; a dura-máter, a lâmina cribriforme e os lobos frontais do cérebro situam-se posteriormente. Os ductos de drenagem dos seios comunicam-se com o nariz inferiormente. O seio é constituído pelas tábuas anterior e posterior. O osso frontal tem a mais alta tolerância à força romba direta, com a tábua anterior tipicamente sendo capaz de resistir a 360 a 1.000 kg de força. Em virtude de sua maior espessura em comparação à parede posterior, uma força suficientemente forte para fraturar a tábua anterior geralmente fraturará também a tábua posterior e causará dano aos ductos de drenagem. As complicações das fraturas podem incluir deformidades, mucoceles, abscessos cerebrais e meningite.

606 7. *Cirurgia Plástica e Reconstrutora Facial*

◆ Epidemiologia

A maioria das fraturas frontais ocorre em homens jovens em uma proporção mais alta quando comparados a mulheres (8:1). Embora elas possam ocorrer em qualquer idade, a incidência mais alta ocorre durante a terceira década de vida.

◆ Clínica

Sinais e Sintomas

Os pacientes com fraturas de seio frontal frequentemente apresentam outras fraturas faciais associadas. Dependendo do grau de força, os pacientes podem ou não ter estado conscientes durante o evento e podem ter sofrido traumatismo cranioencefálico importante. Aqueles que estão conscientes durante o evento incitador, e assim permanecem, provavelmente se queixarão de dor frontal. Edema da fronte, lacerações e parestesias também podem estar presentes. Uma deformidade óbvia da fronte pode estar presente, incluindo afundamento importante, desnivelamento e crepitação palpável, mas tipicamente o diagnóstico é mais bem caracterizado pela TC. Uma fístula liquórica também pode ser evidente a partir do nariz ou da ferida.

Diagnóstico Diferencial

As fraturas do seio frontal devem ser distinguidas das lacerações simples e contusões da fronte. Fraturas do osso frontal podem ocorrer sem comprometimento do seio, e uma fístula liquórica também é observada em outras fraturas faciais isoladas. As estruturas faciais adjacentes devem ser avaliadas quanto a comprometimento traumático (fratura zigomaticomaxilar, orbitária, NOE e base do crânio).

◆ Avaliação

Exame Físico

Os ABCs de trauma devem ser avaliados primeiro. Edema da cavidade oral e acúmulo de sangue na faringe podem complicar o trauma ao causarem obstrução da via aérea. Uma via aérea deve sempre ser estabelecida imediatamente. A avaliação da situação neurológica e visual deve ser realizada rapidamente, assim que as lesões potencialmente ameaçadoras à vida forem manejadas. A perda de visão pode ser prevenida se reconhecida precocemente por meio de pressão intraorbitária elevada ou evidência de lesão do nervo óptico. Se um paciente for não cooperativo ou combativo, uma avaliação grosseira do nervo facial é recomendada, quando um exame completo não for realizável. A mobilidade da face média do nariz e da mandíbula deve ser avaliada adequadamente. Lacerações devem ser completamente irrigadas e exploradas quanto a evidências de qualquer corpo estranho. Rino e otoliquorreia devem ser consideradas, se qualquer secreção transparente estiver presente.

Exames de Imagem

Todos os pacientes com suspeitas de fratura do seio frontal devem ser submetidos à TC de cortes finos (1,5-3 mm) em planos axiais e coronais. As imagens axiais permitirão uma boa visualização das tábuas anterior e posterior do seio frontal, bem como de evidência de pneumoencéfalo. Os cortes coronais possibilitam a visualização do ducto frontonasal, lâmina cribriforme e assoalho do seio frontal. Em geral, um desvio da tábua posterior superior à espessura de osso adjacente é considerado importante.

O papel das radiografias é limitado, embora a incidência de Caldwell possa avaliar a resolução do acúmulo de líquido que pode ser encontrado no seio frontal pós-lesão.

Laboratório

Não são necessários testes laboratoriais específicos para estes pacientes; entretanto, testes de triagem apropriados (HC, bioquímica, estudos da coagulação, triagem de drogas) muitas vezes são solicitados durante a avaliação de trauma inicial e podem identificar condições que necessitam de tratamento.

Outros Testes

Quando houver suspeitas de rinoliquorreia, testes de β-2 transferrina podem ser realizados na secreção nasal para confirmar o diagnóstico. A obstrução do ducto de drenagem frontonasal é associada ao desenvolvimento de mucoceles frontais, sendo tipicamente mais bem avaliada intraoperatoriamente. Fluoresceína, benzilpenicilina solução (branca), ou corante de azul de metileno são, às vezes, utilizados para avaliar a integridade do ducto nasofrontal. A ausência de obstrução é evidente, quando o corante é observado intranasalmente após ser introduzido no seio.

◆ Opções de Tratamento

Profilaxia antibiótica é recomendada nas fraturas de seio frontal, embora alguns argumentem que fraturas fechadas e aquelas isoladas em uma fratura da tábua anterior sem desvio não necessitam de antibióticos. A avaliação dos pacientes deve ser dirigida para uma avaliação da necessidade de reparo da dura-máter, avaliação da funcionabilidade dos ductos de drenagem e de deformidades significativas. Os conceitos importantes no reparo de fraturas do seio frontal são a prevenção de infecção intracraniana, prevenção de doenças do seio frontal, como sinusites e mucoceles, e um resultado cosmeticamente aceitável.

Fraturas sem desvio da tábua anterior sem evidência de obstrução do ducto nasofrontal e com ausência de deformidade da fronte devem ser tratadas conservadoramente. À parte desta fratura, não existe consenso evidente a respeito do tratamento.

O tratamento da lesão de seio frontal está evoluindo, mas os objetivos conforme listados anteriormente têm sido bastante constantes. As opções de tratamento podem incluir reconstrução e preservação do seio, cranialização do seio e obliteração. O objetivo é preservar a fisiologia sinusal e considerar

608   7. Cirurgia Plástica e Reconstrutora Facial

que o paciente será acompanhado estritamente com imagens seriadas. A preservação é geralmente considerada em pacientes com lesões mais limitadas e evidências na TC de ductos de drenagem patentes. A cranialização é realizada quando houve cominuição da tábua posterior que necessita de reparação dural, e dano aos ductos de drenagem. A cranialização requer a remoção da tábua posterior do seio, remoção da mucosa do seio e obliteração dos ductos de drenagem. A obliteração do seio é realizada em situações similares à cranialização, mas em vez de remover a tábua posterior do seio, o cirurgião "oblitera" a cavidade do seio com gordura ou outro material biológico.

O acesso cirúrgico para fratura do seio frontal é mais bem executado por uma via de acesso de retalho bicoronal, incisão superciliar supraorbitária, ou por uma laceração existente. As fraturas minimamente fragmentadas e não fragmentadas podem ser suficientemente reduzidas com miniplacas. O avanço tecnológico atual permite o uso de assistência endoscópica para evitar cicatrizes externas, e obliteração com gordura do seio frontal abrindo endoscopicamente o ducto de drenagem nasofrontal larga e permanentemente.

◆ Complicações

As complicações podem incluir lesão de nervos sensitivos ou motores. É essencial documentar a função neural antes da cirurgia. A maioria dos pacientes com alterações sensitivas apresentará melhora ao longo de 3 a 12 meses. O uso prolongado de afastadores pode causar paresia temporária deste ramo do nervo facial, mas uma técnica cirúrgica precisa pode ajudar a evitar lesões permanentes.

◆ Resultado e Acompanhamento

O paciente é internado após a cirurgia e monitorado quanto a alterações neurológicas, infecções, fístulas liquóricas, alterações visuais, hemorragias e controle da dor. O paciente deve ser acompanhado estritamente durante os primeiros meses com particular atenção dedicada à TC de acompanhamento quanto a desenvolvimento de mucocele. O intervalo de tempo para desenvolvimento de mucocele pode variar de 2 meses a 42 anos; assim acompanhamento a longo prazo, embora difícil, é muito importante.

◆ Código na CID-10

S02   Fratura da calota craniana.

Leitura Adicional

Bell RB, Dierks EJ, Brar P, Potter JK, Potter BE. A protocol for the management of frontal sinus fractures emphasizing sinus preservation. J Oral Maxillofac Surg 2007;65(5):825-839

Cole P, Kaufman Y, Momoh A *et al.* Techniques in frontal sinus fracture repair. Plast Reconstr Surg 2009;123(5):1578-1579

Cummings CW, Haughey BH, Thomas JR *et al.*, eds. Otolaryngology Head and Neck Surgery. 4th ed. Philadelphia, PA: Elsevier Mosby; 2005

Gossman DG, Archer SM, Arosarena O. Management of frontal sinus fractures: a review of 96 cases. Laryngoscope 2006;116(8):1357-1362

Lalwani AK. Current Diagnosis and Treatment: Otolaryngology Head and Neck Surgery. 2nd ed. New York: McGraw-Hill; 2007

7.1.5 Fraturas da Face Média

◆ **Características-Chave**

- As fraturas da face média resultam tipicamente de trauma fechado de alto impacto, como acidentes de veículos a motor e alterações.
- A massa, a densidade e a velocidade do objetivo golpeador afetarão o tipo e a gravidade da lesão facial.
- Suspeitar de lesões associadas oculares, intracranianas e da coluna cervical.

A face média transmite forças masticatórias para a base do crânio através de uma série de três pilares verticais, ou colunas, de osso espesso: os pilares zigomaticomaxilar (lateral), nasomaxilar (medial) e pterigomaxilar (posterior) (**Fig. 7.1**). Estes três pilares são essenciais para forma e função faciais adequados. Dano à face média pode ameaçar a vida.

O alinhamento correto dos pilares verticais é crítico para estabelecer oclusão dentária, altura facial e projeção pré-mórbidas. O alinhamento apropriado dos rebordos orbitárias e alvéolos maxilares (fraturas palatais) é essencial para estabelecer a largura facial, enquanto os arcos zigomáticos desempenham um papel-chave em restaurar a projeção e largura faciais.

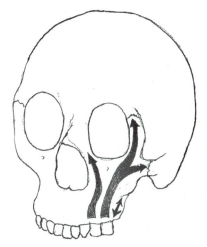

Fig. 7.1 As forças masticatórias são transmitidas pelas colunas zigomaticomaxilar (lateral), nasomaxilar (medial) e pterigomaxilar (posterior) para a base do crânio. (De: Stewart MG. Head Face and Neck Trauma: Comprehensive Management. Stuttgart/New York: Thieme; 2005:78.)

7. Cirurgia Plástica e Reconstrutora Facial

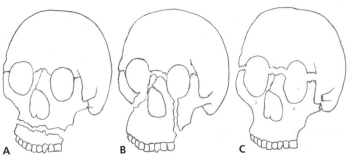

Fig. 7.2 Fraturas de Le Fort da face média. (**A**) Fratura de Le Fort I separando o corpo inferior da maxila horizontalmente. (**B**) Fratura de Le Fort II causando separação de todos os complexos maxilar e nasal da base do crânio. (**C**) Fratura de Le Fort III causando uma separação completa de toda a face média da base do crânio. (De: Stewart MG. Head Face and Neck Trauma: Comprehensive Management. Stuttgart/New York: Thieme; 2005:78.)

Em 1901, René Le Fort descreveu três tipos predominantes de fraturas da face média (**Fig. 7.2**), que ele classificou do seguinte modo:

- Fraturas de Le Fort I (horizontais) estendem-se acima dos ápices dentários a partir da coluna zigomaticomaxilar através da coluna nasomaxilar, abertura piriforme e septo nasal.
- Fraturas de Le Fort II (piramidais) estendem-se pela coluna zigomaticomaxilar, rebordo orbitário inferior e assoalho orbitário, ao processo frontal da maxila e pela sutura nasofrontal.
- Fraturas de Le Fort III (também conhecidas como disjunções) seguem um padrão de fratura estendendo-se desde a sutura nasofrontal ao longo da parede orbitária medial, a seguir atravessando o assoalho orbitário e a parede lateral antes de se estender pela sutura zigomaticofrontal e arco zigomático.

◆ **Epidemiologia**

A maioria das fraturas da face média ocorre em homens jovens, sendo responsáveis por 6 a 25% das fraturas faciais.

◆ **Clínica**

Sinais e Sintomas

Os pacientes tipicamente se apresentam com uma história de lesão facial traumática e podem queixar-se de dor, maloclusão, trismo, hipoestesia ou diplopia. O exame frequentemente revela equimose periorbitária, edema facial e da mucosa oral, assimetria facial, epistaxe, mobilidade da face média, maloclusão (deformidade de mordida aberta anterior), ou lesões dentárias. Menos comumente, são observadas rinoliquorreia e alterações na acuidade visual ou na restrição do movimento extraocular. Comprometimento da via aérea, associado a lesões graves, e nível reduzido de consciência, associado a lesão intracraniana, também podem estar presentes.

Diagnóstico Diferencial

Maloclusão também é observada em fraturas dentoalveolares isoladas. Estruturas faciais adjacentes também devem ser avaliadas quanto a comprometimento traumático (fraturas de mandíbula, zigomático-orbitárias, nasoetmoidais, do seio frontal e da base do crânio).

◆ Avaliação

Exame Físico

Como em todos os pacientes de trauma, a avaliação inicial deve incluir um exame sistêmico detalhado utilizando o protocolo de suporte avançado traumatológico de suporte à vida e, a seguir, um exame completo de cabeça e pescoço é realizado. Comprometimento da via aérea secundário a trauma e edema da mucosa ou hemorragia profusa é possível, e a via aérea deve ser garantida. A região facial do paciente deve ser completamente inspecionada e palpada em busca de quaisquer desníveis. A mobilidade da face média é avaliada aplicando-se tração nos incisivos e alvéolos centrais com uma das mãos, enquanto se estabiliza a fronte com a outra. Todos os dentes devem ser contados e se algum estiver fraturado ou faltando, uma radiografia de tórax deve ser realizada para se certificar que os dentes faltando não penetraram a via aérea. Um exame completo dos nervos cranianos é crítico. Na face média, lesões da divisão maxilar do nervo trigêmeo são comuns, e lesões do nervo facial também são possíveis. Quaisquer déficits são documentados antes da cirurgia. A acuidade visual e o movimento extraocular são avaliados, e avaliação oftalmológica é realizada, caso haja anormalidades ou caso se suspeite de uma lesão ocular. O exame intranasal deve avaliar quanto a hematoma septal, perfuração septal e liquorreia.

Exames de Imagem

Todos os pacientes com suspeita de fratura da face média devem ser submetidos a uma TC de cortes finos (1,5-2 mm) em planos axiais e coronais. Imagens coronais reformatadas de alta qualidade são aceitáveis, quando a imobilização cervical impede os cortes coronais diretos. Radiografias tradicionais, como uma incidência de Waters, são de interesse histórico apenas e não devem ser utilizadas para diagnóstico e planejamento de tratamento. Atualmente muitos cirurgiões realizam rotineiramente imagens de TC no pós-operatório imediato para confirmar a redução e o plaqueamento anatômicos das fraturas. Isto é extremamente útil em fraturas panfaciais ou cominutivas.

Laboratório

Não há testes laboratoriais específicos requeridos nesta população de pacientes; entretanto, testes de triagem apropriados (HC, bioquímica, estudos da coagulação, triagem de drogas) são frequentemente solicitados durante a avaliação inicial de trauma e podem identificar condições que mereçam tratamento.

612 7. *Cirurgia Plástica e Reconstrutora Facial*

Outros Testes

Quando existe suspeita de rinorreia de LCR, um teste de β-2 transferrina deve ser realizado na secreção nasal (liquorreia) para confirmar o diagnóstico.

◆ Opções de Tratamento

O objetivo do tratamento é a restauração da função e da estética facial pré-lesão. O tratamento dentro dos primeiros 7-14 dias de lesão permite que o edema tecidual regrida e reduz a probabilidade de déficits estéticos e funcionais que são de difícil correção, quando tardiamente tratados.

Clínico

Fraturas da face média sem desvios, estáveis e acompanhadas por oclusão normal podem ser observadas, mas o fundamento do tratamento de todas as outras fraturas da face média é cirúrgico.

Cirúrgico

Historicamente, as fraturas mediofaciais eram tratadas com um curso prolongado de fixação maxilomandibular (FMM) e/ou fios de suspensão. A mobilidade continuada das linhas de fratura com este tipo de tratamento levava a alta incidência de deformidades residuais ósseas e dos tecidos moles. Assim sendo, o padrão de tratamento das fraturas da face média com desvio, móveis ou cominutivas, hoje em dia, é a redução aberta e fixação interna.

O tratamento cirúrgico é iniciado pela exposição de todas as linhas de fratura utilizando vias de acesso cirúrgicas que podem incluir incisões gengivolabiais (pilares faciais e maxilares), transconjuntivais ou subciliares (rebordo e assoalho orbitários), de blefaroplastia superior (suturas zigomaticofrontal e zigomaticoesfenóidea) e coronais (arcos zigomáticos, osso frontal e área nasoetmoidal). A maxila é a seguir desimpactada, e a oclusão adequada é restabelecida com FMM. Avaliações devem ser realizadas quanto à maloclusão ou tratamento ortodôntico/ortognático pré-lesão. Uma fixação interna com miniplacas de titânio é realizada ao longo dos pilares medial e lateral e ao longo dos rebordos orbitários inferiores, suturas zigomaticofrontais, arcos zigomáticos e região glabelar, conforme indicado. Considerações devem ser feitas quanto a enxerto ósseo primário, quando estão presentes espaços interfragmentários > 5 mm. Miniplacas (tipicamente de 1,5-2,0 mm) são utilizadas nos pilares mediais e laterais. Microplacas (1,0-1,3 mm) são utilizadas no rebordo orbitário inferior, e a sutura zigomaticofrontal é tratada com placas de 1,3 a 1,5 mm. Embora o plaqueamento rígido ou semirrígido tenha melhorado significativamente nossa capacidade de tratar estas lesões, o cirurgião deve ser meticuloso em realizar uma redução anatômica correta e utilizar técnica rigorosa ao adaptar a placa ao osso para evitar "fixar" o paciente na posição errada. A maioria dos pacientes são liberados de FMM à conclusão da cirurgia, embora barras em arco possam ser mantidas em posição para guiar os elásticos (ocasionalmente úteis no caso de edema grave).

7. Cirurgia Plástica e Reconstrutora Facial   613

◆ Complicações

Complicações podem incluir lesões de nervos sensitivos ou motores. É essencial documentar a função neural antes da cirurgia. A maioria dos pacientes com alteração sensitiva apresentará melhora ao longo dos próximos 3-6 meses. Uma paresia temporária do ramo temporal do nervo facial pode ser observada, caso afastamento prolongado durante uma via de acesso coronal seja necessário, mas com exposição e técnica cirúrgica cuidadosas, lesões permanentes são raras.

Maloclusões devem ser observadas pós-operatoriamente e revista a técnica cirúrgica. A TC pode ser útil para determinar a causa da maloclusão, e se for observado desalinhamento de fraturas, a reexploração deve ser considerada com repetição da redução e plaqueamento antes da consolidação da fratura. Elásticos-guias podem ser úteis em maloclusões dentárias muito discretas, mas não são capazes de corrigir fraturas grosseiramente mal alinhadas.

Mau posicionamento da pálpebra inferior é em grande parte evitado com manipulação delicada do tecido e técnica cirúrgica meticulosa. Ectrópio é mais comum após vias de acesso transcutâneas do que transconjuntivais, embora um entrópio possa ser observado após vias de acesso transconjuntivais (raro). Massagem é útil no período pós-operatório, se for observada retração de pálpebra inferior. Maus posicionamentos mais graves podem exigir intervenção cirúrgica.

Outros problemas incisionais incluem deiscência, infecção local, hipertrofia e alopecia e são tratados conforme indicado.

◆ Resultado e Acompanhamento

O paciente é internado após a cirurgia e monitorado quanto à condição da via aérea, alterações visuais, hemorragias e controle da dor. A aplicação intermitente de gelo é útil para reduzir o edema, da mesma maneira que a elevação da cabeceira da cama. O paciente é instruído em higiene oral, consistindo em frequentes bochechos e escovação delicada, especialmente após as refeições. A dieta deve ser pastosa durante aproximadamente 6 semanas, e, a seguir, uma dieta normal pode ser retomada. Suturas cutâneas são removidas 5-7 dias após a cirurgia. As incisões intraorais são fechadas com suturas absorvíveis e não exigem remoção.

O paciente deve ser acompanhado estritamente durante as primeiras semanas, com atenção particular sendo dada à situação oclusal e posição palpebral. Um acompanhamento a longo prazo deve também ser agendado, mas isto às vezes é difícil nesta população de pacientes.

◆ Códigos na CID-10

S00	Fratura de ossos faciais.
S02.400A	Fratura fechada de ossos malar e maxilar.
S02400B	Fratura aberta de ossos malar e maxilar.
S0292xB	Fratura aberta de outros ossos faciais.
S02.9	Fraturas múltiplas comprometendo crânio ou face com outros ossos.

614   7. Cirurgia Plástica e Reconstrutora Facial

Leitura Adicional

Doerr TD, Mathog RH. Le Fort fractures (maxillary fractures). In: Papel ID, ed. Facial Plastic and Reconstructive Surgery. 3rd ed. Stuttgart/New York: Thieme; 2009:991-1000

Frodel JL, Marentette LJ. The coronal approach: anatomic and technical considerations and morbidity. Arch Otolaryngol Head Neck Surg 1993;119:201-207

Gruss JS, Mackinnoh SE. Complex maxillary fractures: role of buttress reconstruction and immediate bone grafts. Plast Reconstr Surg 1986;78:9-22

Kelly KJ, Manson PN, Vander Kolk CA et al. Sequencing LeFort fracture treatment (organization of treatment for a panfacial fracture). J Craniofac Surg 1990;1:168-178

Klotch DW, Gilliland R. Internal fixation vs. conventional therapy in midface fractures. J Trauma 1987;27:1136

Manson PN, Hoopes JE, Su CT. Structural pillars of the facial skeleton: an approach to the management of Le Fort fractures. Plast Reconstr Surg 1980;66:54-61

Marchena JM, Johnson N. Le Fort and palatal fractures. In: Stewart MG, ed. Head Face and Neck Trauma. New York: Thieme; 2005:77-85

7.1.6 Fraturas da Mandíbula

◆ Características-Chave

- Fraturas da mandíbula podem ser encontradas em casos de trauma.
- Dor associada ou não à mastigação pode ser um sinal.
- Há maloclusão.
- Avaliar lesões intracranianas, das vias aéreas e/ou da coluna cervical concomitantes.
- Procurar por dentes que estejam faltando.

Fraturas da mandíbula são comuns após trauma facial, ocorrendo em segundo lugar apenas com relação a fraturas dos ossos nasais. O diagnóstico pode, muitas vezes, ser feito pelo exame clínico, embora uma avaliação radiológica confirmativa seja necessária. As fraturas frequentemente atravessam o alvéolo, criando comunicação intraoral com o local da fratura, o que leva à contaminação das fraturas pela flora oral. O início precoce de antibióticos sistêmicos, bem como de bochechos, deve reduzir o risco de infecção. O reparo visa a restaurar a oclusão, restabelecendo o alinhamento anatômico dos fragmentos ósseos e assegurando uma consolidação com mínima morbidade. As fraturas da mandíbula são classificadas como favoráveis ou desfavoráveis para consolidação (**Fig. 7.3**).

◆ Epidemiologia

A maioria das fraturas da mandíbula é resultado de trauma interpessoal e acidentes de veículos a motor; elas tipicamente ocorrem na terceira e quarta décadas de vida. Nos idosos, as quedas são a causa mais comum, e em crianças menores atividades esportivas e acidentes de veículos a motor são mais

7. Cirurgia Plástica e Reconstrutora Facial 615

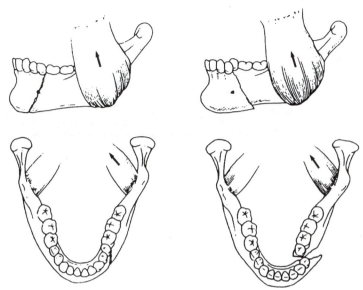

Fig. 7.3 Fraturas favoráveis e desfavoráveis da mandíbula. (De: Papel ID, ed. Facial Plastic and Reconstructive Surgery. 3rd ed. Stuttgart/New York: Thieme; 2009:1002.)

prevalentes. A maioria dos estudos indica que o complexo condilar/subcondilar é fraturado mais frequentemente, seguido pela região sinfisária de canino a canino (**Fig. 7.4**). A região do ângulo mandibular vem, a seguir, seguida pela região do corpo. Fraturas do ramo vertical (excluindo fraturas subcondilares) ocorrem menos frequentemente, e fraturas do processo coronoide são distintamente incomuns. Há alguma controvérsia sobre a frequência de localização.

◆ Clínica

Sinais
Avaliar a presença de maloclusão, com ou sem trismo. Edema e equimose podem ser observados intra e extraoralmente. Dentes frouxos ou fraturados devem ser identificados, e tentativas devem ser feitas de localizar os dentes faltando (dentes com intrusão podem ocasionalmente ser tomados erradamente por avulsões). Lacerações intraorais são comuns nos locais de fratura. Parestesia no mento indica lesão de um ou ambos os nervos alveolares inferiores.

Sintomas
A maioria dos pacientes com fraturas de mandíbula procura atendimento em virtude da dor ou da maloclusão, ambas tendem a interferir com a alimentação. Alguns observam sangramento oral e edema facial. Eles também podem queixar-se de dentes frouxos.

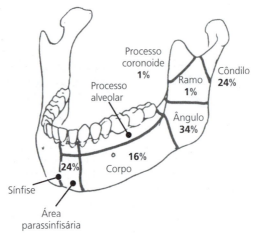

Fig. 7.4 Anatomia da mandíbula, com incidência relativa de locais de fratura. (De: Papel ID, ed. Facial Plastic and Reconstructive Surgery. 3rd ed. Stuttgart/New York: Thieme; 2009:1001.)

Diagnóstico Diferencial

Se o paciente estiver (ou esteve) inconsciente, a natureza do trauma pode ser difícil de determinar. Edema e lesão muscular podem dissimular-se como uma fratura. Um paciente com uma infecção dentária séria, com ou sem uma história de trauma, pode ter achados clínicos de dor, trismo e maloclusão, que podem tornar difícil determinar se uma fratura está presente.

◆ Avaliação

Exame Físico

Examinar quanto a edema, dor à palpação e equimose. Calor e febre são sinais de infecção, geralmente observados quando a apresentação é retardada. O exame da própria mandíbula poderia revelar mobilidade de fragmentos (à palpação bimanual), trismo e maloclusão. Procurar também por dentes frouxos, fraturados, arrancados e/ou impactados.

Exames de Imagem

Melhores resultados serão obtidos se forem realizados filmes simples, ortopantotomograma (Panorex) e TCs.

Laboratório

Um HC é solicitado, caso tenha ocorrido sangramento importante e para avaliar a contagem de leucócitos (LEU), caso a apresentação seja retardada. Estudos da coagulação devem ser solicitados, caso o paciente apresente comorbidades clínicas.

Patologia

Estudos de patologia geralmente não são aplicáveis, a menos que haja uma preocupação com uma fratura patológica em um paciente com outra doença subjacente, ou em um caso de tratamento retardado ou complicações de tratamento precedente, quando pode haver uma preocupação com osteíte ou osteomielite mandibular pós-traumática.

◆ Opções de Tratamento

Clínico

Fraturas sem desvio, não móveis, sem maloclusão podem ser tratadas conservadoramente. O paciente é mantido sob dieta branda. O paciente deve ser avaliado após 1-2 semanas para se assegurar da obediência do paciente e de que a fratura está se consolidando rotineiramente. Qualquer mudança na situação de oclusão exigirá tratamento adicional. A classe de oclusão é com base na relação entre a cúspide retrobucal do primeiro molar superior e o sulco bucal do primeiro molar inferior:

* Oclusão classe I (normal): a cúspide mesiobucal do primeiro molar maxilar oclui exatamente com o sulco bucal do primeiro molar mandibular.

* Oclusão classe II: a cúspide mesiobucal é mesial ou anterior ao sulco bucal do primeiro molar mandibular.

* Oclusão classe III: a cúspide mesiobucal é distal ao sulco bucal.

Fraturas subcondilares com desvio mínimo e sem maloclusão podem ser tratadas com fisioterapia e exercícios.

Para ambas as situações anteriores, exercícios de abrir a boca são importantes para evitar limitações na abertura da boca.

Farmacologia Relevante

Profilaxia antibiótica é recomendada a partir do momento da apresentação, até que as feridas orais tenham se fechado após o reparo. (A duração precisa do tratamento antibiótico depois de reparo de fratura é controversa.) É recomendado um antibiótico com cobertura para a flora oral comum.

Cirúrgico

Há três condutas cirúrgicas básicas nas fraturas da mandíbula: (1) colocação de aparelhos orais e aplicação de FMM rígida (também chamado redução fechada, fixação rígida); (2) colocação de aparelhos orais e o uso de elásticos de treinamento (FMM não rígida; também chamada redução fechada não rígida); e (3) redução aberta das fraturas, geralmente utilizada com fixação rígida dos fragmentos (também chamada redução aberta e fixação interna ou RAFI).

Os aparelhos mais comuns utilizados para FMM nos EUA hoje são as Erich Arch Bars. Estas são, geralmente, fixadas aos dentes com arames, e pequenos cubos nas barras de arco permitem a colocação de arames ou bandas de borracha para MMR rígida e não rígida, respectivamente.

618   7. *Cirurgia Plástica e Reconstrutora Facial*

A RAFI pode ser realizada por acesso intraoral ou extraoral. Reparos "com divisão de carga" geralmente são usados, quando o osso que está sendo repara lo é sólido o bastante para proporcionar um pilar de sustentação, de modo que a fixação possa ser colocada de uma maneira mecanicamente vantajosa que aproveita as forças que ocorrem naturalmente da função muscular e mastigação. Isto pode ser realizado com a técnica "Champy", com miniplacas colocadas ao longo da "linha ideal de osteossíntese", utilizando parafusos monocorticais para evitar lesão de raízes dentárias e do nervo alveolar inferior. Duas placas ou dois parafusos compressivos são geralmente utilizados nas regiões sinfisária e parassinfisária, uma placa única é comumente utilizada ao longo do corpo mandibular, e uma ou duas placas (a escolha é controvertida) são utilizadas nas fraturas do ângulo. Placas de compressão podem também ser utilizadas ao longo da sínfise e corpo (não no ângulo), mas isto exige parafusos bicorticais colocados ao longo da borda inferior, de modo que placas de bandas de tensão ou barras de arco precisam ser aplicadas para evitar distração da parte alveolar da fratura.

Reparos "com divisão de carga" são utilizados quando há osso inadequado para formar um pilar de sustentação e compartilhar na carga. Isto exige a colocação de placas de reconstrução mais longas, mais fortes, fixadas com parafusos bicorticais ao longo da margem inferior da mandíbula. Pelo menos três e preferivelmente quatro parafusos devem ser colocados em cada lado da fratura. Reparos com placa de reconstrução dividindo carga são indicados para abranger áreas de deficiência mandibular, como defeitos, áreas de cominuição, mandíbula atrófica (pacientes edêntulos) e áreas comprometidas com infecção (ou falta de união prévia). A placa de reconstrução é também uma técnica de recomposição para qualquer fratura da mandíbula, particularmente na região do ângulo depois da perda de um terceiro molar impactado. Fraturas do colo condilar devem ser abertas, se houver encurtamento importante do ramo da mandíbula ou maloclusão persistente. A conduta endoscópica permite um reparo principalmente transoral de fraturas subcondilares selecionadas. A redução aberta de fraturas da cabeça condilar permanece muito controversa.

◆ Complicações

Uma má redução fixada rigidamente deve ser reoperada, a não ser que haja circunstâncias atenuantes, porque a FMM não é capaz de reparar isto. Infecções de feridas devem ser drenadas e tratadas de forma expectante. Aparelhagens soltas devem ser removidas. Falhas da fixação exigem reoperação, e caso uma infecção tenha se desenvolvido, será necessário um reparo mais forte, suportando carga. Lesões urais (motoras e sensitivas) devem ser documentadas.

◆ Resultado e Acompanhamento

O tratamento de rotina das feridas está indicado. A higiene oral deve ser mantida, e bochechos antissépticos são comumente utilizados várias vezes ao dia e após refeições. Uma dieta líquida é preferida inicialmente, e esta é avançada para uma dieta pastosa, conforme tolerado. Radiografias pós-operatórias devem ser realizadas para assegurar a redução satisfatória das fraturas. Se uma

7. Cirurgia Plástica e Reconstrutora Facial 619

fixação rígida satisfatória tiver sido obtida, a FMM não será necessária. Após 1 semana, o trismo deve ser tratado com exercícios de abrir a boca. Pacientes tratados com FMM rígida são geralmente enviados para a enfermaria e têm alta com alicates de cortar arame, para o caso de eles precisarem urgentemente liberar a FMM.
Os pacientes devem ser acompanhados estritamente durante as primeiras 6 semanas. A esta altura, a maioria das fraturas é suficientemente estável para permitir a remoção das barras de arco. Após isso, os pacientes devem ser acompanhados, até que a função normal seja assegurada.

◆ Códigos na CID-10

S02.6	Fratura da mandíbula.
S02.65XA	Ângulo.
S02.60	Aberta.
S02.69B	Aberta.
Superior –	ver Fratura, maxila.
S02.609A	Mandíbula (fechada).
S02.65XA	Ângulo.
S02.65XB	Aberta.
S02.600A	Corpo.
S02.600A	Margem alveolar.
S02.67XB	Aberta.
S02.600B	Aberta.
S02.66XA	Sínfise.
S02.66XB	Aberta.
S02.61XA	Processo condilar.
S02.61XB	Aberta.
S02.63XA	Processo coronoide.
S02.63XB	Aberta.
S02.609A	Múltiplos locais.
S02.609B	Aberta.
S02.69XB	Aberta.
S02.64XA	Fratura; mandíbula, fechada; ramo não especificado.
S02.64XB	Aberta.
S02.62XA	Subcondilar.
S02.62XB	Aberta.

Leitura Adicional

Costello BJ, Papadopoulos G, Ruiz R. Pediatric craniomaxillofacial trauma. Clin Pediatr Emerg Med 2005;6:32-40

Davidson J, Nickerson, Nickerson B. Zygomatic fracture: complications of methods of internal fixation. Plast Reconstr Surg 1990;86:25-32

Garza JR. Mandibular fractures. In: Papel ID, ed. Facial Plastic and Reconstructive Surgery. 3rd ed. Stuttgart/New York: Thieme; 2009:1001-1015

Johnson JV. Mandibular structures: symphysis, body, and angle. In: Stewart MD. Head, Face, and Neck Trauma: Comprehensive Management. Stuttgart/New York: Thieme; 2005:207-116

620   7. Cirurgia Plástica e Reconstrutora Facial

Kellman R. Maxillofacial trauma. In: Cummings CM. Otolaryngology Head and Neck Surgery. 4th ed. Philadelphia: Mosby; 2005:602-639
Stanley RB Jr. Use of intraoperative computed tomography during repair of orbitozygomatic fractures. Arch Facial Plast Surg. 1999;1:19-24

7.2 Reanimação Facial e Tratamento Ocular

◆ **Características-Chave**

- Nenhuma modalidade é universalmente apropriada para todas as afecções da função do nervo facial.

- Etiologia da paralisia, estado oncológico, tipo de lesão e localização da lesão contribuem todos para a seleção dos métodos de reanimação mais apropriados.

- As técnicas de reanimação são classificadas em quatro tipos: métodos neurais, transposições musculofaciais, procedimentos plásticos faciais e próteses.

Nos pacientes com lesões de nervo facial, expectativas realistas devem ser estabelecidas no encontro inicial e discutidas francamente entre o médico, o paciente e a família. Diversos pontos devem ser enfatizados para o paciente antes do início do tratamento. Primeiro, nenhuma técnica de reanimação restaurará a face exatamente à sua condição pré-paralisada. O paciente deve compreender que apesar da mais meticulosa cirurgia algum grau de sincinesia e fraqueza residual pode persistir. Também é importante salientar que os resultados destas técnicas de reanimação podem ser melhorados por fisioterapia e reabilitação.

◆ **Localização da Lesão Intracraniana do Nervo Facial**

Lesões nervosas intracranianas ocorrem mais comumente durante ressecção de schwannomas vestibulares e outros tumores do ângulo pontocerebelar (APC). A incidência de lesão do nervo facial após cirurgia de tumor do APC é descrita como sendo de 2,3%. No caso de lesão do nervo facial durante cirurgia de tumor do APC, o reparo imediato por anastomose direta ou enxerto é aconselhável. Caso um comprimento adicional seja necessário, remanejamento dos segmentos timpânico e mastóideo do nervo pode acrescentar uma extensão suficiente para uma anastomose terminoterminal.

Intratemporal

Lesões intratemporais do nervo facial são geralmente encontradas em pacientes após trauma craniano externo com fraturas da base do crânio, ou lesão iatrogênica durante ou após cirurgia otológica. A maioria das fraturas do osso temporal resulta de acidentes de veículos a motor e encontros violentos. Sete

7. *Cirurgia Plástica e Reconstrutora Facial* **621**

a 10% destas fraturas resultam em disfunção do nervo facial. No trauma do osso temporal, a lesão do nervo facial ocorre mais frequentemente nas seções perigeniculada e labiríntica, com degeneração axonal estendendo-se a uma distância variável em ambas as direções. O tratamento da lesão do nervo facial subsequente a trauma do osso temporal é controverso. A maioria dos pacientes que se apresenta com paralisia completa no momento da lesão tem um prognóstico pior do que aqueles com paralisia incompleta ou tardia.

Extratemporal

Lesões extratemporais do nervo facial podem ocorrer durante cirurgia da parótida, procedimentos na articulação temporomandibular, ou procedimentos de *lifting* facial, ou após lacerações traumáticas da face. A incidência de paralisia do nervo facial após procedimentos parotídeos não complicados está descrita em 20% de paralisia temporária, e 10% de paresia permanece dos ramos temporal ou mandibular. Os pacientes em mais alto risco de lesão do nervo facial durante cirurgia de parótida incluem as crianças e aqueles submetidos a uma parotidectomia total. Transecções do nervo reconhecidas durante a cirurgia da parótida devem ser reparadas tão logo seja possível.

♦ Opções de Reanimação

A ordem de preferência para restauração da função após paralisia facial unilateral é a seguinte:

1. Regeneração espontânea do nervo facial (expectante).
2. Neurorrafia do nervo facial (anastomose do nervo facial).
3. Interposição de enxerto.
4. *Crossovers* de nervos (anastomose com outros nervos motores).
5. Transferência de músculo.
6. Procedimentos palpebrais e protéticos.

Neurorrafia do Nervo Facial

Caso o nervo tenha sido completamente interrompido, a neurorrafia direta é o modo mais efetivo de reanimar a face paralisada. A via neural interrompida pode ser restabelecida por anastomose direta ou pela inserção de um enxerto entre os segmentos separados. Alguns dos pontos-chave em reparo neural são identificação precoce, avaliação da condição do nervo e anastomose isenta de tensão. O melhor tempo para realizar a cirurgia é dentro das primeiras 72 horas, antes que a degeneração tenha ocorrido e enquanto o nervo distal ainda pode ser estimulado. O nervo interrompido deve ser aproximado com mínima tensão. Pode ser necessário remanejar o nervo no interior do osso temporal ou ganhar comprimento extra pela liberação do nervo. Fatores que influenciam o sucesso do reparo incluem tensão, o tipo da ferida, a presença de tecido cicatricial e a latência de tempo até o reparo.

A técnica de sutura cirúrgica para reparo neural exige amplificação, com lupa ou microscópio cirúrgico. As terminações nervosas devem ser avivadas com lâmina de bisturi. A esta altura, axoplasma pode ser observado emanando do coto proximal. Fios suturas de náilon 8-0 a 10-0 com uma agulha de 75 ou 100 mícrons devem ser utilizados.

Caso possível, três ou quatro suturas simples devem ser realizadas em torno da circunferência das camadas epineurais para obter uma união adequada (Fig. 7.5).

Enxerto Interposto

Nos casos em que os pacientes foram previamente submetidos à cirurgia ou tiveram parte do seu nervo facial sacrificado ou avulsionado como resultado de trauma grave, o reparo neural direto é impossível, sendo necessária a interposição de um enxerto de nervo. Esta técnica é reservada para casos em que reparo direto resultaria em tensão excessiva ou quando há perda de tecido nervoso.

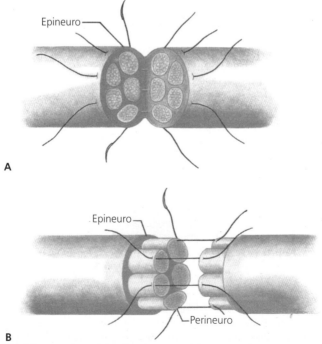

Fig. 7.5 (**A**) Reparo epineural. (**B**) Reparo perineural (fascicular). (De: Burgess LPA, Goode RL. Reanimation of the Paralysed Face. Stuttgart/New York: Thieme; 1994:13-16.)

O nervo auricular magno ("maior") é o nervo doador mais comumente utilizado, especialmente quando o enxerto necessário é pequeno. Suas vantagens são proximidade do campo cirúrgico e a facilidade de exposição (**Fig. 7.6**). Deve ser lembrado que considerações oncológicas obrigam a não utilizar o nervo ipsolateral. Caso mais tecido nervoso seja necessário, o mesmo pode ser colhido do nervo sural.

Crossovers Neurais

Esta técnica é utilizada quando a sutura direta ou enxerto não é exequível e constitui frequentemente o caso após remoção ou obliteração das porções proximal ou intratemporal do nervo facial. Ela é particularmente útil para tratar paralisia facial resultante de afecção ou cirurgia intracraniana ou intratemporal. Estas técnicas são relativamente simples e exigem uma linha de sutura. Elas proveem uma fonte poderosa de reinervação, embora os resultados não sejam sempre constantes ou previsíveis. *Crossovers* de nervos mais comumente utilizam o nervo hipoglosso.

Outra técnica é o "enxerto de *babysitter*". Nesta técnica, o nervo hipoglosso e o nervo facial são anastomosados com a interposição de um enxerto livre de nervo, terminoterminalmente ao coto do nervo facial periférico e terminolateralmente ao nervo hipoglosso. Esta técnica tipicamente é utilizada para enxerto cruzado de nervo facial.

Enxerto Cruzado de Nervo Facial

Esta técnica usa o nervo facial normal contralateral para inervar certos músculos faciais no lado paralisado. Esta técnica deve ser considerada uma alternativa ao enxerto de nervo hipoglosso ou acessório. Ela não deve ser realizada, enquanto uma regeneração espontânea ainda for possível ou em casos em que enxerto direto ou em cabo do nervo facial for possível.

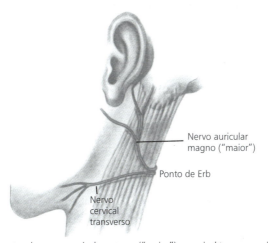

Fig. 7.6 Enxertos de nervos auricular magno ("maior") e cervical transverso. (De: Burgess LPA, Goode RL. Reanimation of the Paralysed Face. Stuttgart/New York: Thieme; 1994:18.)

624 *7. Cirurgia Plástica e Reconstrutora Facial*

Técnicas de Transferência Muscular

Técnicas de transferência muscular são utilizadas quando as técnicas neurais são inadequadas. Pacientes com paralisia facial de longa duração (> 3 anos) não têm probabilidade de se beneficiar com qualquer um dos procedimentos de reanimação previamente discutidos. Uma fibrose severa ocorre na unidade neuromuscular distal com atrofia da musculatura facial, tornando improvável a reinervação.

Transferência Muscular Regional

As técnicas de transferência muscular significam transplantar uma nova unidade neuromuscular em uma região da face paralisada. Isto pode ser realizado em conjunção com um enxerto de nervo ou um *crossover* implantado no músculo transferido. As duas técnicas básicas para realizar isto são transposição muscular regional e uma transferência de músculo livre.

A transferência muscular regional geralmente é utilizada para reanimar o terço inferior da face paralisada. A nova unidade neuromuscular é composta pelo músculo transposto com seu suprimento do nervo original. Os músculos disponíveis para estes procedimentos incluem o masseter, temporal e digástrico. Deve ser lembrado que em todos os procedimentos de transferência muscular é desejável uma hipercorreção.

Transferência Muscular Livre

A situação ideal para uso de um retalho de músculo livre vascularizado inervado para reanimação facial é o grande defeito visto em seguida a uma parotidectomia radical. Este retalho seria utilizado ao mesmo tempo para reanimação e para reconstrução do defeito de tecidos moles. O retalho muscular livre também pode ser utilizado em casos de paralisia a longo prazo nos quais ocorreu considerável atrofia muscular ou contratura de tecidos moles. Os retalhos livres mais comumente utilizados para reanimação facial são os músculos grácil, reto inferior do abdome e latíssimo do dorso.

Técnicas Complementares

A paralisia de nervo facial pode ser associada a movimentos involuntários de fechamentos palpebral e facial. Estes sinais podem ser causados por regeneração aberrante do nervo facial. A toxina botulínica induz um bloqueio neuromuscular temporário e reversível, sendo assim útil para alívio da sincinesia.

◆ Tratamento Ocular

A paralisia dos ramos superiores do nervo facial resulta em distúrbios das funções palpebral e lacrimal. As sequelas incluem fechamento incompleto do olho com exposição corneana, ectrópio da pálpebra inferior com epífora, produção diminuída de lágrima e a perda do efeito de "lubrificação" da córnea *(squeegee defect)*. Estes fatores contribuem para uma proteção corneana inadequada, que pode resultar em ceratite de exposição, ulceração da córnea e cegueira. O tratamento do olho em um paciente com paralisia facial é iniciado

7. Cirurgia Plástica e Reconstrutora Facial 625

pelo tratamento suportivo para proteger a córnea. Isto inclui principalmente umidificação do olho e prevenção de exposição. Estas medidas devem ser adequadas em casos temporários ou parciais. Lágrimas artificiais são comumente utilizadas para manter os olhos úmidos. Pomadas devem ser suplementadas, especialmente à noite antes de dormir. O fechamento do olho pode ser realizado adesivando-se cuidadosamente as pálpebras superior e inferior. Uma câmara clara de umidade fornece umidificação e protege o olho contra trauma e corpos estranhos.

Tarsorrafia

A tarsorrafia é um método efetivo de proteção do olho em pacientes com paralisia de nervo facial e lagoftalmo brando. Inconvenientes funcionais e cosméticos são associados a este tipo de procedimento. Uma tarsorrafia central prejudica completamente a visão e não é cosmeticamente aceitável como procedimento permanente.

Ressecção em Cunha e Cantoplastia

A ressecção em cunha da pálpebra inferior com cantoplastia é um procedimento efetivo e relativamente simples. É particularmente efetiva quando a flacidez da pálpebra inferior é branda. Em casos com flacidez grave da pálpebra ou ectrópio, um procedimento de cantoplastia é recomendado.

Inserção de Pálpebra Protética

O uso de próteses, particularmente implantes de pesos e molas de ouro, comprovou-se extremamente útil na paralisia ocular.

Pesos de Ouro

O implante de peso de ouro é um procedimento muito simples que oferece resultados constantemente satisfatórios. A colocação de uma carga palpebral de peso de ouro pode ser realizada sob anestesia local e aproveita o relaxamento do levantador que ocorre com a tentativa de fechamento do olho e a gravidade. O peso na pálpebra superior fecha passivamente a pálpebra. Ouro é o material de escolha para o peso palpebral em decorrência de sua alta densidade, relativa inércia e pela sua fusão com a maioria dos tons de pele.

As complicações da inserção de peso de ouro incluem extrusão, mudança de posição, infecção do enxerto, alergia de contato ao ouro e excessivo fechamento da pálpebra graças à inserção muito baixa do peso.

Implante de Mola Palpebral

Em casos nos quais há má ação do levantador, um implante de mola palpebral pode comprovar-se mais eficaz. Entretanto, esta técnica é tecnicamente mais difícil e tem alto índice de extrusão. O anel palpebral é basicamente um fragmento de arame, e por essa razão está sujeito à quebra, desgaste, migração, expulsão e infecção.

626   7. Cirurgia Plástica e Reconstrutora Facial

◆ Conclusão

O paciente com paralisia facial representa um desafio único ao cirurgião reconstrutor. As opções para reconstrução da face paralisada incluem procedimentos dinâmicos e estáticos. Procedimentos dinâmicos, reparo de nervos, substituição de nervos e transferência de músculo proporcionam os melhores resultados funcionais e cosméticos e devem ser sempre a primeira escolha na reabilitação da face paralisada. Procedimentos estáticos são ferramentas essenciais no tratamento do olho e oferecem opções para pacientes que não são candidatos à reabilitação dinâmica. Os objetivos da reanimação são simetria facial, fechamento ocular, competência oral e movimento voluntário. Nenhum dos procedimentos descritos é capaz de restaurar completamente a face paralisada à sua função normal. Alguma sincinesia e fraqueza residual persistirão, mas importantes melhoras na função e na aparência podem ser realizadas, se os objetivos da reconstrução forem mantidos em mente.

Leitura Adicional

Burgess LPA, Goode RL. Reanimation of the Paralyzed Face. Stuttgart/New York: Thieme; 1994

Goldenberg D, Wenig BL. Facial reanimation and eye care. In: Wiet RJ, ed. Ear and Temporal Bone Surgery: Minimizing Risks and Complications. Stuttgart/New York: Thieme; 2006:264-272

May M, Schaitkin B. The Facial Nerve. 2nd ed. Stuttgart/New York: Thieme; 2000

Tucker HM. Diagnosis and medical management of disorders of the facial nerve. In: Hamid M, Sismanis A, eds. Medical Otology and Neurotology: A Clinical Guide to Auditory and Vestibular Disorders. Stuttgart/New York: Thieme; 2006:140-146

7.3 Reconstrução Facial

7.3.1 Enxertos Cutâneos

◆ Características-Chave

- Enxertos cutâneos são um método de reconstrução relativamente simples.
- Os enxertos cutâneos possuem um papel importante na reconstrução da cavidade oral e defeitos faciais cutâneos.
- Os enxertos cutâneos podem ser de espessura parcial (ECEP) e de espessura total (ECET).
- A imobilização completa do enxerto no período pós-operatório inicial é crítica.

A pele é o maior órgão do corpo humano, representando ~ 16% do peso corporal total. A pele transplantada de uma localização para outra no mesmo indivíduo é chamada enxerto autógeno ou autoenxerto. Apesar do desenvolvimento de sofisticados métodos reconstrutivos utilizados após cirurgia ablativa, como enxertos livres microvasculares, condutas muito mais simples de

7. Cirurgia Plástica e Reconstrutora Facial **627**

reconstrução continuam a ser apropriadas em muitos casos. O enxerto cutâneo em particular permanece uma excelente opção para defeitos da cavidade oral, face e couro cabeludo.

◆ Anatomia e Fisiologia

De superficial para profunda, há três camadas da pele: a epiderme, a derme e a camada subcutânea. A epiderme constitui ~ 5% da pele; os restantes 95% são derme. A epiderme é adicionalmente dividida em estrato córneo superficial (sem núcleos) e camada basal mais profunda. A derme é adicionalmente dividida em derme papilar, mais superficial, e derme reticular, mais profunda, que contém folículos pilosos e glândulas sebáceas.

Os ECEPs são compostos de epiderme e porção variável da derme. Os ECETs incluem toda a epiderme e a derme. A espessura dos ECEPs tipicamente utilizados varia de ~ 0,012 a 0,018 pol. Embora os ECEPs mais delgados se contraiam mais, eles "pegam" mais constantemente; enxertos mais espessos se contraem menos, porém também apresentam maior tendência a falhas. A espessura dos ECETs depende da espessura do local doador da pele.

A cura do enxerto cutâneo é considerada um processo em três etapas. Na primeira fase, *embebição,* o enxerto deriva seus nutrientes do leito receptor subjacente. Durante a segunda fase, *inosculação,* vasos sanguíneos preexistentes em ambos o enxerto e o leito receptor se encontram e constituem uma rede. A cura é completada pela *neovascularização,* em que novos vasos se formam no interior do enxerto e crescem para o interior do tecido subjacente.

As propriedades do leito receptor são críticas para a cura do enxerto cutâneo. Os enxertos cutâneos "pegarão" na maioria do tecido bem vascularizado, incluindo tecido de granulação, músculo, gordura, pericôndrio e periósteo e osso esponjoso. Em contraposição, enxertos cutâneos não sobreviverão sobre osso cortical nu ou cartilagem nua (p. ex., tecidos sem o seu periósteo ou pericôndrio). Tecido ativamente infectado não deve ser enxertado. O tecido irradiado constitui um leito receptor muito menos favorável.

◆ Indicações

Contextos comuns para enxertia cutânea em cirurgia de cabeça e pescoço incluem defeitos na cavidade oral após ressecção de câncer, defeitos cutâneos da face após excisão de lesão ou trauma, fechamento de locais doadores de retalho livre (antebraço radial, fíbula etc.) e a etapa de elevação de arcabouço no reparo de microtia.

◆ Técnica Operatória

Enxerto de Pele de Espessura Parcial

- O local doador de escolha é a coxa superior (pele espessa, superfície relativamente plana).
- Um ECEP tipicamente é colhido com um dermátomo pneumático (p. ex., Zimmer, Warsaw, IN).

628   *7. Cirurgia Plástica e Reconstrutora Facial*

- O local doador é tricotomizado, preparado e colocados os campos, a seguir limpado com solução de antissepsia e lubrificado (soro fisiológico ou óleo mineral, dependendo do modelo do dermátomo).
- O local doador é mantido esticado.
- O dermátomo se encaixa na pele em ângulo de 45°, a seguir é inclinado ligeiramente para baixo.
- O enxerto é colhido com pressão constante e uniforme.
- Gaze com epinefrina 1/200.000 é aplicada ao local doador para hemostasia.
- O local doador pode ser curativado de várias maneiras, como com Tegaderm (3M, St. Paul, MN) durante 7 a 10 dias.
- Assegurar hemostasia meticulosa do leito receptor para evitar hematoma/perda de aposição.
- O enxerto cutâneo é aplicado no local receptor com a epiderme dando face para fora e suturado na posição com pontos absorvíveis, assegurando uma boa aposição com o leito receptor.
- O coxim (p. ex., Xeroform [Kendall Company, Mansfield, MA] "vestido" sobre espuma é aplicado para manter a aposição do enxerto e o leito receptor, afixado com suturas atadas por cima durante 3-7 dias.

Enxerto Cutâneo de Espessura Total

- Os locais doadores incluem a área pós-auricular (para ECETs finos) e a área supraclavicular.
- Os enxertos muitas vezes são desenhados em forma fusiforme para facilitar o fechamento primário.
- As margens do enxerto são incisadas com um bisturi afiado.
- As margens do enxerto são apreendidas com um gancho de pele, e o restante do enxerto é elevado da gordura subjacente com um bisturi ou tesoura afiada (ou seja, plano subdérmico),
- O enxerto é completamente liberado de gorduras com tesoura ou bisturi antes do posicionamento.
- A hemostasia é realizada com cautério.
- Fechamento primário.

Enxerto cutâneo em malha: um enxerto de pele pode ser transformado em malha a fim de prover cobertura de uma área maior de superfície no local receptor, com proporções de expansão geralmente variando de 1:1 a 6:1.

◆ Complicações

A principal complicação do enxerto cutâneo é a perda parcial ou completa do enxerto. As razões para falha do enxerto incluem hematoma, seroma, infecção e estabilização inadequada. Alterações de coloração no local doador do ECET são esperadas.

7. Cirurgia Plástica e Reconstrutora Facial 629

◆ Tratamento Pós-Operatório

Alimentação por sonda nasogástrica deve ser considerada na colocação de enxerto cutâneo na cavidade oral. Os coxins podem ser mantidos no lugar por 3-10 dias.

O tratamento do local doador do ECEP é bastante variável; esta área pode ser uma fonte de desconforto para o paciente. A epiderme do local doador do ECEP regenera-se por epitelização secundária a partir das bordas da ferida e a partir da migração de células dérmicas originadas nas hastes dos folículos pilosos, bem como nas estruturas anexiais restantes na derme.

Leitura Adicional

Gourin CG, Terris DJ. Dynamics of wound healing. In: Bailey BJ, Johnson JT, eds. Head and Neck Surgery - Otolaryngology. Philadelphia, PA: Lippincott Williams & Wilkins; 2006:197-213

Sherris DA, Larrabee WF. Principles of Facial Reconstruction: A Subunit Approach to Cutaneous Repair. Stuttgart/New York: Thieme; 2010

Triana RJ, Murakami CS, Larrabee WF. Skin grafts and local flaps. In: Papel ID, ed. Facial Plastic and Reconstructive Surgery. 3rd ed. Stuttgart/NewYork: Thieme, 2009:41-58

Zender CA, Petruzelli GJ. Skin grafting in oral cavity reconstruction. Oper Tech Otolaryngol Head Neck Surg 2005;16:24-27

7.3.2 Retalhos Cutâneos Locais para Reconstrução Facial

◆ Características-Chave

- A classificação do retalho pode ser feita de diferentes maneiras, mas a consistência é mais importante. *Método de transferência* constitui o sistema mais amplamente utilizado.
- Uma análise dos defeitos deve ser feita sistematicamente a fim de evitar resultados adversos a longo prazo.
- O desenho do retalho deve considerar vetores de tensão, cicatrizes resultantes e áreas a partir das quais recrutar.

Defeitos cutâneos podem originar-se de uma multiplicidade de causas diferentes, porém o câncer de pele permanece a etiologia mais comum na população caucasiana. São amplamente utilizados retalhos faciais locais para defeitos que são demasiado grandes para fechamento primário ou cura por segunda intenção. Eles permanecem sendo o principal procedimento da reconstrução facial e devem estar dentro do nível de conhecimento de todos os otorrinolaringologistas.

◆ Avaliação do Defeito

Ao analisar um defeito cutâneo da face, há uma série de passos que devem ser dados para ajudar a identificar o retalho ideal ou, mais importante, quais os

630   7. Cirurgia Plástica e Reconstrutora Facial

Tabela 7-1   Análise do Defeito
Localizar marcos anatômicos imóveis
Identificar áreas ideais de recrutamento
Orientar segundo as linhas da face (linhas de tensão da pele relaxada, unidades estéticas)
Prever cicatrizes resultantes

retalhos que criarão problemas importantes, como deformação, assimetria ou problemas funcionais (**Tabela 7.1**).

- Primeiro, reconhecer os "marcos anatômicos imóveis" da face. Exemplos disso seriam a linha do cabelo, borda do vermelhão do lábio e margem alar nasal. Estas estruturas críticas precisam permanecer imperturbadas por cicatrizes, bem como por tensões do retalho.
- Segundo, considerar as áreas de recrutamento ideal que circundam o defeito. Esta questão é abordada apenas depois de resolvida a primeira questão.
- Terceiro, avaliar as linhas preexistentes da face e como elas são orientadas em torno do defeito. Estas incluem as rugas visíveis, linhas de tensão da pele relaxada (LTPRs) e limites das unidades estéticas. A face é separada em unidades estéticas distintas, como fronte, nariz e bochecha. Quando possível, é melhor realizar incisões ao longo das margens das unidades estéticas e utilizar retalhos situados dentro da mesma unidade estética do defeito.
- Finalmente, procurar as cicatrizes e os vetores de tensão resultantes do retalho. Para cada desenho de retalho, deve-se ser capaz de prever a orientação exata das cicatrizes finais e procurar desenhar o retalho de uma maneira que obedeça melhor ao terceiro passo, com as cicatrizes jazendo em ou paralelas às linhas preexistentes. Além disso, devem-se prever os vetores de tensão de cada retalho com relação aos marcos anatômicos notados no primeiro passo. O retalho não deve criar distorção dos marcos anatômicos adjacentes críticos. Idealmente, a tensão máxima do retalho se alinhará com as linhas de extensibilidade máxima, as quais geralmente correm perpendiculares às LTPRs.

◆ Nomenclatura dos Retalhos

Os diferentes sistemas de classificação dos retalhos locais incluem conteúdo tecidual, proximidade do retalho, suprimento sanguíneo e método de transferência de tecido, os dois últimos dos quais são os principais métodos de nomenclatura. O suprimento sanguíneo dentro de um retalho pode ser *aleatório* (fundamentado no rico plexo dérmico da face), pode ter um *padrão axial* (suprido por numerosos vasos de maior calibre na derme e camada subcutânea que são dispostos em um padrão axial ao longo do retalho), ou pode ser *pediculado* (mantido por vasos maiores que têm nome). O outro sistema é fundamentado no método de transferência de tecido (Tabela 7.2).

7. Cirurgia Plástica e Reconstrutora Facial 631

Tabela 7-2 Carta dos Retalhos Locais

Retalhos de avanço
Simples
Unipediculados (U-plastia)
Bipediculados (H ou T-plastia)
Retalho insular em V-Y
Retalho de avanço da bochecha
Giratório
Rotação
Transposição
Interposição
Interpolado
Dobradiça (hinged)

Os *retalhos de avanço* designam "pás" de pele que são mobilizadas em um vetor linear para ressuperficializar um dado defeito. Eles não criam nenhuma distorção nos tecidos adjacentes, embora uma deformidade cutânea permanente muitas vezes surja. Esses retalhos raramente são utilizados na sua forma mais verdadeira. Eles são adicionalmente subclassificados com base no seu pedículo vascular, seja ele um pedículo unilateral, um bipedículo, ou pedículo subcutâneo (retalho insular).

O método restante de transferência de tecido é o *retalho giratório,* em que a transposição de tecido tem um elemento rotacional também. Um *retalho de rotação* verdadeiro move tecido ao longo da circunferência de um círculo, em torno de um ponto axial fixo, como um retalho de rotação de couro cabeludo. A maioria dos outros retalhos possui um elemento de avanço e um elemento rotacional combinados. Um *retalho de transposição* envolve mobilizar tecido por cima de uma ponte incompleta de tecido (p. ex., retalhos losangulares e bilobulados). Os *retalhos de interposição* são semelhantes a retalhos de transposição, mas incluem elevação da ponte incompleta de pele para o local do defeito doador, como em uma Z-plastia. Finalmente, *retalhos interpolados* movem a pá de pele e o pedículo sobre uma ponte intacta de pele com sua base do pedículo distante do defeito. Estes retalhos interpolados são retalhos em dois tempos que exigem uma divisão secundária do pedículo, geralmente 3 semanas mais tarde. O retalho frontal é um exemplo desses.

◆ Retalhos de Avanço

O retalho de avanço mais simples é o descolamento e a mobilização laterais ao longo da margem de um defeito com fechamento primário. Ao fechar um defeito primariamente, os ápices do defeito devem ter menos de 30° a fim de evitar uma deformidade cutânea permanente. Os retalhos de avanço tradicionais *unipediculado (U-plastia)* e *bipediculado (H-plastia)* sem qualquer componente rotacional possuem uma indicação estreita. Estes retalhos são utilizados quando se deseja mínima tensão perpendicular à direção do avanço para evitar deformação de marcos anatômicos adjacentes, como o supercílio. Defeitos secundários criados ao longo do eixo de avanço podem ser controlados

7. Cirurgia Plástica e Reconstrutora Facial

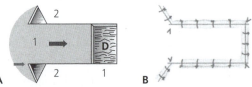

Fig. 7.7 Retalho de avanço unipediculado (U-plastia). (**A**) Avanço unilateral com excisão direta da deformidade cutânea permanente (triângulo de Burow). (**B**) Fechamento do defeito. (De: Weerda H. Reconstructive Facial Plastic Surgery: A Problem-Solving Manual. Stuttgart/New York: Thieme; 2001:12.)

pela "técnica de divisão pela metade", excisão direta da deformidade cutânea permanente, ou excisão avançada de um triângulo de Burrow (**Fig. 7.7**). A margem de avanço de qualquer retalho de avanço constitui o ponto de tensão máxima. Pode-se, muitas vezes, desenhar o retalho de tal modo que a cicatriz paralela resultante fique dentro das rugas ou LTPRs da unidade estética facial. O retalho de avanço *insular em V-Y* é um retalho triangular unipediculado com base em um pedículo subcutâneo que é mobilizado em um vetor linear na direção do defeito. O retalho em V-Y cria mínima distorção em torno do defeito primário, mas seu alcance é limitado pelo pedículo subcutâneo (**Fig. 7.8**). Ele se presta bem a pequenos defeitos do lábio superior e bochecha medial que estão em proximidade a marcos anatômicos importantes.

♦ **Retalhos Giratórios**

O *retalho de rotação* é um retalho giratório mobilizado ao longo de uma incisão curvilínea em torno de um ponto fixo, utilizado para tecidos que não são extensíveis, como o couro cabeludo. Duas deformidades cutâneas permanentes são criadas e podem ser excisadas diretamente. A relação entre o arco periférico do retalho e o diâmetro do defeito é geralmente 4:1, mas retalhos de rotação no couro cabeludo frequentemente exigem uma proporção de 6:1. O *retalho de bochecha* é uma combinação de retalho de avanço e retalho de rotação. A grande área da qual pele é recrutada, juntamente com a extensibilidade natural da pele da bochecha, torna este retalho particularmente apropriado para grandes defeitos da bochecha medial. As cicatrizes resultantes podem ser camufladas ao lon-

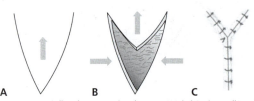

Fig. 7.8 Retalho de avanço insular em V-Y. (**A**) Dois retalhos de avanço unilaterais em torno do defeito primário com distorção mínima das estruturas circundantes. (**B**) O retalho triangular é com base em um pedículo subcutâneo. (**C**) Defeito fechado com cicatriz resultante em forma de Y em cada lado do defeito. (De: Weerda H. Reconstructive Facial Plastic Surgery: A Problem-Solving Manual. Stuttgart/New York: Thieme; 2001:13.)

go da prega melolabial, pálpebra inferior e sulco pré-auricular. É imperativo evitar tensão sobre a pálpebra, colocando um ponto de ancoragem entre o periósteo da eminência malar e a superfície inferior do retalho.

◆ Retalhos de Transposição

Um *retalho de transposição* mobiliza um segmento de pele de base larga sobre uma ponte incompleta de pele (em oposição ao retalho interpolado que cruza uma ponte completa de pele). O *retalho rômbico* é um desenho matemático preciso que deixa mínima tensão ou distorção em torno do defeito. O ponto de maior tensão e seu vetor são constantes e devem ser orientados ao longo de uma linha de extensibilidade cutânea máxima. Este ponto deve ser fixado com uma sutura sepultada de longa duração (**Fig. 7.9**). Pequenas modificações no desenho, como um arco mais estreito de rotação, podem reduzir a quantidade de tensão a partir do local doador e distribuí-la para os tecidos que rodeiam o defeito.

O *retalho bilobulado* é um duplo retalho de transposição que minimiza a distorção no local primário, distribuindo a tensão dos tecidos moles pelo perímetro de dois retalhos separados. Como tal, ele é ideal para uso nas proximidades de estruturas anatômicas quase imóveis, como o rebordo alar. O refinamento do desenho do retalho bilobulado levou a um arco mais apertado de rotação, reduzindo a deformidade cutânea permanente. Cada retalho geralmente é separado por um arco de rotação de 45° em vez de 90° (**Fig. 7.10**). O lobo principal deve ser adelgaçado agressivamente para minimizar a quantidade de acolchoamento "em pino" que tipicamente ocorre. O retalho bilobulado é excelente para reparo de defeitos da ponta nasal de até 1,5 cm de diâmetro, mas também pode ser utilizado para reconstrução de defeitos da bochecha afastados da face central.

O *retalho melolabial* é outro retalho de transposição adjacente ao nariz e lábios, que fornece uma fonte de pele bem vascularizada, com correspondência em cor, para reconstrução da asa nasal, parede lateral e lábios. Ele pode ter sua base inferiormente ou superiormente, mas a junção estética entre a bochecha e o nariz, muitas vezes, é amortecida.

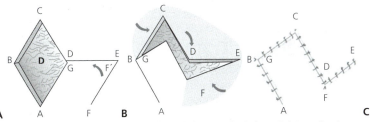

Fig. 7.9 Retalho de transposição em foma de losango de Limberg. (**A**) O retalho é desenhado com ângulos de 60 e 120°. (**B**) O retalho é descolado em um plano subcutâneo e transposto para o defeito. As setas indicam áreas de tensão máxima depois da transposição do retalho. (**C**) Cicatriz resultante. (De: Weerda H. Reconstructive Facial Plastic Surgery: A Problem-Solving Manual. Stuttgart/New York: Thieme; 2001:17.)

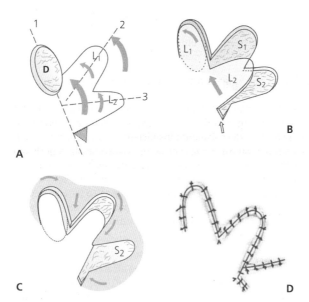

Fig. 7.10 Retalho de transposição bilobulado duplo. (**A**) O retalho é desenhado com retalhos adjacentes rodados de 90 a 100°. Duas cunhas são excisadas para evitar deformidades cutâneas permanentes. (**B**) Encaixe dos retalhos e cicatriz resultante. O local doador secundário é fechado primariamente com uma cicatriz linear que pode ser orientada para correr ao longo dos limites de uma subunidade estética. (**C**) A pele circundante é mobilizada e todos os defeitos secundários são fechados. (**D**) Aparência depois do fechamento de todos os defeitos. (De: Weerda H. Reconstructive Facial Plastic Surgery: A Problem-Solving Manual. Stuttgart/New York: Thieme; 2001:16.)

O *retalho melolabial* e o *retalho frontal* em dois tempos são retalhos interpolados comumente utilizados na reconstrução de defeitos maiores do nariz. Em geral, defeitos nasais > 2,5 cm de diâmetro, defeitos com osso ou cartilagem desnudados, ou feridas em campos irradiados são mais bem reconstruídos por retalhos mais encorpados como estes. Com sua antiga história, o retalho frontal permanece um retalho robusto e versátil e o principal procedimento para qualquer grande reparo nasal. O pedículo é fundamentado na área medial entre os supercílios, centrado sobre a artéria constante supratroclear, que captura a pressão de perfusão da área rica em colaterais. O pedículo é mantido estreito, ou seja, < 1,5 cm, para facilitar a rotação. O pedículo pode ser com base no lado ipsolateral do defeito nasal para maior alcance inferior, ou no lado contralateral para torção reduzida na base do pedículo e obstrução visual ao paciente. O defeito do local doador é fechado primariamente, e a divisão do pedículo e o encaixe do retalho é efetuada após 3 semanas.

7. Cirurgia Plástica e Reconstrutora Facial   635

◆ Complicações

Como com qualquer procedimento cirúrgico, conhecer as possíveis complicações, os modos de as evitar e como as manejar quando elas surgirem são tão importantes para o sucesso quanto à própria técnica. Isquemia do retalho, infecção, sangramento e deiscência de ferida são as principais complicações. Isquemia e necrose de retalho são complicações temidas e são relacionadas tanto com a tensão quanto com a perfusão vascular prejudicada. A tensão do retalho pode ser atribuída a descolamento insuficiente, distensão do retalho por edema ou hematoma, ou excessiva rotação ou avanço linear. A perfusão de retalho geralmente é robusta na cabeça e no pescoço, mas pode ser prejudicada por tabagismo. Os efeitos vasoconstritores da nicotina e a ligação preferencial do monóxido de carbono à hemoglobina colocam os retalhos locais em maior risco. Aconselhamento ao paciente para (no mínimo) cessação tabágica peroperatória é crítica para evitar complicações. Infecções da ferida não são comuns em retalhos locais da cabeça e pescoço, mas podem ser devastadoras para a sobrevivência do retalho, quando presentes. As complicações variam desde cicatrização retardada da ferida, alargamento da cicatriz ou mesmo necrose completa do retalho. Hematomas podem ser destrutivos para um retalho por vários mecanismos: tensão por ocupação de espaço, lesão tecidual por radicais livres derivados da hemoglobina, fibrose subdérmica e um meio ideal para infecção bacteriana. Deiscência da ferida pode ocorrer como resultado final de todas as complicações supracitadas. Entretanto, deiscências também podem resultar de trauma local ou do movimento dinâmico de um retalho.

◆ Conclusão

Defeitos faciais originam-se de uma variedade de causas, como trauma, câncer de pele ou lesões congênitas. Sua reparação permanece uma parte desafiadora da cirurgia de cabeça e pescoço uma vez que exige habilidades técnicas precisas, atenção a detalhes, perspectiva tridimensional para planejamento e elemento de criação e arte. Desenvolver um algoritmo para avaliar defeitos faciais pode ser útil para evitar armadilhas, como assimetria importante, problemas funcionais ou cicatrizes desfavoráveis. A maioria dos retalhos de pele locais é versátil e previsível. Familiaridade com uma multiplicidade de desenhos pode comprovar-se uma importante qualificação em reconstrução facial.

Leitura Adicional

Park SS, Day TA, Frarior ED, Frodel JL, Sykes JM, Toriumi DM. Facial Plastic Surgery: The Essential Guide. Stuttgart/New York: Thieme; 2005

Sherris DA, Larrabee WF. Principles of Facial Reconstruction: A Subunit Approach to Cutaneous Repair Atuttgart/New York: Thieme; 2010

Vural E, Key JM. Complications, salvage, and enhancement of local flaps in facial reconstruction. Otolaryngol Clin North Am 2001;34(4):739-751, vi

Weerda H. Reconstructive Facial Plastic Surgery: A Problem-Solving Manual. Stuttgart/New York: Thieme; 2001

636   7. Cirurgia Plástica e Reconstrutora Facial

7.3.3 Transferência de Tecido Livre Microvascular

◆ Características-Chave

- A transferência de tecido livre oferece opções para melhorar os resultados cirúrgicos, com melhora da função, da aparência e da qualidade de vida em cirurgia de câncer e trauma de cabeça e pescoço.

- As técnicas de transferência de tecido livre exigem análise do defeito, locais doadores disponíveis, e da saúde global, função e potencial de reabilitação do paciente.

- Os locais doadores de transferência de tecido livre comuns utilizados em cirurgia de cabeça e pescoço incluem tecido miocutâneo e miofascial a partir do antebraço radial, latíssimo do dorso, reto do abdome e coxa lateral; locais enterais, como o jejuno, e retalhos osteocutâneos com adequados suprimentos ósseos, como a fíbula e a escápula lateral e a crista ilíaca.

A decisão de utilizar um local doador particular para correção de um defeito em um paciente deve levar em conta a extensão e sequelas funcionais do câncer ou da lesão, bem como o próprio defeito resultante e a cosmese necessária, dados os locais doadores disponíveis. Além disso, o plano de tratamento, o prognóstico do paciente, o estado funcional geral, a motivação do paciente e família e as opções de reabilitação devem ser considerados em detalhes. A consideração dos interesses clínicos relevantes suporta o exame físico e a análise do defeito para selecionar um local doador. As técnicas de transferência de tecido livre exigem treinamento especializado, recursos e a equipamento clínicos apropriados e equipe interdisciplinar bem treinada.

◆ Epidemiologia
A transferência de tecido livre é apropriada para pacientes de todas as idades que são fisiológica e funcionalmente adequados para cirurgias mais longas em um só ou em vários tempos e participarão na reabilitação necessária para fazer uso completo da reconstrução microvascular.

◆ Clínica
Pacientes que sofrerão ou sofrem de um defeito de cabeça e pescoço que altera a forma anatômica, afeta a função de estruturas críticas e altera negativamente a aparência e qualidade de vida podem beneficiar-se da transferência de tecido livre.

◆ Avaliação
Os tecidos doadores específicos são variáveis, e os locais doadores são escolhidos com base nos requisitos do local receptor, como a necessidade e os tipos de superfície a serem reconstruídos, a necessidade de volume e a necessidade de osso ou lubrificação. Os locais doadores potenciais são, então, examinados quanto ao suprimento vascular, adequação e anomalias anatômicas, e alterações relacionadas com a idade ou alterações teciduais por doença

7. Cirurgia Plástica e Reconstrutora Facial 637

comórbida. A perfusão e a adequação dos locais doadores vasculares bem como a anatomia vascular remanescente no defeito são específicas do local.

Exames de Imagem

Os exames de imagem para transferência de tecido livre podem incluir angiogramas para avaliar a vasculatura, TC e ressonância magnética (RM) para estimar a extensão do defeito e o comprometimento dos tecidos circunvizinhos no campo da ressecção. O Doppler não invasivo ou angiorressonância (ARM) são capazes de avaliar a vascularização da extremidade inferior antes da colheita do retalho de fíbula.

Laboratório

Os exames de laboratório são um pouco dependentes das comorbidades. Além de HC e bioquímica pré-operatórios, podem ser analisados albumina, pré-albumina e painéis da coagulação.

Outros Testes

O teste de Allen deve ser efetuado para selecionar locais no antebraço radial.

◆ Opções de Tratamento

Clínico

A terapêutica clínica para transferência de tecido livre inclui controle de anticoagulação para assegurar a perviedade do retalho e do controle de comorbidades.

Farmacologia Relevante

A heparina não fracionada é usada em gotejamento IV contínuo pós-operatoriamente a fim de manter a desobstrução do retalho. Alguns pacientes recebem aspirina ou inibidores semelhantes da função das plaquetas. A estreptoquinase pode ser utilizada em vasos relevantes do retalho para salvamento do retalho em caso de trombose anastomótica.

Cirúrgico

Os retalhos mais comumente utilizados são de origem fasciocutânea ou miocutânea. Os locais doadores miocutâneos ou fasciocutâneos utilizados para reconstrução de defeitos de tecidos moles incluem o antebraço radial, reto do abdome, latíssimo do dorso e coxa anterolateral ou lateral. Entre estas opções, o retalho livre de antebraço radial oferece vantagens importantes nas características teciduais, incluindo flexibilidade, delgadeza e tamanho para satisfazer muitas necessidades reconstrutoras em cabeça e pescoço. O pedículo deste retalho, muitas vezes, é particularmente longo e de grande calibre. O reparo da faringe pode beneficiar-se do uso de um retalho enteral. Os retalhos de jejuno e margem gástrica lateral oferecem diferentes vantagens de flexibilidade e encaixe tubular; entretanto, a produção de secreção pode ter um benefício variável para lubrificação. A voz "molhada" resultante pode ser percebida como uma desvantagem importante. A colheita destes retalhos apresenta riscos de mais complicações com a abertura do abdome e exige duas

638 7. Cirurgia Plástica e Reconstrutora Facial

equipes cirúrgicas. Defeitos ósseos, especialmente da mandíbula, requerem retalhos osteocutâneos de locais doadores que ofereçam bom material ósseo em comprimentos correspondentes da mandíbula adulta. Podem ser utilizados com sucesso a margem escapular lateral e a fíbula. A escápula revela-se um local mais difícil, porque exige reposicionamento do paciente e pode necessitar de duas equipes cirúrgicas. Além disso, a escápula em mulheres pode oferecer suprimento ósseo limitado ou fino, que não será suficiente para corrigir um grande defeito mandibular. O retalho de escápula é associado à disfunção transitória do manguito rotador, no mínimo, e o de fíbula com potencial queda do pé ou sequelas vasculares.

A cirurgia e o tratamento intraoperatório são focados em procedimentos ablativos ou na preparação do defeito traumático, colheita do retalho e encaixe final do retalho de tecido livre no local receptor. Identificação do pedículo e vasos receptores, limitação do tempo isquêmico e realização da anastomose são elementos críticos para resultado bem-sucedido. A anastomose é efetuada de forma terminoterminal ou terminolateral. A terminoterminal utilizando vasos sadios de grande calibre é preferida. A anastomose terminolateral parece difícil algumas vezes graças à angularidade da geometria do pedículo do suprimento vascular do retalho.

◆ Complicações

As complicações da transferência de tecido livre incluem isquemia e necrose do retalho por trombose arterial ou venosa. O monitoramento da perfusão do retalho é crítico para identificação precoce de trombose. Quando reconhecida precocemente e controlada prontamente (< 6 horas), os retalhos comprometidos têm um índice de salvamento de 75%, quando os pacientes são levados novamente à sala de operações. Reexploração do local frequentemente é necessária para identificar pontualmente a trombose e efetuar trombectomia e possível revisão anastomótica. Partes da pele e tecidos moles podem necrosar apesar da trombectomia e salvamento bem-sucedido. O tratamento da ferida para cura por segunda ou terceira intenção é necessário nestes casos. Reconstruções orofaríngeas e laríngeas correm o risco de formação de fístula com ou sem trombos anastomóticos. A alimentação precoce na reconstrução orofaríngea é controversa. Há limitada pesquisa para guiar a escolha definitiva do dia pós-operatório para alimentação, mas o retardo prolongado pode resultar em depleção nutricional. A formação de fístula é muitas vezes precedida por dor à palpação, calor e eritema. Estes sinais justificam atenção imediata e abertura da incisão para aliviar a compressão, conforme indicado pelo exame físico. Ademais, a alimentação oral deve ser suspensa, com uso exclusivo de suporte nutricional enteral a fim de contornar o uso da orofaringe. Protocolos de salvamento, fístula e tratamento de ferida constituem adjuntos úteis para apoiar a melhor prática e bons resultados dos pacientes. Complicações do local doador são raras, dependentes do local e incluem queda do pé na colheita de retalho livre de fíbula e exposição de tendão em locais doadores do antebraço ou fíbula. A reabilitação com envolvimento de fisioterapia e terapia ocupacional otimiza os resultados dos pacientes, quando ocorrem complicações de local doador.

◆ Resultado e Acompanhamento

O monitoramento do retalho livre durante a fase pós-operatória é crítico para garantir a sobrevida do retalho. As técnicas para monitorar o retalho livre dependem da composição tecidual e localização do retalho. Técnicas específicas de monitoramento incluem avaliação da cor, reenchimento capilar, turgor, temperatura da superfície, presença de sangramento, aderência do enxerto de pele e avaliação auditiva do fluxo sanguíneo (Doppler). É importante proteger o suprimento vascular do retalho (p. ex., evitando compressão ou flexão na região da anastomose).

Os resultados ideais para os pacientes são uma transferência tecidual livre funcional, sadia, para restaurar o defeito identificado para reconstrução; restauração da função e aparência na medida do possível com o tecido usado e o defeito corrigido; e satisfação do paciente e sua família com a função regional e global do paciente, sua qualidade de vida e os encargos de cuidadora.

O acompanhamento é dependente de protocolos previstos de câncer e trauma e inclui a cura do retalho, sua função e complicações tardias, como formação de cicatriz, travamento ou restrição e isquemia.

Leitura Adicional

Chalian AA, Kagan SH, Goldberg AN et al. Design and impact of intraoperative pathways for head and neck resection and reconstruction. Arch Otolaryngol Head Neck Surg 2002;128(8):892-896

7.3.4 Enxertos de Osso e Cartilagem

◆ Características-Chave

- Enxertos ósseos ainda são comumente utilizados na reconstrução estrutural do esqueleto maxilofacial.
- O enxerto ósseo mais comumente utilizado é o da calota craniana seguido pelo uso de osso da crista ilíaca, região tibial e regiões das costelas.
- Enxertos de cartilagem são mais comumente utilizados na rinoplastia reconstrutora e em reconstrução nasal, mas também foram descritos para uso em outras áreas, como reconstruções orbitária e palpebral.
- A fonte mais comum de enxerto de cartilagem é o septo nasal seguido pela concha da orelha e a cartilagem costal.

Enxertos de osso e cartilagem permanecem componentes-chave em cirurgia reconstrutora do esqueleto craniomaxilofacial e regiões nasais. Embora os implantes aloplásticos tenham suplantado o uso de osso e cartilagem em algumas regiões, osso e cartilagem permanecem fundamentais em certas áreas reconstrutoras. O osso é essencial para a reconstrução estrutural da mandíbula e, juntamente com os pilares da maxila, em situações de trauma e oncologia, enquanto a cartilagem permanece mais comumente utilizada em rinoplastia primária e secundária, bem como na reconstrução do nariz após câncer e reconstrução. Ela é algumas vezes utilizada como um enxerto espaçador em áreas, como a pálpebra inferior.

640   *7. Cirurgia Plástica e Reconstrutora Facial*

◆ Clínica

O osso da calota craniana é a fonte mais comum para uso em reconstrução nestas áreas, nesta situação. Embora outros defeitos ósseos em trauma agudo possam ser reconstruídos com materiais aloplásticos (p. ex., ausência de osso ao longo do rebordo infraorbitário), o osso ainda é mais comumente utilizado no contexto primário. No trauma mandibular agudo com defeitos, como perda óssea por avulsão, a escolha para enxerto ósseos é mais comumente da crista ilíaca com uma combinação de ossos cortical e esponjoso. Enxertos de cartilagem são particularmente úteis em reconstrução nasal.

◆ Avaliação

Em trauma maxilofacial agudo, a avaliação radiográfica pode mostrar segmentos cominutivos de osso nestas regiões que sugerem a necessidade de planejar enxertos ósseos no contexto operatório. A TC orientará estas decisões.

Os enxertos de cartilagem são comumente utilizados em reconstrução primária ou secundária do nariz, com o local doador sendo determinado pelo tipo de cartilagem requerido para o esforço reconstrutivo. O aspecto mais importante é se é necessária reconstrução estrutural ou de contorno. Na reconstrução estrutural, o material de escolha para enxerto é a cartilagem septal seguida pela cartilagem costal, enquanto a reconstrução de contorno pode ser utilizada com cartilagens septal e conchal.

◆ Opções de Tratamento

Osso da Calota Craniana

O enxerto ósseo mais comum utilizado na face média e no esqueleto maxilofacial superior é o de osso da calota craniana. O osso é colhido mais comumente na região parietal do crânio longe de áreas de perigo, como as linhas de sutura coronal e temporal e longe da linha mediana, onde existe o seio sagital subjacente. A anatomia do crânio é tal que existe um córtex externo e um córtex interno de osso com graus variados de espessura. Um aspecto-chave da colheita de enxerto ósseo da calota é a pressuposição de que a dura-máter subjacente está sempre próxima e deve-se estar agudamente consciente do fato.

Uma variedade de técnicas foi descrita para a colheita de enxertos ósseos da calota, mas a técnica básica envolve perfurar um orifício para expor a camada esponjosa presumida entre o córtex externo e o córtex interno de osso. A forma do enxerto é desenhada à medida que este buraco é criado. A seguir um osteótomo curvo largo ou uma serra sagital ou recíproca pode ser utilizada para elevar o enxerto ósseo na camada diploica ou esponjosa. É essencial que o cirurgião esteja consciente em se manter no plano correto o tempo todo; geralmente, pode-se fazer uma suposição de que se está através das camadas interna e intercraniana, se o osteótomo ou a serra se mover mais livremente do que o previsto. Depois que o primeiro enxerto é elevado, enxertos subsequentes são comumente elevados muito mais facilmente, uma vez que o cirurgião tenha uma ideia melhor da profundidade do córtex externo, e a colheita de enxerto adicional também seja facilitada pela maior facilidade de posicionamento do osteótomo graças ao alargamento da calha permitida pela colheita do primeiro osso.

7. Cirurgia Plástica e Reconstrutora Facial **641**

Crista Ilíaca

As áreas de enxerto mais comuns de colheita para a mandíbula são enxertos ósseos corticais e esponjosos da face interna da crista ilíaca. Esta região é acessada por uma incisão sobre a crista ilíaca com dissecção direta até a crista ilíaca. Grande cuidado deve ser tomado para refletir os tecidos nesta região para um posterior reposicionamento preciso dos tecidos moles. Uma seção da crista ilíaca interna é removida, seguida pela colheita de osso esponjoso com curetas. Caso somente osso esponjoso seja utilizado, o segmento cortical é recolocado e posicionado geralmente com fios metálicos ou suturas fortes, e os elementos de tecidos moles musculares são refixados à região.

Enxertos Ósseos Tibiais

Enxertos ósseos tibiais são utilizados por alguns cirurgiões e são colhidos na região do epicôndilo lateral imediatamente inferior e lateral à patela.

Enxertos de Cartilagem

Enxertos de septo nasal são comumente colhidos como parte da septoplastia de rotina. A chave ao colher cartilagem septal para enxerto, no entanto, é colher um pedaço de cartilagem tão grande quanto possível e não o remover de uma maneira fragmentada.

A cartilagem da concha pode ser colhida por uma via de acesso anterior (pela margem anti-helical) ou por uma incisão pós-auricular imediatamente acima do cavo da concha e da cimba da concha. Através de qualquer dos acessos, uma incisão é realizada na cartilagem conchal deixando uma margem de vários milímetros ao longo da anti-hélice para possibilitar a persistência da estrutura da orelha, seguida por uma incisão até o conduto auditivo externo inferiormente e na extensão da crura inferior da orelha superiormente na cimba da concha. Um fragmento de cartilagem em forma de rim, ou feijão, é rotineiramente removido para esta finalidade. A incisão é fechada e, então, graças ao espaço morto criado pela colheita desta cartilagem, é colocado um coxim ou suturas, firmando um acolchoamento de lado a lado.

A cartilagem costal é colhida geralmente por uma incisão inframamária direita na região da sétima e oitava costelas. Dependendo da quantidade de cartilagem necessária, após a dissecção através dos músculos do tórax e intercostais, ou uma secção parcial de córtex externo de cartilagem é removida de forma cortante ou é realizada dissecção cuidadosa em torno da cartilagem sobre a pleura. As camadas musculares são reaproximadas cuidadosamente, bem como a pele, e um curativo compressivo é aplicado.

◆ Complicações

Complicações na colheita de enxerto geralmente ocorrem no momento da colheita, como penetração intracraniana. A chave é o diagnóstico de lacerações durais ou penetração no próprio cérebro. Avaliação da neurocirurgia pode ser necessária, mas lacerações pequenas podem geralmente ser manejadas por simples reaproximação da dura e fechamento com sutura. Entretanto, deve-se observar com atenção quanto a quaisquer sinais de coleção pós-operatória subdural ou extradural de LCR ou sangue. Hematomas podem ocorrer na região subcutânea do couro cabeludo e crista ilíaca, bem como na região

642　7. Cirurgia Plástica e Reconstrutora Facial

torácica, de modo que curativos compressivos são aplicados frequentemente. No que se refere ao enxerto de osso da crista ilíaca, a dor pós-operatória pode resultar em perturbação da marcha, e esta é uma razão comum pela qual este local doador é evitado.

Como em qualquer cirurgia septal, a perfuração septal é uma preocupação na colheita de enxerto de cartilagem, e técnicas-padrão para cobertura mucosa são essenciais.

A complicação mais comum na colheita de enxerto conchal é uma deformidade leve causada por um ligeiro colapso da orelha juntamente com as deformidades cicatriciais. Finalmente, no que se refere à colheita de enxerto de costela ou cartilagem costal, a sequela adversa mais comum é uma ligeira depressão na região da colheita do enxerto juntamente com a cicatriz nesta região. Uma complicação aguda mencionada previamente é penetração pleural e pneumotórax subsequente. Se caso a penetração na pleura seja diagnosticada ao tempo da respiração com pressão positiva intraoperatoriamente, um tubo de drenagem sob aspiração é introduzido na cavidade pleural pela laceração, e aspiração é aplicada enquanto o fechamento é executado; o tubo é a seguir retirado durante uma respiração com pressão positiva. Uma radiografia pós-operatória sempre é realizada e determinará se existe um pneumotórax ou hemotórax pós-operatório. Esta última situação pode exigir drenagem com tubo torácico, mas isto é muito raro.

◆ Resultado e Acompanhamento

Os locais doadores para enxertos ósseos são geralmente tratados como quaisquer outras feridas, com adequada limpeza e tratamento úmido da ferida.

Os resultados do enxerto ósseo são geralmente favoráveis, particularmente quando fixação rígida é utilizada. Isto é com base no acompanhamento a um prazo de, pelo menos, vários meses, bem como a determinação da rigidez da região fundamentada na função da mandíbula e maxila. Quando ocorrem complicações em termos de má consolidação, elas geralmente se manifestam por dor, mobilidade e mesmo infecção, exigindo assim intervenção adicional. Reabsorção do osso pode ocorrer com fixação rígida. Isto é relativamente incomum.

Em relação ao enxerto de cartilagem, nenhum destes enxertos de cartilagem comumente sofre reabsorção, embora sequelas adversas do enxerto possam ocorrer, se eles forem impropriamente posicionados ou inadequadamente fixados.

Leitura Adicional

Frodel JL Jr, Marentette LJ, Quatela VC, Weinstein GS. Calvarial bone graft harvest Techniques, considerations, and morbidity. Arch Otolaryngol Head Neck Surg 1993;119(1):17-23

Frodel JL. Complications of bone grafting. In: Eisele D, ed. Complications in Head and Neck Surgery. St. Louis, MO: Mosby; 1993:773.

Sherris DA, Larrabee WF. Principles of Facial Reconstruction: A Subunit Approach to Cutaneous Repair. Stuttgart/New York: Thieme; 2010

7.3.5 Planejamento de Incisões e Revisão de Cicatrizes

◆ **Características-Chave**

- O planejamento de incisões e revisão de cicatrizes requer uma compreensão da anatomia e estética facial e dos princípios avançados de cura das feridas.
- Os pacientes que foram feridos suportam frequentemente trauma psicológico induzido pelo evento inicial ou a cicatriz deformante resultante.
- A cronologia da revisão da cicatriz é importante e depende de uma variedade de fatores, incluindo o tipo e a localização da lesão.
- As linhas de tensão relaxada da pele em repouso (LTRP) representam a tendência direcional da pele a ser mais ou menos extensível, dependendo do eixo.

As incisões se curam melhor quando orientadas com as LTRPs e fechadas sem tensão. A revisão de cicatriz geralmente é efetuada quando a cicatriz está madura (~ 6-12 meses) e envolve reorientação da cicatriz para as LTRPs, ressuperficialização ou redução a segmentos mais curtos. A injeção de esteroides em cicatrizes hipertróficas e queloides deve ser realizada dentro do primeiro mês, se as cicatrizes se apresentarem inflamadas, dolorosas ou persistentemente firmes.

Incisões e feridas inadequadamente orientadas apresentam maior tendência a se tornarem destacadas, de modo que sempre que possível elas devem ser orientadas dentro das LTPRs (**Fig. 7.11**). Estas linhas são perpendiculares à tração dos músculos subjacentes (exceto em torno da boca) e são mais bem encontradas, beliscando-se a pele. As incisões devem ser situadas dentro da linha do cabelo sempre que possível, exceto na fronte inferior em homens (em razão da calvície em padrão masculino). Incisões em áreas côncavas

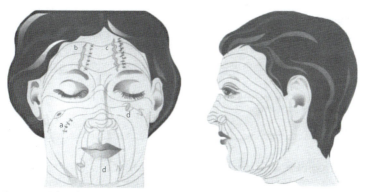

Fig. 7.11 Linhas de tensão da pele relaxada (LTPRs) com excisão elíptica nas LTPRs. (De: Weerda H. Reconstructive Facial Plastic Surgery: A Problem-Solving Manual. Stuttgart/New York: Thieme; 2001:6.)

644 *7. Cirurgia Plástica e Reconstrutora Facial*

devem ser interrompidas a fim de se evitar contratura da cicatriz. Cicatrizes > 2 cm de comprimento ou > 2 mm de largura podem geralmente ser melhoradas. Técnicas comuns de revisão incluem reorientação, irregularização, ressuperficialização e excisão direta.

◆ Clínica

Sinais e Sintomas

A maioria das cicatrizes é fisicamente assintomática. Os pacientes podem referir prurido ou limitações de movimento secundárias a contraturas. Cicatrizes em certas áreas da face podem contribuir para problemas funcionais, especialmente em torno dos olhos ou da boca.

Diagnóstico Diferencial

É importante excluir outros tipos de lesões da pele, como infecção, manifestações de doenças sistêmicas e doenças malignas cutâneas.

◆ Avaliação

Exame Físico

Etiologia (**Tabela 7.3**), tamanho, localização e orientação da cicatriz são as características mais importantes ao planejar a revisão. A revisão de cicatriz não deve ser realizada até que a cicatriz esteja madura, isto é, branca, em oposição à vermelha e sem qualquer inflamação ou endurecimento circundante. A maturação tipicamente exige 6 a 12 meses. Excisão ou reorientação importantes não podem ser realizadas, se a pele estiver sob tensão considerável. O tipo de pele também determina a propensão da cicatriz a se pigmentar ou a se curar favoravelmente.

Tabela 7-3 Etiologia da Formação de Cicatrizes Desfavoráveis

Genética
Tipos de pele III de Fitzpatrick e mais altos. Tipos de pele mais escuros tendem a se hiperpigmentar
Iatrogênica
Trauma excessivo às margens da ferida, deixar de aproximar as bordas da ferida em um nível idêntico, e deixar de everter suficientemente as bordas da ferida no momento do fechamento
Circunstancial
Má localização ou orientação da ferida, trauma peroperatório e tratamento pós-operatório defeituoso
Idiopática

◆ Opções de Tratamento

Em geral, a opção mais simples para uma cicatriz que seja dirigida opostamente às LTRP consiste em relocar a cicatriz dentro de uma LTRP, para uma linha capilar, como o supercílio, ou para dentro de junções de subunidades faciais, como a prega nasolabial. Cicatrizes largas que são localizadas favoravelmente podem

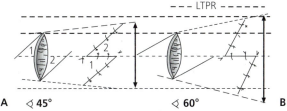

Fig. 7.12 Z-plastia simples. (**A**) A cicatriz, que cruza as LTPRs quase em ângulo reto, é excisada e dispersada com uma Z-plastia de 45°. Os retalhos 1 e 2 são transpostos, causando um ligeiro alongamento do tecido na direção da seta. (**B**) Transposição dos retalhos 1 e 2 em uma Z-plastia de 60° produz ainda maior alongamento tecidual *(seta)*. (De: Weerda H. Reconstructive Facial Plastic Surgery: A Problem-Solving Manual. Stuttgart/New York: Thieme; 2001:8.)

ser simplesmente excisadas ou excisadas seriadamente para um limite ou LTRP. Cicatrizes alongadas ou superfícies planas largas, como a fronte e a bochecha, podem ser irregularizadas com uma W-plastia, fechamento em linha interrompida geométrica (FLIG), ou Z-plastia composta. A FLIG é muitas vezes considerada uma técnica mais difícil, tecnicamente, porém mais adequada para cicatrizes mais longas. A ideia destas técnicas é posicionar o maior número de segmento possível dentro das LTRPs para camuflagem.

A Z-plastia pode ser utilizada para reorientar a cicatriz 90° em direção a uma LTRP ou para aumentar o comprimento de uma contratura em até 125% (**Fig. 7.12**). A Z-plastia tradicional consiste em três incisões de igual extensão e dois ângulos de 60° com o ramo central da cicatriz a ser excisado. Levantar os retalhos de pele triangulares resultantes no plano subcutâneo permite que as extremidades sejam transpostas, resultando em um novo ramo central perpendicular ao original. A Z-plastia funciona bem para cicatrizes da prega nasolabial e do mento.

Em situações em que o tamanho e a elasticidade da cicatriz impedem o fechamento sem deformação das estruturas vizinhas, pode ser necessária expansão de tecido ou excisão seriada. A ressuperficialização por dermabrasão ou *laser* pode ser útil para cicatrizes sem uniformidade, cicatrizes múltiplas ou cicatrizes que cobrem uma área larga, plana, onde a excisão não é exequível. Combinações das técnicas supracitadas conduzem mais frequentemente aos melhores resultados.

◆ **Resultado e Acompanhamento**

As cicatrizes devem ser acompanhadas estritamente para assegurar que a inflamação e a enduração melhorem dentro de 1 a 2 semanas e que elas gradualmente amoleçam e se tornem menos vermelhas. Acetonido de triancinolona intralesional (10 mg/mL) pode ser injetado mensalmente até que a cicatriz esteja estável. A literatura recente sugere que o 5-fluoruracil também pode ser útil quando injetado em cicatrizes. Ainda não estão disponíveis grandes estudos sobre este achado. Os pacientes devem massagear a cicatriz várias vezes ao dia e mantê-la coberta com lâminas de silicone ou pomada tanto quanto possível. Além disso, limitar a tensão sobre a ferida mantendo uma cicatriz nova unida com esparadrapo durante até 6 semanas também pode ser útil.

646   *7. Cirurgia Plástica e Reconstrutora Facial*

◆ Códigos na CID-10

L90.5   Cicatriz, desfiguradora.
L91.0   Cicatriz hipertrófica/queloide.

Leitura Adicional

Oluwasanmi JO. Keloids in the African. Clin Plast Surg 1974;1(1):179-195

Moran ML. Scar revision. Otolaryngol Clin North Am 2001;34(4):767-780

Schweinfurth JM, Fedok F. Avoiding pitfalls and unfavorable outcomes in scar revision.facial Plast Surg 2001;17:273-278

Sherris DA, Larrabee WF. Principles of Facial Reconstruction: A Subunit Approach to Cutaneous Repair. Stuttgat/New York: Thieme; 2010

Weerda H. Reconstructive Facial Plastic Surgery: A Problem-Solving Manual. Stuttgart/New York: Thieme; 2001

7.3.6 Implantes e Preenchimentos

◆ Características-Chave

- Implantes aloplásticos são utilizados em alterações de volume estruturais previsíveis para deficiências ósseas na bochecha e mento.
- Enxertos de gordura fornecem o método ideal para restaurar a perda de volume facial na face em envelhecimento.
- Uma ampla variedade de preenchimentos injetáveis pode prover opções temporárias a permanentes em um contexto ambulatorial.

◆ Epidemiologia

Todo o mundo envelhece: enxertos de gordura e preenchimentos injetáveis proporcionam métodos permanentes e temporários, respectivamente, para correção de volume da face em envelhecimento. Implantes aloplásticos são utilizados mais efetivamente para fornecer alterações estruturais de volume a indivíduos com deficiências anatômicas correlatas, especialmente aumento aloplástico do queixo na microgenia.

◆ Clínica

Pacientes que se apresentam para correção da face em envelhecimento estão focados principalmente nos efeitos percebidos da gravidade e rugas, enquanto a deficiência de volume, que é negligenciada, constitui talvez a manifestação mais importante do processo de envelhecimento que deve ser corrigida. Os enxertos de gordura fornecem uma correção permanente da deficiência de volume (se adequadamente executado) que apenas sofre a contraposição de mais envelhecimento. Os preenchimentos injetáveis, que são temporários e realizados em consultório, podem ser utilizados como uma alternativa ao enxerto de gordura para correção de volume e podem ser mais idealmente adequados para correção de linhas faciais e realce labial.

◆ Avaliação

Ao avaliar a face em envelhecimento quanto à deficiência de volume, as áreas estratégicas para correção com enxerto de gordura (ou preenchimento alternativo) incluem oco temporal, esvaziamento do supercílio e pálpebra superior, rebordo orbitário inferior, sulco nasojugal, bochechas anterior e lateral, região bucal, pré-fossa canina, sulco pré-papada, mento anterior e mandíbula lateral. O enxerto de gordura não é particularmente útil para o realce labial ou correção de linhas faciais, e preenchimentos injetáveis são preferidos. Ao se considerar um aumento aloplástico do mento, a dentição do paciente deve ser cuidadosamente avaliada a fim de determinar se procedimentos de órtese ou ortognáticos são mais apropriados.

◆ Opções de Tratamento

Clínico

Materiais implantados na região perioral, como fios de politetrafluoroetileno expandido (ePTFE), possuem limitada capacidade de modelagem e podem ser expelidos, tornar-se infectados ou ficar palpáveis. Por esta razão, os preenchimentos injetáveis são preferidos nas regiões faciais altamente móveis. Os preenchimentos injetáveis listados na **Tabela 7**.4 estão atualmente aprovados pela U.S. Food and Drug Administration (FDA) para uso no corpo humano (embora alguns sejam utilizados *off-label*; p. ex., silicone injetável). Experiência e preferência do cirurgião afetarão as escolhas materiais.

Cirúrgico

O enxerto de gordura é o método ideal para correção de volume da face em envelhecimento ou para controlar defeitos tridimensionais que podem originar-se de câncer, trauma ou outras patologias que podem não ser tão precisamente controladas com aloplásticos padrão. Conforme mencionado, o enxerto de gordura não fornece grandes benefícios para realce labial ou linhas faciais, os quais são mais bem manejados com preenchimentos injetáveis com base em consultório. Na face em envelhecimento, o enxerto de gordura fornece a melhora ideal com relação a implantes aloplásticos, uma vez que os implantes podem na realidade piorar a concavidade que se torna mais evidente acima (sob os olhos) e abaixo (submalar) do implante, enquanto um enxerto de pele pode modelar mais efetivamente a perda de volume panfacial extensa e sutil descrita na seção de exame físico deste capítulo.

◆ Complicações

Complicações subsequentes do implante aloplástico (má posição, infecção, extrusão) geralmente podem ser tratadas com remoção e subsequente reinserção. Problemas de contorno que surgem com enxertos de gordura são difíceis de controlar. Uma saliência ou tumefação individualizadas devem ser excisadas fisicamente, caso uma microlipoaspiração falhe. Correção insuficiente ou reabsorção parcial pode facilmente ser tratada com injeção de gordura adicional. O ácido hialurônico é o único preenchimento injetável reversível; ele pode ser eliminado em menos de um dia com hialuronidase injetável. Com-

648 7. Cirurgia Plástica e Reconstrutora Facial

Tabela 7-4 Preenchimentos Injetáveis

Preenchimento	Benefícios/Usos	Limitações	Longevidade
Ácido hialurônico (Restylane*/ Juvéderm Ultra[†])	Adequado para vazios em torno dos olhos, linhas finas, lábios e pregas, também inteiramente reversível	Não tão adequado para pregas mais profundas ou para correção de volume	Geralmente entre 6 e 12 meses
Ácido hialurônico (Juvéderm Ultra Plus[†])	Adequado para pregas e linhas mais profundas, também inteiramente reversível	Inadequado para linhas finas e lábios	Entre 6 e 12 meses
Ácido hialurônico (Captique[‡])	Quase nenhum edema, reversível, adequado para realce labial em alguém que não consegue tolerar mesmo um dia de edema, resultado muito liso, também inteiramente reversível	Longevidade muito curta (baixo conteúdo de ácido hialurônico), pode durar tão pouco quanto 6 semanas dependendo do indivíduo	Geralmente entre 2 a 3 meses
Hidroxilapatita cálcica (Radiesse[§])	Para linhas profundas, pregas e, para correção de volume, resultados muito lisos e uniformes nestas áreas	Irreversível (mas temporário), inadequado para lábios, linhas finas e em torno dos olhos	Geralmente 6 meses a um ano e meio
Silicone líquido (Silikon[||])	Correção permanente, excelente para lábios (o produto mais liso e macio disponível) cicatrizes de acne, irregularidades de contorno, certos tipos de pregas nasolabiais, irregularidades do contorno nasal	Irreversível (e permanente), inadequado para linhas finas em torno dos olhos, ou para correção de volumes maiores. Precisa ser empreendido em pequenas quantidades durante muitos meses para se obter um resultado seguro	Permanente (menos os efeitos do envelhecimento)
Ácido poli-L-láctico (Sculptra[¶])	Perda panfacial de volume (exceto em torno da face superior), resultados lisos a longo prazo para correção de volume, ideal para lipoatrofia relacionada com o HIV	Inadequado para lábios, correção de contorno nasal, em torno dos olhos/face superior, também não constitui um método principal para correção de linhas faciais, se essa for a principal preocupação do paciente. Caro e é necessário aguardar muitos meses para observar alterações, risco de formação de nódulo	1 a 2 anos

HIV, vírus de imunodeficiência humana.
*Restylane, Medicis Aesthetics, Inc., Scottsdale, AZ.
[†]Juvéderm Ultra, Allergan Inc., Irvine, CA.
[‡]Captique, Genzyme Pharmaceuticals, Cambridge, MA.
[§]Radiesse, BioForm Medical, Inc., San Matteo, CA.
[||]Silikon, Alcon Labs, Fort Worth, TX.
[¶]Sculptra, Sanofi Aventis U.S., Bridgewater, NJ.

7. *Cirurgia Plástica e Reconstrutora Facial*   649

prometimento vascular, especialmente na região glabelar, subsequente ao uso de preenchimento injetável, constitui uma emergência que pode levar à perda de tecido e necrose de pele e deve ser tratado com hialuronidase (para produtos de ácido hialurônico), compressas mornas, aplicação de nitropasta e possível heparina subcutânea até melhora e resolução da condição.

◆ Resultado e Acompanhamento

Não existe realmente nenhum tratamento pós-operatório significativo que seja necessário para preenchimentos injetáveis, enxerto de pele ou introdução de implante aloplástico.

Diferentemente dos procedimentos otorrinolaringológicos tradicionais, o ponto final é simplesmente a melhora estética que satisfaça aos rigorosos padrões do cirurgião e ao paciente igualmente. O acompanhamento é adaptado à preferência do cirurgião e ao desejo do paciente de consultas e intervenções adicionais.

Leitura Adicional

Bosniak S, Cantisano-Zilka M. Minimally Invasive Techniques of Oculofacial Rejuvenation. Stuttgart/New York: Thieme; 2005

Lam SM, Glasgold MJ, Glasgold RA. Complementary Fat Grafting. Philadelphia, PA: Lippincott Williams & Wilkins; 2007

Truswell WH. Surgical Facial Rejuvenation: A Roadmap to Safe and Reliable Outcomes. Stuttgart/New York: Thieme; 2009

Williams EF, Lam SM. Comprehensive Facial Rejuvenation: A Practical and Systematic Guide to Surgical Management of the Aging Face. Philadelphia, PA: Lippincott Williams, & Wilkins; 2004

7.4 Cirurgia Cosmética

7.4.1 Ritidectomia

◆ Características-Chave

- Reverter os sinais indesejáveis da face em envelhecimento tornou-se tendência nas sociedades em todo o mundo.

- Embora muitas técnicas tenham sido descritas para a elevação de tecidos faciais em queda, algumas são mais efetivas e duradouras do que outras.

- As recomendações devem ser modificadas para abordar os problemas específicos de cada paciente.

- Os resultados pós-operatórios de uma ritidectomia (também chamada ritidoplastia ou procedimento de *facelift*) devem ser destinados a produzir uma aparência "natural" e "não cirúrgica".

650   7. *Cirurgia Plástica e Reconstrutora Facial*

◆ Epidemiologia

Todas as faces caem com o envelhecimento. O crânio fica menor, e a gordura é redistribuída das bochechas para a linha da mandíbula e o pescoço. À medida em que a pele facial perde sua elasticidade, ela responde às forças para baixo da gravidade. Estresse prolongado, exposição ao sol e doença parecem acelerar o processo de envelhecimento, fazendo a pessoa parecer mais velha do que ele ou ela na realidade é.

◆ Clínica
Sinais e Sintomas

Pacientes por volta dos 40 anos podem apresentar-se com queda inicial das bochechas e aprofundamento dos sulcos melolabiais. A cada década, as condições pioram, resultando em abaulamento da testa, supercílios laterais, bochechas e pescoço. As rítides faciais tornam-se mais pronunciadas a cada ano que passa, especialmente nas áreas de animação facial.

Em alguns pacientes, os músculos platismas na linha mediana do pescoço tornam-se separados e migram lateralmente, produzindo um bandeamento vertical desde a clavícula até a região submental. Muitos pacientes desenvolvem papadas adiposas submentuais. Abaulamento e saliência dos tecidos das pálpebras superiores e inferiores são observados similarmente.

Diagnóstico Diferencial

É importante lembrar que a cirurgia é capaz de reposicionar tecidos em queda e remover pele frouxa; nas rítides faciais, no entanto, geralmente se faz necessário um procedimento de ressuperficialização. Dermabrasão, *peeling* químico ou ressuperficialização a *laser* podem fornecer resultados mais permanentes na pele enrugada. Em geral, a não ser que leve 2 semanas para uma área ressuperficializada se curar, é de se prever uma mínima melhora a longo prazo.

Toxina botulínica e preenchimentos injetáveis proveem somente melhora temporária e devem ser repetidos várias vezes a cada ano. Os injetáveis não são recomendados para rítides pronunciadas. Enxertos de gordura ou fascial podem proporcionar melhora mais permanente em pregas e sulcos fundos.

◆ Avaliação
Exame Físico

Cinco regiões faciais devem ser examinadas quanto à ptose e perda de elasticidade: áreas da fronte, têmporas, bochechas, pescoço e submentual. Atenção especial deve ser dedicada às áreas das pálpebras superiores e inferiores quando os tecidos da fronte, supercílios, têmporas e bochechas são levantados. Alguns dos tecidos frouxos na pálpebra superior podem ser melhorados pelo *lifting* da testa e supercílios; levantar as bochechas pode acentuar pele frouxa nas regiões das pálpebras inferiores.

As bochechas inferiores e o pescoço devem ser examinados para determinar se uma lipoaspiração deve ser incluída no plano de tratamento. Se estiverem presentes músculos caídos, eles devem ser levantados e firmados com diversas suturas que produzem fechamento de fáscia com fáscia.

7. Cirurgia Plástica e Reconstrutora Facial   651

Todos os ramos do nervo facial devem ser examinados pré-operatoriamente para assegurar função completa. Fotografias tiradas durante manobras de expressão facial são úteis para documentação.

Exames de Imagem
A menos que uma deformidade óssea subjacente seja suspeitada, nenhum exame de imagem é recomendado para ritidectomia.

Laboratório
Perfis metabólicos, estudos de coagulação e exames de urina são testes pré-operatórios padrão. Em pacientes com mais de 40 anos de idade (ou pacientes de alto risco), um eletrocardiograma (ECG) é recomendado. avaliação pelo médico pessoal do paciente também é recomendada.

Outros Testes
O valor de documentação fotográfica de qualidade antes de cirurgia plástica facial eletiva não pode ser exagerado. Fotografias devem também ser tiradas de posições frontal, oblíquas e laterais, bilateralmente.

◆ Opções de Tratamento
O "procedimento de *facelift*" não é uma operação única, mas *uma série de procedimentos,* cada um destinado a elevar, reposicionar e apertar pele, músculos e gordura redundantes na face e no pescoço. Uma variedade de operações foi descrita, e novas parecem surgir quase diariamente. As condutas cirúrgicas com a face em envelhecimento variam de cirurgião para cirurgião. Alguns cirurgiões advogam técnicas ultraconservadoras, significando incisões limitadas na frente (e atrás) da orelha, mínimo descolamento da pele e nenhuma sutura para imbricação de músculos faciais e suas fáscias de revestimento. Em muitos casos, a elevação *(lifting)* é executada apenas levantando-se a pele.

Outros cirurgiões advogam técnicas mais radicais, envolvendo incisões a partir da região occipital, em torno da orelha, na linha de implantação capilar e transversalmente à cabeça para se unirem com aquelas de uma natureza semelhante no lado oposto da face e pescoço. Em alguns casos, extenso trabalho no músculo e gordura submentuais é efetuado sob o queixo como uma parte "de rotina" do *facelifting.* A pele da face e do pescoço pode ser liberada de orelha à orelha, conectando-se os retalhos inferiormente ao mento, e uma dissecção profunda pode estender-se por baixo da fáscia musculoaponeurótica superficial, identificando os vários ramos do nervo facial. A lipoaspiração da face inferior e pescoço pode também ser acrescentada, caso indicado (ver Capítulo 7.4.8).

Nos últimos anos, técnicas minimamente invasivas vêm ganhando terreno. Muitas destas, no entanto, foram abandonadas bastante rapidamente porque os resultados parecem ser de curta duração.

◆ Complicações
As complicações da ritidectomia incluem as seguintes:

- Hematoma: a complicação mais comum após ritidectomia.
- Lesão neural: paralisia permanente de nervo motor ocorre em 0,5 a 2,6%. O ramo marginal é o mais comumente lesado.

652 7. Cirurgia Plástica e Reconstrutora Facial

- Infecção (raramente grave).
- Necrose de retalho de pele: mais comum em fumantes e em pacientes com retalhos mais longos e mais finos.
- Cicatrização hipertrófica: fatores predisponentes para cicatrização hipertrófica incluem raça, etnicidade e tipo de pele ou história familial.
- Alopecia e deformidades da linha capilar/lóbulo da orelha: podem ser causadas por tensão excessiva nas linhas de sutura e é, muitas vezes, um pseudocisto transitório de glândula parótida; podem ocorrer após trauma da glândula parótida ao elevar o retalho do sistema musculoaponeurótico superficial.

◆ Resultado e Acompanhamento

O tratamento pós-operatório de ritidectomia é semelhante àquele de reconstruções com grandes retalhos subsequentes a câncer ou trauma de cabeça e pescoço. Drenos subcutâneos, sistemas de vácuo com pressão negativa, colas teciduais subcutâneas ou curativos compressivos podem ser utilizados para minimizar a ocorrência de sangramento pós-operatório.

Os retalhos devem ser monitorados quanto à vascularidade e possível acúmulo de líquidos corporais entre a pele e os tecidos subjacentes. Hematomas e seromas devem ser evacuados tão logo seja possível.

Evitar tensão indevida sobre as linhas de sutura é importante para reduzir ao mínimo a formação de cicatriz. A remoção de pontos de sutura ou grampos deve ser efetuada dentro de ~ 7 dias. Antibióticos pré-operatórios e peroperatórios são opcionais.

Os pacientes devem ser aconselhados a evitar nicotina e agentes vasoconstritores durante pelo menos as primeiras 2 semanas pós-operatórias. Niacina de liberação prolongada e pasta de nitroglicerina tópica muitas vezes são úteis, caso vascularidade do retalho pareça estar comprometida.

Uma ritidectomia dura toda a vida, pelo fato de que a pele removida na cirurgia nunca retorna. Os pacientes devem sempre parecer mais jovens do que a sua idade cronológica. Entretanto, o processo de envelhecimento é incessante e traz com ele *adicionais* abaulamentos e saliências da pele e tecidos que foram deixados para trás na primeira operação.

Liftings ou *"tuck-ups"* secundários são muitas vezes benéficos para ajudar a manter uma aparência mais jovem. A cronologia da cirurgia secundária varia de cirurgião para cirurgião e de paciente para paciente. Algumas técnicas exigem intervenção secundária mais precoce do que outras. Alguns pacientes envelhecem mais rapidamente que outros, apresentando novos abaulamentos e saliências mais precocemente do que os seus pares. Estresse e doença crônica parecem desempenhar uma parte no envelhecimento prematuro.

A ressuperficialização da pele (*peeling* químico, dermabrasão e cirurgia com *laser*) vários meses após a ritidectomia produz novo colágeno e fibras elásticas, criando uma aparência mais juvenil que parece durar anos.

Leitura Adicional

Perkins SW, Naderi S. Rhytidectomy. In: Papel ID, ed. Facial Plastic and Reconstructive Surgery. 3rd ed. Stuttgart/New York: Thieme; 2009:207-225

Truswell WH. Surgical Facial Rejuvenation: A Roadmap to Safe and Reliable Outcomes. Stuttgart/New York: Thieme; 2009

7.4.2 *Lifting* de Supercílios e Fronte

◆ Características-Chave

- A ptose dos supercílios não somente cria problemas estéticos, mas pode associar-se a déficit funcional dos campos visuais.

- Na consulta inicial devem-se avaliar o complexo orbitário, o terço superior da face e a posição da linha de implantação capilar.

Com o tempo, a face em envelhecimento apresenta os efeitos cumulativos da exposição ao sol, da perda de elasticidade dos tecidos moles e da atrofia da derme de uma maneira previsível. A ptose superciliar resultante não somente cria problemas estéticos, mas pode associar-se a déficit funcional dos campos visuais. Os elevadores musculares da fronte se tornam hipertônicos em um esforço para combater a ptose superciliar. Isto resulta em enrugamento horizontal proeminente da fronte. Estes processos interdependentes produzem uma aparência facial cansada. O cirurgião de face em envelhecimento dispõe de múltiplas técnicas de elevação dos supercílios e condutas cirúrgicas que podem ser adaptadas a cada paciente individual.

◆ Anatomia

Fronte e Couro Cabeludo

A fronte é a região desde o supercílio superior até a linha anterior de implantação capilar (tríquion). As camadas do couro cabeludo, de superficiais a profundas, incluem pele, gordura subcutânea, fáscia da gálea, uma camada areolar frouxa e periósteo. A fáscia da gálea envolve o frontal e o conecta ao músculo occipital. A aponeurose da gálea é contígua ao sistema musculoaponeurótico superficial da face inferiormente e à fáscia temporoparietal (FTP) lateralmente. O periósteo do osso frontal se funde com o *arcus marginalis* da órbita inferiormente. Lateralmente, na linha temporal, o periósteo se funde com a gálea, FTP e fáscia temporal profunda para formar um tendão conjunto.

Os músculos frontais em par são o principal elevador da fronte. Eles se originam da gálea e se inserem na pele sobrejacente. Eles são responsáveis pelas rítides frontais transversas. Os músculos corrugadores dos supercílios originam-se do periósteo ao longo do rebordo supraorbitário medial. Eles se inserem lateralmente na pele juntamente com o frontal e o orbicular do olho. Eles são primordialmente responsáveis pelas rítides verticais da glabela. Os músculos próceros originam-se do periósteo sobre os ossos nasais e se inserem na pele entre os supercílios. Eles são principalmente responsáveis pelas rítides transversas da glabela.

A inervação sensitiva da fronte é dada pelos nervos supratroclear e supraorbitário. Estes representam ramos terminais da primeira divisão do nervo trigêmeo. Na maioria dos crânios, o nervo supraorbitário emerge de uma incisura supraorbitária ao longo da margem supraorbitária medial. Entretanto, 10% dos nervos emergirão de um forame verdadeiro localizado 1-2 cm superior-

654 7. Cirurgia Plástica e Reconstrutora Facial

mente à órbita. Em qualquer dos dois casos, estes nervos devem ser identificados e preservados durante a dissecção de *lift* superciliar.

Temporal

As camadas da área temporal incluem pele, gordura subcutânea, fáscia temporal superficial (também conhecida como FTP) e fáscia temporal profunda, a qual se desdobra e envolve o músculo temporal. O ramo temporal do nervo facial apresenta trajeto conjunto com artéria e veia temporais na FTP.

◆ Avaliação Estética

Na consulta inicial devem-se avaliar o complexo orbitário, o terço superior da face e a posição da linha de implantação capilar. Os desejos e as expectativas do paciente são considerados. Quaisquer assimetrias, inclusive as de posição dos supercílios, devem ser documentadas e discutidas com o paciente. O supercílio clássico é descrito na sua relação a outras estruturas da face. O limite medial é posicionado em uma linha vertical, originando-se no sulco alar-facial. O limite lateral em uma linha oblíqua a partir do sulco alar-facial através do canto lateral do olho. Os supercílios medial e lateral devem localizar-se na mesma posição horizontal. O supercílio feminino ideal possui um arco sobre a margem supraorbitária. Classicamente, o ponto máximo do arco é sobre o limbo lateral do olho, mas muitos acreditam que um ponto mais natural é localizado acima do canto lateral. O supercílio masculino ideal é mais horizontal do que arqueado. Ele deve repousar ao longo da margem orbitária em vez de se estender acima dela.

◆ Vias de Acesso e Técnicas

A elevação do supercílio baseia-se em algumas condutas principais. Embora muitos cirurgiões da face em envelhecimento atualmente prefiram a via de acesso endoscópica, muitas técnicas estão disponíveis, as quais podem ser adaptadas individualmente a cada paciente.

Via de Acesso Coronal

Esta técnica emprega uma incisão coronal realizada 4-6 cm posteriormente à linha anterior de implantação capilar. A incisão é biselada paralelamente às hastes dos cabelos para minimizar trauma e alopecia. A dissecção prossegue inferiormente até o nível das margens supraorbitárias. Ela ocorre dentro de um plano subgaleal, supraperióstico. Os feixes neurovasculares supraorbitários são identificados e preservados. Os músculos prócero, frontal e corrugador do supercílio podem ser paliçados *(scored)* ou incisados. Isto ajuda a tratar rítides proeminentes da fronte e glabela.

A dissecção lateral ocorre em um plano entre a FTP e a fáscia temporal profunda. Isto protege o ramo temporal do nervo facial, bem como a artéria e veia temporais, as quais são superficiais à dissecção. Uma vez que uma elevação suficiente seja obtida, 15-25 mm de pele e tecido mole são excisados da extensão da incisão.

7. Cirurgia Plástica e Reconstrutora Facial 655

Os candidatos a este procedimento incluem pacientes com uma linha de implantação capilar frontal baixa. Este acesso não deve ser utilizado em pessoas que apresentem queda de cabelo frontal ou nas quais se preveja isso. As vantagens da via de acesso coronal são a camuflagem da cicatriz, capacidade de executar mioplastia e excelente exposição. As limitações incluem elevação da linha de implantação capilar, possível alopecia e hipoestesia ao longo da incisão e necessidade da dissecção mais extensa.

O *lift pretríquico* é uma modificação que utiliza uma incisão coronal anterior ou no limite frontal da linha de implantação capilar. Este acesso é preferido nos pacientes com uma linha de implantação capilar alta ou uma fronte longa. Durante um *lift tricofítico*, uma incisão coronal é realizada imediatamente posterior à margem da linha de implantação capilar. Isto tem a vantagem da camuflagem superior, quando comparado ao *lift* pretríquico.

Via de Acesso do Mediofrontal

Uma incisão transversa é realizada em uma rítide proeminente da fronte central. A dissecção inicial é supragaleal e posteriormente aprofundada para um plano subgaleal à medida que se aproxima das margens supraorbitárias. Isto possibilita mioplastia dos músculos prócero, corrugador do supercílio e face inferior dos músculos frontais, minimizando, ao mesmo tempo, o risco de hipoestesia da fronte.

Candidatos a esta conduta são homens com cabelo rareando e rítides frontais proeminentes. Vantagens da via de acesso mediofrontal são que ela não altera o nível da linha de implantação capilar, permite mioplastias e exige uma dissecção limitada. As desvantagens incluem uma cicatriz potencialmente insatisfatória, elevação lateral limitada e impossibilidade de tratar a fronte superior.

Via de Acesso Superciliar Direta

A via de acesso superciliar direta é uma excisão transversa de pele e tecido subcutâneo paralela e imediatamente superior a cada supercílio. O orbicular do olho é suspenso para o periósteo acima. Esta via de acesso raramente é empregada. Sua aplicação é limitada àqueles com uma ptose funcional de supercílio que colocam pouca ênfase nos resultados estéticos. Vantagens são a de que é aplicável a pacientes muito idosos e, por outro lado, a candidatos cirúrgicos de baixo risco. Emprega uma dissecção limitada e permite excelente controle da posição do supercíclio. As limitações deste acesso são uma cicatriz insatisfatória, incapacidade de executar mioplastias e impossibilidade de abordae a fronte superior ou lateral.

Via de Acesso Endoscópica

É a via de acesso mais recentemente descrita e atualmente preferida. Emprega quatro a seis incisões de 2 cm posteriores e perpendiculares à linha de implantação capilar. A dissecção é realizada inferiormente em um plano subperióstico. Dissecção cega pode ser usada até um nível 2 cm acima do rebordo supraorbitário. Um endoscópio de 30° é, então, empregado para visualizar os feixes neurovasculares supraorbitários. Uma elevação delicada é utilizada para liberar o periósteo do *arcus marginalis* da órbita. Os músculos corrugador do supercílio, prócero e frontal podem ser "paliçados", se necessário. A dissecção lateral ocor-

656 *7. Cirurgia Plástica e Reconstrutora Facial*

re em um plano entre a FTP e a fáscia temporal profunda. Na linha temporal o tendão conjunto é liberado com instrumentação cortante e romba, juntando as bolsas central e lateral. O limite inferior é o zigoma que é aproximadamente o nível do canto lateral. Após elevação suficiente o retalho é suspenso para a calota craniana com uma variedade de técnicas. Embora muitos advoguem fixação com sutura através de túneis ósseos corticais, também são comumente utilizados miniplacas, microparafusos e outros métodos.

Esta é a conduta preferida para a maioria dos pacientes. As vantagens da conduta endoscópica são que ela é a menos invasiva, permite excelente camuflagem da cicatriz, capacidade de executar mioplastias e pode lidar com o terço superior interior da face. É limitada pela necessidade de treinamento especial e uma falta de resultados a longo prazo.

Leitura Adicional

Graham HD Ill, Quatela VC, Sabini P. Endoscopic approach to the brow and midface. In: Papel ID, ed. Facial Plastic and Reconstructive Surgery. 3rd ed. Stuttgart/New York: Thieme; 2009:227-241

Isse NG. Endoscopic facial rejuvenation. Clin Plast Surg 1997;24(2):213-231

Keller GS, Knott PD, Hutcherson RW. Endoscopic forehead lifting. In: Truswell WH, ed. Surgical Facial Rejuvenation: A Roadmap to Safe and Reliable Outcomes. Stuttgart/New York: Thieme; 2009:63-74

Kerth JD, Toriumi DM. Management of the aging forehead. Arch Otolaryngol Head Neck Surg 1990;116(10):1137-1142

7.4.3 *Peelings* Químicos e Ressuperficialização Cutânea com *Laser*

◆ Características-Chave

- A quimioesfoliação é útil para melhorar a qualidade e a textura da pele.
- A hipopigmentação é um efeito colateral do *peeling,* mas uma técnica cuidadosa pode tornar menos óbvias as linhas de demarcação.
- Medidas apropriadas devem ser tomadas para reduzir os efeitos colaterais tóxicos sistêmicos e locais.
- As opções para ressuperficialização facial ablativa incluem *peeling* químico, dermabrasão e cirurgia a *laser.*

Durante muitos anos, vários métodos de *peeling* químico da face foram utilizados para melhorar a qualidade e a textura da pele. Numerosos agentes e fórmulas esfoliativos foram usados (ácido salicílico, ácido tricloracético e β-naftol), os quais afetam principalmente as camadas superficiais da pele. O fenol, que é o principal componente da solução de Baker-Gordon, geralmente desbasta a uma profundidade maior e parece produzir resultados mais constantes.

Embora os agentes de *peeling* superficial permaneçam populares, estes não penetram a derme. A ressuperficialização a *laser* da pele tornou-se um componente importante da cirurgia de rejuvenescimento. A ressuperficialização com *laser* é utilizada no tratamento de pele gravemente fotolesada, rítides faciais, discromias e cicatrizes atróficas.

7. Cirurgia Plástica e Reconstrutora Facial 657

◆ Clínica

Pacientes com pele enrugada, danificada pelo sol, desgastada pelo tempo, são os melhores candidatos a procedimento esfoliativo. O *peeling* químico manejará também as rugas finas que podem estar presentes após outros procedimentos de rejuvenescimento (p. ex., blefaroplastia). Lesões pigmentadas (lentigens, sardas etc.) e lesões queratóticas difusas (ceratoses seborreica e actínica) também podem apresentar melhora após quimioesfoliação. Uma melhora limitada pode, às vezes, ser observada quando *peeling* é utilizado para cicatrizes superficiais de acne; entretanto, lesões mais profundas podem exigir outras modalidades.

◆ Avaliação

Os pacientes devem estar em condição física e mental apropriada, devem ser obedientes ao cuidado pós-tratamento e devem ter expectativas realistas. Mulheres com pele clara são candidatas ideais. Alterações pigmentares podem ser mais óbvias em pacientes com pele escura. Diferenças óbvias de cor podem em geral ser camufladas com maquiagem. Em virtude de o risco de cardiotoxicidade, nefrotoxicidade e hepatotoxicidade, podem ser considerados avaliação pré-operatória com ECG, testes de função hepática e ensaio de nitrogênio ureico sanguíneo (NUS)/creatinina.

◆ Procedimento de *Peeling* Químico

Ao realizar um *peeling* profundo: fenol USP 88% (3 mL), óleo de cróton (3 gotas), sabão septisol (8 gotas) e água destilada (2 mL) ou solução similar pode ser utilizada. Soluções mais diluídas de fenol podem penetrar mais profundamente. Esta solução é uma emulsão e é judicioso agitar a emulsão constantemente durante o procedimento para assegurar que a concentração correta seja aplicada em cada região tratada.

Após a preparação adequada (para *peelings* faciais completos) a paciente geralmente recebe sedação leve, enquanto a anestesia local é administrada. *Peelings* podem ser de face completa ou regionais e podem ser utilizados em combinação a outras cirurgias de rejuvenescimento. Caso mais de 20 a 25% da face deva ser descamada na mesma sessão, um intervalo de 15 minutos é recomendado entre cada região estética para assegurar que a concentração sanguínea de fenol permaneça segura. Após sedação e administração de anestesia local, óleos superficiais são removidos com acetona. A remoção dos óleos superficiais permitirá um *peeling* mais profundo, distribuído mais uniformemente. Se for previsto um *peeling* de face total, o paciente deve receber generosos líquidos IV peroperatórios para aumentar o *clearance* e reduzir as concentrações séricas de fenol. O monitoramento cardíaco é mantido durante o procedimento e o período de observação pós-operatória. Após aplicar uma cobertura leve de solução com um aplicador de extremidade de algodão, um discreto embranquecimento ("congelamento") deve aparecer imediatamente e em geral desaparecerá dentro de alguns minutos. Pincelar o *peeling nas margens da área a ser submetida ao peeling* ajuda a evitar linhas óbvias de demarcação na margem de uma área tratada. Se o cabelo for adjacente à área tratada, o pincelamento deve ser efetuado nas áreas pilosas.

658   *7. Cirurgia Plástica e Reconstrutora Facial*

Quando rugas profundas estendem-se por sobre os lábios, a aplicação de *peeling* adicional pode ser necessária para melhorar estes sulcos. Isto é feito mergulhando-se a extremidade quebrada de um aplicador de madeira com ponta de algodão dentro do *peel,* a seguir aplicando-se uma pequena quantidade diretamente sobre o sulco. Ao realizar um *peeling* nas pálpebras, o *peel* deve ser aplicado dentro de 2 a 3 mm da margem palpebral. Cuidados devem ser tomados nas regiões cantais para secar qualquer lacrimejamento que ocorra. As lágrimas podem puxar o líquido do *peeling* para dentro do olho, o que poderia resultar em dano ocular. As lágrimas também podem diluir a fórmula do *peeling,* o que poderia resultar em penetração mais funda e formação cicatricial.

◆ Procedimento de Ressuperficialização da Pele com *Laser*

Atualmente, dois *lasers* estão em uso comum para ressuperficialização da pele facial (ou seja, fotorrejuvenescimento): o *laser* de dióxido de carbono (CO_2) e o *laser* de érbio:ítrio-alumínio-granada (Er:YAG). Estes podem também ser utilizados em combinação. Para informação sobre estes e outros *lasers,* ver Capítulo 1.8.6.

Contraindicações à ressuperficialização da pele com *laser* incluem acne ou infecção ativa, cavidades fundas de acne e uso de isotretinoína nos últimos 2 anos.

O emprego de antibióticos profiláticos foi sugerido para diminuir a contaminação bacteriana secundária, mas não é usado uniformemente. Um bloqueio nervoso e 1 mg de lorazepam podem ser administrados. Nenhuma medicação intravenosa ou intramuscular é tipicamente necessária. Bloqueios regionais podem ser utilizados.

Lesões da pele e regiões actínicas são removidas por passagens ablativas sequenciais. O ponto final é alcançado, quando a base da lesão foi removida ou quando foi alcançada uma profundidade no meio da derme reticular. Rugas são tratadas com o *laser* aplicado diretamente no interior dos sulcos. A seguir, as bordas das rugas são achatadas, utilizando-se o *laser* como uma ferramenta de aplainamento. Caso um procedimento regional vá ser realizado, a unidade estética deve ser misturada dentro das suas fronteiras para camuflagem ideal. Em seguida à ressuperficialização cutânea a *laser,* os pacientes podem experimentar eritema e edema durante uma semana, enquanto ocorre a reepitelização. Elevação da cabeça, aplicação de gelo e cuidado local da ferida ajudarão.

◆ Complicações

Complicações sistêmicas associadas ao uso de fenol incluem hepatotoxicidade, nefrotoxicidade e cardiotoxicidade. Hidratação adequada e espaçamento temporal judicioso entre os *peelings* das regiões estéticas são as chaves para manter as concentrações sanguíneas em um nível tolerável e evitar toxicidade. Cautela deve ser aplicada ao utilizar as fórmulas, contendo fenol em pacientes com ECGs anormais ou em pacientes com valores elevados nos estudos de função hepática ou renal. Pode ser sensato obter liberação médica destes pacientes antes de prosseguir.

7. Cirurgia Plástica e Reconstrutora Facial 659

Uma das complicações locais mais alarmantes associadas ao *peeling* químico é a infecção da ferida. Isto pode ocorrer na forma de um surto de herpes *simplex* cutâneo. A incidência de surto de herpes pode ser diminuída nos portadores com terapia antiviral sistêmica peroperatória e evitando-se *peeling* em áreas de surto ativo. O risco de cicatriz pós-herpética pode ser reduzido com terapia antiviral tópica e um aumento na dose antiviral oral. Infecções bacterianas das áreas desbastadas (como *Staphylococcus* ou *Pseudomonas*) são raras, quando os pacientes seguem fielmente as instruções pós-operatórias. Caso elas se desenvolvam, limpeza vigorosa e terapia antibiótica são importantes para evitar quaisquer sequelas a longo prazo.

Outras complicações locais dos *peelings* químicos incluem hiperpigmentação e cicatrização hipertrófica. O risco de hiperpigmentação é aumentado em pacientes com estados de alto estrogênio pós-procedimento (como reposição hormonal ou gravidez). As pacientes devem ser cientificadas deste risco, recomenda-se restringir medicações contendo estrogênio imediatamente antes e por 6 meses após um *peeling* químico; entretanto, esta não é uma contraindicação absoluta. É sabido que a cicatrização hipertrófica ocorre e pode ser tratada com esteroides intralesionais e tópicos. A revisão da cicatriz poderia ser necessária em algumas situações. Mília pode ser um problema nas primeiras 4 a 6 semanas após quimioesfoliação, mas geralmente regride com o esquema apropriado de limpeza. Se persistirem, uma agulha calibre 18 pode ser usada para desobstruir o cisto.

As complicações da ressuperficialização a *laser* da pele incluem hiperpigmentação, eritema, infecção e formação cicatricial.

◆ Resultado e Acompanhamento

Pós-operatoriamente, o paciente deve aplicar compressas de soro fisiológico frias para ajudar a reduzir o desconforto. O paciente, geralmente, terá algum desconforto nas áreas desbastadas durante ∼ 6 a 8 horas após o término do procedimento. Os pacientes são instruídos a enxaguar sua face no chuveiro 6 vezes ao dia. Depois de cada ducha, o paciente aplica uma camada grossa de creme oleoso em geral durante os primeiros 10 a 14 dias. O edema geralmente começa a regredir pelo quarto dia, enquanto o eritema associado pode levar 8 a 12 semanas, ou às vezes mais tempo, para resolução completa. A descamação geralmente começa 24 a 48 horas após a cirurgia, e a maior parte está completada aos 10 a 14 dias de pós-operatório. Idealmente, a luz solar deve ser evitada durante 6 meses após o *peeling* a fim de reduzir quaisquer alterações pigmentares indesejáveis. Filtros solares também devem ser utilizados para proteção adicional.

Leitura Adicional

Beeson WH, McCollough EG. Chemical face peeling without taping. J Dermatol Surg Oncol 1985;11(10):985-990

Carniol PJ, Harmon CB, Hamilton MM. Ablative laser facial skin rejuvenation. In: Papel ID, ed. Facial Plastic and Reconstructive Surgery. 3rd ed. Stuttgart/New York: Thieme; 2009:321-330

Mandy SH, Monheit GD. Dermabrasion and chemical peels. In: Papel ID, ed. Facial Plastic and Reconstructive Surgery. 3rd ed. Stuttgart/New York: Thieme; 2009:301-320

McCollough EG, Langsdon PR. Dermabrasion and Chemical Peel: A Guide for Facial Plastic Surgeons. Stuttgart/New York: Thieme; 1988

660 7. Cirurgia Plástica e Reconstrutora Facial

7.4.4 Blefaroplastia

◆ Características-Chave

A blefaroplastia é utilizada para:
- Eliminação e correção de flacidez e redundância de pele.
- Remoção de gordura pseudo-herniada.
- Correção de posição palpebral anormal e ectrópio.

A face em envelhecimento apresenta, muitas vezes, alterações na região periorbitária, e a blefaroplastia é capaz de tratar muitas alterações associadas ao envelhecimento com restauração de uma aparência mais jovem. Os objetivos desta cirurgia são prover a restauração e rejuvenescimento das pálpebras e podem envolver a resolução dos seguintes problemas:

1. Blefarocalasia ocorre em mulheres jovens com edema palpebral, levando à progressiva degradação tecidual e pode ser associada a uma variedade relativamente incomum de edema angioneurótico.
2. Dermatocalasia designa o relaxamento da pele e é indicadora do processo de envelhecimento.
3. Blefaroptose ocorre quando a parte inferior da pálpebra superior assenta sobre a íris e é causada pela disfunção do músculo levantador.

◆ Anatomia

Pálpebras

A pálpebra é uma estrutura trilamelar com pele fina (espessura média 0,13 pol) que é aderente ao músculo orbicular do olho, especialmente na região das lâminas tarsais, com afrouxamento progressivo na área das margens orbitárias.

- A lamela anterior consiste em pele e músculo orbicular.
- A lamela média consiste no septo orbitário.
- Lamela posterior.
- Pálpebra superior composta pela aponeurose levantadora, tarso, músculo de Müller e revestimento conjuntival.
- Pálpebra inferior composta pelo músculo retrator da pálpebra inferior, conjuntiva e fáscia capsulopalpebral associada, parte superior da lâmina tarsal de 4 a 5 mm de largura (**Fig. 7.13**).

Músculo Orbicular

Três faixas distintas de músculo estriado circundam a órbita e atuam para fechar os olhos e facilitar o fluxo lacrimal.

- O músculo pré-tarsal situa-se diretamente sobre as lâminas tarsais.
- O músculo pré-septal cobre o septo orbitário periférico.

7. Cirurgia Plástica e Reconstrutora Facial

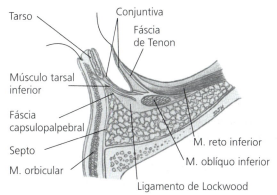

Fig. 7.13 Corte transversal da pálpebra inferior demonstrando expansão de tecido conectivo do reto inferior para as suas inserções terminais. (De: Papel ID, ed. Facial Plastic and Reconstructive Surgery. 3rd ed. Stuttgart/New York: Thieme; 2009:273.)

- O músculo orbitário cobre a margem óssea da órbita e se funde com o músculo frontal.
- O tendão cantal medial é formado pela inserção das cabeças superficiais do músculo pré-tarsal e se fixa à crista lacrimal.
- O tendão cantal lateral é formado pelos músculos pré-tarsais superior e inferior, unindo-se lateralmente, e se insere no tubérculo orbitário (tubérculo de Whitnall).

Septo Orbitário
O septo orbitário fixa-se à cavidade orbitária óssea e é anatomicamente contínuo com o periósteo. Ele atua para sustentar o conteúdo orbitário, incluindo a gordura orbitária e serve como uma barreira física à disseminação de infecções e tumores. O septo orbitário superior funde-se com a aponeurose do levantador, enquanto o septo orbitário inferior funde-se com a fáscia capsulopalpebral.

Músculo Levantador
O músculo levantador da pálpebra superior é o principal levantador da pálpebra superior, originando-se no ápice orbitário superior e se inserindo na pálpebra superior. Em seu trajeto anterior, ele se afina para formar a aponeurose levantadora.

Fáscia Capsulopalpebral
A fáscia capsulopalpebral é uma estrutura fibroelástica na pálpebra inferior, similar à aponeurose levantadora, que se funde com o septo orbitário ~ 5 mm abaixo do limite inferior do tarso. Isto funciona, em combinação com os músculos palpebrais inferiores, para retrair a conjuntiva e o tarso na mirada para baixo.

Tarso
O tarso é um tecido conectivo denso que fornece suporte para a pálpebra, que se fixa à fáscia troclear medialmente e fáscia do lobo orbitário da glândula

662 *7. Cirurgia Plástica e Reconstrutora Facial*

lacrimal lateralmente. Observe-se que a altura da lâmina tarsal superior é 8 a 9 mm e que a altura da lâmina tarsal inferior é de 4 a 5 mm.

Compartimentos da Gordura Orbitária

- Pálpebra inferior: três compartimentos com compartimentos laterais e medial separados por uma barreira fascial. O compartimento adiposo medial é separado do compartimento central pelo músculo oblíquo inferior.
- Pálpebra superior: o compartimento lateral consiste na glândula lacrimal; o compartimento central é separado pelo compartimento medial e músculo oblíquo superior. Contém dois corpos adiposos.

◆ Avaliação

- O exame oftalmológico deve incluir acuidade visual, motilidade ocular e tensão ocular por palpação. Em casos complexos, pode ser necessária uma consulta oftalmológica.
- Teste de afastamento palpebral: um "teste rápido" para flacidez da pálpebra inferior é efetuado desviando-se para fora a pálpebra inferior e observando um intervalo normal (pálpebra assentando-se rapidamente no lugar com menos de 10 mm de desvio). Se o teste for positivo, o paciente pode necessitar um procedimento de tensionamento palpebral.
- Teste de retração palpebral: este também testa a flacidez da pálpebra inferior por meio do desvio inferior; se o *punctum* se mover > 3 mm indica um tendão cantal frouxo e a possível necessidade de uma plicatura do tendão para evitar ectrópio ou exposição escleral.
- Teste de Schirmer: uma tira de papel filtro é dobrada na incisura que é posicionada na pálpebra inferior na margem lateral do limbo; mais de 10 a 15 mm de umidade no papel em 5 minutos é normal.
- Fenômeno de Bell: os olhos normalmente viram para cima em uma tentativa de fechamento das pálpebras, e esta rotação garante proteção corneana, se a blefaroplastia resultar em fechamento palpebral subótimo.
- A posição do supercílio deve ser avaliada e considerada como uma entidade separada. O supercílio deve estar posicionado no rebordo orbitário em homens ou imediatamente acima do rebordo orbitário em mulheres, e caso uma ptose esteja presente, um procedimento de reposicionamento do supercílio pode ser necessário também.

◆ Contraindicações

As contraindicações a uma blefaroplastia cosmética incluem cardiopatia ou pneumopatia e fatores psicológicos graves. Na blefaroplastia há precauções em pacientes com quaisquer dos seguintes:

- Distúrbio hemorrágico ou uso recente de anticoagulantes.
- Paralisia facial prévia, uma vez que ela pode levar à fraqueza persistente da musculatura periorbitária com lubrificação corneana inadequada e edema periorbitário recorrente.

7. Cirurgia Plástica e Reconstrutora Facial   663

- Doença renal crônica e diabetes, uma vez que eles podem levar a distúrbios da cura de feridas.
- Doença tireoóidea, incluindo síndrome dos olhos secos e mixedema; as manifestações palpebrais podem ser eliminadas, tratando-se o hipotireoidismo.
- Olhos secos podem ser piorados por uma blefaroplastia.
- Cegueira ou comprometimento da visão é possível.

◆ Objetivos Cirúrgicos

Blefaroplastia Superior

Os objetivos incluem abordar a herniação de gordura, redundância de pele e hipertrofia muscular. Observar a assimetria das pálpebras superiores e a posição do sulco orbitário superior: o "sulco tarsal" deve estar a < 10 mm da margem palpebral e abaixo da margem óssea do rebordo orbitário.

A incisão é marcada com o paciente em uma posição ereta. O ponto medial de incisão é 4 mm medial e 4 mm cefálico ao tendão cantal medial, tomando-se cuidados para evitar a concavidade do rebordo orbitário medial, uma vez que isto leva à formação de membranas. A incisão inferior é marcada ao longo do sulco tarsal ~ 9 a 10 mm da margem palpebral. As incisões podem ser estendidas lateralmente 3 a 4 mm além do tendão cantal lateral. Um fragmento de pele de forma elíptica é incisado, seguido por dissecção romba com tesoura e elevação, separando-o do músculo orbicular. Uma tira de orbicular pode, então, ser removida, seguida pela remoção de gordura, caso necessário. A pele é fechada com uma camada única de sutura contínua de Prolene 5-0.

Blefaroplastia Inferior

Os objetivos incluem um canto nítido, bem definido, manutenção de uma boa posição da pálpebra inferior com uma ausência de exposição da esclera. As incisões cirúrgicas são desenhadas para evitar contratura na dimensão vertical, retração de pálpebra inferior e ectrópio.

Duas possíveis condutas cirúrgicas com vias de acesso subciliar ou transconjuntival são descritas.

Via de Acesso Subciliar

A via de acesso subciliar transcutânea emprega uma incisão externa imediatamente abaixo dos cílios (alta, imediatamente subciliar, ou relativamente mais inferior para preservar o músculo orbicular pré-tarsal).

Uma técnica de retalho cutaneomuscular é o método preferido, quando uma ressecção do músculo orbicular e pele é indicada – a incisão é percutânea seguida por levantamento, e possível remoção de gordura. A remoção de gordura exige a separação individualizada das fibras musculares em cada compartimento de gordura e a incisão através do septo orbitário. O fechamento envolve elevações lateral e superior com ressuspensão do músculo orbicular.

A gordura pode ser inicialmente removida do compartimento lateral, seguindo-se os compartimentos central e, a seguir, medial. A gordura pode ser

664 *7. Cirurgia Plástica e Reconstrutora Facial*

infiltrada com anestésico local adicional, não contendo epinefrina antes do uso do cautério e remoção.

As vantagens da via de acesso subciliar incluem um plano relativamente avascular com um risco mínimo de penetração da pele e tensionamento adicional por meio da suspensão muscular da pele, utilizando suturas a partir do músculo orbicular lateral à região orbitária lateral.

As limitações da via de acesso subciliar incluem um possível risco aumentado de ectrópio. O cirurgião pode utilizar esparadrapo para se opor ao efeito gravitacional do edema pós-operatório, cicatriz externa, hematoma ou equimose, como resultado da dissecção do músculo orbicular. Pode haver contratura cicatricial com arredondamento da pálpebra.

Via de Acesso Transconjuntival

A blefaroplastia inferior é centrada na remoção de gordura pseudo-herniada redundante com incisão na face interna da pálpebra. O candidato ideal tem 20 a 30 anos de idade com importante pseudo-herniação de gordura, mínimo excesso de pele, e mínima hipertrofia do orbicular. Esta via de acesso é especialmente útil em pacientes com pálpebras inferiores apertadas, inelásticas, exibindo exposição escleral, uma vez que esta via de acesso trans-secciona e libera os músculos retratores inferiores.

A incisão é realizada na conjuntiva da pálpebra inferior, evitando-se a interrupção do músculo orbicular. A via de acesso pré-septal envolve realizar a incisão no alto ao longo da conjuntiva palpebral interna com dissecção anterior ao septo orbitário e posteriormente ao músculo orbicular. É importante proteger a córnea, enquanto dissecando atrás do músculo orbicular. A exposição do local cirúrgico e proteção do globo é facilitada pelo uso de afastadores não condutores. A dissecção é continuada infero e anteriormente, até que toda a gordura pseudo-herniada seja exposta. A gordura é removida até uma profundidade de 1 mm abaixo da superfície do rebordo orbitário, com delicada pressão sobre o globo para avaliar quanto a irregularidades e assimetrias. A pele pode ser ressecada, conforme necessário pela técnica de "pinçamento" ou pode ser combinada a um *peeling* químico ou ressuperficialização com *laser* para lidar com rítides de linhas finas superficiais. A transecção dos retratores da pálpebra inferior pode dar a impressão de elevação da margem palpebral inferior durante algumas semanas.

As vantagens da via de acesso transconjuntival incluem a ausência de uma cicatriz externa e menor risco potencialmente de ectrópio. As limitações incluem impossibilidade de tratar excessos de pele ou hipertrofia do músculo orbicular.

◆ Pérolas Cirúrgicas

- Uma hemostasia meticulosa é indispensável. A blefaroplastia inferior é associada a incidência maior de formação de hematoma.
- Evitar suturas trançadas para fechamento, uma vez que elas podem levar à inflamação e rejeição.
- Evitar uma aparência retraída ou "oca" nos pacientes em decorrência da remoção excessiva de gordura.

◆ Complicações

Agudas

- Mília.
- Hematomas: mais comuns na remoção de gordura da pálpebra inferior, podem predispor a hematoma retrobulbar com pressão intraocular aumentada (PIO > 80 significa necessidade de tratamento urgente). Pode ocorrer até alguns dias pós-operatoriamente e é tratado com uma cantotomia lateral e descompressão orbitária. Uma avaliação oftalmológica deve ser solicitada.
- Cegueira.

Crônicas

- Ectrópio.
- Lagoftalmo.
- Exposição da esclera.
- Ptose.
- Epífora.
- Excisão inadequada de pele e gordura.
- Olhos secos.

Leitura Adicional

Bosniak S. Minimally invasive eyelid rejuvenation. In: Bosniak S, Cantisano-Zilkha, eds. Minimally Invasive Techniques of Oculofacial Rejuvenation. Stuttgart/New York: Thieme; 2005:75-89

Chen WP. Oculoplastic Surgery: The Essentials. Stuttgart/New York: Thieme, 2001

Crumley RL, Torkian BE, Karam AM. Lower eyelid blepharoplasty. In: Papel ID, ed. Facial Plastic and Reconstructive Surgery. 3rd ed. Stuttgart/New York: Thieme, 2009:271-285

Fedok FG, Perkins SW. Transconjunctival blepharoplasty. Facial Plast Surg 1996;12(2):185-195

Pastorek NJ. Blepharoplasty update. Facial Plast Surg Gin North Am 2002;10(1):23-27

Pastorek NJ. Upper eyelid blepharoplasty. In: Papel ID, ed. Facial Plastic and Reconstructive Surgery. 3rd ed. Stuttgart/New York: Thieme; 2009:259-270

7.4.5 Otoplastia

◆ Características-Chave

- Uma otoplastia significa alteração ou remodelação do pavilhão auricular, geralmente aplicada a orelhas congenitamente proeminentes ou protrusas; ela deve ser diferenciada das operações utilizadas para reparar a condição congênita de microtia.
- As técnicas incluem paliçadas *(scoring,)* remoções e suturas variadas da cartilagem.

666   *7. Cirurgia Plástica e Reconstrutora Facial*

A otoplastia pode melhorar esteticamente forma, posição ou proporção do pavilhão auricular (orelha externa). Para a embriologia e anatomia da orelha normal, ver Capítulo 2.0. A Figura 2.2 (ver página 97) ilustra os marcos anatômicos da orelha. A orelha é composta por cartilagem fibroelástica com pele sobreposta. A pele lateral é firmemente aderente à cartilagem, enquanto a pele medial ou pós-auricular possui tecido conectivo frouxo subcutaneamente, podendo, assim, ser facilmente separada e descolada da concha e da escafa subjacentes. O lóbulo não possui cartilagem e pode ter diversas configurações anatômicas e posições.

O desenvolvimento anormal que resulta em deformidades do pavilhão geralmente se origina do segundo arco branquial. Estas anormalidades geralmente se manifestam antes do fim do primeiro trimestre da gravidez; a frequência de variantes é de 3 a 5% da população ocidental. Deformidades auriculares frequentemente são herdadas de forma autossômica dominante.

Por outro lado, o envelhecimento faz a orelha parecer maior, em parte graças ao alongamento do lóbulo.

◆ Avaliação das Deformidades Estéticas da Orelha

A hélice, escafa/anti-hélice, parede conchal posterior e assoalho conchal constituem os quatro planos do pavilhão. Os ângulos entre estes planos e o pavilhão ou o couro cabeludo determinam o grau de protrusão da orelha. O grau de protrusão ou malformação é descrito como uma variante do ângulo normal concha-escafa. Pavilhões normais possuem um ângulo concha-escafa de 75-105°, com 90° sendo o mais comum. O ângulo couro cabeludo-concha também é tipicamente ~ 90°. Isto coloca a hélice aproximadamente paralela e a 2 cm do couro cabeludo. O ângulo típico do couro cabeludo com a hélice é de ~ 30°. Uma orelha é considerada "protrusa" quando o ângulo concha-escafa é > 110°, o ângulo da orelha ao couro cabeludo > 40°, ou a margem helical salienta-se > 3 cm.

◆ Técnicas Cirúrgicas

O tratamento das orelhas anormalmente configuradas comumente lida com dois interesses: a falta de desenvolvimento da prega anti-helical e o cavo da concha profundo, respectivamente. O tratamento da prega anti-helical subdesenvolvida é dividido em dois conceitos. A conduta tipo Mustard utiliza suturas permanentes para recriar a prega anti-helical. A segunda conduta utiliza incisões em paliçada *(scorning)*, abrasão ou preenchimento da cartilagem para alterar sua forma e, assim, restabelecer uma prega. Uma combinação das técnicas pode ser utilizada, particularmente se a escafa for resistente à remodelação por meio da colocação de suturas. A escavação conchal similarmente é tratada com duas condutas diferentes. Uma é a conduta tipo Furnas de suturar a cartilagem conchal posterior ao periósteo mastóideo. As outras técnicas envolvem excisões de cartilagem conchal geralmente executadas pela incisão pós-auricular. As excisões podem ser elípticas ou em forma de crescente com reaproximação da cartilagem ou elas podem ter forma de disco, quando combinadas às técnicas de reposicionamento posterior da concha. O objetivo é reduzir a altura da parede conchal posterior, reduzindo, assim, a proeminência do pavilhão.

7. Cirurgia Plástica e Reconstrutora Facial   667

Na maioria dos pacientes, é utilizada a técnica de sutura permanente com ou sem enfraquecimento da escafa. Escavações conchais profundas são reduzidas por excisões de cartilagem posterior elípticas de 3 a 5 mm e geralmente seguidas por um procedimento de recuo conchal. O procedimento é realizado sob anestesia geral em crianças e anestesia local com sedação em adultos. O procedimento é realizado com anestesia local com vasoconstritor. A incisão é realizada acima do sulco pós-auricular em uma localização intermediária entre a mastoide e a pele pós-auricular e a margem do pavilhão. Ao reduzir a concavidade conchal, realizá-la inicialmente pela excisão de 3 a 5 mm e reaproximação das bordas com Prolene transparente 5-0. As margens são descoladas para evitar pregueamento da pele, mas não tão extensamente a ponto de criar condições para formação de hematomas. A criação da prega anti-helical é realizada pregueando-se a orelha e observando-se a localização para a realização de sutura necessária para criar a prega.

As localizações são, então, marcadas externa e internamente antes da realização das suturas. As suturas são realizadas (geralmente 2 ou 3) em colchoeiro horizontal e são atadas depois de terem sido todas posicionadas. Os nós são atados triplamente, de modo que a sutura pode ser "apertada" para sua posição ideal. O ângulo do pavilhão ao couro cabeludo é medido durante este procedimento, para se aproximar de 2,0 cm, de modo que o pavilhão não seja fixado ao couro cabeludo nem seja inadequadamente reposicionado. Após completar as partes da concavidade conchal e da prega anti-helical do procedimento, a pele excedente pode ser ressecada, e manobras adicionais para reposicionar o lóbulo por excisão de pele pós-auricular são completadas, caso necessário. Uma bola de algodão impregnada de óleo mineral ou pomada tópica é a seguir fixada-suturada à concavidade da concha com náilon 3-0 em uma agulha longa de Keith para firmar o coxim. Um curativo de mastoide é aplicado. O paciente tem alta com medicação para dor e antibiótico profilático de amplo espectro.

◆ Complicações

As complicações de otoplastia são raras, mas incluem formação de hematomas, deiscência da incisão e deiscência de uma sutura permanente que exigiria um procedimento secundário para repor a sutura. A expulsão tardia de uma sutura permanente pode ocorrer. Caso isto se desenvolva após 6 meses, a sutura pode ser removida sem uma alteração importante do contorno auricular; assim geralmente não é necessário substituir uma sutura expelida a esta altura da recuperação. Infecções da ferida são incomuns, mas devem ser tratadas agressivamente para evitar complicações a longo prazo associadas a condrites. Tratamento a longo prazo da incisão auricular com Scarguard (Red Rock Laboratories, Stamford, CT) ou outros produtos para tratamento de cicatrizes pode reduzir a visibilidade da incisão cirúrgica (embora ela já tenha sido posicionada de modo a permanecer inconspícua). Embora não comumente reconhecida como uma complicação, a subcorreção ou hipercorreção da deformidade auricular pode ocorrer. Isto deve ser manejado individualmente para promover satisfação do paciente e família com o resultado cirúrgico, com consideração da relação risco-benefício de intervenção adicional.

668   7. Cirurgia Plástica e Reconstrutora Facial

Uma cirurgia de revisão não deve ser considerada até que a cura a longo prazo tenha ocorrido, com a exceção de falha de sutura a curto prazo, a qual deve ser tratada por recolocação da sutura.

◆ Resultado e Acompanhamento

Após a alta, uma visita pós-operatória é agendada 48 horas depois do procedimento para avaliar o local cirúrgico especificamente quanto a um hematoma da concavidade da concha. O uso apropriado do coxim de algodão com elevação conservadora da pele sobrejacente da escavação conchal deve tornar rara esta complicação. Qualquer hematoma deve ser prontamente evacuado por aspiração ou evacuação. É comum, a esta altura, observar-se um edema significativo bem como alguma equimose do pavilhão. O curativo é reaplicado e mantido no local durante outras 48 horas. Na revisita do paciente, o paciente é aconselhado a aplicar uma atadura elástica sobre os pavilhões ao deitar, durante 1 mês. A retirada de pontos é feita com 7 a 10 dias.

Leitura Adicional

Campbell AC. Otoplasty. Facial Plast Surg 2005;21(4):310-316

Nachlas NE. Otoplasty. In: Papel ID, ed. Facial Plastic and Reconstructive Surgery. 3rd ed. Stuttgart/New York: Thieme; 2009:421-433

7.4.6 Rinoplastia

◆ Características-Chave

- Cuidadosa análise nasal pré-operatória e comunicação clara com o paciente são importantes para o sucesso.
- Vias de acesso abertas ou fechadas podem ser utilizadas, dependendo da exposição necessária e da preferência.
- Uma técnica cirúrgica meticulosa é necessária.

A rinoplastia é a cirurgia para remodelar o nariz, a característica facial mais proeminente e central. As solicitações comuns incluem tornar um nariz menor, reduzir a ponte do nariz, estreitar o nariz, fazer alterações na ponta nasal, levantar um nariz caído, rever uma rinoplastia prévia e outras. O que incomoda uma pessoa sobre o seu nariz pode não incomodar outra pessoa. Por outro lado, a maioria dos pacientes de rinoplastia sabe o que não gosta no seu nariz. Em adição às preocupações cosméticas, deformidades podem contribuir para distúrbios da função nasal, como uma obstrução pelo colapso da válvula, exigindo reparo. A grande maioria dos pacientes beneficia-se emocional e psicologicamente da rinoplastia.

◆ Anatomia

Embora a anatomia do nariz tenha sido fundamentalmente compreendida por muitos anos, apenas relativamente recentemente houve uma compreensão aumentada dos efeitos a longo prazo das alterações cirúrgicas sobre a função e aparência do nariz. Uma compreensão detalhada da anatomia nasal é crítica para rinoplastia bem-sucedida (**Fig. 7.14**).

A apreciação acurada das variações anatômicas apresentadas por um paciente permite ao cirurgião desenvolver um plano cirúrgico racional e realista. Além disso, reconhecer uma anatomia variante ou aberrante é crítico para evitar comprometimento funcional ou resultados estéticos adversos. É crítico considerar os tecidos moles e a pele do nariz, que é mais espessa geralmente na ponta nasal, mais fina no rínio e espessa também no násio. As principais estruturas subjacentes são o par de ossos nasais, as cartilagens laterais superiores, as cartilagens laterais inferiores (alares), as quais incluem uma crura medial e uma crura lateral e o septo nasal.

Análise Nasal

É criticamente importante que o cirurgião de rinoplastia desenvolva habilidades de análises facial e nasal. Isto exige uma compreensão do "ideal estético". Um nariz que é considerado "ideal" é aquele harmonioso com os outros aspectos faciais favoráveis de um paciente. Nossa percepção de beleza nos ajuda a definir o que constitui uma forma ideal de um nariz feminino ou masculino, de modo que há sempre uma parte de elemento artístico neste conceito. Embora o "ideal estético" não possa ser completamente resumido em simples linhas e números isolados, existem diretrizes ou proporções que representam o ideal estético. Os exemplos incluem o ângulo nasolabial (idealmente ~ 90-105°) e o

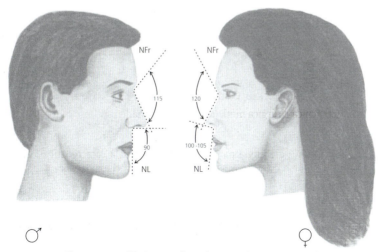

Fig. 7.14 Diferenças entre ideais masculino e feminino dos ângulos nasofrontal (NFr) e nasolabial (NL). (De: Papel ID, ed. Facial Plastic and Reconstructive Surgery, 3rd ed. Stuttgart/New York: Thieme; 2009:122.)

670 7. Cirurgia Plástica e Reconstrutora Facial

ângulo nasofrontal (idealmente ~ 115-120°) e outros. Os artistas, há muito tempo, têm realizado estudos de beleza e proporções estéticas e, hoje, os cirurgiões plásticos faciais devem similarmente compreender a beleza para fazer modificações que possam realçar a beleza dos seus pacientes. A documentação fotográfica pré-operatória é importante, em visão frontal, oblíquas direita e esquerda, laterais direita e esquerda e basal. Novamente, uma boa comunicação a respeito dos objetivos cirúrgicos é a chave, mantendo-se em mente estas contraindicações à rinoplastia:

- Uso continuado de cocaína intranasal.
- Instabilidade psiquiátrica ou mental.
- Expectativas não realistas do paciente.
- História de demasiadas rinoplastias prévias.

◆ Incisões e Vias de Acesso

As incisões são métodos de ganhar acesso às estruturas ósseas e cartilaginosas do nariz e incluem incisões transcartilaginosa, intercartilaginosa marginal e transcolumelar. Os acessos proporcionam exposição cirúrgica das estruturas nasais, inclusive a ponta nasal, e incluem secção de cartilagem (incisão transcartilaginosa), retrógrada (incisão intercartilaginosa com dissecção retrógrada), via de acesso por *delivery* (incisões intercartilaginosa + marginal) e externa (incisões transcolumelar e marginal). Com base em uma análise da anatomia individual do paciente, podem ser selecionadas incisões apropriadas, vias de acesso e técnicas de escultura da ponta.

Um algoritmo operatório pode fornecer um ponto de partida útil para selecionar as incisões, vias de acesso e técnicas utilizadas em cirurgia nasal. Em todos os casos, a anatomia do paciente dirige a seleção da técnica apropriada. A medida que a deformidade anatômica se torna mais anormal, é adotada uma conduta graduada, escalonada em degraus. Entretanto, outros fatores, como a necessidade de *spreader grafts,* desvio nasal complexo, preferência do cirurgião e outros fatores, também podem afetar apropriadamente a seleção final da operação.

As vias de acesso endonasais podem, geralmente, ser preferidas nos pacientes que solicitam redução conservadora do perfil, modificação conservadora da ponta, pacientes selecionados de rinoplastia de revisão e outras situações em que estão sendo empreendidas alterações conservadoras. As vantagens dos acessos menos invasivos incluem menor dissecção, menor edema, menor "cicatrização". Entretanto, operações menos invasivas fornecem, pela sua própria natureza, menor exposição, o que em alguns casos pode ser uma desvantagem.

As indicações para via de acesso para rinoplastia externa geralmente incluem ponta nasal assimétrica, deformidade de nariz torto (2/3 inferiores do nariz), deformidade de nariz em sela, deformidade nasal de fenda labial, rinoplastia secundária, exigindo enxerto estrutural complexo e reparo de perfuração septal. Outras indicações podem incluir deformidade complexa da ponta nasal, deformidade da cúpula nasal média, tumores nasais selecionados. Alguns cirurgiões preferem a via de acesso aberta para deformidades menos

7. Cirurgia Plástica e Reconstrutora Facial   671

complexas da ponta nasal, graças à precisão que eles acham que ela lhes oferece, nas suas mãos, em comparação à via de acesso endonasal.

As vantagens da via de acesso externa incluem a exposição cirúrgica máxima disponível, potencialmente permitindo um diagnóstico anatômico mais acurado. A via de acesso externa também oferece oportunidade para manipulação tecidual, sutura e enxerto precisos. As desvantagens incluem incisão transcolumelar, dissecção de campo amplo, resultando em perda de suporte e edema da ponta nasal.

Independentemente da via de acesso, é preciso ter em mente a necessidade de manter um suporte estrutural apropriado. Quando a via de acesso desfaz o suporte da ponta, estão justificadas contramedidas, como a colocação de um *strut* columelar. Quando o suporte das cartilagens laterais superiores foi interrompido, podem ser apropriados enxertos espaçadores.

◆ Técnicas Cirúrgicas em Rinoplastia

As técnicas em cirurgia podem ser vistas como ferramentas para realizar uma tarefa específica. Estas ferramentas por si próprias não são necessariamente suficientes, mas em vez disso a combinação certa de técnicas precisa ser bem aplicada em uma situação particular.

Há uma variedade de técnicas disponíveis para vários objetivos de rinoplastia, incluindo redução de giba, aumento do perfil, osteotomias, modificação da ponta e outras. Há uma ampla variedade de enxertos – *spreader grafts*, enxertos de ponta, *struts* columelares, *alar batten grafts,* enxertos de raiz *(radix grafts)* e outros – que podem ser utilizados para uma variedade de diferentes situações clínicas. Material para enxerto pode variar do septo, à orelha e à costela. Alguns cirurgiões preferem materiais aloplásticos, embora muitos cirurgiões experientes acreditem que o nariz preenche poucos dos critérios necessários para o uso seguro de enxertos aloplásticos.

Embora um cirurgião deva dominar diversas técnicas individuais para rinoplastia, ele também deve ter julgamento, habilidade e capacidade de escolher as técnicas adequadas para cada situação individual. Uma discussão detalhada das diferentes técnicas e condutas usadas em rinoplastia está além dos objetivos deste livro.

A septoplastia pode ser efetuada ao mesmo tempo que rinoplastia (conhecida como rinosseptoplastia); ver Capítulo 7.4.7.

As considerações cirúrgicas incluem as seguintes:

- Consentimento informado: deve incluir riscos de dor, infecção, sangramento, obstrução da via aérea nasal, formação de cicatriz intranasal, irregularidades ou assimetrias, falha em satisfazer expectativas, necessidade de revisão.
- Anestesia: a maioria dos cirurgiões prefere anestesia geral; entretanto, a anestesia local com sedação IV pode ser usada.
- Via de acesso: fechada *versus* aberta.
- Cirurgia do perfil: redução de giba por meio de raspa, raspa motorizada, ou bisturi e osteótomo de Rubin; aumento dorsal.
- Cirurgia da ponta: pode envolver projeção, rotação, refinamento do domo, enxertia; conceito do tripé.

672   7. Cirurgia Plástica e Reconstrutora Facial

- Osteotomias: podem corrigir o nariz desviado, estreitar o nariz, fechar deformidade de teto aberto; osteotomia oblíqua medial, osteotomia lateral curva baixa *versus* perfurada.
- A septoplastia: colheita de cartilagem para enxerto, caso necessário. Considerar cartilagem auricular, costela.
- Enxertos: *spreader grafts* de abóbada média, *alar batten*, *tip shield*, *strut* columelar, outros.
- Fechamento: fechamento preciso da incisão columelar com náilon 5-0 ou 6-0; incisões marginais fechadas com cromado 4-0; esparadrapo e imobilização externos. Tamponamento intranasal pode ser necessário, caso uma septoplastia tenha sido realizada.

◆ Complicações

As infecções são incomuns. Enxertos aloplásticos, no entanto, podem tornar-se infectados e exigir remoção.

◆ Resultado e Acompanhamento

Qualquer tamponamento nasal deve ser removido tão logo seja possível. Suturas columelares são removidas aos 5 a 7 dias. A imobilização externa também é removida aos 5 a 7 dias. A remodelação do tecido é gradual; acompanhamento a longo prazo é necessário para monitorar resultados finais.

◆ Código na CID-10

M95.0   Deformidade adquirida do nariz.

Leitura Adicional

Behrbohm H, Tardy ME, eds. Essentials of Septorhinoplasty: Philosophy-ApproachesTechniques. Stuttgart/New York: Thieme; 2004

Cook TA, Downs BW. Rejuvenation of the aging nose. In: Truswell WH, ed. Surgical Facial Rejuvenation: A Roadmap to Safe and Reliable Outcomes. Stuttgart/New York: Thieme, 2009;169-176

Papel ID, ed. Facial Plastic and Reconstructive Surgery 3rd Edition. Stuttgart/New York: Thieme; 2009.

Toriumi DM, Becker DG. Rhinoplasty Dissection Manual. Philadelphia:Lippincott, Williams and Wilkins; 1999

7.4.7 Desvio do Septo e Septoplastia

◆ Características-Chave

- Obstrução nasal é a queixa mais comum.
- Desvios do septo nasal são uma causa comum de obstrução nasal.

7. Cirurgia Plástica e Reconstrutora Facial

O septo nasal é uma estrutura de suporte central para o nariz. Quando significativamente deformado, o septo pode causar disfunção e deformidade cosmética, potencialmente com impacto sobre as muitas funções da cavidade nasal. Até 1/3 das pessoas apresentam alguma obstrução nasal, e até um quarto destes pacientes procuram por tratamento cirúrgico.

◆ Anatomia

O septo nasal é composto por porções cartilaginosa e óssea. Os ossos que constituem o septo são a lâmina perpendicular do osso etmoide posterossuperiormente e o vômer, juntamente com as cristas dos ossos maxilares e palatinos, posteroinferiormente. A lâmina perpendicular do etmoide se une superiormente à lâmina cribriforme e anterossuperiormente aos ossos frontal e nasais.

◆ Epidemiologia

O paciente pode relatar uma história de trauma do nariz; entretanto, muitas vezes não há história nítida de um evento incitador. O insulto inicial ao septo nasal pode ter sido causado por tocotraumatismo ou por microfraturas na infância que levaram ao crescimento assimétrico da cartilagem septal.

◆ Avaliação

História

O diagnóstico de desvio do septo inicia-se por uma história adequada do paciente. Esta história deve incluir uma história de trauma ao nariz, problemas da via aérea nasal e cirurgias nasais prévias; considerar também outras causas de obstrução, como alergia ou infecção.

Exame Físico

- Inspecionar a cavidade nasal antes e após descongestão.
- A rinoscopia anterior e posterior é útil para diagnosticar localização, tipo e gravidade da deformidade septal.
- Tanto o septo anterior quanto o posterior devem ser avaliados. Um endoscópio nasal rígido de 4 mm de 0 ou 30° (p. ex., Karl Storz 7200A, Tuttlingen, Germany) facilitará a inspeção do septo posterior. Observar a presença de pólipos; a gravidade e a extensão do desvio septal e os esporões ósseos; avaliar quanto à perfuração septal e observar a presença de secreções mucopurulentas.
- Tamanho e posição das conchas inferiores devem ser notados durante a inspeção da mucosa nasal tanto antes quanto após um *spray* de descongestionante.
- Avaliar as áreas das válvulas nasais quanto a desarranjo de cartilagem ou colapso dinâmico.

674 *7. Cirurgia Plástica e Reconstrutora Facial*

◆ Opções de Tratamento

As indicações para septoplastia incluem obstrução nasal, epistaxe, obstrução de óstios sinusais, trauma, deformidades cosméticas e acesso cirúrgico (via de acesso transeptal-transesfenoidal).

Há várias técnicas, individualizadas, para o problema específico. Em uma rinoplastia aberta, as incisões na columela e marginais permitem separar os domos e separar as cartilagens laterais superiores do septo, permitindo exposição direta aberta de toda a cartilagem e osso septais. Outra via de acesso envolve uma incisão de hemitransfixação através do revestimento do septo caudal, com elevação de mucopericôndrio e mucoperiósteo. O septo caudal pode ser exposto, seguido pela elevação do retalho mucopericondral contralateral. Cartilagem ou osso desviado é removido e substituído. É importante reconstruir o septo recolocando tecido para suporte. O suporte da ponta e septal precisa ser mantido. Retalhos de mucosa são recolocados, e um hematoma é prevenido com uma sutura absorvível de colchoeiro e/ou *splints* septais de Silastic (Doyle). Os *splints* são removidos em 4 a 6 dias.

Para deformidades mais limitadas, uma incisão pode ser realizada internamente na mucosa septal para expor as deformidades cartilaginosas ou ósseas. O retalho é descolado, a cartilagem é incisada, e um retalho contralateral é dissecado. A deformidade em seguida é removida; a cartilagem é fragmentada e recolocada. Caso uma cirurgia sinusal endoscópica esteja sendo executada, a septoplastia limitada pode ser realizada com instrumentos endoscópicos. Um descolador de Freer com aspiração é muito útil nesta técnica. Instrumentação motorizada com uma broca de septoplastia pode ser útil para a redução de saliências ósseas.

Independentemente da via de acesso, cuidados devem ser tomados para minimizar as lacerações da mucosa. Lacerações reconhecidas devem ser reparadas com sutura absorvível. O reposicionamento de cartilagem também é importante para ajudar a minimizar a probabilidade de desenvolvimento de uma perfuração septal. A dissecção posterior e superiormente deve ser realizada cuidadosamente para evitar transmissão de força para o teto do etmoide a fim de evitar fístula liquórica. Caso uma cirurgia das conchas for realizada em conjunto com a septoplastia, o emprego de *splints* de Silastic ajudará a evitar sinéquias intranasais.

Leitura Adicional

Chaaban M, Shah AR. Open septoplasty: indications and treatment. Otolaryngol Clin North Am 2009;42(3):513-519

Fettman N, Sanford T, Sindwani R. Surgical management of the deviated septum: techniques in septoplasty. Otolaryngol Clin North Am 2009;42(2):241-252

Kasperbauer JL, Facer GW, Kern EB. Reconstructive surgery of the nasal septum. In: Papel ID, ed. Facial Plastic and Reconstructive Surgery. 3rd ed. Stuttgart/New York: Thieme; 2009:649-661

7. Cirurgia Plástica e Reconstrutora Facial 675

7.4.8 Lipoaspiração da Face e do Pescoço

◆ Características-Chave

- A lipoaspiração da face e do pescoço envolve o uso de pressão negativa para remover gordura subcutânea.
- O objetivo da lipoaspiração é configuração facial aperfeiçoada.
- Pequenas punções incisionais na pele são utilizadas para ganhar acesso ao plano subcutâneo, e a seguir a cânula é inserida para trás e para frente em diferentes direções (em geral radialmente) e uma parte da gordura é extraída.

O uso de pressão negativa para remover gordura subcutânea tem sido por vários anos o mais popular procedimento de cirurgia cosmética nos EUA. Isto evoluiu durante o último par de décadas, e várias cânulas ocas combinadas com máquinas de aspiração foram utilizadas em muitas partes do corpo para remover gordura subcutânea indesejada. A finalidade principal é ajudar a "esculpir" o pescoço, a papada e, às vezes, a face. A lipoaspiração pode ser realizada sob anestesia local ou ela pode ser associada a outra cirurgia como um adjunto. A finalidade nunca é remover toda a gordura em uma região; em vez disso, adelgaçar e remover parcialmente. A gordura que é aspirada será removida permanentemente, a gordura adicional será traumatizada, e, mais tarde, alguma desta gordura necrosará e retrair-se-á.

◆ Indicações

Pacientes com depósitos cervicofaciais resistentes à dieta são candidatos à lipoaspiração (contanto que tenham expectativas realistas quanto ao resultado).

◆ Contraindicações

- Absoluta: nenhuma.
- Relativa: trauma prévio ou cirurgia na área. Tecido cicatricial e fibrose, fumantes inveterados e aqueles com doenças dermatológicas, colagenovasculares ou outras doenças sistêmicas, instabilidade psiquiátrica ou aqueles com expectativas não realistas.

◆ Procedimento

É importante deixar uma camada de gordura subcutânea normal, que atua um pouco como um "tapete almofada" entre o "tapete" da pele e a anatomia mais profunda subjacente. Quando gordura é aspirada como parte de uma ritidectomia, a técnica poderia ser "aberta". Com uma incisão por pequena punção, então a técnica é "fechada".

Nos últimos anos o tamanho das cânulas diminuiu. Algumas cânulas iniciais tinham 10 a 12 mm de diâmetro ou mesmo mais. Embora as máquinas de aspiração possam gerar pressão negativa próxima de uma atmosfera (960 mmHg), admite-se que as seringas de mão gerem pressões de ~ 600 mmHg e empiricamente funcionam bem. A pressão negativa produzida por uma seringa de mão

676   7. Cirurgia Plástica e Reconstrutora Facial

combinada a uma cânula pequena de 2 mm fixada a uma seringa de 3 cc (ou 10 cc, se preferida) é suficiente para remoção da maior parte da gordura subcutânea no plano submentual. Pressão negativa adicional pode ser utilizada para remoção mais agressiva ou mais rápida de gordura, se necessário. A elasticidade da pele deve ser suficiente para revestir em uma direção superior (a não ser que seja suportada com um procedimento adicional, como um *facelift*). Simplesmente remover gordura de uma face com pouco turgor cutâneo resultará em piora da aparência (deformidade "de pescoço de peru" submentual, por exemplo). Pacientes mais jovens (20-30 anos) são ideais. Pacientes nos seus 40 anos, às vezes, retêm elasticidade suficiente. Pacientes nos seus 50 anos serão arriscados, e pacientes mais idosos muito raramente serão bons candidatos para lipoaspiração isolada.

◆ Complicações

- Edema pós-operatório.
- Hematoma.
- Infecção.
- Cicatriz.
- Mau envolvimento de pele.
- Necrose do retalho de pele.
- Contorno final insatisfatório.
- Lesão neural, resultando em paresia ou parestesias.

◆ Resultado e Acompanhamento

Subsequentemente à lipoaspiração, um curativo compressivo leve pode ser utilizado pelo paciente durante 1 semana aproximadamente e usado à noite talvez durante 2 semanas para facilitar a redistribuição da pele. Há algum desconforto leve, uma vez que a anestesia local regrida, e pode durar alguns dias, mas a dor geralmente não é intensa. Em pacientes de pele clara, aqueles que apresentam equimose com facilidade, ou aqueles que estão em uso de aspirina ou drogas anti-inflamatórias não esteroidais (AINEs), frequentemente haverá alguma equimose que pode durar uma semana aproximadamente.

A cura é gradual, e os efeitos podem não ser completamente apreciados por vários meses à medida que a gordura remanescente se retrai, o edema regride, e a pele continua a se contrair. Em pacientes apropriadamente selecionados, a lipoaspiração judiciosa pode ser um adjunto valioso para aperfeiçoar a aparência modelada da face e do pescoço. Ela não é indicada para perda de peso facial e deve ser utilizada conservadoramente. É geralmente fácil remover gordura adicional posteriormente, se houver necessidade. É mais difícil recolocá-la.

Leitura Adicional

Alex JC. Liposculpture of the head and neck region. In: Gentile RD, ed. Neck Rejuvenation. Stuttgart/New York: Thieme; 2011

Bassichis B. Neck contouring. Oper Tech Otolaryngol Head Neck Surg 2007;18(3):254-260

Doerr TD. Lipoplasty of the face and neck. Curr Opin Otolaryngol Head Neck Surg 2007;1 5(4):228-232

Koehler J. Complications of neck liposuction and submentoplasty. Oral Maxillofac Surg Clin North Am 2009;21(1):43-52

Kridel RWH, Kelly PE, Castellano RD. Liposuction of the face and neck: The Art of Facial Sculpture. In: Papel ID, ed. Facial Plastic and Reconstructive Surgery. 3rd ed. Stuttgart/New York: Thieme; 2009:286-300

7.4.9 Restauração Capilar

◆ Características-Chave

- A alopecia androgênica ou alopecia em padrão masculino (APM) é ocasionada pela ligação de 5α-di-hidrotestosterona (DHT) aos folículos pilosos suscetíveis. O mecanismo da alopecia em padrão feminino (APF) não está bem delineado.

- Minoxidil e finasterida são os únicos tratamentos médicos comprovados para alopecia.

- A moderna restauração capilar foca-se menos em cirurgia de retalhos/redução de couro cabeludo e mais em redistribuir o cabelo existente através de técnicas de transplante capilar de unidades foliculares.

- Após o transplante, o folículo piloso tipicamente entra na fase telógena e não cresce durante os primeiros 3 a 4 meses.

A alopecia afeta 60 a 80% dos homens e é causada pela ligação de DHT aos folículos suscetíveis. A perda de cabelo pode ser estadiada de acordo com a escala de Norwood (I-VIII), e o tratamento envolve minoxidil tópico, finasterida oral, perucas e cirurgia. Hoje, retalhos de couro cabeludo (p. ex., Juri, bitemporal, occipitoparietal) são menos comumente efetuados, e as técnicas de transplante de cabelo de unidades foliculares constituem o fundamento da terapia cirúrgica.

◆ Epidemiologia

Pela idade de 60 anos, a alopecia androgênica afeta 60 a 80% dos homens e ~10% das mulheres. Os brancos são mais afetados que os negros que são mais afetados do que os asiáticos. A transmissão é considerada poligênica, ligada ao sexo, autossômica dominante com penetrância variável.

◆ Anatomia

O folículo piloso é dividido em três partes: infundíbulo, istmo e porção inferior. O infundíbulo é a porção mais superficial e se junta ao istmo, onde o ducto da glândula sebácea associada penetra no folículo. O istmo é separado da parte inferior pela inserção do músculo eretor do pelo. O cabelo cresce naturalmente em agrupamentos de 1, 2, 3 ou 4 cabelos associados a glândula sebácea e músculo eretor do pelo. Isto é chamado uma unidade folicular.

678 *7. Cirurgia Plástica e Reconstrutora Facial*

Crescimento de cabelo ocorre em ciclos:

- Anágena (dura 2-6 anos): o cabelo passa 90% do tempo nesta fase. A parte inferior do pelo se alonga e forma a matriz, contendo bulbo e papila. O cabelo está crescendo.
- Catágena (dura 2-3 semanas): a porção inferior do cabelo sobe para o nível do músculo eretor do pelo. Não ocorre crescimento do cabelo.
- Telógena (dura 3 meses): a parte inferior do pelo está ausente. Nenhum crescimento ocorre do cabelo. O cabelo pode ser perdido, porém frequentemente permanece, até que a fase anágena comece novamente.

◆ Clínica

Sinais e Sintomas

Perda progressiva de cabelo, com história familiar, afeta inicialmente a região frontotemporal e a corona na APM. APF é frequentemente difusa.

Diagnóstico Diferencial

Outras causas raras de alopecia incluem *alopecia areata* (autoimune), *effluvium* telógeno (possivelmente relacionado com estresse), sífilis secundária, tricotilomania, alopecia de tração e quebra do cabelo decorrente do penteado agressivo ou tratamentos químicos.

◆ Avaliação

Exame Físico

A escala de Norwood quantifica a APM de classe I a classe VII: classe I = ausência de perda de cabelo, classe VII = apenas resta cabelo occipital. A escala de Ludwig gradua APF de grau I a grau III: grau I = rareamento na coroa, grau III = rareamento difuso grave. A densidade do cabelo no local doador occipital idealmente deve ser > 8 cabelos por 4 mm de diâmetro, se o paciente for submeter-se a transplante. Pele mais escura com cabelo ondulado, grosseiro, escuro ou pele mais clara com cabelo ondulado, grosseiro em sal e pimenta são as melhores combinações de transplante. Cabelo fino, escuro em pele clara é a pior combinação.

Imagens

As imagens pré e pós-tratamento devem incluir uma visão frontal, de supercílio e linha anterior de implantação capilar em *close-up*, visões oblíquas, *close-ups* oblíquas, visão posterior e visões panorâmicas anterior e posterior.

◆ Opções de Tratamento

Clínico

O minoxidil ajuda cerca de 1/3 dos homens e das mulheres. A finasterida ajuda cerca de 2/3 dos homens.

Farmacologia Relevante

Minoxidil: abre canais de K$^+$ e vasodilata diretamente os vasos periféricos. Homens: aplicação tópica 5%, 1 cc no couro cabeludo 2 vezes ao dia. Mulheres: usar fórmula a 2% graças ao risco de crescimento de pelos faciais.

Finasterida: inibe 5α-redutase tipo II, impedindo assim conversão de testosterona em 5α-di-hidrotestosterona. Posologia masculina = 1 mg/dia. Mulheres não podem usar finasterida graças ao risco de defeitos congênitos.

Cirurgia

Redução do couro cabeludo (remoção do couro cabeludo que não apresenta cabelo) e retalhos do couro cabeludo para rearranjo do cabelo estão caindo em desuso, exceto em casos selecionados. O principal suporte da terapia é o transplante de cabelo com (1) colheita de cabelo occipital, (2) fechamento primário do local doador e dissecção microscópica do cabelo doador em enxertos de unidade folicular e (3) inserção de 800 a 1.600 enxertos de unidade folicular (1-4 cabelos por enxerto) por meio de incisões tipo lancetada. O cabelo deve ser inserido no local e ângulo apropriado com a pele para recriar uma aparência natural. Somente microenxertos (1-2 cabelos por enxerto) devem ser inseridos ao longo da linha anterior de implantação capilar, a qual deve localizar-se ~ 7 a 8 cm acima dos supercílios.

◆ Complicações

As complicações do transplante de cabelo são raras (menos de 5%) e incluem aparência em *cobblestone*, foliculite, falha do enxerto e cicatrização do local doador. O tratamento da foliculite é com higiene melhorada do couro cabeludo e antibióticos (p. ex., cefalexina, tetraciclina).

◆ Resultado e Acompanhamento

No transplante capilar, os pacientes podem tomar banho de chuveiro no primeiro dia pós-operatório e lavar o cabelo no segundo dia pós-operatório. Os cabelos transplantados cairão em 2 a 3 semanas e iniciarão um novo crescimento aos 3 a 4 meses pós-procedimento.

O transplante capilar é um procedimento confiável com resultado constante. Tipicamente, 3 a 5 sessões (separadas por, pelo menos, 6 meses), cada uma com inserção de 800 a 1.600 enxertos, são necessárias para tratamento completo. O paciente deve continuar com o minoxidil e a finasterida para resultados continuados destes medicamentos.

Leitura Adicional

Hamilton MM. Hair replacement surgery. In: Truswell WH, ed. Surgical Facial Rejuvenation: A Roadmap to Safe and Reliable Outcomes. Stuttgart/New York: Thieme; 2009:160-168

Rousso DE, Sule 5, Stough D, Whitworth JM. Hair replacement techniques. In: Papel ID, ed. Facial Plastic and Reconstructive Surgery. 3rd ed. Stuttgart/New York: Thieme; 2009:409-420

Apêndice A Procedimentos e Métodos Básicos de Investigação

◆ A1 Broncoscopia

Dois métodos de broncoscopia são disponíveis – rígida e flexível.

Broncoscopia Rígida

Historicamente, broncoscopia rígida é o método mais antigo. Os broncoscópios rígidos são tubos de diferentes calibres com uma fonte de luz fria proximal. Broncoscopia rígida é efetuada sob anestesia geral. O broncoscópio tem conexão direta aos aparelhos anestésico e respiratório, de modo que é chamado *broncoscópio respiratório*. Um broncoscópio rígido pode ser combinado com outra instrumentação, incluindo lavagem e aspiração, diagnóstico citológico e *swabs* (raspados) para cultura. Broncoscópio rígido pode ser usado em conjunção com um *laser*.

Indicações

Broncoscopia rígida como medida terapêutica:

- Broncoscopia de emergência feita para contornar insuficiência respiratória obstrutiva súbita.
- Remoção de corpo estranho traqueal ou brônquico; parada de sangramento da traqueia ou brônquios.

Broncoscopia rígida como procedimento diagnóstico:

- Para tratar estenose traqueal ou brônquica.
- Para biopsiar um tumor traqueal.
- Para investigar hemoptise.
- Para avaliar trauma da via aérea superior.

Vantagens

- Procedimento versátil.
- Pode ser usado em um paciente sangrando.
- Extração de corpo estranho.

Desvantagens

- Tecnicamente mais difícil com anatomia cervical anormal.
- Limitações da extensão do pescoço.
- Precisa ser feita sob anestesia geral.

682   Apêndice A. Procedimentos e Métodos Básicos de Investigação

Broncoscopia Flexível

Os broncoscópios flexíveis geralmente têm diâmetro entre 4 e 5 mm e são mais finos do que os broncoscópios rígidos. Sua extremidade distal é controlada externamente de modo que eles podem ser introduzidos para dentro dos brônquios baixos ou segmentares. O instrumento pode ser introduzido pelo nariz, a boca ou uma traqueotomia. Broncoscopia flexível pode ser efetuada sob anestesia local ou geral com o paciente sentado ou deitado. Quando usando anestesia geral, na entubação o broncoscópio pode ser introduzido pelo tubo endotraqueal.

Indicações

- Tumores brônquicos ou da via aérea superior.
- Hemoptise.
- Distúrbios não diagnosticados como pneumonia não resolvida.
- Síndrome do lobo médio.

Vantagens

- Pode ser introduzida longe para dentro da periferia até a quinta geração brônquica; portanto, complementa o endoscópio rígido.
- Pode também ser feita sob anestesia local com um paciente acordado.

Desvantagens

- Tem um raio de operação relativamente estreito; por essa razão, não pode ser usada para corpos estranhos grandes ou na presença de sangramento profuso.

Complicações

Complicações da broncoscopia rígida e flexível incluem:

- Lesão das pregas vocais.
- Perfuração da árvore traqueobrônquica.
- Pneumotórax.
- Laringospasmo.
- Morte.

◆ A2 Esofagoscopia

Esofagoscopia pode ser realizada com um esofagoscópio rígido ou flexível. O esofagoscópio rígido é um tubo rígido que geralmente é usado debaixo de anestesia geral. Ele tem uma fonte de luz fria de alta potência na extremidade proximal ou distal. Instrumentos de extração, excisão e coagulação podem ser usados em conjunção com o esofagoscópio rígido. *Lasers* também podem ser usados. Esofagoscopia flexível tem um calibre mais estreito, é adequada para extração de corpo estranho, e pode ser usada em conjunção com insuflação de ar e ser conectada à insuflação de ar e aspiração. Também tipicamente fornece boa documentação fotográfica para guarda permanente de registro.

Apêndice A. Procedimentos e Métodos Básicos de Investigação **683**

Colocação de tubo de alimentação por gastroscopia endoscópica percutânea (GEP) também pode ser feita via esofagoscopia flexível. Há disponíveis sete *kits* de GEP.

Indicações

Esofagoscopia rígida como medida terapêutica:

- Remoção de corpos estranhos.
- Remoção de pólipos e fibromas.
- Divisão de anéis e divertículo hipofaríngeos.
- Dilatação de estenose.
- Injeção em varizes esofágicas.

Esofagoscopia rígida como procedimento diagnóstico:

- Para diagnosticar doenças do esôfago.
- Para diagnosticar tumores da hipofaringe e do esôfago.
- Para avaliar disfagia.

Esofagoscopia flexível como procedimento diagnóstico:

- Em casos nos quais esofagoscopia rígida é contraindicada ou impossível graças a uma incapacidade de flexionar ou estender o pescoço em virtude de doença da coluna cervical, está indicada panendoscopia.
- Indicações gerais são sob outros aspectos similares à esofagoscopia rígida.

Vantagens

Esofagoscopia rígida:

- Versatilidade e superior capacidade de remover grandes corpos estranhos do esôfago. É muito eficiente para uso diagnóstico e terapêutico.

Esofagoscopia flexível:

- Panendoscopia simultânea do estômago e do duodeno pode ser executada.
- Bom instrumento de triagem.
- Menos traumático para o paciente.

Complicações

- Perfuração do esôfago.
- Falsa passagem.
- Mediastinite.
- Pneumomediastino.
- Lesões oral e dentária, especialmente com o uso de instrumentação rígida.
- Morte.

684 *Apêndice A. Procedimentos e Métodos Básicos de Investigação*

◆ A3 Laringoscopia Microscópica Direta Rígida com ou sem Biópsia

Esta é usada para avaliação e biópsia da laringe e da hipofaringe.

Indicações

- Malignidade suspeitada ou conhecida.
- Tratamento de câncer através de ressecção endoscópica.
- Juntamente com endoscopia esofágica, broncoscopia (coletivamente, panendoscopia).
- Avaliação e tratamento de rouquidão.
- Entubação endotraqueal da via aérea difícil.

Contraindicações

- Coluna cervical instável.
- Incapacidade de obter exposição da laringe.

Tipos de Laringoscópio

- Laringoscópio de dedo – amplamente usado para procedimentos de biópsia laríngea incluindo diâmetro de trabalho.
- Escópio de comissura anterior de Holinger – usado para melhor exposição anterior.
- Laringoscópio de Lindholm.
- Laringoscópio de Weerda – desenho bivalve; útil para tratamento endoscópico de divertículo de Zenker.
- Laringoscópio "deslizante" de Jackson.

Passos

1. Pacientes são colocados na posição supina com a cabeça estendida e com os olhos protegidos.
2. É usada anestesia geral.
3. Está no lugar um protetor de dentes ou de boca.
4. Um laringoscópio rígido é colocado pela boca e com o uso de um microscópio operatório ou telescópio fibroscópico a garganta inteira e área afetada são amplificadas e avaliadas.
5. Laringoscopia de suspensão – suspender o laringoscópio permite que o cirurgião use as duas mãos para procedimentos dentro da laringe.
6. *Lasers*, um microdesbridador, um cautério monopolar e ferramentas ou instrumentos de microdissecção ou biópsia frios podem ser introduzidos pelo laringoscópio.

Complicações

- Perda da via aérea e obstrução.
- Dano a dentes, boca e gengivas.
- Língua entorpecida, paladar alterado, distúrbios da articulação temporomandibular.

Apêndice A. Procedimentos e Métodos Básicos de Investigação 685

- Rouquidão.
- Perfuração.
- Fogo na via aérea; se usando *laser* ou cautério.

◆ A4 Tonsilectomia

Indicações

Absolutas
- Tonsilas aumentadas com uma obstrução da via aérea superior.
- Disfagia grave.
- Distúrbios do sono considerados, relacionados com a hipertrofia tonsilar obstrutiva.
- Abscesso peritonsilar que não responde ao tratamento clínico.
- Tonsilite resultando em convulsões febris.

Relativas
- Três ou mais infecções de tonsilas por ano apesar de terapia clínica adequada.
- Mau gosto ou mau hálito persistentes.
- Tonsilite crônica em um portador de estreptococos.
- Hipertrofia tonsilar unilateral presumida neoplásica.

Contraindicações
- Diátese hemorrágica, a menos que tratada com terapia clínica peroperatória apropriada.
- Mau risco anestésico ou enfermidade clínica não controlada.
- Infecção aguda.

Passos
1. Rolo de ombros.
2. Anestesia geral e entubação na maioria dos casos.
3. Inserir abridor de boca, abrir e suspender.
4. Aplicar um clampe de tonsila à tonsila para possibilitar tração medial durante a dissecção.
5. Dissecção da tonsila e remoção, tomando cuidado para preservar o pilar posterior e permanecer no plano capsular.

Instrumentos de Dissecção
- Instrumentos de aço frio.
- Cautério monopolar.
- Cautério bipolar com ou sem um microscópio.
- Ablação ou coblação de radiofrequência.
- Bisturi harmônico.
- Microdesbridador.

686   Apêndice A. Procedimentos e Métodos Básicos de Investigação

Complicações

- Hemorragia.
- Dor.
- Desidratação.
- Perda de peso.
- Febre.
- Obstrução pós-operatória da via aérea.
- Edema pulmonar.
- Trauma local aos tecidos orais.
- Recrescimento de restos tonsilares.
- Alterações vocais.
- Disfunção da articulação temporomandibular.
- Morte.

◆ A5 Adenoidectomia

Indicações

- Aumento de adenoides com obstrução da via aérea nasal.
- Sintomas de apneia de sono obstrutiva.
- Respiração pela boca crônica.
- Otite média recorrente ou persistente em crianças ≥ 3 anos de idade.
- Sinusite recorrente e/ou crônica.

Contraindicações

- Distúrbios hemorrágicos graves (relativa).
- Fenda palatina verdadeira.
- Fraqueza ou hipotonia muscular (relativa).
- Frouxidão da articulação atlantoaxial (relativa).

Passos

1. Usar um aparelho bucal para abrir a boca e afastar o palato.
2. Um espelho pode ser usado para ver as adenoides, porque elas se situam atrás da cavidade nasal.
3. A adenoide é removida pela boca.

Instrumentos de Dissecção

- Cureta de adenoide.
- Saca-adenoide (*punch* de adenoide).
- Eletrocautério com aparelho Bovie com aspiração.
- Microdesbridador.

Apêndice A. Procedimentos e Métodos Básicos de Investigação **687**

Complicações

- Hemorragia.
- Insuficiência velofaríngea.
- Torcicolo.
- Estenose nasofaríngea.
- Subluxação atlantoaxial por infecção (síndrome de Grisel).
- Lesão da tuba auditiva.
- Morte.

◆ A6 Traqueotomia Cirúrgica Aberta

Indicações

- Entubação prolongada com entubação mecânica.
- Para contornar obstrução da via aérea superior.
- Para efetuar limpeza pulmonar.
- Profilaxia para necessidade prevista de suporte de ventilador.
- Apneia de sono.

Passos

1. Colocar paciente supino, com pescoço estendido sobre um rolo de ombros, se possível.
2. Palpar os marcos anatômicos do pescoço.
3. Infiltrar lidocaína epinefrina.
4. Incisar a pele entre a cricoide e a incisura esternal (horizontal ou vertical).
5. Separar os músculos em fita e afastá-los lateralmente.
6. Dividir ou afastar istmo da tireoide.
7. Verificar a hemostasia.
8. Alertar o anestesiologista sobre a entrada iminente na via aérea.
9. Abertura traqueal (janela, retalho em porta de alçapão, fenda).
10. Fazer o anestesiologista retirar o tubo endotraqueal sob visualização direta.
11. Inserir o tubo de traqueotomia para dentro da traqueia.
12. Conectar circuito e inflar balão.
13. Verificar CO_2 no ar corrente final.
14. Fixar o tubo de traqueotomia à pele com quatro suturas e colar de traqueotomia.

Complicações

- Hemorragia.
- Pneumotórax.
- Falsa passagem.
- Obstrução ou descanulização.
- Infecção.
- Fístula traqueoesofágica.
- Fístula traqueocutânea.
- Fístula traqueia-artéria braquiocefálica.
- Morte.

688 *Apêndice A. Procedimentos e Métodos Básicos de Investigação*

◆ A7 Cricotireoidotomia

Passos

- Palpar a cricoide na linha mediana com uma extensão do pescoço; a cartilagem tireoide é estabilizada superiormente com a mão não dominante. Mover seu dedo indicador para baixo até você palpar a cartilagem cricoide.
- O espaço entre as cartilagens tireoide e cricoide é a membrana cricotireóidea. Usar o bisturi para fazer uma incisão vertical de 2,5 cm através da pele e do tecido subcutâneo.
- Usar a hemostática curva para fazer uma dissecção romba no tecido subcutâneo.
- A seguir, usar o bisturi para fazer uma incisão horizontal através da membrana cricotireóidea.
- Você pode sentir um estalo, quando a traqueia é penetrada.
- Prolongar a incisão lateralmente, virar a lâmina e prolongá-la na direção oposta.
- Uma vez a traqueia tenha sido penetrada, certifique-se de que a lâmina permaneça dentro da incisão, de modo que a comunicação com a traqueia nunca seja perdida.
- Inserir um gancho traqueal, e puxar superiormente a porção superior da incisão, elevando a laringe. Uma vez o gancho traqueal esteja no lugar, você pode remover a lâmina.
- Inserir um dilatador de Trousseau e abrir a membrana verticalmente, em seguida introduzir o tubo de traqueotomia.

Uma vez que a membrana cricotireóidea esteja situada entre dois corpos rígidos (a cartilagem tireoide acima e a cartilagem cricoide abaixo), há pouca flexibilidade no tamanho da abertura que pode ser feita na membrana. Um tubo de traqueotomia ou tubo endotraqueal com um diâmetro interno de 6 mm deve ser usado. Um tubo com um diâmetro interno > 7 mm seria difícil de inserir para dentro da membrana cricotireóidea. Cricotireoidotomia é uma *técnica para ganhar tempo* apenas, e nestes casos o paciente deve ser submetido à execução de uma traqueotomia formal tão logo ela ou ele esteja estabilizado.

Complicações

- Perfuração do esôfago.
- Enfisema subcutâneo.
- Hemorragia.
- Falso trajeto.
- Lesão da laringe.

Apêndice B Os Nervos Cranianos

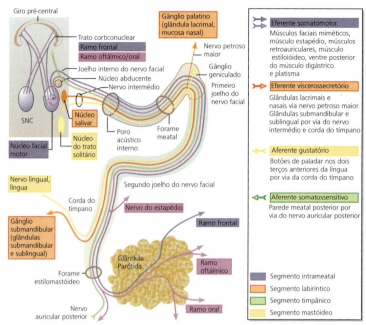

Fig. B1 Trajeto, segmentos e funções do nervo facial (nervo craniano VII). (De: Probst R, Grevers G, Iro H. Basic Otorhinolaryngology: A Step-by-Step Learning Guide. Stuttgart/New York: Thieme; 2006:291.)

Apêndice B. Os Nervos Cranianos

Nervo Craniano	Nome	Função	Comentários
I	Olfatório	Sensitivo especial Olfato	
II	Óptico	Sensitivo especial Visão	
III	Oculomotor	Motor Motor esquelético para quatro músculos extrínsecos oculares e músculo levantador da pálpebra superior	Motor visceral parassimpático Fibras pré-ganglionares fazem sinapse no gânglio ciliar Inerva músculo ciliar e músculo esfíncter da pupila no olho
IV	Troclear	Motor Inerva músculo oblíquo superior (um músculo extrínseco do olho)	
V	Trigêmeo	Sensitivo somático – pele da face Motor esquelético – músculos da mastigação Sensitivo visceral – membranas mucosas do nariz e boca	Três divisões: Oftálmico (V_1) Maxilar (V_2) Mandibular (V_3)
VI	Abducente	Motor Inerva músculo reto lateral (um músculo extrínseco do olho)	
VII	Facial	Sensitivo somático – pele da orelha externa (pequena contribuição) Sensitivo visceral – botões de paladar nos 2/3 anteriores da língua Motor visceral (parassimpático) – glândulas salivares e lacrimais Motor esquelético – músculos da expressão facial	Nervo intermédio carrega fibras sensitivas gerais, fibras de paladar e fibras motoras viscerais (parassimpáticas)

VIII	Vestibuloco-clear	Sensitivo especial	Audição e equilíbrio	Nervo vestibular – receptores nos ductos semicirculares, utrículo e sáculo		Nervo coclear: Receptores no órgão espiral (órgão de Corti)
IX	Glossofaríngeo	Sensitivo visceral – membranas mucosas da orelha média, língua posterior e garganta	Sensitivo visceral – paladar 1/3 posterior da língua	Motor visceral (parassimpático) – glândula parótida	Motor esquelético – músculo estilofaríngeo	
X	Vago	Sensitivo somático – pele da orelha externa e tímpano	Sensitivo visceral – membranas mucosas da garganta inferior e laringe	Motor visceral (parassimpático) – músculo cardíaco e músculo liso em órgãos do tórax e abdome	Motor esquelético – músculos do palato, faringe e laringe	
XI	Acessório espinal	Motor	Inerva todos os músculos da língua – tanto intrínsecos quanto extrínsecos – exceto o músculo palatoglosso			Fibras motoras de C1 "pegam uma carona" no NC XII
XII	Hipoglosso	Motor esquelético	Inerva todos os músculos da língua – tanto intrínsecos quanto o músculo extrínseco palatoglosso			

692 Apêndice B. Os Nervos Cranianos

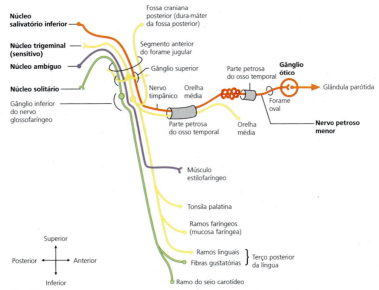

Fig. B2 Trajeto do nervo glossofaríngeo (nervo craniano IX). (De: Probst R, Grevers G, Iro H. Basic Otorhinolaryngology: A Step-by-Step Learning Guide. Stuttgart/New York: Thieme; 2006:315.)

Apêndice B. Os Nervos Cranianos

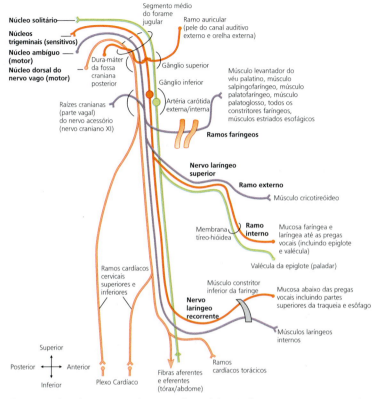

Fig. B3 Trajeto do nervo vago (nervo craniano X). (De: Probst R, Grevers G, Iro H. Basic Otorhinolaryngology: A Step-by-Step Learning Guide. Stuttgart/New York: Thieme; 2006:316.)

694　Apêndice B. Os Nervos Cranianos

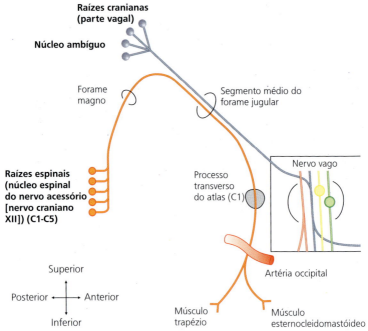

Fig. B4 Trajeto do nervo acessório (nervo craniano XI). (De: Probst R, Grevers G, Iro H. Basic Otorhinolaryngology: A Step-by-Step Learning Guide. Stuttgart/New York: Thieme; 2006:317.)

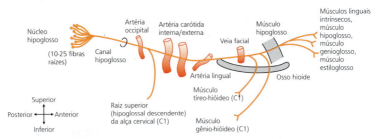

Fig. B5 Trajeto do nervo hipoglosso (nervo craniano XII). (De: Probst R, Grevers G, Iro H. Basic Otorhinolaryngology: A Step-by-Step Learning Guide. Stuttgart/New York: Thieme; 2006:317.)

Leitura Adicional

Binder DK, Sonne DC, Fischbein NJ. Cranial Nerves: Anatomy, Pathology, Imaging. Stuttgart/New York: Thieme; 2010

Probst R, Grevers G, fro H. Basic Otorhinolaryngology: A Step-by-Step Learning Guide. Stuttgart/New York: Thieme; 2006

Apêndice C Emergências Otorrinolaringológicas que Exigem Intervenção Diagnóstica e Terapêutica Imediata

Emergência	Ver página(s)
Fogo na via aérea	47
Obstrução da via aérea	16-20
Obstrução da via aérea pediátrica	507-510
Emergência anestésica	47-48
Aspiração	311-316
Complicação de transfusão de sangue	52-55
Estouro de artéria carótida	63-64
Ingestão de cáustico	278-280
Rinorreia de líquido cefalorraquidiano	225-228
Atresia de coana	584-586
Confusão (alteração do estado mental)	59-61
Delirium tremens	61
Corpo estranho na orelha	114-116
Trauma da orelha	104-108
Epistaxe	229-233
Paralisia de nervo facial	109-113, 620-624
Febre alta	58-59
Fratura do seio frontal	605-608
Rinossinusite fúngica invasiva aguda	215-218
Perda auditiva neurossensorial súbita	102-104
Hematoma após cirurgia da tireoide	62
Fratura da laringe	275-277
Infecção da laringe	280-284
Laringomalacia	511-513
Angina de Ludwig	331-333
Linfonodos aumentados ou inflamados	565-569
Hipertermia maligna	47-48
Fratura da mandíbula	614-619

696 Apêndice C. Emergências Otorrinolaringológicas...

Emergência	Ver página(s)
Fratura da face média (Le Fort)	609-613
Fratura nasal	597-599
Fratura naso-orbitoetmoidal	599-601
Infecção profunda do pescoço	333-336
Trauma do pescoço	337-341
Infecção necrosante de tecidos moles	328-330
Fratura orbitária	602-604
Otite externa maligna	145-148
Complicação de otite média	127-135
Edema pulmonar pós-obstrutivo agudo	60
Embolia pulmonar	60
Complicação de sinusite intracraniana	222-224
Complicação de sinusite orbitária	219-221
Estridor	272-275
Estenose subglótica	529-533
Trauma do osso temporal	104-108
Tempestade tireóidea	478-479
Neurite vestibular	186-189
Comprometimento do movimento de prega vocal	297-300
Fratura zigomaticomaxilar complexa	602-604

Índice Remissivo

Números em **bold** e acompanhados da letra "t" referem-se às Tabelas.

A

Abscesso
cerebral, 131
  exames de imagem, 132
  opções de tratamento, 132
  patologia, 132
  sinais e sintomas, 131
  tratamento, **132t**
de Bezold, 128
  exame físico, 128
  exames de imagem, 128
  opções de tratamento, 128
  sinais e sintomas, 128
epidural, 133
  exames de imagem, 133
  opções de tratamento, 133
  sinais e sintomas, 133
subperiosteal, 127
  causas, 127
  exame físico, 127
  exames de imagem, 127
  opções de tratamento, 127
Acetazolamida
para perda auditiva, 167
Aciclovir
na neuronite vestibular, 188
na surdez súbita, 103
Ácido bórico
na otite média crônica, 123
Actinomicose, 282
Acupuntura, 91
Adenoidectomia, 686
Adenotonsilectomia
indicações e contraindicações, **548t**
Adenotonsilite, 545
avaliação, 546
características-chave, 545
clínica, 545
complicações, 547
epidemiologia, 545
opções de tratamento, 546
resultados e acompanhamento, 547

Agentes quimioterápicos
usados no câncer de cabeça e
pescoço, 353
alcaloides, 354
alquilantes, 353
antibióticos antitumorais, 353
antimetabólicos, 353
inibidores da EGFR, 354
taxanos, 354
Agonistas alfa-2, 40
Água corporal total (ACT), 49
Álcool
abstinência de, 61
Alergia, 247
avaliação, 248
  exame físico, 248
características-chave, 247
clínica, 247
  classificação de Gell e Coombs, **247t**
  diagnóstico diferencial, 247
  sinais e sintomas, 247
código na CID-10, 249
epidemiologia, 247
opções de tratamento, 249
  anafilaxia, 249
  angioedema, 249
  da alergia crônica, 249
resultado e acompanhamento, 249
Alport
síndrome de, 167
Alteração do estado mental, 59
estudo, 59
outras causas de, 60
Amnésia, 30
Amiloidose, 321
sintomas, 321
tratamento, 321
Amoxilina-clavulanato
na adenotonsilite, 547
na otite média aguda, 119
na rinossinusite, 235
Analgesia, 30
Anéis vasculares, 525
avaliação, 526

698 Índice Remissivo

características-chave, 525
clínica, 526
código na CID-10, 529
complicações, 528
embriologia e anatomia, 525
epidemiologia, 526
opções de tratamento, 527
resultado e acompanhamento, 528
Anemia falciforme, 56
características clínicas, 56
crises, 57
sinais e sintomas, 56
tratamento, 57
deficiência de fatores, 57
Anestesia, 29
drogas de, 36
fases da, 30, 31
áreas-chave, **31t**
fatores da, 30
medicações para indução de, 40
princípios da, 29
tipos, 29
geral, 29
regional, 30
técnicas de, 32
benefícios, 32
bloqueios, 32
complicações, 32
contraindicações, 32
sedação, 29
Anestésicos inalatórios, 43
Angina de Ludwig, 331
avaliação, 332
características-chave, 331
clínica, 331
código na CID-10, 333
complicações, 332
epidemiologia, 321
opções de tratamento, 332
cirúrgico, 332
clínico, 332
resultado e acompanhamento, 332
Ângulo pontocerebelar
tumores do, 196
Anormalidades metabólicas, 54
Anosmia
e outros distúrbios olfatórios, 254
avaliação, 255
exames de imagem, 255
testes olfatórios objetivos, 255
características-chave, 254
clínica, 254
códigos na CID-10, 256

epidemiologia, 254
opções de tratamento, 256
anosmia condutiva, 256
anosmia neurossensorial, 256
resultado e acompanhamento, 256
Antieméticos, 30
Apêndice A, 681
Apêndice B, 689
Apêndice C, 695
Apneia
obstrutiva do sono, 65
avaliação, 66
exame físico, 66
exames de laboratório, 67
história, 66
imagem, 67
outros testes, 67
características-chave, 65
códigos na CID-10, 68
diagnóstico diferencial, 66
epidemiologia, 66
opções de tratamento, 67
cirúrgico, 68
clínico, 67
resultado e acompanhamento, 68
sinais e sintomas, 66
Argônio
laser de, 84
Artéria carótida
blowout, 63
sinais, 63
tratamento, 63, 64
Artrite reumatoide, 206, 320
formas, 320
sintomas, 320
tratamento, 320
Artrocentese
no distúrbio temporomandibular, 76
Artroplastia
no distúrbio temporomandibular, 76
Asma
medicina complementar e alternativa
para, 90
Aspergillus, 143
Aspiração, 81, 311
avaliação, 313
características-chave, 311
clínica, 312
códigos na CID-10, 317
complicações, 316
opções de tratamento, 314
cirúrgico, 314, **315t**
clínico, 314
resultado e acompanhamento, 316

Índice Remissivo 699

Aticotomia, 124
Atresia de coana, 584
  avaliação, 585
  características-chave, 584
  clínica, 585
  diagnóstico diferencial, 585
  epidemiologia, 584
  opções de tratamento, 586
  resultado e acompanhamento, 586
Audiograma
  na doença de Ménière, 184
  na neuronite vestibular, 187
  na surdez súbita, 104
Audiologia
  avaliações audiológicas básicas, 149, 152
    características-chave, 149
    diagnóstico diferencial, 149
    epidemiologia, 149
    exame físico, 152
    opções de tratamento, 155
    outros testes, 154
    patologia, 154
    resultado e acompanhamento, 155
    sinais e sintomas, 149
    testes, 152
  avaliações audiológicas
  objetivas/eletrofisiológicas
    características-chave, 157
    clínica, 158
    epidemiologia, 158
    usos, 158
Audiometria, 156
Avaliações audiológicas pediátricas, 155
  avaliação, 156
    exame físico, 156
  características-chave, 155
  epidemiologia, 156
  opções de tratamento, 156
  resultado e acompanhamento, 157
  sinais e sintomas, 156
Azitromicina
  na adenotonsilite, 547

B

Bainhas de nervos periféricos
  tumores da, 439
    avaliação, 441
    características-chave, 439
    clínica, 440
    códigos na CID-10, 442
    epidemiologia, 440
    opções de tratamento, 441

Barbitúricos, 43
  contraindicações, 43
  dose e administração, 43
  efeitos colaterais, 43
  indução na anestesia, 43
  mecanismo de ação, 43
Bário
  esofagograma com, 27
Bell
  paralisia de, 112
Benzodiazepinas, 38
  biotransformação, 38
  duração da ação, 38
  efeitos cardiovasculares, **39t**
  efeitos colaterais, 38
  reversão de, 40
Bezold
  abscesso de, 128
BiCROS
  prótese, 170
Biofísica
  do *laser*, 82
Blefaroplastia, 660
  anatomia, 660-662
  avaliação, 662
  características-chave, 660
  complicações, 665
  contraindicações, 662
  objetivos cirúrgicos, 663
  pérolas cirúrgicas, 664
Bloqueios
  da face, 32
  do escalpo, 32
  do pescoço, 33
  específicos para a via aérea superior, 34
Blowout
  da artéria carótida, 63
Broncoscopia, 681
Butterbur
  erva, 90

C

Cabeça e pescoço
  cirurgia de, 3, 86
    anestesia, 29
      drogas de, 36
        anestésicos inalatórios, 43
        medicações de indução de anestesia, 40
        opioides, 36
        relaxamento muscular, 45
      emergências anestésicas, 47
        hipertermia maligna, 47

700 *Índice Remissivo*

fases da, 30
fatores da, 30
princípios da, 29
técnicas de anestesia
 regional, 32
 benefícios, 32
 bloqueios, 32, 33
 complicações, 32
 contraindicações, 32
apneia obstrutiva do sono, 65
 avaliação, 66
 características-chave, 65
 clínica, 66
 epidemiologia, 66
 opções de tratamento, 67
avaliação e manejo das vias aéreas, 7
 anatomia das, 7
 avaliação, 8
 equipamento das vias aéreas, 8
 manejo, 10
 medicação pré-operatória, 10
 via aérea difícil, 16
 via aérea estável, mas
  comprometida, 19
avaliação pré-operatória, 5, **6t**
classificação de risco cirúrgico, 7
diretrizes para dieta zero, 6
distúrbios da articulação
 temporomandibular, 73
 características-chave, 73
doenças odontogênicas, 69
 características-chave, 69
 clínica, 69
exame endoscópico, 4
exame físico, 3
exames de imagem no diagnóstico,
 22
 em medicina nuclear, 27
 esofagograma com bário, 27
 ressonância magnética, 24
 tomografia computadorizada, 22
 ultrassom, 25
hematologia, 50
 características-chave, 50
 complicações das transfusões, 52
  tratamento, 55
 distúrbios hematológicos, 56
 transfusões maciças, 52
 tratamento da perda sanguínea, 51
história, 3
impressão e plano, 5
infecções necrosantes dos tecidos
 moles de, 328

lasers em otorrinolaringologia, 82
líquidos e eletrólitos, 48
 características-chave, 48
 compartimentos funcionais, 49
 hidratação peroperatória, 49
medicina ORL, 89
otorrinolaringologia pediátrica, 77
outros testes, 4
patologia oral benigna, 71
 características-chave, 71
 problemas pós-operatórios comuns,
  58
  confusão, 59
  febre, 58
  problemas gastrointestinais e
   geniturinários, 64
assistida por robô, 86
hemangiomas, malformações
 vasculares e linfáticas de, 569
 avaliação, 571
 características-chave, 569
 clínica, 570
 códigos na CID-10, 572
 complicações, 572
 opções de tratamento, 572
 resultado e acompanhamento, 572
Cálcio
 distúrbios do, 50, 501
 características-chave, 501
 hipercalcemia, 503
 hipocalcemia, 502
 metabolismo de
  controle, 502
Câncer
 da cavidade oral, 369
  avaliação, 370
   patologia, 372
  características-chave, 369
  clínica, 370
  epidemiologia, 369
  estadiamento, 376
  opções de tratamento, 373-375
  resultado e acompanhamento, 375
 da laringe, 388
  avaliação, 390
  características-chave, 388
  clínica, 389
  códigos na CID-10, 395
  complicações, 394
  epidemiologia, 389
  estadiamento, 395-398
  opções de tratamento, 390-394
  resultado e acompanhamento, 394

Índice Remissivo 701

da tireoide, 483
  características-chave, 483
  carcinomas tireóideos bem
    diferenciados, 483-488
  epidemiologia, 483
  estadiamento, 491
  outras formas de, 488
de cabeça e pescoço, 346
  avaliação, 348
  características-chave, 346
  clínica, 347
  código na CID-9, 350
  com primário desconhecido, 349
  epidemiologia, 346
  estadiamento, 351
  opções de tratamento, 349
  quimioterapia para, 352
    características-chave, 352
    complicações, 354
    neoadjuvante, 352
    quimiorradioterapia
      concomitante, 353
    terapia coadjuvante, 353
    tipos de agentes, 353
hipofaríngeo, 383
  avaliação, 384
  características-chave, 383
  clínica, 384
  códigos na CID-10, 386
  epidemiologia, 383
  estadiamento, 385
  opções de tratamento, 385
  resultado e acompanhamento, 385
nasofaríngeo, 364
  anatomia, 364
  avaliação, 365
  características-chave, 364
  código na CID-10, 367
  diagnóstico diferencial, 365
  epidemiologia, 364
  estadiamento do, 367
  opções de tratamento, 366
  resultado e acompanhamento, 367
  sinais e sintomas, 365
nasossinusal, 359
  avaliação, 360
  características-chave, 359
  clínica, 359
    diagnóstico diferencial, 359
  códigos na CID-10, 361
  epidemiologia, 359
  opções de tratamento, 360
  patologia, 360

resultado e acompanhamento, 350,
  360
orofaríngeo, 378
  avaliação, 379
  características-chave, 378
  clínica, 378
  código na CID-10, 380
  epidemiologia, 378
  estadiamento, 381
  opções de tratamento, 380
  resultado e acompanhamento, 380
Candida, 143
Carcinoma basocelular, 407
  avaliação, 408
  características-chave, 407
  clínica, 408
  códigos na CID-10, 410
  epidemiologia, 407
  opções de tratamento, 409
  resultado e acompanhamento, 409
Carcinoma de células escamosas, 411
  avaliação, 412
  características-chave, 411
  clínica, 412
  códigos na CID-10, 414
  epidemiologia, 411
  estadiamento, 415
  opções de tratamento, 413, **414t**
  resultado e acompanhamento, 413
Cáustico
  ingestão de, 278
    avaliação, 278
      exame físico, 279
      laboratório, 279
      outros testes, 279
    características-chave, 278
    código na CID-10, 279
    diagnóstico diferencial, 278
    epidemiologia, 278
    opções de tratamento, 279
    resultado e acompanhamento, 279
    sinais e sintomas, 278
Caxumba, 205
Cerúmen, 166
  rolha de, 80+
Chvostek
  sinal de, 65
Cicatrizes
  planejamento de incisões e revisão de
    cicatrizes, 643
    avaliação, 644
    características-chave, 643
    clínica, 644

702 Índice Remissivo

opções de tratamento, 644
resultado e acompanhamento, 645
Ciclobenzaprina
no distúrbio temporomandibular, 76
CID-9
código na, 171, 204, 350, 504
CID-10
código na, 68, 73, 77, 104, 108, 113,
140, 144, 162, 168, 174, 189, 192,
218, 233, 256, 275, 294, 311, 336,
367, 420, 439, 470, 520, 569, 599,
619
Cintigrafia
paratireóidea, 28
princípio funcional da, 28
tireóidea, 28
princípio funcional da, 28
Cisatracúrio, 46t
considerações clínicas, 46t
dose e administração, 46t
farmacologia, 46t
Cistos
de fendas branquiais, 573
avaliação, 576
características-chave, 573
classificação, 573
clínica, 575
código na CID-10, 577
complicações, 577
epidemiologia, 573
opções de tratamento, 576
resultado e acompanhamento, 577
Clindamicina
na otite média aguda, 119
Clostridium difficile
antibióticos e, 64
colite, 64
Coagulação
ativada
tempo de, 56
estudos da, 55
tempo de tromboplastina parcial, 55
intravascular disseminada, 55
Coagulopatias, 54
Coana
atresia de, 584
Cocleostomia
no implante coclear, 173
Colesteatoma, 135, 161
avaliação, 136
exame físico, 136
exames de imagem, 136
opções de tratamento, 138

cirúrgico, 138
clínico, 138
outros testes, 137
patologia, 137
características-chave, 135
código CID-10, 140
complicações, 139
diagnóstico diferencial, 136
epidemiologia, 136
resultado e acompanhamento, 140
sinais, 136
sintomas, 136
Compatibilidade
teste de, 51
Condrossarcoma, 426
Conduto auditivo
externo, 95, 97
interno, 101
Confusão, 59
Corante
laser de, 85
Cordoma, 426
Cormack e Lehane
classificação de, 10
Corpos estranhos
nas orelhas, 114
Crianças
massas cervicais infecciosas em, 565
avaliação, 565
características-chave, 565
clínica, 566
códigos na CID-10, 569
complicações, 568
etiologia, 566
opções de tratamento, 567
resultado e acompanhamento, 569
Cricotireoidotomia, 17,19, 688
Cromóforo, 82
CROS
prótese, 170
Crupe, 281

D

Da Vinci
sistema cirúrgico, 88
Deglutição
distúrbios da, 305
Deiscência do canal semicircular superior
síndrome de, 201
Desflurano, 44
efeitos fisiológicos, 44
farmacologia, 44
Desmedetomidina, 40
efeitos colaterais, 40

indicações, 40
posologia, 40
propriedades, 40
Dexametasona
na otite média crônica,
Diarreia
no pós-operatório, 64
por *Clostridium difficile*, 64
tratamento, 64
Diazepam, 39
duração da ação, 39
no distúrbio temporomandibular, 76
pré-operatório, **10t**
posologia, 39
Dieta zero, 6
Diodo
laser de, 84
Dióxido de carbono
laser de, 82, 83
Disfagia, 81, 308
avaliação, 309
características-chave, 308
clínica, 308
códigos na CID-10, 311
epidemiologia, 308
opções de tratamento, 310
resultados e acompanhamento, 311
Disfonia e afonia
após laringectomia, 398
avaliação, 399
características-chave, 398
clínica, 399
diagnóstico diferencial, 399
epidemiologia, 399
opções de tratamento, 400-401
resultado e acompanhamento, 401
Distúrbios
da articulação temporomandibular, 73
anatomia e fisiologia, 73
avaliação, 74
exame físico, 74
história, 74
imagem, 75
patologia, 75
características-chave, 73
código na CID-10, 77
complicações, 77
diagnóstico diferencial, 74
epidemiologia, 74
opções de tratamento, 75
cirúrgico, 76
clínico, 75
farmacologia, 75

resultado e acompanhamento, 77
sinais e sintomas, 74
hematológicos, 56
psiquiátricos, 61
Divertículos de Zenker, 305
avaliação, 305
características-chave, 305
clínica, 305
códigos na CID-10, 307
epidemiologia, 305
opções de tratamento, 307
resultado e acompanhamento, 307
Dix-Hallpike
manobra de, 180
Doença(s)
de Heck, 71
de Ménière, 103, 165, 180, 183
diretrizes diagnósticas, **184t**
de Paget, 207
de von Willebrand, 57
de Wegener, 103, **260t**
enxerto *versus* hospedeiro, 53
idiopática destrutiva mediana, 434
avaliação, 435
características-chave, 434
clínica, 435
código na CID-10, 436
epidemiologia, 435
opções de tratamento, 436
resultado e acompanhamento, 436
neuromuscular, 322
odontogênicas, 69
características-chave, 69
ossicular, 161
sistêmicas
manifestações laríngeas de, 319
características-chave, 319
manifestações rinológicas de, 259
avaliação, 261
exame físico, 261
exames de imagem, 261
laboratório, 261
patologia, 262
características-chave, 259
código na CID-10, 262
diagnóstico diferencial, 259
epidemiologia, 259
opções de tratamento, 262
cirúrgico, 262
clínico, 262
resultado e acompanhamento, 262
sinais e sintomas, 259

704 Índice Remissivo

Drenagem
linfática, 459
venosa, 459
Drogas
de anestesia, 36
opioides, 36
ortotóxicas comuns, 164t

E
Edema angioneurótico, 321
sintomas, 322
tratamento, 322
Edema pulmonar pós-obstrutivo agudo, 60
ocorrência, 60
tratamento, 60
EGFR
inibidores da, 354
Eletromiografia laríngea, 287
Eletronistagmografia
na vertigem, 176
Embolia pulmonar, 60
Emergências
anestésicas, 47
do pescoço, 328
laríngeas e esofágicas, 272
otológicas, 102
rinológicas, 215
Empiema subdural, 134
epidemiologia, 134
exames de imagem, 134
opções de tratamento, 134
outros testes, 134
sinais e sintomas, 134
Entubação
consciente, 14
em sequência rápida, 13
endotraqueal, 10
complicações, 12
confirmação da, 11
indicações, 10
procedimento de, 11
nasotraqueal, 13
orotraqueal, 12
traqueal assistida com fibroscópio, 14
Enxertos cutâneos, 626
anatomia e fisiologia, 627
características-chave, 626
complicações, 628
indicações, 627
técnica operatória, 627
tratamento pós-operatório, 629
Enxertos de osso e cartilagem, 639
avaliação, 640

características-chave, 639
clínica, 640
complicações, 641
opções de tratamento, 640
resultado e acompanhamento, 641
Epidermólise bolhosa, 321
sintomas, 321
tratamento, 321
Epistaxe, 81, 229
avaliação, 230
exame físico, 231
exames de imagem, 231
história, 230
características-chave, 229
causas, 230t
código na CID-10, 233
diagnóstico diferencial, 229
epidemiologia, 229
opções de tratamento, 231
resultado e acompanhamento, 233
sinais e sintomas, 229
Epley
manobra de reposicionamento de, 181
Equilíbrio
disfunção do, 80
Érbio
laser de, 84
Erva butterbur, 90
Escala de graduação
de House-Brackmann, 111t
Esôfago
atresia do, 521
Esofagograma
com bário, 27
meios de contraste, 27
Esofagoscopia, 682
Estenose subglótica, 529
avaliação, 530
graduação da, 530t
características-chave, 529
clínica, 529
código na CID-10, 533
complicações, 531
epidemiologia, 529
opções de tratamento, 531
resultado e acompanhamento, 532
Esteroides
sistêmicos
na surdez súbita, 103
Estridor, 272
avaliação, 272
exame físico, 273
exames de imagem, 273

Índice Remissivo 705

laboratório, 274
características-chave, 272
códigos na CID-10, 275
diagnóstico diferencial, 272
localização, 273t
opções de tratamento, 274
resultado e acompanhamento, 274
sinais e sintomas, 272
Estroboscopia, 287
Esvaziamento cervical, 403
características-chave, 403
classificação dos esvaziamentos
cervicais, 405
classificação dos níveis do pescoço,
404, 405
complicações, 406
Etomidato, 41
característica, 41
dose e administração, 41
efeitos cardiovasculares, 42t
efeitos colaterais, 41
efeitos respiratórios, 42t
efeitos sobre o SNC, 42t
Exame(s)
de imagem
em medicina nuclear, 27
endoscópico, 4

F

Fator VIII
deficiência de, 57
Fator IX
deficiência de, 57
Febre, 58
pós-operatória, 58
Fendas branquiais
cistos nas, 573
Fendas labial e palatina, 587
avaliação, 589
características-chave, 587
clínica, 588
códigos na CID-10, 594
complicações, 593
embriologia, 587
epidemiologia, 588
opções de tratamento, 590
resultado e acompanhamento, 590
Fendas laríngeas, 517
avaliação, 518
características-chave, 517
clínica, 517
código na CID-10, 520
complicações, 520

diagnóstico diferencial, 518
epidemiologia, 517
opções de tratamento, 519
resultado e acompanhamento, 520
Fenômeno
de Tullio, 202
Fentanil, 36
efeitos adversos, 36
posologia, 36
Ferida
problemas da, 61
avaliação e tratamento dos, 61
infecção da, 62
Fístula
faringocutânea, 62
labiríntica, 128
exame físico, 128
exames de imagem, 128
opções de tratamento, 128
sinais e sintomas, 128
quilosa, 62
traqueoesofágica
e atresia do esôfago, 521
avaliação, 523
características-chave, 521
clínica, 521
complicações, 523
epidemiologia, 521
opções de tratamento, 523
resultado e acompanhamento,
524
Fluconazol
na otite média crônica, 123
Flumazenil, 40
ação, 40
efeitos colaterais, 40
posologia, 40
Fraturas da face média, 609
avaliação, 611
características-chave, 609
clínica, 610
códigos na CID-10, 613
complicações, 613
epidemiologia, 610
opções de tratamento, 611
resultado e acompanhamento, 613
Fraturas da mandíbula, 614
avaliação, 616
características-chave, 614
clínica, 615
códigos na CID-10, 619
complicações, 618
epidemiologia, 614

706 *Índice Remissivo*

opções de tratamento, 617
resultado e acompanhamento, 618
Fraturas do seio frontal, 605
avaliação, 605
características-chave, 605
clínica, 606
código na CID-10, 608
complicações, 608
epidemiologia, 605
opções de tratamento, 607
resultado e acompanhamento, 608
Fraturas nasais, 597
avaliação, 597
características-chave, 597
códigos na CID-10, 599
epidemiologia, 597
opções de tratamento, 598
resultado e acompanhamento, 599
Fraturas naso-orbitoetmoidais, 599
avaliação, 600
características-chave, 599
clínica, 600
códigos na CID-10, 602
epidemiologia, 600
opções de tratamento, 601
resultado e acompanhamento, 601
Fraturas zigomaticomaxilares e orbitárias, 602
avaliação, 603
caraterísticas-chave, 602
clínica, 603
códigos na CID-10, 605
complicações, 604
epidemiologia, 602
opções de tratamento, 604
resultado e acompanhamento, 604
Frenzel
óculos de, 187
Furosemida
na ototoxidade, 164

G

Genética e síndromes, 537
associações, sequências e síndromes
relevantes, 538-544
avaliação, 544
definições relevantes, 537
epidemiologia, 537
opções de tratamento, 544
Gentamicina
intratimpânica, 185
Ginseng, 91
Glândula tireoide

avaliação da, 464
características-chave, 464
exames de imagem da, 465
testes funcionais tireóideos, 464
embriologia e anatomia da, 458
anatomia da vascularização, 459
características-chave, 458
células da, 459
embriologia, 458
inervação, 461
ligamentos e fáscia, 458
fisiologia da, 461
características-chave, 461
etapas da síntese de hormônio
tireóideo, 463
hormônios tireóideos e suas ações, 463
regulação do hormônio tireóideo, 463
Glândulas paratireoides
embriologia, anatomia e fisiologia das, 494
anatomia, 494
embriologia, 494
fisiologia, 495
histologia, 494
vascularização, 495
Glândulas salivares
doença das, 442
características-chave, 442
códigos na CID-10, 447
infecciosas, 443
inflamatórias, 445
salivar não inflamatória, 446
tumores benignos das, 447
avaliação, 448
características-chave, 447
classificação, **448t**
clínica, 448
códigos na CID-10, 450
complicações, 449
opções de tratamento, 449
resultado e acompanhamento, 450
tumores malignos das, 451
avaliação, 453
características-chave, 451
classificação, **452t**
clínica, 453
códigos na CID-10, 456
complicações, 455
epidemiologia, 451
estadiamento, 456
graduação histológica, **455t**

Índice Remissivo 707

opções de tratamento, 454
resultado e acompanhamento, 455
GlideScope, 16
Gradenigo
síndrome de, 129
Granuloma
periapical, 69
avaliação, 70
complicações, 70
diagnóstico diferencial, 70
epidemiologia, 69
opções de tratamento, 70
resultado e acompanhamento, 70
sinais e sintomas, 69
tamanho, 69
Granulomatose
de Wegener, 205, 320
sintomas, 320
tratamento, 320

H
Haemophilus influenzae, 119
vacinação contra, 174
Hanseníase, 283
Hallpike
teste de, 177
Heck
doença de, 71
Hematologia
para o otorrinolaringologista, 50
características-chave, 50
complicações das transfusões, 52
outras, 54
sangue doador universal, 52
transfusões maciças, 52
tratamento da perda sanguínea, 50
diretrizes de transfusão, 51
terapia com componentes de
sangue, 51
testagem de compatibilidade, 51
volume sanguíneo estimado, 51
Hematoma
pós-operatório, 61
Herpes-vírus simplex, 112
Herpes-zóster
oticus, 110
Hidratação peroperatória, 49
Hidrocefalia ótica, 134
exame físico, 134
exames de imagem, 134
opções de tratamento, 135
patologia, 134
sinais e sintomas, 134

Hidropisia endolinfática, 183
HINT, 172
Hipercalcemia, 503
avaliação, 504
clínica, 503
código na CID-9, 504
etiologia, 503
opções de tratamento, 504
sinais e sintomas, **504t**
Hiperparatireoidismo, 470, 495
avaliação, 471
características-chave, 470, 495
clínica, 470
código na CID-10, 473
com osteopenia, 81
etiologia, 471
opções de tratamento, 473
primário, 496
avaliação, 497
clínica, 496
epidemiologia, 496
etiologia, 496
opções de tratamento, 498
resultado e acompanhamento, 473
secundário, 499
terciário, 499
Hiperplasia epitelial, 71
avaliação, 72
código na CID-10, 73
diagnóstico diferencial, 72
etiologia, 71
opções de tratamento, 72
resultado e acompanhamento, 72
sinais e sintomas, 71
Hipertermia maligna, 47
causas, 47
complicações, 47
definição, 47
fisiopatologia, 47
sinais, **47t**
tratamento, **48t**
Hipertrofia adenotonsilar, 549
avaliação, 550
características-chave, 549
clínica, 549
códigos na CID-10, 553
complicações, 551
outras, 552
epidemiologia, 549
opções de tratamento, 551, **552t**
resultado e acompanhamento, 552
Hipocalcemia, 65
avaliação, 503

708 *Índice Remissivo*

clínica, 502
etiologia, 502
grave, 65
opções de tratamento, 503
Hipoparatireoidismo, 500
características-chave, 500
clínica, 500
código na CID-10, 501
etiologia, 500
opções de tratamento, 500
Hipotermia, 54
Hipotireoidismo, 474
características-chave, 474
clínica, 475
códigos na CID-10, 477
complicações, 477
epidemiologia, 475
etiologia, 474
opções de tratamento, 476
resultado e acompanhamento, 477
Hólmio
laser de, 84
House-Brackmann
escala de graduação de, **111t**

I

Ibuprofeno
na migrânea vestibular, 191
no distúrbio temporomandibular, 75
Idoso
paciente
abordagem geral ao, **78t**
Implante(s)
coclear(es), 167, 171
avaliação, 172
exame físico, 172
exames de imagem, 172
história, 172
outros testes, 173
características-chave, 171
clínica, 171
códigos na CID-10, 174
complicações, 173
opções de tratamento, 173
resultado e acompanhamento, 173
e preenchimentos, 646
avaliação, 647
características-chave, 646
clínica, 646
complicações, 647
epidemiologia, 646
opções de tratamento, 647
resultado e acompanhamento, 649

Imu-Max, 90
Imunossupressão, 53
Índice
de apneia-hopopneia, 67
de distúrbio respiratório, 67
Infecções
respiratórias superiores
medicina complementar e
alternativa para, 90
Insuficiência renal
no pós-operatório, 64
ocorrência, 64
tratamento, 64
Isoflurano, 43
efeitos cardiovasculares, **44t**
efeitos colaterais, 43
efeitos neurológicos, **43t**
efeitos neuromusculares, **43t**
efeitos renais, **43t**
efeitos respiratórios, **43t**
farmacologia, 43

K

Klebsiella pneumoniae, 282
na laringe, 282

L

Labirintectomia
na doença de Ménière, 185
Labirintite supurativa aguda, 130
opções de tratamento, 131
patologia, 130
sinais e sintomas, 130
Labirinto
membranoso, 100
ósseo, 100
Lâmina
Macintosh, 13
Miller, 13
Laringe
fraturas da, 275
avaliação, 276
exame físico, 276
laboratório, 276
outros testes, 277
características-chave, 275
códigos na CID-10, 277
diagnóstico diferencial, 276
epidemiologia, 276
opções de tratamento, 277
resultado e acompanhamento, 277
sinais e sintomas, 276

Índice Remissivo **709**

infecções da, 280
avaliação, 284
exame físico, 284
exames de imagem, 284
história, 284
laboratório, 284
características-chave, 280
código na CID-10, 284
diagnóstico diferencial, 283
epidemiologia, 280
opções de tratamento, 284
resultado e acompanhamento, 284
sinais e sintomas, 281
Laringectomia
disfonia e afonia após, 398
Laringologia
laser em, 83
Laringomalacia, 511
avaliação, 512
características-chave, 511
clínica, 511
epidemiologia, 511
opções de tratamento, 513
resultado e acompanhamento, 513
Laringoscopia, 684
Laser(s)
em otorrinolaringologia, 82
aplicações, 82
biofísica do, 82
características-chave, 82
considerações sobre a segurança do, 85
tipos de, 83-85
Lee Silverman
método fonoterápico de, 304
Lifting de superfícies e fronte, 653
anatomia, 653
avaliação estética, 654
características-chave, 653
vias de acesso e técnicas, 654-656
Linfomas
de cabeça e pescoço, 428
avaliação, 429
características-chave, 428
clínica, 428
códigos na CID-10, 434
critérios diagnósticos, **430, 431t**
epidemiologia, 428
opções de tratamento, 432
resultado e acompanhamento, 433
sistema de estadiamento, **429t**
Linfonodos
regionais, 362

Lipoaspiração
da face de do pescoço, 675
características-chave, 675
complicações, 676
contraindicações, 675
indicações, 675
procedimento, 675
resultado e acompanhamento, 676
Líquidos e eletrólitos, 48
características-chave, 48
compartimentos funcionais, 49
distúrbios do cálcio, 50
hidratação peroperatória, 49
necessidades diárias de, 49
Laringoscópios, 8
cirúrgicos, 16
Lorazepam, 40
administração, 40
mecanismo de ação, 40
pré-operatório, **10t**
posologia, 40
Lyme
doença de, 187, 205

M

Mallampati
classificação de, 9
Mandíbula
fraturas da, 614
Manifestações otológicas de doenças
sistêmicas, 204
autoimunes, 206
características-chave, 204
doenças metabólicas, 207
doenças ósseas, 207
imunodeficiências, 208
neoplásicos, 206
processos infecciosos/granulomatosos, 204
Máscara laríngea
via aérea por, 15
Máscaras faciais, 8
Massas nasais congênitas medianas, 581
avaliação, 582
características-chave, 581
clínica, 581
códigos na CID-10, 584
complicações, 583
epidemiologia, 581
opções de tratamento, 583
resultado e acompanhamento, 583
Mastoidite coalescente, 129, 145
exame físico, 129

710 Índice Remissivo

exames de imagem, 129
opções de tratamento, 129
sinais e sintomas, 129
Mediações
pré-operatórias comuns, **10t**
Medicina nuclear
exames de imagem em, 27
Medicina ORL complementar e alternativa (MCA), 89
acupuntura, 91
características-chave, 89
em rinite alérgica, sinusite aguda e asma, 89
para infecções respiratórias superiores, 90
para zumbido e vertigem, 90
práticas perigosas, 91
suplementos herbáceos e nutricionais e cirurgia, 91
Melanomas
de cabeça e pescoço, 416, 425
avaliação, 418
características-chave, 416
clínica, 417
códigos na CID-10, 420
epidemiologia, 417
estadiamento, 420, 422
opções de tratamento, 418
resultado e acompanhamento, 419
Ménière
doença de, 103, 165, 180, 183
avaliação, 184
exame físico, 184
exames de imagem, 184
patologia, 185
características-chave, 183
códigos na CID-10, 186
diagnóstico diferencial, 183
epidemiologia, 183
opções de tratamento, 185
cirúrgico, 185
clínico, 185
resultado e acompanhamento, 186
sinais e sintomas, 183
Meningite, 131
exames de imagem, 131
opções de tratamento, 131
outros testes, 131
patologia, 131
Meperidina, 37
efeitos colaterais, 38
indicações, 37
posologia, 38

Metástase
a distância, 363
Midazolam, 39
efeitos colaterais, 39
meia-vida, 39
pré-operatório, **10t**
posologia, 39
Mieloma múltiplo, 206
Migrânea vestibular, 189
avaliação, 190
exame físico, 191
história, 190
características-chave, 189
códigos na CID-10, 192
critérios diagnósticos, **191t**
diagnóstico diferencial, 190
epidemiologia, 189
opções de tratamento, 191
estratégias, *192t*
resultado e acompanhamento, 192
sinais e sintomas, 190
Miringotomia, 130
Moraxella catarrhalis, 119
Morfina, 36
efeitos adversos, 36
mecanismo de ação, 36
posologia, 36

N

Naloxona, 38
ação, 38
indicações, 38
posologia, 38
Naproxeno
no distúrbio temporomandibular, 75
Nariz
anatomia e fisiologia do, 211
fisiologia, 213
fatores que afetam, **214t**
inervação, 211
vascularização, 212, *213*
Neodímio
laser de, 84
Neomicina
na otite externa não complicada, 143
Neoplasia(s)
malignas
da orelha e do osso temporal, 424
avaliação, 425
características-chave, 424
clínica, 424
códigos na CID-10, 427
epidemiologia, 424

Índice Remissivo 711

opções de tratamento, 426
outras, 425
resultado e acompanhamento, 427
metastáticas, 207
parotídea, 81
Nervo
infraorbitário, 33
occipital
maior, 33
menor, 33
supraorbitário, 32
supratroclear, 32
Neurolaringologia, 285
avaliação, 285
exame da voz, 286
exames de imagem, 287
história, 286
outros testes, 287
características-chave, 285
códigos na CID-10, 290
diagnóstico diferencial, 285
opções de tratamento, 288
cirúrgico, 289
clínico, 288
sinais e sintomas, 285
Neuronite vestibular, 186
avaliação, 187
exame físico, 187
exames de imagem, 187
laboratório, 187
outros testes, 187
patologia, 188
características-chave, 186
código na CID-10, 189
diagnóstico diferencial, 187
epidemiologia, 187
opções de tratamento, 188, **188t**
resultados e acompanhamento, 189
sinais e sintomas, 187

O

Ocronose, 207
Ofloxacina
na otite externa não complicada, 144
Opioides, 36
reversão dos, 38
Orelha(s)
corpos estranhos nas, 114
avaliação, 114
exame físico, 115
exames de imagens, 115

história, 114
outros testes, 115
características-chave, 114
código CID-10, 116
diagnóstico diferencial, 114
epidemiologia, 114
opções de tratamento, 115
resultado e acompanhamento, 116
sinais e sintomas, 114
embriologia e anatomia da, 95
conduto auditivo externo, 95, 97
orelha, 95, *97*
interna, *96*, 97, 100
conduto auditivo interno, 101
ductos semicirculares, 101
labirinto membranoso, 100
labirinto ósseo, 100
orelha média, 95, 98
ossículos, 98
tuba auditiva, 100
pavilhão auricular, 97
neoplasias malignas do, 424
traumatismos da, 104
e osso temporal, 104
fraturas do, *106*
TC do, 106
Osso temporal
neoplasias malignas do, 424
Osteogênese imperfeita, 207
Osteopetrose, 208
Otalgia referida
em doença de cabeça e pescoço, 401
avaliação, 402
características-chave, 401
códigos na CID-10, 403
etiologia, 402, **402t**
opções de tratamento, 403
Otite
externa maligna, 145
avaliação, 146
exame físico, 146
exames de imagem, 146
história, 146
laboratório, 147
opções de tratamento, 148
cirúrgico, 148
clínico, 148
terapia antibiótica, **148t**
outros testes, 147
patologia, 147
características-chave, 145
código na CID-10, 148
complicações, 148

712 Índice Remissivo

diagnóstico diferencial, 145
epidemiologia, 145
resultado e acompanhamento, 148
sinais, 145
sintomas, 145
externa não complicada, 141
avaliação, 142
exame físico, 142
exames de imagem, 142
laboratório, 142
outros testes, 142
patologia, 143
características-chave, 141
código CID-10, 144
diagnóstico diferencial, 142
epidemiologia, 141
opções de tratamento, 143
cirúrgico, 144
clínico, 143
farmacologia relevante, 144
resultado e acompanhamento, 144
sinais, 141
sintomas, 141
média aguda, 116
avaliação, 118
exame físico, 118
exames de imagem, 118
laboratório, 118
outros testes, 118
patologia, 119
características-chave, 116
código na CID-10, 120
complicações, 120, 127
diagnóstico diferencial, 117
epidemiologia, 117
opções de tratamento, 119
cirúrgico, 120
clínico, 119
resultado e acompanhamento, 120
sinais, 117
sintomas, 117
média crônica, 121
avaliação, 122
exame físico, 122
exames de imagem, 122
laboratório, 122
outros testes, 123
patologia, 123
características-chave, 121
código CID-10, 126
complicações, 125, 127
diagnóstico diferencial, 122
epidemiologia, 121

opções de tratamento, 123
cirúrgico, 124
clínico, 123
terapia tópica para, **124t**
resultado e acompanhamento, 126
sinais, 121
sintomas, 121
serosa, 80
Otologia, 80
laser na, 83
Otomicroscópio, 115
Otoplastia, 665
avaliação das deformidades, 666
características-chave, 665
complicações, 667
resultado e acompanhamento, 668
técnicas cirúrgicas, 666
Otorreia, 141
Otorrinolaringologia
abordagem ao paciente de, 3
anestesia, 29
apneia obstrutiva do sono, 65
avaliação e manejo das vias aéreas, 7
avaliação pré-operatória, 5
cirurgia de cabeça e pescoço, 3, 86
distúrbios da articulação
temporomandibular, 73
doenças odontogênicas, 69
drogas de anestesia, 36
emergências anestésicas, 47
exame de imagem na cirurgia de
cabeça e pescoço, 22
geriátrica, 77
abordagem geral do paciente
idoso, **78t**
características-chave, 77
doenças, 80
cabeça e pescoço, 81
endócrinos, 81
laringologia e faríngeas, 81
otologia, 80
rinologia, 81
exame físico, 79
história, 78
de medicações, 79
social, 79
revisão dos sistemas, 80
hematologia para o
otorrinolaringologista, 50
lasers em, 82
líquidos e eletrólitos, 48
medicina ORL, 89
patologia oral benigna, 71

Índice Remissivo 713

problemas pós-operatórios comuns, 58

técnicas de anestesia regional, 32

Otosclerose, 161

coclear, 165

prótese, 161

sintomas, 161

tratamento, 161

Oto-wick, 115

Óxido nitroso, 44

efeitos colaterais, 44

eliminação, 44

farmacologia, 44

P

Paget

doença de, 207

Paladar

distúrbios do, 257

anatomia, 257

avaliação, 258

características-chave, 257

clínica, 258

código na CID-10, 258

epidemiologia, 257

opções de tratamento, 258

resultado e acompanhamento, 258

Panax quinquefolius, 90

Pancurônio, **46t**

considerações clínicas, **46t**

dose e administração, **46t**

farmacologia, **46t**

Papiloma

escamoso, 71

invertido, 250

avaliação, 251

características-chave, 250

complicações, 253

código na CID-10, 253

diagnóstico diferencial, 251

epidemiologia, 250

opções de tratamento, 251

resultado e acompanhamento, 253

sinais, 250

sintomas, 250

Papilomatose, 291

avaliação, 292

exame físico, 292

exames de imagem, 292

laboratório, 292

patologia, 293

características-chave, 291

código na CID-10, 294

diagnóstico diferencial, 292

epidemiologia, 291

opções de tratamento, 293

resultado e acompanhamento, 294

sinais e sintomas, 291

Paragangliomas

de cabeça e pescoço, 437

avaliação, 438

características-chave, 437

clínica, 437

códigos na CID-10, 439

epidemiologia, 437

opções de tratamento, 438

resultado e acompanhamento, 439

Paralisia

de Bell, 112

tratamento, 112

facial, 130

exames de imagem, 130

opções de tratamento, 130

patologia, 130

Paresia e paralisia facial aguda, 109

avaliação, 110

exame físico, 111

exames de imagem, 111

exames eletrofisiológicos, 112

história, 110

laboratório, 111

patologia, 112

características-chave, 109

código CID-10, 113

diagnóstico diferencial, 109

epidemiologia, 109

opções de tratamento, 112

cirúrgico, 113

clínico, 112

resultado e acompanhamento, 113

sinais e sintomas, 109

Patologia oral benigna, 71

características-chave, 71

Pavilhão auricular, 97

Pelargonium sidoides, 90

Peelings químicos e ressuperficialização

cutânea com *laser*, 656

avaliação, 657

características-chave, 656

clínica, 657

complicações, 658

procedimento com *laser*, 658

procedimento químico, 657

resultado e acompanhamento, 659

714 Índice Remissivo

Penfigoide, 321
sintomas, 321
tratamento, 321
Perda auditiva adquirida, 560
Perda auditiva condutiva, 159
avaliação, 160
exame físico, 160
exames de imagem, 160
outros testes, 160
características-chave, 159
códigos na CID-10, 162
complicações, 162
congênita, 560
opções de tratamento, 160
cirúrgico, 161
clínico, 160
quadros clínicos típicos, 161
resultado e acompanhamento, 162
Perda auditiva neurossensorial, 163
avaliação, 166
exame físico, 166
exames de imagem, 166
história, 166
laboratório, 167
outros testes, 167
características-chave, 163
códigos na CID-10, 168
congênita, 555
diagnóstico diferencial, 163, 165
opções de tratamento, 167
cirúrgico, 167
clínico, 167
resultado e acompanhamento, 168
sinais e sintomas, 163
Perda auditiva pediátrica, 553
avaliação, 562
características-chave, 553
clínica, 555
complicações, 564
epidemiologia, 554
opções de tratamento, 563
resultado e acompanhamento, 564
Perda auditiva sindrômica hereditária, 165t
Pescoço
anatomia do, 325
inervação, 327
infecções profundas do, 333
avaliação, 334
características-chave, 333
código na CID-10, 336
complicações, 335
diagnóstico diferencial, 333

resultado e acompanhamento, 335
sinais e sintomas, 333
opções de tratamento, 334
cirúrgico, 335
clínico, 335
massas congênitas, 577
avaliação, 578
características-chave, 577
código na CID-10, 580
complicações, 580
opções de tratamento, 580
resultado e acompanhamento, 580
massas do
abordagem de, 341
avaliação, 342
características-chave, 341
clínica, 342
código da CID-10, 345
opções de tratamento, 345
traumatismo do, 337
avaliação, 338
exame físico, 338
exames de imagem, 339
história, 338
características-chave, 337
clínica, 337
diagnóstico diferencial, 338
sinais, 337
sintomas, 338
código na CID-10, 341
epidemiologia, 337
opções de tratamento, 339
resultado e acompanhamento, 341
vascularização, 326
Petrosite, 129
exames de imagem, 129
opções de tratamento, 130
outros testes, 129
sinais e sintomas, 129
Pierre Robin
sequência de, 533
avaliação, 534
características-chave, 533
clínica, 534
complicações, 536
epidemiologia, 534
opções de tratamento, 535, 535t
resultado e acompanhamento, 536
Plaquetas
função das, 56
Plexo
cervical profundo, 33
cervical superficial, 33

Pneumococcus aureus
vacinação contra, 174
Poliarterite nodosa, 206
Policondrite recidivante, 206, **260t**, 320
sintomas, 320
tratamento, 320
Polissonografia noturna, 67
Posturografia dinâmica
na vertigem, 177
Potássio titanil fosfato
laser de, 84
Potenciais miogênicos evocados
vestibulares, 177, 203
Prednisona
na surdez súbita, 103
Pregas vocais
alterações do movimento das, 297
avaliação, 298
características-chave, 297
clínica, 297
código na CID-10, 300
opções de tratamento, 299
resultado e acompanhamento, 300
cistos, nódulos e pólipos nas, 295
avaliação, 296
características-chave, 295
clínica, 295
códigos na CID-10, 297
epidemiologia, 295
opções de tratamento, 296
resultado e acompanhamento, 296
paralisia bilateral, 514
avaliação, 515
características-chave, 514
clínica, 514
complicações, 516
epidemiologia, 514
opções de tratamento, 515
resultado e acompanhamento, 516
Presbiacusia, 80, 163
definição, 163
história, 163
Presbilaringe, 81
Presbiosmia, 81
Propofol, 40
ação, 41
dose e administração, 42
efeitos sobre os sistemas, **42t**
farmacologia, 42
posologia, 42
vantagens, 42
Próteses
auditivas, 168

avaliação, 169
exame físico, 169
outros testes, 169
características-chave, 168
código na CID-9, 171
epidemiologia, 168
implantáveis, outras, 174
características-chave, 174
clínica, 174
complicações, 175
epidemiologia, 174
opções de tratamento, 175
resultado e acompanhamento,
175
opções de tratamento, 170
cirúrgico, 170
clínico, 170
resultado e acompanhamento, 170
sinais e sintomas, 168
Protrombina
tempo de, 56
Pseudomonas aeruginosa, 123, 143, 145,
147
Púrpura pós-transfusional, 53

Q
Quetamina, 42
dose e administração, 42
efeitos cardiovasculares, **42t**
efeitos colaterais, 42
efeitos respiratórios, **42t**
efeitos sobre o SNC, **42t**
mecanismo de ação, 42
Quimiorradioterapia
concomitante, 353
Quimioterapia
para câncer de cabeça e pescoço, 352
neoadjuvante, 352
Quinina, **164t**

R
Radiografia
de crânio, 173
Radioterapia
para câncer de cabeça e pescoço, 355
características-chave, 355
complicações, 358
conceitos fundamentais de radiação,
355
fundamentação para radioterapia
coadjuvante, 357
fundamentação para radioterapia
definitiva, 357

716 *Índice Remissivo*

fundamentação para radioterapia paliativa, 357
melhorando a razão terapêutica da radiação, 358
métodos de administração de radiação, 356
Rânula, 447
Reações
hemolíticas, 51, 53
imunes, 52
transfusionais hemolíticas, 55
tratamento das, 55
Reanimação facial e tratamento ocular, 620
características-chave, 620
localização da lesão intracraniana do nervo facial, 620
opções de reanimação, 621-624
tratamento ocular, 624, 625
Refluxo, 81
ácido
distúrbios do, 317
avaliação, 318
características-chave, 317
clínica, 317
códigos na CID-10, 319
complicações, 319
epidemiologia, 317
opções de tratamento, 318
cirúrgico, 319
clínico, 318
resultado e acompanhamento, 319
Relaxamento muscular, 30, 45
relaxantes musculares despolarizantes, 45, 76
agentes intraoperatórios, **45, 46t**
relaxantes musculares não despolarizantes, 46
Remifentanil, 36
estrutura, 36
meia-vida, 36
posologia, 36
Ressonância magnética, 131
contraindicações à, 25
da cabeça, 111
imagem por, 24
princípio funcional da, 25
Restauração capilar, 677
anatomia, 677
avaliação, 678
características-chave, 677
clínica, 678

complicações, 679
epidemiologia, 677
opções de tratamento, 678
resultado e acompanhamento, 679
Retalhos cutâneos locais
para reconstrução facial, 629
avaliação do defeito, 629
características-chave, 629
complicações, 635
nomenclatura dos retalhos, 630
retalhos de avanço, 631
retalhos de transposição, 632
retalhos giratórios, 632
Ringer lactato, **49t**
Rinite, 81
medicina complementar e alternativa para, 90
não alérgica, 243
avaliação, 245
exame físico, 245
exames de imagem, 245
características-chave, 243
classificação, 244
clínica, 243
código na CID-10, 246
epidemiologia, 243
opções de tratamento, 245
cirúrgico, 246
clínico, 245
resultado e acompanhamento, 246
Rinne
teste de, 152, *154*
Rinologia, 81
laser na, 83
Rinoplastia, 668
anatomia, 669
características-chave, 668
complicações, 672
incisões e vias de acesso, 670
resultado e acompanhamento, 672
técnicas cirúrgicas, 671
Rinorreia liquórica, 225
avaliação, 225
características-chave, 225
clínica, 225
código na CID-10, 228
epidemiologia, 225
estudos diagnósticos, **227q**
opções de tratamento, 227
resultado e acompanhamento, 228
Rinoscleroma, **260t**
Rinosporidiose, **260t**

Índice Remissivo 717

Rinossinusite
  aguda, 233
    avaliação, 234
      exame físico, 234
      exames de imagem, 235
      microbiologia, 235
    características-chave, 233
    código na CID-10, 237
    diagnóstico diferencial, 234
    epidemiologia, 234
    opções de tratamento, 235
      antibioticoterapia, **236t**
      resultado e acompanhamento, 237
    sinais e sintomas, 234
  crônica, 237
    avaliação, 238
      achados de exames, **239t**
      microbiologia, 240
      patogênese e classificação, 240
    características-chave, 237
    clínica, 237
    diagnóstico diferencial, 237
    códigos na CID-10, 242
    epidemiologia, 237
    opções de tratamento, 240
      avaliação pré-operatória, **242t**
      estratégias, 240
    resultado e acompanhamento, 242
  fúngica invasiva aguda, 215
    avaliação, 216
    características-chave, 215
    código na CID-10, 218
    diagnóstico diferencial, 216
    epidemiologia, 215
    opções de tratamento, 218
    resultado e acompanhamento, 218
    sinais e sintomas, 215
Risco cirúrgico
  sistema de classificação do, **7t**
Ritidectomia, 649
  avaliação, 650
  características-chave, 649
  clínica, 650
  complicações, 651
  epidemiologia, 650
  opções de tratamento, 651
  resultado e acompanhamento, 652
Rivinus
  incisura de, 98
Robô
  cirurgia de cabeça e pescoço assistida
    por, 86
    características-chave, 86

desvantagens, 88
outras aplicações, 88
sistema cirúrgico da Vinci, 86
tireoidectomia transaxilar, 87
transoral, 87
vantagens, 88
Rocurônio, 46t
  considerações clínicas, **46t**
  dose e administração, **46t**
  farmacologia, **46t**
Romberg
  teste de, 187

S

Salicilatos, **164t**
Sangue
  doador universal, 52
  terapia com componentes de, 51
Sarampo, 205
Sarcoidose, 205, **260t**, 320
  sintomas, 321
  tratamento, 321
Sarcoma, 426
Schwannoma
  vestibular, 103
    tratamento de, **197t**
Sedação
  na anestesia geral, 29
Seios paranasais
  anatomia e fisiologia dos, 211
Septoplastia, 68
  desvio de septo e, 672
    anatomia, 673
    avaliação, 673
    características-chave, 672
    epidemiologia, 673
    opções de tratamento, 674
Sequência de Pierre Robin, 533
Seroma
  pós-operatório, 61
Sevoflurano, 44
  efeitos colaterais, 44
  efeitos fisiológicos, 44
  farmacologia, 44
  indução, 44
Sialadenite aguda, 443
  bacteriana, 444
    microbiologia, 444
    opções de tratamento, 445
    sinais e sintomas, 444
  diagnóstico diferencial, 443
  opções de tratamento, 443
  sinais e sintomas, 443

718 Índice Remissivo

Sialolitíase, 446
  complicações, 446
  diagnóstico diferencial, 446
  epidemiologia, 446
  exame de imagem, 446
  opções de tratamento, 446
  sinais e sintomas, 446
Sífilis, **260t**, 283
Sinal
  de Chvostek, 65
Síndrome
  da deiscência do canal semicircular
    superior, 201
    avaliação, 202
      exame físico, 202
      exames de imagem, 202
      laboratório, 203
    características-chave, 201
    clínica, 202
    diagnóstico diferencial, 202
    código na CID-9, 204
    epidemiologia, 202
    opções de tratamento, 203
      cirúrgico, 203
      clínico, 203
    resultado e acompanhamento, 204
  da imunodeficiência adquirida, 208
  de Alport, 167
  de Gradenigo, 129
  de Heefordt, 446
  de Sjögren, 445
    complicações, 445
    epidemiologia, 445
    laboratório, 445
    opções de tratamento, 445
    sinais e sintomas, 445
Sinusite, 81
  complicações intracranianas da, 222
    avaliação, 223
    características-chave, 222
    códigos na CID, 224
    diagnóstico diferencial, 222
    epidemiologia, 222
    opções de tratamento, 223
    resultado e acompanhamento, 224
    sinais e sintomas, 222
  complicações orbitárias da, 219
    avaliação, 220
    características-chave, 219
    clínica, 219
      diagnóstico diferencial, 220
      sinais e sintomas, 219
    códigos na CID-10, 221

epidemiologia, 219
opções de tratamento, 221
  cirúrgico, 221
  clínico, 221
  resultado e acompanhamento, 221
  medicina complementar e alternativa
    para, 90
Sistema
  cirúrgico da Vinci, 88
Sono
  apneia obstrutiva do, 65
Staphylococcus aureus, 123, 143
Streptococcus pneumoniae, 119
Succinilcolina, **45t**
  contraindicações, **45t**
  dose, **45t**
  efeitos colaterais, **45t**
  farmacologia, **45t**
  indicações, **45t**
  mecanismo de ação, **45t**
Suplementos herbáceos e nutricionais, 91
Supressores vestibulares
  na neuronite vestibular, 188
Surdez súbita, 102
  avaliação, 103
    exame de imagem, 103
    exame físico, 103
    laboratório, 103
    outros testes, 103
  características-chave, 102
  código na CID-10, 104
  diagnóstico diferencial, 102
  epidemiologia, 102
  opções de tratamento, 103
  resultados e acompanhamento, 104
  sinais e sintomas, 102

T
Tecido livre microvascular
  transferência de, 636
    avaliação, 636
    características-chave, 636
    clínica, 636
    complicações, 638
    epidemiologia, 636
    opções de tratamento, 637
    resultado e acompanhamento, 639
Tecidos moles
  infecções necrosantes
    de cabeça e pescoço, 328
    avaliação, 329
    características-chave, 328
    clínica, 329

códigos na CID-10, 330
epidemiologia, 329
resultado e acompanhamento, 330
lesões dos, 107
Tempestade tireóidea, 478
avaliação, 478
características-chave, 478
clínica, 478
etiologia, 478
opções de tratamento, 478
Tempo
de protrombina, 56
de tromboplastina parcial, 55
Teste(s)
com diapasão, 152
de Hallpike, 177
de Rinne, 152
de Romberg, 187
de Weber, 152
Timpanogramas
padrões de, *151*
Timpanomastoidectomia, 124, 139
Timpanoplastia, 124, 139
Tireoide
câncer da, 483
nódulos e cisto da, 467
avaliação, 467
características-chave, 467
cistos, 469
clínica, 467
códigos na CID-10, 470
epidemiologia, 467
Tireoidectomia transaxilar, 87
Tireoidite, 479
associada à dor espontânea e à palpação, 479
características-chave, 479
não associada à dor espontânea e à palpação, 481
principais tipos, **480t**
Tomografia computadorizada, 22, 131
com tomografia de emissão positrônica, 27
princípio funcional, 27
de emissão de prótons isolados, 29
do osso temporal, 106, 146, 166
meios de contraste, 24
navegação cirúrgica assistida por computador, 24
princípio funcional da, 23, *23*

Tonsilectomia, 685
TORCHES, 164
infecções, 166
Toxina botulínica
no distúrbio temporomandibular, 76
Transfusão(ões)
complicações das, 52
outras, 54
lesão pulmonar relacionada com, 53
maciças, 52
Traqueotomia, 68
acordada, 19
cirúrgica aberta, 687
de dilatação percutânea, 21
técnica, 21
indicações para, **20t**
Trato aerodigestório superior
anatomia e fisiologia do, 265
cavidade oral, 265
drenagem linfática, 265
fisiologia, 266
geral, 265
inervação, 265
musculatura, 265
vascularização, 265
esôfago, 270
drenagem linfática, 271
fisiologia, 271
geral, 270
inervação, 271
musculatura, 271
vascularização, 271
faringe, 266
drenagem linfática, 267
geral, 266
fisiologia, 267
inervação, 267
musculatura, 267
vascularização, 267
laringe, 267
arcabouço, 268
drenagem linfática, 270
geral, 267
inervação, 270
musculatura, 270
tecidos moles, 268
vascularização, 270
Trauma craniomaxilofacial, 597
Traumatismos
de orelha e osso temporal, 104
avaliação, 105
exame físico, 105
exames de imagem, 106

720 Índice Remissivo

outros testes, 107
características-chave, 104
código na CID-10, 108
diagnóstico diferencial, 105
epidemiologia, 104
opções de tratamento, 107
resultado e acompanhamento, 108
sinais e sintomas, 105
Triptanos
na migrânea vestibular, 191
Trombocitopenia dilucional, 55
Tromboplastina parcial
tempo de, 55
Trombose
do seio lateral, 133
exames de imagem, 132
opções de tratamento, 132
sinais, 132
sintomas, 132
Tuba
auditiva, 100
Tuberculose, 204
e a laringe, 282
Tubo(s)
endotraqueal, 11
recomendações de tamanho, 11
tipos de, 11
nasais, 8
orais, 8
Tullio
fenômeno de, 202
Tumor(es)
benignos
das glândulas salivares, 447
da bainha dos nervos periféricos, 439
do ângulo pontocerebelar, 195
avaliação, 196
patologia, 197
caracteríaticas-chave, 195
código na CID-10, 201
complicações, 199
diagnóstico diferencial, 196
epidemiologia, 196
opções de tratamento, 197
resultado e acompanhamento, 199
sinais e sintomas, 196
glandulares malignos, 425
malignos
das glândulas salivares, 451
primário, 362
cavidade nasal e seio etmoidal, 362
seio maxilar, 362

U

Ultrassonografia
da tireoide, 466
Ultrassom, 25
princípio funcional do, 26
princípio operacional do, 26
Uvulopalatofaringoplastina, 68
Uvulopalatoplastia
assistida com *laser*, 68

V

Valaciclovir
na neuronite vestibular, 188
na paralisia de Bell, 112
Vecurônio, **46t**
considerações clínicas, **46t**
dose e administração, **46t**
farmacologia, **46t**
Venografia, 133
Ventilação transtraqueal, 15
Verapamil
na migrânea vestibular, 191
Verruga vulgar, 72
Vertigem, 176
avaliação, 177
exame físico, 177
outros testes, 178
patologia, 178
potenciais miogênicos, 177
testes básicos de equilíbrio, 177
características-chave, 176
complicações, 178
epidemiologia, 176
medicina complementar e alternativa
para, 90
opções de tratamento, 178
posicional paroxística benigna, 179
avaliação, 180
características-chave, 179
código na CID-10, 182
diagnóstico diferencial, 180
epidemiologia, 179
opções de tratamento, 181
cirúrgico, 182
clínico, 181
resultado e acompanhamento, 182
sinais, 179
sintomas, 180
sinais e sintomas, 176
Vias aéreas
avaliação e manejo das, 7
anatomia das, 7
inervação, 7

avaliação, 8
difícil, 16
  algoritmo da, *18*
equipamento de, 8
  laringoscópios, 8
  máscaras faciais, 8
  tubos orais e nasais, 8
estável, mas comprometida, 19
manejo da, 10
por máscara laríngea, 15
combustão nas, 47
pediátricas, 507
  avaliação, 509
  características-chave, 507
  clínica, 507
  diagnóstico diferencial, 507
  opções de tratamento, 510
  resultado e acompanhamento, 510
Videonistagmografia
na vertigem, 177
von Willebrand
doença de, 57
  incidência, 57
  ocorrência, 57
  testagem, 58
  tratamento, 58
Voz
reabilitação da, 300
avaliação, 301
  acústica, 301
  fisiológica, 301
  perceptual, 301
características-chave, 300
clínica, 301
códigos na CID-10, 304
epidemiologia, 301
opções de tratamento, 303
  exercícios de função vocal, 303
  higiene vocal, 303
  método fonoterápico de Lee
  Silverman, 303

terapia de voz confidencial, 303
terapia vocal ressonante, 303
resultado e acompanhamento, 304

W
Weber
teste de, 152
Wegener
doença de, 103
granulomatose de, 205, 320

X
Xerostomia, 81

Y
YAG
Ho, 84
Nd, 84
Er, 84
YSGG, 84

Z
Zenker
divertículos de, 305
Zinco, 194
Zumbido, 80, 193
avaliação, 194
características-chave, 193
código na CID-10, 195
diagnóstico diferencial, 193
epidemiologia, 193
história, 193
medicina complementar e alternativa
  para, 90
opções de tratamento, 194
  cirúrgico, 195
  clínico, 194
resultados e acompanhamento, 195